科学出版社"十四五"普通高等教育本科规划教材
科学出版社普通高等教育药学类系列教材

药物分析

第2版

主　编　曾爱国　俞　捷
副主编　吴　红　代　晶　曾　浩　周　威
编　者（以姓氏笔画为序）

王　皎（云南中医药大学）
邓　放（成都中医药大学）
朱曲波（中南大学）
杨　雪（长治医学院）
张开莲（西南医科大学）
罗智敏（西安交通大学）
周　婕（郑州大学）
俞　捷（云南中医药大学）
常军民（新疆医科大学）
程　妍（四川大学）
曾爱国（西安交通大学）
王焕芸（内蒙古医科大学）
代　晶（成都医学院）
许妍妍（天津中医药大学）
吴　红（空军军医大学）
张玉霖（湖北科技学院）
周　威（贵州医科大学）
赵新锋（西北大学）
曹纪亮（深圳技术大学）
章金勇（陆军军医大学）
曾　浩（陆军军医大学）

科学出版社
北　京

内 容 简 介

本教材共18章，以药品质量控制为主线，首先介绍药物分析的共性与特点，包括药品质量标准、药物的鉴别、药物的杂质检查、药物的含量测定与分析方法验证和样品前处理方法；然后，依据药物分析的对象，介绍化学药物分析、抗生素类药物分析、生化药物与生物制品分析、中药分析、药用辅料及包材分析，以及药物制剂分析，重点强调研究对象的特性与分析方法间的逻辑相关性；随后，按照药物分析应用的领域，阐述药品研发、生产、使用、流通和监管中的药物分析方法与质量控制体系；最后，通过药物分析新技术与新方法简要介绍药物分析技术的进步和学科的进展。

本教材为药学类专业本科教材，也可供新药研发人员及在药品生产流通企业、医院药学部、食品药品检验与监督等机构从事药品质量控制工作的人员参考使用。

图书在版编目（CIP）数据

药物分析／曾爱国，俞捷主编. -- 2版. -- 北京：科学出版社，2025. 7. --（科学出版社“十四五”普通高等教育本科规划教材）（科学出版社普通高等教育药学类系列教材）. -- ISBN 978-7-03-080459-4

Ⅰ. R917

中国国家版本馆CIP数据核字第2024RA7172号

责任编辑：周 园／责任校对：宁辉彩

责任印制：张 伟／封面设计：陈 敬

科学出版社 出版

北京东黄城根北街16号

邮政编码：100717

http://www.sciencep.com

三河市骏杰印刷有限公司印刷

科学出版社发行 各地新华书店经销

*

2017年6月第 一 版 开本：787×1092 1/16

2025年7月第 二 版 印张：28

2025年7月第十次印刷 字数：728 000

定价：118.00元

（如有印装质量问题，我社负责调换）

前　　言

药物分析是一门运用物理学、化学、生物学及信息学等知识，研究药物质量规律，发展质量控制方法，获得药物及相关物质的理化性质、组成、纯度、含量、作用与毒性等信息，筛选与发现药物，控制药品质量，保障人们用药安全有效的应用学科。药物分析是药学科学领域中的一个重要组成部分。

质量是人类永恒追求的目标，药物分析是控制药品质量、保证用药安全有效的重要基础。《药物分析》（第 2 版）在上一版的基础上，结合药学学科、医药产业的发展进行了修订和完善。本版教材以药品质量控制为主线，首先介绍药物分析的共性与特点：药品质量标准、药物的鉴别、药物的杂质检查、药物的含量测定与分析方法验证和样品前处理方法。然后，依据药物分析的对象，介绍化学药物、抗生素类药物、生化药物与生物制品分析、中药分析、药用辅料及包材分析，以及药物制剂分析，重点强调研究对象的特性与分析方法间的逻辑相关性，如典型药物的化学结构（官能团）和性质与药物分析方法的关系等；通过药品质量标准的制定，阐述如何运用前面的知识控制药品的质量。随后，按照药物分析应用的领域，从新药研发中的药物分析、制药过程分析、临床药物分析、药品质量监督管理阐述药品研发、生产、使用、流通和监管中的药物分析方法与质量控制体系。最后，通过药物分析新技术与新方法简要介绍药物分析技术的进步和学科的进展。

本教材为药学类专业本科教材，也可供新药研发人员及在药品生产流通企业、医院药学部、食品药品检验与监督等机构从事药品质量控制工作的人员参考使用。

本教材在编写过程中，得到了科学出版社的指导和帮助，得到了四川大学药学院、西安交通大学药学院、云南中医药大学中药学院领导和同仁们的支持与协助，在此一并表示感谢。

衷心感谢第 1 版主编傅强教授和吴红教授，二位教授的大力支持和中肯建议促进了本版教材的修订与出版，同时感谢第 1 版的各位编委对本教材的付出。

由于知识水平有限，本教材中存在疏漏之处在所难免，恳请专家和读者批评指正。

编　者

2025 年 5 月

目　录

第一章　概　　论

学习要求

1. 掌握　药物分析的性质、作用与任务。

2. 熟悉　药物分析的研究对象和常用方法。

3. 了解　了解药物分析学习要求。

药品是指用于预防、治疗、诊断人的疾病，有目的地调节人的生理功能并规定有适应证或者功能主治、用法和用量的物质，可分为中药、化学药品和生物制品等，包括中药材、中药饮片、中成药、化学原料药及其制剂、抗生素、生化药品、放射性药品、血清、疫苗、血液制品和诊断药品等。药品是特殊的商品，其特殊性在于其质量的重要性、效应的两重性和应用的公共福利性。药品质量包括有效性、安全性、稳定性、均一性和经济性，其优劣直接关系到药品使用者的健康和生命安全。为了保障药品质量，从药品研发到使用的各个环节均需要用药物分析的方法和技术严格控制药品质量。

第一节　药物分析的性质、作用与任务

一、药物分析的性质

药物分析（pharmaceutical analysis）是运用物理学、化学、生物学及信息学等知识，研究药物质量规律，发展质量控制方法，获得药物及相关物质的理化性质、组成、纯度、含量、作用与毒性等信息，筛选与发现药物，控制药品质量，保障人们用药安全有效的一门应用学科。

药物分析是从研究药物结构与性质、合成与制备方法的药物化学逐步发展而来的。药物分析发展初期又称为药品检验，主要应用化学分析方法对药物进行定性和定量分析测定，在 20 世纪 70 年代以后，随着光谱、色谱、电化学等仪器分析技术的发展和成熟，药物分析的研究范围已不再局限于药品检验。从分析对象来看，除了传统意义上的药品质量控制方法研究以外，药物靶点的发现、药物与靶点的相互作用分析、作用与毒性等信息的获取与分析，药品原料、辅料与包装材料分析，生产过程中废水、废气和废渣的分析等逐渐扩延了药物分析的研究范围。从分析方法来看，药物分析已从光谱分析法、色谱分析法、生物学分析法等单一技术发展到联用技术，从单一样本分析发展到高通量分析，从手动分析发展到人工智能分析，高灵敏度、高选择性、高速度、自动化、连续化和智能化的分析技术对于进一步了解生命过程与药物的作用过程、保障药品质量、提高药品疗效发挥了积极的推动作用。药物分析内涵在不断扩展，从专门技术正逐步发展成为药物分析科学。全面系统地控制药品的质量需要药物分析的知识，而药物分析的进步又推动整个药物科学的进步。

药品是用于治病救人、保护健康的特殊商品，其质量优劣直接关系到患者的健康和生命安全。质量（quality）是产品、过程或服务满足规定或潜在需求的特征和特征的总和。简单地说，质量就是满足消费者的需求。在人类发展的过程中，产品质量控制经历了多个阶段，目前人们通过建立质量体系及检验来控制药品的质量。在目前的药品质量控制体系中，药物分析是控制药品质量、保证用药安全的重要基础。

药品作为特殊商品，其质量涉及药物研制、生产、储运、供应、调配和应用等各个环节，必须进行全面质量控制。全面质量控制是一项涉及多方面、多学科的综合性工作。为了实行有效的质量管理，许多国家根据自身的实际情况制定了相应的法规文件并要求遵照执行。我国于 1985 年

颁布实施了第一部《中华人民共和国药品管理法》（以下简称《药品管理法》），之后，国务院和药品管理行政主管部门也陆续颁布实施了各种法律、法规和规章，如《药品管理法》的颁布与修订、《中华人民共和国药品管理法实施条例》（以下简称《药品管理法实施条例》）、《新药审批办法》、《药物非临床研究质量管理规范》（good laboratory practice，GLP）、《药物临床试验质量管理规范》（good clinical practice，GCP）、《药品生产质量管理规范》（good manufacture practice，GMP）和《药品经营质量管理规范》（good supply practice，GSP）等。2017 年，我国也成为人用药品注册技术要求国际协调会（The International Council for Harmonisation of Technical Requirements for Pharmaceuticals for Human Use，ICH）的成员之一。在这些法律、法规、规章及技术指导原则中均需要采用药物分析的方法和技术进行质量控制。我国药品质量管理规范见表 1-1。

表 1-1 药品质量管理规范

名称	目的	主要内容与应用环节
《药物非临床研究质量管理规范》（GLP）	对药物非临床研究质量监督管理 提高非临床研究质量，确保试验资料的真实性、完整性和可靠性 严格控制药物安全性评价试验的各个环节，控制影响试验结果准确性的各种因素，降低试验误差	对药物非临床安全性评价研究机构的组织管理体系、人员、实验设施、仪器设备、试验材料、操作规程和研究工作的实施与管理的规范 适用于非临床研究即药物安全性评价，如单（多）次给药的毒性试验、生殖毒性试验、遗传毒性试验、致癌试验、局部毒性试验、免疫原性试验、依赖性试验和毒代动力学等
《药物临床试验质量管理规范》（GCP）	对药物临床研究全过程质量监督管理 保证药物临床试验过程规范，结果可靠，保护受试者的权益和安全	对药物临床研究机构的方案设计、组织实施、监查、稽查、记录、分析、总结和报告的规范 适用于药品的各期临床试验，包括人体生物利用度或生物等效性试验
《药品生产质量管理规范》（GMP）	对药品生产全过程监督管理 减少药品生产过程中的差错、污染和交叉污染，确保所生产的药品安全有效、质量稳定可控	对药品生产企业的文件管理、物料管理、厂房与设备管理、清洁卫生管理、生产过程管理和验证管理的规范 适用于药品制剂生产的全过程、原料药生产中影响成品质量的关键工序
《药品经营质量管理规范》（GSP）	对药品经营全过程的监督管理 确保药品购进、储运和销售环节的质量	对药品经营企业的组织机构、人员与培训、职责制度、过程管理和设备设施及药品的验收与检验购进、运输、储存、销售与服务等的规范 适用于药品批发和零售等经营企业

二、药物分析的作用与任务

哪里有药物，哪里就有有关药品质量的问题，哪里就需要药物分析来解决这些问题。药物分析在药品研发、生产、储运、供应、调配和应用的过程中进行分析研究与监测监控，起着工具和“眼睛”的作用。

1. 药品研发阶段 药品研发阶段是质量设计阶段。新药的研究和开发是整个药学学科的基本任务，需要药学、化学、生物学、基础与临床医学和管理学等学科的通力合作。新药研发需要经历药物靶标发现、先导化合物筛选、临床前研究、临床研究和上市评价等过程。

药物靶标（drug target）是指具有重要生理或病理功能，能够与药物分子相结合并产生药理作用的生物大分子，主要是酶、受体、离子通道、核酸等。新靶标的发现，为有效化合物的发现奠定了基础。药物筛选（drug screening）是指采用合适的方法对可能作为药物的物质进行初步的生物活性检测和试验，从而选择出高效的新药或先导化合物。对大量的化合物进行筛选，发现具有生物活性的先导化合物，对新药研制具有决定性的意义。

从先导化合物的发现到新药的临床试验研究和上市评价是一个复杂的高技术综合系统。在药物靶标发现和高通量筛选，先导化合物的结构鉴定、性质表征和构效关系确定，目标化合物的设计、优化、制备与合成，药物杂质的分离与鉴定，药效、毒理和药代动力学的研究，制剂处方筛选与稳定性研究，药物质量标准等研究中，需要提供专属、灵敏、准确的药物分析方法，确定新药及其制剂的最优制备工艺，确保质量合理可控及药品使用的安全、有效和合理。

2. 药品生产阶段 药品生产阶段是质量形成阶段。在生产工艺路线明确、工艺条件稳定的基础上，对原料药、辅料、制剂和包装材料按照药品质量标准进行检验，确保产品质量合格。检验是根据药品质量标准对抽取的样品进行质量分析的过程。首先应查看性状是否符合要求，再依次进行鉴别、检查和含量测定，不符合质量标准的产品不得出厂。

值得注意的是，按照药品质量标准检验生产出的药品，其质量所反映的是生产操作流程结束后、已处于最终状态的产品质量，在很大程度上难以真实地反映生产质量。为了全面控制药品的质量，还需对关键中间体、半成品等物质进行主要质量指标的分析检验，实现对生产全过程进行有效的监测和控制，及时掌握生产过程的动态变化，随时调整和控制生产参数，才能及时发现问题，降低生产风险，提高产品质量。近年来过程分析技术（process analysis technology，PAT）发展很快，它是指为保证药物最终产品的质量所建立起来的通过实时分析检测原料药、生产过程中各种物质所呈现的状态与特性从而对生产流程进行设计、分析和控制的整个体系，从而提高生产效率和产品质量，保证药物最终产品的质量。与传统的药物质量检验控制不同，过程分析通常是动态、连续地分析，有一整套的设计、分析和控制规则，通过测评原料药和生产过程中产品的质量，保证药品质量、缩短生产周期、提高生产能力、保证设备安全、节约各种资源、减小生产过程中人为因素干扰、降低质量风险和提高管理效率。过程分析已成为制药行业发展的主要趋势，在发达国家和国际组织所制定的指导原则推动下，越来越多的制药企业采用 PAT 实现药品生产全过程的质量控制。

制药工业排放物分析也是药物分析的组成部分之一。制药企业在对药品生产过程和最终产品进行质量控制的同时，必须对由生产过程所产生的废气、废水和废渣等排放物进行分析与监控，以保障排放达标，特别是对有强烈生理活性的排放物，如抗生素、甾体激素等应采用药物分析的方法严格控制。

3. 药品流通阶段 药品流通阶段是质量保持阶段。进入流通阶段的药品必须符合药品质量标准的规定。药品稳定性是相对而言的，受到结构、组成等内在因素和温度、湿度、光照、空气与包装材料等外界因素的影响，往往会导致药品在物理、化学和生物学方面发生变化，从而影响药品的质量。因此，在药品流通过程中，必须严格按照药品质量标准规定的条件进行储存和运输，密切注意流通过程中药品的质量变化，并定期借助药物分析的方法对药品进行必要的分析以考察其质量变化，确保药品的安全有效。

4. 药品使用阶段 药品使用阶段是质量体现阶段。进入使用阶段的药品必须符合药品质量标准的规定，这是药品临床使用安全、有效的首要保障。医疗实践证明，对于不同的患者，采用同样的给药方案，并不一定能够取得同样预期的治疗效果。患者的生理状态、病理状态、基因类型和精神状态等因素都可能对药物的效应产生不同程度的影响。为了保证药品使用的安全、有效和合理，需要进行治疗药物监测（therapeutic drug monitoring，TDM），从而开展临床个体化给药，特别是对于治疗窗窄、治疗浓度与中毒浓度接近、不良反应严重、个体差异大的药物。此外，在临床药物相互作用研究、药物中毒急救、药物滥用监控和法医毒物分析中，药物分析也起着重要的作用。

5. 药品监督管理 为了保证药品的质量，各国政府均设有专门机构对药品进行监督和管理。我国药品监督管理主要由国家药品监督管理局（National Medical Products Administration，NMPA）负责。国家药品监督管理局下设的中国食品药品检定研究院承担各省级食品药品检验院（所）的技术考核与业务指导，国家药品标准物质的标定，药品注册检验及进口药品的注册检验与药品监督检验和复验工作。各省、自治区、直辖市人民政府药品监督管理局在授权范围内，承担辖区内药品的监督管理，其下设的各省级食品药品检验院（所）承担辖区内药品的抽验与委托检验及药品的注册检验。各市（县）级药品监督管理局及药品检验所承担市（县）辖区内的药品监督检查与管理工作。各级药品检验的法定机构运用药物分析的知识，依法对药品的研究与开发、生产、流通和使用进行评价抽查和监督抽查，从而保证药品质量、保障用药安全。

总之，药物分析是药品质量控制的方法学学科，是药学科学领域中的一个重要组成部分，在药物研发、生产、流通和使用过程中都有广泛的应用。药品质量控制与药物分析见图1-1。

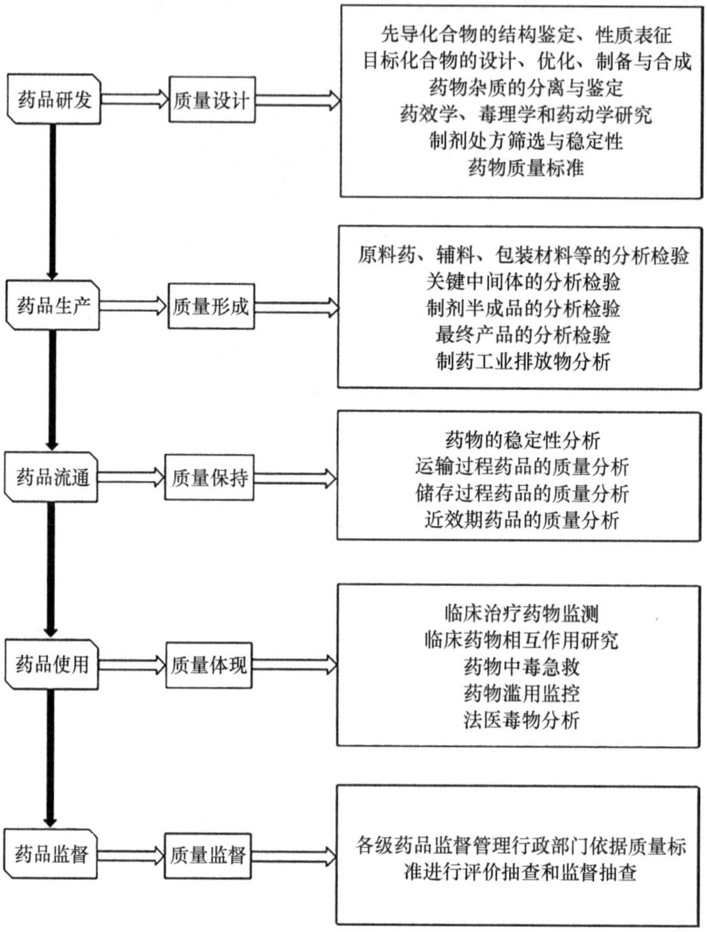

图1-1 药品生命全周期中的质量控制与药物分析

第二节 药物分析的对象

随着药物科学和分析技术的迅猛发展，人们对药品质量的认识越来越深刻。除药物自身外，药用辅料和药用包材的质量优劣、所选配方的科学性和合理性等，也会直接影响药品的有效性和安全性。此外，制药企业在生产过程所产生的废气、废水和废渣等排放物会严重影响周边环境及人民身体健康。因此，药用辅料及药用包材和制药过程工业排放物等也是药物分析重要的对象。

一、常见药物

（一）化学药物

化学药物是指通过化学合成或半合成的方法而获得的药物，化学药物是药物的主体。

按照结构分类，化学药物可以分为芳酸及其酯类药物、巴比妥类药物、芳胺类药物、磺胺类药物、杂环类药物、生物碱类药物、糖类药物、甾体激素类药物、维生素类药物、抗生素类药物等。化学药物的特点是一般纯度较高，故质量控制方法相对较为成熟，并为其他类药品的质量控制提供重要的参照。

一般化学药物质量标准中包括了性状、鉴别、检查和含量测定等核心内容。药物的鉴别（identification）是根据药物的化学结构和理化性质，用规定的试验方法来辨别药物真伪的质量控制过程。鉴别是回答药物“是不是”的问题。由于辨别药物的真伪是保证药品安全、有效的前提条件，所以鉴别是药物分析的首项工作。检查（inspection test）是利用各种分析技术，对药物中无治疗作用、影响药物稳定性和疗效及危害人体健康的物质进行检查。检查主要回答药物“纯不纯”的问题，包括四个方面的内容：有效性、均一性、安全性和纯度检查。其中纯度检查又称杂质检查，是药物分析研究的热点问题之一。含量测定（assay）是指采用化学或仪器分析方法测定有效成分的含量，从而确定样品的含量是否符合标准规定的质量控制过程。含量测定主要回答药物“有多少”的问题，可以采用重量分析法、滴定分析法、光谱法和色谱法等多种方法。这些方法具有不同的特点，应根据样品中被测组分含量高低及共存组分干扰程度等因素选择合适的分析方法。

（二）中药与天然药物

中药（traditional Chinese medicine，TCM）是指在中医药学理论指导下用来预防和治疗疾病的物质。中药主要来源于天然的植物、矿物和动物，在分析方法上也与化学药物和生物药物有明显的区别。中药的质量涉及的面较广，从中药材生长、采收到调配、使用等各个环节，必须进行全面质量控制。中医药主张标本兼治、整体系统治疗等辨证的治疗思路，因此，应以中医药理论为指导思想，根据分析目的、样品特点，结合实验室的具体情况进行中药分析。中药是一个典型的复杂体系，化学成分复杂，分析背景干扰大，含量一般较低，故要求测定方法有较强的分离能力和较高的检测灵敏度。

与中药类似，天然药物也是直接来源于自然界的药物，但天然药物与中药有本质的区别，相当一部分的天然药物仅是由于含有某些活性成分或具有某些药理作用而用于临床。

（三）生物药物

生物药物（biopharmaceutical）是指以生物体、生物组织、细胞或体液等为原料，利用物理学、化学、生物化学、生物技术、药学、微生物学与免疫学等的原理和方法进行加工、制造的用于预防、诊断及治疗疾病的药物，主要包括生化药物、生物制品及其他相关的生物医药产品。

生化药物（biochemical drug）是指从生物体分离纯化或用化学合成、微生物合成或现代生物技术制得的生化基本物质，主要包括氨基酸及其衍生物类、酶类与辅酶类药物、多肽和蛋白质类药物、多糖类药物、脂质类药物、核苷酸及其衍生物等。生化药物是生物体中的基本生化成分，来源复杂，有些化学结构不明确，分子量不是定值，多属高分子物质。

生物制品（biological product）是指以微生物、细胞、动物或人源组织和体液等为原料，应用传统技术或现代生物技术制成，用于人类疾病的预防、治疗和诊断的药品，包括细菌类疫苗、病毒类疫苗、抗毒素及抗血清、血液制品、细胞因子、生长因子、酶、体内与体外诊断制品及其他生物活性制剂（如毒素、抗原、变态反应原、单克隆抗体、抗原抗体复合物、免疫调节剂及微生态制剂等）。生物制品十分接近人体的正常生理物质，具有更高的生化机制合理性和特异治疗有效性，具有药理活性高、用药剂量小、靶向性强和不良反应小等优点；但生物制品的有效成分含量低，稳定性差，其原料及产品均为高营养物质，极易染菌、腐败等。基于这些特点，生物制品的质量控制也与其他类别的药物有很大的区别。

二、药用辅料及药用包材

药用辅料（pharmaceutical excipient）是指生产药品和调配处方时使用的赋形剂及附加剂，是除活性成分或前体以外，在安全性方面已进行了合理的评估且包含在药物制剂中的物质。药用辅料是药物制剂的重要组成部分，一般不具备药理活性和治疗作用，化学性质稳定，不易受温度、

pH 和保存时间等影响，与药物成分之间无配伍禁忌。药用辅料质量的优劣、所选辅料配方的科学性和合理性等，直接影响制剂的质量。为了保证药用辅料的稳定性，消除制剂产品的差异性，辅料生产企业和药品生产企业须加强药用辅料的质量控制。

药用包材（pharmaceutical packaging materials）系指药品生产企业生产的药品和医疗机构配制的制剂所使用的直接与药品接触的包装材料及容器。作为药品的一部分，药用包材本身的质量、安全性、使用性能及药用包材与药物之间的相容性在药品储藏、运输、使用过程中起到保护药品质量、安全、有效和实现给药目的的作用。

药用包材按材质可分为塑料类、金属类、玻璃类、陶瓷类、橡胶类和其他类（如纸、干燥剂）等，也可以由两种或两种以上的材料复合或组合而成（如复合膜、铝塑组合盖等）。按用途和形制可分为输液瓶（袋、膜及配件）、安瓿、药用（注射剂、口服或者外用剂型）瓶（管、盖）、药用胶塞、药用预灌封注射器、药用滴眼（鼻、耳）剂瓶、药用硬片（膜）、药用铝箔、药用软膏管（盒）、药用喷（气）雾剂泵（阀门、罐、筒）、药用干燥剂等。

三、制药过程工业排放物

环境保护是我国的一项基本国策。工业化过程中出现的环境问题主要是污染物排放总量大，超过环境的自净能力，环境污染和生态破坏问题突出。《中华人民共和国环境保护法》明确规定“企业事业单位和其他生产经营者超过污染物排放标准或者超过重点污染物排放总量控制指标排放污染物的，县级以上人民政府环境保护主管部门可以责令其采取限制生产、停产整治等措施；情节严重的，报经有批准权的人民政府批准，责令停业、关闭”。制药企业在对药品生产过程和最终产品进行质量控制的同时，必须对由生产过程所产生的排放物进行分析与监控，以保障排放达标，使制药企业科学发展。

制药过程工业排放物主要指的是制药企业在生产过程所产生的废气、废水和废渣等排放物。废气主要来自锅炉烟气中的二氧化硫和烟尘、蒸发的溶剂、发酵尾气、药粉尘及恶臭气体等。废水主要来自生产工艺过程的用水、机械设备用水、设备与场地洗涤水等。废渣是指制药过程中的固体废物，如锅炉炉渣、药材废渣、生产过程中废料、生产包装过程中或储存药品过程中产生的废旧包装材料和报废过期药品、生物制药过程的釜残液等。

第三节　药物分析方法

分析目的、样本种类与形态和药物种类，决定了分析方法的选择。按照分析目的，药物分析可分为药物作用靶点的发现和高通量筛选，先导化合物的结构鉴定、性质表征和构效关系，目标化合物的设计、优化、制备与合成，药物杂质的分离与鉴定，药效学、毒理学和药动学研究，制剂处方筛选与稳定性，药物质量标准的建立与应用等。按照样本的种类可以分为原料药、辅料、中间体、制剂和包装材料。按照药品的物理状态可分为固体、液体、半固体和气体。按照药物类别又可分为中药材、中药饮片、中成药、化学原料药及其制剂、抗生素、生化药品、放射性药品、血清、疫苗、血液制品和诊断药品等。选择分析方法时应依据分析目的，结合样品、药物与分析方法的特点拟定合理的分析方法。

按照分析的原理，药物分析方法可分为化学分析法、仪器分析法和生物学分析法三大类。常用的药物分析方法见图 1-2。化学分析法种类较多，是药物分析方法的基础；仪器分析法主要包括光谱分析法、色谱分析法和联用分析法等；生物分析法包括微生物检查法、生物检查法、分子生物学检查法、生物活性测定法、生物测定法等。高灵敏度、高选择性及智能化分析技术是这些方法的发展方向。

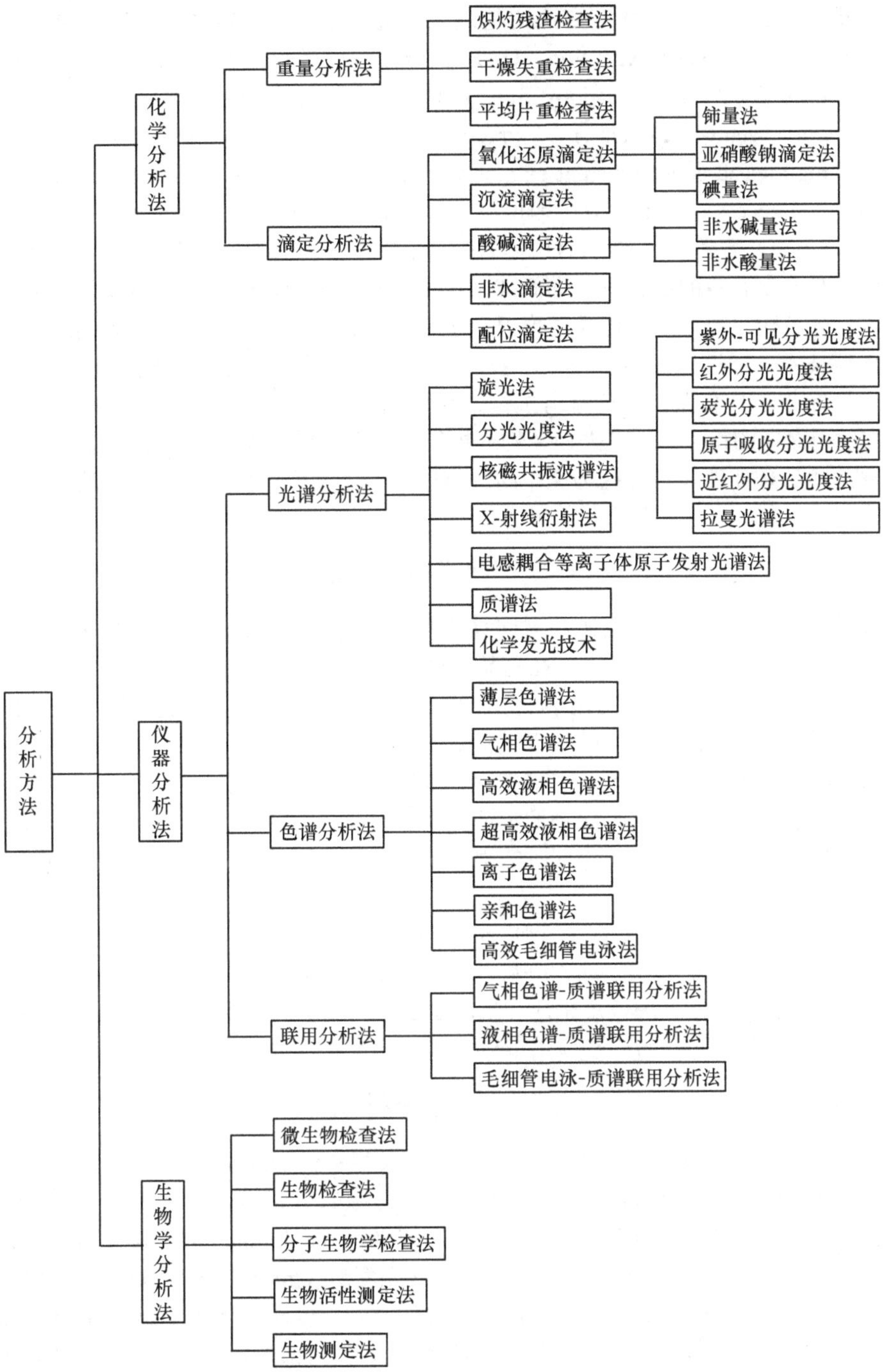

图 1-2　常用的药物分析方法

一、样品预处理方法

样品预处理（sample pre-treatment）对于分析过程至关重要。在药物分析工作中，很多样品无法直接测定，必须经过适当的处理将其转变为适宜的检测状态。样品预处理过程直接关系到分析的成败。液–液萃取（liquid-liquid extraction）和液–固萃取（liquid-solid extraction）方法是样品预处理的常用方法。

随着分析技术的发展，在传统方法的基础上，进一步开发了很多提取效率高的方法。如超声波提取（ultrasound-assisted extraction，UAE）、微波提取（microwave-assisted extraction，MAE）、超临界萃取（supercritical fluid extraction，SFE）、亚临界水萃取（sub-critical water extraction，SWE）、半仿生–酶法提取（semi-bionic enzyme extraction）、浊点萃取（cloud-point extraction，CPE）、高速逆流萃取（high-speed countercurrent extraction，HSCE）、分子蒸馏（molecular distillation）、限进填料（restricted access media）、分子印记技术（molecular imprinting technique，MIT）和膜分离（membrane isolation）等新技术和新方法。限进填料技术利用排阻色谱的原理，药物小分子进入色谱柱填料中具有一定孔径的小孔内，进而被固定相滞留，是一种可用于全自动化样品预处理的在线萃取技术。分子印记技术是指合成对模板分子或其他目标分子具有特异性识别能力的分子印记聚合物的新型技术。通过分子印记技术所获得的分子印记聚合物是一种人工合成的高分子材料，其特点是对目标分子具有类似于抗原与抗体、酶与底物之间的立体选择性。由于具有选择性高、稳定性好和适用面广的特点，近年来在药物分析领域特别是样品预处理方面引起广泛关注。

近年来，样品预处理技术发展迅速，高分离效率、连续化、自动化和环保的样品预处理技术是本领域的发展方向。

二、化学分析法

化学分析法是以化学反应为基础建立起来的测定待测物质种类和含量的方法。化学分析法简便快速，通常用于常量或半微量分析，在药品质量标准中被广泛采用。

药物鉴别中常采用一些经典的化学反应，如苯巴比妥的亚硝酸钠–硫酸反应、银盐与铜盐反应，司可巴比妥与碘试液的反应，硫喷妥钠的铜盐反应、与硝酸铅试液的反应，盐酸普鲁卡因的水解反应，盐酸麻黄碱的双缩脲反应，硫酸阿托品的托烷生物碱反应，盐酸吗啡的甲醛–硫酸反应、与钼硫酸试液的反应、与铁氰化钾的反应，硫酸奎宁的绿奎宁反应，醋酸地塞米松的碱性酒石酸铜反应、与乙醇的酯化反应，异烟肼的银镜反应，黄体酮的亚硝基铁氰化钠反应，维生素 B_1 的硫色素反应等。

滴定分析法（titrimetric analysis）是利用标准溶液与待测组分间的定量化学反应，以标准溶液的容积进行含量测定的分析方法。滴定分析法根据所利用的化学反应不同，分为酸碱滴定法、氧化还原滴定法、非水滴定法、配位滴定法、沉淀滴定法。滴定分析法具有操作简便、分析速度快、准确度好、精密度高等特点，被广泛应用于原料药物的含量测定。

三、光谱分析法

光谱分析法是指根据电磁辐射与药物相互作用来鉴别药物及确定其化学组成和相对含量的方法。按分析原理，光谱分析可分为发射光谱分析与吸收光谱分析。光谱分析法分析速度快、灵敏度高，在药品质量控制中应用广泛，特别是旋光法（polarimetry）、紫外–可见分光光度法（ultraviolet-visible spectrometry，UV-VIS）、红外分光光度法（infared spectrometry，IR）、荧光分光光度法（fluorescence spectrophotometry）和原子吸收分光光度法（atomic absorption spectrometry，AAS）等。但这些方法一般无分离的过程，故选择性较差。光谱分析法在物质结构解析和常规检验中应用较多，在复杂样品的分析中常与色谱分析法联用。

计算分光光度法是将计算数学引入分光光度法，根据朗伯–比尔定律运用不同的数学方法处理分光光度法测量数据，并进行测定的一类方法。这类方法实际上就是用数学方法处理相互干扰组分体系的吸光度数据，以“数学分离”代替或部分代替化学分离，达到分别测定或多组分同时测定的目的。

近红外分光光度法（near infared spectrometry，NIR）是通过测定物质在近红外光谱区的特征光谱并利用化学计量学方法提取相关信息，对物质进行定性和定量分析的一种光谱分析技术。近红外分光光度分析技术有样品预处理简单、分析快速、分析效率高、无污染和易于实现在线分析等特点，在药物的快速鉴别和药物生产过程的在线控制中有广泛应用的前景。

拉曼光谱法（Raman spectrometry）是建立在拉曼散射效应基础上的光谱分析方法。拉曼光谱可提供有关样品分子中功能团的结构信息，可用于鉴别试验和结构解析。

X-射线衍射法（X-ray diffraction，XRD）是一种利用单色 X-射线光束照射到被测样品上，检测样品的三维立体结构（含手性、晶型、结晶水或结晶溶剂）或成分（主成分及杂质成分、晶型种类及含量）的分析方法。X-射线衍射法分为粉末 X-射线衍射法和单晶 X-射线衍射法。粉末 X-射线衍射法适用于对晶态物质或非晶态物质的定性鉴别与定量分析，常用于固体物质的结晶度定性检查，多晶型种类、晶型纯度、共晶组成等分析。单晶 X-射线衍射法适用于晶态化学物质的成分、结构、晶型分析。

核磁共振波谱法（nuclear magnetic resonance spectroscopy，NMR）是利用核磁共振波谱进行结构（包括构型和构象）测定、定性及定量分析的方法。核磁共振波谱法是结构分析的重要依据之一，根据核磁共振波谱上吸收峰位置、强度和精细结构可以研究分子的结构。除氢-1 核磁共振波谱（^{1}H-NMR）以外，又相继发展了 ^{13}C、^{15}N 和 ^{31}P 等核磁共振谱，核磁共振在仪器、新方法与新技术等方面有着飞跃的进步和改善，使 NMR 在化学、物理、医药学及生物学等领域中得到了广泛的应用。用 NMR 分析测定时，样品不会受到破坏。目前应用最多的是 ^{1}H-NMR 和碳-13 核磁共振波谱（^{13}C-NMR）。^{1}H-NMR 可以提供质子类型及化学环境、氢分布和核间关系等信息；^{13}C-NMR 可以给出碳骨架及有关结构和分子运动的信息，二者可以互为补充。

电感耦合等离子体原子发射光谱法（inductively coupled plasma atomic emission spectrometry，ICP-AES）是以电感耦合等离子炬为激发光源的一类原子发射光谱法。由于 ICP-AES 法具有灵敏度高、检出限低、可实现多元素检测、线性范围宽和干扰水平低等优点，该技术已成为元素分析尤其是金属元素分析最常用的手段之一。

化学发光（chemical luminescence，CL）技术是依据化学检测体系中待测物浓度与体系的化学发光强度在一定条件下呈线性关系的原理，通过对体系化学发光强度的检测，从而确定待测物含量的一种痕量分析方法。化学发光技术具有方法灵敏度高、仪器简单和易自动化的特点，在药物筛选、快速分析和临床分析等方面具有广阔的应用前景。

四、色谱分析法

色谱分析法是利用混合物中待分离组分与固定相和流动相之间的作用力（吸附、分配或离子交换等）的差异，在两相中的差速迁移而使混合物达到分离，进而对被分离组分进行定性定量分析的方法。色谱分析法在 20 世纪初由俄国植物学家茨韦特（Tsvet）建立并命名。色谱分析法种类很多，如按照分离机制，色谱法分为吸附色谱、分配色谱、空间排阻色谱、离子交换色谱和亲和色谱等。由于色谱法具有分离效率高、分析速度快、专属性强、灵敏度高、样品用量小和易于自动化的特点，被广泛用于药物的定性和定量分析，是目前药物分析的主要方法。随着色谱技术的发展，一些新的色谱技术，如薄层色谱–生物自显影技术、毛细管气相色谱法、离子色谱法、超高效液相色谱法、毛细管电泳法、多柱色谱法和亲和色谱法等在药物分析中也得到了越来越广泛的应用。

薄层色谱–生物自显影技术（thin layer chromatography-bioautography）是一种将薄层色谱分离和生物活性测定相结合的药物筛选方法。该方法结合了比色法（或荧光法）与色谱分离技术两者的优点，是一种集分离、鉴定和活性测定于一体的药物筛选方法。薄层色谱–生物自显影技术具有色谱分离和活性筛选双重功能，既具有薄层色谱的分离能力强、简便快速的优点，又可反映各指标性成分的活性强弱，可实现药物活性筛选与品质评价的双重目的。

气相色谱法（gas chromatography，GC）是采用气体为流动相（载气）的色谱方法。物质或其衍生物气化后，被载气带入色谱柱进行分离，各组分在气–液两相中进行分配，先后进入检测器而被检测。气相色谱法中所采用的柱子分为两类：填充柱和毛细管柱。以填充柱进行色谱分离的气相色谱法称为填充柱气相色谱法，以毛细管柱进行色谱分离的气相色谱法称为毛细管气相色谱法。与填充柱气相色谱法比较，毛细管气相色谱法具有柱效高、分析速度快、操作条件严格和应用范围广等优点，广泛用于易挥发和对热稳定成分，如有机残留溶剂的分析。

离子色谱法（ion chromatography，IC）是由离子交换色谱法发展起来的一种液相色谱方法，是采用高压输液泵系统将洗脱液泵入装有填充剂的色谱柱进行分离测定的色谱分析方法。分离机制主要为离子交换，即根据离子交换树脂上可解离的离子与流动相中具有相同电荷的溶质离子之间进行的可逆交换。主要应用于无机阴离子、无机阳离子、有机酸、糖醇类、氨基糖类、氨基酸、蛋白质和糖蛋白等物质的定性及定量分析。离子色谱问世前，阳离子的测定一般采用原子吸收分光光度法，但操作麻烦，一次只能测定一个元素，如果要同时分析其他元素，需更换和预热相应的空心阴极灯；而对阴离子的分析长期以来缺乏灵敏快速的方法，一直沿用经典的滴定法、重量法和光度法等。离子色谱的问世对阴离子的分析来说是一项新的突破，它能灵敏、快速和准确地测定多种阴阳离子，尤其是在超纯分析、价态和形态分析方面，离子色谱法显示出独特的优越性。

超高效液相色谱法（ultra performance liquid chromatography，UPLC）是借助高效液相色谱（high performance liquid chromatography，HPLC）的理论及原理，集新型耐压小颗粒填料、新型超高压输液泵、低系统体积及高速检测器等为一体的一项新技术。与高效液相色谱相比，超高效液相色谱的分析速度、灵敏度及分离度得到了提高，特别适合于生化药物、天然药物和代谢组学等复杂体系中微量组分的快速分析和高通量筛选。

高效毛细管电泳法（high performance capillary electrophoresis，HPCE）是指以弹性石英毛细管为分离通道，以高压直流电场为驱动力，依据供试品中各组分的淌度（单位电场强度下的迁移速度）和（或）分配行为的差异而实现供试品中各组分分离的一种分析方法。该法是近年来发展起来的一种高效、快速的分离分析方法，对于在实验条件下带电荷的微量组分的分离分析有着重要的应用与发展前景。

亲和色谱法（affinity chromatography，AC）是利用目标化合物和药物作用靶点之间的亲和活性，将目标化合物从大量无亲和活性的化合物中分离出来的一种色谱法。随着固定相性能的提高，亲和色谱经历了从低效亲和色谱向高效亲和色谱（high performance affinity chromatography，HPAC）的发展。高效亲和色谱结合了经典的亲和色谱技术和高效液相色谱的特点，高度自动化系统的应用使高效亲和色谱得到了长足的发展，具有微型色谱柱、分离度高、分析时间短及结合数据的精密度和重现性好的优点。亲和色谱法可用于生物大分子的分离纯化和目标化合物的快速筛选。随着色谱技术的不断发展，出现了多种新型的亲和色谱，如基于固定化靶蛋白的亲和色谱法、分子印记亲和色谱法、细胞膜亲和色谱法、金属螯合亲和色谱法和免疫亲和色谱法等，应用范围也不断扩展。

五、联用技术

气相色谱–质谱（gas chromatography-mass spectrometry，GC-MS）、液相色谱–质谱（liquid chromatography-mass spectrometry，LC-MS）和毛细管电泳–质谱（capillary electrophoresis-mass spectrometry，CE-MS）等联用技术，将在线分离能力与质谱高选择性、高灵敏度的检测能力相结合，在药物物质基础和作用机制研究，药品质量标准研究，药物体内吸收、分布、代谢和排泄规律的研究，手性药物色谱分析及药品生产过程中的过程控制技术等方面均取得了长足的进步；这对于进一步了解生命过程和药物的作用、保障药品质量和提高药品疗效起到了积极的推动作用。

气相色谱–质谱联用技术是分析仪器中较早实现联用的技术。气相色谱–质谱联用系统中离子源主要是电子轰击电离源（electron impaction source，EI）和化学电离源（chemical ionization source，CI）。质量分析器有扇形磁场分析器、四极杆分析器、飞行时间质量分析器和离子阱质量分析器，目前最常用的是四极杆分析器。气相色谱–质谱联用常用总离子流法（total ion current，TIC）和选择性离子监测法（selected ion monitoring，SIM）进行定性与定量分析。近年来发展的固相微萃取（solid phase micro-extraction，SPME）技术和顶空固相微萃取（headspace solid-phase micro-extraction，HS-SPME）技术可以将样品萃取、富集及进样结合起来，大大提高分析效率，为复杂体系中热稳定性好、具挥发性的成分分离分析提供了有效的手段。

液相色谱–质谱联用技术是以质谱仪作为检测手段的液相色谱技术，具有灵敏、快速和高效的特点，在药物分析领域显示了极大的优势。近年来，使用微径柱的超高效液相色谱和串联质谱技术，在药物成分分析、药物代谢研究、残留药物成分研究和非法添加物分析等方面发展速度很快。

毛细管电泳–质谱联用技术综合了毛细管电泳的高效分离能力、广泛的样品适应性和质谱的高灵敏度、可提供结构信息等优势，已发展成为一种重要的分离分析手段。毛细管电泳可以与三重四极杆质谱（triple quadrupole mass spectrometry，TQ-MS）、离子阱质谱（ion trap mass spectrometry，IT-MS）、飞行时间质谱（time of flight mass spectrometry，TOF-MS）和傅里叶变换-离子回旋共振质谱（Fourier-transform ion cyclotron resonance mass spectrometry，FT-ICR-MS）等多种类型的质谱仪串联，应用于小分子及大分子的检测。应用领域包括蛋白质、糖类、脂类等生物大分子的结构功能研究，分子间相互作用及代谢组学研究，中草药及其他天然产物中活性和毒性成分分析，药物及药物代谢物分析等方面。

六、生物学分析方法

随着生物学和分子生物技术的快速发展，生物学分析方法在药学中的应用越来越广泛，在2025年版《中华人民共和国药典》（简称《中国药典》，ChP）中收载的方法包括微生物检查法、生物检查法、分子生物学检查法、生物活性测定法和生物测定法等几类。生物检查法包括无菌检查法、微生物限度检查法、热原检查法、细菌内毒素检查法、升压物质检查法、降压物质检查法、过敏反应检查法和溶血与凝聚检查法等。

生物活性测定法是指一类基于物质生物活性的特殊分析方法，通常在体内或组织（细胞）上直接进行分析。生物活性测定法包括抗生素微生物检定法、放射性药品检定法、生物检定统计法、升压素生物测定法、细胞色素C活力测定法、肝素生物测定法、绒促性素生物测定法、缩宫素生物测定法、胰岛素生物测定法、黄体生成素生物测定法、降钙素生物测定法等。

聚合酶链反应（polymerase chain reaction，PCR）是一种常见的分子生物学检查法，基本原理为双链DNA在高温下发生变性解链成为单链DNA，当温度降低后又可以复性成双链，通过温度变化控制DNA的变性和复性，加入引物、DNA聚合酶、脱氧核糖核苷三磷酸及相应缓冲液，完成特定DNA片段的体外扩增。PCR主要用于动、植物源性中药材和饮片，原材料，中间体，原料药与辅料等种属鉴定，也可用于其他药品质量控制中特征DNA片段的检定。

生物测定法有免疫化学法（immunochemical method）和蛋白质印迹法（Western blotting）。免疫化学法是利用抗原、抗体在适宜条件下发生特异性、可逆性和非共价结合形成抗原–抗体复合物的原理，采用不同技术对抗原或抗体待测物进行定性、定量或定位检测的一种分析方法。该法可广泛用于生物原料药或制剂的鉴别试验、纯度与杂质分析、含量或生物活性/效价测定及稳定性等质量属性的检测。目前，常用的酶联免疫吸附法、蛋白质印迹法、免疫荧光分析法、免疫沉淀法等均属于免疫化学法。

蛋白质印迹法是将电泳分离后的细胞或组织中蛋白质从凝胶转移到固相支持物硝酸纤维素（NC）膜或聚偏二氟乙烯（PVDF）膜上，然后用特异性抗体检测某特定抗原的一种蛋白质检测技术，现已广泛应用于基因在蛋白质水平的表达研究、抗体活性检测和疾病早期诊断等多个方面。

在药物筛选中，除传统的整体动物、离体组织器官和细胞等水平的筛选方法以外，分子水平的筛选方法也越来越多地被采用。生物芯片（biochip或bioarray）是根据生物分子间特异相互作用，将生化分析过程集成于芯片表面，从而实现对DNA、RNA、多肽、蛋白质及其他生物成分的高通量快速检测方法。利用基因芯片分析用药前后机体的不同组织和器官基因表达的差异，可快速高效地筛选药物。

第四节 药物分析课程的学习

药物分析课程是在无机化学、有机化学、分析化学、药物化学、药理学、药剂学及其他有关课程的基础上开设的一门药学专业课程，是药学知识体系的重要组成部分。课程主要是运用各种化学、物理及生物学的方法和技术，使学生学习化学结构明确的化学药物或天然药物及其制剂，以及中药和生物药物及其制剂的质量控制方法，旨在培养学生明确的全面控制药品质量的观念和创新意识，使其掌握药物分析学的基本知识、扎实的操作技能，具备分析问题、解决问题和举一反三的实际工作能力，从而能够胜任药品研究、生产、流通、临床使用及监督管理过程中药物质量控制与质量分析工作。

目前国内主要的药物分析教科书大都选取典型药物，以药物的结构为主线，在结构和性质的基础上，介绍典型药物的分析方法。

药物分析学科的主要相关期刊：《药学学报》、《中国药学杂志》、《药物分析杂志》、《分析化学》、《中国新药杂志》、《中国药房》、《中草药》、《中成药》、《中国医药工业杂志》、《中国医院药学杂志》、*Journal of Pharmaceutical Analysis*、*Analytica Chimica Acta*、*Analytical Chemistry*、*Talanta*、*Therapeutical Drug Monitoring*、*European Journal of Drug Metabolism and Pharmacokinetics*、*Journal of Chromatography A*、*Journal of Chromatography B* 等。

计算机和互联网的普及，为网上检索文献和学习提供了便利。常用于文献检索工作的有PubMed 和 SciFinder Scholar；PubMed 是一个免费的 Medline 数据库，提供生物医学和健康科学领域的文献搜索服务。SciFinder Scholar 整合了 Medline 医学数据库、欧洲和美国等近 50 家专利机构的全文专利资料，以及化学文摘 1907 年至今的所有内容，涵盖应用化学、化学工程、普通化学、物理、生物学、生命科学、医学、材料学、食品科学和农学等诸多领域。常用的全文数据库包括 CNKI 中国知网、维普资讯中文期刊服务平台、ScienceDirect、Wiley InterScience 和 Springer Link 等。

通过本课程的学习和实践锻炼，学生应努力掌握以下基本内容。

（1）药物分析的性质、作用与任务。

（2）药品质量标准体系和主要内容。

（3）药物的鉴别、检查和含量测定的共性规律与方法。

（4）典型药物、辅料、药用包材和制剂的分析特点与主要方法。

（5）药品发现与开发过程中药物分析的特点和主要分析技术。

（6）药品生产过程质量控制的特点和主要分析技术。

（7）临床药物分析的特点和主要方法。

在药物分析的学习过程中，学生应注意掌握研究性的学习方法，既要重视药物分析专业知识的积累和药物分析基本操作技能的规范练习，又要勤于思考，培养独立思考意识。掌握典型药物的化学结构、理化特性、质量特征与分析方法选择之间的关系，加强创新能力、独立分析和解决药物分析实际问题能力的锻炼。值得注意的是，药物分析方法的内容大都在分析化学已经学过，学生在学习中要注意这些方法应用的特点，将分析方法与药物质量控制联系起来。在掌握典型药物质量控制方法的基础上，注意思考新药的发现与质量控制方法。

本章小结

药物分析是运用物理学、化学、生物学及信息学等知识，研究药物质量规律，发展质量控制方法，获得药物及相关物质的理化性质、组成、纯度、含量、作用与毒性等信息，筛选与发现药物，控制药品质量，保障人们用药安全有效的一门应用科学。药品全面质量控制的法律、法规和规章包括《药品管理法》、《药品管理法实施条例》、《新药审批办法》、GLP、GCP、GMP、GSP 和 ICH 等。药物分析在药物研制、生产、储运、供应、调配和应用的过程中进行分析研究与监测监控，起着工具和“眼睛”的作用。药物分析的主要对象包括药物、药用辅料及药用包材、制药过程工业排放物。药物分析的方法有化学分析法、仪器分析法和生物学分析法。

（曾爱国）

思 考 题

1. 试述药物分析的含义。
2. 试述药物分析在药品质量发展各个阶段的任务和作用。
3. 简述药物分析研究的对象。
4. 药物分析常用方法可以分为几类？各类方法的特点有哪些？

第二章　药品质量标准

学习要求

1. 掌握　药品质量标准内涵及我国药品质量标准体系。

2. 熟悉　《中国药典》的沿革、基本结构及2025年版《中国药典》概况。

3. 了解　主要国外药典的概况。

药品作为一种特殊的商品，其质量合格与否直接关系到人民健康与生命安危，药品的质量主要体现在药品的安全性和有效性，因此必须对药品进行严格的质量监督和检验。一方面由于药品的生产企业众多，不同生产企业的生产工艺、技术水平和设备条件存在差异；另一方面药品在经营和使用单位的运输与储藏环境上也存在差异，这都会直接影响药品的质量。为了保证药品的安全性、有效性及质量可控性，各个国家制订了强制执行的、统一的质量监督标准，即药品质量标准。药品质量标准是国家为保证药品质量及用药安全，对药品的质量指标、检验方法和生产工艺等所作的技术规定，是药品研究、生产、经营、使用及监督管理等各环节必须共同遵守的、具有强制性的技术准则和法律依据。依据国家药品标准，药品只有合格品和不合格品之分，能够达到国家药品质量标准的药品才是合格的药品，反之为不合格药品。本章将阐述我国药品质量标准的分类及药品的质量管理规范，并介绍《中国药典》和主要国外药典概况。

第一节　药品质量标准体系

药品质量标准（又称药品标准）是根据药物自身的理化与生物学特性，按照批准的来源、处方、生产工艺、储存条件等所制定的，用以检测药品质量是否达到用药要求并衡量其质量是否稳定均一的技术规定。《药品管理法》是药品管理方面的基本法律，是药品监督管理、药品质量控制的根本依据。《药品管理法》明确规定，药品必须符合国家药品标准。

一、中华人民共和国药品管理法

《药品管理法》是为了加强药品管理，保证药品质量，保障公众用药安全和合法权益，保护和促进公众健康而制定的法律。

《药品管理法》于1984年制定，2001年首次全面修订，2013年和2015年两次修正部分条款，2019年新修订的《药品管理法》施行。《药品管理法》的颁布实施，对于规范药品生产经营活动，加强药品监督管理，保障公众用药安全，促进药品产业发展，发挥了巨大作用。

新修订的《药品管理法》共十二章，分别为总则、药品研制和注册、药品上市许可持有人、药品生产、药品经营、医疗机构药事管理、药品上市后管理、药品价格和广告、药品储备和供应、监督管理、法律责任和附则。修订的《药品管理法》强化药品全过程信息要求。从事药品研制、生产、经营、使用等活动，应当遵循法律、法规、规章、标准和规范，保证全过程信息真实、准确、完整和可追溯。

《药品管理法》第二十八条明确规定：“药品应当符合国家药品质量标准……国务院药品监督管理部门颁布的《中华人民共和国药典》和药品标准为国家药品标准。国务院药品监督管理部门会同国务院卫生健康主管部门组织药典委员会，负责国家药品标准的制定和修订。”

二、药品标准的分类

药品标准是指规定药品的质量指标、检验方法及生产工艺的技术性标准，是药品生产和质量管理的重要组成部分。药品从研发到生产及使用，是一个动态过程，主要包括临床前研究、临床试验和生产上市三个阶段。与之相应，药品标准的制定也经历了研究起草、复核和注册的过程。药品标准通常分为国家药品标准和企业药品标准两个类型。

（一）国家药品标准

国家药品标准是国家为保证药品质量及用药安全，对药品的质量指标、检验方法和生产工艺等所作的技术规定，是药品研究、生产、经营、使用及监督管理等各环节必须共同遵守的，具有强制性的技术准则和法定依据。国家药品标准是否完善，直接影响上市药品的质量管控和安全有效性。

《药品管理法》明确规定药品必须符合国家药品标准。国务院药品监督管理部门颁布的《中国药典》和药品标准为国家药品质量标准，是药品应达到的最低标准。不能达到国家药品标准要求的药品，意味着其质量不能符合国家对其安全性、有效性和质量可控性的认可，即被视为不符合法定要求的药品，因而不得作为药品销售或使用。除了《中国药典》收载的药品标准外，国家药品标准还包括国家药品监督管理局（NMPA）颁布的药品注册标准和其他药品标准，其内容包括质量指标、检验方法及生产工艺等技术要求。

1.《中国药典》 是国家药品标准体系的核心，一般收载疗效确切、被广泛应用、能批量生产、质量水平较高并有合理的质量监控手段的药品。《中国药典》目前收载的药品涵盖了基本药物、医疗保险目录品种和临床常用药品等，适合于临床用药的需求。药典的核心目的是确保药物及其成分安全、有效和质量可控，质量标准提供了对药品及其成分质量特性的共同理解，有助于简化制造商和监管机构之间的沟通。

2. 药品注册标准 是指国家药品监督管理局批准给申请人特定药品的标准，生产该药品的药品生产企业必须执行该注册标准。药品注册标准不得低于《中国药典》的规定。药品注册标准的项目及其检验方法的设定，应当符合《中国药典》的基本要求、国家药品监督管理局发布的技术指导原则及国家药品标准编写原则。

3. 临床研究用药品标准 为了保证临床用药的安全和使临床的结论可靠，国家药品监督管理局需要新药研制单位根据药品临床前的研究结果制订一个临时性的质量标准，该标准一旦获得国家药品监督管理局的批准，即为临床研究用药品质量标准。临床研究用药品质量标准仅在临床试验期间有效并且仅供研制单位和临床试验单位使用。根据《药品管理法》和《药品注册管理办法》的规定，研制新药必须按照国务院药品监督管理部门的规定如实报送研制方法、质量指标、药理及毒理试验结果等有关资料和样品，经国务院药品监督管理部门批准后，方可进行临床试验。在新药早期临床试验阶段，通常尚未形成成熟的制备工艺，临床试验用药品的制备和质量控制尚不具备充分确认与验证的条件；对新药的特性、潜在作用及毒性的了解不够充分，对试验药物关键质量属性的识别、对质量控制指标和方法的研究还需进一步深入。

“药品注册标准”和“临床研究用药品标准”均需经过复核。药品标准复核，是药品检验机构对申报的药品标准中检验方法的可行性、科学性、设定的项目和指标能否控制药品质量等进行的实验室检验及审核工作。

（二）企业药品标准

由药品生产企业自行制订并用于控制其药品质量的标准，称为企业药品标准或企业内部药品标准，它仅在本企业的药品生产质量管理中发挥作用，属于非法定标准。企业药品标准必须高于法定标准的要求，才能保证药品的安全性、有效性和质量可控性。企业药品标准是在国家药品标准的基础上进行修订的，也就是内控标准；对于新品种，在国家标准未出来之前用的就是企业的研究标准。企业药品标准在提高产品质量、增加产品竞争力、优质产品自身保护及严防假冒等方面均发挥了重要作用。国内外很多医药企业在药品的生产和管理中均有企业药品标准，并对外保密。

三、药品质量管理规范

为了确保药品的质量能够符合药品质量标准，需要具有指导性作用的法令文件。药品质量控制涉及药物的研制、生产、供应、临床及检验等诸多环节。国家药品监督管理局根据《药品管理法》《药品管理法实施条例》制定了相关的管理规范。这些法规文件对药物的研制、生产、经营、使用和监督管理起到很好的推动作用。

（一）药物非临床研究质量管理规范（GLP）

为了提高药物非临床研究的质量，确保实验资料的真实性、完整性和可靠性，保障人民用药安全，并与国际上的新药管理相接轨，根据《药品管理法》有关条款的规定，国家药品监督管理局制定了 GLP。本规范适用于为申请药品注册而进行的药物非临床研究，即有关非临床安全性评价研究机构运行管理和非临床安全性评价研究项目试验方案设计、组织实施、执行、检查、记录、存档和报告等全过程的质量管理要求。非临床安全性评价研究，指在实验室条件下用实验系统进行的试验，包括安全药理学试验、单次给药毒性试验、重复给药毒性试验、生殖毒性试验、遗传毒性试验、致癌性试验、局部毒性试验、免疫原性试验、依赖性试验、毒代动力学试验及与评价药物安全性有关的其他试验。未在国内上市销售的化学原料药及其制剂、生物制品，未在国内上市销售的从植物、动物、矿物等物质中提取的有效成分、有效部位及其制剂和从中药、天然药物中提取的有效成分及其制剂，以及中药注射剂等的新药非临床安全性评价研究必须在经过 GLP 认证、符合 GLP 要求的实验室进行。

（二）药物临床试验质量管理规范（GCP）

药物临床试验是指以人体（患者或健康受试者）为对象的试验，意在发现或验证某种试验药物的临床医学、药理学及其他药效学作用、不良反应，或者试验药物的吸收、分布、代谢和排泄，以确定药物的疗效与安全性的系统性试验。GCP 是国家药品监督管理部门对药物临床试验全过程所做的标准化、规范化管理的规定，包括方案设计、组织实施、监查、稽查、记录、分析总结和报告。该标准保证了试验结果的准确、可靠，保证了受试者的权益并保障其安全。凡进行各期临床试验、人体生物利用度或生物等效性试验，均须按 GCP 执行。

（三）药品生产质量管理规范（GMP）

GMP 是药品生产管理和质量管理的基本准则，适用于药品生产的全过程和原料药生产中影响成品质量的关键工序。对药品生产企业实施 GMP 是保证药品质量、保证用药安全和促进我国制药工业与国际接轨的根本措施。根据《药品管理法》的规定，我国药品生产企业必须有保证药品质量的规章制度，并符合国务院药品监督管理部门依据本法制订的药品生产质量管理规范要求。通过实施 GMP 提高了药品生产行业的准入门槛，优化了整个医药生产行业的产业结构，在提高药品质量的同时也提升了制药企业的管理水平和竞争能力。

（四）药品经营质量管理规范（GSP）

GSP 是药品经营管理和质量控制的基本准则，是针对药品采购、销售、储存、运输、服务等流通环节而制定的一整套管理标准和规程，是药品生产质量管理在流通环节的延伸。其核心是通过严格的管理制度对药品经营全过程进行质量控制，对售出药品实施有效的追踪，保证向用户提供合格的药品。GSP 明确规定了药品经营和零售企业的管理职责，并对人员与培训、设施与设备、药品的购进、验收与检验、储运与储存、销售与服务等环节的质量管理提出了明确的要求。《药品管理法》规定药品经营企业必须有保证药品质量的规章制度，并符合国务院药品监督管理部门依据本法制订的药品经营质量管理规范要求。GSP 为企业进入药品经营市场的资格设定了一个严格的标准，提高了药品经营的要求和难度，有利于提高医药行业的整体素质。

（五）中药材生产质量管理规范（GAP）

该规范历经20年试行后，于2022年正式发布实施。中药材的标准化是中药（饮片及中成药）标准化的基础，而中药材的标准化有赖于中药材生产过程的规范化。为规范中药材的生产、保证中药材质量，促进中药标准化和现代化，国家药品监督管理局制定了GAP。GAP是中药材生产和质量管理的基本准则，包含质量管理、基地选址、种子种苗或其他繁殖材料、种植与养殖、采收与产地加工、质量检验等章节，适用于中药材生产企业规范生产中药材的全过程管理，是中药材规范化生产和管理的基本要求。GAP实质是用科学的、合理的、规范化的条件和方法来保证生产优质的中药材，保护野生药材资源和生态环境，实现资源的可持续利用。

《药品管理法》规定在药品的研发、生产和经营的环节必须符合GLP、GCP、GMP、GSP和GAP要求。使药品质量控制和保证要求从质量设计（quality by design）、过程控制（quality by process）和终端检验（quality by test）三方面来实施，保障了患者用药的安全。GLP、GCP、GMP、GSP等药品质量管理规范的实施对促进我国医药事业健康发展有重大意义。

“欣弗”事件的回顾——严守职业道德，树立强烈的药品质量观

2006年7月，某企业擅自改变克林霉素磷酸酯葡萄糖注射液（商品名“欣弗”）的生产工艺，降低灭菌温度、缩短灭菌时间，致使产品无菌检查和热原检查均不合格，共有九个批次300多万瓶“欣弗”药品流向全国26个省份，使患者发生严重不良反应，造成多人死亡，给广大的患者带来了极大伤害，成为震惊全国的药害事件。

“欣弗”事件的发生，暴露出药品监管工作中诸多不足，说明保证用药安全，不可能毕其功于一役。除了对药品生产过程使用的药用原料（药）、药用辅料、药品包装材料严格监控，各药品生产企业应严格按照GMP要求组织生产，加大对药品生产和制剂配制各环节的监管，保证药品的质量和安全。药品监管部门作为药品质量和安全的最后担保者，必须严格履行监管职责，加强药品监管工作。同时，该事件警示我们医药工作者必须要有高度责任感，严守职业道德和操守，树立强烈的药品质量观，求真求实，把好药品质量关，才能保障用药者生命安全，维护药品生产和使用正常秩序、打击假冒伪劣药物制品。

第二节　中国药典

药典（pharmacopoeia）是记载药品标准和规格的国家法典。药典通常由专门的药典委员会组织编写，由政府颁布实施。世界上第一部药典是公元659年我国唐朝的《新修本草》，比国外最早的《佛罗伦萨处方集》（1498年）早839年。

一、中国药典的进展

自1949年中华人民共和国成立以来，我国已出版了十二版药典，分别为1953年版、1963年版、1977年版、1985年版、1990年版、1995年版、2000年版、2005年版、2010年版、2015年版、2020版和2025版。《中国药典》（Pharmacopoeia of the People's Republic of China，ChP）前十一版的基本情况，见表2-1。

表2-1　前十一版《中国药典》概况

版次	主要内容	主要特点
1953	卫生部编印发行，该版药典共收载品种531种，其中化学药215种，植物药与油脂类65种，动物药13种，抗生素2种，生物制品25种，各类制剂211种	仅一部，1957年出版《中国药典》1953年版增补本

续表

版次	主要内容	主要特点
1963	卫生部编印发行，该版药典共收载品种1310种，分一、二两部，各有凡例和有关的附录。一部收载中药材446种和中药成方制剂197种；二部收载化学药品667种	首次将中药列入药典，并单列成册
1977	卫生部颁布，该版药典共收载品种1925种。一部收载中草材（包括少数民族药材）、中药材提取物、植物油脂及单味药制剂等882种，成方制剂（包括少数民族药成方）270种，共1152种；二部收载化学药品、生物制品等773种	一部收载少数民族药材及成方
1985	该版药典共收载品种1489种。一部收载中药材、植物油脂及单味制剂506种，成方制剂207种，共713种；二部收载化学药品、生物制品等776种。1987年11月出版《中国药典》1985年版增补本，新增品种23种，修订品种172种、附录21项	药典委员会分设：中医、中药、医学与药理、化学药、生化药、药剂、抗生素、生物制品、放射性药品及名词10个专业组 1985年7月1日《药品管理法》正式执行。明确"国务院卫生行政部门颁布的《中华人民共和国药典》和药品标准为国家药品标准"。1988年10月，第一部英文版《中国药典》（1985年版）正式出版，同年还出版了药典二部注释选编
1990	该版药典收载品种共计1751种。一部收载784种，其中中药材、植物油脂等509种，中药成方及单味制剂275种；二部收载化学药品、生物制品等967种	药典二部品种项下规定的"作用与用途"和"用法与用量"，分别改为"类别"和"剂量"，有关品种的红外光吸收图谱，收入《药品红外光谱集》另行出版，该版药典附录内不再刊印 第五届药典委员会还完成了《中国药典》1985年版增补本和英文版的编制等工作
1995	该版药典收载品种共计2375种。一部收载920种，其中中药材、植物油脂等522种，中药成方及单味制剂398种；二部收载1455种，包括化学药、抗生素、生化药、放射性药品、生物制品及辅料等。一部新增品种142种，二部新增品种499种	同期完成了《中国药典》1990年版的增补本、英文版及二部注释和一部注释选编、《药品红外光谱集》（第一卷）、《临床用药须知》（第二版）、《中药彩色图集》、《中药薄层色谱彩色图集》及《中国药品通用名称》的编制工作
2000	该版药典共收载品种2691种，其中新增品种399种，修订品种562种。一部收载992种，二部收载1699种。附录作了较大幅度的改进和提高，一部新增10个，修订31个；二部新增27个，修订32个	二部附录中首次收载了药品标准分析方法验证要求等六项指导原则，现代分析技术在这版药典中得到进一步扩大应用。为了严谨起见，将"剂量""注意"项内容移至《临床用药须知》
2005	该版药典分三部，共收载品种3217种，其中新增525种，修订1032种。一部收载药材及饮片、植物油脂和提取物、成方制剂和单味制剂等，共1146种，其中新增154种、修订453种；二部收载化学药品、抗生素、生化药品、放射性药品以及药用辅料等，共1970种，其中新增327种、修订522种；三部收载生物制品，共101种，其中新增44种、修订57种	将《中国生物制品规程》并入药典，设为药典三部；并编制首部中成药《临床用药须知》。该版药典对药品的安全性问题更加重视。药典一部增加了有害元素测定法和中药注射剂安全性检查法应用指导原则。药典二部增加了药品杂质分析指导原则、正电子类和锝[^{99m}Tc]放射性药品质量控制指导原则；有126个静脉注射剂增订了不溶性微粒检查，增修订细菌内毒素检查的品种达112种；残留溶剂测定法中引入国际已协调统一的有关残留溶剂的限度要求，并有24种原料药增订了残留溶剂检查。药典三部增订了逆转录酶活性检查法、人血白蛋白铝残留量测定法等
2010	该版药典分为三部，共收载品种4567种，其中新增1386种，修订2237种。药典一部收载品种2165种，其中新增1019种、修订634种；药典二部收载品种2271种，其中新增330种、修订1500种；药典三部收载品种131种，其中新增37种、修订94种	该版药典中现代分析技术得到进一步扩大应用，除在附录中扩大收载成熟的新技术方法外，品种正文中进一步扩大了对新技术的应用；药品的安全性保障得到进一步加强，除在凡例和附录中加强安全性检查总体要求外，在品种正文标准中增加或完善安全性检查项目；对药品质量可控性、有效性的技术保障得到进一步提升，除在附录中新增和修订相关的检查方法和指导原则外，在品种正文标准中增加或完善有效性检查项目；为适应药品监督管理的需要，制剂通则中新增了药用辅料总体要求；积极引入了国际协调组织在药品杂质控制、无菌检查法等方面的要求和限度。此外，该版药典也体现了对野生资源保护与中药可持续发展的理念，不再收载濒危野生药材

续表

版次	主要内容	主要特点
2015	该版药典分为四部，收载品种总计5608种，其中新增1082种。一部收载药材和饮片、植物油脂和提取物、成方制剂和单味制剂等，品种共计2598种，其中新增440种、修订517种，不收载7种。二部收载化学药品、抗生素、生化药品及放射性药品等，品种共计2603种，其中新增492种、修订415种，不收载28种。三部收载生物制品137种，其中新增13种、修订105种，不收载6种。四部收载通则317个，药用辅料270种，其中新增137种、修订97种，不收载2种	收载品种显著增加，中药、化药覆盖率达到90%以上；药典标准体系更加完善，首次收载“国家药品标准物质制备”“药包材通用要求”“药用玻璃材料和容器”等指导原则；扩大了液相色谱法–串联质谱法、超临界流体色谱法等新技术、新方法的应用；药品安全性保障进一步提高，完善了“药材和饮片检定通则”“炮制通则”“药用辅料通则”；新增“国家药品标准物质通则”“生物制品生产用原材料及辅料质量控制规程”等，增订了微粒制剂、药品晶型研究等相关指导检测方法，在丹参等30多个标准中建立了特征图谱，增修订溶出度和释放度检查法；药用辅料标准水平显著提高，增订可供注射用等级辅料21种；进一步强化药典标准导向作用，不再新增处方中含濒危物种或化石的中成药品种
2020	该版收载品种5911种，中药收载2711种，其中新增117种、修订452种，化学药收载2712种，其中新增117种、修订2387种，生物制品收载153种，其中新增生物制品通则2个、总论4个，药用辅料收载335种，其中新增65种、修订212种。四部中收载通用技术要求361个，其中制剂通则38个、检测方法及其他通则281个（新增35个、修订51个）、指导原则42个（新增12个、修订12个）	稳步推进药典品种收载，与2015年版药典5608种相比，新版药典收载品种增长5.4%；成熟分析检测技术应用进一步扩大，如新增X射线荧光光谱法用于元素杂质控制，采用光阻法替代显微法检查乳粒粒径；药品安全性控制要求不断加强，如150个化学药物品种增修订有关物质检查项目及限度，明确90多种杂质结构及相关信息；药品有效性控制不断完善，如克霉唑阴道膨胀栓增加了膨胀值检查，铝碳酸镁咀嚼片修订了制酸力测定法；辅料标准水平进一步提升，与2015年版收载270个药用辅料标准相比增长24%；国际标准协调进一步加强，逐步推进ICH相关指导原则在《中国药典》的转化实施

《中国药典》以建立“最严谨的标准”为指导，贯彻药品全生命周期的管理理念，强化药品研发、生产、流通、使用等全过程质量控制，不断提升保证药品安全性和有效性的检测技术要求。

二、中国药典的内容

《中国药典》的现行版为2025年版，除特别注明版次外，《中国药典》均指现行版。2025年版《中国药典》由一部、二部、三部、四部及其增补本组成。一部收载中药，二部收载化学药品，三部收载生物制品及相关通用技术要求，四部收载通用技术要求和药用辅料。

2025年版《中国药典》收载品种总计6385种，新增159种，修订1101种，不再收载32种。其中一部中药收载品种共计3069种，新增28种，修订420种，不再收载19种；二部化学药收载品种共计2776种，新增66种，修订483种，不再收载而转四部收载2个药用辅料品种；三部生物制品收载品种共计153种，新增13种，修订62种，不再收载13种；四部收载药用辅料共计387种，新增52种、修订136种。本版药典收载通用技术要求共计410个，新增69个，修订133个；收载指导原则共计72个，新增33个，修订17个，不再收载3个。

本版药典进一步完善了以凡例为基本要求、通则（总论）为总体规定、指导原则为技术指导、正文品种为具体要求的《中国药典》标准体系；稳步推进药典品种收载，如首次收载我国拥有自主产权的双价人乳头瘤病毒疫苗（大肠埃希菌）和13价肺炎球菌多糖结合疫苗（破伤风类毒素/白喉类毒素）；加快推进新技术、新方法、新工具标准转化应用，如新增核磁共振氢谱法、扫描电子显微镜法、放射性药品生物分布测定法、质粒DNA构象测定法、吸入和鼻用制剂喷雾特性评价指导原则、人用疫苗杂质控制技术指导原则等；持续加强药品安全性控制，如完善中药安全性相关控制要求、加强高风险制剂的安全性相关控制要求等；加强与国际标准的协调，如ICH Q系列指导原则的转化或协调实施；更加体现药品标准绿色环保理念，如原则上不再新增含濒危野生物种的中药品种，不再收载处方中含有穿山甲的13个品种，删除或替换了其中使用的三氯甲烷、苯、汞试剂等40多种剧毒试药和管制试剂试药。

药品标准由品种正文及其引用的凡例、通用技术要求共同构成。

1. 凡例（general notices） 凡例是为正确使用《中国药典》，对品种正文、通用技术要求及药品质量检验和检定中有关共性问题的统一规定与基本要求。凡例同正文一样具法律约束力，并对未载入本部药典的其他药品标准具同等效力。

凡例的主要内容包括名称与编排，项目与要求，检验方法和限度，标准物质，计量，精确度，试药、试液与指示剂，动物实验，说明书、包装、标签等。这些类别与每部所收载的药品特征相适应，各部药典的项目类别和条目数有一定差异。凡例或通则中采用“除另有规定外”这一用语时表示存在与凡例或通则有关规定不一致的情况时则在正文中另作规定，并按此规定执行。

（1）名称与编排：正文收载的药品中文名称通常按照《中国药品通用名称》收载的名称及其命名原则命名，《中国药典》收载的药品中文名称均为法定名称；本版药典收载的原料药英文名除另有规定外，均采用国际非专有药名（International Nonproprietary Names，INN）。有机药物的化学名称系根据中国化学会编撰的《有机化学命名原则》命名，母体的选定与国际纯粹与应用化学联合会（International Union of Pure and Applied Chemistry，IUPAC）的命名系统一致。药品化学结构式按照世界卫生组织（World Health Organization，WHO）推荐的“药品化学结构式书写指南”书写。正文按药品中文名称笔画顺序排列，通则包括制剂通则、通用检测方法和指导原则，按分类编码；索引分为按汉语拼音顺序排序的中文索引及英文名和中文名对照的索引。

（2）项目与要求：《中国药典》在凡例中规定了正文中性状、鉴别、检查、含量测定、制剂规格、贮藏等项目的含义。

制剂规格系指每一支、片或其他每一个单位制剂中含有主药的重量（或效价）或含量（%）或装量；注射液项下，如为“1ml∶10mg”，系指 1ml 中含有主药 10mg。

贮藏项下的规定，系对药品储存与保管的基本要求，以下列名词术语表示：①遮光系指用不透光的容器包装，如棕色容器或适宜黑色材料包裹的无色透明、半透明容器；②避光系指避免日光直射；③密闭系指将容器密闭，以防止尘土及异物进入；④密封系指将容器密封以防止风化、吸潮、挥发或异物进入；⑤熔封或严封系指将容器熔封或用适宜的材料严封，以防止空气与水分的侵入并防止污染；⑥阴凉处系指不超过 20℃；⑦凉暗处系指避光并不超过 20℃；⑧冷处系指 2～10℃；⑨常温系指 10～30℃。除另有规定外，贮藏项下未规定贮藏温度的一般系指常温。

（3）检验方法和限度：本版药典品种正文收载的所有品种，均应按规定的方法进行检验。采用药典规定的方法进行检验时，应对方法的适用性进行确认。如采用其他方法，应进行方法学验证，并与规定的方法比对，根据试验结果选择使用，但应以本版药典规定的方法为准。本版药典中规定的各种纯度和限度数值及制剂的重（装）量差异，系包括上限和下限两个数值本身及中间数值。规定的这些数值不论是百分数还是绝对数字，其最后一位数字都是有效位。试验结果在运算过程中，可比规定的有效数字多保留一位数，而后根据有效数字的修约规则进舍至规定有效位。计算所得的最后数值或测定读数值均可按修约规则进舍至规定的有效位，取此数值与标准中规定的限度数值比较，以判断是否符合规定的限度。

原料药的含量（%），除另有注明者外，均按重量计。如规定上限为 100% 以上时，系指用本版药典规定的分析方法测定时可能达到的数值，它为药典规定的限度或允许偏差，并非真实含有量；如未规定上限时，系指不超过 101.0%。制剂的含量限度范围，系根据主药含量的多少、测定方法的误差、生产过程不可避免的偏差和储存期间可能产生降解的可接受程度而制定的，生产中应按标示量 100% 投料。如已知某一成分在生产或储存期间含量会降低，生产时可适当增加投料量，以保证在有效期内含量能符合规定。

（4）标准品与对照品：系指用于鉴别、检查、含量测定的标准物质。标准品系指用于生物检定或效价测定的标准物质，其特性量值一般按效价单位（或 μg）计物质。对照品系指采用理化方法进行鉴别、检查或含量测定时所用的标准物质，其特性量值一般按纯度（%）计。

标准品与对照品的建立或变更批号，应与国际标准品或原批号标准品或对照品进行对比并经过协作标定，然后按照国家药品标准物质相应的工作程序进行技术审定，确认其质量能够满足既定用途后方可使用。

（5）精确度：试验中供试品与试药等“称重”或“量取”的量，均以阿拉伯数码表示，其精确度可根据数值的有效数位来确定，如称取“0.1g”，系指称取重量可为0.06～0.14g；称取“2g”，系指称取重量可为1.5～2.5g；称取“2.0g”，系指称取重量可为1.95～2.05g；称取“2.00g”，系指称取重量可为1.995～2.005g。

“精密称定”系指称取重量应准确至所取重量的千分之一；“称定”系指称取重量应准确至所取重量的百分之一；“精密量取”系指量取体积的准确度应符合国家标准中对该体积移液管的精密度要求；“量取”系指可用量筒或按照量取体积的有效数位选用量具。取用量为“约”若干时，系指取用量不得超过规定量的±10%。

恒重，除另有规定外，系指供试品连续两次干燥或炽灼后称重的差异在0.3mg以下的重量；干燥至恒重的第二次及以后各次称重均应在规定条件下继续干燥1h后进行；炽灼至恒重的第二次称重应在继续炽灼30min后进行。

试验中规定“按干燥品（或无水物，或无溶剂）计算”时，除另有规定外，应取未经干燥（或未去水，或未去溶剂）的供试品进行试验，并将计算中的取用量按检查项下测得的干燥失重（或水分，或溶剂）扣除。

试验中的“空白试验”，系指在不加供试品或以等量溶剂替代供试液的情况下，按同法操作所得的结果；含量测定中的“并将滴定的结果用空白试验校正”，系指按供试品所耗滴定液的量（ml）与空白试验中所耗滴定液的量（ml）之差进行计算。

试验时的温度，未注明者，系指在室温下进行；温度高低对试验结果有显著影响者，除另有规定外，应以25℃±2℃为准。

2. 正文　《中国药典》各品种项下收载的内容为标准正文。正文系根据药物自身的理化与生物学特性，按照来源、处方、制法和运输、贮藏等条件所制定的、用以评估药品质量在有效期内是否达到药用要求并衡量其质量是否稳定均一的技术规定。其内容一般包括品名（包括中文名、汉语拼音与英文名）；药物的结构式；分子式、分子量与CAS编号；来源或药物的化学名；含量或效价规定；处方；制法；性状；鉴别；检查；含量或效价测定；类别；规格；贮藏；制剂；标注；杂质信息等。以上内容并非每个品种均包括所有项目，如药物制剂品种不含结构式、分子式、分子量、制剂等项目；原料药则不包含处方、制法、规格等项目。正文内容即为药典收载的国家药品标准，以《中国药典》二部正文品种中收载的布洛芬的质量标准示例如下。

布洛芬

Buluofen

Ibuprofen

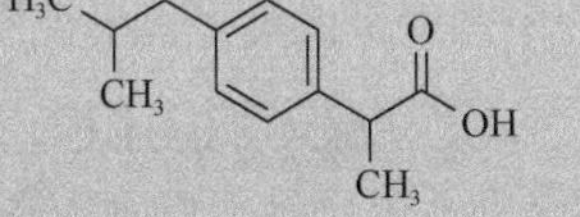

$C_{13}H_{18}O_2$　206.28

[15687-27-1]

本品为α-甲基-4-(2-甲基丙基)苯乙酸。按干燥品计算，含$C_{13}H_{18}O_2$不得少于98.5%。

【性状】本品为白色结晶性粉末；稍有特异臭。

本品在乙醇、丙酮、三氯甲烷或乙醚中易溶，在水中几乎不溶；在氢氧化钠或碳酸钠试液中易溶。

熔点　本品的熔点（通则0612第一法）为74.5～77.5℃。

【鉴别】

（1）取本品，加0.4%氢氧化钠溶液制成每1ml中约含0.25mg的溶液，照紫外–可见分光光度法（通则 0401）测定，在 265nm 与 273nm 波长处有最大吸收，在 245nm 与 271nm 的波长处有最小吸收，在 259nm 的波长处有一肩峰。

（2）本品的红外光吸收图谱应与对照的图谱（光谱集 943 图）一致。

【检查】氯化物　取本品 1.0g，加水 50ml，振摇 5 分钟，滤过，取续滤液 25ml，依法检查（通则 0801），与标准氯化钠溶液 5.0ml 制成的对照液比较，不得更浓（0.010%）。

有关物质　照薄层色谱法（通则 0502）试验。

供试品溶液　取本品，用三氯甲烷制成每 1ml 中含 100mg 的溶液。

对照溶液　精密量取供试品溶液适量，用三氯甲烷定量稀释制成每 1ml 中含 1mg 的溶液。

色谱条件　采用硅胶 G 薄层板，以正己烷–乙酸乙酯–冰醋酸（15 : 5 : 1）为展开剂。

测定法　吸取供试品溶液与对照溶液各 5μl，分别点于同一薄层板上，展开，晾干，喷以 1% 高锰酸钾的稀硫酸溶液，在 120℃加热 20 分钟，置紫外光灯（365nm）下检视。

限度　供试品溶液如显杂质斑点，与对照溶液的主斑点比较，不得更深。

干燥失重　取本品，以五氧化二磷为干燥剂，在 60℃减压干燥至恒重，减失重量不得过 0.5%（通则 0831）。

炽灼残渣　不得过 0.1%（通则 0841）。

重金属　取本品 1.0g，加乙醇 22ml 溶解后，加醋酸盐缓冲液（pH3.5）2ml 与水适量使成 25ml，依法检查（通则 0821 第一法），含重金属不得过百万分之十。

【含量测定】取本品约 0.5g，精密称定，加中性乙醇（对酚酞指示液显中性）50ml 溶解后，加酚酞指示液 3 滴，用氢氧化钠滴定液（0.1mol/L）滴定。每 1ml 氢氧化钠滴定液（0.1mol/L）相当于 20.63mg 的 $C_{13}H_{18}O_2$。

【类别】解热镇痛、非甾体抗炎药。

【贮藏】密封保存。

【制剂】（1）布洛芬口服溶液（2）布洛芬片（3）布洛芬胶囊（4）布洛芬混悬滴剂（5）布洛芬缓释胶囊（6）布洛芬糖浆

3. 通用技术要求　包括制剂通则、其他通则、通用检测方法，收载在药典四部。制剂通则系为按照药物剂型分类，针对剂型特点所规定的基本技术要求。通用检测方法系为各品种进行相同项目检验时所应采用的统一规定的设备、程序、方法及限度等。生物制品通则是对生物制品生产和质量控制的基本要求，总论是对某一类生物制品生产和质量控制的相关技术要求。

4. 索引　为了方便查找，药典除在“正文品种”前以药品名称的汉字书写笔画排序的品名目次外，在书末附有“中文索引”（药品名称的汉语拼音）和“英文索引”（药品的英文名称）两种检索方式，按汉语拼音和英文字母的顺序排列。查找《中国药典》时，既可通过排在书前部按汉字笔画排布的品名目次查找，也可通过书后的中文索引或英文索引查找。

从《中国药典》看药物分析发展——以“最严谨的标准”，保障用药安全

从《神农百草经》中国第一部本草学著作的诞生开始，到唐朝的《新修本草》，第一部“药典”性质的药学著作，再到今天的《中国药典》2025 年版，我国药典经历了民间本草典籍作为事实药典、官修本草和方书作为法定药典、近现代药典雏形及现代化药典几个阶段。中华人民共和国成立后，符合中国国情的药典体系不断完善，逐步构建了以药典为核心的药品标准体系。

习近平总书记指出要切实加强食品药品安全监管，把“四个最严”落到实处，其中“最严谨的标准”放在首位，凸显了标准在保障公众用药安全有效方面的重要性。我国已经颁布实施十二版药典，药品标准从无到有、收载品种从少到多、标准水平从低到高，药典在保障公众用药安全、构建药品标准体系等方面均发挥了重要的作用。《中国药典》从 1953 年版开始，内容体例逐步完善，1963 年版首次分为一部和二部，分别收载中药和化学药品。2005 年版将《中国生物制品规程》纳入药典，作为三部。2015年版首次将附录整合为通则，并与药用辅料单独成卷作为四部。通过多年的发展，逐步构建形成了以药典凡例为总体要求，药典通则为基本规定，标准正文为具体要求的药典标准体系。目前，以《中国药典》为核心的药品标准体系初步建立，在一定程度上代表了我国医药工业的发展水平，体现了我国制药行业的技术进步，反映出我国上市药品的质量水平。

近年来，《中国药典》的整体技术水平有了很大的提高。一是现代分析方法应用进一步增加。通过采用液相色谱–串联质谱法、分子生物学检测技术、电感耦合等离子体质谱法、超临界流体色谱法等新技术和新方法，检测的灵敏度、专属性大幅提高。二是《中国药典》收载品种数逐步增加。《中国药典》1985年版收载品种仅为1489种；《中国药典》2000年版几乎翻了一番，达到2691种；《中国药典》2025年版收载品种为6385种。在品种数量大幅增加的基础上，基本实现了"中药标准国际领先，化学药品和生物制品接近或达到国际水平"的目标。《中国药典》作为强制性执行的技术法典，通过系统性地提高药品标准，推动了我国医药产业结构调整，加快我国从仿制药大国向仿制药强国转变。同时，通过《中国药典》水平的不断提升和完善，提升了制药企业的创新意识和质量意识，更加积极主动地提高质量标准，更加重视药品质量控制技术攻关，从而提升药品整体质量控制水平。

第三节　主要国外药典

药典是国家监督管理药品质量的法定技术的标准，世界许多国家及地区出版本国的或区域性药典，主要有《美国药典》（United States Pharmacopeia，USP）、《英国药典》（British Pharmacopoeia，BP）、《日本药局方》（Japanese Pharmacopoeia，JP），以及《欧洲药典》（European Pharmacopoeia，EP）和《国际药典》（International Pharmacopoeia，Ph. Int.）。各国药典的内容基本一致，但其编排形式不尽相同。

一、《美国药典》

USP是美国政府对药品质量标准和检定方法做出的技术规定，由美国食品药品监督管理局（FDA）对在美国生产和销售的药品强制执行，也是药品生产、使用、管理、检验的法律依据，包含药品、制剂、原料药、赋形剂、生物制剂、复合制剂、医疗器械、膳食补充剂和其他疗法的标准。USP由美国药典委员会（United States Pharmacopeial Convention，USPC）编制出版，现和《美国国家处方集》（National Formulary，NF）合并出版，缩写为USP-NF。1820年，USP出版发行了第一版，1950年以后每5年出一次修订版，截至2021年已出至第44版（USP44-NF19）。1883年美国药学协会（American Pharmaceutical Association，APA）编制出版了第一部NF。1980年，NF 15版并入USP，出版了第一部USP20-NF15合订本，但仍分为两部分，USP主要收载原料药和制剂，而NF则主要收载USP尚未收入的新药和新制剂。自2000年（USP24-NF19）起，同步发行光盘版（CD-ROM）；2002年（USP25-NF20）起每年一版。自USP-NF2021起，每年修订出版施行3次（5月1日、8月1日、12月1日）。当前版本USP-NF 2025，USP收载的药品包括人用药品（处方药、非处方药或者其他药品）和动物用药，USP还制定营养补充品和食品成分的标准，作为《食品化学品法典》（Food Chemicals Codex）的一部分。

USP-NF包含4卷，第一卷包括前言、凡例、通则、试剂、各论、参考表、食品补充剂、NF及检索等。第二卷为英文名称A～I的药品标准正文。第三卷为英文名称J～Z的药品标准正文。第四卷为食品补充剂标准正文、辅料、NF增订修订内容和注解说明，以及NF标准正文。USP-NF的内容主要包括前言、凡例、各论、通则、试剂、索引等。其中凡例、各论和通则中的一般检查和含量测定具有法律效力。

1. 凡例　除另有说明，凡例中的要求适用于USP-NF中的所有产品及所有的通则。凡例部分为USP和NF的解释、应用提供基本假设、定义及默认的条件，主要包含药典名称、法定名称与法定品种、相对原子量和化学式、缩略语、有效数字与允许量、通则、药典论坛、增补本、试剂标准、参照试剂、USP参比标准品、效价单位、制剂成分与工艺、检查和含量测定、处方与配制、保存、包装、贮藏和标签、植物和动物药、重量和度量及浓度。NF凡例包括书名、法定名称与法定品种、非特殊条件下的贮藏，其他均按USP凡例执行。

2. 各论 USP-NF收载的药物品种数为世界第一位，各论中各药品项下的质量标准中没有性状和药物类别的描述，药物的性状和溶解度集中列于参考表项下。USP的正文“品种”的内容如下：①药品名称；②结构式；③分子式与分子量；④来源或有机药物的化学名称及化学文摘（chemical abstracts，CA）登录号；⑤成分与含量要求；⑥包装和贮藏（packaging and storage）；⑦USP参比标准品（USP reference standards）；⑧鉴别（identification）；⑨物理常数与检查；⑩含量测定（assay）及其计算公式。如为兽用品，在包装盒贮藏项之后，应给出标注（labeling）项。

3. 通则 主要提供USP-NF药品标准的一般检测方法，配药条件及操作的描述与标准，对药典要求的通用解释，描述通用的药品储存、配方和包装操作，以及对药用原料和制剂生产商的通用指导原则。USP通则包括一般试验和含量测定方法、一般信息和食品补充剂三部分，通则编号1000以下的为FDA或其他法规制定部门强制实施的规定；通则编号1000以上的是作为一般信息发布的，除另有规定，一般不强制执行；通则编号2000以上者用于食品补充剂。通则中涉及的品种有原料药、生物技术药物、辅料、活性制剂、生物制品、疫苗、血液制品、基因治疗与体细胞治疗药物、食品添加组分、食品添加产品等。

二、《英国药典》

BP由英国药典委员会（British Pharmacopoeia Commission，BPC）编制出版，1864年出版第一版。BP是英国制药标准的重要来源，包括出口到英国的产品，更包含EP的所有标准。BP每年更新一次，最新的版本为2025年版，缩写为BP2025。BP的配套出版物有《英国法定药品名称》（British Approved Names，BAN）。

BP2025共分为6卷，其法定生效时间为2025年1月1日。第一卷和第二卷收载原料药物及药用辅料，第三卷收载制剂通则和药物制剂，第四版收载植物药物和辅助治疗药物、血液制品、免疫制品、放射性药品及手术用品，第五卷收载标准红外分光光度法及附录方法，第六卷收录兽药典。

BP凡例的内容分为三部分。第一部分说明EP及ICH品种的标记；第二部分适用于BP正文和附录的规定，如法定标准、标准的表示、温度、称量和量取、恒重、浓度表示、水浴、试剂、指示剂、溶解度、鉴别、检查和含量测定与试验等；第三部分为EP的凡例，其内容较第二部分更为丰富和详尽。例如，检查和含量测定项下内容更细化，包括范围、计算、限量、杂质允许限量的表示、植物药和当量；该部分除列出了缩写和符号之外，还列出了用于药典的国际单位制（international system of units，SI）及其与其他单位的换算关系。

BP附录共分28类，每类按内容分类。例如，第2类和第3类分别为光谱法和色谱法，前者组成为红外分光光度法和近红外分光光度法、紫外和可见分光光度法、核磁共振法、原子发射和原子吸收分光光度法、荧光分光光度法、X-射线荧光光谱法、质谱法和拉曼光谱法，后者由薄层色谱法、气相色谱法、排阻色谱法、液相色谱法、纸色谱法、电泳法、毛细管电泳法、超临界流体色谱法、等电聚焦、肽图和氨基酸分析所组成。

正文品种在各条目下列有：①药品名称；②结构式、分子式与分子量、CA登录号；③化学名称与含量要求；④性状（definition/description）；⑤物理常数；⑥鉴别（identification）；⑦检查；⑧含量测定（assay）；⑨贮藏（storage）；⑩标签（labelling）；⑪ 制剂（preparations）；⑫ 规格与剂量（strengths available/dose）。

三、《欧洲药典》

EP是由欧洲药品质量管理局（European Directorate for the Quality Control of Medicines & Healthcare，EDQM）编撰出版，有英文和法文两种法定文本，为37个成员国及欧共体所认可。其最新版本为第11版，共有8个非累积增补本，现行版简写为EP11，2023年1月生效。

除人用和兽用疫苗、免疫制剂、放射性药物、天然药物等外，EP不收载制剂，均为原料药。其正文部分为强制性标准，制剂通则项下的规定为指导性原则，制剂产品的质量需要符合各国药典或药品管理当局批准的质量标准要求。在其收载的附录中，不仅包括正文各品种项下通用的检测方法，而且凡是与药品质量密切相关的项目和内容在附录中均有规定。附录中，除了采用通用的检测方法外，收载的先进技术也比较多，如原子吸收分光光度法、原子发射光谱法、质谱法、核磁共振法等，对色谱法还专门设立色谱分离技术附录。在正文品种的鉴别试验项下规定了首选和次选项目，可避免因鉴别项目设置过多而造成的人力与物力的浪费；在某些品种的杂质检查项下附有可能产生的杂质的名称及其化学结构式，甚至有的品种还绘有色谱图，以利于对检出杂质的正确判断。

EP虽不收载制剂，但制订的制剂通则与制剂有关的检测方法很全面，并具有一定的特点。每个制剂通则总则中包含三项内容：定义（definition）、生产（production）和检查（test）。附录中与制剂有关的专项，根据不同内容和要求分别在三项内容中作出规定，如药品包装容器列在定义项下；非灭菌制剂微生物限度检查、非包衣片的脆碎度及抗压力的测定等设在生产项下；某些规定虽作为指导原则，但明确制造者应保证其产品符合该项要求；其他直接测定药品质量的专项，如溶出度、含量均匀度等，设在检查项下。

EP的权威性和影响力正在不断扩大，参与制订和执行EP的国家在不断增加。2007年欧洲37个国家和欧盟批准共同制定欧洲药典协定，申请上市许可证的药品必须符合EP标准；中国药典委员会于1994年成为欧洲药典委员会的观察员之一。至2009年，欧洲药典委员会共有包括欧盟在内的14个成员和包括WHO在内的23个观察员，其中有8个欧洲国家和包括中国与美国在内的14个非欧洲国家。

四、《日本药局方》

JP即《日本药典》，由日本药局方编辑委员会编纂，厚生省颁布执行。现行版为第18版，于2021年6月7日起开始生效。JP18分为两部。一部收载有凡例、制剂总则（即制剂通则）、一般试验方法、医药品各论（主要为化学药品、抗生素、放射性药品及制剂）；二部收载通则、生药总则、制剂总则、一般实验方法、医药品各论（主要为生药、生物制品、调剂用附加剂等）、一般信息等。两部合订为一册，但有各自的“凡例”和“附录”，即在各自的正文中列于法定品种之前的“通则”（general notices）、“原料药总则”（general rules for crude drug）和“制剂总则”（general rules for preparations）与“一般试验法、测定法与仪器”。同时，两部各有自己的红外参考谱图和紫外–可见参考谱图，依次列于二部法定品种之后。而与制剂包装工艺、无菌控制等有关的试验方法与要求及与药品质量研究有关的指导原则等单列为“一般信息”（general information）。JP的索引有日本名索引、英文名索引和拉丁名索引三种。其中拉丁名索引用于生药品种。

原料药正文项下依次列出了日文名、英文名、结构式、分子量和分子式、性状、鉴别、检查、含量测定和储法（保存条件和容器），少量品种列出了有效期限；制剂正文项下为日文名、英文名、含量限度、制法、性状、鉴别、检查、含量测定和储法。

五、《国际药典》

《国际药典》（Ph. Int.）由WHO国际药典和药物制剂专家咨询小组编撰，由世界卫生大会批准出版，供WHO成员国免费使用，并被建议“由药典官方机构来考虑是否最终收载其中的条款”。因此，除非被药典官方机构接受，《国际药典》不作为任何国家的法定药典。《国际药典》第一版出版于 1951 年，现行版为 2022 年出版的第十一版，出版时间不定期。

与其他各国药典相比，《国际药典》将重点放在 WHO 基本药物及一些与国际重大公共健康项目相关而各国药典未收载的品种上，如疟疾、结核、艾滋病治疗药物及儿科药物等。收载药物的剂型以口服制剂为主，目前主要有片剂、口服液体制剂及胶囊剂。未来《国际药典》收载品种将优先考虑妇女儿童用药、三抗类药物（抗疟疾、抗结核、抗病毒）及热带病用药。

《国际药典》共 2 卷，卷 1 为药典凡例和大多数原料药标准；卷 2 收载余下的原料药标准、制剂标准、放射性药品标准、通用测定法、试剂和索引。凡例对药典正文中涉及的近 30 项内容进行了注释，包括命名、定义、生产、描述、溶解度、对照品、对照光谱及各检查项目。正文品种分原料药、辅料、制剂和放射药品。

第四节　人用药品注册技术要求国际协调会

全面控制药品质量的基础是良好的管理规范。为了严格管理药品质量，许多国家在制订各项管理规范及实施条例的同时，对药品的研制、生产、销售及进口等环节进行严格的审批，进而形成了药品的注册制度。然而，各国药品注册的技术要求不同，制药行业要在国际市场销售一个药品，需要长时间和昂贵的多次重复试验及重复申报，不仅造成制药工业和科研、生产部门人力物力的浪费，也不利于药品的安全性、有效性和质量方面得到科学的保证及国际技术和贸易交流。为了使国际对新药注册的各项试验与要求取得一致，为药品研究开发、审批上市制订一个统一的国际性指导标准，1990 年，欧盟、美国和日本三方药品管理当局及三方制药企业管理机构发起并建立了 ICH，简称国际协调理事会，协调各国的药品注册技术要求，应用统一的注册资料，提高新药研发、注册、上市的效率。

ICH 协调的专题主要分四个类别：①质量技术要求（quality，Q），包括稳定性、验证、杂质、规格等，现已制订 14 个指南；②安全性技术要求（safety，S），包括药理、毒理、药动学等试验，现已制订 13 个指南；③有效性技术要求（efficacy，E），包括临床试验中的设计、研究报告、GCP 等，现已制订 22 个指南；④多学科指导原则（multidisciplinary，M），内容交叉涉及以上三个分类，不可单独划入任何一类的指导原则，包括术语、通用技术文件等。现简要介绍质量技术要求和通用技术文件。

一、质量技术要求

ICH 有关药品质量的技术要求以代码 Q 标识，主要包括稳定性试验、分析方法验证、杂质研究、药典方法、生物技术产品质量和安全、质量标准、原料药 GMP、药品研发、质量风险管理和药品质量体系等指导原则。代表性的协调成果有稳定性研究的实施、杂质检测的相关阈值的定义，以及基于 GMP 风险管理的更灵活的药品质量分析方法。

1. Q1A～Q1F 稳定性　包括 Q1A～Q1F：Q1A（R2）新原料药和制剂的稳定性试验（stability testing of new drug substances and products）；Q1B 新原料药和制剂的光稳定性试验（photostability testing of new drug substances and product）；Q1C 新剂型的稳定性试验（stability testing for new dosage forms）；Q1D 原料药和制剂稳定性试验的交叉和矩阵设计试验（bracketing and matrixing designs for stability testing of drug substances and drug products）；Q1E 稳定性数据的评估（evaluation of stability data）；Q1F 在气候带Ⅲ和Ⅳ地区注册申请所提供的稳定性数据（stability data package for registration application in Climatic Zones Ⅲ and Ⅳ）。

2. Q2 分析方法验证　Q2 指导原则主要包括 Q2（R1）分析方法的验证——文本和方法（validation of analytical procedures: text and methodology）；Q2（R2）/Q14 EWG 分析程序的制定和 Q2（R1）分析验证方法的修订［analytical procedure development and revision of Q2（R1）analytical validation］。

3. Q3A～Q3E 杂质　Q3 指导原则主要包括 Q3A（R2）新原料药中的杂质（impurities in new drug substances)；Q3B（R2）新制剂中的杂质（impurities in new drug products）；Q3C（R8）残留溶剂指南（guideline for residual solvents）；Q3D（R2）元素杂质指南（guideline for elemental impurities）；Q3E EWG 药品和生物制品萃取物和浸出物的评价和控制（assessment and control of extractables and leachables for pharmaceuticals and biologics）等。

4. Q4A～Q4B 药典　Q4 指导原则主要包括 Q4A 药典的协调（pharmacopoeial harmonisation）；Q4B 药典方法指南（evaluation and recommendation of pharmacopoeial texts for use in the ICH regions）。

5. Q5A～Q5E 生物技术药品质量　指导原则主要包括 Q5A～Q5E，Q5A（R1）为人源或动物源细胞生物技术产品的病毒安全性评价（viral safety evaluation of biotechnology products derived from cell lines of human or animal origin）；Q5B 为重组 DNA 衍生蛋白制品的细胞表达构建分析（analysis of the expression construct in cells used for production of r-DNA derived protein products）；Q5C 为生物技术产品/生物制品稳定性试验（quality of biotechnological products：stability testing of biotechnological/biological products）；Q5D 为生物制品生产用细胞底物的来源和鉴定（derivation and characterization of cell substrates used for production of biotechnological/biological products）；Q5E 为生物技术产品/生物制品生产工艺变更后产品的可比性（comparability of biotechnological/biological products subject to changes in their manufacturing process）。

ICH 有关药品质量 Q 代码下还有以下指南，可参考 ICH 官方网站了解学习。

Q6 质量标准（specifications）

Q7 原料药生产质量管理规范（good manufacturing practice，GMP）

Q8 药品研发（pharmaceutical development）

Q9 质量风险管理（quality risk management）

Q10 药品质量体系（pharmaceutical quality system）

Q11 原料药的研发和生产（development and manufacture of drug substances）

Q12 基于技术和监督目标的药品终身管理（lifecycle management：technical and regulatory considerations for pharmaceutical product lifecycle management）

Q13 药物原料和制剂的连续生产（continuous manufacturing of drug substances and drug products）

Q14 分析步骤开发（analytical procedure development）

二、通用技术文件

ICH 多学科指导原则第四部分通用技术文件（common technical document，CTD），是为协调统一各方注册申报资料的格式而制定的通用技术文件，适用于从申报临床研究开始至申报上市、上市后各种报告，包括进口上市在内的药品生命周期全程监管。这些标准化的文件有助于注册机构的评审并加强同申请人之间的交流。此外，在各注册机构之间注册资料的交换也将随之被简化。通过 CTD 所提供的资料将更加清晰和透明，以利于文件中基础数据的评审和帮助评审人快速定位所申请的内容。

CTD 格式不是简单的申请文件格式要求，它体现了过程控制和终点控制相结合的药品质量控制理念，是对药品研究的内容和研究水平提出的系统技术要求。CTD 分为 5 个模块，分别为行政信息和法规信息、CTD 文件概述、质量部分、非临床研究报告、临床研究报告，除模块 1 具有地区特异性外，其他模块具有通用性。其中药品质量模块主要提供药物在化学、制剂和生物学方面的内容。在该模块中应提供药品研发完整的内容和数据。以仿制药来说，需包括原研品和自研品的理化性质、生理参数、主要毒性及临床数据；按照技术指导原则研究获得自研品的处方工艺设计方案、试验过程及结论；药品标准草案及起草说明；分析方法验证、工艺验证和稳定性试验方案及报告等。模块提供了药品的开发过程和质量控制的关键药学研究信息和数据，整个章节具有极强的逻辑性，将按质量源于设计（quality by design，QbD）理念设计的试验和翔实的结果展现出来，促进审评工作顺利开展。

2017 年 5 月起 FDA 只接收 eCTD（electronic common technical document）提交的产品上市申报，即将有超链接的文件汇编成 XML 框架系统，通过安全网络传输给审批机构，药企与审批机构实行 CTD 文件的双向电子传输。

自成立以来，ICH 使各成员国之间在制药领域的许多方面达成了共识，并在减少新药产品的开发及技术材料申报过程中的重复性工作方面取得了显著的成就。我国药品监督管理部门制定和推行的药品质量管理规范大多数结合我国国情及制药行业特点，并参考 ICH 的技术要求而制定。2018 年，我国国家药品监督管理局当选为 ICH 管理委员会成员，ICH 所取得的一致结果对我国药品注册技术指南的制订具有积极的影响。

本章小结

药品质量标准（又称药品标准）是根据药物自身的理化与生物学特性，按照批准的来源、处方、生产工艺、储存条件等所制定的，用以检测药品质量是否达到用药要求并衡量其质量是否稳定均一的技术规定，是药品生产、经营、使用、检验和监督管理部门共同遵循的法定依据。药品必须符合国家药品标准。药品质量标准分为国家药品标准和企业药品标准两种，《中国药典》及国家药品监督管理局颁布的药品注册标准等是国家药品标准。《中国药典》由品种正文及其引用的凡例、通用技术要求共同构成，正文内容主要包括性状、鉴别、检查、含量或效价测定等。《中国药典》共四部，一部收载中药，二部收载化学药品，三部收载生物制品及相关通用技术要求，四部收载通用技术要求和药用辅料。我国药品质量管理规范包括 GLP、GCP、GMP、GSP 和 GAP。ICH 是国际对药品研发、审批上市制订的统一国际性指导标准。

（吴　红）

思考题

1. 什么是药品质量标准？我国目前有哪些法定的药品质量标准？

2.《中国药典》分别由哪几部组成？收载哪些内容？正文部分包括哪些项目？

3. 查阅 2006 年“鱼腥草注射液夺命事件”相关材料，了解中药注射液引起不良反应的原因，从质量标准的角度分析如何提高中药注射液质量，避免药害事件的发生。

4. 在药物分析工作中可供参考的主要国外药典或药品标准有哪些？了解他们在内容编排上与《中国药典》有何不同。

第三章　药物的鉴别

学习要求

1. 掌握　鉴别试验的目的；物理常数对药物鉴别的作用；常用的鉴别方法。

2. 熟悉　药物一般鉴别试验的原理、方法。

3. 了解　鉴别试验方法的验证。

药物的鉴别（identification）是药品质量检验的首项任务，只有药物鉴别无误，再进行杂质检查、含量测定等分析才有意义。《中国药典》凡例规定：鉴别项下规定的试验方法，系根据反映该药品某些物理、化学或生物学等特性所进行的药物鉴别试验，不完全代表对该药品化学结构的确证。因此，药典各品种项下的鉴别试验方法，均用以证实鉴别对象是否为其标签所示的药物。这些试验方法虽有一定的专属性，但不足以确证药物的结构，因此不能赖以鉴别未知药物。

第一节　鉴别试验的项目

在药品质量标准中，药物的鉴别通常包括性状描述（description）和鉴别试验（identification test）。性状描述包括药品的外观、溶解度及物理常数等，反映药物特有的物理性质。鉴别试验通常包括一般鉴别试验（general identification test）和专属鉴别试验（specific identification test）。

药典各品种鉴别项下规定的试验方法，仅适用于鉴别药物的真伪；对于原料药，还需结合性状项下的外观和物理常数等进行确认。性状符合规定的供试品，才有必要继续进行质量检查。

一、性　　状

性状项下记载药物的外观、臭、味、溶解度、物理常数等，药物的性状在一定程度上反映它的质量。

（一）外观性状

外观性状反映药物的聚集状态、晶型、色泽、臭、味等特点。对储藏期内外观性状发生变化的，应如实描述，如遇光变色、易吸湿、风化、挥发等。制剂的性状，应重点考察其外形、颜色和（或）内部（内容物）特征。

例 3-1　《中国药典》对青霉素钠外观性状的描述：本品为白色结晶性粉末；无臭或微有特异性臭；有引湿性；遇酸、碱或氧化剂等即迅速失效，水溶液在室温放置易失效。

（二）溶解度

溶解度（solubility）是药物的一种物理性质，在一定程度上反映了药品的纯度。通常考察药物在水及常用溶剂（乙醇、乙醚、三氯甲烷、无机酸和碱溶液等）中的溶解性能。可供精制或制备溶液时参考，避免使用有毒、昂贵或不常用的溶剂。应按照药典规定，采用“极易溶解、易溶、溶解、略溶、微溶、极微溶解、几乎不溶或不溶”来描述药品在不同溶剂中的溶解性能，见表 3-1。药品标准性状项中，按溶解度由大到小依次排列描述溶解度，溶解度相似的溶剂按极性从大到小排列，最后列出在酸或碱溶液中的溶解度，如阿司匹林“在乙醇中易溶，在三氯甲烷或乙醚中溶解，在水或无水乙醚中微溶；在氢氧化钠溶液或碳酸钠溶液中溶解，但同时分解”。

表 3-1 《中国药典》有关溶解度的规定

溶解度术语	溶质量（g 或 ml）	溶解性能
极易溶解	1	在溶剂不到 1ml 中溶解
易溶	1	在溶剂 1～不到 10ml 中溶解
溶解	1	在溶剂 10～不到 30ml 中溶解
略溶	1	在溶剂 30～不到 100ml 中溶解
微溶	1	在溶剂 100～不到 1 000ml 中溶解
极微溶解	1	在溶剂 1 000～不到 10 000ml 中溶解
几乎不溶或不溶	1	在溶剂 10 000ml 中不能完全溶解

《中国药典》测定溶解度的方法：除另有规定外，称取研成细粉的供试品或量取液体供试品，于 25℃±2℃一定容量的溶剂中，每隔 5min 强力振摇 30s，观察 30min 内的溶解情况，如无目视可见的溶质颗粒或液滴时，即视为完全溶解。

（三）物理常数

物理常数主要有相对密度、馏程、熔点、凝点、比旋度、折光率、黏度、吸收系数、碘值、皂化值和酸值等。其测定结果不仅对药物具有鉴别意义，还可反映药品的纯度，是评价药品质量的主要指标之一。建立质量标准时，根据不同药物的具体情况针对性地选定物理常数控制质量，测定时应按照《中国药典》通则 0600 物理常数测定法进行测定。

1. 熔点 熔点是固体有机化合物固液两态在大气压力下达到平衡时的温度，纯净的固体有机化合物一般都有固定的熔点。药物熔点通常会产生熔距（熔程），这与药物纯度有关，纯度越高熔程越短，故熔点也指在熔化时初熔至全熔的温度范围。熔点是能够反映药物分子结构特性和药物纯度的物理常数，不仅可以鉴别药物，还是判断药物纯度的重要依据。因此，准确测定药物的熔点具有重要的意义。

依照药物的性质不同，《中国药典》通则 0612 收载了三种测定熔点的方法：第一法，适用于测定易粉碎的固体药品；第二法，适用于测定不易粉碎的固体药品（如脂肪、脂肪酸、石蜡、羊毛脂等）；第三法，适用于测定凡士林或其他类似物质。各品种项下未注明时，均系指第一法。选择测定熔点的药物应是初熔与全熔易于判断、在熔点以下遇热时晶型不转化的品种。研究需详细记录初熔与全熔时的温度，应在规定范围内。对熔融时同时分解的药物，要记录熔融时的现象，如变色、产生气泡等。通常以供试品开始局部液化，毛细管中出现液滴或开始产生气泡时的温度作为初熔温度，以供试品固相消失全部液化时的温度作为全熔温度。当固相消失不明显时，以供试品分解并开始膨胀时的温度为全熔温度。对无法分辨初熔与全熔现象的药物，可以记录其发生突变（如气泡很快上升，颜色明显变深）时的温度，作为熔融同时分解的温度。经典的熔点检测法——毛细管法尽管方法简单，仍很适用，但其加热速度不易精确掌握，人为视觉判断缺乏客观记录，对于熔融分解、熔距较长的样品测定，进行准确判断尤为困难。因此，对于新药及熔点难以判断或熔融时同时分解的品种，应同时采用热分析方法进行比较研究。

差示扫描量热法（differential scanning calorimetry，DSC）是 20 世纪 60 年代初发展起来的一种热分析技术，是在程序控制温度下，测量输给供试品与热惰性的参比物热量差与温度（或时间）（d*Q*/d*t*）关系的方法。在 DSC 熔点分析法中，通常选取 DSC 曲线的 oneset 值为初熔温度（即 DSC 曲线上熔融峰前半段斜率最大处切线与基线前沿延伸线相交的对应温度点），选取 peak 值作为全熔温度（曲线熔融峰的峰值温度点）。刘毅等研究了青蒿琥酯对照品及样品的 DSC 曲线，发现青蒿琥酯对照品和样品的熔融峰起始温度分别为 145.18℃、146.23℃，熔融峰峰值温度分别为 147.74℃、148.58℃（图 3-1）。

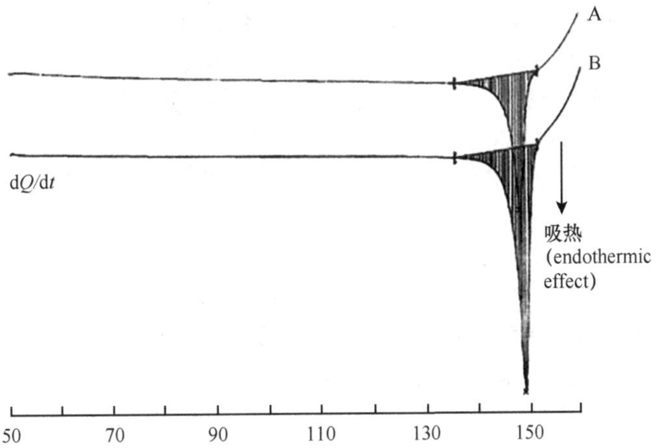

图 3-1　青蒿琥酯 DSC 图谱

A. 样品；B. 对照品

DSC 熔点分析法，应用精密的程序控温，通过参比温度的矫正，分析获得的即时样品温度更接近熔融行为的温度，也更接近物质的真实熔点；对样品熔融全程客观记录，方法的精确度和重复性好；不仅可以分析自身热稳定的样品，对传统熔点检测方法难以判断其熔点的特殊物质同样适用。

2. 吸收系数　吸收系数（absorption coefficient）是指吸光物质在给定波长、溶剂、温度等条件下，单位浓度、单位液层厚度时的吸光度。吸收系数有两种表示方式：摩尔吸收系数和百分吸收系数。《中国药典》收载的百分吸收系数（$E_{1cm}^{1\%}$），是指在一定波长下，溶液浓度为 1g/100ml，液层厚度为 1cm 时的吸收度。吸收系数不仅可用于药物的鉴别，也可作为紫外–可见分光光度法进行含量测定时的计算依据。

测定吸收系数时，精密称取对照品一定量（两份），用规定的溶剂溶解制成一定浓度的供试品溶液，使其吸光度在 0.6～0.8；然后精密吸取适量，用同批溶剂稀释 1 倍，使吸光度在 0.3～0.4，以同批溶剂为空白，分别将高低浓度的溶液在规定的波长处于 5 台不同型号的紫外–可见分光光度计上测定吸光度，计算吸收系数（$E_{1cm}^{1\%}$）。每台仪器测定 2 份结果的偏差应不超过 1%，对 5 台仪器测得的 $E_{1cm}^{1\%}$ 变异系数（coefficient of variation，CV，又称相对标准偏差，relative standard deviation，RSD）应不超过 1.5%，取平均值作为该药物的吸收系数，测定时，应注意仪器的检定和校正，并注明测定时的温度。

例 3-2　羟苯磺酸钙吸收系数的测定：精密称取羟苯磺酸钙对照品，加水溶解并稀释制成每 1ml 中约含 20μg 与 40μg 的溶液，在 5 台不同型号的紫外分光光度计上，分别在 301nm±2nm 波长处测定其吸光度，按无水物，以 $C_{12}H_{10}CaO_{10}S_2$ 计算其吸收系数为 188。

3. 比旋度　光学活性化合物使平面偏振光的平面向左或向右旋转的度数，称为旋光度（optical rotation）。比旋度指在一定波长与温度下，偏振光透过长 1dm 且浓度为 1g/ml 旋光性物质的溶液时测得的旋光度。比旋度是手性药物重要的物理常数，测定比旋度可以鉴别药物或检查某些药品的纯净程度。很多手性药物左旋体和右旋体的生物活性是不同的。例如，奎宁和奎尼丁的结构完全相同，奎宁为左旋体，用于治疗疟疾；奎尼丁为右旋体，用于治疗心律不齐和心房纤维性颤动。再如，沙利度胺左旋体可以减轻孕妇的早期妊娠反应，但是它的右旋体却具有致畸性。为保证药品的质量，药典规定凡具有旋光性的药品都要测定比旋度。测定时应注意温度、浓度和溶剂的影响。

例 3-3　氢化可的松的比旋度测定：取本品适量，精密称定，加无水乙醇溶解并定量稀释制成每 1ml 中约含 10mg 的溶液，依法测定（通则 0621），比旋度为 +162° 至 +169°。

4. 相对密度 相对密度（relative density）是指在相同的温度、压力条件下，某药物的密度与水的密度的比值。除另有规定外，温度为20℃。物质的相对密度在特定条件下不变，但会随纯度的变化而改变，因此，测定药物的相对密度可判断药品的纯净程度。对于液体药品，一般用比重瓶测定相对密度；对于易挥发液体，可用韦氏比重秤测定相对密度。

例 3-4 《中国药典》麻醉乙醚的相对密度：本品的相对密度（通则 0601 韦氏比重秤法）为 0.713～0.718。

5. 馏程 馏程（distillation range）是指蒸馏液体供试品 25ml，校正到标准大气压下，自开始馏出第 5 滴算起，至供试品仅剩 3～4ml 或一定比例的容积馏出时的温度范围。某些液体药物具有一定的馏程，其纯度越高，馏程越短，测定馏程可鉴别液体药物或检查其纯净程度。

例 3-5 《中国药典》收载的麻醉乙醚的馏程：本品的馏程（通则 0611）为 33.5～35.5℃，馏距在 1℃以内（供试品必须符合过氧化物检查项下的规定，才能进行本项试验）。

6. 折光率 折光率（refractive index）指光线在空气中传播的速度与在供试品中传播速度的比值。折光率测定是采用钠光谱的 D 线（589.3nm）测定供试品相对于空气的折光率（如用阿贝折光计，可用白光光源），除另有规定外，供试品温度为 20℃。测定折光率可以区别不同的油状液体药物或检查某些药品的纯净程度。《中国药典》收载的苯甲醇、苯丙醇、甘油、蓖麻油等的性状项下规定了折光率的测定。

二、一般鉴别试验

一般鉴别试验是根据某一类药物的结构及理化性质，通过化学反应鉴别药物的真伪。对有机药物大多采用典型的官能团反应，对无机药物则根据其组成的阴离子和阳离子的特殊反应。因此，一般鉴别试验用来证实是否为某一类药物，而不能证实为哪一种药物；且仅供确认单一的化学药物，对多种化学药物的混合物或有干扰物质共存时一般不适用。

《中国药典》四部通则 0301 项下收载的一般鉴别试验包括以下项目：丙二酰脲类、有机氟化物、托烷生物碱类、芳香第一胺类、无机金属类（Na 盐、K 盐、Li 盐、Ca 盐、Ba 盐、Bi 盐、Mg 盐、Sb 盐、铵盐、Fe 盐、Al 盐、Zn 盐、Cu 盐、Ag 盐、Hg 盐等）、有机酸盐（水杨酸盐、苯甲酸盐、枸橼酸盐、乳酸盐、酒石酸盐）、无机酸盐（硫酸盐、亚硫酸盐或亚硫酸氢盐、硝酸盐、硼酸盐、碳酸盐与碳酸氢盐、醋酸盐、磷酸盐、卤化物）。下面介绍常用的一般鉴别试验的方法和原理。

（一）丙二酰脲类

丙二酰脲类反应是含有丙二酰脲母核的巴比妥类药物共有的反应，包括与银盐的反应和与铜盐的反应（参见第七章）。

（二）有机氟化物

方法：取供试品约 7mg，照氧瓶燃烧法（通则 0703）进行有机破坏，用水 20ml 与 0.01mol/L 氢氧化钠溶液 6.5ml 为吸收液，待燃烧完毕后，充分振摇；取吸收液 2ml，加茜素氟蓝试液 0.5ml，再加 12% 醋酸钠的稀乙酸溶液 0.2ml，用水稀释至 4ml，加硝酸亚铈试液 0.5ml，即显蓝紫色，同时做空白对照试验。

原理：共价结合的有机氟化物经氧瓶燃烧法破坏，成为无机氟化物被碱性溶液吸收，与茜素氟蓝及硝酸亚铈在 pH 4.3 溶液中形成蓝紫色配位化合物。反应式如下：

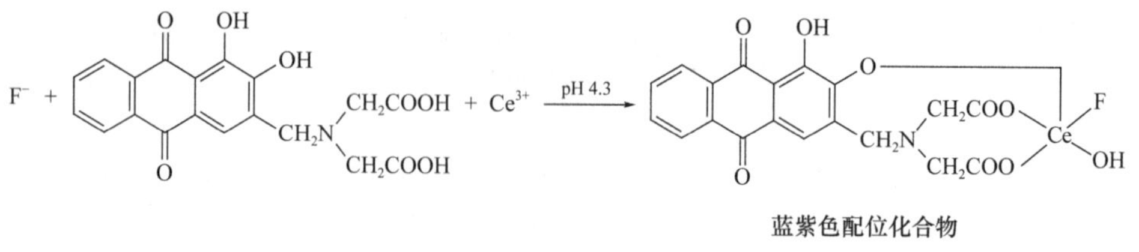

（三）托烷生物碱类

方法：取供试品约10mg，加发烟硝酸5滴，置水浴上蒸干，得黄色的残渣，放冷，加乙醇2～3滴湿润，加固体氢氧化钾一小粒，即显深紫色。

原理：托烷生物碱类药物酯键水解生成莨菪酸，后者与发烟硝酸共热生成黄色的硝基化产物，再与氢氧化钾醇溶液、固体氢氧化钾作用转变成深紫色醌型产物。反应式如下：

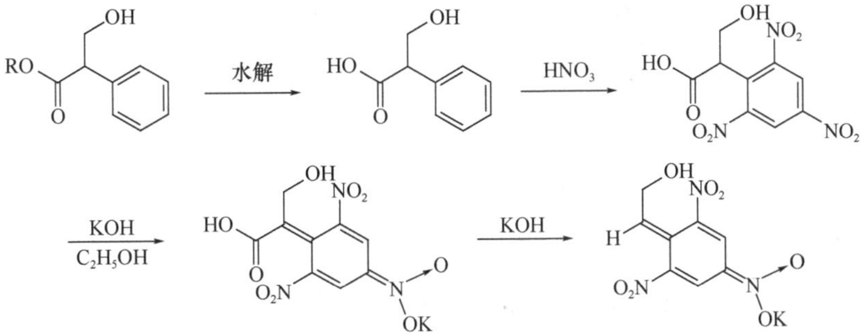

该反应又称维塔利（Vitali）反应，为托烷生物碱类药物的特征反应。后马托品具莨菪醇结构而非莨菪酸结构，无此反应，可用于区分。

（四）芳香第一胺类

方法：取供试品约50mg，加稀盐酸1ml，必要时缓缓煮沸使溶解，加0.1mol/L亚硝酸钠溶液数滴，加与0.1mol/L亚硝酸钠溶液等体积的1mol/L脲溶液，振摇1min，滴加碱性*β*-萘酚试液数滴，视供试品不同，生成由粉红到猩红色沉淀。

原理：具有芳伯氨基的药物，在酸性条件下与亚硝酸钠反应生成重氮盐，重氮盐再在碱性条件下，与*β*-萘酚偶合生成粉红到猩红色的偶氮染料。该反应又称为重氮化-偶合反应，用于具有游离或潜在芳伯氨基药物的鉴别。其反应过程如下：

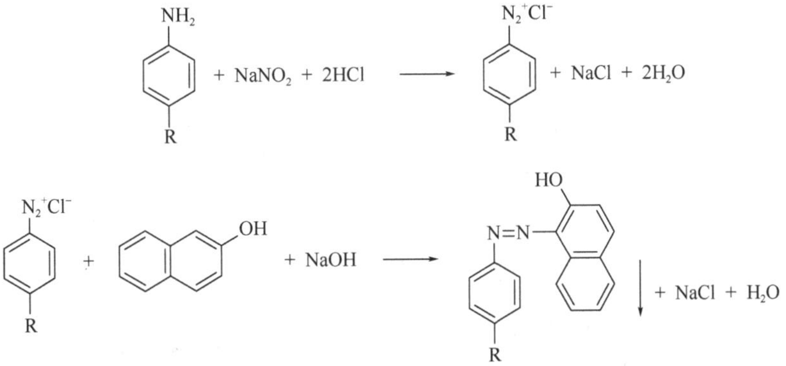

其中，加入与亚硝酸钠溶液等体积的脲，是为了消除过量亚硝酸钠对*β*-萘酚的氧化作用。

$$CO(NH_2)_2 + 2NaNO_2 + 2HCl = CO_2\uparrow + 2N_2\uparrow + 2NaCl + 3H_2O$$

（五）水杨酸盐

《中国药典》通则0301中收载了两种鉴别水杨酸盐的方法。

1. 与三氯化铁反应　取供试品的中性或弱酸性稀溶液，加三氯化铁试液1滴，即显紫色。

原理：水杨酸及其盐的酚羟基，在中性或弱酸性条件下可与三氯化铁试液反应，生成紫堇色配位化合物。反应式如下：

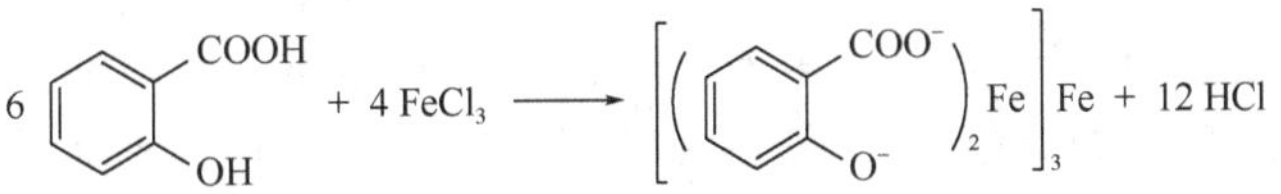

2. 与稀盐酸反应 取供试品溶液，加稀盐酸，即析出白色水杨酸沉淀；分离，沉淀在醋酸铵试液中溶解。

原理：水杨酸盐加稀盐酸后，即生成难溶于水的水杨酸，析出白色沉淀，沉淀遇醋酸铵试液生成可溶的水杨酸铵。反应式如下：

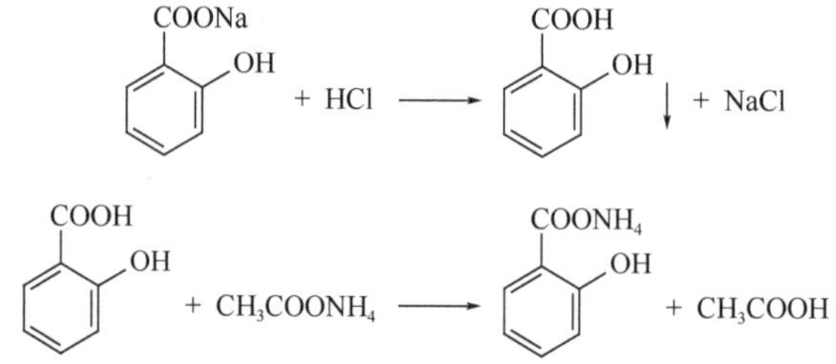

（六）酒石酸盐

1. 生成银镜鉴别法 取供试品的中性溶液，置洁净的试管中，加氨制硝酸银试液数滴，置水浴中加热，银即游离并附在试管内壁成银镜。

原理：酒石酸溶液遇氨制硝酸银，加热，即发生氧化还原反应，产生银镜。反应式如下：

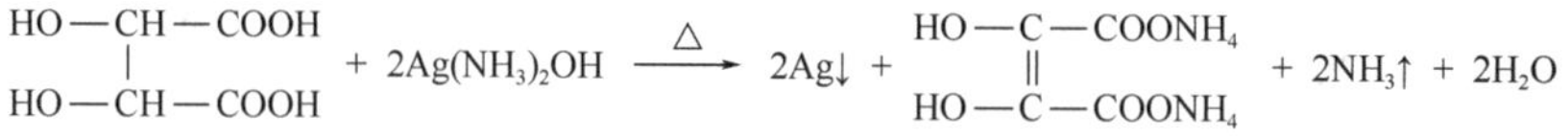

2. 生成配位化合物鉴别法 取供试品溶液，加乙酸成酸性后，加硫酸亚铁试液 1 滴和过氧化氢试液 1 滴，待溶液褪色后，用氢氧化钠试液碱化，溶液即显紫色。

原理：酒石酸盐、硫酸亚铁可被过氧化氢氧化，氧化产物与乙酸成盐后，再加氢氧化钠试液碱化，生成紫色配位化合物。反应式如下：

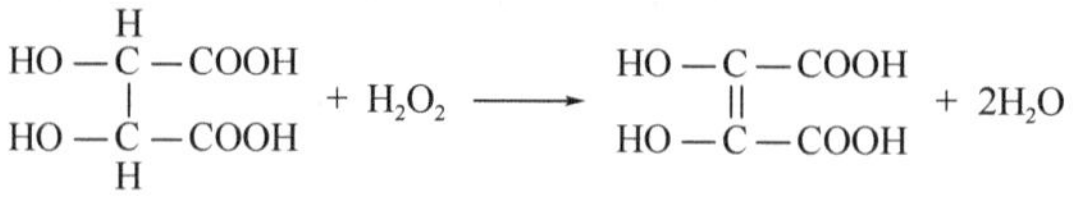

$$2\,FeSO_4 + H_2O_2 + 6\,CH_3COOH \longrightarrow 2\,Fe(CH_3COO)_3 + 2\,H_2SO_4 + 2\,H_2O$$

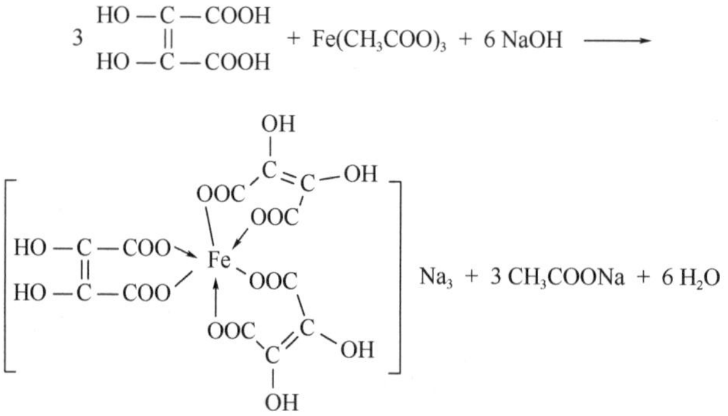

（七）无机金属盐

1. Na 盐、K 盐、Ca 盐和 Ba 盐 焰色方法：取铂丝，用盐酸湿润后，蘸取供试品，在无色火焰中燃烧，火焰即显各离子的特征颜色。Na 离子为鲜黄色，K 离子为紫色，Ca 离子为砖红色。Ba 离子火焰显黄绿色；而通过绿色玻璃透视，火焰显蓝色。

原理：Na 火焰光谱主要有 589.0nm、589.6nm 谱线，故其燃烧时火焰呈鲜黄色。本反应较灵敏，最低检出量为 0.1ng。K 火焰光谱主要有 766.49nm、769.90nm 等谱线，由于人眼对此波长附近敏感性较差，故显紫色。如混存有 Na 盐，因 Na 焰灵敏度高，掩盖了 K 焰的紫色，需透过蓝色玻璃滤去 Na 焰的黄色，此时火焰显粉红色。Ca 的火焰光谱的主要有 622nm、554nm、442.67nm 与 602nm 谱线，其中 622nm 的谱线最强，故显砖红色。

《中国药典》通则规定 Na 盐、K 盐、Ca 盐、Ba 盐的鉴别，除焰色反应外还应显相应的沉淀现象。例如，钠盐的焦锑酸钾反应：取供试品约 100mg，置 10ml 试管中，加水 2ml 溶解，加 15% 碳酸钾溶液 2ml，加热至沸，不得有沉淀生成；加焦锑酸钾试液 4ml，加热至沸；置冰水中冷却，必要时，用玻棒摩擦试管内壁，应有致密的沉淀生成。该反应的原理是 Na 离子与焦锑酸钾作用生成难溶的焦锑酸钠沉淀。由于反应中生成物的溶解度较大，所以反应后应置冰水浴中冷却，必要时，还需用玻棒摩擦试管壁，以促进沉淀的生成。反应式如下：

$$2Na^+ + K_2H_2Sb_2O_7 \longrightarrow 2K^+ + Na_2H_2Sb_2O_7\downarrow$$

K 盐的四苯硼钠反应：取供试品，加热炽灼除去可能杂有的铵盐，放冷后，加水溶解，再加 0.1% 四苯硼钠溶液与乙酸，即生成白色沉淀。反应式如下：

$$K^+ + NaB(C_6H_5)_4 = Na^+ + KB(C_6H_5)_4\downarrow$$

2. 铵盐

（1）试纸变色法：取供试品，加过量氢氧化钠试液，加热，即分解，发生氨臭；遇用水湿润的红色石蕊试纸，能使之变蓝色，并能使硝酸亚汞试液湿润的滤纸显黑色。

原理：NH_4^+ 在碱性条件下，加热产生氨气，可使湿润的红色石蕊试纸变蓝色，使硝酸亚汞试纸变黑色。反应式如下：

$$NH_4^+ + OH^- \xrightarrow{\triangle} NH_3\uparrow + H_2O$$

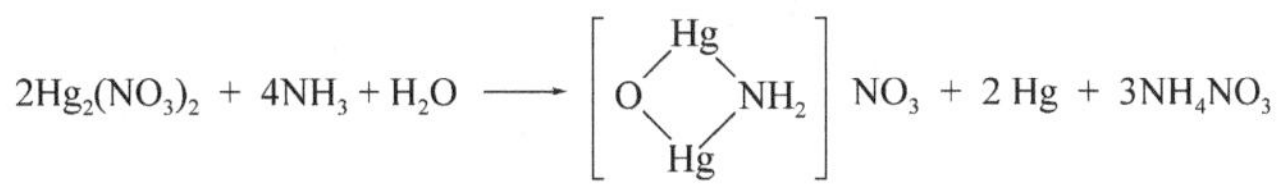

（2）沉淀反应法：取供试品溶液，加碱性碘化汞钾试液 1 滴，即生成红棕色沉淀。

原理：NH_4^+ 与碱性碘化汞钾反应产生红棕色沉淀。反应式如下：

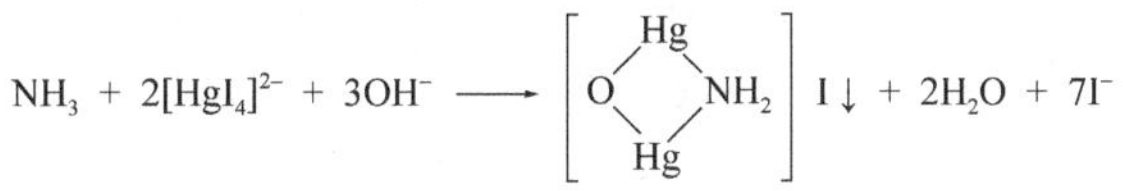

（八）无机酸根

1. 氯化物

（1）取供试品溶液，加稀硝酸使成酸性后，滴加硝酸银试液，即生成白色凝乳状沉淀；分离，沉淀加氨试液即溶解，再加稀硝酸酸化后，沉淀复生成。若供试品为生物碱或其他有机碱的盐酸盐，可先加氨试液使成碱性，滤出沉淀，取滤液进行试验。

例 3-6 《中国药典》地西泮氯化物鉴别：取本品 20mg，用氧瓶燃烧法（通则 0703）进行有机破坏，以 5% 氢氧化钠溶液 5ml 为吸收液，燃烧完全后，用稀硝酸酸化，并缓缓煮沸 2min，溶液显氯化物鉴别（1）的反应（通则 0301）。

（2）取供试品少量，置试管中，加等量的二氧化锰，混匀，加硫酸湿润，缓缓加热，即发生氯气，能使用水湿润的碘化钾淀粉试纸显蓝色。

2. 硫酸盐

（1）取供试品溶液，加氯化钡试液，即生成白色沉淀；分离，沉淀在盐酸或硝酸中均不溶解。

（2）取供试品溶液，加醋酸铅试液，即生成白色沉淀；分离，沉淀在醋酸铵试液或氢氧化钠试液中溶解。

（3）取供试品溶液，加盐酸，不生成白色沉淀（与硫代硫酸盐区别）。

三、专属鉴别试验

一般鉴别试验是以某类药物共同的化学结构及理化性质为依据，进行药物真伪的鉴别，以区别不同类别的药物，但只能证实属某一类，不能证实是哪一种。专属鉴别试验，是在一般鉴别试验的基础上，利用同类中各种药物的化学结构差异来鉴别药物，以区别具有相同化学结构部分（同类药物）的各个药物单体，达到最终确证药物真伪的目的。例如，巴比妥类药物都含有共同的丙二酰脲母核，但在5,5-位或2-位有不同的取代基：苯巴比妥含有苯环取代基，司可巴比妥取代基含有双键，硫喷妥钠含有硫原子，可根据这些取代基的特殊性质，采用各自的专属反应进行鉴别。

例 3-7 《中国药典》苯巴比妥利用苯环取代基的特殊鉴别试验：①取本品约10mg，加硫酸2滴与亚硝酸钠约5mg，混合，即显橙黄色，随即转橙红色；②取本品约50mg，置试管中，加甲醛试液1ml，加热煮沸，冷却，沿管壁缓缓加硫酸0.5ml，使成两液层，置水浴中加热，接界面显玫瑰红色。

第二节　鉴别方法

药物鉴别试验的方法要求专属性强，灵敏度高，耐用性好，操作简便、快捷等。原料药的鉴别试验常用化学法、光谱法、色谱法等。中药材常采用显微鉴别法和特征图谱或指纹图谱鉴别法；矿物药的不同晶型鉴别可采用粉末X-射线衍射方法；抗生素、生化药物及中药的鉴别还可采用生物学法等。制剂的鉴别，通常尽可能采用与原料药相同的方法，但需注意排除辅料的干扰。多组分或微量成分的制剂，须采用灵敏度高、专属性强的方法，如色谱法。

一、化学鉴别法

化学鉴别法须反应迅速、现象明显。按照反应现象的不同，化学鉴别法分为呈色反应鉴别法、沉淀生成反应鉴别法、气体生成反应鉴别法、荧光反应鉴别法、制备衍生物测定熔点法等。

1. 呈色反应鉴别法　指供试品溶液中加入适当的试剂溶液，在一定条件下反应，生成易于观测的有色产物。在鉴别试验中常用的呈色反应如下。①三氯化铁呈色反应：一般结构中含有酚羟基或水解后产生酚羟基的药物具有此反应，如阿司匹林、肾上腺素等。②重氮化-偶合显色反应：一般结构中有芳伯氨基或潜在芳伯氨基的药物具有此反应，如盐酸普鲁卡因、氯氮䓬等。③茚三酮呈色反应：一般含有脂肪氨基的药物具有此反应，如庆大霉素等。④异羟肟酸铁反应：一般多为芳酸及其酯类、酰胺类药物有此反应，如哌拉西林、头孢哌酮等。⑤氧化还原显色反应，如青蒿素、维生素C等。

2. 沉淀生成反应鉴别法　指供试品溶液中加入适当的试剂溶液，在一定条件下反应生成不同颜色的沉淀，有的沉淀具有特殊的形状。常用的沉淀反应：丙二酰脲类药物的银盐反应；苯甲酸盐类药物的三氯化铁反应；含氮杂环类药物的生物碱沉淀剂反应等。

3. 气体生成反应鉴别法　是在供试品溶液中加入适当的试剂，在一定条件下反应，观察所生成的气体的鉴别方法。大多数的胺（铵）类药物、酰胺类药物、酰脲类药物经强碱处理后，加热产生氨（胺）气；化学结构中含硫的药物经强酸处理后，加热产生硫化氢气体；含醋酸酯和乙酰胺类药物经硫酸水解后，加乙醇可产生醋酸乙酯的香味；含碘有机药物经直火加热，可生成紫色碘蒸气。

例 3-8 《中国药典》异烟肼的鉴别：取本品约10mg，置试管中，加水2ml溶解后，加氨制硝酸银试液1ml，即发生气泡与黑色浑浊，并在试管壁上生成银镜。

异烟肼的酰肼基具有还原性，能还原氨制硝酸银生成黑色沉淀银及氨气，可用于鉴别。

4. 荧光反应鉴别法　是将供试品加入适当溶剂，直接观察荧光，或加入试剂反应后观察荧光的鉴别方法。本法灵敏度较高、专属性较强。例如，硫酸奎宁的稀硫酸溶液显蓝色荧光；地西泮加硫酸溶解后紫外光灯（365nm）下检视，显黄绿色荧光。

例 3-9　《中国药典》维生素 B_1 的硫色素反应鉴别法：取本品约 5mg，加氢氧化钠试液 2.5ml 溶解后，加铁氰化钾试液 0.5ml 与正丁醇 5ml，强力振摇 2min，放置使分层，上面的醇层显强烈的蓝色荧光；加酸使成酸性，荧光即消失；再加碱使成碱性，荧光又显出。

5. 制备衍生物测定熔点法　如甾酮类药物，与一些试剂反应生成酯、肟、缩氨基脲，测定熔点的鉴别方法。

二、光谱鉴别法

（一）紫外分光光度法

多数有机药物分子结构中含有能吸收紫外–可见光的芳香基团或共轭体系而具有特征吸收光谱，可作为鉴别的依据。但因光谱只能反映分子中的生色团和助色团的特征，而不能反映整个分子的结构，光谱曲线形状变化不大，用作鉴别的专属性远不如红外分光光度法。

紫外分光光度法用于鉴别的方法：对比吸收曲线一致性，对比最大吸收波长和最小吸收波长的一致性，规定一定浓度的供试品在最大吸收波长处的吸收度，规定吸收波长和吸收系数法，规定指定溶剂中不同波长处吸收度的比值（峰值与峰值比或峰值与谷值比）法等。若某药物多个吸收峰峰值相差较大，采用单一浓度测定时不易观察到全部吸收峰，可配制高低两种浓度的供试液分别测定最大吸收波长。

例 3-10　《中国药典》布洛芬的紫外分光光度法鉴别（规定最大吸收波长及最小吸收波长）：取本品，加 0.4% 氢氧化钠溶液制成每 1ml 中约含 0.25mg 的溶液，照紫外–可见分光光度法（通则 0401）测定，在 265nm 与 273nm 的波长处有最大吸收，在 245nm 与 271nm 的波长处有最小吸收，在 259nm 的波长处有一肩峰。

例 3-11　《中国药典》盐酸氯丙嗪的紫外分光光度法鉴别（规定最大吸收波长及吸收度法）：取本品，加盐酸溶液（9→1000）制成每 1ml 中含 5μg 的溶液，照紫外–可见分光光度法（通则 0401）测定，在 254nm 与 306nm 的波长处有最大吸收，在 254nm 的波长处吸光度约为 0.46。

例 3-12　《中国药典》奋乃静的紫外分光光度法鉴别（规定吸收波长和吸收度比值法）：取本品，加甲醇溶解并稀释制成每 1ml 中含 10μg 的溶液，照紫外–可见分光光度法（通则 0401）测定，在 258nm 与 313nm 的波长处有最大吸收，在 313nm 与 258nm 波长处的吸光度比值应为 0.12～0.13。

用紫外分光光度法鉴别药物时，应注意所用溶剂种类、溶液 pH 及溶液浓度对试验结果的影响，应注意仪器的校正和检定。紫外光谱峰形一致的两个化合物可能只是具有相同的共轭体系，紫外光谱完全相同的化合物也不一定是同一个化合物。因此，紫外分光光度法鉴别专属性差，应与其他方法（如红外分光光度法）配合，才能对药物的真伪做出判断。

（二）红外分光光度法

红外分光光度法（infrared spectroscopy，IR）是一种专属性很强、应用范围较广（固体、液体、气体样品）的鉴别方法。物质的红外光图谱同熔点、沸点、比旋度等物理常数一样是该物质的一种特征。有机化合物的红外光谱图如同人的指纹一样彼此各不相同。除光学异构体及长链烷烃同系物外，几乎没有两种化合物的红外吸收光谱完全相同。因此，用红外分光光度法鉴别化合物的真伪，可靠性比其他物理手段强，各国药典中广泛采用红外分光光度法对药物进行鉴别。

各国药典主要采用标准图谱对照法或对照品对比法进行红外分光光度法鉴别。标准图谱对照法，即按规定（试样的物理状态、试样浓度、溶剂、仪器等）绘制供试品的红外光谱图，再与《药品红外光谱集》（以下简称《光谱集》）中相应对照图谱对比，对照特征谱带的有无及各谱带的相对强度。若供试品光谱图与相应对照光谱图关键谱带的峰形、峰位、相对强度均一致，或供试品光谱图与相应对照光谱图完全相同（包括指纹区）时，通常判定两化合物为同一物质。对照品对比法，即按规定在相同测定条件下（如重结晶后），分别绘制供试品与对照品的红外光谱图后进行比对。《中国药典》一般采用标准图谱对照法。

例 3-13 《中国药典》丙二醇的红外分光光度法鉴别：本品的红外光吸收图谱应与对照图谱（图 3-2）（《光谱集》706 图）一致。

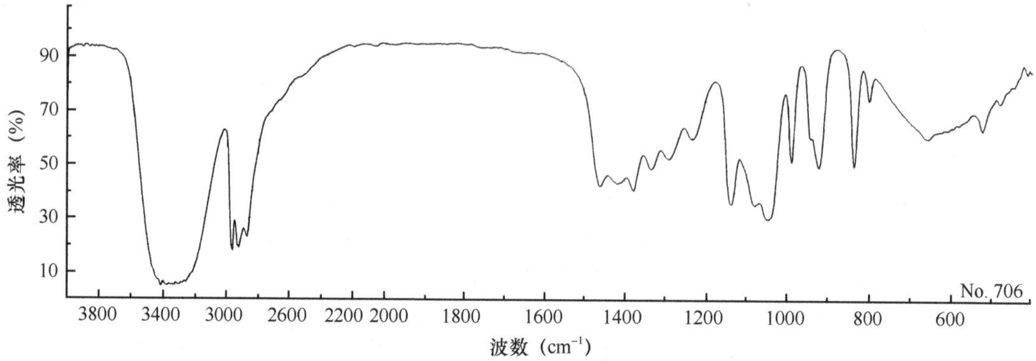

图 3-2 丙二醇红外吸收光谱图

"亮菌甲素注射液假药事件"——牢记使命 警钟长鸣

2006 年 4 月，广东省中山大学附属第三医院有患者因使用了某药企生产的"亮菌甲素注射液"后出现急性肾衰竭临床症状，终致数十名患者死亡。经查，不法商人将价格低廉的二甘醇假冒药用级丙二醇销售给该制药公司。二甘醇和丙二醇在外观上很相似，该制药公司质量检验人员没有按照要求检测检验样品红外图谱并与丙二醇"标准图谱"进行对比鉴别，在发现检验样品"相对密度值"与标准严重不符的情况下，仍将二甘醇当作辅料丙二醇投料生产，致使严重不良反应发生，它促成了人们对药用辅料质量的关注并逐渐规范化。可见，对待药品质量工作，稍有大意或自身认知不足都可能造成人命事件，药学生应认真学习专业知识并树立严谨的工作态度。

例 3-14 《中国药典》头孢克肟的红外分光光度法鉴别：本品的红外光吸收图谱应与对照品的图谱一致。如不一致，可分别取本品和对照品适量，加甲醇溶解，挥干溶剂后，取残留物照红外分光光度法（通则 0402）测定，二者的红外光吸收图谱应一致。

红外分光光度法主要用于组分单一、结构明确的原料药，特别适合于用其他方法不易区分的同类药物的鉴别区分，如磺胺类、甾体激素类和半合成抗生素类药品。试样制备方法有压片法、糊法、膜法、溶液法。

红外分光光度法用于药物制剂的鉴别时，通常选择适宜的溶剂对样品进行提取并经适当干燥后再测定红外光谱，以尽可能减少辅料的干扰，并避免导致可能的晶型转变。对于辅料无干扰、待测成分的晶型不变化的制剂，可直接与原料药的标准光谱进行比对；对于辅料无干扰，但待测成分的晶型可能有变化的制剂，可与对照品经同法处理后进行光谱比对；对于待测成分的晶型不变化，而辅料存在干扰的制剂，可参照原料药的标准红外光谱，在指纹区内选择 3～5 个不受辅料干扰的特征谱带作为鉴别的依据。鉴别时，实测谱带的波数误差应在规定值的 0.5% 以内；对于待测成分的晶型有变化，辅料也存在干扰的制剂，一般不宜采用红外分光光度法鉴别。

例 3-15 《中国药典》氨甲环酸片的红外分光光度法鉴别：取本品细粉适量（约相当于氨甲环酸 0.5g），加水 5ml，振摇 15min 使氨甲环酸溶解，滤过，取滤液，加乙醚 2ml，搅匀，再加甲醇 10ml，搅匀，放置至析出结晶，滤过，结晶在 105℃干燥后，测定其红外光吸收图谱应与对照的图谱（《光谱集》409 图）一致。

药物的多晶型现象相当普遍，如多种磺胺类和巴比妥类药物具有多晶型。当药物的晶型对药品质量或生物利用度有较大影响时，应规定晶型并列入质量标准中，以保证其临床药效。药物不同晶型的红外光谱在某些区域也可能存在一定的差异，因此比较它们的红外光吸收图谱也可以区分药物的晶型，但应注意在研磨、压片时可能会发生药物晶型的改变。

例 3-16 《中国药典》棕榈氯霉素的红外分光光度法鉴别：取本品（A 晶型或 B 晶型），用糊法测定，其红外光吸收图谱应与同晶型对照的图谱一致（图 3-3）。

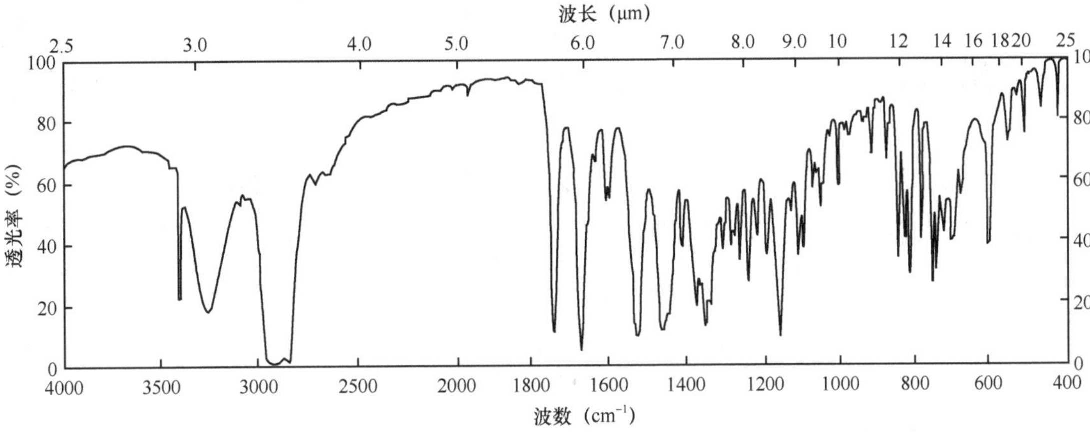

A

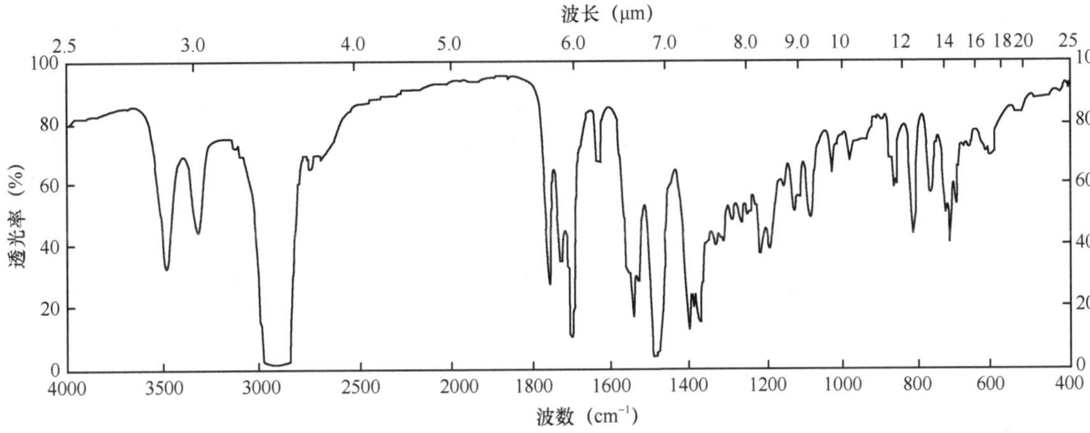

B

图 3-3 棕榈氯霉素 A 晶型（A）和棕榈氯霉素 B 晶型（B）红外光谱图

（三）近红外分光光度法

近红外分光光度法（near infrared spectroscopy，NIR）系通过测定物质在近红外光谱区（波长范围在 780～2500nm，按波数计为 12 800～4000cm^{-1}）的特征光谱并利用化学计量学方法提取相关信息，对物质进行定性、定量分析的一种光谱分析技术。近红外光谱主要由 C—H、N—H、O—H 和 S—H 等基团基频振动的倍频及合频组成，由于其吸收强度远低于物质中红外光谱（4000～400cm^{-1}）的基频振动，而且吸收峰重叠严重，因此通常不能直接对其进行解析，而需要对测得的光谱数据进行数学处理后，才能进行定性、定量分析。

利用近红外分光光度法对药物进行定性分析的主要步骤：收集代表性样品，测定光谱，选择化学计量学方法对图谱进行预处理和降维处理，建立定性分析模型，对模型进行验证。环境温度、样品的光学性质、晶型、样品含水量和溶剂残留量、样品厚度、硬度、光洁度及样品储存时间等均会影响样品的近红外光谱。

近红外分光光度法具有快速、准确、不破坏样品的检测特性，能进行“离线”分析，也能进行“在线”过程控制；可直接测定原料和制剂中的活性成分，还可对药品的某些理化性质如水分、脂肪类化合物的羟值、酸值和碘值等进行分析；能对药物辅料、中间产物及包装材料进行定性和分级。有学者利用近红外分光光度技术建立了无损快速鉴别头孢类原料药的方法（图 3-4）。

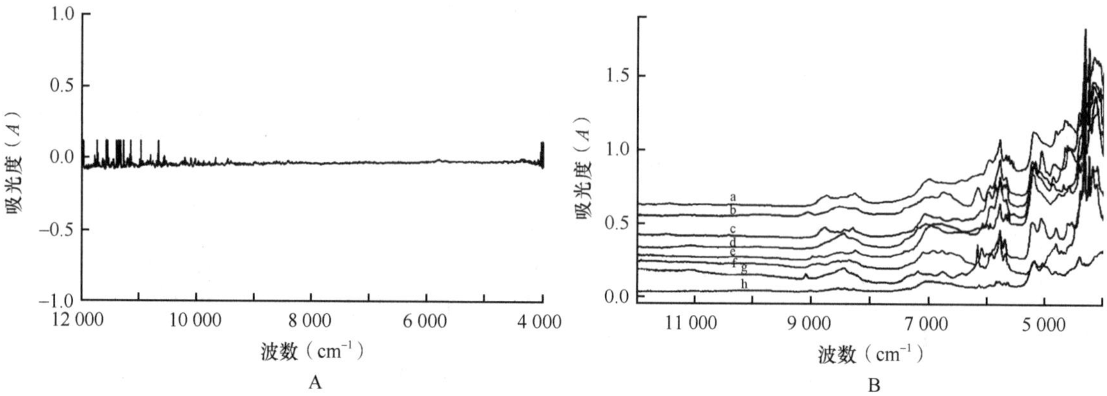

图 3-4 空白包装袋和头孢类原料药的近红外光谱图

A. 原料药；B. 空白包装袋

（四）X-射线衍射法

将具有一定波长的 X-射线照射到单晶体样品或粉末微晶样品时，X-射线因在晶体内遇到规则排列的原子或离子而发生散射，散射的 X-射线在某些方向上相位得到加强，从而显示特有的与结晶结构相对应的衍射现象。衍射条件遵循布拉格方程式：$2d\sin\theta=n\lambda$（$n=0,1,2,3,\cdots$）。如图 3-5，d 为晶面间距，θ 为衍射角（入射线、反射线与反射晶面之间的夹角），λ 为波长，n 为反射级数。

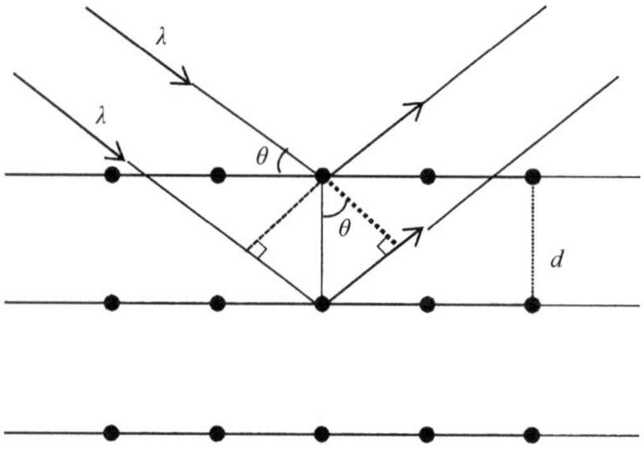

图 3-5 X-射线衍射示意图

当化学物质的化学成分与晶型确定时，应具有特征 X-射线衍射图谱和数据。衍射图谱特征包括衍射峰数目、位置（2θ 值或 d 值）、强度（绝对强度，相对强度）等。每种晶型药物具有确定的特征粉末 X-射线衍射图谱。因此，粉末 X-射线衍射法常用于对晶态物质或非晶态物质的定性鉴别与定量分析。

例 3-17 普伐他汀钠原料药粉末 X-射线衍射鉴别：普伐他汀钠可以使胆固醇合成受到抑制，具有明显的降脂作用，临床用于饮食限制仍不能控制的原发性高胆固醇血症。研究表明，不同来源普伐他汀钠原料药的晶型状态不同，粉末 X-射线衍射法可作为对普伐他汀钠原料不同晶型的有效鉴别方法。结果见图 3-6。

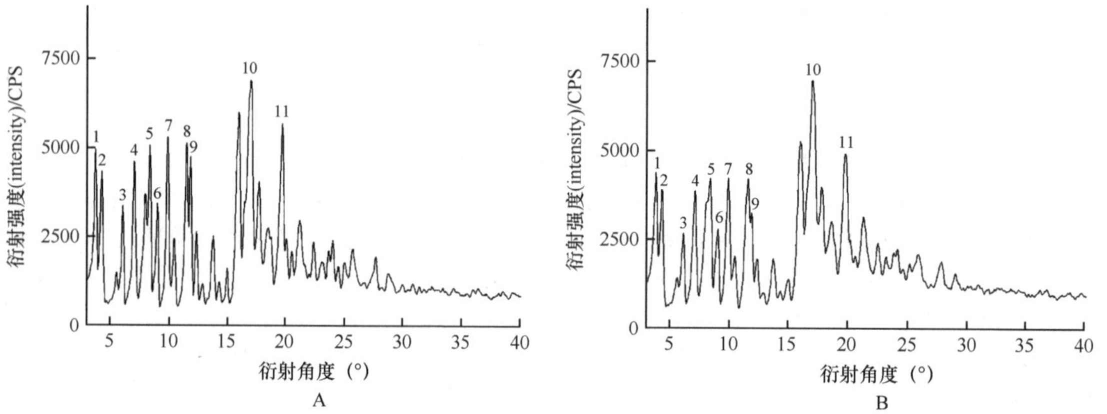

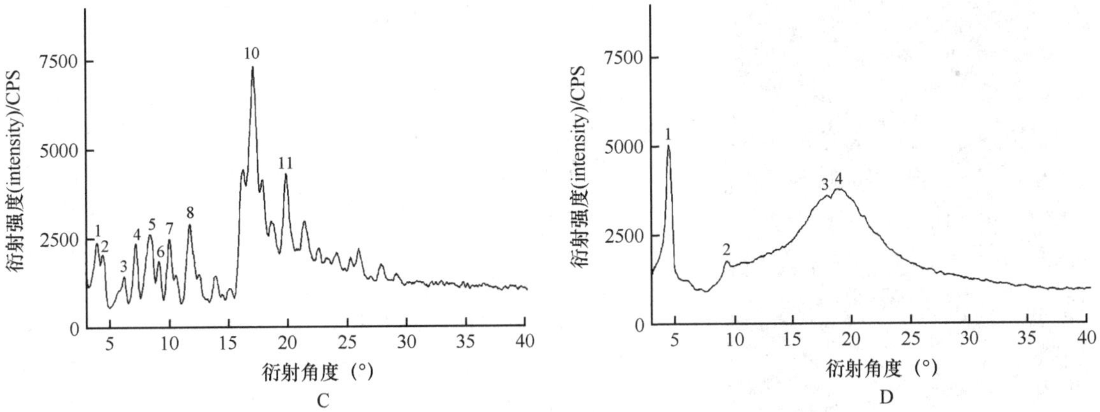

图 3-6　不同来源普伐他汀钠原料药的 X-射线衍射图谱

除紫外分光光度法、红外分光光度法、近红外分光光度法外，质谱鉴别法、核磁共振法、原子吸收法等，在药物鉴别中的应用范围也日益广泛。

三、色谱鉴别法

色谱鉴别法是利用不同化合物在一定色谱条件下，产生的特征色谱行为进行鉴别的方法。通常采用供试品与对照品在相同的色谱条件下进行分离，根据两者保留行为（比移值或保留时间）和检测结果（斑点颜色、荧光等）是否一致来判断药品的真伪。常用的方法有薄层色谱法（thin-layer chromatography，TLC）、高效液相色谱法（high performance liquid chromatography，HPLC）和气相色谱法（gas chromatography，GC）。其中，薄层色谱法设备简单，操作方便，应用较多。而高效液相色谱法、气相色谱法一般是药品含量测定项已采用的情况下，根据所得图谱或采用相同色谱条件进行鉴别。药物的质量标准是一个整体，利用含量测定项提供的信息（如保留时间）制订鉴别方法合理又简便。色谱法鉴别专属性不如红外分光光度法强，需结合其他方法进行鉴别。

（一）薄层色谱

薄层色谱系将供试品溶液点样于薄层板上，经适宜展开剂展开、检视所得的谱图。薄层色谱用于鉴别时，通常将供试品与待测药物对照品配制的溶液在同一块薄层板上点样、展开、检视后对比相应的斑点位置和颜色。供试品溶液所显斑点的位置（比移值）和颜色（或荧光）应与对照品溶液的主斑点一致。必要时，供试品溶液与对照品溶液混合点样、展开，应显示单一、紧密的斑点。薄层色谱鉴别法要求斑点明显、分离度好、图谱清晰、斑点重现性好。

色谱法应用时，需按各品种项下要求对实验条件进行系统适用性试验，即用供试品和对照品对实验条件进行试验与调整，应符合规定的要求。薄层色谱法的系统适用性试验包括检测灵敏度、比移值和分离效能。比移值系指从基线至斑点中心的距离与从基线至展开剂前沿距离的比值。分离效能要求供试品与标准物质色谱中的斑点均应清晰分离。药物对照品与结构相似的化合物对照品制成的混合对照溶液展开后，应显示两个清晰分离的斑点。

薄层色谱法具有简便、快速、灵敏、专属性强等优点，在化学药物制剂的鉴别，尤其是中药及其制剂的鉴别中被广泛应用。

薄层色谱法鉴别时应注意以下要点。

1. 溶剂　不同种类的溶剂影响原点及分离后斑点的形状，制备供试液时宜选择极性小的溶剂；只有在供试品极性较大、薄层板的活性较大时，才选择极性大的溶剂。

2. 对照溶液　对照溶液的浓度宜接近供试液的浓度。中药制剂鉴别时，宜同时取对照品及对照药材对照；对照药材为对照时，应按处方量制备。

3. 点样　普通薄层板的点样量在 10μl 以下，高效薄层板在 5μl 以下。点样量过大，斑点拖尾。

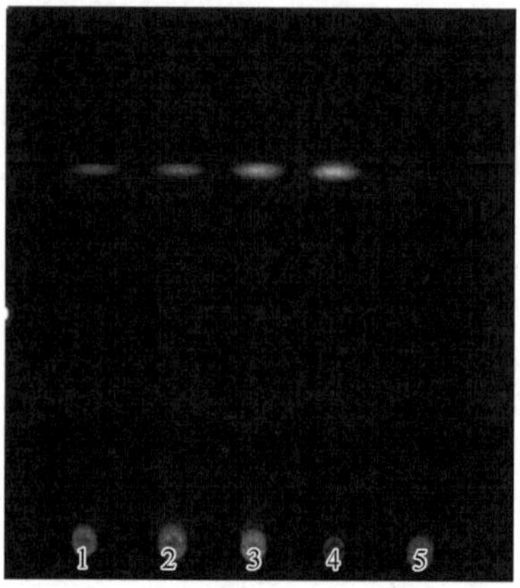

图 3-7　川芎薄层色谱图
1～3. 供试品；4. 川芎对照药材；5. 阴性对照

4. 展开　为避免边缘效应，展开前展开缸预先饱和，展开距离 10～15cm。

5. 显色与检视　有颜色的物质（如染料和醌类）可在可见光下直接检视，无色物质可喷适宜的显色剂（如碘、硫酸溶液、荧光黄溶液等）显色，或加热显色，在可见光下检视。有荧光或显色后可产生荧光的物质可于紫外光灯（365nm 或 254nm）下观察荧光斑点。无吸收的物质，可在薄层色谱中用加有荧光物质的薄层硅胶，采用荧光猝灭法检视。

例 3-18　薄层色谱法对复方丹参川芎片中川芎进行鉴别（图 3-7）。硅胶 G 薄层板，正己烷–乙酸乙酯（3∶1）为展开剂，检视波长为 365nm。供试品色谱中，在与对照药材色谱相应的位置上，显相同颜色的荧光主斑点，阴性对照溶液无干扰。方法简便可靠，专属性强，重现性好。

（二）高效液相色谱

当药物采用高效液相色谱法进行含量测定时，可通过规定“在含量测定项下记录的色谱图中，供试品溶液主峰的保留时间应与对照品溶液主峰的保留时间一致”进行鉴别。含量测定方法为内标法时，可要求供试品溶液色谱图中，药物峰的保留时间与内标物峰的保留时间的比值和对照品溶液色谱图一致。采用上述方法进行鉴别时应注意，色谱系统要稳定，保证同一物质不同时间进样的保留时间重现性。

高效液相色谱鉴别法的系统适用性试验参数包括理论板数、分离度、重复性和拖尾因子。其中，分离度和重复性是更具实用意义的参数。

例 3-19　《中国药典》阿司匹林肠溶片的高效液相色谱法鉴别：在含量测定项下记录的色谱图中，供试品溶液主峰的保留时间应与对照品溶液主峰的保留时间一致（图 3-8）。

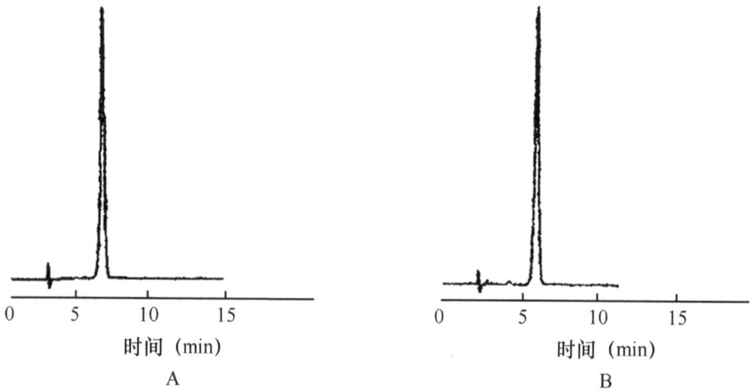

图 3-8　阿司匹林色谱图
A. 对照品；B. 供试品

（三）气相色谱

气相色谱具有分离效能高、灵敏度高、重现性好、分析速度快等优点，但受样品蒸气压限制。气相色谱法常用于含挥发油或其他挥发性成分的鉴别。气相色谱法系统适用性试验与鉴别方法同高效液相色谱法。

例 3-20　《中国药典》维生素 E 的气相色谱鉴别法：在含量测定项下记录的色谱图（图 3-9）中，供试品溶液主峰的保留时间应与对照品溶液主峰的保留时间一致。

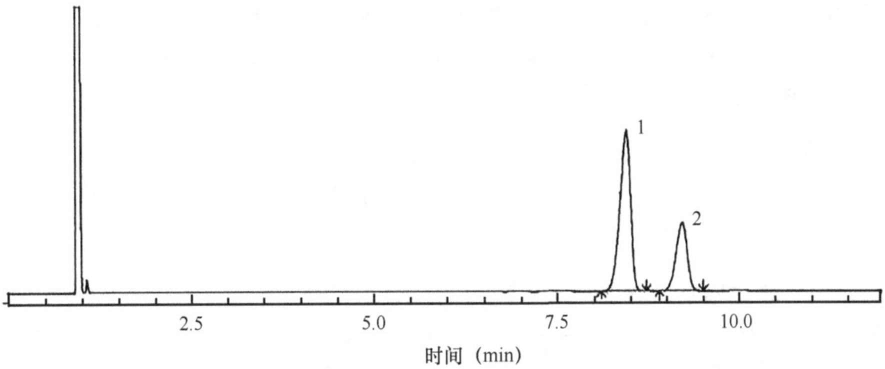

图 3-9 维生素 E 和内标的气相色谱图

1. 维生素 E；2. 内标

制定药品质量标准时，应根据药物的结构特征选择鉴别试验方法，机制要明确，耐用性要好，并注意结构相似药物可能存在干扰和鉴别区分。每种药品应采用 2～4 种不同类型的方法，化学法与仪器法相互取长补短，互相佐证。

第三节 鉴别试验的条件及方法验证

一、鉴别试验条件

鉴别试验的目的是判断药物的真伪，以理化反应产生的、明显的、易于观察的特征变化为依据，因此鉴别试验必须在规定的条件下完成，否则影响结果的判定。影响鉴别反应的因素主要有溶液的浓度、溶液的温度、溶液的酸碱度、干扰成分、试验时间等。

1. 溶液的浓度 在鉴别试验中加入的各种试剂一般是过量的，溶液的浓度主要指被鉴别药物的浓度。不同的药物浓度对某些鉴别试验的结果产生不同的影响，为使鉴别结果准确，被鉴别药物的浓度须限定在一定范围内。

2. 溶液的温度 温度对化学反应的影响很大，一般温度每升高 10℃，反应速度增加 2～4 倍。但温度升高，也可使某些产物分解，导致颜色变化，使结果判断失误。

3. 溶液的酸碱度 许多鉴别反应都需要在一定酸碱度的条件下进行。酸碱度的作用在于能使各反应物有足够的浓度处于反应活化状态，利于鉴别反应的进行，并使反应生成物处于稳定和易于观测的状态。

4. 干扰成分 在鉴别试验中，药物结构中的其他部分或药物制剂中的其他组分可能参加鉴别反应，对试验结果产生干扰。这时须选择专属性更高的鉴别反应，或分离后再进行鉴别。

5. 试验时间 有机化合物的化学反应速度一般较慢，反应条件也较多，因此鉴别反应需要一定的时间才能完成。

二、药物鉴别的方法学验证

药物鉴别的方法学验证内容主要包括专属性和耐用性，灵敏度要求高的试验应包括检测限。

（一）专属性

专属性是指在其他成分可能存在的条件下，鉴别试验能正确测定出被测物的特性。对于鉴别反应，应能区别结构相似化合物或其他可能共存的物质，不含被测成分的样品及结构相似的化合物均应呈阴性反应。试验中，还可同时设置空白试验（不含待鉴别成分，其他成分同供试品）、对照试验（鉴别成分对照品代替供试品，中药材或中成药鉴别通常还设立对照药材组），按供试品的鉴别方法进行操作。供试品中待鉴别成分应出现与相应阳性对照品一致的试验结果，而阴性对照品不应出现相应的响应结果。通过“空白试验”，可避免出现“假阳性”的结果，若“空白试验”不出现阳性反应，说明仪器、试剂对试验没有影响。若“对照试验”出现阳性反应，说明试验条件正常，可以排除“假阴性”的结果。

（二）耐用性

考察试验温度、湿度、反应时间、溶液 pH 等条件的微小变动对方法的影响。详见第五章。

（三）检测限

实际工作中，希望鉴别试验能用尽可能少的供试品观测到效果。在反应结果相同的条件下，供试品用量越少，说明方法越灵敏。它以最低检出量（在一定条件下，某反应能够观测出阳性结果的供试品的最小量，单位常用微克）和最低检出浓度（在一定条件下，某反应能够检测出阳性结果的供试品的最低浓度）来表示。

提高化学鉴别法灵敏度的方法：①采用与水不相混溶的有机溶剂进行提取浓集；②改进观察方式，如用分光光度法检测代替目视观测溶液的颜色。微量药物的鉴别时，对反应的灵敏度要求高，须保证试剂纯度高、仪器洁净。还可借助降低仪器的噪声来提高仪器鉴别法灵敏度。

本章小结

药物鉴别是利用物理的、化学的、物理化学或生物学的手段来辨别药物的真伪，在药物分析工作中属首项工作。辨别药品的真伪是保证安全有效的前提条件。药物鉴别的项目包括性状（外观性状、溶解度、物理常数）、一般鉴别试验（证实某一类药物的依据）和专属鉴别试验（证实某一种药物的依据）。药物鉴别主要方法包括化学法（呈色反应、沉淀生成反应、气体生成反应、荧光反应、制备衍生物测定熔点），光谱法（紫外分光光度法、红外分光光度法、近红外分光光度法、X-射线衍射法等），色谱法（薄层色谱法、纸色谱法、高效液相色谱法、气相色谱法等），其他方法（显微鉴别法、生物学方法等）。鉴别的试验条件包括溶液的浓度、溶液的温度、溶液的酸碱度、干扰成分、试验时间等。药物鉴别的方法学验证内容主要包括专属性、耐用性和灵敏度。

（张玉霖）

思考题

1. 简述药物鉴别的目的和特点。
2. 药品性状的鉴别有什么意义？通常有哪些项目？
3. 一般鉴别试验和专属鉴别试验有何异同？
4.《中国药典》一般如何采用红外分光光度法对药物进行鉴别？
5. 什么是鉴别反应的空白试验和对照试验？在药物鉴别试验中空白试验和对照试验的意义是什么？

第四章　药物的杂质检查

学习要求

1. 掌握　药物中杂质的来源，杂质的分类，杂质限量的概念和计算，一般杂质和特殊杂质的检查。

2. 熟悉　药品检查的内容，杂质的检查方法，药物中杂质鉴定方法。

3. 了解　色谱法和热分析法的基本原理及其在杂质研究中的应用。

药品质量标准中的检查项目是从药物的安全性、有效性、均一性和纯度四个方面所进行的实验分析，是按照药品批准的来源、处方、生产工艺、储藏运输条件等所制定的质量控制指标。因此，药品的检查项目要结合生产工艺、供应和使用过程中可能的变化，有的放矢、全面研究，将能够反映药品质量稳定均一、有利于药品质量控制的项目和指标纳入质量标准，以保障药品的安全和有效。

药物的纯度是指药物的纯净程度，药品中的杂质是影响药物纯度的主要因素。纯度检查系指对药品中所含的杂质进行检查和限度控制，所以药物的纯度检查也称为杂质检查。任何影响药品纯度的物质均称为杂质，如果药物中所含杂质超过药品质量标准规定的限量，就有可能使药物的外观性状、物理常数发生变化，甚至影响药物的稳定性，降低活性，增加不良反应。因此，药物中杂质的检查是药品质量标准检查项目中的一项重要内容。它包括选择合适的分析方法，准确地测定杂质的含量并综合药学、毒理及临床研究的结果确定杂质的合理限度。

值得注意的是，药物的纯度和化学试剂的纯度要求不同，化学试剂的纯度只考虑杂质可能引起的化学变化对使用所产生的影响，是根据它们的使用目的和范围来规定，并不考虑对生物体所产生的生理作用及不良反应。而药物的纯度是从用药的安全性、有效性及药物稳定性等方面考虑。例如，化学试剂规格的硫酸钡对可（酸）溶性钡盐不进行检查，药用规格的硫酸钡要进行可溶性钡盐、重金属、砷盐等检查，如果存在可溶性钡盐可能导致医疗事故。因此，不能用化学试剂代替药品来使用。

微量杂质监控，把好人民健康关

2018 年 7 月 8 日晚间，某药业发布公告称，公司在对缬沙坦原料药生产工艺进行优化评估的过程中，在未知杂质项下，发现并检定其中一未知杂质为亚硝基二甲胺（NDMA）。经调查该杂质系缬沙坦生产工艺产生的固有杂质，含量极微，且就业内采用的相同生产工艺而言，具有共性，“该杂质含有基因毒性”。

杂质对于药品的质量和安全性至关重要。药品中的杂质不仅可能导致药物的物化性质发生变化，如颜色、味道、溶解性等，还会引起药物的不稳定性，导致药物分解、降解或失效，从而影响药物的疗效。甚至，某些杂质可能具有潜在的毒性或有害性，如亚硝基二甲胺等基因毒性杂质。药品研发和生产企业及药学工作者需要对原料药、生产流程、仓储条件与最终产品进行全面的杂质评估和控制，以确保药品符合标准要求，保障患者的用药安全和疗效。

第一节　药物的杂质与限量

一、药物的杂质

药物的纯度是指药物的纯净程度。药物中的杂质是影响药物纯度的主要因素，《中国药典》

将任何影响药品纯度的物质均称为杂质。由于药物中的杂质无治疗作用，或者影响药物的稳定性和疗效，甚至损害人们的健康，因此，必须对药物中的杂质进行研究、检查和限度控制，以保证药品质量和临床用药安全有效。

二、药物杂质的来源

药品质量标准中的杂质系指在按照经国家药品监督管理部门依法审查批准的规定工艺和规定原辅料生产的药品中，由其生产工艺或原辅料带入的杂质，或在储存过程中产生的杂质。药品按既定的工艺进行生产和正常储藏过程中可能含有或产生需要控制的杂质，包括工艺杂质、降解产物、异构体和残留溶剂等。研究者应结合实际制订出能真实反映药品质量的杂质控制项目，以确保药品的安全有效。

（一）生产过程中引入的杂质

原料药在合成或半合成过程中，未完全反应的起始原料、反应的中间体、反应副产物和分降解产物，以及参与反应的试剂溶剂和催化剂等，如果经过精制仍然未能从目标原料药产品中除去，则它们均为生产过程中引入的杂质。

制剂生产过程中引入的杂质，则主要来源于原料药及辅料中自身含有的杂质、原料药的分降解杂质，以及在制剂生产工艺过程中原料药与辅料相互作用（因原–辅料相容性的因素）而产生的杂质。例如，山梨醇是以淀粉或蔗糖为原料，先水解为葡萄糖，再经氢化制得的，最终产品中或多或少会含有糖类杂质。再如双氯非那胺，在合成工艺中（下式），可能因原料未反应完全而引入邻二氯苯，还可能因二氯磺酰氯胺分解产生氯化铵，若未洗净，则引入氯化物。

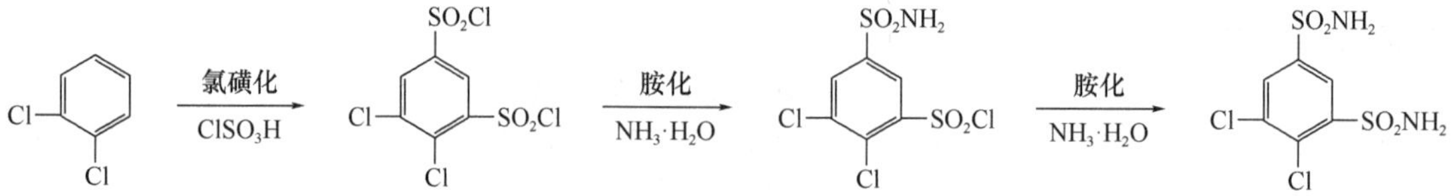

药物在制剂处方工艺加工的过程中，也能产生新的杂质。例如，肾上腺素在配制注射液时，常加入抗氧剂焦亚硫酸钠和稳定剂乙二胺四乙酸（EDTA）-2Na，在亚硫酸根的存在下，肾上腺素会生成无生理活性、无光学活性的肾上腺素磺酸。肾上腺素磺酸和*d*-异构体的含量，均随储存期的延长而增高，其生理活性成分肾上腺素则相应降低。

在药物生产过程中，所用的试剂、溶剂、催化剂等，可能会残留在产品中而成为杂质。例如，在华法林钠的制备中，最后一步需要在异丙醇中结晶，所以其原料药需要检查异丙醇；地塞米松磷酸钠在生产过程中使用大量甲醇和丙酮，有可能残留在成品中；胆影酸的生产工艺中用铁还原硝基而有可能引入铁盐；扑米酮和卡托普利在合成的最后一步用锌粉和盐酸进行还原而可能引入锌盐。

必须重视异构体和多晶型对药物有效性与安全性的影响。例如，在维生素 K_1 合成中往往会产生一些无生理活性的顺式异构体；肾上腺素为左旋体，其右旋体的升压作用仅为左旋体的 1/12；盐酸普萘洛尔左旋异构体的 β 受体阻断作用比右旋体大 60 倍；驱虫药双羟萘酸噻嘧啶顺式体的药效仅为反式体的 1/60；棕榈氯霉素存在多晶型现象，其中 B 晶型易被酯酶水解而吸收，为有效晶型，而 A 晶型则不易被酯酶水解，活性很低；驱虫药甲苯咪唑有 A、B、C 三种晶型，其中 C 晶型的驱虫率约为 90%，B 晶型为 40%～60%，A 晶型的驱虫率小于 20%。控制药物中低效、无效及具有毒性的异构体和多晶型，在药物纯度研究中日益受到重视。

另外，生产过程中，由于使用的金属器皿、装置，以及其他不耐酸、碱的金属工具，都可能使产品中引入砷盐，以及铅、铁、铜等重金属杂质。

（二）储藏过程中引入的杂质

药物在储藏过程中，受环境相关因素的影响，而在药物中引入的杂质，均为储藏过程中引入的杂质。在温度、湿度、日光、空气等外界条件影响下，或因微生物的作用，引起药物发生水解、氧化、分解、异构化、晶型转变、聚合、潮解和发霉等变化，使药物中产生有关的杂质。这些变化，不仅使药物的外观性状发生改变，更重要的是降低了药物的稳定性和质量，甚至失去疗效或对人体产生毒害。

例如，利血平在储存过程中，在光照和有氧存在下均易氧化变质，光氧化产物无降压作用；吲哚美辛因分子结构中有酰胺键，遇碱或酸易水解，遇光也会逐渐分解；维生素C在储存期间易被氧化而导致杂质含量增大，外观色泽改变，其颜色随着储藏时间的延长而逐渐变深变黄。

有的杂质既可以由生产引入，也会因储存而引入。例如，抗甲状腺药卡比马唑，其合成过程如下：

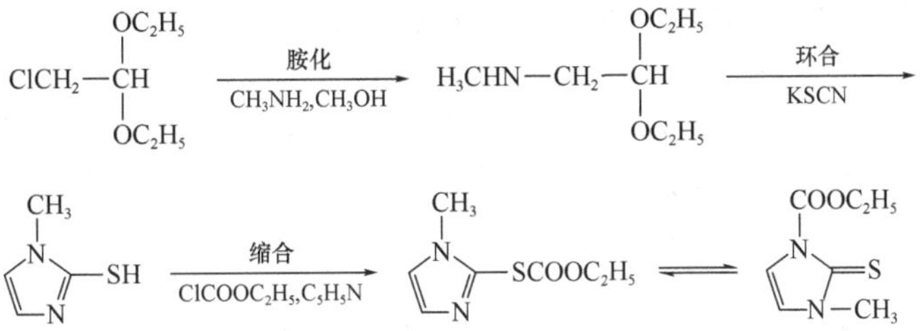

甲巯咪唑既是卡比马唑合成工艺过程中环合的中间体，又是储存过程中分解的产物。

三、药物杂质的分类

药物中的杂质多种多样，其分类方法也有多种。

1. 按照来源分类　可分为一般杂质和特殊杂质。一般杂质是指自然界中分布较广，在多种药物的生产和储藏过程中容易引入的杂质，如酸、碱、水分、氯化物、硫酸盐、砷盐、重金属等。特殊杂质是指在个别药物的生产和储藏过程中引入的杂质，如阿司匹林中的游离水杨酸，甲硝唑中的2-甲基-5-硝基咪唑等。

2. 按照结构分类　可分为无机杂质和有机杂质。无机杂质如氯化物、硫化物、氰化物、重金属等。有机杂质如有机药物中引入的原料、中间体、副产物、分解产物、异构体和残留溶剂等。

3. 按照性质分类　可分为信号杂质和有害杂质。信号杂质一般本身无害，但其含量的多少可反映出药物的纯度水平。如果药物中信号杂质含量过高，提示该药的生产工艺和储存过程存在问题，如氯化物、硫酸盐等一般杂质属于信号杂质。有害杂质如砷盐、重金属、氰化物对人体有害，在质量标准中须严格控制。

四、杂质限量

药物中的杂质虽然无效甚至有毒，但仍然允许有少量存在，这是因为要把药物中的杂质完全除掉，既不可能也没有必要。对于药物中存在的杂质在不影响疗效、不发生不良反应的原则下，综合考虑杂质的安全性、生产的可行性、产品的稳定性，允许药物中含有一定限量的杂质。杂质限量是药物中所含杂质的最大允许量，通常用百分之几或百万分之几（parts per million，ppm，10^{-6}）表示。

按照杂质限量的定义，杂质限量可按照下式计算：

$$\text{杂质限量（\%）}=\frac{\text{杂质的最大允许量}}{\text{供试品量}}\times 100\% \qquad (4.1)$$

若供试品（S）中所含杂质的量是通过与一定量杂质标准溶液进行比较来确定的，那么杂质的最大允许量也就是杂质标准溶液的浓度（C）与体积（V）的乘积，因此，杂质限量（L）的计算可写成下式：

$$L(\%)=\frac{C\cdot V}{S}\times 100\% \qquad (4.2)$$

例 4-1 《中国药典》乙酰唑胺中氯化物的检查：取本品 2.0g，加水 100ml，加热溶解后，迅速放冷，滤过。取滤液 25ml，依法检查氯化物（通则 0801），与标准氯化钠溶液 7.0ml（每 1ml 相当于 10mg 的 Cl）制成的对照液比较，不得更浓。问氯化物的限量是多少？

$$L(\%)=\frac{C \cdot V}{S}\times 100\%=\frac{10\times 10^{-6}\times 7}{2\times \frac{25}{100}}\times 100\%=0.014\%$$

杂质限量的检查方法：药物中杂质限量的控制方法有两种，一是杂质的定量测定；二是杂质的限量检查（limit test），即此方法不须准确测定杂质含量，而只检查其是否超过规定限量。在药品质量标准中杂质的检查多数采用限量检查的方法。常用的限量检查方法有三种。

1. 对照品法 系指取一定量待检杂质的对照品溶液与一定量供试品溶液在相同条件下处理后，比较反应结果，从而判断供试品中所含杂质的量是否超过规定限度。使用本法检查药物杂质时，为使反应结果具有可比性，必须遵循平行操作原则，即供试品溶液和对照品溶液应在完全相同的条件下反应，所用的仪器应选玻璃质量较好、配对、无色（尤其管底）、管的刻度高低一致的纳氏比色管，加入的试剂、反应的温度、放置的时间等均应相同。《中国药典》中一般杂质检查大多采用这种方法。

例 4-2 《中国药典》对乙酰氨基酚中氯化物的检查：取本品 2.0g，加水 100ml，加热溶解后冷却，滤过，取滤液 25ml，依法检查（通则 0801），与标准氯化钠溶液 5.0ml 制成的对照液比较，不得更浓（0.01%）。

2. 灵敏度法 系指在供试品溶液中加入试剂，在一定反应条件下，不得有正反应出现，即以检测条件下的灵敏度来控制杂质限量。该法不需用杂质对照品溶液对比。例如，纯化水中的氯化物检查：在 50ml 纯化水中加入硝酸及硝酸银试液，不发生浑浊为合格。该法利用氯离子与银离子生成氯化银沉淀反应的灵敏度来控制纯化水中氯化物限量。本法的特点是不需要对照物质。

3. 比较法 系指取供试品一定量依法检查，测得待检杂质的参数（如吸光度、旋光度等）与规定值比较，不得更大。

例 4-3 《中国药典》盐酸甲氧明中酮胺的检查：取本品，加水溶解并稀释制成每 1ml 中约含 1.5mg 的溶液，照紫外–可见分光光度法（通则 0401），在 347nm 波长处测定（$E_{1cm}^{1\%}$ 为 154），吸光度不得大于 0.06。本法的特点是不需要对照物质。

第二节　杂质的检查方法

一、杂质检查的项目

药品质量标准中规定进行检查的杂质项目系指该药品在生产和储藏过程中可能引入并需要控制的杂质。新药质量标准中的杂质检查项目应包括经研究和稳定性考察检出的，并在批量生产中出现的杂质和降解产物，应包括相应的限度。

1. 无机杂质 包括氯化物、硫酸盐、硫化物、铵盐、硒、氟、氰化物、砷盐、铁盐、重金属、酸碱度、溶液颜色、澄清度、干燥失重、水分、炽灼残渣等项目。具体制订时，应根据药品的生产工艺、起始原料情况确定检查项目，但对于无机毒性杂质，一般应在其质量标准中规定其检查项。

2. 有机杂质和有关物质 有机杂质包括合成中未反应完全的反应物及试剂、中间体、异构体、副产物和降解物，这类杂质的化学结构与活性成分的结构类似或具渊源关系，故通常又称之为有关物质。有关物质研究是药物质量研究中关键性的项目之一，其含量是反映药物纯度的直接指标。在新药的研究中，要尽可能确定有关物质的化学结构，必要时要做其药理、毒理试验，以保证药品的安全性。

3. 残留溶剂 由于某些有机溶剂具有致癌、致突变、有害健康及危害环境等特性，且残留溶剂亦在一定程度上反映精制等后处理工艺的可行性，故应对生产工艺中使用的有机溶剂在药物中的残留量进行研究；制剂工艺中若使用了有毒的有机溶剂，也应进行残留溶剂的检查。可参考《中国药典》关于残留溶剂的要求，或参考 ICH 文件 Q3C（R8）（残留溶剂）。对残留的毒性溶剂，应规定其检查项目。

4. 晶型 同一种药物，由于其晶胞的大小和形状的不同，晶体结构不同，而出现多晶现象，许多药物具有多晶型。药物的晶型不同，其物理性质会有不同，可能对药品的生物利用度和稳定性产生影响，因此应对结晶性药物的晶型进行考察研究，确定是否存在多晶型现象；如确知研制的药品存在多晶型，则应确定其有效晶型，并对无效晶型进行控制。对药物多晶型的研究，可采用熔点测定、红外分光光度法、X-射线衍射法、热分析法等方法。

5. 异构体 异构体包括顺反异构体和光学异构体等。由于不同的异构体具有不同的药效或毒性，甚至产生相反的药理活性，因此需做不同异构体的检查。如头孢泊肟酯中头孢泊肟酯 B 异构体的检查；左氧氟沙星中光学异构体的检查等。

共存的异构体和抗生素多组分一般不作为杂质检查项目，作为共存物质，必要时，在质量标准中规定其比例，以保证生产用的原料药与申报注册时的一致性。但当共存物质为毒性杂质时，该物质就不再被认为是共存物质。在单一对映体药物中，可能共存的其他对映体应作为杂质检查，并设比旋度项目；对消旋体药物的质量标准，必要时可以设旋光度检查项目。

此外，药物粒度对药品生物利用度也会有影响，应加以控制，如灰黄霉素中粒度的检查。除降解产物和毒性杂质外，在原料中已控制的杂质，在制剂中一般不再控制。

总之，药品质量标准中杂质检查项目的确定应在充分的质量研究基础上，根据不同药物的特性确定，以达到控制产品质量的目的。新原料药和新制剂中的杂质，应按国家有关新药申报要求进行研究，也可参考 ICH 的文件 Q3A（R2）新原料药中的杂质和 Q3B（R2）新制剂中的杂质进行研究，并对杂质和降解产物进行安全性评价。对于含量在 0.1% 及以上的杂质，以及含量在 0.1% 以下的具有强烈生物作用的杂质或毒性杂质，予以定性或确证结构。对在稳定性试验中出现的降解产物，也应按上述要求进行研究。在新药质量标准的研究阶段，检查的项目应尽可能全面考察，但在制定该药品质量标准时应合理地确定其检查项目。例如，砷为毒性杂质，在进行新药研制的研究阶段，是必须检查的项目。但实际上许多药品的检查项下并没有砷盐的检查，原因是其含量极低（如小于百万分之一）或不含砷。对于此种药物，砷盐的检查项以不列入质量指标更为合理。即对在正常生产和储存中不易引入，或虽可引入，但含量甚微，不会影响药品质量和人体健康的杂质，可不作限量规定。对于危害人体健康，影响药物稳定性的杂质，必须严格控制其限量。

二、杂质的常用检查方法

药品中杂质的检查方法包括化学法、光谱法、色谱法等，因药物结构及杂质的不同采用不同的检测方法。杂质检查的分析方法应专属、灵敏，尽量采用现代分离分析手段，使主成分与杂质和降解产物均能分开，其检测限应满足限度检查的要求；对于需作定量检查的杂质，方法的定量限应满足相应的要求。无机杂质、残留溶剂等的检查应按《中国药典》通则 0800 方法试验。有机杂质或有关物质的化学结构往往与主药相似，但不甚明确或虽结构明确，难以获得标准品或对照品，所以有关物质的检查首选色谱法，如高效液相色谱、气相色谱或毛细管电泳法。残留溶剂测定采用气相色谱法，其研究方法和限度要求可参考《中国药典》及有机溶剂残留量研究的技术指导原则。

对杂质检查方法要研究其基本原理、专属性、灵敏度和试验条件的最佳化。在研究时，应采用几种不同的分离分析方法或不同测试条件以便比对结果，选择较佳的方法作为质量标准的检查方法。对于色谱法，还要研究其分离能力，必要时，有关操作注意事项可在质量标准中予以规定。在研究中可用该药的粗制品，或用成品加中间体的混合物，或将成品用强酸、强碱、光照、加热等进行处理，然后，在既定的条件下进行样品的色谱分离，以考察色谱法的适用性。

(一)化学方法

当药物中杂质与药物的化学性质相差较大时，可选择合适的试剂，使之与杂质发生化学反应，产生颜色、沉淀或气体，从而检查杂质的限量。采用化学检查法除了对杂质进行半定量检查外，还可采用滴定法和重量法对杂质进行定量测定。

1. 显色反应检查法 当杂质与试剂产生颜色时，采用比色法控制杂质的限量，多为目视比色。

例 4-4 氯硝柳胺的杂质检查：针对氯硝柳胺生产原料 2-氯-4-硝基苯胺和 5-氯水杨酸的检查，《中国药典》利用氯硝柳胺在相应条件下不溶解、不发生反应的原理进行。5-氯水杨酸可以与三氯化铁试液反应生成紫色配位化合物。

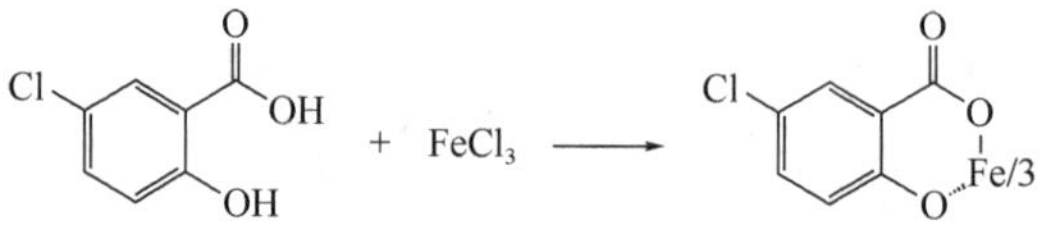

采用灵敏度法进行检查。方法：取本品 0.50g，加水 10ml，煮沸 2min，放冷，滤过，滤液加三氯化铁试液数滴，不得显红色或紫色。

2-氯-4-硝基苯胺分子结构含有芳伯氨基，可以发生重氮化–偶合反应而呈色。

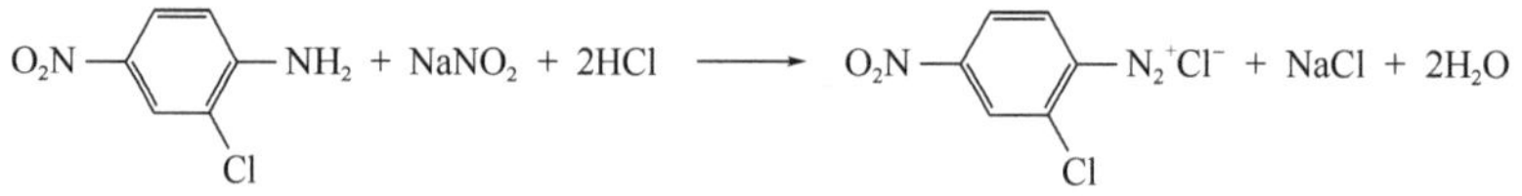

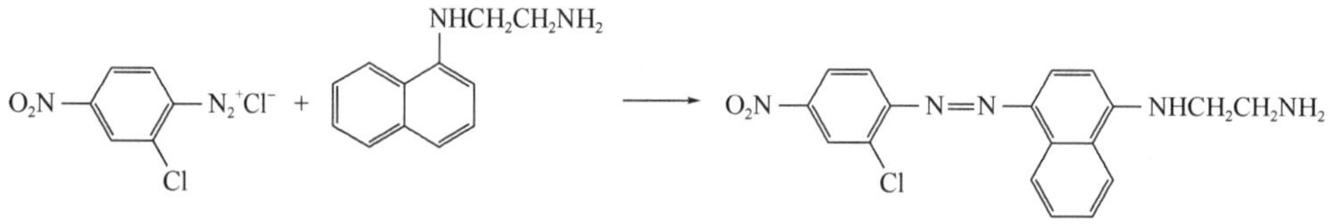

采用对照法检查。方法：取本品 0.10g，加甲醇 20ml，煮沸 2min，放冷，加盐酸溶液（9→100）使成 50ml，滤过；取滤液 10ml，加亚硝酸钠试液 5 滴，摇匀，放置 10min，加 2% 氨基磺酸铵溶液 1ml；振摇，再放置 10min，加 0.5% 二盐酸萘基乙二胺溶液 1ml；如显色，与 2-氯-4-硝基苯胺对照品 10μg，加甲醇 4ml 与盐酸溶液（9→100）使成 10ml 溶液，用同一方法处理后的颜色比较，不得更深（0.05%）。

偶合试剂二盐酸萘基乙二胺遇亚硝酸也能显色，干扰颜色的比较，所以在重氮化后加入氨基磺酸铵，将剩余的亚硝酸分解除去，再加入偶合试剂。

2. 沉淀反应检查法 当杂质与试剂产生沉淀时，采用比浊法控制杂质的限量，也可以采用重量法测定杂质的量。

例 4-5 《中国药典》盐酸肼屈嗪中游离肼的检查：原理是游离肼可与芳醛反应产生腙的沉淀。

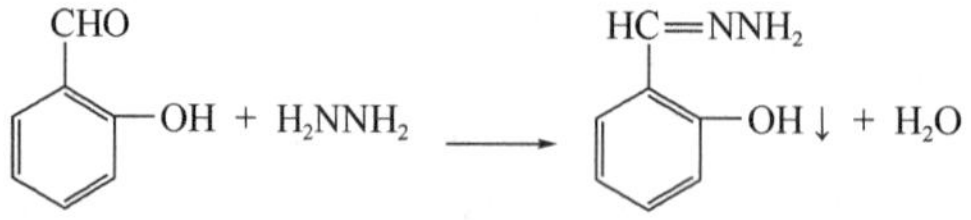

方法：取本品 0.10g，加水 5ml 与水杨醛的乙醇溶液（1→20）0.1ml，1min 内不得出现浑浊。

3. 生成气体的检查法 当杂质与试剂反应产生气体时，采用相应的气体检查法来控制杂质的限量。

例 4-6 《中国药典》对氨基水杨酸钠中硫化物的检查：取本品 0.50g，加水 5ml 溶解后，加碘化钾试液 5ml 与锌粒 2g，再加 1.6% 氯化亚锡的盐酸溶液 5ml，依法检查（通则 0803），置导气管中不装醋酸铅棉花的古蔡氏法检砷装置中，以醋酸铅试纸替换溴化汞试纸，80～90℃水浴加热 10min 后，将生成的硫斑与标准硫斑比较不得更深，则符合规定（0.001%）。

4. 滴定法　滴定剂只与杂质反应，以一定浓度的滴定液滴定药物中的杂质，可以定量地测定杂质的含量。

例 4-7　《中国药典》硫酸亚铁中高铁盐的检查：该项检查利用药物与杂质氧化还原性质的不同，高价铁具有氧化性，可将碘化钾中的碘负离子氧化成单质碘，然后用硫代硫酸钠滴定碘来控制高铁杂质。硫酸亚铁及其片剂和咀嚼片中的高铁盐均采用该法测定。

$$2Fe^{3+} + 2KI \xrightarrow{H^+} 2Fe^{2+} + I_2 + 2K^+$$

$$I_2 + 2Na_2S_2O_3 \longrightarrow 2NaI + Na_2S_4O_6$$

方法：取本品 5.0g，精密称定，置 250ml 碘量瓶中，加盐酸 10ml 与新沸的冷水 100ml 的混合溶液，振摇使溶解，加碘化钾 3g，密塞，摇匀，在暗处放置 5min，立即用硫代硫酸钠滴定液（0.1mol/L）滴定，近终点时，加淀粉指示液 0.5ml，继续滴定至蓝色消失，并将滴定的结果用空白试验校正。每 1ml 硫代硫酸钠滴定液（0.1mol/L）相当于 5.585mg 的 Fe。本品含高铁盐不得过 0.5%。

（二）光谱法

1. 紫外–可见分光光度法　利用紫外–可见分光光度法检查药物中特殊杂质有以下几种方法。

（1）在某一波长处药物无吸收而杂质有吸收，可测定该波长处的吸光度，以控制杂质的限量。

例 4-8　《中国药典》地蒽酚中有关物质二羟基蒽醌的检查：取本品，加三氯甲烷制成每 1ml 中约含 0.10mg 的溶液，照紫外–可见分光光度法（通则 0401），在 432nm 的波长处测定吸光度，不得过 0.12。

二羟基蒽醌的三氯甲烷溶液在 432nm 处有最大吸收，而地蒽酚在该波长处几乎无吸收（图 4-1），《中国药典》规定 0.01% 的地蒽酚三氯甲烷溶液在 432nm 波长处的吸光度不得过 0.12，即控制二羟基蒽醌的量不大于 2.4%。

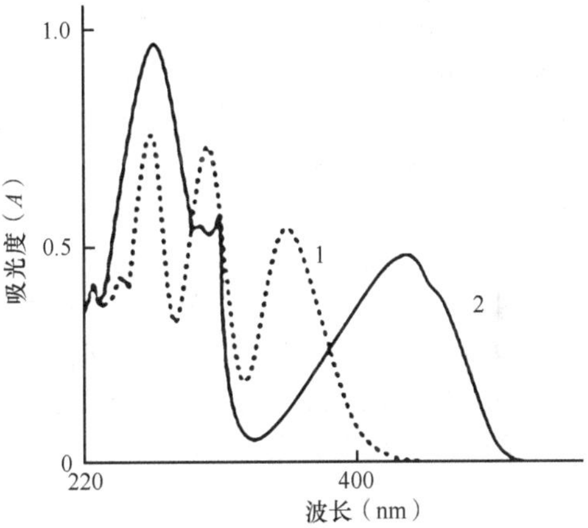

图 4-1　地蒽酚和二羟基蒽醌的紫外吸收光谱
1. 地蒽酚（三氯甲烷溶液）；2. 二羟基蒽醌（三氯甲烷溶液）

（2）药物和杂质紫外吸收光谱重叠，杂质的存在可以改变药物在两个波长处的吸光度比值，可通过测定供试品溶液的吸光度比值，控制杂质的量。

例 4-9　《中国药典》碘苷中的 5-碘尿嘧啶的检查：取本品适量，精密称定，加 0.01mol/L 氢氧化钠溶液溶解并定量稀释制成每 1ml 中约含 30μg 的溶液，照紫外–可见分光光度法（通则 0401），在 303nm 与 279nm 的波长处测定吸光度，303nm 波长处的吸光度与 279nm 波长处的吸光度的比值应不得过 0.40。

（3）根据杂质的紫外吸收特征，测定供试品吸光度的范围，从而控制药物的纯度。

例 4-10　《中国药典》头孢噻吩钠中吸光度的检查：取本品，加水溶解并定量稀释制成每 1ml 中含 20μg 的溶液，照紫外–可见分光光度法（通则 0401），在 237nm 的波长处测定，其吸光度为 0.65～0.72。

头孢噻吩钠是以发酵产生的头孢菌素 C 为原料，经保护性水解得 7-氨基头孢氨酸，与噻吩乙酰氯缩合，再与醋酸钠合成盐。噻吩乙酰基在 237nm 有特征吸收，产品在精制过程中如未能有效地除去噻吩乙酰基，则会使 237nm 吸光度上升；或药物在放置的过程中若有部分产品降解，则吸光度下降。通过测定供试品在 237nm 处吸光度的上下限幅度，可达到在一定程度上控制产品纯度的目的。

2. 红外分光光度法　红外分光光度法在杂质检查中主要用于药物中无效或低效晶型的检查。

某些多晶型药物由于其晶型结构不同，一些化学键的键长、键角等发生不同程度的变化，从而导致红外吸收光谱中某些特征峰的频率、峰形和强度出现显著差异。利用这些差异，可以采用红外分光光度法检查药物中低效（或无效）晶型杂质，简便快捷、结果可靠。

例 4-11 《中国药典》甲苯咪唑中 A 晶型的检查：取本品与含 A 晶型为 10% 的甲苯咪唑对照品各约 25mg，分别加液状石蜡 0.3ml，研磨均匀，制成厚度约 0.15mm 的石蜡糊片，同时制作厚度相同的空白液状石蜡糊片作参比，照红外分光光度法（通则 0402）测定，并调节供试品与对照品在 803cm^{-1} 波数处的透光率为 90%～95%，分别记录 620～803cm^{-1} 波数处的红外光吸收图谱。在约 620cm^{-1} 和 803cm^{-1} 波数处的最小吸收峰间连接一基线，再在约 640cm^{-1} 和 662cm^{-1} 波数处的最大吸收峰之顶处作垂线与基线相交，用基线吸光度法求出相应吸收峰的吸光度值，供试品在约 640cm^{-1} 与 662cm^{-1} 波数处吸光度之比，不得大于含 A 晶型为 10% 的甲苯咪唑对照品在该波数处的吸光度之比（图 4-2）。

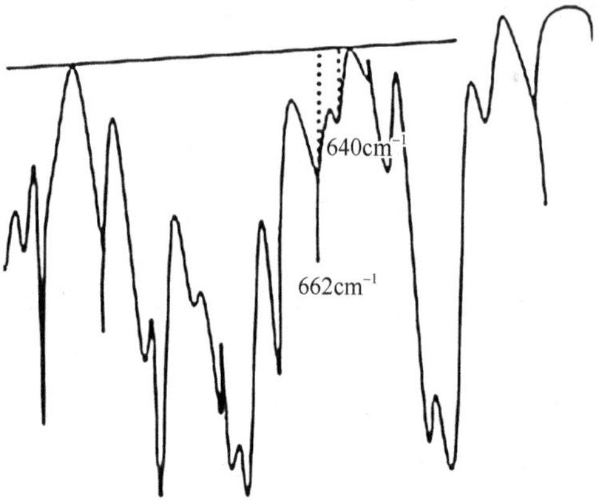

图 4-2 甲苯咪唑中 A 晶型检查的红外吸收光谱图

甲苯咪唑有 A、B、C 三种晶型，C 晶型为有效晶型，A 晶型为无效晶型，B 晶型疗效有待证明，药物中存在的混晶主要是 A 晶型。检查是利用 A 晶型在 640cm^{-1} 有强吸收，C 晶型有弱吸收；A 晶型在 662cm^{-1} 有弱吸收，C 晶型有强吸收。当供试品中有 A 晶型时，在上述两波数处吸光度比值发生改变，因此规定供试品在约 640cm^{-1} 和 662cm^{-1} 波数处吸光度之比，不得大于含 A 晶型为 10% 的甲苯咪唑对照品在该波数处的吸光度之比，控制 A 晶型的量。

3. 原子吸收分光光度法 原子吸收分光光度法具有准确度高、检测限低、干扰小、快速简便、易于自动化等优点，在药物分析中主要用于药物中金属杂质的限度检查，也可用于药物的含量测定。

例 4-12 《中国药典》丹参中重金属及有害元素的检查：照铅、镉、砷、汞、铜测定法（通则 2321 原子吸收分光光度法或电感耦合等离子体质谱法）测定，铅不得过 5mg/kg；镉不得过 1mg/kg；砷不得过 2mg/kg；汞不得过 0.2mg/kg；铜不得过 20mg/kg。

采用原子吸收分光光度法进行药物中微量金属元素的限度检查时，为消除背景对测定的干扰，可采用“标准加入法”。即取供试品溶液 4 份，除第一份外，其余 3 份分别精密加入不同浓度的待测元素的对照品溶液，稀释至一定体积后，分别测定吸光度，将吸光度读数与相应的待测元素加入量作图，延长此直线至与含量轴的延长线相交，此交点与原点间的距离即相当于供试品溶液取用量中待测元素的含量。

例 4-13 《中国药典》碱式碳酸铋中铜盐的限度检查：取本品 2.0g 两份，分别置 50ml 量瓶中，各加硝酸 6ml 溶解后，一份用水稀释至刻度，摇匀，作为供试品溶液；另一份加标准铜溶液［精密量取铜单元素标准溶液适量，用水定量稀释制成每 1ml 含铜（Cu）10μg 的溶液］5.0ml，同法操作，作为对照品溶液。照原子吸收分光光度法（通则 0406 第二法），在 324.7nm 的波长处分别测定，应符合规定（0.0025%）。

4. ICP-AES ICP-AES 是以等离子体为激发光源的原子发射光谱进行分析的方法。该方法优于原子吸收分光光度法之处在于可进行多元素的同时测定，且线性范围宽和基体效应小，现已广泛应用于地矿、水质、食品、环境、生物、医药等物料中从痕量到常量元素的精密分析，如采用 ICP-AES 技术较好地测定了中药大花红景天中有害微量元素铅、砷、汞和镉的含量。

例 4-14 《中国药典》朱砂中的二价汞检查：取本品粉末（过五号筛）约 30mg，精密称定，置 250ml 塑料量瓶中，一式 2 份，一份加人工胃液约 200ml，另一份加人工肠液约 200ml，摇匀，置37℃水浴中超声处理（功率300W，频率45kHz）2h（每隔15min充分摇匀一次），放冷，分别用相应溶液稀释至刻度，摇匀，取适量至50ml塑料离心管中，静置20～24h，用洗耳球轻轻吹去上层表面溶液，吸取中层溶液约15ml（吸取时应避免带入颗粒），用微孔滤膜（10μm）滤过，精密量取续滤液2ml，置10ml塑料量瓶中，加水稀释至刻度，摇匀，即得供试品溶液。同法制备试剂空白溶液。分别精密吸取标准曲线溶液与供试品溶液各20μl，注入液相色谱–电感耦合等离子体质谱联用仪，测定。以标准曲线溶液测得的二价汞峰面积为纵坐标，相应浓度为横坐标，绘制标准曲线，计算供试品中二价汞含量，即得。本品含二价汞以汞（Hg）计，不得过0.10%。

5. X-射线衍射法　常用的X-射线衍射法如下。粉末X-射线衍射法：即当X-射线波长λ已知时（选用固定波长λ的X-射线），采用细粉末或细粒多晶体的线状样品，可从一堆任意取向的晶体中，从每一θ角符合布拉格方程的反射面得到反射，测出θ后，利用布拉格公式即可确定点阵平面间距d及相对衍射强度，与标准数据进行比较，可用于结晶物质的鉴别和纯度检查。单晶X-射线衍射法：即测定时单晶样品保持不变动（即θ不变），以辐射束的波长作为变量来保证晶体中一切晶面都满足布拉格方程条件，故选用的是连续X-射线束，主要用于结晶物质的分子量和晶体结构的测定。

例4-15　《中国药典》蒙脱石散中方英石及其他杂质的检查：取本品约4g，加水50ml，搅拌，滤过，滤渣于105℃干燥，取细粉适量，置于载样架上，将载样架放入干燥器（含饱和氯化钠溶液，20℃时相对湿度约75%）中约12h后取出，将载样架上的样品压平，照X-射线衍射法（通则0451）测定，以CuK_α为光源，光管电压和光管电流分别为40kV和40mA，发射狭缝、散射狭缝和接收狭缝分别设置为1°、1°和0.15mm（或相当参数要求），在衍射角（2θ）15°～35°内以每分钟1°的速度扫描，记录衍射图谱，以图谱的基线为底线，分别量取蒙脱石特征峰（2θ约为19.8°）、方英石衍射峰（2θ约为22.0°）和其他杂质衍射峰的峰顶至底线的高度，计算各峰高相对于蒙脱石特征峰高的比值。在供试品的X-射线粉末衍射图谱中，方英石衍射峰的峰高比不得过50%，其他单个杂质衍射峰的峰高比不得过70%。

（三）色谱法

色谱分析法是依据混合物中被分离组分在两相中的物理化学性质差异（如吸附、分配差异等），将各组分从混合物中分离后再选择性对待测组分进行分析的方法。该方法具有分离效率高、分析速度快、灵敏度高、专属性强等特点，是目前分析复杂混合物最有效的方法。因此在杂质检查中有广泛应用，也是首选的方法。常用的色谱法有薄层色谱法、气相色谱法和高效液相色谱法。

1. 薄层色谱法　薄层色谱法具有简便、快速、灵敏度高，又不需要特殊设备的特点，广泛应用于杂质检查，常用的方法如下。

（1）杂质对照品法：适用于已知杂质并能制备杂质对照品的情况。方法：根据杂质限量，取供试品溶液和一定浓度的杂质对照品溶液，分别在同一薄层板上点样，经展开、定位、检查。供试品中所含杂质的斑点与对照品溶液所显主斑点的颜色比较，判断药物中杂质含量是否符合规定。

例4-16　《中国药典》卡比马唑中甲巯咪唑的检查：取本品，加三氯甲烷溶解并稀释制成每1ml中约含10mg的溶液，作为供试品溶液。另取甲巯咪唑对照品，加三氯甲烷溶解并稀释制成每1ml中约含50μg的溶液，作为对照品溶液。照薄层色谱法（通则0502）试验，吸取上述两种溶液各10μl，分别点于同一硅胶G薄层板上，以三氯甲烷–丙酮（4∶1）为展开剂，展开，晾干，喷以稀碘化铋钾试液使显色。供试品溶液如显与对照品溶液相应的杂质斑点，其颜色与对照品溶液的主斑点比较，不得更深（0.5%）。

（2）供试品溶液自身稀释对照法：适用于杂质的结构不能确定，或无杂质对照品的情况。该法仅限于杂质斑点的颜色与主成分斑点的颜色相同或相近的情况。方法：将供试品溶液按限量要求稀释至一定浓度作为对照溶液，与供试品溶液分别点样于同一薄层板上，经展开、定位、检查。供试品溶液中所显杂质斑点不得深于对照溶液所显主斑点的颜色，判断药物中杂质限量是否符合规定。若供试品中有多个杂质存在时，可以配制几种限量的对照品溶液，加以比较。

例 4-17 《中国药典》盐酸马普替林中有关物质的检查：取本品，加甲醇溶解并稀释制成每1ml中约含20mg的溶液，作为供试品溶液；分别精密量取适量，用甲醇稀释制成每1ml中约含0.2mg、0.1mg与0.05mg的溶液作为对照溶液（1）、（2）与（3）。照薄层色谱法（通则0502）试验，吸取上述四种溶液各15μl，分别点于同一硅胶G薄层板（预先用三氯甲烷展开，并在100℃干燥30min）上，以异丁醇–乙酸乙酯–2mol/L氢氧化铵溶液（6∶3∶1）为展开剂（层析缸底部放一盛有浓氨溶液4ml的小烧杯，加入展开剂并预先平衡1h），展开、晾干，将薄层板置浓盐酸蒸气中熏30min，取出，置紫外光灯（254nm）下照射10min后，在紫外光灯（365nm）下检视。供试品溶液如显杂质斑点，不得多于2个，其颜色与对照溶液（1）～（3）所显的主斑点比较，杂质总量不得过1.0%。

（3）杂质对照品与供试品溶液自身稀释对照并用法：当药物中存在多个杂质时，若已知杂质有对照品，则采用杂质对照品法检查；共存的未知杂质或没有对照品的杂质，则可同时采用供试品溶液自身稀释对照法检查。

例 4-18 《中国药典》盐酸黄酮哌酯中有关物质的检查：取本品，加溶剂三氯甲烷–甲醇（1∶1）溶解并定量稀释制成每1ml中约含20mg的溶液，作为供试品溶液；精密量取供试品溶液适量，加上述溶剂定量稀释制成每1ml中含0.1mg的溶液，作为对照溶液；另取3-甲基黄酮-8-羧酸（杂质Ⅰ）对照品适量，精密称定，加上述溶剂溶解并定量稀释制成每1ml中含0.10mg的溶液，作为对照品溶液。照薄层色谱法（通则0502）试验，吸取供试品溶液、对照、对照品溶液各10μl，分别点于同一硅胶GF_{254}薄层板上，以环己烷–乙酸乙酯–甲醇–二乙胺（8∶2∶2∶1）为展开剂，展开，晾干，置紫外光灯（254nm）下检视，供试品溶液如显杂质斑点，不得多于2个，其中在与对照品溶液相同位置上所显杂质斑点的颜色与对照品溶液的主斑点比较，不得更深，另一杂质斑点颜色与对照溶液的主斑点比较，不得更深。

2. 高效液相色谱法 高效液相色谱法分离效能高，专属性强和检测灵敏性好，可以准确地测定各组分的峰面积，在杂质检查中的应用日益增多。对于使用高效液相色谱法测定含量的药物，可采用同一色谱条件进行杂质检查。

采用高效液相色谱法检查杂质，《中国药典》通则0512规定应按各品种项下要求，进行色谱系统适用性试验，以保证仪器系统达到杂质检查要求。检测杂质有四种方法：外标法（杂质对照品法）、加校正因子的主成分自身对照测定法、不加校正因子的主成分自身对照法、面积归一化法。

（1）外标法（杂质对照品法）：适用于有杂质对照品，而且进样量能够精确控制（以定量环或自动进样器进样）的情况。方法：配制杂质对照品溶液和供试品溶液，分别取一定量注入液相色谱仪，测定杂质对照品溶液和供试品溶液中杂质峰的响应，按外标法计算杂质的浓度。外标法定量比较准确，但它必须使用杂质对照品，而杂质对照品的供应相对来讲是比较困难的。

例 4-19 卡托普利及其片剂中卡托普利二硫化物的检查：在合成和储存过程中卡托普利易氧化为二硫化物，《中国药典》采用外标法检查。用流动相制备供试品溶液的浓度为0.5mg/ml，卡托普利二硫化物对照品溶液的浓度为5μg/ml，系统适用性试验用混合溶液中卡托普利和卡托普利二硫化物对照品的浓度分别为0.1mg/ml和15μg/ml。高效液相色谱法测定，用十八烷基硅烷键合硅胶柱，以0.01mol/L磷酸氢二钠–甲醇–乙腈（70∶25∶5）（用磷酸调节pH至3.0）为流动相，检测波长为215nm。分别进样测定，卡托普利和卡托普利二硫化物之间的分离度应大于4.0；供试品溶液的色谱图中如有与卡托普利二硫化物对照品保留时间一致的色谱峰，按外标法以峰面积计算。原料药中的二硫化物的含量不得过1.0%，片剂中的不得过卡托普利标示量的3.0%。

（2）加校正因子的主成分自身对照法：该法仅适用于已知杂质的控制。以主成分为对照，用杂质对照品测定杂质的校正因子。杂质的校正因子和相对保留时间直接载入各品种质量标准中。在常规检验时，通常以主成分为参照，用相对保留时间定位，杂质的校正因子用于校正该杂质的实测峰面积。

方法：将杂质对照品和药物对照品配制成一定浓度的测定杂质校正因子的溶液，进行色谱分离、分析后，按内标法求出杂质相对于主成分的校正因子（f）：

$$\text{校正因子}\ (f) = \frac{A_S / C_S}{A_R / C_R} \tag{4.3}$$

式中，A_S 为药物对照品的峰面积，A_R 为杂质对照品的峰面积，C_S 为药物对照品的浓度，C_R 为杂质对照品的浓度。

目前，更常用的方法是系列标准曲线法。将药物对照品和杂质对照品均制成与杂质限度相当范围（覆盖有关物质的限度水平和可能的含量范围）的系列浓度标准溶液（对照品足够纯净，杂质无相互干扰时，可以制备成混合系列标准溶液），分别色谱分离分析后，建立各组分的线性回归方程；然后根据药物对照品与各杂质对照品方程的斜率比，也可以准确测得各杂质的校正因子。

测定杂质含量时，将供试品溶液稀释成与杂质限量相当的溶液作为对照溶液，进样，调节检测灵敏度（信噪比合格）或进样量（不得过载），使对照溶液的主成分色谱峰的峰高为满量程的10%～25% 或其峰面积满足杂质限量测定要求（通常含量低于 0.5% 的杂质，其峰面积的 RSD 应小于 10%；含量在 0.5%～2% 的杂质，其峰面积 RSD 应小于 5%；含量大于 2% 的杂质，其峰面积 RSD 应小于 2%）。然后，取供试品溶液和对照溶液，分别进样，除另有规定外，供试品溶液的记录时间应为主成分色谱峰保留时间的 2 倍。测量供试品溶液色谱图中各杂质的峰面积。分别乘以相应的校正因子后，与对照溶液主成分的峰面积比较，计算杂质含量。

$$C_X = \frac{A_X}{A'_S / C'_S} \cdot f \tag{4.4}$$

式中，A_X 为供试品溶液杂质的峰面积，A'_S 为对照溶液药物主成分的峰面积，C_X 为杂质的浓度，C'_S 为对照溶液中药物的浓度。

本法的优点是既省去了杂质对照品，又考虑到了杂质与主成分响应因子的不同所引起的测定误差，准确度较好。缺点是在日常检验时，如果没有杂质对照品，杂质的定位必须采用相对保留时间，所以杂质相对于药物的相对保留时间也需一并载入各品种项下。

例 4-20 《中国药典》拉米夫定有关物质检查：

色谱条件与系统适用性试验：以十八烷基硅烷键合硅胶（又称 C_{18}、ODS）为填充剂的色谱柱，0.025mo/L 醋酸铵溶液（冰醋酸调节 pH 至 3.8）-甲醇（95∶5）为流动相，277nm 波长检测。胞嘧啶、尿嘧啶、杂质Ⅱ和拉米夫定各峰间的分离度均应符合要求。

试液：取本品适量，精密称定，加流动相溶解并定量稀释制成每 1ml 中约含 0.5mg 的溶液，作为供试品溶液；精密量取 1ml，置 100ml 量瓶中，用流动相稀释至刻度，再精密量取 5ml，置 50ml 量瓶中，用流动相稀释至刻度，作为对照溶液。精密称取水杨酸对照品适量，加流动相溶解并定量稀释制成每 1ml 中含 0.5μg 的溶液，作为对照品溶液。

检查方法：精密量取供试品溶液、对照溶液和对照品溶液各 10μl，分别注入液相色谱仪，记录色谱图至供试品溶液主峰保留时间的 3 倍。供试品溶液的色谱图中如有杂质峰，水杨酸按外标法以峰面积计算不得过 0.1%，其他各杂质峰面积乘以各自的校正因子后与对照溶液主峰面积进行比较，杂质Ⅰ的校正峰面积不得大于对照溶液主峰面积的 3 倍（0.3%）；杂质Ⅱ的校正峰面积不得大于对照溶液主峰面积的 2 倍（0.2%），其他单个杂质的校正峰面积均不得大于对照溶液主峰的面积（0.1%），杂质总量不得过 0.6%（各杂质峰的相对保留时间和校正因子如表 4-1 所示）。

表 4-1 拉米夫定中各杂质峰的相对保留时间和校正因子

杂质	相对保留时间（min）	校正因子
胞嘧啶	0.28	0.6
尿嘧啶	0.32	2.2
杂质Ⅰ（拉米夫定酸）	0.36	1.0
杂质Ⅱ（非对映异构体）	0.91	1.0
杂质Ⅲ（酮式拉米夫定）	1.45	2.2
拉米夫定	1.00	1.0
其他未知杂质	—	1.0

（3）不加校正因子的主成分自身对照法：适用于没有杂质对照品的情况。方法：将供试品溶液稀释成与杂质限量相当的溶液作为对照溶液，调节检测灵敏度后，取供试品溶液和对照溶液，分别进样，除另有规定外，供试品溶液的记录时间至少应为主成分色谱峰保留时间的 2 倍以上，测量供试品溶液色谱中各杂质的峰面积，并与对照溶液主成分的峰面积比较，计算杂质含量。

例 4-21 《中国药典》利巴韦林中有关物质的检查：用磺化交联的苯乙烯–二乙烯基共聚物的氢型阳离子交换树脂（SCX）柱高效液相色谱法，以水（用稀硫酸调节 pH 至 2.5±0.1）为流动相，检测波长 207nm，理论板数按利巴韦林峰计算不低于 2000。取本品，加流动相溶解并定量稀释制成浓度为 0.4mg/ml 和 2μg/ml 的溶液分别作为供试品溶液和对照溶液；取对照溶液 20μl 注入液相色谱仪，调节检测灵敏度，使主成分色谱峰的峰高约为满量程的 25%；再精密量取供试品溶液和对照溶液各 20μl，分别注入液相色谱仪，记录色谱图至主峰保留时间的 2 倍。供试品溶液的色谱图中如有杂质峰，单个杂质的峰面积不得大于对照溶液主峰面积的 0.5 倍（0.25%），各杂质峰面积的和不得大于对照溶液主峰面积的 2 倍（1.0%）。

（4）面积归一化法：通常只适用于供试品中结构相似、相对含量较高且限度范围较宽的杂质含量的粗略检查，如异构体相对含量的检查。方法：取供试品溶液适量，注入液相色谱仪，记录色谱图。测量各峰的面积和色谱图中除溶剂峰以外的总色谱峰面积，计算各杂质峰面积占总峰面积的百分率，应不得超过限量。

例如，β-内酰胺抗生素中“异构体”比例的检查。《中国药典》规定：头孢呋辛酯 A 异构体峰面积与头孢呋辛酯 A、B 异构体峰面积和之比应为 0.48～0.55；头孢泊肟酯 B 异构体峰面积与头孢呋辛酯 A、B 异构体峰面积和之比成为 0.50～0.60。该法简便快捷，但在杂质结构与主成分结构相差较大时可能会有较大的定量误差。因此，《中国药典》对本法的使用作了明确的限定，除另有规定外，一般不宜用于微量杂质的检查。

3. 气相色谱法 气相色谱法用来测定药物中挥发性特殊杂质，特别是药物中的残留溶剂的检查，各国药典均规定采用气相色谱法。除另有规定外，依照《中国药典》通则 0521 规定，应按各品种项下要求进行色谱系统适用性试验，以保证仪器系统达到杂质检查要求。有四种测定方法：内标法、外标法、面积归一化法、标准溶液加入法。

（1）内标法：内标法是试样中所有组分不能全部出峰或只要求测定试样中某个或某几个组分时，可采用此法。内标法是在准确称取一定量的试样中，加入一定的标准物质（内标物），根据内标物和试样的质量及色谱图上的相应峰面积，计算待测组分的含量。内标法的关键是选择合适的内标物，内标物应是试样中不存在的纯物质，物质与被测物质相近，能溶于样品中，但不能与样品发生反应。此法比较费事，一般不用于快速分析。

（2）外标法：同液相色谱法。

（3）面积归一化法：同液相色谱法。

（4）标准溶液加入法：将一定量的杂质对照品溶液精密加入供试品溶液中，根据外标法或内标法测定杂质的含量，再扣除加入的对照品溶液含量，即得供试品溶液中杂质的含量。也可按以下方法进行计算：

$$\frac{A_{iS}}{A_X}=\frac{C_X+\Delta C_X}{C_X} \tag{4.5}$$

$$C_X=\frac{\Delta C_X}{(A_{iS}/A_X)-1} \tag{4.6}$$

式中，C_X 为供试品中组分 X 的浓度，ΔC_X 为所加入的已知浓度的待测组分对照品的浓度，A_{iS} 为加入对照品后组分 X 的峰面积，A_X 为供试品中组分 X 的峰面积。

例 4-22 《中国药典》樟脑中有关物质的检查：取本品适量，用正庚烷溶解并定量稀释制成浓度约为 100mg/ml 和 1mg/ml 的溶液，分别作为供试品溶液和对照溶液；另取 3,7-二甲基-1,6-辛二烯-3-醇与乙酸龙脑酯各适量，加正庚烷溶解并稀释制成浓度各约为 0.5mg/ml 的混合溶液，作为系统适用性试验溶液。照气相色谱法试验（通则 0521），以聚乙二醇（polyethylene glycol，PEG）20M 为固定液，柱温程序升温进行分离，火焰离子化检测器（flame ionization detector，FID）检测。取系统适用性试验溶液 1μl，进行色谱测定，3,7-二甲基-1,6-辛二烯-3-醇与乙酸龙脑酯峰的分离度应大于 2.0。精密量取供试品溶液和对照溶液各 1μl，分别进行色谱测定，供试品溶液如有杂质峰，单个杂质峰面积不得大于对照溶液主峰面积的 2 倍（2.0%），各杂质峰面积的和不得大于对照溶液主峰面积的 4 倍（4.0%）。

在难以找到合适内标物或色谱图上难以插入内标时可采用该法。

4. 毛细管电泳法　毛细管电泳法可以用于多肽、酶类等药物中杂质的检查。检查方法与高效液相色谱法相同。

例 4-23 《中国药典》抑肽酶中“去丙氨酸–去甘氨酸–抑肽酶”和“去丙氨酸–抑肽酶”的检查：取本品和抑肽酶对照品各适量，用水溶解并定量制成浓度约为 5U/ml 的溶液分别作为供试品溶液和对照品溶液。照毛细管电泳法（通则 0542）测定，采用熔融石英毛细管柱（75μm×60cm，有效长度 50cm）：以 120mmol/L 磷酸二氢钾缓冲液（pH 2.5）为操作缓冲溶液，检测波长 214nm，毛细管温度为 30℃，工作电压 12kV。以抑肽酶峰为参照，去丙氨酸–去甘氨酸–抑肽酶峰的迁移时间为 0.98，去丙氨酸–抑肽酶峰的迁移时间为 0.99，两杂质峰间的分离度应大于 0.8，去丙氨酸–抑肽酶峰与抑肽酶峰间的分离度应大于 0.5。抑肽酶峰的拖尾因子不得大于 3。

进样端为正极，1.5Pa 压力进样，进样时间 3s。每次进样前，依次用 0.1mol/L 氢氧化钠溶液、去离子水和操作缓冲溶液清洗毛细管柱 2min、2min 和 5min。供试品溶液电冰图中，按 100（r_i/r_s）计算杂质的含量，其中，r_i 为去丙氨酸–去甘氨酸–抑肽酶或去丙氨酸–抑肽酶的校正峰面积（峰面积/迁移时间），r_s 为去丙氨酸–去甘氨酸–抑肽酶、去丙氨酸–抑肽酶和抑肽酶的校正峰面积总和。去丙氨酸–去甘氨酸–抑肽酶的量不得大于 8.0%，去丙氨酸–抑肽酶的量不得大于 7.5%。

（四）热分析法

热分析法是在程序控制温度下，精确记录待测物质理化性质与温度的关系，研究其受热过程中所发生的晶型转变、熔融、升华、吸附等物理变化和脱水、热分解、氧化还原等化学变化，可广泛应用于物质的多晶型、物相转化、结晶水、结晶溶剂、热分解及药物的纯度、稳定性等的研究。热分析法类型有多种，在药物分析中常用的是热重分析法（thermogravimetric analysis，TGA）、差示热分析法（differential thermal analysis，DTA）、DSC 等。

1. TGA　TGA 是在程序控制温度下，测量物质的重量与温度关系的一种技术。记录的重量变化与温度或时间的关系曲线称为热重曲线（TGA 曲线，图 4-3）。TGA 曲线以质量为纵坐标，温度为横坐标。图中 AB 为平台，表示 TGA 曲线中重量不变的部分；B 点为起始温度（T_i），是指积累重量变化达到天平能检测程度时的温度；C 点为终止温度（T_f），是指积累重量变化达到最大时的温度；T_f–T_i（B、C 点间温度差）为反应区间。当被测物质在加热过程中有升华、气化、分

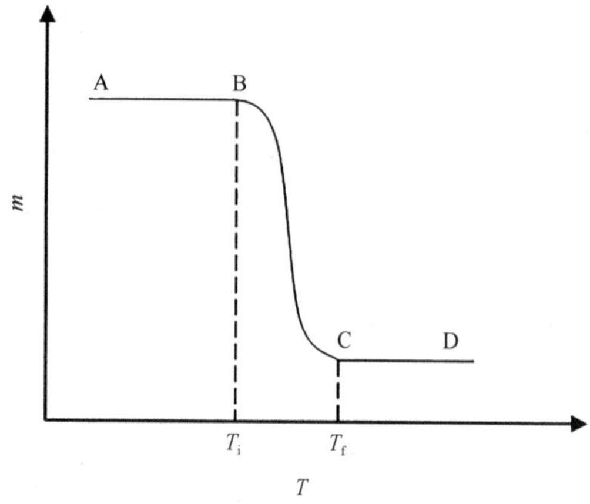

图 4-3　TGA 曲线示意图

解出气体或失去结晶水时，被测的物质质量就会发生变化，测定曲线上平台之间的质量差值，就可计算出样品在相应温度范围内减失质量的百分率。例如，从 $CaC_2O_4 \cdot H_2O$ 的 TGA 曲线可知，其在 100～200 ℃ 失掉 1mol H_2O（失重 12.5%）；在 400～500℃每摩尔 CaC_2O_4 分解出 1mol CO（失重 12.5%）；最后在 600～800℃失重为 $CaCO_3$ 分解成 CaO 和 CO_2 的过程。

TGA 可以区分药物中所含的水分是吸附水还是结晶水，也适用于贵重药物或在空气中容易氧化的药物的干燥失重测定。

例 4-24　USP38 中硫酸长春新碱干燥失重的 TGA 测定：精密称取供试品约 10mg，照热重测定法，于氮气环境下（流速为 40ml/min）以 5℃ /min 恒速升温，记录室温至 200℃范围内的 TGA 曲线，测定室温与分解点（约 160℃）之前平台间的减失重量，不得过 12.0%。

2. DTA　DTA 是在程序控制温度下，测量供试品与参比物之间的温度差 ΔT 与温度（或时间）关系的一种技术。差热分析法是基于物质在加热或冷却过程中会发生熔化、凝固、晶型转变、分解等物理或化学变化，这些变化将伴随着热效应的产生，必定会影响温度的变化。选择一种具有相似热熔的惰性物质（即在加热过程中不发生相变和化学变化的物质）作为参比物质，与供试品一起置于一个可控制的加热器中，按一定程序升温，记录的温度差与温度或时间的关系曲线称为 DTA 曲线（图 4-4）。若供试品无热效应产生，则供试品与参比物质之间的温度差（ΔT）为恒定的值，此时测得的是一条平滑的直线，称为基线，如 AB 及 DE；若供试品发生变化产生热效应，在 DTA 曲线上就有峰出现，若供试品产生吸热反应，则温度低于参比物质，ΔT 为负值，峰顶向下；反之，峰顶向上。在 DTA 曲线中物理变化常得到尖峰，而化学变化则峰形较宽。

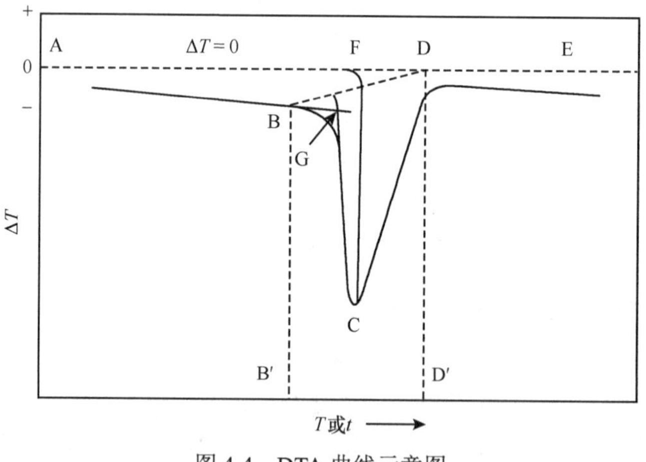

图 4-4　DTA 曲线示意图

DTA 曲线的吸热和放热峰的个数、形状和位置与相应的温度可用来鉴别药物、测定熔点等，也可用于药物纯度的检查。

3. DSC　DSC 是在程序控制温度下，测量输给供试品和参比物的热量差与温度（或时间）关系的一种技术。即在整个分析过程中，需要维持供试品与参比物质的温度相同，测定的是维持在相同温度条件下所需的热量差。当供试品发生吸热变化时，温度要下降，必须补充较参比物质更多的热量才能使供试品温度与参比物质相同；反之，当供试品发生放热反应时，温度升高，则供给的热量应较参比物质为少。记录输给供试品与参比物的热量差与温度或时间的关系曲线称为 DSC 曲线。DSC 曲线与 DTA 曲线的形状极为相似，横坐标均为温度（或时间），不同之处在于 DSC 曲线的纵坐标为 dQ/dT。在两者的曲线上，随供试品不同而显示不同的吸热峰或放热峰，DSC 法较 DTA 法更适用于测量物质在物理变化或化学变化中焓的改变。DSC 同样可用于药物熔点和水分的测定，药物的鉴别和药物纯度的检查等。此外 DSC 和 DTA 均可用于药物中无效或低效晶型的检查。不同晶型的物质，其熔点往往不同，在 DSC 曲线上熔化吸热峰的位置也就不同。因此，应用 DSC 和 DTA 不仅可以检查有无其他晶型存在，还可以测定不同晶型药物的比率，达到控制无效晶型含量的目的。

（五）其他方法

1. 酸碱度检查法　药物中的碱性或酸性杂质检查时，可以利用药物与杂质之间的酸碱性差异，采用酸碱滴定法、指示液法或 pH 测定法进行检查。

（1）酸碱滴定法：在一定指示液下，用酸或碱滴定供试品溶液中的碱性或酸性杂质，以消耗酸或碱滴定液的毫升数作为限度指标。

（2）指示液法：将一定量指示液的变色 pH 范围作为供试品溶液中酸碱性杂质的限度指标。

（3）pH 测定法：用电位法测定供试品溶液的 pH，衡量其酸碱性杂质是否符合限量规定。

例 4-25　《中国药典》己酸羟孕酮的酸度检查：己酸羟孕酮在生产中加入了过量的正己酐和对甲苯磺酸，可能使产品的酸度增加，所以要检查其酸度。方法：取供试品 0.20g，加中性无水乙醇（对溴麝香草酚蓝指示液显中性）25ml 溶解后，立即加溴麝香草酚蓝指示液数滴并用氢氧化钠滴定液（0.02mol/L）滴定至显微蓝色，消耗氢氧化钠滴定液（0.02mol/L）不得过 0.50ml。

2. 物理性状检查法　根据药物与杂质在性状上的不同，进行差异检查，可控制杂质的限量，如臭味和挥发性、颜色、溶解行为和旋光性等差异的检查。

（1）臭味差异：药物中如存在具有特殊气味的杂质，可由气味判断该杂质的存在。

例 4-26　《中国药典》麻醉乙醚的异臭检查：麻醉乙醚由乙醇缩合制备，而乙醇用淀粉发酵制备时，可能引入某些沸点高的副产物，如正丙醇、异丁醇、戊醇、异戊醇等杂油醇；如不精制，即使它们被缩合，挥发性与乙醚相比仍较弱，而产生异臭。方法：取本品 10ml，置瓷蒸发皿中，使自然挥发，挥散完毕后，不得有异臭。

（2）挥发性差异：药物具有挥发性，而杂质不易挥发。对药物挥发后遗留的残渣称定重量，可控制不挥发性杂质。

例 4-27　《中国药典》樟脑（合成）中不挥发物的检查：取供试品 2.0g，在 100℃加热使樟脑全部挥发并干燥至恒重；遗留残渣不得过 1mg。

（3）颜色差异：某些药物自身无色，但从生产中引入了有色的有关物质，或其分解产物有颜色。采用检查供试品溶液颜色的方法，可以控制药物中有色杂质的量。

例 4-28　《中国药典》盐酸胺碘酮中游离碘的检查：盐酸胺碘酮中游离碘是由于合成反应中未反应完全或氧化分解而引入，它能溶于三氯甲烷中即显紫红色。方法：取本品 0.5g，加水 10ml，振摇 30s，放置 5min，滤过，滤液加稀硫酸 1ml 与三氯甲烷 2ml，振摇，三氯甲烷层不得显色。

（4）溶解性差异：有的药物可溶于水、有机溶剂、酸或碱溶液中，而其杂质不溶；或反之，杂质可溶而药物不溶，则可以根据溶液的澄清度进行检查。

例 4-29　《中国药典》高三尖杉酯碱的溶液澄清度检查：高三尖杉酯碱如果吸湿水解或混有非酯碱杂质，用其配制注射液时，则会出现难溶性的黏胶状物或小白点，假毛等。方法：取供试品 10mg，加 0.1% 酒石酸溶液 10ml 溶解后，溶液应澄清。

（5）旋光性差异：手性药物均有特征的比旋度（或旋光度）数值。通过旋光度测定可以用来反映药物的纯度，或限定光学异构体杂质的含量。若药物本身没有旋光性，而其杂质有，则可以通过限定药物溶液的旋光度值来控制相应杂质的量。

例 4-30 《中国药典》硫酸阿托品的莨菪碱检查：硫酸阿托品为消旋体药物，而其莨菪碱有关物质则为光学单体物质。方法：供试品水溶液（50mg/ml）的旋光度不得过 –0.40°。

第三节　药物中一般杂质的检查

一般杂质是指自然界分布比较广泛，在多种药物的生产或储存过程中容易引入的杂质，如氯化物、硫酸盐、铁盐、重金属、砷盐等。它们的检查方法，为了避免在正文中重复，收载在《中国药典》四部通则中。

一、氯化物检查法

药物的生产过程中，常用到盐酸或将药物制成盐酸盐的形式；生产和储存过程中也极易引入氯化物。氯化物虽然对人体无害，但通过对氯化物的控制，也可控制由氯生成的副产物。其检查结果显示药品的纯度，能够反映生产过程是否正常。因此，氯化物常作为信号杂质在多数药物中需要检查。

1. 检查原理　药物中的微量氯化物在硝酸酸性条件下与硝酸银反应，生成氯化银胶体微粒而显白色浑浊，与一定量的标准氯化钠溶液在相同条件下产生的氯化银浑浊比较，判断供试品中的氯化物是否符合限量规定。

2. 检查方法　除另有规定外，取各品种项下规定量的供试品，加水溶解使成 25ml（溶液如显碱性，可滴加硝酸使成中性），再加稀硝酸 10ml；溶液如不澄清，应滤过；置 50ml 纳氏比色管中，加水使成约 40ml，摇匀，即得供试品溶液。另取该品种项下规定量的标准氯化钠溶液，置 50ml 纳氏比色管中，加稀硝酸 10ml，加水使成 40ml，摇匀，即得对照溶液。于供试品溶液与对照溶液中，分别加入硝酸银试液 1.0ml，用水稀释使成 50ml，摇匀，在暗处放置 5min，同置黑色背景上，从比色管上方向下观察、比较，即得。

3. 注意事项

1）在测定条件下，氯化物浓度以 50ml 中 50～80μg 的 Cl 为宜，在此范围内浑浊梯度明显，便于比较。相当于标准氯化钠溶液（10μg Cl/ml）取用量为 5.0～8.0ml，在设计检查方法时应根据氯化物的限量考虑供试品的取用量，使氯化物的含量在适宜的比浊范围内。

2）在硝酸溶液中进行检查，加入硝酸可避免弱酸银盐如碳酸银、磷酸银及氧化银沉淀的形成而干扰检查，同时还可加速氯化银沉淀的生成并产生较好的乳浊。酸度以 50ml 供试溶液中含稀硝酸 10ml 为宜。

3）操作时，应当按照顺序进行，即先制成 40ml 水溶液，再加入硝酸银试液 1.0ml，以免在较大的氯化物浓度下产生较大颗粒的浑浊，沉积在底部影响比浊；为了避免光线使单质银析出，加硝酸银后应在暗处放置 5min；由于氯化银为白色浑浊，观察时应将比色管同置黑色背景上，自上而下观察。

4）供试品溶液如不澄清，可用含硝酸的水洗涤滤纸中可能存在的氯化物，再过滤供试品溶液，使其澄清。判断洗净的方法是接收洗涤液加入硝酸银后，观察是否产生浑浊。

5）供试品溶液如带颜色，可采用内消色法解决。取供试品溶液两份，分别置 50ml 纳氏比色管中，一份中加硝酸银试液 1.0ml，摇匀，放置 10min，如显浑浊，可反复滤过，至滤液完全澄清，再加规定量的标准氯化钠溶液与水适量使成 50ml，摇匀，在暗处放置 5min，作为对照溶液；另一份中加硝酸银试液 1.0ml 与水适量使成 50ml，摇匀，在暗处放置 5min，按上述方法与对照溶液比较，即得。对某些带有颜色的药物，也可根据其化学性质设计排除干扰的方法。例如，检查高锰酸钾中的氯化物，可先加乙醇适量使其还原褪色，再依法检查。

6）检查有机氯杂质，可根据氯杂质结构，将有机氯结构转变为无机离子状态，再依法检查。若杂质为氯代脂烃或氯在环的侧链上，可在碱性溶液中加热使水解生成 Cl^-。若杂质中氯连接于环上，需进行有机破坏使其分解，如氧瓶燃烧法后，再依法检查。

二、硫酸盐检查法

微量的硫酸盐（sulfate）杂质，也是一种信号杂质。

1. 检查原理　药物中微量的硫酸盐在稀盐酸酸性条件下与氯化钡反应，生成硫酸钡微粒显白色浑浊，与一定量标准硫酸钾溶液（100μg SO_4/ml）在相同条件下产生的硫酸钡浑浊程度比较，判定供试品硫酸盐是否符合限量规定。

2. 检查方法　除另有规定外，取各品种项下规定量的供试品，加水溶解使成约 40ml（溶液如显碱性，可滴加盐酸使成中性）；溶液如不澄清，应滤过；置 50ml 纳氏比色管中，加稀盐酸 2ml，摇匀，即得供试品溶液。另取该品种项下规定量的标准硫酸钾溶液，置 50ml 纳氏比色管中，加水使成约 40ml，加稀盐酸 2ml，摇匀，即得对照溶液。于供试品溶液与对照溶液中，分别加入 25% 氯化钡溶液 5ml，用水稀释至 50ml，充分摇匀，放置 10min，同置黑色背景上，从比色管上方向下观察、比较，即得。

3. 注意事项

1）本法适宜比浊浓度为 50ml 中 0.1～0.5mg 的 SO_4^{2-}，相当于标准硫酸盐溶液 1.0～5.0ml。

2）供试溶液如带颜色，可采用内消色法。如果药物在水中不易溶解，可加入适量的有机溶剂将药物溶解后再依法检查，如硫酸普拉睾酮钠中硫酸盐的检查，先用丙酮–水（1∶1）溶解样品后进行检查。

3）盐酸可防止碳酸钡或磷酸钡等沉淀生成，影响比浊。但酸度过大可使硫酸钡溶解，降低检查灵敏度，50ml 供试品中含 2ml 稀盐酸为宜。

三、铁盐检查法

微量铁盐（ferric salt）的存在可能会加速药物的氧化和降解，因此要控制其限量。《中国药典》和 USP 均采用硫氰酸盐法，BP 采用巯基醋酸法检查（巯基醋酸还原 Fe^{3+} 成 Fe^{2+}，在氨碱性溶液中进一步与 Fe^{2+} 作用生成配位离子，与一定量标准铁溶液经同法处理后产生的颜色进行比较），两个方法相比较，后者的灵敏度较高，但试剂较贵。下面着重介绍硫氰酸盐法。

1. 检查原理　铁盐在盐酸酸性溶液中与硫氰酸盐作用产生红色可溶性的硫氰酸铁配离子，与一定量标准铁溶液用同法处理后进行比色，判断供试品中的铁盐是否超过了限量。

$$Fe^{3+} + 6SCN^- \xrightarrow{H^+} [Fe(SCN)_6]^{3-}$$

2. 检查方法　除另有规定外，取各品种项下规定量的供试品，加水溶解使成 25ml，移至 50ml 纳氏比色管中，加稀盐酸 4ml 与过硫酸铵 50mg，用水稀释使成 35ml 后，加 30% 硫氰酸铵溶液 3ml，再加水适量稀释成 50ml，摇匀；如显色，立即与标准铁溶液一定量制成的对照溶液（取该品种项下规定量的标准铁溶液，置 50ml 纳氏比色管中，加水使成 25ml，加稀盐酸 4ml 与过硫酸铵 50mg，用水稀释使成 35ml，加 30% 硫氰酸铵溶液 3ml，再加水适量稀释成 50ml，摇匀）比较，即得。如供试管与对照管色调不一致时，可分别移至分液漏斗中，各加正丁醇 20ml 提取，俟分层后，将正丁醇层移至 50ml 纳氏比色管中，再用正丁醇稀释至 25ml，比较，即得。

3. 注意事项

1）本法适用于药品中微量铁盐的限量检查，在测定条件下，铁盐浓度以 50ml 中 10～50μg 的 Fe^{3+} 为宜，相当于标准铁溶液（10μg Fe/ml）取用量 1.0～5.0ml，在此范围内色泽梯度明显，易于区别。

2）标准铁溶液用硫酸铁铵［$FeNH_4(SO_4)_2 \cdot 12H_2O$］配制，并加入硫酸防止铁盐水解，易于保存。标准铁储备液应存放在阴凉处，存放期如出现浑浊或其他异常情况时，不得使用。

3）检查在盐酸酸性溶液中进行，加入盐酸可以防止 Fe^{3+} 水解而干扰检查。酸度以 50ml 供试溶液中含稀盐酸 4ml 为宜。

4）加入氧化剂过硫酸铵，可以氧化供试品中的 Fe^{2+} 成 Fe^{3+}；同时可以防止由于光线使硫氰酸铁还原或分解褪色。

5）某些药物（如葡萄糖、糊精和硫酸镁等）在检查过程中加入硝酸处理，则不再加过硫酸铵，但硝酸中可能含有亚硝酸，能与硫氰酸根离子作用，生成红色亚硝酰硫氰化物影响比色。因此，剩余的硝酸必须加热煮沸除去。

6）某些酸根阴离子（如 Cl^-、PO_4^{3-}、SO_4^{2-}、枸橼酸根离子）能与 Fe^{3+} 形成有色配位化合物而干扰检查，可以适当增加酸度，增加硫氰酸铁的量，用正丁醇或异戊醇提取，分取醇层比色。这是因为硫氰酸铁配位离子在正丁醇等有机溶剂中溶解度大，提取后能增加颜色的深度，提高比色灵敏度，并能消除某些干扰物质的影响。此外，一些金属离子（如汞、银、钴、铋离子等）也可与 SCN^- 反应生成有色沉淀而干扰检查，在设计时应予考虑。

7）环状结构的有机药物，在试验条件下不溶解或对检查有干扰，须经炽灼破坏，使铁盐成三氧化二铁留于残渣，处理后再依法检查。

四、重金属检查法

重金属（heavy metal）系指在规定实验条件下能与硫代乙酰胺或硫化钠作用显色的金属杂质，包括银、铅、汞、铜、镉、铋、锑、锡、砷、镍、钴和锌等。药物中重金属的存在将影响药物的稳定性及用药的安全性。由于生产中遇到铅的机会较多，且铅在人体内易积蓄中毒，故以铅为代表检查重金属。根据实验条件与方法的不同，《中国药典》通则 0821 共收载三种重金属检查方法。

（一）第一法　硫代乙酰胺法

本法适用于溶于水、稀酸及与水互溶有机溶剂，并且不含可与金属离子强配位基团的药物，是大多数药物采用的检查方法。

1. 检查原理　硫代乙酰胺在弱酸性（pH 3.5）条件下水解，产生硫化氢，与药物中微量的重金属反应生成黄色到棕黑色的硫化物均匀混悬液，与一定量标准铅溶液经同法处理后所呈颜色进行比较，判断供试品中重金属是否符合限量规定。

$$CH_3CSNH_2+H_2O \longrightarrow CH_3CONH_2+H_2S$$

$$H_2S+Pb^{2+} \longrightarrow PbS\downarrow +2H^+$$

2. 检查方法　除另有规定外，取 25ml 纳氏比色管三支，甲管中加标准铅溶液一定量与醋酸盐缓冲液（pH 3.5）2ml 后，加水或各品种项下规定的溶剂稀释成 25ml，乙管中加入按各品种项下规定的方法制成的供试品溶液 25ml，丙管中加入与乙管相同重量的供试品，加配制供试品溶液的溶剂适量使溶解，再加与甲管相同量的标准铅溶液与醋酸盐缓冲液（pH 3.5）2ml 后，用溶剂稀释成 25ml；若供试品溶液带颜色，可在甲管中滴加少量的稀焦糖溶液或其他无干扰的有色溶液，使之与乙管、丙管一致；再在甲、乙、丙三管中分别加硫代乙酰胺试液各 2ml，摇匀，放置 2min，同置白纸上，自上向下透视，当丙管中显出的颜色不浅于甲管时，乙管中显示的颜色与甲管比较，不得更深。如丙管中显出的颜色浅于甲管，应取样按第二法重新检查。

如在甲管中滴加稀焦糖溶液或其他无干扰的有色溶液，仍不能使颜色一致时，应取样按第二法检查。

配制供试品溶液时，如使用的盐酸超过 1ml，氨试液超过 2ml，或加入其他试剂进行处理者，除另有规定外，甲管溶液应取同样同量的试剂置瓷皿中蒸干后，加醋酸盐缓冲液（pH 3.5）2ml 与水 15ml，微热溶解后，移置纳氏比色管中，加标准铅溶液一定量，再用水或各品种项下规定的溶剂稀释成 25ml。

本法用硝酸铅配制标准铅储备液，标准铅溶液临用前稀释而成，浓度为 10μg/ml，适宜目视比色的浓度范围为每 27ml 溶液中含 10～20μg 的 Pb，相当于标准铅溶液 1～2ml。

3. 注意事项

（1）供试品如有色，应在加硫代乙酰胺试液前在对照溶液管中滴加少量稀焦糖溶液或其他无干扰的有色溶液，使之与供试品溶液管的颜色一致，然后再加硫代乙酰胺试液比色。如按以上方法仍不能使两管颜色一致，可采用内消色法使对照溶液与供试品溶液的颜色一致。

（2）检查是在醋酸盐缓冲溶液（pH 3.5）2ml 中进行。在 pH 3～3.5 时硫化铅沉淀较完全，若酸度增大，重金属离子与硫化氢呈色变浅，酸度太大时甚至不显色。

（3）供试品中若含微量高铁盐，在弱酸性溶液中易氧化硫化氢析出硫，产生浑浊，影响比色，可先加维生素 C 0.5～1.0g，将 Fe^{3+} 还原成 Fe^{2+}，消除干扰。

例 4-31　《中国药典》葡萄糖酸亚铁中重金属的检查：取 50ml 纳氏比色管两支，甲管中加水适量，加稀乙酸 2ml 与维生素 C 1g，滴加稀焦糖溶液调节溶液颜色与供试品一致，加标准铅溶液 1.25ml，再加水使成 25ml，作为对照溶液；另取本品 0.5g，加水 20ml 溶解后，量取 5ml，置乙管中，加稀乙酸 2ml、维生素 C 1g、标准铅溶液 1ml，加水适量使成 25ml，作为供试品溶液；甲乙两管中分别加硫化氢试液 10ml，摇匀，在暗处放置 10min，同置白纸上，自上面透视，乙管中显出的颜色与甲管比较，不得更深，含重金属不得过百万分之二十。

（二）第二法　炽灼后的硫代乙酰胺法

本法适用于难溶于水、稀酸及与水互溶有机溶剂的有机药物，以及含有可与金属离子强配位基团的芳环、杂环药物。

1. 检查原理　重金属可能与芳环、杂环形成较牢的价键，需将供试品炽灼破坏，残渣加硝酸、硫酸进一步破坏，蒸干，加盐酸转变成易溶于水的氯化物，再按第一法进行检查。

2. 检查方法　除另有规定外，当需改用第二法检查时，取各品种项下规定量的供试品，按炽灼残渣检查法（通则 0841）进行炽灼处理，然后取遗留的残渣；或直接取炽灼残渣项下遗留的残渣；如供试品为溶液，则取各品种项下规定量的溶液，蒸发至干，再按上述方法处理后取遗留的残渣；加硝酸 0.5ml，蒸干，至氧化氮蒸气除尽后（或取供试品一定量，缓缓炽灼至完全炭化，放冷，加硫酸 0.5～1ml，使其湿润，用低温加热至硫酸除尽后，加硝酸 0.5ml，蒸干，至氧化氮蒸气除尽后，放冷，在 500～600℃炽灼使完全灰化），放冷，加盐酸 2ml，置水浴上蒸干后加水 15ml，滴加氨试液至对酚酞指示液显微粉红色，再加醋酸盐缓冲液（pH 3.5）2ml，微热溶解后，移置纳氏比色管中，加水稀释成 25ml，作为乙管；另取配制供试品溶液的试剂，置瓷皿中蒸干后，加醋酸盐缓冲液（pH 3.5）2ml 与水 15ml，微热溶解后，移置纳氏比色管中，加标准铅溶液一定量，再用水稀释成 25ml，作为甲管；再在甲、乙两管中分别加硫代乙酰胺试液各 2ml，摇匀，放置 2min，同置白纸上，自上向下透视，乙管中显出的颜色与甲管比较，不得更深。

3. 注意事项

1）炽灼温度对重金属检查影响较大，温度越高，重金属损失越多，因此炽灼温度须控制在 500～600℃。

2）含钠盐或氟的有机药物在炽灼时能腐蚀瓷坩埚而带入重金属，应改用石英坩埚、铂坩埚或硬质玻璃蒸发皿操作。例如，对氨基水杨酸钠中重金属的检查：取本品 1.0g，置铂坩埚中，依法检查（通则 0821 第二法），含重金属不得过百万分之十。

3）炽灼残渣加硝酸处理后，必须蒸干，除尽氧化氮，否则亚硝酸会使 H_2S 氧化析出硫，影响比色检查。

（三）第三法　硫化钠法

本法适用于能溶于碱性水溶液，难溶于稀酸或在稀酸中生成沉淀的药物。磺胺类药物、巴比妥类药物用此法检查。

1. 检查原理　在碱性介质中，以硫化钠为显色剂，使药物中微量的重金属生成硫化物的均匀混悬液，与一定量标准铅溶液经同法处理后所呈颜色进行比较。

2. 检查方法 除另有规定外，取供试品适量，加氢氧化钠试液 5ml 与水 20ml 溶解后，置纳氏比色管中，加硫化钠试液 5 滴，摇匀，与一定量的标准铅溶液同样处理后的颜色比较，不得更深。

3. 注意事项 硫化钠试液对玻璃有一定的腐蚀性，久置会产生絮状物，应临用新制。

五、砷盐检查法

砷盐（arsenic salt）多由药物生产过程所用无机试剂引入，砷为毒性杂质，须严格控制其限量。《中国药典》采用两种方法检查砷盐，古蔡氏（Gutzeit）法和二乙基二硫代氨基甲酸银（Ag-DDC）法。第一法是药品中砷盐的限量检查；第二法既可检查药品中砷盐限量，又可测定含量，可根据需要选用。

（一）第一法 古蔡氏法

1. 检查原理 金属锌与酸作用产生新生态氢，与药物中微量砷盐生成砷化氢气体，砷化氢气体遇溴化汞试纸产生黄色至棕色的砷斑，与一定量标准砷溶液在同一条件下所产生的砷斑比较，判断供试品中的砷盐是否符合限量规定。

$$As^{3+}+3Zn+3H^{+} \longrightarrow AsH_3\uparrow+3Zn^{2+}$$

$$AsO_3^{3-}+3Zn+9H^{+} \longrightarrow AsH_3\uparrow+3Zn^{2+}+3H_2O$$

$$AsH_3+3HgBr_2 \longrightarrow 3HBr+As(HgBr)_3 \text{（黄色）}$$

$$AsH_3+2As(HgBr)_3 \longrightarrow 3AsH(HgBr)_2 \text{（棕色）}$$

$$AsH_3+As(HgBr)_3 \longrightarrow 3HBr+As_2Hg_3 \text{（黑色）}$$

2. 检查方法 检砷装置如图 4-5。A 为 100ml 标准磨口锥形瓶；B 为中空的标准磨口塞，上连导气管 C（外径 8.0mm，内径 6.0mm），全长约 180mm；D 为具孔的有机玻璃旋塞，其上部为圆形平面，中央有一圆孔，孔径与导气管 C 的内径一致，其下部孔径与导气管 C 的外径相适应，将导气管 C 的顶端套入旋塞下部孔内，并使管壁与旋塞的圆孔相吻合，黏合固定；E 为中央具有圆孔（孔径 6.0mm）的有机玻璃旋塞盖，与 D 紧密吻合。

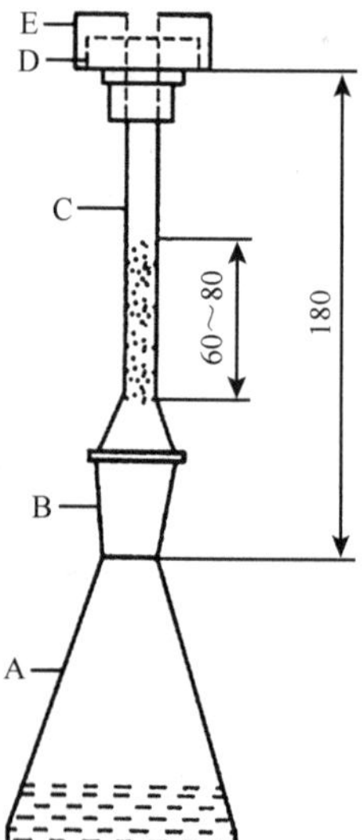

图 4-5 古蔡氏法检砷装置图

测试时，于导气管 C 中装入醋酸铅棉花 60mg（装管高度为 60～80mm），再于旋塞 D 的顶端平面上放一片溴化汞试纸（试纸大小以能覆盖孔径而不露出平面外为宜），盖上旋塞盖 E 并旋紧，即得。

标准砷斑的制备：精密量取标准砷溶液 2ml，置 A 瓶中，加盐酸 5ml 与水 21ml，再加碘化钾试液 5ml 与酸性氯化亚锡试液 5 滴，在室温放置 10min 后，加锌粒 2g，立即将照上法装妥的导气管 C 密塞于 A 瓶上，并将 A 瓶置 25～40℃水浴中，反应 45min，取出溴化汞试纸，即得。若供试品需经有机破坏后再进行检砷，则应取标准砷溶液代替供试品，照该品种项下规定的方法处理后，依法制备标准砷斑。

样品砷斑的制备：取按各品种项下规定方法制成的供试品溶液，置 A 瓶中，照标准砷斑的制备，自“再加碘化钾试液 5ml”起，依法操作。将生成的样品砷斑与标准砷斑比较，不得更深。

砷盐检查中，五价砷在酸性溶液中也能被还原为砷化氢，但速度较三价砷慢。药品中存在的微量砷盐以五价砷和三价砷两种价态存在，故先加入碘化钾和氯化亚锡使五价砷还原为三价砷，加快反应速度。碘化钾被氧化生成碘，碘被氯化亚锡还原成碘离子，碘离子可与反应中生成的锌离子形成稳定的配位离子 $[ZnI_4]^{2-}$，有利于生成砷化氢的反应不断进行。氯化亚锡还可在锌粒表面形成锌锡齐，起去极化作用，使氢气均匀连续地发生，有利于砷斑的形成。碘化钾和氯化亚锡还可抑制锑化氢的形成（锑化氢能与溴化汞试纸作用生成灰色锑斑），在试验条件下，100μg 锑存在不干扰测定。

$$AsO_4^{3-}+2I^-+2H^+ \longrightarrow AsO_3^{3-}+I_2+H_2O$$
$$AsO_4^{3-}+Sn^{2+}+2H^+ \longrightarrow AsO_3^{3-}+Sn^{4+}+H_2O$$
$$I_2+Sn^{2+} \longrightarrow 2I^-+Sn^{4+}$$
$$4I^-+Zn^{2+} \longrightarrow [ZnI_4]^{2-}$$

3. 注意事项

1）用三氧化二砷配制储备液，于临用前取储备液新鲜配制标准砷溶液，每 1ml 标准砷溶液相当于 1μg 的 As。《中国药典》制备标准砷斑采用 2ml 标准砷溶液（相当 2μg As），所得砷斑清晰，否则，砷斑颜色过深或过浅，均影响比色的正确性。

2）供试品若为亚硫酸盐、硫代硫酸盐等，在酸性溶液中生成二氧化硫气体，与溴化汞试纸作用生成黑色硫化汞或金属汞，干扰砷斑检查。应先加硝酸处理，使氧化成硫酸盐，除去干扰。

例 4-32 硫代硫酸钠中砷盐的检查：取本品 0.20g，加水 5ml 溶解后，加硝酸 3ml，置水浴上，注意蒸干，残渣中加水数毫升，搅匀，滤过，滤渣用水洗净，合并滤液与洗液，蒸干后，加盐酸 5ml 与水 23ml 使溶解，依法检查（通则 0822 第一法），应符合规定（0.001%）。

3）供试品若为铁盐，Fe^{3+} 可消耗氯化亚锡、碘化钾等还原剂，并能氧化砷化氢，干扰测定。反应前应先加酸性氯化亚锡试液，将 Fe^{3+} 还原为 Fe^{2+}，除去干扰后再依法检查。

4）供试品若为环状结构的有机药物，因砷在分子中可能以共价键结合，需要进行有机破坏后依法检查，否则检出结果偏低或难以检出。《中国药典》采用碱破坏法，于供试品中加氢氧化钙或无水碳酸钠小火炽灼炭化，再于 500～600℃完全灰化后检查。

例 4-33 对氨基水杨酸钠中砷盐的检查：取无水碳酸钠约 1g，铺于铂坩埚底部与四周，另取本品 1.0g，置无水碳酸钠上，加水少量湿润，干燥后，先用小火灼烧使炭化，再在 500～600℃炽灼使完全灰化，放冷，加盐酸 5ml 与水 23ml 使溶解，依法检查（通则 0822 第一法），应符合规定（0.0002%）。

此外，也有用硝酸镁乙醇溶液进行灼烧破坏分解有机物，使砷生成非挥发性砷酸镁［$Mg_3(AsO_4)_2$］，残渣加盐酸溶解后依法检查。本法操作简便，易于灰化，有机药物破坏后砷能定量回收，但操作中需注意充分灰化，使硝酸镁完全分解为氧化镁。若有硝酸盐或亚硝酸盐残留，则能在酸性液中生成硝酸或亚硝酸，影响砷化氢的生成。

（二）第二法 二乙基二硫代氨基甲酸银法

1. 检查原理 金属锌与酸作用产生新生态氢，与药物中微量砷盐反应生成砷化氢气体，还原二乙基二硫代氨基甲酸银（Ag-DDC）为红色胶态银，与一定量的标准砷溶液在相同条件所呈颜色进行比较，或在 510nm 波长处测定吸光度进行比较。该法不仅可用于砷盐的限量检查，也可用作微量砷盐的含量测定。

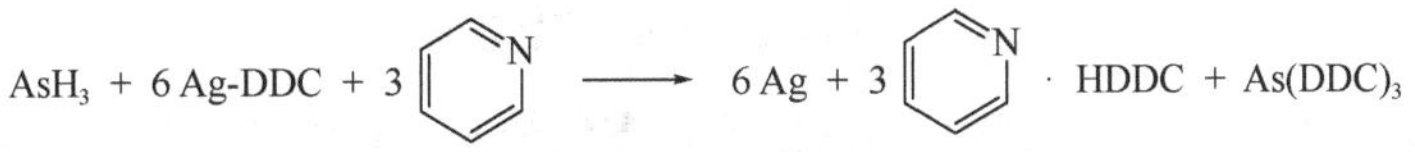

2. 检查方法 检砷装置如图 4-6。A 为 100ml 标准磨口锥形瓶；B 为中空的标准磨口塞，上连导气管 C（一端外径为 8mm，内径为 6mm；另一端长为 180mm，外径 4mm，内径 1.6mm，尖端内径为 1mm）；D 为平底玻璃管（长 180mm，内径 10mm，于 5.0ml 处有一刻度）。

测试时，于导气管 C 中装入醋酸铅棉花 60mg（装管高度约 80mm），并于 D 管中精密加入 Ag-DDC 试液 5ml。

标准砷对照液的制备：精密量取标准砷溶液 2ml，置 A 瓶中，加盐酸 5ml 与水 21ml，再加碘化钾试液 5ml 与酸性氯化亚锡试液 5 滴，在室温放置 10min 后，加锌粒 2g，立即将导气管 C 与 A 瓶密塞，使生成的砷化氢气体导入 D 管中，并将 A 瓶置 25～40℃水浴中反应 45min，取出 D 管，添加三氯甲烷至刻度，混匀，即得。

供试品检查法：取照各品种项下规定方法制成的供试品试液，置A瓶中，照标准砷对照液的制备，自“再加碘化钾试液5ml”起，依法操作。将所得溶液与标准砷对照液同置白色背景上，从D管上方向下观察、比较，所得溶液的颜色不得比标准砷对照液更深。必要时，可将所得溶液转移至1cm吸收池中，照紫外–可见分光光度法（通则0401），在510nm波长处以Ag-DDC试液作空白，测定吸光度，与标准砷对照液按同法测得的吸光度比较，即得。

3. 注意事项

1）As的浓度在1～40μg/ml内线性关系良好，显色在2h内稳定，重现性好，可定量测定砷盐含量。

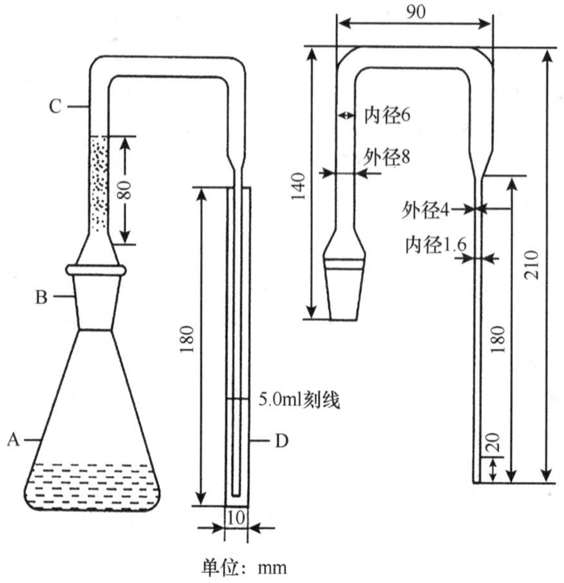

图4-6 Ag-DDC检砷装置图

2）锑化氢与Ag-DDC的反应灵敏度低，当溶液中加入40%的氯化亚锡3ml和15%碘化钾5ml时，500μg的锑也不干扰测定。

3）在第二法Ag-DDC法中，需要加入一定量的有机碱以中和反应中的二乙基二硫代氨基甲酸。USP采用0.5%的Ag-DDC的吡啶溶液，检测灵敏度高（0.5μg/30ml），但吡啶有恶臭。《中国药典》仅采用三氯甲烷溶液，呈色灵敏度虽略低于吡啶，但呈色稳定性及试剂稳定性均好，低毒，无臭，与砷化氢产生的颜色在510nm波长处有最大吸收。

此外，对于含锑药物，如葡萄糖酸锑钠，多采用白田道夫（Betterdorff）法检查砷盐。方法原理是氯化亚锡在盐酸中将砷盐还原成棕褐色的胶态砷，与一定量标准砷溶液用同法处理后所得的颜色比较。

$$2As^{3+}+3SnCl_2+6HCl \longrightarrow 2As\downarrow+3SnCl_4+6H^+$$

该法简便快速，反应灵敏度以As_2O_3计为20μg。少量二氯化汞的加入，能提高反应灵敏度达2μg/10ml。

例4-34 《中国药典》对葡萄糖酸锑钠中砷盐的检查方法：取本品0.1g，置比色管中，加0.01%二氯化汞溶液0.3ml与盐酸9.2ml，再加氯化亚锡溶液（取氯化亚锡22.5g，加盐酸12ml，加热使溶解）0.5ml，混匀，静置30min后，如显色，与对照液（取每1ml中含As 5μg的溶液0.3ml，加0.01%二氯化汞溶液0.3ml与盐酸8.9ml，再加氯化亚锡溶液0.5ml，混匀，静置30min）比较，不得更深（0.0015%）。

六、残留溶剂检查法

建立药品质量标准时，对毒性杂质和毒性残留有机溶剂应严格规定限度。药品中的残留溶剂（residual solvent）是指在原料药或辅料的生产中，以及在制剂制备过程中使用的，但在工艺过程中未能完全去除的有机溶剂。《中国药典》按照毒性程度将残留有机溶剂分为四类（表4-2），第一类有机溶剂毒性较大，具有致癌作用且对环境有害，应避免使用；第二类有机溶剂对人体有一定毒性，应限量使用；第三类有机溶剂对人体健康危险性小，推荐使用。除另有规定外，第一、二、三类有机溶剂的残留量限度应符合规定要求；对其他溶剂，应根据生产工艺的特点，制定相应的限度，使其符合产品规范、GMP或其他基本的质量要求。

表 4-2　药品中常见的残留溶剂及限度

溶剂名称	限度(%)	溶剂名称	限度(%)	溶剂名称	限度(%)	溶剂名称	限度(%)
第一类溶剂（应该避免使用）		第二类溶剂（应该限制使用）		第三类溶剂（药品GMP或其他质量要求限制使用）		第三类溶剂（药品GMP或其他质量要求限制使用）	
苯	0.0002	正己烷	0.029	乙酸	0.5	异丁醇	0.5
四氯化碳	0.0004	甲醇	0.3	丙酮	0.5	正戊烷	0.5
1,2-二氯乙烷	0.0005	2-甲氧基乙醇	0.005	甲氧基苯	0.5	正戊醇	0.5
1,1-二氯乙烯	0.0008	甲基丁基酮	0.005	正丁醇	0.5	正丙醇	0.5
1,1,1-三氯乙烷	0.15	甲基环己烷	0.118	仲丁醇	0.5	异丙醇	0.5
第二类溶剂（应该限制使用）		*N*-甲基吡咯烷酮	0.053	乙酸丁酯	0.5	乙酸丙酯	0.5
乙腈	0.041	硝基甲烷	0.005	叔丁基甲基醚	0.5	三乙胺	0.5
氯苯	0.036	吡啶	0.02	二甲基亚砜	0.5	第四类溶剂（尚无足够毒理学资料）②	
三氯甲烷	0.006	环丁砜	0.016	乙醇	0.5	1,1-二乙氧基丙烷	
环己烷	0.388	四氢化萘	0.01	乙酸乙酯	0.5	1,1-二甲氧基甲烷	
1,2-二氯乙烯	0.187	四氢呋喃	0.072	乙醚	0.5	2,2-二甲氧基丙烷	
二氯甲烷	0.06	甲苯	0.089	甲酸乙酯	0.5	异辛烷	
1,2-二甲氧基乙烷	0.01	1,1,2-三氯乙烯	0.008	甲酸	0.5	异丙醚	
N,N-二甲基乙酰胺	0.109	二甲苯①	0.217	正庚烷	0.5	甲基异丙基酮	
N,N-二甲基甲酰胺	0.088	异丙基苯	0.007	乙酸异丁酯	0.5	甲基四氢呋喃	
二氧六环	0.038	甲基异丁基酮	0.45	乙酸异丙酯	0.5	石油醚	
2-乙氧基乙醇	0.016			乙酸甲酯	0.5	三氯乙酸	
乙二醇	0.062			3-甲基-1-丁醇	0.5	三氟乙酸	
甲酰胺	0.022			丁酮	0.5		

注：①通常含有 60% 间二甲苯、14% 对二甲苯、9% 邻二甲苯和 17% 乙苯

②药品生产企业在使用时应提供该类溶剂在制剂中残留水平的合理性论证报告

《中国药典》收载的残留溶剂气相色谱测定方法有三种（通则 0521）。可采用填充柱，也可采用毛细管柱，检测器通常使用 FID，对含卤素元素的残留溶剂如三氯甲烷等，采用电子捕获检测器（ECD），易得到高的灵敏度。采用 FID 时需加尾吹气，因为毛细管柱的柱内载气流量太低（常规柱为 1～5ml/min），不能满足检测器的最佳操作条件，所以使用毛细管柱时要采用辅助气（尾吹气），即在色谱柱后增加一路载气直接进入检测器，就可保证检测器在高灵敏度状态下工作，尾吹气的另一个重要作用是消除检测器死体积的柱外效应。一般情况下，氮气（尾吹气 + 载气）、氢气和空气三者的比例接近或等于 1∶1∶10 时，FID 的灵敏度最高。

七、干燥失重测定法

干燥失重（dry weight loss）主要检查药物中的水分及其他挥发性物质。药物中若含有较多的水分，不仅使药物的含量降低，还会引起药物的水解或霉变，使药物变质失效，因此，需进行药

物的干燥失重的测定。干燥失重系指药品在规定的条件下，经干燥后所减失的量，以百分率表示。干燥失重的量应恒重，《中国药典》凡例规定供试品连续两次干燥或炽灼后称重的差异在0.3mg以下即达到恒重，干燥至恒重的第二次及以后各次称重均应在规定的条件下继续干燥1h后进行。

通常是将样品置于相同条件下已干燥至恒重的扁形称量瓶中，除另有规定外，在105℃干燥至恒重，按下式计算：

$$干燥失重(\%)=\frac{称量瓶与加入样品量-恒重后称量瓶与样品量}{样品量}\times 100\% \quad (4.7)$$

供试品干燥时，应平铺于扁形称量瓶中，其厚度不超过5mm；如为疏松物质，厚度不超过10mm；大颗粒结晶药物，应先研细至粒度约2mm。放入干燥箱进行干燥时，应将瓶盖取下，置称量瓶旁，或将瓶盖半开进行干燥。取出时，须将称量瓶盖好。置烘箱内干燥的供试品，应在干燥后取出置干燥器中放冷，然后称定重量。

含有较多结晶水的药物，在105℃不易除去结晶水，可提高干燥温度。例如，枸橼酸钠分子中含2个结晶水，在180℃下干燥至恒重；硫酸吗啡分子中含5个结晶水，在145℃下干燥1h。氢溴酸东莨菪碱含3个结晶水，操作中规定先在60℃干燥1h，除去吸附水，再在105℃干燥至恒重，除去结晶水。

某些药物中含有较大量的水分，熔点又较低，若直接在105℃干燥，供试品易融化，表面结成一层薄膜，使水分不易继续挥发。除另有规定外，应先将供试品在低于熔化温度5～10℃的温度下干燥至大部分水分除去后，再按规定条件干燥。生物制品应先将供试品于较低的温度下干燥至大部分水分除去后，再按规定条件干燥。例如，硫代硫酸钠含5分子结晶水，理论含水量达36.3%，但其在48.2℃以上出现熔化现象，不便直接高温加热。试验时采用先于40～50℃加热，使结晶水缓缓释去；然后逐渐升高温度，在105℃干燥至恒重的方式；USP采用在40～45℃减压干燥16h的方式；JP采用先减压干燥2h，再于105℃干燥3h的方式。

采用减压干燥器（通常为室温）或恒温减压干燥器（温度应按各品种项下的规定设置。生物制品除另有规定外，温度60℃）时，除另有规定外，压力应在2.67kPa（20mmHg）以下。干燥器中常用的干燥剂有无水氯化钙、硅胶和五氧化二磷；恒温减压干燥器中常用的干燥剂为五氧化二磷。使用五氧化二磷时需将干燥剂铺于培养皿中，置于干燥器内。若发现干燥剂表层结块、出现液滴，应将表层刮去，另加新的五氧化二磷再使用；弃去的五氧化二磷不可倒入下水道，应埋入土中。五氧化二磷价格较贵，且不能反复使用。试验用硅胶为变色硅胶，其中加有氯化钴。无水氯化钴呈蓝色，吸水后含两分子结晶水时转变为淡红色，于105℃下干燥后又可恢复为无水物。因此，变色硅胶具有使用方便、价廉、无腐蚀性且可重复使用的特点，为最常用的干燥剂。使用硫酸时，应将硫酸盛于培养皿或烧杯中，不能直接倾入干燥器。此外，干燥剂应及时更换，使其保持在有效状态。

八、水分测定法

药物中的水分包括结晶水和吸附水。《中国药典》收载了五种水分测定方法，其中费休法和甲苯法在USP和BP中也均有收载。费休法是1935年卡尔·费休（Karl Fischer）建立的测定物质中水分的定量方法，可以准确地测定药物中的结晶水、吸附水和游离水。美罗培南和氨苄西林钠分子中具有β-内酰胺和酰胺结构，水分的存在会使其开环而变质，药典采用费休法测定水分。

费休法是根据碘和二氧化硫在吡啶与甲醇溶液中与水定量反应的原理来测定水分。所用仪器应干燥，并能避免空气中水分的侵入；测定应在干燥处进行。

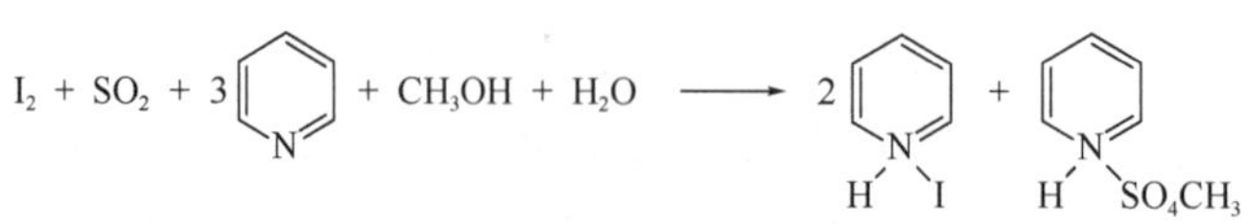

根据消耗碘的量来测定水分的含量。

$$供试品中水分含量(\%)=\frac{(A-B)F}{W}\times100\% \tag{4.8}$$

式中，A 为供试品所消耗费休试液的体积（ml）；B 为空白所消耗费休试液的体积（ml）；F 为每1ml 费休试液相当于水的重量（mg）；W 为供试品的重量（mg）。

上述反应中，无水吡啶与无水甲醇不仅参与反应，还起着溶剂的作用。无水吡啶能定量地吸收反应产物 HI 和 SO_3，形成氢碘酸吡啶和硫酸酐吡啶；但是硫酸酐吡啶不稳定，可与水发生副反应，加入无水甲醇可形成稳定的甲基硫酸氢吡啶。

费休试液的配制：称取碘（置硫酸干燥器内 48h 以上）110g，置干燥的具塞锥形瓶中，加无水吡啶 160ml，注意冷却，振摇至碘全部溶解，加无水甲醇 300ml，称定重量，将锥形瓶置冰浴中冷却，在避免空气中水分侵入的条件下，通入干燥的二氧化硫至重量增加 72g，再加无水甲醇使成 1000ml，密塞，摇匀，于暗处放置 24h 后进行标定。

测定方法：取供试品适量（消耗费休试液 1～5ml），除另有规定外，加入无水甲醇 2～5ml，不断搅拌下，用费休试液滴定至终点。另取无水甲醇 2～5ml，按同法进行空白试验。《中国药典》指示终点的方法有两个，一个是用费休试液中碘的颜色变化指示终点，终点前，费休试液显淡黄色，终点时呈红棕色；另一个是用永停滴定法（通则 0701）指示终点。

九、炽灼残渣检查法

炽灼残渣（residue on ignition）系指有机药物经炭化或挥发性无机药物加热分解后，高温炽灼，所产生的非挥发性无机杂质的硫酸盐。炽灼残渣检查用于控制有机药物经炭化或挥发性无机药物中非挥发性无机杂质。

1. 方法 取供试品 1.0～2.0g 或各药品项下规定的重量，置已炽灼至恒重的坩埚（如供试品分子结构中含有碱金属或氟元素，则应使用铂坩埚）中，精密称定，缓缓炽灼至完全炭化，放冷；除另有规定外，加硫酸 0.5～1ml 使湿润，低温加热至硫酸蒸气除尽后，在 700～800℃炽灼使完全灰化，移置干燥器内，放冷，精密称定后，再在 700～800℃炽灼至恒重，即得。如需将残渣留作重金属检查，则炽灼温度必须控制在 500～600℃。

$$炽灼残渣(\%)=\frac{残渣及坩埚重-空坩埚重}{供试品量}\times100\% \tag{4.9}$$

2. 注意事项 供试品的取用量应根据炽灼残渣限量和称量误差决定。样品量过多，炭化和灰化时间太长；样品量过少，称量误差增大。一般应使炽灼残渣量为 1～2mg，残渣限量一般为 0.1%～0.2%。当限量为 0.1%，取样量约 1g；限量为 0.05%，取样量约 2g；限量为 1% 以上者，取样量可在 1g 以下。

为了避免供试品炭化时骤然膨胀而逸出，可采用将坩埚斜置方式，缓缓加热，直至完全灰化（不产生烟雾）。在进行高温炉内炽灼操作前，务必蒸发除尽硫酸，以免硫酸蒸气腐蚀炉膛，造成漏电事故。除尽硫酸蒸气，应低温加热，以防由于温度过高，供试品飞溅，而影响测定的结果。含氟的药品对瓷坩埚有腐蚀性，应采用铂坩埚。一些重金属（如铅）于高温下易挥发，故若需将炽灼残渣留作重金属检查时，炽灼温度必须控制在 500～600℃。炽灼至恒重的第二次称重应在继续炽灼 30min 后进行。

瓷坩埚编号可采用蓝墨水与 $FeCl_3$ 溶液的混合液涂写、烘烤、恒重后使用。

十、易炭化物检查法

药物中存在的遇硫酸易炭化或易氧化而呈色的微量有机杂质称为易炭化物（readily carbonizable substance）。这类杂质多为未知结构的化合物，用硫酸呈色的方法可以简便地控制它们的含量。《中国药典》、USP 和 JP 中易炭化物的检查方法基本一样，均采用目视比色法。

方法：取两支内径一致的比色管：甲管中加入各品种项下规定的对照溶液 5ml；乙管中加硫酸［含 H_2SO_4 94.5%～95.5%（g/g）］5ml 后，分次缓缓加入规定量的供试品，振摇使溶解。除另有规定外，静置 15min 后，将甲乙两管同置白色背景前，平视观察，乙管中所显颜色不得较甲管更深。

供试品如为固体，应先研成细粉。如需加热才能溶解时，可取供试品与硫酸混合均匀，加热溶解后，放冷，再移入比色管中。

对照溶液主要有三类：①“溶液颜色检查”项下的不同色调色号的标准比色液；②由比色用氯化钴液、比色用重铬酸钾液和比色用硫酸铜液按规定方法配制成的对照液；③高锰酸钾液。

十一、溶液颜色检查法

药物溶液的颜色是否正常可以反映药物的纯度。《中国药典》通则 0901 中收载了三种检查药物溶液颜色的方法。

第一法将药物溶液的颜色与规定的标准比色液的颜色相比较，根据颜色的深浅来判断检查结果。

用比色用重铬酸钾液、比色用硫酸铜液和比色用氯化钴液按规定的比例制备各种色调标准储备液，然后用色调标准储备液和水按规定的比例制备各种色调色号标准比色液。

第二法通过控制药物溶液在某波长处的吸光度来检查药物溶液的颜色。

第三法（色差计法）用色差计直接测定药物溶液的三刺激值（在给定的三色系统中与待测色达到色匹配所需要的三个原刺激量），对其颜色进行定量表述和分析。供试品与标准比色液之间的颜色差异可以通过它们与水之间的色差值反映出来，也可以直接比较它们之间的色差值。

一般杂质的检查除上述各项外，还包括澄清度、甲醇等项目的检查，《中国药典》均有记载。

第四节 特殊杂质的检查

药品中特殊杂质的研究是药物质量控制的重要部分，该研究可以为药物的工艺研究、质量研究、稳定性研究、药理毒理及临床研究提供重要信息，所以特殊杂质的研究直接体现创新药物的研究水平。

相对于一般杂质而言，特殊杂质是指在某药的生产和储藏过程中，有可能引入的仅属某药特有的一些杂质，其中有些杂质的化学结构明确并有其标准品或对照品；有些特殊杂质的化学结构往往与主药相似，但不甚明确或虽结构明确，难以获得标准物质，这种杂质称为有关物质（related substance）。有关物质研究是药品质量研究中关键性的项目之一，按照我国新药报批的要求，在新药的研究中，要尽可能搞清楚有关物质的化学结构，必要时要做其药理、毒理试验；对有关物质的检查方法，应采用有效的分离分析方法进行检测，通常首选色谱法。

一、色　谱　法

1. 薄层色谱法　薄层色谱法具有设备简单、操作简便、方法灵敏、分析速度快等优点，并可同时检测多个斑点，获得更多的杂质信息，被许多国家药典用于药物中杂质的检查。常用方法有杂质对照品法、供试品溶液的自身稀释对照法（无杂质对照品）、杂质对照品法与供试品溶液自身稀释对照法并用。

例 4-35　《中国药典》盐酸黄酮哌酯中有关物质的检查：取本品，加溶剂三氯甲烷-甲醇（1∶1）溶解并稀释制成每 1ml 含 20mg 的溶液，作为供试品溶液；精密量取适量，加上述溶剂定量稀释制成每 1ml 中含 0.1mg 的溶液，作为对照溶液；另取 4-甲基黄酮-8-羧酸（杂质Ⅰ）对照品，精密称定，加上述溶剂溶解并定量稀释制成每 1ml 中含 0.10mg 的溶液，作为对照品溶液。照薄层色谱法（通则 0502）试验，吸取上述三种溶液各 10μl，分别点于同一硅胶 GF_{254} 薄层板上，以环己烷-乙酸乙酯-甲醇-二乙胺（8∶2∶2∶1）为展开剂，展开，晾干，置紫外光灯（254nm）下检视，供试品溶液如显杂质斑点，不得多于 2 个，其中在与对照品溶液相同位置上所显杂质斑点的颜色与对照品溶液的主斑点比较，不得更深，另一杂质斑点颜色与对照溶液的主斑点比较，不得更深。

2. 纸色谱法　纸色谱法（paper chromatography，PC）是以纸作为载体的一种色谱法，由于纸色谱法较薄层色谱法展开时间长，斑点易扩散，不能用强酸等腐蚀性显色剂，因此在杂质检查方面的应用不如薄层色谱广泛。主要用于极性较大药物中的杂质检查，如《中国药典》盐酸苯乙双胍中有关物质的检查采用该法。

3. 高效液相色谱法　高效液相色谱法具有分离效能高、专属性强、灵敏度高、操作简便等特点，不仅可以分离，而且可以准确地测定各组分的量，广泛应用于药物中特殊杂质的检查，特别是在药物使用本法测定含量时，可采用同一色谱条件进行杂质检查。《中国药典》常用的方法有内标法（适用于有杂质对照品与合适内标物的情况）、外标法、加校正因子的主成分自身对照法（仅适用于已知杂质的控制）、不加校正因子的主成分自身对照法、面积归一化法。虽然面积归一化法不需要对照品，操作简便，但用于杂质检查时，测定误差较大，通常只用于粗略考察供试品中的杂质含量；除另有规定外，一般不宜用于微量杂质的检查。

例 4-36　红霉素 B、C 组分及有关物质的检查（加校正因子的主成分自身对照法）：取本品，用磷酸盐缓冲液（pH 7.0）-甲醇（15∶1）定量稀释制成每 1ml 中约含 4mg 的溶液，作为供试品溶液；精密量取 5ml，置 100ml 量瓶中，用磷酸盐缓冲液（pH 7.0）-甲醇（15∶1）稀释至刻度，摇匀，作为对照溶液。照红霉素 A 组分项下的色谱条件，取对照溶液 20μl 注入液相色谱仪，调节检测灵敏度，使主成分色谱峰的峰高约为满量程的 50%，精密量取供试品溶液与对照溶液各 20μl，分别注入液相色谱仪，记录色谱图至主成分峰保留时间的 3.5 倍。红霉素 B 按校正后的峰面积计算（乘以校正因子 0.7）和红霉素 C 峰面积均不得大于对照溶液主峰面积（5.0%）。供试品溶液色谱图中如有杂质峰，红霉素烯醇醚、杂质 Ⅰ 按校正后的峰面积计算（分别乘以校正因子 0.09、0.15）和其他单个杂质峰面积均不得大于对照溶液主峰面积的 0.6 倍（3.0%）；其他各杂质峰面积的和不得大于对照溶液主峰面积（5.0%），供试品溶液色谱图中任何小于对照溶液主峰面积 0.01 倍的峰可忽略不计。

4. 气相色谱法　气相色谱法主要用于检查药物中挥发性杂质及有机溶剂的残留量。检查的方法同高效液相色谱法，有内标法、外标法、面积归一化法及标准溶液加入法。《中国药典》乙醇中挥发性杂质的检查、氯贝丁酯中对氯酚和挥发性杂质的检查均采用该法。

二、光　谱　法

光谱分析法是依据药物与杂质对光吸收性质的差异对药物中的杂质进行检查的方法。

1. 紫外–可见分光光度法　《中国药典》利用紫外–可见分光光度法（UV-Vis）检查药物中特殊杂质有以下几种方法：在某一波长处药物无吸收，而杂质有吸收，可测定该波长处的吸光度，控制杂质的限量，如盐酸甲氧明中酮胺、地蒽酚中二羟基蒽醌、两性霉素 B 中两性霉素 A 的检查等；药物和杂质紫外吸收光谱重叠，杂质的存在可以改变药物在两个波长处的吸光度比值，可通过测定供试品溶液的吸光度比值，控制杂质的量；根据杂质的紫外吸收特征，测定供试品吸光度的范围，控制药物的纯度。

例 4-37　《中国药典》苯丙醇中苯丙酮的检查：取本品，加乙醇制成每 1ml 中含 0.5mg 的溶液，照紫外–可见分光光度法（通则 0401）测定，247nm 处吸光度与 258nm 处吸光度的比值，不得过 0.79。

例 4-38　《中国药典》头孢噻吩钠中吸光度的检查：取本品，加水制成每 1ml 中含 20μg 的溶液，照紫外–可见分光光度法（通则 0401），在 237nm 的波长处测定，其吸光度为 0.65～0.72。

头孢噻吩钠是以发酵产生的头孢菌素 C 为原料，经保护性水解得 7-氨基头孢氨酸，与噻吩乙酰氯缩合，再与乙酸钠成盐。噻吩乙酰基在 237nm 处有特征吸收，产品在精制过程中如未能有效地除去噻吩乙酰基，则会使 237nm 处吸光度上升；或药物在放置的过程中若有部分产品降解，则吸光度下降。通过测定供试品在 237nm 处吸光度的上下限幅度，可达到在一定程度上控制产品纯度的目的。故《中国药典》规定供试品在 237nm 波长处的吸光度为 0.65～0.72。

2. 红外分光光度法 红外分光光度法（IR）在杂质检查中主要用于药物中无效或低效晶型的检查。某些多晶型药物由于晶型结构不同，某些化学键的键长、键角发生不同程度的变化，可导致红外吸收光谱中的某些特征峰的频率、峰形和强度出现显著差异。利用这些差异，检查药物中低效或无效晶型杂质，结果可靠，方法简单。

3. 原子吸收分光光度法 原子吸收分光光度法（AAS）灵敏度高，专属性强，主要用于金属杂质限量的检查。检查时为了消除背景对测定的影响，通常采用"标准加入法"，即在等量的供试品溶液中加入限量的待测杂质对照品。按下法操作：取供试品，按规定配制成供试品溶液；另取等量的供试品，加入限量的待测元素溶液，制备成对照品溶液。设对照品溶液读数为 a，供试品溶液读数为 b，则 b 相当于供试品溶液中待检元素的量，（$a-b$）相当于对照品溶液中加入的待检元素对照品的量，b 小于（$a-b$）时，表示符合规定。

例 4-39 《中国药典》碳酸锂中钠盐的检查：取本品 0.50g 两份，分别置 50ml 量瓶中，各加盐酸溶液（1→2）10ml 溶解后，一份中用水稀释至刻度，摇匀，作为供试品溶液；另一份中加标准氯化钠溶液 23ml，并用水稀释至刻度，摇匀，作为对照溶液。照原子吸收分光光度法（通则 0406 第二法）在 589nm 的波长处测定，应符合规定（0.030%）。

4. 旋光法 比旋度的数值可反映药物的纯度，限定杂质的含量。例如，黄体酮在乙醇中的比旋光度为 +186°～+198°，若供试品的测定值不在此范围，说明纯度达不到要求。若药物本身没有旋光性，而杂质有，可通过限定药物溶液的旋光度来控制相应杂质的量。例如，硫酸阿托品中莨菪碱的检查：取本品，按干燥品计算，加水制成每 1ml 中 50mg 的溶液，依法测定，旋光度不得超过 –0.40°。

除了色谱法、光谱法，用于杂质检查的方法还有比色、比浊法、滴定分析法及热分析法等。总之，杂质检查的方法应专属、灵敏，满足杂质限度检查的要求。

本章小结

药物杂质"检查"是药品质量标准"性状–鉴别–检查–含量测定"主线中的重要组成部分，主要针对药品中的杂质进行研究。任何影响药品纯度的物质均称为杂质。由于药物中的杂质无治疗作用，或者影响药物的稳定性和疗效，甚至损害人们的健康，因此，必须对药物中的杂质进行研究、检查和限度控制，以保证药品质量和临床用药安全有效。杂质的来源可由其生产工艺或原辅料带入，或在储存过程中产生。杂质限量是药物中所含杂质的最大允许量，通常用百分之几或百万分之几表示。其控制方法有两种，一是杂质的定量测定，二是杂质的限量检查（此法不须准确测定杂质含量，而只检查其是否超过规定限量）。一般杂质是指自然界中分布较广，在多种药物的生产和储藏过程中容易引入的杂质，如酸、碱、水分、氯化物、硫酸盐、砷盐、重金属等。其检查方法包括氯化物、硫酸盐、铁盐、重金属、砷盐、残留溶剂、炽灼残渣、易炭化物、溶液颜色检查法，干燥失重测定法、水分测定法等。特殊杂质是指在个别药物的生产和储藏过程中引入的杂质。杂质检查方法包括化学方法、光谱法、色谱法、热分析法和其他方法等。

（周　婕）

思考题

1. 杂质的分类有哪些？
2. 杂质限量的定义及计算式是什么？
3. 简述古蔡氏法的检查原理及注意事项。
4.《中国药典》中规定，药品检查的内容包括哪些？
5. 什么是重金属？《中国药典》中收载哪几种重金属的检查方法？

第五章　药物的含量测定与分析方法验证

学习要求

1. 掌握　药物含量测定常用方法的基本原理、特点及含量计算方法，分析方法验证的意义、方法与技术要求。

2. 熟悉　《中国药典》对常用含量测定方法的通用技术要求，分析方法验证对效能指标验证的数据要求。

3. 了解　药物含量测定方法进展，ICHQ2（R1）、Q6A 中对药物分析方法验证、对含量测定方法选择的相关要求。

药物的含量测定系指原料药中主要成分或制剂中活性组分的定量测定，是药品质量标准的主要内容之一，须在药品鉴别无误、杂质检查合格的基础上进行。药品的含量是衡量药品纯度的重要指标，关系到药品的品质与疗效。药物的含量测定通常采用化学、物理化学或生物化学的方法和技术，以理化方法测定药物含量的称为“含量测定”，以生物学方法或酶化学方法测定药物效价的称为效价测定（assay of potency）。

药物的含量测定要求方法准确、专属并兼顾快速、简便与普适性，不但能反映产品的实际含量还能反映产品的稳定性。化学原料药中活性药物成分（active pharmaceutical ingredient，API）纯度较高，含量限度要求严格，因此强调含量测定方法的准确度。制剂的含量限度一般要求较宽，但其成分复杂，辅料或制剂中其他共存成分可能干扰测定，因此强调含量测定方法的专属性。如何选用合适的含量测定方法、如何验证方法的适应性及如何确定药品含量限度应参照国家药品监督管理局颁布的《化学药物质量标准建立的规范化过程技术指导原则》中相关内容；也可借鉴 ICH Q6A“质量标准——化学药物新药原料和制剂的检验方法与限度标准（1999）”中相关内容。

药品系特殊商品，其质量直接关系到人民的生命健康，《药品管理法》第二十八条规定“药品应当符合国家药品标准”。药品标准是确保原料药与制剂质量和一致性的质量控制体系的一部分，由一系列的检测项目、相应的分析方法和合理的可接受标准组成。因此必须参照《中国药典》四部通则 9101“分析方法验证指导原则”对分析方法是否科学可靠进行验证，也可借鉴 ICH 相关指导原则 Q2（R1）“分析方法验证——报告和方法（2005）”。

第一节　定量分析方法

近三十年来，我国在药品标准水平提升方面做了大量工作，紧跟国际前沿，不断扩大成熟检测技术在药品质量控制中的推广和应用，检测方法的灵敏度、专属性、适用性和可靠性显著提升，药品质量控制手段得到进一步加强。例如，采用液相色谱法–串联质谱法、分子生物学检测技术、高效液相色谱–电感耦合等离子质谱法等控制中药的质量；采用超临界流体色谱法、临界点色谱法、粉末 X-射线衍射法等控制化学药的质量；采用毛细管电泳分析测重组单克隆抗体产品分子大小异构体；采用高效液相色谱法测定抗毒素抗血清制品分子大小分布等。在检测技术储备方面，建立了中药材 DNA 条形码分子鉴法、色素测法、中药中真菌毒素测法、近红外分光光度法、基于因芯片的药物评价术等指导方法。

化学需氧量快速测定仪的研发——大胆探索、绿色环保、奋勇争先

水是经济和社会可持续发展的重要物质基础。化学需氧量（chemical oxygen demand，COD）是指水体中易被强氧化剂氧化的还原性物质所消耗的氧化剂的量，反映了水体中有机物和无机还原性物质的含量，是表征水体中还原性物质的综合性指标。

为实现COD的快速、准确测定，纪国梁先生自1980年左右即开始了COD快速分析方法及相关分析仪器的研究开发。2007年，COD快速测定方法正式被纳入环保行业标准，COD快速测定仪也迅速得到了推广应用。

回顾多年的分析仪器研发及创业之路，纪先生认为，创业者需要一定的韧性，失败是注定的，要看你失败之后能否爬起来重新开始。

本节重点介绍《中国药典》收载的主要定量分析方法：滴定分析法、光谱法、色谱法。

一、滴定分析法

（一）定义

滴定分析法又称为容量分析法，系根据待测成分在一定条件下与标准物质发生定量的化学反应后，由待测成分消耗的一定浓度的滴定液的体积计算出待测成分的含量的方法。

（二）分类

根据原理，滴定分析法可分为中和滴定法、非水溶液滴定法（如非水碱量法和非水酸量法）、配位滴定法、沉淀滴定法（如银量法）、氧化还原滴定法（如碘量法、亚硝酸钠滴定法、高锰酸钾法、溴酸钾法、碘酸钾法及高碘酸钾法）等。

根据滴定的方式，滴定分析法又可分为直接滴定法和间接滴定法。直接滴定法为采用滴定液直接与待测药物进行反应，根据消耗滴定液的体积计算待测药物的含量。间接滴定法又可分为生成物滴定法和剩余滴定法。生成物滴定法为被测药物先与某化合物定量反应，生成物再用滴定液进行滴定的方法。剩余滴定法为先加入定量过量的第一滴定液与待测药物完全反应，再用第二滴定液滴定剩余的第一滴定液，根据消耗的第二滴定液的体积计算待测物的含量。

（三）特点及适用范围

滴定分析法准确度高、精密度好、仪器设备简单、操作简便快速、不需要对照品、试验成本低，但专属性不强、灵敏度低，故广泛用于原料药的含量测定。由于滴定分析法专属性的局限，近20年来，随着高效液相色仪的普及，新收载的原料药大多采用具有高分离能力、高专属性的高效液相色谱法测定含量。

三聚氰胺“毒奶粉”事件——健全分析方法，督导商家诚信

2008年9月，多名婴儿同时患上了婴儿不易患的肾结石病症。调查显示，此事件是由不法奶农为获取更多的利润向鲜牛奶中掺入三聚氰胺造成的。

乳制品中蛋白质含量测定通常采用“凯氏定氮法”，能够准确测出氮元素的含量，但是，并不能区分氮元素的来源。三聚氰胺，分子式为$C_3H_6N_6$，含氮量为66%左右，按凯氏定氮法换算成蛋白质的含量为416%。因此，也称其为蛋白精。在牛奶中如果掺入三聚氰胺，同时加入大量的水，其中的氮含量肯定会符合标准，也被认为蛋白质含量符合标准。

自三聚氰胺“毒奶粉”事件后，三聚氰胺含量的检测就成为首要问题。《原料乳与乳制品中三聚氰胺检测方法》（GB/T 22388—2008）规定了原料乳、乳制品及含乳制品中三聚氰胺的色谱分析法，其优点是选择性和灵敏度高，但缺点也很突出——需要昂贵而精密的大型仪器、专门训练的技术人员、检测耗时长。分析工作者一直致力于新方法的建立，但依然满足不了经济实惠、便于携带、操作简单、现场快速检测的要求。

（四）对方法及仪器的一般要求

在药品检验中，滴定分析法所使用的量瓶、移液管、滴定管等均需经过法定计量部门检定与校正，符合测定误差要求。为控制各种因素对滴定过程的影响，如采用强碱滴定液、强氧化剂滴定液或高氯酸滴定液时，往往需要做空白试验，消除系统误差。

电位滴定法与永停滴定法是容量分析中用以确定终点或选择核对指示剂变色域的方法。选用适当的电极系统可以作氧化还原法、中和法（水溶液或非水溶液）、沉淀法、重氮化法和水分测定法第一法等的终点指示。电位滴定可用电位滴定仪、酸度计或电位差计，永停滴定可用永停滴定仪或电位滴定仪经改装而得。

电位滴定法选用两支不同的电极。一支为指示电极，其电极电位随溶液中被分析成分的离子浓度的变化而变化；另一支为参比电极，其电极电位固定不变。在到达滴定终点时，因被分析成分的离子浓度急剧变化而引起指示电极的电位突减或突增，此转折点称为突跃点。

永停滴定法采用两支相同的铂电极，当在电极间加一低电压（如 50mV）时，若电极在溶液中极化，则在未到滴定终点时，仅有很小或无电流通过；但当到达终点时，滴定液略有过剩，使电极去极化，溶液中即有电流通过，电流计指针突然偏转，不再回复。反之，若电极由去极化变为极化，则电流计指针从有偏转回到零点，也不再变动。

二、光谱分析法

（一）定义

光谱法（spectrometry）是基于物质与电磁辐射作用时，测量由物质内部发生量子化的能级之间的跃迁而产生的发射、吸收或散射辐射的波长和强度进行分析的方法。

分光光度法是光谱法的重要组成部分，是通过测定被测物质在特定波长处或一定波长范围内的吸光度或发光强度，对该物质进行定性和定量分析的方法。常用的技术包括紫外–可见分光光度法、红外分光光度法、荧光分光光度法和原子吸收分光光度法等。药物分析中常用光谱法中的紫外–可见分光光度法、荧光分光光度法、原子吸收分光光度法测定药物含量。

紫外–可见分光光度法是根据测定药物在 190～800nm 波长具有吸收，利用其吸光度与浓度成正比的关系进行定量测定的方法。

荧光分光光度法是利用某些物质受紫外光或可见光照射激发后能发射出比激发光波长更长的荧光来测定该物质的含量的方法。当激发光强度、波长、所用溶剂和温度等条件固定时，物质在一定浓度范围内，其发射光强度与溶液中该物质的浓度成正比关系。

原子吸收分光光度法的测量对象是呈原子状态的金属元素和部分非金属元素，是基于测量蒸气中原子对特征电磁辐射的吸收强度进行定量分析的一种仪器分析方法。

（二）分类

光谱法按不同的分类方式可分为发射光谱法、吸收光谱法、散射光谱法；或分为原子光谱法和分子光谱法；或分为能级谱，电子、振动、转动光谱，电子自旋及核自旋谱等。具体方法主要有紫外–可见分光光度法、荧光分光光度法、原子吸收分光光度法、旋光测定法、火焰光度法、电感耦合等离子体原子发射光谱法、电感耦合等离子体质谱法、拉曼光谱法、质谱法、核磁共振波谱法、X-射线衍射法、X-射线荧光光谱法。

（三）特点及适用范围

光谱法中应用最广的是紫外分光光度法，具有准确度较高、精密度较好、操作简便、快速、仪器成本低等优点，但专属性不强，且只适用于具有共轭结构或发色基团的药物的测定（非必要不推荐衍生化），主要用于制剂含量均匀度与溶出度的检查，已较少用于制剂的含量测定。荧光分光光度法具有灵敏度高、专属性强等优点，适用于具有荧光或衍生化后具有荧光（非必要不推荐衍生化）的药物的测定，但干扰因素较多，且具荧光的物质较少，所以本法远不如紫外–可见分光光度法应用广泛。原子吸收分光光度法主要用于金属元素及部分非金属元素的测定。

（四）对方法及仪器的一般要求

1. 紫外-可见分光光度法

（1）波长的校正：由于环境因素对机械部分的影响，仪器的波长经常会略有变动，因此除应定期对所用的仪器进行全面校正检定外，还应于测定前校正测定波长。仪器波长的允许误差：紫外光区 ±1nm，500nm 附近 ±2nm。

（2）吸光度的准确度：可用重铬酸钾的硫酸溶液检定，应符合规定。

（3）杂散光的检查：采用碘化钠溶液和亚硝酸钠溶液进行检查，应符合规定。

（4）对溶剂的要求：溶剂的使用范围均不能小于截止使用波长；溶剂和吸收池的吸光度不得超过规定值。

2. 荧光分光光度法 所用的仪器为荧光计或荧光分光光度计，按各品种项下的规定，选定激发光波长和发射光波长。因荧光分光光度法中的浓度与荧光强度的线性范围较窄，故 $(R_x-R_{xb})/(R_r-R_{rb})$ 应控制在 0.5～2 为宜；如若超过，应在调节溶液浓度后再进行测定。当浓度与荧光强度的关系明显偏离线性范围时，应改用标准曲线法进行含量测定。

由于溶液浓度太高时会发生“自熄灭”现象，而且在液面附近溶液会吸收激发光，使发射光强度下降，导致发射光强度与浓度不成正比，故荧光分光光度法应在低浓度溶液中进行，并应注意以下干扰因素。

（1）溶剂不纯会带入较大误差，应先做空白检查，必要时，应用玻璃磨口蒸馏器蒸馏后再用。

（2）溶液中的悬浮物对光有散射作用，必要时，应用垂熔玻璃滤器滤过或用离心法除去。

（3）所用的玻璃仪器与测定池等也必须保持高度洁净。

（4）温度对荧光强度有较大的影响，测定时应控制温度一致。

（5）溶液中的溶氧有降低荧光作用，必要时可在测定前通入惰性气体除氧。

（6）测定时需注意溶液的 pH 和试剂的纯度等对荧光强度的影响。

3. 原子吸收分光光度法 所用仪器为原子吸收分光光度计，它由光源、原子化器、单色器、背景校正系统、自动进样系统和检测系统等组成。

（1）光源：常用待测元素作为阴极的空心阴极灯。

（2）原子化器：主要有火焰原子化器、石墨炉原子化器、氢化物发生原子化器和冷蒸气发生原子化器四种类型。

（3）单色器：其功能是从光源发射的电磁辐射中分离出所需要的电磁辐射，仪器光路应能保证有良好的光谱分辨率和在相当窄的光谱带（0.2nm）下正常工作的能力，波长范围一般为 190.0～900.0nm。

（4）背景校正系统：背景干扰是原子吸收测定中的常见现象。背景吸收通常来源于样品中的共存组分及其在原子化过程中形成的次生分子或原子的热发射、光吸收和光散射等。这些干扰在仪器设计时应设法予以克服。常用的背景校正法有以下四种：连续光源（在紫外区通常用氘灯）、塞曼效应、自吸效应、非吸收线等。

在原子吸收分光光度法分析中，必须注意背景及其他原因等对测定的干扰。仪器某些工作条件（如波长、狭缝、原子化条件等）的变化可影响灵敏度、稳定程度和干扰情况。

在火焰法原子吸收法测定中，可采用选择适宜的测定谱线和狭缝、改变火焰温度、加入络合剂或释放剂、采用标准加入法等方法消除干扰；在石墨炉原子吸收法测定中，可采用选择适宜的背景校正系统、加入适宜的基体改进剂等方法消除干扰。具体方法应按各品种项下的规定选用。

（5）检测系统：由检测器、信号处理器和指示记录器组成，应具有较高的灵敏度和较好的稳定性，并能及时跟踪吸收信号的急速变化。

三、色　谱　法

（一）定义

色谱法系根据待测样品中各成分色谱行为的差异（在固定相与流动相间分配系数的差别）将待测成分分离出来进行定性与定量测定的分离分析方法。

药物分析中常用高效液相色谱法和气相色谱法对药物进行含量测定。高效液相色谱法系采用高压输液泵将规定的流动相泵入装有填充剂的色谱柱，对供试品进行分离测定的色谱方法。气相色谱法系采用气体为流动相（载气）流经装有填充剂的色谱柱进行分离测定的色谱方法。

（二）分类

色谱法根据其分离原理可分为吸附色谱法、分配色谱法、离子交换色谱法与排阻色谱法等。吸附色谱法是利用被分离物质在吸附剂上吸附能力的不同，用溶剂或气体洗脱使组分分离；常用的吸附剂有氧化铝、硅胶、聚酰胺等有吸附活性的物质。分配色谱法是利用被分离物质在两相中分配系数的不同使组分分离，其中一相被涂布或键合在固体载体上，称为固定相；另一相为液体或气体，称为流动相；常用的载体有硅胶、硅藻土、硅镁型吸附剂与纤维素粉等。离子交换色谱法是利用被分离物质在离子交换树脂上交换能力的不同使组分分离；常用的树脂有不同强度的阳离子交换树脂、阴离子交换树脂，流动相为水或含有机溶剂的缓冲液。分子排阻色谱法又称凝胶色谱法，是利用被分离物质分子大小的不同导致在填料上渗透程度不同使组分分离；常用的填料有分子筛、葡聚糖凝胶、微孔聚合物、微孔硅胶或玻璃珠等，根据固定相和供试品的性质选用水或有机溶剂作为流动相。

色谱法又可根据分离方法分为纸色谱法、薄层色谱法、柱色谱法、气相色谱法、高效液相色谱法等。

（三）特点与适用范围

高效液相色谱法具有专属性强、准确度和精密度较高、简便快速的优点，但检测成本较高，特别适合于制剂和复方制剂的含量测定。近三十年来随着高效液相色谱仪的普及，该方法在《中国药典》中的收载率大幅度上升。

气相色谱法具有与高效液相色谱法同样的优点，但受待测物气化温度的限制，应用范围不及高效液相色谱法广泛，主要应用于具有挥发性的药物及残留有机溶剂的测定。

（四）对仪器的一般要求

1. 高效液相色谱法　高效液相色谱仪由高压输液泵、进样器、色谱柱、检测器、积分仪或数据处理系统组成。色谱柱内径一般为2.1～4.6mm，填充剂粒径为2～10μm。

（1）色谱柱：反相色谱柱，以键合非极性基团的载体为填充剂填充而成的色谱柱。常见的载体有硅胶、聚合物复合硅胶和聚合物等；常用的填充剂有十八烷基硅烷键合硅胶、辛基硅烷键合硅胶和苯基键合硅胶等。

正相色谱柱：用硅胶填充剂或键合极性基团的硅胶填充而成的色谱柱。常见的填充剂有硅胶、氨基键合硅胶和氰基键合硅胶等。氨基键合硅胶和氰基键合硅胶也可用作反相色谱。

色谱柱的内径与长度，填充剂的形状、粒径与粒径分布、孔径、表面积、键合基团的表面覆盖度、载体表面基团残留量，填充的致密与均匀程度等均影响色谱柱的性能，应根据被分离物质的性质来选择合适的色谱柱。

温度会影响分离效果，一般未指明色谱柱温度时系指室温，应注意室温变化的影响。为改善分离效果可适当提高色谱柱的温度，但一般不宜超过60℃。

残余硅羟基未封闭的硅胶色谱柱，流动相pH一般应在2～8。烷基硅烷带有立体侧链保护或残余硅羟基已封闭的硅胶、聚合物复合硅胶或聚合物色谱柱可耐受更广泛pH的流动相，适合于

pH 小于 2 或大于 8 的流动相。

（2）检测器：最常用的检测器为紫外–可见分光检测器，包括二极管阵列检测器，其他常见的检测器有荧光检测器、蒸发光散射检测器、示差折光检测器、电化学检测器和质谱检测器等。

不同的检测器对流动相的要求不同。紫外–可见分光检测器所用流动相应符合紫外–可见分光光度法（通则 0401）项下对溶剂的要求；采用低波长检测时，还应考虑有机溶剂的截止使用波长，并选用色谱级有机溶剂。蒸发光散射检测器和质谱检测器不得使用含不挥发性盐的流动相。

（3）流动相：反相色谱系统的流动相常用甲醇–水系统和乙腈–水系统，用紫外末端波长检测时，宜选用乙腈–水系统。流动相中应尽可能不用缓冲盐，如需用时，应尽可能使用低浓度缓冲盐。用十八烷基硅烷键合硅胶色谱柱时，流动相中有机溶剂一般不低于 5%，否则易导致柱效下降、色谱系统不稳定。

正相色谱系统的流动相常用两种或两种以上的有机溶剂，如二氯甲烷和正己烷等。

（4）色谱参数调整：《中国药典》品种正文项下规定的条件除填充剂种类、流动相组分、检测器类型不得改变外，其余如色谱柱内径与长度、填充剂粒径、流动相流速、流动相组分比例、柱温、进样量、检测器灵敏度等，均可适当改变，以达到系统适用性试验的要求。调整流动相组分比例时，当小比例组分的百分比例（X）小于等于 33% 时，允许改变范围为 $0.7X$～$1.3X$；当 X 大于 33% 时，允许改变范围为 X–10%～X+10%。

当必须使用特定牌号的色谱柱方能满足分离要求时，可在该品种正文项下注明。

（5）色谱系统的适用性试验：通常包括理论板数、分离度、灵敏度、拖尾因子和重复性等五个参数。必要时，可对色谱系统进行适当调整，以符合要求。

1）色谱柱的理论板数（n）：用于评价色谱柱的效能。由于不同物质在同一色谱柱上的色谱行为不同，采用理论板数作为衡量色谱柱效能的指标时，应指明测定物质，一般为待测物质或内标物质的理论板数。在规定的色谱条件下，注入供试品溶液或各品种项下规定的内标物质溶液，记录色谱图，量出供试品主成分色谱峰或内标物质色谱峰的保留时间 t_R 和峰宽（W）或半高峰宽（$W_{1/2}$），按下式计算色谱柱的理论板数：

$$n = 16 \times \left(\frac{t_R}{W}\right)^2 \tag{5.1}$$

$$n = 5.54 \times \left(\frac{t_R}{W_{h/2}}\right) \tag{5.2}$$

2）分离度（R）：用于评价待测物质与被分离物质之间的分离程度，是衡量色谱系统分离效能的关键指标。要求待测物质色谱峰与其他色谱峰之间有较好的分离度。除另有规定外，待测物质色谱峰与相邻色谱峰之间的分离度应不小于 1.5。按下式计算分离度：

$$R = \frac{2 \times (t_{R_2} - t_{R_1})}{W_1 + W_2} \tag{5.3}$$

$$R = \frac{2 \times (t_{R_2} - t_{R_1})}{1.70 \times (W_{1,h/2} + W_{2,h/2})} \tag{5.4}$$

式中，t_{R_2} 为相邻两色谱峰中后一峰的保留时间；t_{R_1} 为相邻两色谱峰中前一峰的保留时间；W_1、W_2 及 $W_{1,h/2}$、$W_{2,h/2}$ 分别为此相邻两色谱峰的峰宽及半高峰宽。

3）灵敏度：用于评价色谱系统检测微量物质的能力，通常以信噪比（S/N）来表示。定量测定时，信噪比应不小于 10∶1。

4）拖尾因子（T）：用于评价色谱峰的对称性。按下式计算拖尾因子：

$$T = \frac{W_{0.05h}}{2d_1} \tag{5.5}$$

式中，$W_{0.05h}$ 为 5% 峰高处的峰宽；d_1 为峰顶在 5% 峰高处横坐标平行线的投影点至峰前沿与此平行线交点的距离。除另有规定外，T 值应在 0.95～1.05。

5）重复性：用于评价色谱系统连续进样时响应值的重复性能。除另有规定外，通常取各品种项下的对照品溶液，连续进样 5 次，其峰面积测量值（或内标比值或其校正因子）的 RSD 应不大于 2.0%。

2. 气相色谱法　所用的仪器为气相色谱仪，由载气源、进样部分、色谱柱、柱温箱、检测器和数据处理系统等组成。进样部分、色谱柱和检测器的温度均应根据分析要求适当设定。

（1）载气源：气相色谱法的流动相为气体，称为载气，氦、氮和氢可用作载气，可由高压钢瓶或高纯度气体发生器提供，经过适当的减压装置，以一定的流速经过进样器和色谱柱；根据供试品的性质和检测器种类选择载气，除另有规定外，常用载气为氮气。

（2）进样部分：进样方式一般可采用溶液直接进样、自动进样或顶空进样。

溶液直接进样采用微量注射器、微量进样阀或有分流装置的气化室进样；采用溶液直接进样或自动进样时，进样口温度应高于柱温 30～50℃；进样量一般不超过数微升；柱径越细，进样量应越少，采用毛细管柱时，一般应分流以免过载。

顶空进样适用于固体和液体供试品中挥发性组分的分离与测定。将固态或液态的供试品制成供试液后，置于密闭小瓶中，在恒温控制的加热室中加热至供试品中挥发性组分在液态和气态达到平衡后，由进样器自动吸取一定体积的顶空气注入色谱柱中。

（3）色谱柱：色谱柱为填充柱或毛细管柱。填充柱的材质为不锈钢或玻璃，内径为 2～4mm，柱长为 2～4m，内装吸附剂、高分子多孔小球或涂渍固定液的载体，粒径为 0.18～0.25mm、0.15～0.18mm 或 0.125～0.15mm。常用载体为经酸洗并硅烷化处理的硅藻土或高分子多孔小球，常用固定液有甲基聚硅氧烷、聚乙二醇等。毛细管柱的材质为玻璃或石英，内壁或载体经涂渍或交联固定液，内径一般为 0.25mm、0.32mm 或 0.53mm，柱长 5～60m，固定液膜厚 0.1～5.0μm，常用的固定液有甲基聚硅氧烷、不同比例组成的苯基甲基聚硅氧烷、聚乙二醇等。

新填充柱和毛细管柱在使用前需老化处理，以除去残留溶剂及易流失的物质，色谱柱如长期未用，使用前应老化处理，使基线稳定。

（4）柱温箱：由于柱温箱温度的波动会影响色谱分析结果的重现性，因此柱温箱控温精度应在 ±1℃，且温度波动小于每小时 0.1℃。温度控制系统分为恒温和程序升温两种。

（5）检测器：适合气相色谱法的检测器有 FID、热导检测器（TCD）、氮磷检测器（NPD）、火焰光度检测器（FPD）、电子捕获检测器（ECD）、质谱检测器（MS）等。FID 对碳氢化合物响应良好，适合检测大多数的药物；NPD 对含氮、磷元素的化合物灵敏度高；FPD 对含磷、硫元素的化合物灵敏度高；ECD 适于含卤素的化合物；MS 还能给出供试品某个成分相应的结构信息，可用于结构确证。除另有规定外，一般用 FID，以氢气作为燃气，空气作为助燃气。在使用 FPD 时，检测器温度一般应高于柱温，并不得低于 150℃，以免水气凝结，通常为 250～350℃。

（6）数据处理系统：可分为记录仪、积分仪及计算机工作站等。

各品种项下规定的色谱条件，除检测器种类、固定液品种及特殊指定的色谱柱材料不得改变外，其余如色谱柱内径、长度、载体牌号、粒度、固定液涂布浓度、载气流速、柱温、进样量、检测器的灵敏度等，均可适当改变，以适应具体品种并符合系统适用性试验的要求。一般色谱图约于 30min 内记录完毕。

（7）系统适用性试验：同高效液相色谱法项下的规定。

第二节　药物分析方法验证

根据《中国药典》四部通则 9101“分析方法验证指导原则”：分析方法验证（analytical method validation）的目的是证明建立的方法适合于相应检测要求。在建立药品质量标准、变更药品生产工艺或制剂组分、修订原分析方法时，需对分析方法进行验证。

验证的分析项目：鉴别试验、杂质测定（限度或定量分析）、含量测定（包括特性参数和含量/效价测定，其中特性参数如药物溶出度、释放度等）。验证的指标有专属性、准确度、精密度（包括重复性、中间精密度和重现性）、检测限、定量限、线性、范围和耐用性。在分析方法验证中，须用标准物质进行试验。

一、专 属 性

专属性系指在其他成分（如杂质、降解产物、辅料等）可能存在下，采用的分析方法能正确测定出被测物的能力。鉴别反应、杂质检查和含量测定方法，均应考察其专属性。如方法专属性不强，应采用一种或多种不同原理的方法予以补充。例如，药物的鉴别，一般由 2～4 种方法组成，化学法与仪器法同用，相互取长补短，以能区分可能共存的物质或结构相似的化合物；不含被测成分的供试品，以及结构相似或组分中的有关化合物，应均呈阴性反应。含量测定则要求可能共存的物质或结构相似的化合物不参与反应或不产生响应值，色谱法中待测物的分离度应符合要求。杂质的测定情况比较复杂，更需要注意药物及其他种类的杂质对其干扰，因此可通过试样中加入杂质或辅料，考察测定结果是否受干扰，并可与未加杂质或辅料的试样比较测定结果。也可用强光照射、高温、高湿、酸（碱）水解或氧化的方法进行强制破坏，以研究可能的降解产物和降解途径对含量测定及杂质测定的影响。

二、准 确 度

准确度系指用所建立方法测定的结果与真实值或参比值接近的程度，一般用回收率（%）表示。准确度应在规定的线性范围内试验。准确度也可由所测定的精密度、线性和专属性推算出来。

在规定范围内，取同一浓度（相当于 100% 浓度水平）的供试品，用至少 6 份样品的测定结果进行评价；或设计至少 3 种不同浓度，每种浓度分别制备至少 3 份供试品溶液进行测定，用至少 9 份样品的测定结果进行评价，且浓度的设定应考虑样品的浓度范围。两种方法的选定应考虑分析的目的和样品的浓度范围。

$$\text{回收率（\%）}=\frac{\text{实际测得的平均含量}}{\text{样品实际含量}}\times 100\% \tag{5.6}$$

回收率限度要求视样品含量高低而定，一般样品含量 100% 左右准确度要求 98%～101%，样品含量 1% 左右准确度要求 92%～105%，在基质复杂、组分含量低于 0.01% 及多成分等分析中，回收率限度可适当放宽。这里实际测得的平均含量的 RSD 或置信度应符合要求。

化学原料药可用已知纯度的对照品或供试品进行测定，制剂可在处方量空白辅料中，加入已知量被测物对照品进行测定。

其他有关技术要求详见《中国药典》四部通则 9101。

三、精 密 度

精密度系指在规定的测定条件下，同一份均匀供试品，经多次取样测定所得结果之间的接近程度。精密度一般用相对标准偏差表示。

$$\text{RSD（\%）}=\frac{\sqrt{\dfrac{\sum(\bar{x}-x_i)}{n-1}}}{\bar{x}}\times 100\% \tag{5.7}$$

式中，n 为样品数，i=1～n，$\bar{x}$ 为平均测得值，x_i 为每个样品测得值。

在相同条件下，由同一个分析人员测定所得结果的精密度称为重复性；在同一实验室内的条件改变，如不同时间、不同分析人员、不同设备等测定结果之间的精密度，称为中间精密度，用于考察随机变动因素对精密度的影响；不同实验室测定结果之间的精密度，称为重现性。在规定范围内，取同一浓度（分析方法拟定的样品测定浓度，相当于100%浓度水平）的供试品，用至少6份的测定结果进行评价；或设计至少3种不同浓度，每种浓度分别制备至少3份供试品溶液进行测定，用至少9份样品的测定结果进行评价。采用至少9份测定结果进行评价时，浓度的设定应考虑样品的浓度范围。

含量测定和杂质的定量测定应考察方法的精密度。

四、检　测　限

检测限系指试样中被测物能被检测出的最低量。检测限仅作为限度试验指标和定性鉴别的依据，没有定量意义。检测限的验证常用以下方法：直观法，即用已知浓度的被测物，试验出能被可靠地检测出的最低浓度或量；信噪比法，即把已知低浓度试样测出的信号与空白样品测出的信号进行比较，计算出能被可靠地检测出的被测物质最低浓度或量，一般以信噪比为3∶1时相应浓度或注入仪器的量确定检测限；或基于响应值标准偏差和标准曲线斜率法，按照公式 $LOD=3.3\delta/S$ 计算。式中，LOD为检测限；δ 为响应值的偏差；S 为标准曲线的斜率。δ 可以通过下列方法测得：①测定空白值的标准偏差；②标准曲线的剩余标准偏差或截距的标准偏差。

五、定　量　限

定量限系指试样中被测物能被定量测定的最低量，其测定结果应符合准确度和精密度要求。对微量或痕量药物分析、定量测定药物杂质和降解产物时，应确定方法的定量限。定量限的验证常用以下方法：直观法，即用已知浓度的被测物，试验出能被可靠地定量测定的最低浓度或量；信噪比法，即将已知低浓度试样测出的信号与空白样品测出的信号进行比较，计算出能被可靠地定量的被测物质的最低浓度或量，一般以信噪比为10∶1时相应浓度或注入仪器的量确定定量限；或基于响应值标准偏差和标准曲线斜率法，按照公式 $LOQ=10\delta/S$ 计算。式中，LOQ为定量限；δ 为响应值的偏差；S 为标准曲线的斜率。δ 可以通过下列方法测得：①测定空白值的标准偏差；②采用标准曲线的剩余标准偏差或截距的标准偏差。定量限的结果应符合准确度和精密度要求。

六、线　　性

线性系指在设计的范围内，线性试验结果与试样中被测物浓度直接呈比例关系的能力。可用同一对照品储备液经精密稀释，或分别精密称取对照品，制备一系列对照品溶液的方法进行测定，至少制备5个不同浓度水平。以测得的响应信号作为被测物浓度的函数作图，观察是否呈线性，再用最小二乘法进行线性回归。必要时，响应信号可经数学转换，再进行线性回归计算，或者可采用描述浓度–响应关系的非线性模型。

数据要求：应列出回归方程、相关系数、残差平方和、线性图（或其他数学模型）。

七、范　　围

范围系指分析方法能达到精密度、准确度和线性要求时的高低限浓度或量的区间。

范围应根据分析方法的具体应用及其线性、准确度、精密度结果和要求确定。原料药和制剂含量测定，范围一般为测定浓度的80%～120%；制剂含量均匀度检查，范围一般为测定浓度的70%～130%；杂质测定，范围应根据初步实际测定数据，拟订为规定限度的±20%；溶出度或释放度中的溶出量测定，范围一般为限度的±30%。其他有关技术要求详见《中国药典》四部通则9101。

八、耐　用　性

耐用性系指在测定条件有小的变动时，测定结果不受影响的承受程度，为所建立的方法用于常规检验提供依据。若经考察方法耐用性较差，则应在方法中写明，并注明可以接受变动的范围。

典型的变动因素有被测溶液的稳定性、样品的提取次数、时间等。样品由于分析方法具有各自的特点，并随分析对象而变化，因此需要视具体情况拟订验证的指标。

液相色谱法中典型的变动因素有流动相的组成和 pH、不同品牌或不同批号的同类型色谱柱、柱温、流速等。气相色谱法变动因素有不同品牌或批号的色谱柱、不同类型的载体、载气流速、柱温、进样口和检测器温度等。经试验，测定条件小的变动应能满足系统适用性试验要求，以确保方法的可靠性。其他有关技术要求详见《中国药典》四部通则 9101。

不是每一种分析方法都需要验证以上所有指标的，而是根据方法的特点、分析的对象进行相应的验证：鉴别方法需要验证方法的专属性、耐用性；含量测定需要验证方法的专属性、准确度、精密度、线性、范围、耐用性；杂质限量检查需要验证方法的专属性、检测限、耐用性；杂质含量及校正因子的测定则除检测限外其他指标均需验证。

需要注意的是，新药审批、药品注册时，国家药品评审中心要对申请方申报的分析方法进行审核，药检部门要采用药品标准中分析方法进行药品的检验等尚涉及方法的确认和方法的转移，因此《中国药典》四部通则收载了 9099 分析方法确认指导原则、9100 分析方法转移指导原则。分析方法确认（analytical method verification）是指首次使用法定分析方法时，由现有的分析人员或实验室对分析方法中关键的验证指标进行有选择性的考察，以证明方法对所分析样品的适用性，同时证明分析人员有能力使用该法定分析方法。指导原则 9101“分析方法验证指导原则”中提供了建立分析方法需要验证的指标，分析方法的确认并不是重复验证过程。分析方法转移（analytical method transfer），是一个文件记录和实验确认的过程，目的是证明一个实验室（方法接收实验室）在采用另一实验室（方法建立实验室）建立并经过验证的非法定分析方法检测样品时，该实验室有能力成功地操作该方法，检测结果与方法建立实验室检测结果一致。分析方法转移是保证不同实验室之间获得一致、可靠和准确检测结果的一个重要环节，同时也是对实验室检测能力的一个重要评估。本指导原则总结了可能存在的分析方法转移的类型和转移方案的内容等。

第三节　药物含量测定及其表示方法

一、滴定分析法

药物分析中，中和法（分为水溶液滴定法和非水溶液滴定法）和氧化还原滴定法最为常用，滴定方式主要有直接滴定法和剩余滴定法。

（一）滴定度

药品标准中滴定分析法采用滴定度（titer，*T*）进行计算。滴定度（*T*）指消耗 1ml 规定浓度的滴定液的被测成分的质量（mg）。

滴定反应：
$$aX + bY \longrightarrow cW + dZ$$

滴定度：
$$T(\text{mg/ml}) = m \times \frac{a}{b} \times M \tag{5.8}$$

式中，*m* 为滴定液的摩尔浓度，*M* 为被测成分的毫摩尔质量。

例 5-1　碘量法测定维生素 C 含量：

$$C_6H_8O_6 + I_2 \longrightarrow C_6H_6O_6 + 2HI$$

已知碘滴定液的浓度为 0.05mol/L，维生素 C 的分子量为 176.13，则

$$T = 0.05 \times \frac{1}{1} \times 176.13 = 8.806(\text{mg})$$

（二）直接滴定法

本法为采用滴定液直接与待测药物进行反应，根据消耗滴定液的体积计算待测药物的含量。

待测药物含量计算公式为

$$含量(\%)=\frac{V\times T\times F}{W}\times 100\% \tag{5.9}$$

式中，V 为滴定液的消耗体积（ml）；W 为供试品取用量；F 为滴定液浓度校正系数。

$$F=\frac{滴定液实际浓度}{滴定液规定浓度} \tag{5.10}$$

若需做空白试验，则待测药物含量计算公式为

$$含量(\%)=\frac{(V-V_0)\times T\times F}{W}\times 100\% \tag{5.11}$$

式中，V_0 为空白试验所消耗的滴定液体积。

例 5-2　阿西莫司含量测定：取本品约 0.3g，精密称定，加水 50ml 溶解后，加酚酞指示液 1 滴，用氢氧化钠滴定液（0.1mol/L）滴定至溶液由无色变为粉红色，并将滴定的结果用空白试验校正。每 1ml 氢氧化钠滴定液（0.1mol/L）相当于 15.41mg 的 $C_6H_6N_2O_3$。

已知，阿西莫司取样量 W=0.2905g，样品消耗氢氧化钠滴定液（0.093 24mol/L）V=20.02ml，空白消耗氢氧化钠滴定液（0.093 24mol/L）V_0=0.31ml，请问阿西莫司含量为多少。

$$\begin{aligned}阿西莫司含量(\%)&=\frac{(V-V_0)\times F\times T}{W}\times 100\%\\&=\frac{(20.02-0.31)\times\dfrac{0.093\,24}{0.1}\times 15.41\times 10^{-3}}{0.2905}\times 100\%\\&=97.5\%\end{aligned}$$

（三）间接滴定法

1. 生成物滴定法　本法为被测药物先与某化合物定量反应，生成物再用滴定液进行滴定的方法。含量的计算方法与直接滴定法相同，滴定度依据 3 个参与反应的化合物的摩尔比进行计算。

2. 剩余滴定法　本法为先加入定量过量的第一滴定液与待测药物完全反应，再用第二滴定液滴定剩余的第一滴定液。

由于第一滴定液与第二滴定液浓度相当，第一滴定液滴定度（T_A）等于第二滴定液滴定度（T_B），故待测药物含量可以采用下列公式计算：

$$含量(\%)=\frac{(V_{0,B}-V_B)\times T_B\times F_B}{W}\times 100\% \tag{5.12}$$

式中，$V_{0,B}$ 为空白滴定所消耗第二滴定液的体积，V_B 为待测药物所消耗第二滴定液的体积，F_B 为第二滴定液浓度校正系数，W 为待测药物取样量。

例 5-3　两步滴定法测定阿司匹林片剂含量：取阿司匹林片 10 片，精密称定，研细，精密称取其片粉适量（约相当于含阿司匹林 0.3g），用 20ml 中性乙醇溶解，加酚酞指示剂 3 滴，滴加氢氧化钠液至溶液显粉红色，再精密加氢氧化钠滴定液（0.1mol/L）40ml。至水浴上加热 15min，迅速冷至室温，用硫酸滴定液（0.05mol/L）滴定至终点，样品消耗硫酸滴定液 19.02ml，空白消耗硫酸滴定液 34.78ml，1ml 氢氧化钠滴定液（0.1mol/L）相当于 18.02mg 阿司匹林。求阿司匹林片的含量。

已知，阿司匹林片标示量为 0.3g/片，10 片重 3.5469g，称取其片粉重 0.3592g，硫酸滴定液实际浓度为 0.0539mol/L，样品消耗硫酸滴定液 19.02ml，空白消耗硫酸滴定液 34.78ml。

$$阿司匹林片剂含量为标示量的百分含量(\%)=\frac{(V_{0,B}-V_B)\times T_B\times F_B\times \bar{W}}{W\times 标示量}\times 100\%$$

$$=\frac{(34.78-19.02)\times 18.02\times \frac{0.0539}{0.05}\times \frac{3.5469}{10}}{0.3592\times 0.3\times 1000}\times 100\%$$

$$=100.8\%$$

示例中 1000 是将阿司匹林取样量的单位 g 换算为 mg。

二、分光光度法

分光光度法是光谱法的重要组成部分，是通过测定被测物质在特定波长处或一定波长范围内的吸光度或发光强度，对该物质进行定性和定量分析的方法。朗伯–比尔定律是分光光度法定量的依据：

$$A=\lg\frac{1}{T}=E_{1cm}^{1\%}CL \tag{5.13}$$

式中，A 为吸光度；T 为透光率；$E_{1cm}^{1\%}$ 为百分吸收系数，其物理意义为当溶液浓度为 1%（g/ml），液层厚度为 1cm 时的吸光度数值；C 为 100ml 溶液中所含物质的重量（按干燥品或无水物计算），g；L 为液层厚度，cm。

（一）紫外分光光度法

紫外分光光度法适合于具有共轭结构的药物的测定。测定时，除另有规定外，应以配制供试品溶液的同批溶剂为空白对照，采用 1cm 的石英吸收池，除另有规定外，吸收峰波长应在该品种项下规定的波长 ±2nm 以内，并以吸光度最大的波长作为测定波长。一般供试品溶液的吸光度读数，以在 0.3～0.7 内为宜。仪器的狭缝波带宽度应小于供试品吸收带的半高宽度的 1/10；当溶液的 pH 对测定结果有影响时，应将供试品溶液的 pH 和对照品溶液的 pH 调成一致。

药物含量测定的方法通常采用对照法或百分系数法，前者需要对照品，后者要求待测成分吸收系数通常应大于 100，并注意仪器的校正和检定。

1. 对照品比较法 按各品种项下的方法，分别配制供试品溶液和对照品溶液，对照品溶液中所含被测成分的量应为供试品溶液中被测成分规定量的 100%±10%，所用溶剂也应完全一致，在规定的波长处测定供试品溶液和对照品溶液的吸光度后，按下式计算供试品中被测溶液的浓度：

$$C_X=\frac{A_X}{A_R}\times C_R \tag{5.14}$$

式中，C_X 为供试品溶液浓度，C_R 为对照品溶液浓度，A_X 为供试品溶液吸光度，A_R 为对照品溶液吸光度。

待测药物含量可用下式计算：

$$药物含量(\%)=\frac{C_X\times D}{W}\times 100\%=\frac{\frac{A_X}{A_R}\times C_R\times D}{W}\times 100\% \tag{5.15}$$

式中，D 为供试品溶液稀释体积（ml），W 为取样量。

例 5-4 注射用硫喷妥钠的含量测定：照紫外–可见分光光度法（通则 0401）测定。供试品溶液取装量差异项下的内容物，混合均匀，精密称取适量（约相当于硫喷妥钠 0.25g），置 500ml 量瓶中，加水稀释使硫喷妥钠溶解并至刻度，摇匀，精密量取 1ml，置 100ml 量瓶中，用 0.4% 氢氧化钠溶液稀释至刻度；另取硫喷妥对照品，精密称定，加 0.4% 氢氧化钠溶液溶解，并定量稀释制成 1ml 中约含 5μg 的溶液。在 304nm 波长处分别测定吸光度。

已知：每 1mg 的硫喷妥相当于 1.091mg 的硫喷妥钠，称取本品内容物 0.2658g，对照品浓度为 5.05μg/ml，测得样品的吸光度为 0.446，对照品的吸光度为 0.477 本品规格为 0.5g，5 支内容物的质量为 2.6481g。

$$本品相当于标示量的含量（\%）=\frac{\frac{A_X}{A_R}\times C_R\times D\times\bar{W}}{W\times 标示量}\times 100\%$$

$$=\frac{\frac{0.446}{0.477}\times 5.05\times\frac{500\times 100}{1}\times\frac{2.6481}{5}\times 10^{-6}}{0.2658\times 0.5}\times 1.091\times 100\%$$

$$=102.6\%$$

2. 吸收系数法　按各品种项下的方法配制供试品溶液，在规定的波长处测定其吸光度，再以该品种在规定条件下的吸收系数计算含量。用本法测定时，吸收系数通常应大于 100，并注意仪器的校正和检定。

待测药物含量可用下式计算：

$$药物含量（\%）=\frac{C_X\times D}{W}\times 100\%=\frac{\frac{A_X}{E_{1cm}^{1\%}\times 100}\times D}{W}\times 100\% \quad (5.16)$$

例 5-5　阿苯达唑片溶出度测定及含量测定

【检查】溶出度　照溶出度与释放度测定法（通则 0931 第二法）测定。

溶出条件　以 0.1mol/L 盐酸溶液 900ml 为溶出介质，转速为每分钟 75 转，依法操作，经 45min 时取样。

供试品溶液　取溶出液滤过，精密量取续滤液适量，用 0.1mol/L 氢氧化钠溶液定量稀释制成每 1ml 中约含阿苯达唑 10μg 的溶液。

对照品溶液　取阿苯达唑对照品约 20mg，精密称定，置 100ml 量瓶中，加 2% 盐酸甲醇溶液 5ml，振摇使溶解，用 0.1mol/L 盐酸溶液稀释至刻度，摇匀，精密量取 5ml 置 100ml 量瓶中，用 0.1mol/L 氢氧化钠溶液稀释至刻度，摇匀。

测定法　取供试品溶液与对照品溶液，照紫外–可见分光光度法（通则 0401），在 308nm 的波长处分别测定吸光度，计算每片的溶出量。

限度　标示量的 65%，应符合规定。

【含量测定】照紫外–可见分光光度法（通则 0401）测定。

供试品溶液　取本品 20 片（如为糖衣片则除去包衣），精密称定，研细，精密称取适量（约相当于阿苯达唑 20mg），置 100ml 量瓶中，加冰醋酸 10ml，振摇使阿苯达唑溶解，用乙醇稀释至刻度，摇匀，滤过，精密量取续滤液 5ml，置 100ml 量瓶中，用乙醇稀释至刻度，摇匀。

测定法　取供试品溶液，在 295nm 的波长处测定吸光度，按 $C_{12}H_{15}N_3O_2S$ 的吸收系数（$E_{1cm}^{1\%}$）为 444 计算。

已知，阿苯达唑片规格为 0.1g/片，20 片重 21.6346g，取片粉重 W=0.2094g，样品溶液吸光度值 $A=0.408$。试计算本品含阿苯达唑为标示量的百分比。

$$本品含量为标示量的百分比=\frac{\frac{A_X}{E_{1cm}^{1\%}\times 100}\times D\times\bar{W}}{W\times 标示量}\times 100\%$$

$$=\frac{\frac{0.408}{444\times 100}\times\frac{100\times 100}{5}\times\frac{21.6364}{20}}{0.2094\times 0.1}\times 100\%$$

$$=94.9\%$$

（二）荧光分光光度法

通常，荧光分光光度法是在一定条件下，测定对照品溶液荧光强度与其浓度的线性关系。测定时，若线性关系良好，可在每次测定前，用一定浓度的对照品溶液校正仪器的灵敏度；然后在相同的条件下，分别读取对照品溶液及其试剂空白的荧光强度与供试品溶液及其试剂空白的荧光强度，然后采用对照法计算。当浓度与荧光强度的关系明显偏离线性范围时，应改用标准曲线法计算。

采用对照法测定时，药物的浓度以下式进行计算：

$$C_x = \frac{R_x - R_{xb}}{R_r - R_{rb}} \times C_r \tag{5.17}$$

式中，C_x 为样品溶液浓度，C_r 为对照品溶液浓度，R_x 为样品溶液荧光强度，R_{xb} 为样品溶液试剂空白的荧光强度，R_r 为对照品溶液荧光强度，R_{rb} 为对照品溶液试剂空白的荧光强度。

（三）原子吸收分光光度法

原子吸收分光光度法遵循分光光度法的吸收定律，一般通过比较对照品溶液和供试品溶液的吸光度，计算供试品中待测元素的含量。测定法有标准曲线法和标准加入法。

1. 标准曲线法 在仪器推荐的浓度范围内，除另有规定外，制备含待测元素不同浓度的对照品溶液至少 5 份，浓度依次递增，并分别加入各品种项下制备供试品溶液的相应试剂，同时以相应试剂制备空白对照溶液。以每一浓度 3 次吸光度读数的平均值为纵坐标、相应浓度为横坐标，绘制标准曲线。按各品种项下的规定制备供试品溶液，使待测元素的估计浓度在标准曲线浓度范围内，测定吸光度，取 3 次读数的平均值，从标准曲线上查得相应的浓度，计算被测元素含量。绘制标准曲线时，一般采用线性回归，也可采用非线性拟合方法回归。

2. 标准加入法 取同体积按各品种项下规定制备的供试品溶液 4 份，分别置 4 个同体积的量瓶中，除 1 号量瓶外，其他量瓶分别精密加入不同浓度的待测元素对照品溶液，分别用去离子水稀释至刻度，制成从零开始递增的一系列溶液。将吸光度读数与相应的待测元素加入量作图，延长此直线至与含量轴的延长线相交，此交点与原点间的距离即相当于供试品溶液取用量中待测元素的含量，再以此计算供试品中待测元素的含量。

当用于杂质限量检查时，取供试品，按各品种项下的规定，制备供试品溶液；另取等量的供试品，加入限度量的待测元素溶液，制成对照品溶液。照上述标准曲线法操作，设对照品溶液的读数为 a，供试品溶液的读数为 b，b 值应小于（a–b）。

三、色　谱　法

（一）高效液相色谱法

高效液相色谱法常用的定量分析方法有内标法、外标法、加校正因子的主成分自身对照法、不加校正因子的主成分自身对照法和面积归一化法。后三种方法主要用于杂质的检查，以下介绍前两种方法。

1. 内标法 按品种正文项下的规定，精密称（量）取对照品和内标物质，分别配成溶液，各精密量取适量，混合配成校正因子测定用的对照溶液。取一定量进样，记录色谱图。测量对照品和内标物质的峰面积或峰高，按下式计算校正因子 f：

$$f = \frac{A_S / C_S}{A_R / C_R} \tag{5.18}$$

式中，A_S 为内标物质的峰面积或峰高，A_R 为对照品的峰面积或峰高，C_S 为内标物质的浓度，C_R 为对照品的浓度。

再取各品种项下含有内标物质的供试品溶液，进样，记录色谱图，测量供试品中待测成分和内标物质的峰面积或峰高，按下式计算含量：

$$C_X = f \times \frac{A_X}{A'_S / C'_S} \tag{5.19}$$

式中，A_X 为供试品的峰面积或峰高，C_X 为供试品的浓度，A'_S 为内标物质的峰面积或峰高，C'_S 为内标物质的浓度。

采用内标法，可避免因样品前处理及进样体积误差对测定结果的影响。

例 5-6　丁酸氢化可的松的含量测定：按高效液相色谱法（通则 0512）测定。

色谱条件与系统适用性试验　用十八烷基硅烷键合硅胶为填充剂；以水–乙腈–冰醋酸（55∶45∶0.5）为流动相；检测波长为 240nm。理论板数按丁酸氢化可的松峰计算不低于 1500，丁酸氢化可的松峰与内标物质峰分离度应符合要求。

内标溶液的制备　取甲睾酮，加甲醇溶解并稀释制成每 1ml 约含 0.18mg 的溶液，即得。

测定　取本品，精密称定，加甲醇溶解并定量稀释制成每 1ml 约含 0.26mg 的溶液，精密量取该溶液与内标溶液各 5ml，置 50ml 量瓶中，用甲醇稀释至刻度，摇匀，取 20μl 注入液相色谱仪，记录色谱图；另取丁酸氢化可的松对照品，同法测定。按内标法以峰面积计算：

$$C_X = \frac{A_X / A'_S}{A_R / A_S} \times C_R \tag{5.20}$$

式中，C_X 为丁酸氢化可的松供试品溶液的浓度，C_R 为丁酸氢化可的松对照品溶液的浓度，A_X/A'_S 为丁酸氢化可的松供试品溶液色谱图中丁酸氢化可的松峰面积与甲睾酮峰面积的比值，A_R/A_S 为丁酸氢化可的松对照品溶液色谱图中丁酸氢化可的松峰面积与甲睾酮峰面积的比值。

2. 外标法　按各品种项下的规定，精密称（量）取对照品和供试品，配制成溶液，分别精密取一定量，进样，记录色谱图，测量对照品溶液和供试品溶液中待测物质的峰面积（或峰高），按下式计算含量：

$$C_X = C_R \times \frac{A_X}{A_R} \tag{5.21}$$

式中，A_X 为供试品的峰面积或峰高，C_X 为供试品的浓度，A_R 为对照品的峰面积或峰高，C_R 为对照品的浓度。

外标法要求进样量准确，采用定量环或自动进样器进样。

例 5-7　《中国药典》尼莫地平分散片含量测定：照高效液相色谱法（通则 0512）测定。避光操作。

供试品溶液　取本品 20 片，精密称定，研细，精密称取适量（约相当于尼莫地平 10mg），置 50ml 量瓶中，加流动相适量，超声约 15min 使尼莫地平溶解，放冷，用流动相稀释至刻度，摇匀，离心 10min（每分钟 3000 转），精密量取上清液 5ml，置 50ml 量瓶中，用流动相稀释至刻度，摇匀。

对照品溶液　取尼莫地平对照品，精密称定，加流动相溶解并定量稀释制成每 1ml 中约含 20μg 的溶液。

色谱条件　用十八烷基硅烷键合硅胶为填充剂；以甲醇–乙腈–水（35∶38∶27）为流动相；检测波长为 235nm；进样体积 10μl。

系统适用性要求　理论板数按尼莫地平峰计算不低于 8000，尼莫地平峰与相邻杂质峰的分离度应符合要求。

测定法　精密量取供试品溶液与对照品溶液，分别注入液相色谱仪，记录色谱图。按外标法以峰面积计算。

（二）气相色谱法

气相色谱法测定方法有内标法、外标法、峰面积归一化法、标准加入法。内标法和外标法计算与高效液相色谱法相同。峰面积归一化法主要用于杂质限度的粗略检查。标准溶液加入法则为精密称（量）取待测成分对照品适量，配制成适当浓度的对照品溶液，取一定量，精密加入供试品溶液中，根据外标法或内标法测定待测成分含量，再扣除加入的对照品溶液含量，即得供试品溶液中某个杂质和主成分含量。也可按下述公式进行计算，加入对照品溶液前后校正因子应相同：

$$\frac{A_{iS}}{A_S}=\frac{C_S+\Delta C_S}{C_S} \tag{5.22}$$

则待测组分的浓度 C_S 可通过如下公式进行计算：

$$C_S=\frac{\Delta C_S}{(A_{iS}/A_X)-1} \tag{5.23}$$

式中，C_S 为供试品中组分 S 的浓度；A_S 为供试品中组分 S 的色谱峰面积；ΔC_S 为所加入的已知浓度的待测组分对照品的浓度；A_{iS} 为加入对照品后组分 S 的色谱峰面积。

第四节　药物分析误差控制与数据处理

药物分析方法建立时除需要进行方法学验证外，实际测定时也需要严格控制测定过程中产生的误差，方能保证结果的正确可靠，保障人民用药的安全有效。误差是正常的分析过程中不可避免产生的测得值与真实值之间的差值，其大小反映的是分析方法的准确度，误差越大，说明测定结果越不准确。实测值大于真实值误差为正，小于则为负。

一、误差的产生

（一）药物分析中可能产生误差的环节

1. 由分析方法产生　分析方法自身可能存在一定误差，如由于专属性不强，滴定分析法中与待测物具有相同化学官能团的杂质参与滴定反应使测定结果偏高、紫外分光光度法中与待测物在测定波长处具有吸收的杂质引起的吸光度偏大；又如液质联用方法中由于基质效应引起的待测物响应值偏大或偏小，由此等等产生方法误差。

2. 由仪器产生　测定时采用的仪器、量具等本身存在的误差，如分析天平砝码或读数准确性；分光光度计的波长的准确度、暗噪声、讯号噪声、单色器的精度；滴定分析中采用的滴定管、移液管、量瓶等刻度准确性；高效液相色谱法和气相色谱法中定量环或进样器的准确性，由此等等产生仪器误差。

3. 由操作产生　由分析人员在操作过程中带入的误差，如肉眼对移液管、滴定管、量瓶刻度判断的偏差及对滴定终点颜色变化判断存在的偏差；不同分析人员操作习惯不同带入的偏差，由此等等产生操作误差。

4. 由环境因素的变化产生　测定时温度、湿度、pH 等的波动或变化等也会带入误差。

除此之外，有时使用的试剂不纯也会带入误差。

特别强调的是，误差是由正常分析过程中不可避免的一些因素引起的，不是由于操作失误引起的，后者是不允许发生的。

（二）误差的分类

以上误差又可分为系统误差和偶然误差。

1. 系统误差　系由确定的因素引起的误差，具有固定的正负和大小，且在测定的过程中重复出现，可以通过对分析系统进行校正而消除。以上方法误差、仪器误差、操作误差及试剂误差均属于系统误差。

2. 偶然误差　系由分析环境波动或变化产生的误差，具有随机性，其正负和大小均不固定，不能通过对分析系统的校正消除，可以采用多次平行测定减小此类误差，或通过统计学的方法估算其大小从而校正测定结果。

二、误差的计算与传递

（一）误差的计算

在药物分析中误差常用偏差（d）或相对偏差（rd）、标准偏差（S）或RSD表示。在实际应用中常用偏差或相对偏差评价方法的准确度，标准偏差或RSD评价方法的精密度。

1. 偏差与相对偏差的计算　偏差：

$$d = X_i - \bar{X} \tag{5.24}$$

式中，X_i为实测值，$\bar{X}$为真实值。

相对偏差（常用百分比表示）：

$$\mathrm{rd} = \frac{d}{\bar{X}} \times 100\% = \frac{X_i - \bar{X}}{\bar{X}} \times 100\% \tag{5.25}$$

偏差或相对偏差有正有负，如果偶然误差较大但计算结果刚好正负抵消，则不能反映误差存在的真实情况。

2. 标准偏差与RSD　标准偏差：

$$S = \sqrt{\frac{\sum_{i=1}^{n}(X_i - \bar{X})^2}{n-1}} \tag{5.26}$$

RSD（常用百分比表示）：

$$\mathrm{RSD} = \frac{S}{\bar{X}} \times 100\% = \frac{\sqrt{\dfrac{\sum_{i=1}^{n}(X_i - \bar{X})^2}{n-1}}}{\bar{X}} \times 100\% \tag{5.27}$$

标准偏差（S）或RSD为误差绝对值之和的统计值，反映了误差的传递和累积情况。

（二）误差的传递

定量测定的最终结果都是由分析过程中一系列测量数据经计算得出的，其中每个测量数据的误差会传递到最终结果。

1. 系统误差的传递　和、差的绝对误差等于各测量值绝对误差的和、差；积、商的相对误差等于各测量值相对误差的和、差。

2. 偶然误差的传递　由于偶然误差的随机性，其传递对测定结果的影响也具有随机性，因此可用极值误差法或标准偏差法进行统计分析。前者假设每一步骤产生的误差都是最大值并且在传递的过程中是累加的，优点是各测量值的最大误差常常是已知的，缺点是这种情况出现的概率小，只能大致评价误差的总体情况。后者系根据偶然误差的出现符合统计学规律：和、差结果的标准差的平方，等于各测量值的平均偏差的平方和；积、商结果的相对标准偏差的平方，等于各测量值的RSD的平方和。计算出最终结果的标准偏差。

三、减少误差的方法

针对误差产生的根源可采取下列方法减少误差。

（一）方法误差的控制

选择与其预期测量目的相适应的分析方法，如对纯度较高的药物采用准确度高的滴定分析法；对制剂、杂质或测定干扰较大的原料药采用专属性高的方法（如色谱法）减少共存其他成分对测定的干扰；通过消除基质效应，减少采用软电离方法测定时带来的误差，等等，均可减少方法误差。

（二）仪器误差的控制

严格按照《中国药典》四部通则各测定法的通用技术要求，对各实验仪器进行检定、校准；对仪器进行期间核查；仪器的日常维护，等等，均可减少仪器误差。

（三）操作误差的控制

正确的取样量、增加平行试验次数、空白试验、规范的操作等均可减少操作误差。

根据定量分析方法的要求选择相应纯度规格的试剂，必要时固定试剂的来源、批号减少由于试剂带来的误差。

（四）偶然误差的控制

根据偶然误差出现的统计学规律，采用增加平行测定次数的方法可以有效减少偶然误差。待测样品量较多时尽量做到同一批样品测定环境、人员、试剂一致，如生物样品定量分析时，一个分析批包括的样品在同一时间处理，即没有时间间隔，由同一分析者相继处理，使用相同的试剂，保持一致的条件。

四、定量分析数据处理

定量分析数据处理涉及分析结果的置信度、平行测定中溢出值的取舍等问题，本章节主要讨论药物分析中常用处理方法：平均值的标准偏差、置信区间、显著性检验、G 检验法、Q 检验法。

（一）平均值的标准偏差

偶然误差可以通过增加平行试验的措施减少，但实际工作中平行测定的次数有限，如何保证尽量减少工作量的同时让偶然误差的限度在可接受范围内，可以通过平均值的标准偏差 $S_{\bar{X}}$ 进行评价。

$$S_{\bar{X}} = S_X / \sqrt{n} \tag{5.28}$$

式中，S_X 是单次测定的偏差，n 是平行测定次数。

根据上式，推算 4 次测量的可靠性为 1 次测定的 2 倍，25 次测量的可靠性为 1 次测定的 5 倍，测量次数过多增加并不能使可靠性显著增加，反而耗时耗力。因此，推荐在实际工作中平行测定 2～3 次即可，而方法学验证时要求平行测定 5～6 次。

（二）平均值的置信区间

以测量值 x 为中心，以一定的置信系数（α）估计总体均值的可信范围，称为置信区间：

$$\mu = x \pm u\sigma \tag{5.29}$$

式中，μ 为真实值（或总体均值），u 为统计量，$u\sigma$ 为置信限，$x \pm u\sigma$ 即为置信范围。

根据所要求的 α，u 可以在 t 分布表中查得。

单次测量值 x 在真实值（或总体均值）μ 附近的概率根据总体标准差 σ 估计：x 落在 $\mu \pm 1.64\sigma$ 范围内的概率是 90%，x 落在 $\mu \pm 1.96\sigma$ 范围内的概率是 95%，因此增加置信水平需要扩大相应的置信区间。

当总体 σ 已知时，样本均值的标准差 $\sigma_X = \sigma/\sqrt{n}$，可用样本均值 $\bar{x}$ 估计总体均值 μ 的范围 $\mu = \bar{x} \pm u\sigma/\sqrt{n}$。

当总体 σ 未知时，需要根据所有权的置信水平和自由度，以样本偏差 s 估计 $\mu = \bar{x} \pm ts/\sqrt{n}$。

置信区间分双侧置信区间和单侧置信区间。双侧置信区间指同时存在大于和小于总体平均值的置信范围，即在一定置信水平下，$\bar{x}-ts/\sqrt{n}<\mu<\bar{x}+ts/\sqrt{n}$；单侧置信区间则指 $\bar{x}-ts/\sqrt{n}<\mu<\infty$ 或 $-\infty<\mu<\bar{x}+ts/\sqrt{n}$。

（三）显著性检验

检验两个样本的分析结果之间或两个分析方法之间是否存在差异称为显著性检验。t 检验与 F 检验是常用的方法，前者适用于样本均值与真实值（或参考值）的比较、两组样本间的比较；后者适用于检验两组分析数据的标准差之间的差异。检查时注意：两组数据的显著性检验顺序是先 F 检验确定两组数据的偶然误差无差异后再行 t 检验；检验两个分析结果是否存在显著性差异用双侧检验，检验某分析结果是否明显高于或低于某值，用单侧检验；当分布曲线为对称形时，t 检验采用单侧和双侧均可，但常用双侧检验；若分布曲线为非对称形，F 检验多用单侧检验；置信水平 P 或显著性水平 α 的选择必须恰当，否则影响显著性检验结果的正确性。

（四）平行测定中溢出值的取舍

平行测定时，若个别值太高或太低则将其称为溢出值或可疑数据，若为偶然误差的极值则在统计学上是允许的，若为人为过错造成的则应该舍去。当测量次数足够多能够对总体的标准层进行正确估计的情况下，可以采用 t 检验；反之，则采用 Q 检验与 G 检验判断溢出值是否来源于同一总体，以决定取舍。

1. G 检验法　第一步计算包括溢出值在内的样本均值（$\bar{x}$）与标准偏差（S）；第二步计算溢出值（x_n）的偏差（d）及统计量 $G=|x_n-\bar{x}|/S$；第三步查出 G 检验临界值 $G_{\alpha,n}$，与统计量 G 比较，若 $G<G_{\alpha,n}$，溢出值保留；若 $G\geqslant G_{\alpha,n}$，则舍弃溢出值（$P\leqslant 0.05$）。

G 检验法由于在检验的过程中引入了正态分布的两个参数，所以方法较为准确可靠。

2. Q 检验　第一步先将所有测量值按大小顺序排列；第二步计算 $Q=|x_0-x_n|/(x_{max}-x_{min})$，$x_0$ 为溢出值，x_n 为与溢出值的相邻值；第三步以 Q 为统计量，与临界值进行比较，若 $Q\geqslant Q_{0.05,n}$，溢出值应舍弃；$Q<Q_{0.05,n}$，应予保留。

五、有效数字的修约

定量分析方法的准确度是有限的，测量值的数字保留不得超过测量方法的准确度，所以在记录测量数据时，只允许最后一位数字为估算数字（欠准数字），且欠准数字误差不应超过 ±1。故测量数字由数位准确数字和最后一位欠准数字构成，除前面无其他数字的 0 外这组数据均为有效数字。当测量值过大或过小时，可以采用 10 的乘方表示，但要求有效数字的位数不变；当测量值首位是 8 或 9 时，有效数字可多计一位；测量值为对数值时，其整数部分代表原值的方次，小数部分的才为有效数字；样本 $\bar{x}\pm s$ 的有效数字以 s 的 1/3 定位数。

按照一定规则将一组数字中多余的尾数舍弃的方法称为有效数值修约，该规则如下。

1. 四舍六入五成双　当尾数≤4 则舍弃；≥6 则在舍弃这个数字的同时在其前面一个数字上加 1；当尾数为 5 时，则前面一个数字为单数时舍弃的同时加 1，前面一个数字为双数则直接舍弃。

2. 不允许连续修约　在数字修约过程中，只允许将数据一次性修约到规定有效数字。

3. 多次运算中的修约　数据在多次运算中，为了减少由于舍入造成的误差，可将每步运算中的结果多保留一位数字，最终结果再修约到规定有效位数。

4. 表示不确定度数字的修约　在对标准偏差或其他表示不确定度数字进行修约时，任何数字均应“入”，使其不确定度增加。

本 章 小 结

药物的含量测定系指原料药中主要成分或制剂中活性组分的定量测定。通常采用化学、物理化学或生物化学的方法和技术：滴定分析法专属性不强、灵敏度低，但其准确度高、精密度好，广泛用于原料药的含量测定；紫外分光光度法准确度较高、精密度较好，但专属性不强，主要用于制剂含量均匀度与溶出度的检查；高效液相色谱法具有专属性强、准确度和精密度较高的优点，特别适合于制剂和复方制剂的含量测定。

分析方法验证的目的是证明建立的方法适合于相应检测要求。在建立药品质量标准、变更药品生产工艺或制剂组分、修订原分析方法时，需对分析方法进行验证。验证的分析项目有鉴别试验、杂质测定、含量测定。验证的指标有专属性、准确度、精密度、检测限、定量限、线性、范围和耐用性。

《中国药典》采用滴定度计算药品的含量，制剂的含量采用标示量表示。

误差是正常的分析过程中不可避免产生的测得值与真实值之间的差值，可分为系统误差和偶然误差。误差可由分析方法、仪器、操作过程、试剂以及环境因素等环节产生，控制以上环节即可减少误差的带入。误差的传递具有规律性。定量分析数据常用处理方法有平均值的标准偏差、置信区间、显著性检验、*G* 检验法、*Q* 检验法。

（张开莲）

思 考 题

1. 药物定量分析常用三大方法：滴定分析法、紫外分光光度法、高效液相色谱法各有什么特点？根据《中国药典》四部通则，采用这三种方法测定药物含量时有什么技术要求？

2. 为什么要对药物分析方法进行验证？什么时候进行验证？有哪些验证指标？是不是每种分析方法都需要验证所有指标？

3. 定量分析的误差是怎么产生的？什么是系统误差、偶然误差？各有什么特点？怎样减少误差？

4. 为什么可以通过增加平行测定次数减少偶然误差？怎样判断溢出值（可疑数据）应取还是应舍？

第六章 样品前处理方法

学习要求

1. 掌握 样品前处理方法的基本分类和选择依据。

2. 熟悉 样品前处理方法的操作要点。

3. 了解 各种前处理方法的优、缺点及发展方向。

药物分析时，样品应该选择合适的前处理方法配制成供试品溶液或适宜检测的形式。大多数的原料药及制剂可采用合适的溶剂溶解或提取分离后制备成供试品溶液；制剂中的辅料有干扰或含量较低的组分可通过溶剂萃取法或固相萃取法进行分离、纯化和富集。分析对象为药物中的卤素、金属及N、P、S等元素时，可根据这些元素与药物结合的牢固程度，选择样品的前处理的方法：当元素结合的化学键不牢固时可采用化学分解法进行前处理；当化学键较牢固时，可用有机破坏法使药物消解同时使待测元素形成合适的价态；当样品在气相色谱或高效液相色谱中不易分离或检出时，可以用化学衍生法进行前处理。

第一节 直 接 法

（一）直接溶解法

直接法是样品前处理最简单、最常用的方法，系根据“相似者相溶”原理，选择合适的溶剂使药物溶解后配制成供试品溶液。常用的溶剂有酸、碱、水、乙醇、甲醇、三氯甲烷、二氯甲烷、己烷和石油醚等。选择溶剂时，还应考虑溶剂对分析方法的影响。例如，紫外-可见分光光度法要求溶剂的截止使用波长不能超过测定波长，并不得干扰药物的吸收；红外分光光度法要求选用的溶剂应在被测定区域中透明或仅有中至弱的吸收，且与样品间无相互作用或作用尽可能小。

除了溶剂极性以外，影响样品溶解效果的因素还包括溶剂浓度、用量、提取方法、提取温度等。

（二）提取分离法

为了促进样品溶解，常用的提取方法有回流提取法、连续回流提取法、超声提取法等。根据药物的酸碱性不同，还可使用酸提碱沉法、碱提酸沉法等方法进行分离。

1. 回流提取法 采用加热回流装置使有机溶剂加热提取样品，适用于对热稳定的样品的提取。

2. 连续回流提取法 常用索氏提取器完成提取操作。本法可弥补回流提取法中溶剂消耗量大的不足，但提取时间长，受热易分解的成分不宜使用此法。

3. 超声提取法 是利用超声波的空化作用、机械效应和热效应等加速药物的释放、扩散及溶解，显著提高提取效率的方法，具有提取效率高、提取温度低、提取时间短、适应广的特点。

4. 酸溶碱沉法 碱性药物可以溶解于酸水或酸性乙醇中过滤，滤液中加入碱性试剂使其沉淀分离后，再选择适宜溶剂溶解制备成供试品溶液。

5. 碱溶酸沉法 酸性药物可以溶解于碱水（碳酸钠溶液或氢氧化钠溶液）中过滤，滤液中加入酸性试剂使其沉淀分离后，再选择适宜溶剂溶解制备成供试品溶液。

例 6-1 贝敏伪麻片含量测定中供试品溶液的制备：测定贝诺酯时，供试品溶液的制备：取本品20片，精密称定，研细，精密称取适量（约相当于贝诺酯50mg），置100ml量瓶中，加1%十二烷基硫酸钠溶液1ml与甲醇50ml，超声使贝诺酯溶解，用甲醇稀释至刻度，摇匀，滤过，精密量取续滤液 5ml，置 25ml 量瓶中，用流动相稀释至刻度，摇匀。

测定盐酸伪麻黄碱与马来酸氯苯那敏时，供试品溶液的制备：取本品细粉适量（约相当于盐酸伪麻黄碱 24mg、马来酸氯苯那敏 1.6mg），精密称定，置 100ml 量瓶中，加 50% 乙醇溶液 80ml，超声使盐酸伪麻黄碱与马来酸氯苯那敏溶解，用水稀释至刻度，摇匀，滤过。

贝敏伪麻片由贝诺酯、盐酸伪麻黄碱与马来酸氯苯那敏组成。采用高效液相色谱法分别测定贝诺酯含量及盐酸伪麻黄碱与马来酸氯苯那敏的含量。制备贝诺酯供试品溶液时，由于贝诺酯极性较小，在甲醇或乙醇中微溶，在水中不溶。故以甲醇 50ml 加入表面活性剂 1% 十二烷基硫酸钠溶液 1ml 为溶剂，超声使贝诺酯溶解。盐酸伪麻黄碱与马来酸氯苯那敏极性较大，样品细粉直接加 50% 乙醇溶液，超声使盐酸伪麻黄碱与马来酸氯苯那敏溶解制备供试品溶液。

第二节　萃取浓集法

萃取浓集法是利用药物在不同相的溶剂或吸附剂的分配比不同，进行分离、富集的方法。在药物分析中常采用萃取浓集法将待测成分与其他干扰物质或基质进行分离、富集。根据溶剂性质和操作特点，可以分为溶剂萃取法和固相萃取法。

一、溶剂萃取法

溶剂萃取法又称液–液萃取法，是利用溶质在互不相溶的两种溶剂里分配比不同，用一种溶剂把溶质从另一溶剂所组成的溶液里提取出来的操作方法。溶剂萃取法常见于有机溶剂与水相进行萃取，使用的仪器主要是分液漏斗。影响萃取效果的因素包括分配比大小、有机溶剂的用量、溶质浓度、萃取次数、水相 pH 等。

本法的关键在于有机溶剂和萃取条件的选择。选择溶剂时首先考虑药物在萃取溶剂与水中的分配比（萃取体系达到平衡时被萃取物在有机相的总浓度和在水相的总浓度之比），分配比越大提取效率越高。当分配比较小或药物浓度偏大，萃取不完全时，可以增加提取溶剂用量和萃取次数提高萃取效率。根据药物的酸碱性不同，可改变溶液的 pH 调节药物在不同溶剂中的分配比。例如，酸性药物以盐的形式溶解于水中，加酸使酸性药物游离后，用乙醚、乙酸乙酯等有机溶剂萃取；碱性药物溶于酸水中或生物碱的盐类药物溶解于水中，加碱使其游离后，可用三氯甲烷或乙醚萃取。

萃取操作时溶剂的乳化会造成提取不完全或引入杂质。预防乳化应当注意的要点：①避免剧烈振摇；②增大提取溶剂的用量；③有机溶剂与水萃取前先用水进行饱和；④萃取生物碱时宜采用弱碱性试剂。

出现乳化现象后，消除已乳化液层的方法：①再加一些有机相或水相；②可将已分层的液层分出，加快分层速度；③加数滴乙醇并轻轻转动分液漏斗破坏乳化层；④加入电解质溶液以盐析破坏乳化；⑤碱性水液加少量酸液，反之加少量碱液；⑥用热毛巾在分液漏斗外热敷；⑦分出乳化液层，经少量脱脂棉过滤或将乳化层低速离心消除乳化。

例 6-2　硫酸阿托品片的鉴别：取本品的细粉适量（约相当于硫酸阿托品 1mg），置分液漏斗中，加氨试液约 5ml，混匀，用乙醚 10ml 振摇提取后，分取乙醚层，置白瓷皿中，挥尽乙醚后，残渣显托烷生物碱类的鉴别反应（通则 0301）。

二、固相萃取法

固相萃取法（solid phase extraction，SPE）由液–固萃取和液相色谱技术相结合发展而来。相对传统的液–液萃取技术，固相萃取法是采用固体色谱填料对目标成分进行富集，或将其复杂基质净化，减少后续分析分离的干扰。随着固相微萃取技术、免疫亲和吸附材料的发展，固相萃取在农药残留检查、真菌毒素检查、体内药物分析等微量分析的样品前处理中有越来越多的应用。

固相萃取技术通常采用选择性吸附的固定相对样品溶液进行吸附，保留其中被测物质，再选择适当的溶剂洗去杂质，然后用少量溶剂洗脱被测物质，达到快速分离、净化与浓缩的目的。也可选择性吸附干扰杂质，而让被测物质流出；或同时吸附杂质和被测物质，再使用合适的溶剂选择性洗脱被测物质。在进行高效液相色谱或气相色谱分析之前，使用固相萃取技术处理样品可以提高分析的灵敏度、选择性、准确度、精密度和样品通量。

近年在线固相萃取技术（online SPE）的应用大大提高了色谱分析技术的顺应性。在线固相萃取–液相色谱系统将样品前处理与成分分离分析整合在一起，由液相色谱自动完成活化、平衡、净化、洗脱、检测等全流程，在线固相萃取色谱柱可以重复清洗使用，检测过程中可显著减少样品使用量与溶剂消耗量，减少人工操作引入误差与偏差，适合于批量样品快速分析，分析效率得到极大提升。

固相萃取的操作分为样品预处理、活化、上柱、净化、洗脱等步骤。上样前需要选择合适的溶剂使样品有适宜的稀释度和离子强度，有利于高效保留分析物；有时要调整样品溶液的 pH，以增强保留；必要时可通过过滤或离心去除干扰颗粒物。使用合适的溶剂活化填料表面的键合相，使其能够与目标化合物有效相互作用。活化过程中应使活化溶剂液面高出管顶筛板，避免吸附剂干涸。上样时，注意控制适当的流速，确保分析物被保留在吸附剂上。净化时，需要根据吸附剂机制和分析物的性质选择清洗溶剂以选择性地洗去吸附力较弱的干扰物，同时保留住目标化合物（典型的清洗溶剂通常比最终洗脱液洗脱力要弱）。洗脱时，要根据吸附剂机制和分析物的性质选择合适的洗脱剂，破坏分析物和吸附剂间的相互作用，选择性地洗脱分析物。洗脱剂的洗脱力并不是越强越好，最好在洗脱目标分析物同时留下强保留性杂质。为了减少净化溶剂的影响，洗脱剂可分次加入。洗脱剂体积越小，萃取物浓度越高。

固相萃取技术的吸附材料包括硅胶、氧化铝、聚酰胺、大孔树脂等传统材料，也包括键合硅胶、高分子聚合材料、免疫亲和材料等新型材料。常用的固相萃取填料及应用范围见表 6-1。

表 6-1　常用固相萃取填料及应用

填料类型	吸附原理	应用范围
硅胶	正相吸附	主要用于从弱极性溶剂中提取中等极性成分，包括醛类、胺类、杀虫剂、除草剂、类胡萝卜素、脂溶性维生素、黄曲霉毒素、脂肪酸及磷脂
氨丙基键合硅胶	极性吸附剂和弱阴离子交换	提取糖类、苯酚类成分
ODS	反相吸附	对非极性至中等极性的化合物具有较强保留
辛烷基键合硅胶	反相吸附	对非极性至中等极性化合物的保留相对 ODS 较弱，常用于在 ODS 柱上保留太强的疏水性化合物
苯基键合硅胶	反相吸附	对芳香族化合物具有不同的选择性，包括生物样品中苯并二氮杂䓬类的检测和芳香族化合物的萃取
强阴离子交换剂	离子交换	水性和非水性基质中提取负电荷化合物，包括酸性和酚类化合物、核酸及表面活性剂
强阳离子交换剂	离子交换	水性和非水性基质中提取正电荷化合物，包括抗生素、生物碱、有机碱、氨基酸、儿茶酚胺和除草剂的萃取
多孔石墨化碳	反相吸附 范德瓦耳斯力	能够在任何 pH 条件下使用。既可保留非极性化合物，又可保留极性化合物，特别适用于对水溶性的极性化合物的萃取
多功能聚合物材料	离子交换 反相吸附 范德瓦耳斯力	有的材料同时具有亲水性和憎水性基团，用于保留极性和非极性分析物 有的材料具有阳离子交换复合机制，对碱性化合物具有很好的保留 有的材料具有阴离子交换复合机制材料，对酸性化合物具有很好的保留

例 6-3　阿片中吗啡的含量测定中固相萃取法的应用

固相萃取柱的前处理、系统适用性试验与要求：取固相萃取柱 1 支（ODS 为填充剂），依次用甲醇–水（3∶1）15ml 与水 5ml 冲洗，再用 pH 约为 9 的氨水溶液（取水适量、滴加氨试液至

pH 为 9）冲洗至流出液 pH 约为 9，待用。

精密量取每 1ml 中约含吗啡对照品 0.15mg 的 5% 乙酸溶液 1ml，置处理后的固相萃取柱上，以供试品溶液中相同的洗脱条件洗脱，用 5ml 量瓶收集洗脱液至刻度，摇匀，作为固相萃取柱系统适用性溶液。精密量取该溶液与对照品溶液各 10μl，分别注入液相色谱仪，记录色谱图。

固相萃取柱系统适用性试验结果（f_s）按下列公式计算，应在 0.97～1.03 内。

$$f_s = \frac{A_X / C_X}{A_R / C_R} \tag{6.1}$$

式中，A_X 为系统适用性溶液中吗啡峰面积，A_R 为对照品溶液中吗啡峰面积，C_X 为系统适用性溶液浓度，C_R 为对照品溶液浓度。

供试品溶液：取本品约 5g，研细（过五号筛），取约 1g，精密称定，置 200ml 量瓶中，加 5% 乙酸溶液适量，超声 30min 使吗啡溶解，取出，放冷，用 5% 乙酸溶液稀释至刻度，摇匀，滤过，精密量取续滤液 0.5ml，置处理后的固相萃取柱上，滴加氨试液适量使柱内溶液的 pH 约为 9（上样前，另取同体积的续滤液预先调试，以确定滴加氨试液的量），摇匀，待溶剂滴尽后，用水 20ml 冲洗，以含 20% 甲醇的 5% 乙酸溶液洗脱，用 5ml 量瓶收集洗脱液至刻度，摇匀。

阿片中的吗啡属于生物碱类成分，溶解于 5% 乙酸溶液中。在 pH 为 9 的溶液中游离，在 ODS 固相萃取柱上吸附。经水洗除去极性较大的杂质后再用含 20% 甲醇的 5% 乙酸溶液使吗啡成盐洗脱，同时极性较小的杂质仍然保留在固相萃取柱上，从而达到纯化样品的目的。

近年来，基于固相萃取技术，在农药残留及真菌毒素的检测中新发展起来一种用于农产品检测的快速样品前处理技术 QuEChERS（quick、easy、cheap、effective、rugged、safe）。其原理与高效液相色谱和固相萃取相似，都是利用吸附剂填料与样品基质中的杂质相互作用，吸附杂质从而达到除杂净化的目的。具体步骤：①均质后的样品经乙腈（或酸化乙腈）提取；②采用硫酸镁、硫酸钠等萃取盐盐析分层；③采用乙二胺基-*N*-丙基硅烷（PSA）或其他吸附剂吸附样品基质中绝大部分干扰物（有机酸、脂肪酸、碳水化合物等）；④通过离心方式去除杂质，取上清液进行液相色谱–质谱或气相色谱–质谱分析。也可将不同的萃取盐和吸附剂填充于固相萃取小柱中，将样品溶液通过小柱进行吸附除杂。

基于 QuEChERS 进行农药残留检查样品前处理时，固相萃取小柱使用的吸附料通常包括乙二胺基-*N*-丙基硅烷、ODS、弗罗里硅土和石墨化炭黑（GCB）、硅胶等。其中，乙二胺-*N*-丙基硅烷通过氨基的弱离子交换作用和极性成分形成氢键，从而吸附和消除样品中的糖类、色素及脂肪酸。ODS 是目前使用最多的一种吸附剂，对非极性化合物有较强吸附作用，常用来去除极性溶液中的非极性化合物（如油脂等）。弗罗里硅土主要成分是硅酸镁，属于极性吸附剂，适用于从非极性的溶液中吸附极性化合物（如胺类、羟基类及含杂原子或杂环化合物）。硅胶是较强的极性吸附剂，可吸附强极性化合物。石墨化炭黑属于疏水性填料，检查农药残留时主要用于除去植物提取物的色素。

《中国药典》四部通则 2341 农药残留量测定法中采用色谱法和质谱法测定不同的农药残留量。在 22 种有机氯类农药残留量测定法、有机磷类农药残留量测定法（色谱法）、农药多残留量测定法（质谱法）、药材及饮片（植物类）中禁用农药多残留测定法的供试品制备时，根据农药残留的性质不同采用了不同的固相萃取小柱纯化富集样品。

例 6-4 不同农药残留量测定法中供试品溶液的制备方法：

22 种有机氯类农药残留量测定法中供试品溶液的制备：取供试品，粉碎成粉末（过三号筛），取约 1.5g，精密称定，置于 50ml 聚苯乙烯具塞离心管中，加水 10ml，混匀，放置 2h，精密加入乙腈 15ml，剧烈振摇提取 1min，再加入预先称好的无水硫酸镁 4g 与氯化钠 1g 的混合粉末，再次剧烈振摇 1min 后，离心（4000r/min）1min。精密吸取上清液 10ml，40℃减压浓缩至近干，用环己烷–乙酸乙酯（1∶1）混合溶液分次转移至 10ml 量瓶中，加环己烷–乙酸乙酯（1∶1）混合溶液至刻度，摇匀，转移至预先加入1g无水硫酸钠的离心管中，振摇，放置1h，离心（必要时滤过），取上清液5ml过凝胶渗透色谱柱[400mm×25mm，内装BIO-Beads S-X_3填料；以环己烷-乙酸乙酯（1∶1）混合溶液为流动相；流速为每分钟5.0ml]净化，收集18～30min的洗脱液，于40℃水浴减压浓缩至近干，加少量正己烷替换两次，加正己烷1ml使溶解，转移至弗罗里硅土固相萃取小柱［1000mg/6ml，用正己烷-丙酮（95∶5）混合溶液10ml和正己烷10ml预洗］上，残渣用正己烷洗涤3次，每次1ml，洗液转移至同一弗罗里硅土固相萃取小柱上，再用正己烷丙酮（95∶5）混合溶液10ml洗脱，收集全部洗脱液，置氮吹仪上吹至近干，加异辛烷定容至1ml，涡旋使溶解，即得。

有机磷类农药残留量测定法（色谱法）中供试品溶液的制备：对于药材或饮片，取供试品，粉碎成粉末（过三号筛），取约5g，精密称定，加无水硫酸钠5g，加入乙酸乙酯50～100ml，冰浴超声处理3min，放置，取上层液滤过，药渣加入乙酸乙酯30～50ml，冰浴超声处理2min，放置，滤过，合并两次滤液，用少量乙酸乙酯洗涤滤纸及残渣，与上述滤液合并。取滤液于40℃以下减压浓缩至近干，用乙酸乙酯转移至5ml量瓶中，并稀释至刻度；精密吸取上述溶液1ml，置石墨化炭小柱（250mg/3ml用乙酸乙酯5ml预洗）上，用正己烷-乙酸乙酯（1∶1）混合溶液5ml洗脱，收集洗脱液，置氮吹仪上浓缩至近干，加乙酸乙酯定容至1ml，涡旋使溶解，即得。

拟除虫菊酯类农药残留量测定法（色谱法）中供试品溶液的制备：对于药材或饮片，取供试品，粉碎成粉末（过三号筛），取1～2g，精密称定，置100ml具塞锥形瓶中，加石油醚（60～90℃）-丙酮（4∶1）混合溶液30ml，超声处理15min，滤过，药渣再重复上述操作2次后，合并滤液，滤液用适量无水硫酸钠脱水后，于40～45℃减压浓缩至近干，用少量石油醚（60～90℃）反复操作至丙酮除净，残渣用适量石油醚（60～90℃）溶解，置混合小柱［从上至下依次为无水硫酸钠2g、弗罗里硅土4g、微晶纤维素1g、氧化铝1g、无水硫酸钠2g，用石油醚（60～90℃）-乙醚（4∶1）混合溶液20ml预洗］上，用石油醚（60～90℃）-乙醚（4∶1）混合溶液90ml洗脱，收集洗脱液，于40～45℃减压浓缩至近干，再用石油醚（60～90℃）3～4ml重复操作至乙醚除净，用石油醚（60～90℃）溶解并转移至5ml量瓶中，并稀释至刻度，摇匀，即得。

在检测药材、饮片及中药制剂中黄曲霉毒素B_1、黄曲霉毒素B_2、黄曲霉毒素G_1、黄曲霉毒素G_2、赭曲霉毒素A、呕吐毒素、玉米赤霉烯酮等真菌毒素时，为了富集样品中的真菌毒素，将提取液通过免疫亲和柱吸附，用水或缓冲液洗去杂质后，再用甲醇把目标物从免疫亲和柱上洗脱下来，可以实现被检测物的高度富集和排除大量其他成分的干扰。也可将提取液通过HLB柱后用甲醇和水洗脱富集真菌毒素。

前处理方法助力中药农药残留量检测——精益求精，保障药品安全

《药品管理法》体现了最严谨的标准、最严格的监管、最严厉的处罚、最严肃的问责“四个最严”精神，进一步健全了覆盖药品研制、生产、经营、使用全过程的法律制度。农药残留的检测与药品的安全密切相关，加强对农药残留等中药外源性有害物质的控制，建立有关标准已成为满足药品监管需求、保障公众用药安全的重要手段。《中国药典》收载的农药残留标准始于2000年版一部，在甘草、黄芪的品种正文项下有3个有机氯类农药的残留限量的规定，同时在附录中收载了检测9种有机氯、12种有机磷和3种拟除虫菊酯农药的气相色谱法。《中国药典》2010年版又在人参总皂苷、人参茎叶总皂苷品种正文中增加了3个有机氯类农药的残留限量。《中国药典》2015年版继续在中药材品种项下增加了5个品种农药残留限量标准，同时在四部通则中增加农药残留的检测方法，如检测22种有机氯的气相色谱法，增加气相色谱-串联质谱法检测74种不同种类的农药和液相色谱-串联质谱法检测153种农药。《中国药典》2025年版在农药残留量测定法第四法农药多残留量测定法中将气相色谱-串联质谱法检测的农药种类增加到91种，将液相色谱-串联质谱法检测的农药增加到526种；第五法药材及饮片（植物类）中禁用农药多残留测定法，采用气相色谱-质谱法和高效液相色谱-质谱法分别将7种和42种化学单体作为检测指标。中药中农药残留物量低、基质复杂、干扰成分复杂，因此农药残留不易测定，需要建立专属性强、可操作性强、结果准确的检测方法。测定中药中的农药残留需要兼顾不同药材品种复杂的基质（根茎类、果实类、花叶类、果皮类），又能同时测定多种类型农药的相对便捷、经济、高效的方法。根据质谱的特点和要求，兼顾不同基质的复杂性，归纳总结了3套样品前处理方法，包括直接提取法、快速样品处理法及固相萃取法（固相萃取法包括了3种净化方法），为不同性质的样品提供了前处理选择，最终形成了禁用农药多残留测定法所给出的方法和测定条件。

第三节　化学分解法

化学分解法是在样品溶液中加入酸、碱等试剂，使待测元素从药物中释放出来，而有机药物的其他部分基本不被破坏的方法。分析药物中化学键不牢固的卤素（Cl、Br、I）、金属元素时，可采用化学分解法使元素连接的化学键断裂进行前处理，得到含有相应元素的样品。

1. 酸水解法　含有脂肪链碳–氯键的药物、含有碳–碘键和碳–溴键药物、金属元素形成配位键或不溶盐的药物，可加入盐酸或硫酸进行水解使化学键断裂。

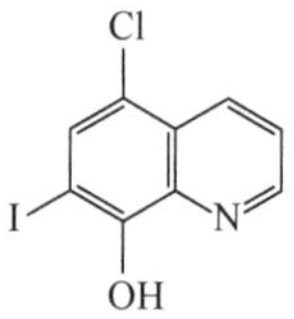

例 6-5　氯碘羟喹的鉴别：取本品0.5g，加硫酸5ml，加热，即发生碘的紫色蒸气，遇润湿的碘化钾淀粉试纸，即显蓝紫色。

2. 碱水解法　含卤素有机药物溶解后，加氢氧化钠溶液后加热回流，可使卤素经水解转变为无机的卤素离子，再进行分析。

3. 锌粉还原法　当碘原子直接与芳环连接时，碘与碳的结合较牢固，可在碱水解时加入还原剂锌粉回流，使碳–碘键断裂转化为无机碘化物后测定。

例 6-6　碘海醇的含量测定：取本品约0.5g，精密称定，加5%氢氧化钠溶液25ml与锌粉0.5g，加热回流30min，放冷，冷凝管用少量水洗涤，滤过，用水洗涤容器与滤器3次，每次15ml，合并洗液与滤液，加冰醋酸5ml，照电位滴定法（通则0701），用硝酸银滴定液（0.1mol/L）滴定。每1ml硝酸银滴定液（0.1mol/L）相当于27.37mg的$C_{19}H_{26}I_3N_3O_9$。

第四节　化学衍生化法

进行色谱分析，当药物分子在色谱柱上无保留、不能分离或者不能检出时，采用化学衍生法加入特殊的衍生化试剂与药物分子发生反应，使药物连接上特殊的基团转变为相应的衍生化合物后，有利于药物的分离或检出。化学衍生法能提高色谱法的分离度、检出灵敏度或者解决手性化合物的分离等问题。

化学衍生反应一般需要满足如下要求：反应条件温和，且能迅速、定量地进行反应；对样品中的某个成分只生成一种衍生物，反应副产物及过量的衍生试剂不干扰被测样品的分离和检测；化学衍生试剂方便易得，通用性好。

化学衍生反应可以起到不同的作用，如提高分析物的检测灵敏度（荧光衍生中使分析物有荧光基团，增大灵敏度）；改善分析物的分离性能（同类物质的分离）；降低分析物的极性，增加其挥发性（气相色谱法中，反应物极性差等）；提高分析物的热稳定性；使分析物更适合进一步的结构鉴定（质谱鉴定等）。化学衍生法的方式可分为柱前衍生化（pre-column derivatization），柱上衍生化（on-column derivatization）和柱后衍生化（post-column derivatization）。

一、高效液相色谱法化学衍生化

高效液相色谱法衍生化的目的是改善药物在色谱柱上的保留或分离，以及提高分析物被检出的灵敏度。按操作方式分为柱前衍生化和柱后衍生化。

1. 柱前衍生化　是指将被测物转变成可检测的衍生物后，再通过色谱柱分离。这种衍生化可以是在线衍生化，即将被测物和衍生化试剂分别通过两个输液泵送到混合器里混合并使之立即反应完成，随之进入色谱柱；也可以先将被测物和衍生化试剂反应，再将衍生物作为样品进样；也可以在流动相中加入衍生化试剂，进样后，让被测物与流动相中的衍生化试剂直接发生衍生化反应。

例 6-7 盐酸左氧氟沙星中右氧氟沙星的检查：

色谱条件 用 ODS 为填充剂；以硫酸铜 *D*-苯丙氨酸溶液（取 *D*-苯丙氨酸 1.32g 与硫酸铜 1g，加水 1000ml 溶解后，用氢氧化钠试液调节 pH 至 3.5）-甲醇（82∶18）为流动相；柱温为 40℃；检测波长为 294nm；进样体积为 20μl。

系统适用性要求 系统适用性溶液色谱图中，右氧氟沙星与左氧氟沙星依次流出，右、左旋异构体峰之间的分离度应符合要求。灵敏度溶液色谱图中，主成分色谱峰峰高的信噪比应大于 10。

右氧氟沙星为盐酸左氧氟沙星中的旋光异构体杂质，二者在酸性溶液中均可成盐，在 ODS 上不能保留，同时二者互为旋光异构体，在非手性色谱柱上不能拆分。流动相中加入硫酸铜作为离子对试剂，可与氧氟沙星结构中哌嗪环上的仲氨基形成离子对，从而改善二者在反相色谱柱上保留；同时加入有旋光性的 *D*-苯丙氨酸，同氧氟沙星中的羧基形成左氧氟沙星酰 *D*-苯丙氨酸和右氧氟沙星酰 *D*-苯丙氨酸的非对映异构体，从而在普通的 ODS 柱上实现分离。

2. 柱后衍生化 高效液相色谱法的柱后衍生化是先将被测物分离，从色谱柱流出的溶液再与衍生化试剂在线混合，生成可检测的衍生物，然后导入检测器。按生成衍生物的类型可分为紫外–可见光衍生化、荧光衍生化、拉曼衍生化和电化学衍生化等，较常用的是紫外–可见光衍生化和荧光衍生化。

（1）紫外衍生化：是指将紫外吸收弱或无紫外吸收的有机化合物与带有紫外吸收基团的衍生化试剂反应，使之生成可以用紫外检测的化合物。例如，胺类化合物容易与卤代烃、羰基、酰基类衍生试剂反应；苯甲酰氯及其衍生物，如对硝基苯甲酰氯、3,5-二甲基苯甲酰氯和对甲氧基苯甲酰氯，都可以同胺、醇和酚类化合物反应，生成紫外吸收的苯甲酸酯类衍生物；2,4-二硝基氟代苯（DNFB）与醇的反应产率很低，但可与大多数伯胺、仲胺和氨基酸反应，生成强紫外吸收的苯胺类衍生物；苯基异硫氰酸酯（PITC）可与氨基酸反应，生成苯基异丙酰硫脲衍生物-PTH 氨基酸；苯基磺酰氯，如甲苯磺酰氯，可与氨基化合物反应，不仅能提高它们的检测灵敏度，还可改变高效液相色谱的分离度；有机酸很容易与酰溴基反应生成酯，常用的酰溴基试剂有苯甲酰溴、甲氧基苯甲酰溴、对溴基苯甲酰溴和对硝基苯甲酰溴等；醛类和酮类药物中的羰基可与 2,4-二硝基苯肼（DNPA）在弱酸性条件下进行反应，生成苯腙衍生物；羰基化合物还可以与对甲基苄基羟胺（PNBA）在碱催化下反应，生成有强紫外吸收的肟。

（2）可见光衍生化：有两个主要的应用：一是用于过渡金属离子的检测，将过渡金属离子与显色剂反应，生成有色的配位化合物、螯合物或离子缔合物后用可见光检测；二是用于有机离子的检测，在流动相中加入被测离子的反离子，使之形成有色的离子对化合物后，分离检测。

（3）荧光衍生化：是指将被测物与荧光衍生化试剂反应后生成具有荧光的物质进行检测。有的荧光衍生化试剂本身没有荧光，而其衍生物却有很强的荧光。荧光检测器的灵敏度比紫外检测器高几个数量级。常用的荧光衍生化试剂有丹磺酰氯、丹磺酰肼、荧光胺、氨基酸分析衍生化邻苯二甲醛（OPA）试剂等。

例 6-8 伏格列波糖的有关物质检查（柱后衍生法）：用多氨基键合聚乙烯醇为填充剂（Shodex Asahipak NH_2 P-50 4E，4.6mm×250mm，5μm 或效能相当的色谱柱），以磷酸盐缓冲液（取二水合磷酸二氢钠 1.56g 与磷酸氢二钠 3.58g，加水 1000ml 使溶解，用磷酸或氢氧化钠试液调节 pH 至 6.5）-乙腈（37∶63）为流动相，调节色谱系统使主峰保留时间约为 20min；用荧光检测器测定，激发波长为 350nm，发射波长为 430nm；取牛磺酸 6.25g 与高碘酸钠 2.56g，加水溶解并稀释至 1000ml，摇匀，作为荧光反应试剂，荧光反应试剂的流速与流动相相同；反应池温度为 100℃，反应管长 20m（内径 0.5mm），冷却池温度为 15～25℃，冷却管长 2m（内径 0.3mm）。进样体积 50μl。

二、气相色谱法化学衍生化

气相色谱法要求药物受热易气化且不分解。在分离极性较大、挥发性较低及热稳定性不强的药物时，需将药物转变成稳定的挥发性衍生物，以提高分离能力。气相色谱法进行衍生化的目标基团有羰基、羟基、羧基、氨基等官能团，衍生化反应以硅烷化法应用最广泛，还有酰化、烷基化、酯化及生成非对映异构体等衍生化方法。

1. 硅烷化法 硅烷化衍生化方法是气相色谱样品处理中应用最多的方法，是利用质子性化合物（如醇、酚、酸、胺、硫醇等）与硅烷化试剂反应，形成挥发性的硅烷衍生物，硅烷化反应一般在数分钟内即可完成。常用的硅烷化衍生试剂包括三甲硅烷化衍生试剂，如六甲基二硅氮烷、三甲基氯硅烷、*N*-甲基-*N*-三甲硅基乙酰胺、*N*-甲基-*N*-三甲硅基三氟乙酰胺等；卤代硅烷基衍生试剂，如氯甲基二甲硅基氯硅烷、碘甲基二甲硅基氯硅烷、氯甲基二甲硅基二硅氮烷、碘甲基二甲硅基二硅氮烷、五氟苯基二甲硅基氯硅烷等。不同化合物硅烷化反应活性一般为醇＞酚＞羧酸＞胺＞酰胺，反应活性还受空间位阻的影响，其醇的反应活性为伯醇＞仲醇＞叔醇，胺的反应活性为伯胺＞仲胺。

2. 酰化 酰化能降低羟基、氨基、巯基的极性，并能提高这些化合物的挥发性，减少峰的拖尾，也能增加某些易氧化化合物（如儿茶酚胺）的稳定性。当酰化时引入含有卤离子的酰基时，还可提高使用电子捕获检测器（ECD）的灵敏度。常用的酰化试剂有酰卤、酸酐和反应活性的酰化物（如乙酸咪唑）等。

3. 酯化 将羧酸直接衍生为酯，是有机酸衍生最常用的方法，其手段主要有重氮烷基化法和酸催化与甲醇成酯等。重氮甲烷是常用于有机酸甲酯衍生的有效试剂，它既可以在溶液中反应，也可以在气态环境下进行。尽管重氮甲烷的甲酯化效率很高，但是它极易致癌，且安全性低，在实验过程中易引发爆炸，因此在使用时要十分小心。

在药物分析方法的发展中，开发新的衍生化试剂不断提高灵敏度和选择性及扩大应用范围仍然是一个活跃的研究领域。

第五节　有机破坏法

待测原子与碳原子结合牢固时，需采用有机破坏的方法将分子结构破坏分解，使有机结合形式的待测原子转变为可测定的无机离子或氧化物，再采用适当的分析方法测定。通常采用高温或高温加强烈氧化条件，使有机物质分解，呈气态逸散，而被测组分残留下来。根据加入试剂和操作方法不同，有机破坏法又可分为干法破坏和湿法破坏两种方法。

一、干法破坏

干法破坏主要通过高温灼烧或燃烧使有机物分解而得到无机态的待测元素。大多数的金属元素和部分非金属元素如砷、硒和卤素均可采用本法进行前处理。干法破坏主要有高温炽灼法和氧瓶燃烧法。

（一）高温炽灼法

本法系将有机药物置于坩埚中加热炭化分解，再置高温炉中灼烧灰化完全后，用硝酸或盐酸溶解，使有机药物分解而待测元素转化为无机形式。

高温炽灼法使有机物分解彻底，操作简单，但所需时间较长，温度较高，易造成易挥发元素的损失。可根据被测组分的性质，采取适宜的炽灼温度；也可加入助灰化剂，防止被测组分的挥发损失和坩埚吸留。加入氯化镁或硝酸镁可使磷元素、硫元素转化为磷酸镁或硫酸镁；加入氢氧化钠、碳酸钠或氢氧化钙可使卤素转化为难挥发的卤化钠或卤化钙；加入氯化镁、硝酸镁及氢氧化钙可使砷转化为砷酸镁或砷酸钙。

根据待测组分的性质及灰化温度不同，可选用不同材质的坩埚。常用的坩埚有瓷、铂、聚四氟乙烯、石英等材料。

（二）氧瓶燃烧法

氧瓶燃烧法系将有机药物在充满氧气的密闭燃烧瓶内充分燃烧，将燃烧产物吸收于适当的吸收液中，再根据待测物质的性质，采用适宜的方法进行分析。

本法的特点是简便、快速、破坏完全，适用于含卤素、硫、硒、氮等有机药物的分析。

1. 仪器装置　燃烧瓶为500ml、1000ml或2000ml的无色、磨口、硬质玻璃锥形瓶，瓶塞应严密、空心，底部熔封铂丝一根（直径为1mm），铂丝下端做成网状或螺旋状，长度约为瓶身长度的2/3，如图6-1。

2. 样品处理　固体样品研细后，精密称取适量，除另有规定外，置于无灰滤纸（如图6-2A）中心，按虚线折叠（如图6-2B）后，固定于铂丝下端的网内或螺旋处，使尾部露出。

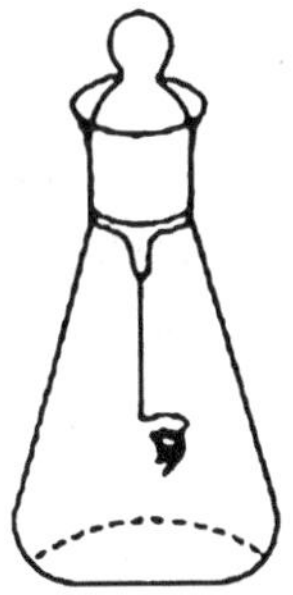

图6-1　燃烧瓶

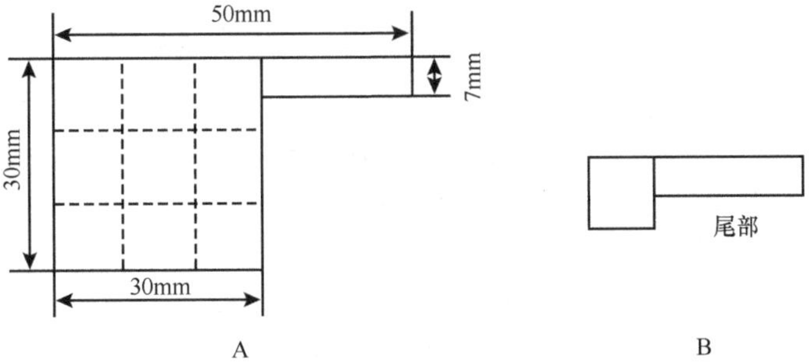

图6-2　滤纸折叠法

液体供试品可在透明胶纸和滤纸做成的纸袋中称样。方法为将透明胶纸剪成规定的大小和形状（如图6-3A），中部贴一约16mm×6mm的无灰滤纸条，并于其突出部分贴一6mm×35mm的无灰滤纸条（如图6-3B），将胶纸对折，紧粘住底部及另一边，并使上口敞开（如图6-3C）；精密称定重量，用滴管将供试品从上口滴在无灰滤纸条上，立即捏紧粘住上口，精密称定重量，两次重量之差即为供试品重，将含有供试品的纸袋固定于铂丝下端的网内或螺旋处，使尾部露出。

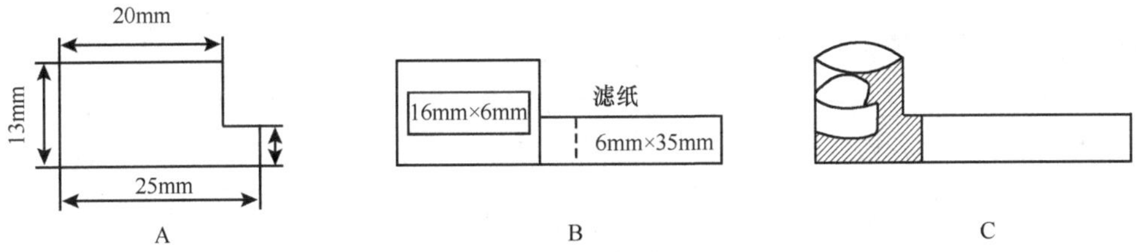

图6-3　纸袋折叠法

3. 操作方法　在燃烧瓶内按各品种项下的规定加入吸收液，并将瓶口用水湿润，小心急速通入氧气约1min（通气管应接近液面，使瓶内空气排尽），立即用表面皿覆盖瓶口，移置他处；点燃包有供试品的滤纸尾部，迅速放入燃烧瓶中，按紧瓶塞，用水少量封闭瓶口，俟燃烧完毕（应无黑色碎片），充分振摇，使生成的烟雾完全吸入吸收液中，放置15min，用水少量冲洗瓶塞及铂丝，合并洗液及吸收液。同法另做空白试验。然后按各品种项下规定的方法进行检查或测定。

4. 吸收液的选择　吸收液可使样品经燃烧分解所产生的各种价态的元素定量地被吸收并使其转变为便于测定的价态。应根据被测物质的种类及所用分析方法来选择合适的吸收液。含卤素的药物经氧瓶燃烧破坏后生成卤素负离子，通常选择水或氢氧化钠溶液作为吸收液吸收后进行鉴别、检查或含量测定；含硫的药物经氧瓶燃烧破坏后生成三氧化硫，通常选择水或过氧化氢溶液作为吸收液，转化为硫酸后进行含量测定；含硒的药物通常选择硝酸溶液（1→30）作为吸收液。

5. 注意事项

（1）应根据被燃烧分解的样品量选用适宜大小的燃烧瓶，以保证样品能在足够的氧气中燃烧分解完全；同时有利于将燃烧分解产物较快地吸收到吸收液中。一般取样量为 10～20mg 时，使用 500ml 燃烧瓶；加大样品量时可选用 1000ml 或 2000ml 燃烧瓶。

（2）操作中，应将燃烧瓶洗涤干净，不得残留有机溶剂，也不能用有机润滑剂涂抹瓶塞；燃烧时必须立即用手按紧瓶塞，直到火焰熄灭为止。

（3）应同时做空白试验，防止所用滤纸和试液中有关杂质的干扰。

（4）在进行燃烧操作时要有防爆措施，可戴上手套并使用防护面罩。

例 6-9 氟康唑中含氯化合物的检查：取本品约 20mg，精密称定，照氧瓶燃烧法（通则 0703）进行有机破坏，以 0.4% 氢氧化钠溶液 20ml 为吸收液，俟吸收完全后，强力振摇 5min，加稀硝酸 10ml，移至 50ml 纳氏比色管中，照氯化物检查法（通则 0801）检查，与对照溶液（与供试品同法操作，但燃烧时滤纸中不含供试品，并加标准氯化钠溶液 6.0ml）比较，不得更浓（0.3%）。

二、湿法破坏

湿法破坏又称湿法消化，是向样品中加入硝酸或硫酸等强氧化剂并加热，使样品中的有机物质完全分解、氧化，呈气态逸出，待测成分转化为无机物状态存在于消化液中，供测试用。有时还需加入高氯酸、过氧化氢等氧化剂辅助分解。本法使有机物分解速度快，所需时间短，使用的温度低于干法破坏，故可减少金属挥发的损失。适用于药物中金属元素（包括铅、汞等易挥发元素）、氮、硫、磷等测定的样品前处理。

湿法破坏可在坩埚（铂、镍、石英、聚四氟乙烯制）或凯氏烧瓶中进行，也可使用高压消解罐。消解加热设备可以使用电炉、水浴、电热板、石墨消解仪、微波消解仪等。在消解过程中，常产生大量有害气体，因此操作需在通风橱内进行。

湿法破坏主要有硝酸-高氯酸法、硝酸-硫酸法、硫酸-硫酸盐法、硝酸-高锰酸钾法等。湿法破坏的氧化体系可选择性强，适应面宽。不同的氧化剂的消解温度也不相同：盐酸适合在 80℃以下消解，硝酸适合在 80～120℃消解，盐酸-硝酸适合在 95～110℃消解，硝酸-高氯酸适合在 140～200℃消解，硝酸-硫酸适合在 120～200℃消解，硝酸-过氧化氢适合在 95～130℃消解，硫酸适合在 340℃左右消解。

（一）硝酸-高氯酸法

本法氧化能力强，适用于血、尿、组织等生物样品的破坏。经本法破坏后，所得的无机金属离子一般为高价态。进行破坏时，必须严密注意，切勿将容器中的内容物蒸干，以免发生爆炸。

（二）硝酸-硫酸法

本法适用于大多数有机物质的破坏，如染料、中间体或药物等。经本法破坏分解所得的无机金属离子均为高价态。含碱土金属的有机药物可改用硝酸-高氯酸法进行破坏。

（三）硫酸-硫酸盐法

本法所用硫酸盐多用硫酸钾，加入硫酸盐的目的是提高硫酸的沸点，以使样品破坏完全。同时，也防止硫酸在加热过程中过早地分解为三氧化硫而损失。经本法破坏分解所得的金属离子，多为低价态。本法常用于含砷或锑有机药物的破坏分解。如用本法破坏低碳化合物时，宜添加适量的淀粉等多碳化合物，以保证将金属离子都转变为低价态。

含氮有机物中氮的测定常采用硫酸-硫酸盐法处理样品。《中国药典》四部通则 0704 收载了三种氮测定法：第一法（常量法）、第二法（半微量法）和第三法（定氮仪法）。其原理是含氮有机物经硫酸消化后，生成的硫酸铵被氢氧化钠分解释放出氨，后者经水蒸气蒸馏进入硼酸液中生成硼酸铵，最后加甲基红-溴甲酚绿混合指示液，用强酸滴定，依据强酸消耗量可计算出供试品的氮含量。消解时常在硫酸中加入硫酸钾（或无水硫酸钠）提高消解温度；同时可加入硫酸铜、汞或汞盐、二氧化锰、二氧化硒等催化剂加快消解速度，以缩短消解时间。

1. 第一法（常量法） 取供试品适量（相当于含氮量25～30mg），精密称定，供试品如为固体或半固体，可用滤纸称取，并连同滤纸置干燥的500ml凯氏烧瓶中；然后依次加入硫酸钾（或无水硫酸钠）10g和硫酸铜粉末0.5g，再沿瓶壁缓缓加硫酸20ml；在凯氏烧瓶口放一小漏斗并使凯氏烧瓶成45°斜置，用直火缓缓加热，使溶液的温度保持在沸点以下，等泡沸停止，强热至沸腾，俟溶液呈澄明的绿色后，除另有规定外，继续加热30min，放冷。沿瓶壁缓缓加水250ml，振摇使混合，放冷后，加40%氢氧化钠溶液75ml，注意使沿瓶壁流至瓶底，自成一液层，加锌粒数粒，用氮气球将凯氏烧瓶与冷凝管连接；另取2%硼酸溶液50ml，置500ml锥形瓶中，加甲基红-溴甲酚绿混合指示液10滴；将冷凝管的下端插入硼酸溶液的液面下，轻轻摆动凯氏烧瓶，使溶液混合均匀，加热蒸馏，至接收液的总体积约为250ml时，将冷凝管尖端提出液面，使蒸气冲洗约1min，用水淋洗尖端后停止蒸馏；馏出液用硫酸滴定液（0.05mol/L）滴定至溶液由蓝绿色变为灰紫色，并将滴定的结果用空白试验校正。每1ml硫酸滴定液（0.05mol/L）相当于1.401mg的氮。

2. 第二法（半微量法） 蒸馏装置见图6-4。图中A为1000ml圆底烧瓶，B为安全瓶，C为连有氮气球的蒸馏器，D为漏斗，E为直形冷凝管，F为100ml锥形瓶，G、H为橡皮管夹。连接蒸馏装置，A瓶中加水适量与甲基红指示液数滴，加稀硫酸使呈酸性，加玻璃珠或沸石数粒，从D漏斗加水约50ml，关闭G夹，开放冷凝水，煮沸A瓶中的水，当蒸气从冷凝管尖端冷凝而出时，移去火源，关H夹，使C瓶中的水反抽到B瓶，开G夹，放出B瓶中的水，关B瓶及G夹，将冷凝管尖端插入约50ml水中，使水自冷凝管尖端反抽至C瓶，再抽至B瓶，如上法放去。如此将仪器洗涤2～3次。

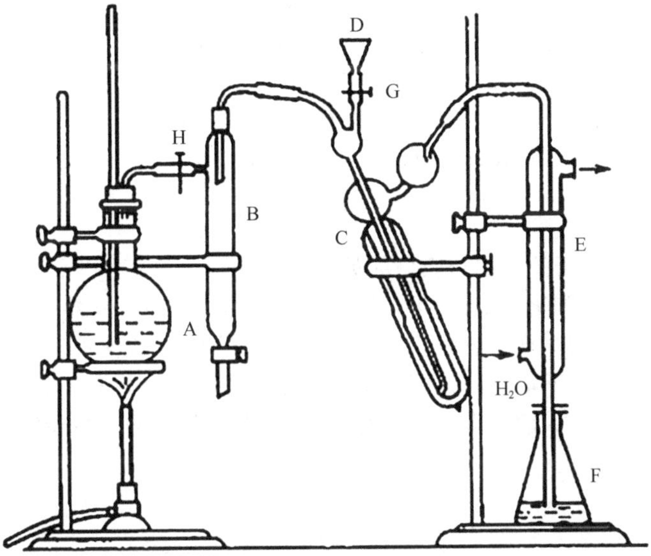

图6-4 蒸馏装置

取供试品适量（相当于含氮量1.0～2.0mg），精密称定，置干燥的30～50ml凯氏烧瓶中，加硫酸钾（或无水硫酸钠）0.3g与30%硫酸铜溶液5滴，再沿瓶壁滴加硫酸2.0ml；在凯氏烧瓶口放一小漏斗，并使凯氏烧瓶成45°斜置，用小火缓缓加热使溶液保持在沸点以下，等泡沸停止，逐步加大火力，沸腾至溶液呈澄明的绿色后，除另有规定外，继续加热10min，放冷，加水2ml。

取2%硼酸溶液10ml，置100ml锥形瓶中，加甲基红–溴甲酚绿混合指示液5滴，将冷凝管尖端插入液面下。然后，将凯氏烧瓶中内容物经由D漏斗转入C蒸馏瓶中，用水少量淋洗凯氏烧瓶及漏斗数次，再加入 40% 氢氧化钠溶液 10ml，用少量水再洗漏斗数次，关 G 夹，加热 A 瓶进行蒸气蒸馏，至硼酸液开始由酒红色变为蓝绿色时起，继续蒸馏约 10min 后，将冷凝管尖端提出液面，使蒸气继续冲洗约 1min，用水淋洗尖端后停止蒸馏。

馏出液用硫酸滴定液（0.005mol/L）滴定至溶液由蓝绿色变为灰紫色，并将滴定的结果用空白试验（空白和供试品所得馏出液的容积应基本相同，70～75ml）校正。每 1ml 硫酸滴定液（0.005mol/L）相当于 0.1401mg 的氮。

取用的供试品如在 0.1g 以上时，应适当增加硫酸的用量，使消解作用完全，并相应地增加 40% 氢氧化钠溶液的用量。

3. 第三法（定氮仪法） 本法适用于常量及半微量法测定含氮化合物中氮的含量。

半自动定氮仪由消化仪和自动蒸馏仪组成；全自动定氮仪由消化仪、自动蒸馏仪和滴定仪组成。

根据供试品的含氮量，参考常量法（第一法）或半微量法（第二法）称取样品置消化管中，依次加入适量硫酸钾、硫酸铜和硫酸，将消化管放入消化仪中，按照仪器说明书的方法开始消解[通常为 150℃，5min（去除水分）；350℃，5min（接近硫酸沸点）；400℃，60～80min] 至溶液呈澄明的绿色，再继续消化 10min，取出，冷却。

将配制好的碱液、吸收液和适宜的滴定液分别置自动蒸馏仪相应的瓶中，按照仪器说明书的要求将已冷却的消化管装入正确位置，关上安全门，连接水源，设定好加入试剂的量、时间、清洗条件及其他仪器参数等，如为全自动定氮仪，即开始自动蒸馏和滴定。如为半自动定氮仪，则取馏出液照第一法或第二法滴定，测定氮的含量。

注意事项：①所有试剂均用不含氨的蒸馏水配制。②消化是样品处理的关键步骤。固体样品应预先研细混匀，液体样品应分散均匀；样品不要黏附在定氮瓶颈上，万一黏附可用少量水冲下；消化时使火力集中在凯氏瓶底部并注意控制火力，保持溶液和缓沸腾，避免样品因过度沸腾粘在瓶壁上导致消解不完全；消化时如不容易呈透明溶液，可将定氮瓶放冷后，缓慢加入 30% 过氧化氢（H_2O_2）溶液 2～3ml，促使氧化。③向蒸馏瓶中加入 40% 氢氧化钠溶液时，往往出现褐色沉淀物（生成氢氧化铜并分解成氧化铜的沉淀）。④为消除系统误差，可做空白试验校正。

本章小结

样品前处理是药物分析的关键步骤。前处理方法的选择是否适当，前处理操作是否准确合理，都将影响分析结果的准确度和灵敏度，影响药物质量的评价。样品前处理方法必须满足药物分析目的、分析方法的需要。样品前处理的基本方法有直接法（直接溶解法和提取分离法）、萃取浓集法（溶剂萃取法和固相萃取法）、化学分解法、化学衍生化法、有机破坏法等。前处理方法发展方向是专属性强、快速、灵敏、自动化，是药物分析技术发展的重要部分。

（邓　放）

思考题

1. 简述样品前处理方法的主要分类。

2. 含卤素的药物用化学分解法和有机破坏法进行前处理，在方法选择和生成物上有什么区别？

3. 测定氯碘羟喹（结构见例 6-5）原料药的含量。选择紫外–可见分光光度法测定含量和用滴定法测定氮元素的含量，分别该选择怎样的样品前处理方法？

4. 滴定法测定含量时用溶剂萃取法处理样品，为什么通常要求药物在有机相与水相的分配比大于 9∶1 并且要萃取三次？如果药物在有机相与水相的分配比仅为 6∶1，能不能用该溶剂进行萃取，为什么？

第七章　化学药物分析

学习要求

1. 掌握　各类化学药物的结构特征、理化性质与质量规律的共性问题，代表性药物鉴别、检查和含量测定方法。

2. 熟悉　其他药物的鉴别、检查和含量测定方法。

3. 了解　各类药物体内药物分析方法与应用。

化学药物，作为一类具有明确元素组成和化学结构的化合物，主要依赖于化学合成工艺得以生产，亦可通过生物半合成方法获得或直接从动植物、矿物中提取。化学药物生产技术日趋成熟，且在临床上得到了广泛应用，已成为推动医药产业发展的中坚力量。《中国药典》第二部详尽记载了化学原料药及其制剂的质量标准，为行业提供了权威的参考依据。化学药物种类繁多，有多种分类方法。从来源上看，可划分为化学合成药物、生物合成药物及天然提取药物三大类别。而在临床应用层面，亦可分为抗感染药物、抗肿瘤药物、麻醉及其辅助药物、神经类药物、精神类药物、心血管类药物、呼吸类药物及泌尿系统类药物等。再者，按照化学结构的特性，化学药物还可以进一步细分为芳酸及其酯类、芳香胺类、巴比妥类、杂环类及甾体激素类药物等。

本章将从药物的结构特征和理化性质出发，逐一探讨各类药物的质量规律和分析特点。鉴于抗生素类药物将在其他章节得到专门且详尽的讲解，故在此不再赘述，以免重复。

第一节　芳酸及其酯类药物

芳酸及其酯类药物是在结构上具有苯环和羧基的化合物，羧基可呈游离态，如水杨酸、阿司匹林等；羧基可成酯，如双水杨酯、贝诺酯；羧基也可成盐，如双氯芬酸钠、对氨基水杨酸钠等。本类药物主要包括水杨酸类、苯甲酸类及其他芳酸类等。

一、结构与性质

（一）典型药物的结构和性状

其结构与性质见表 7-1。

表 7-1　水杨酸类典型药物

类别	药品名称	结构式/分子式/分子量	性状
水杨酸类	水杨酸（salicylic acid）	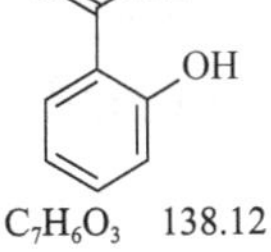 $C_7H_6O_3$　138.12	白色细微的针状结晶或白色结晶性粉末；无臭或几乎无臭，味微甜，水溶液显酸性反应；在乙醇或乙醚中易溶，在沸水中溶解，在三氯甲烷中略溶，在水中微溶。熔点为 158～161℃
	阿司匹林（aspirin）	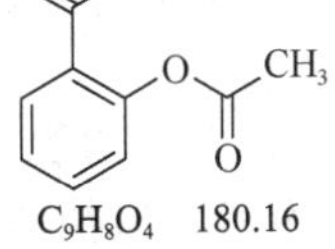 $C_9H_8O_4$　180.16	白色结晶或结晶性粉末；无臭或微带乙酸臭；遇湿气即缓缓水解；在乙醇中易溶，在三氯甲烷或乙醚中溶解，在水或无水乙醚中微溶，在氢氧化钠溶液或碳酸钠溶液中溶解，但同时分解

续表

类别	药品名称	结构式/分子式/分子量	性状
	贝诺酯（benorilate）	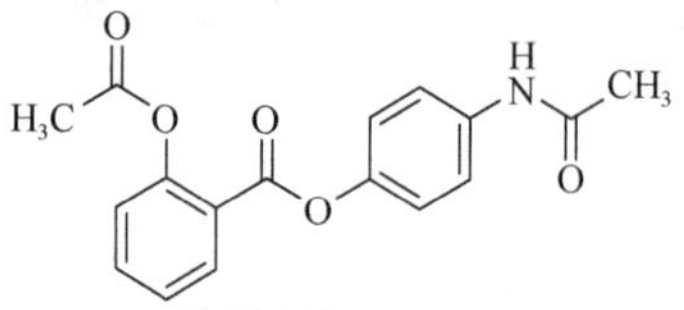 $C_{17}H_{15}NO_5$ 313.31	白色结晶或结晶性粉末；无臭；在沸乙醇中易溶，在沸甲醇中溶解，在甲醇或乙醇中微溶，在水中不溶。熔点为177～181℃
	对氨基水杨酸钠（sodium aminosalicylate）	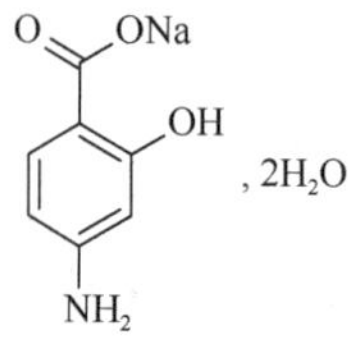 $C_7H_6NNaO_3 \cdot 2H_2O$ 211.14	白色或类白色的结晶或结晶性粉末。在水中易溶，在乙醇中略溶
苯甲酸类	苯甲酸（benzoic acid）	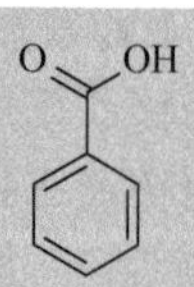 $C_7H_6O_2$ 122.12	白色有丝光的鳞片或针状结晶或结晶性粉末，质轻；无臭或微臭，在空气中微有挥发性；水溶液显酸性。在乙醇、三氯甲烷或乙醚中易溶，在沸水中溶解，在水中微溶
	丙磺舒（probenecid）	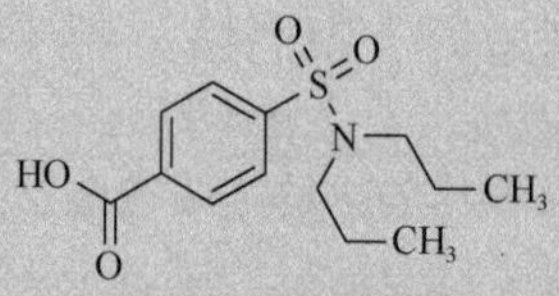 $C_{13}H_{19}NO_4S$ 285.36	白色结晶性粉末；无臭。在丙酮中溶解，在乙醇或三氯甲烷中略溶，在水中几乎不溶，在稀氢氧化钠溶液中溶解，在稀酸中几乎不溶。熔点为198～201℃
其他芳酸类	布洛芬（ibuprofen）	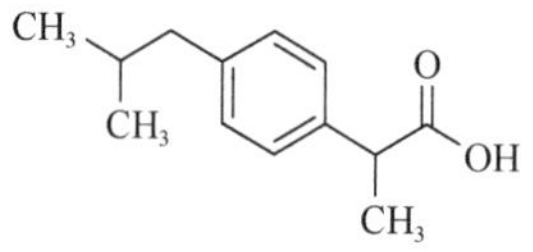 $C_{13}H_{18}O_2$ 206.28	白色结晶性粉末。在乙醇、丙酮、三氯甲烷或乙醚中易溶，在水中几乎不溶，在氢氧化钠或碳酸钠试液中易溶。熔点为74.5～77.5℃
	氯贝丁酯（clofibrate）	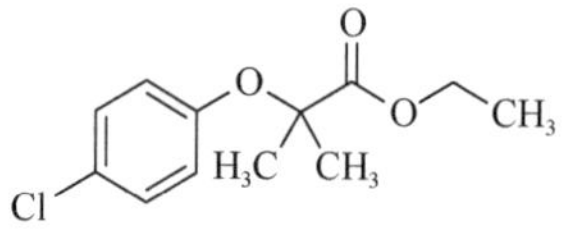 $C_{12}H_{15}ClO_3$ 242.70	无色或黄色的澄清油状液体，有特臭；遇光色渐变深。在乙醇、丙酮、三氯甲烷、乙醚或石油醚中易溶，在水中几乎不溶。相对密度为1.138～1.144。折光率为1.500～1.505

（二）理化性质

1. 酸性 本类药物因具有游离羧基而显酸性，如苯甲酸 pK_a=4.26。但酸性强度受苯环取代基位置及其他取代基的影响。例如，其中水杨酸类药物由于邻位效应，其酸性较强，水杨酸 pK_a=2.95，阿司匹林 pK_a=3.49；而布洛芬由于游离羧基并未与苯环相连，故而酸性较弱。

2. 三氯化铁反应 水杨酸和对氨基水杨酸钠可直接与三氯化铁试液作用显色；阿司匹林和贝诺酯经水解后，可以与三氯化铁反应；苯甲酸药物大多数可与三氯化铁试液作用，生成带有特殊颜色的铁盐沉淀。以上性质可以用于鉴别。

3. 芳伯氨基 对氨基水杨酸钠的结构中具有芳伯氨基，可发生重氮化-偶合反应，生成红色偶氮化合物，可用于鉴别。贝诺酯分子中具有潜在芳伯氨基，经水解后也可发生上述反应。

4. 酯键 阿司匹林和贝诺酯的结构中具有酯键，在碱性条件下易水解产生酚羟基和羧酸，常利用其水解产物的特殊性质进行鉴别。

5. 吸收光谱特性 本类药物分子结构中具有苯环和特征取代基，可以用紫外–可见分光光度法和红外分光光度法进行鉴别。同时，紫外–可见分光光度法亦可以用于部分药物的制剂检查和含量测定。

6. 特殊元素 本类药物分子结构中的特征元素具有特殊理化性质，如丙磺舒具有硫元素，经熔融、氧化后显硫酸盐反应。

二、鉴别试验

（一）与铁盐反应

1. 水杨酸及其钠盐在中性或弱酸性条件下，可与三氯化铁试液作用，生成紫堇色的配位化合物。反应适宜的 pH 为 4～6。反应式如下：

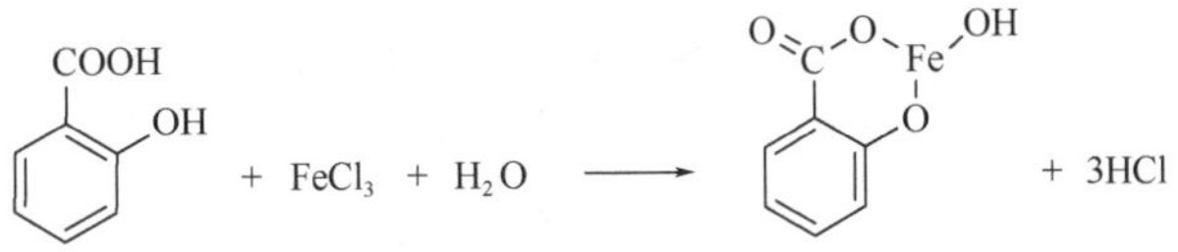

阿司匹林和贝诺酯的分子结构中均无游离酚羟基，与三氯化铁试液不发生显色反应，但加入氢氧化钠试液加热使其水解，生成具有酚羟基的水杨酸，则可与三氯化铁试液作用，显紫堇色。

2. 苯甲酸的中性溶液，可与三氯化铁试液生成碱式苯甲酸铁盐的赭色沉淀，加入稀盐酸，生成白色沉淀。反应式如下所示：

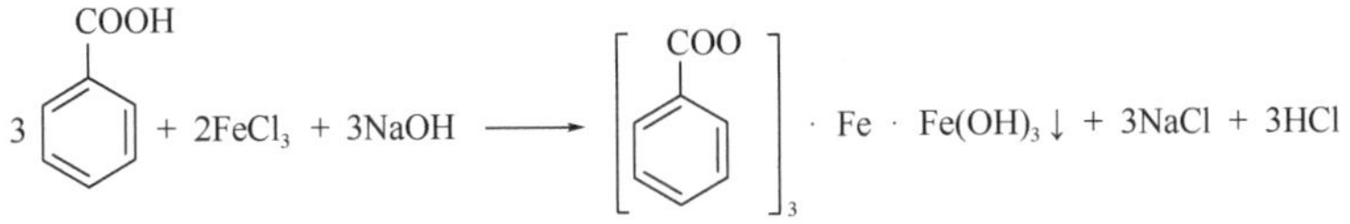

丙磺舒加少量的氢氧化钠试液生成钠盐后，在 pH 为 5.0～6.0 水溶液中与三氯化铁试液反应，即生成米黄色沉淀。

3. 布洛芬和氯贝丁酯能在一定条件下与铁离子反应，生成有色的羟肟酸铁配位化合物，可以用于鉴别。

（二）重氮化–偶合反应

对氨基水杨酸钠和贝诺酯的水解产物对氨基酚的分子结构中具有芳香伯胺，在酸性溶液中与亚硝酸钠作用，生成重氮盐，再加入碱性 β-萘酚，生成猩红色的偶氮化合物沉淀。

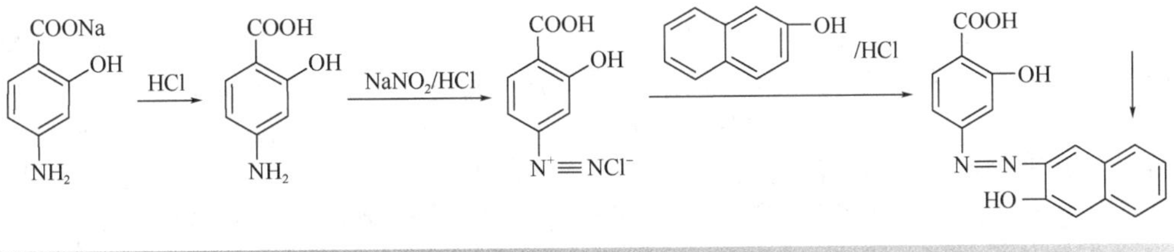

（三）水解反应

阿司匹林与碳酸钠试液混合后加热水解，生成水杨酸钠及乙酸钠，加过量稀硫酸酸化后，有水杨酸白色沉淀析出，并产生乙酸的臭气。

（四）分解产物的反应

丙磺舒为含硫药物，加碱熔融后分解生成亚硫酸盐，加硝酸氧化为硫酸盐，可采用硫酸盐的特征反应进行鉴别。具体方法：取本品约 0.1g，加氢氧化钠 1 粒，小火加热熔融数分钟，放冷，残渣加硝酸数滴，再加盐酸溶解使呈酸性，加水少许稀释，滤过，滤液显硫酸盐的鉴别反应。

（五）紫外分光光度法

本类药物分子结构中具有苯环等共轭体系，可以用紫外分光光度法鉴别。本类药物的部分原料药及其制剂采用该方法进行鉴别。例如，《中国药典》使用紫外-可见分光光度法鉴别布洛芬，要求布洛芬在265nm与273nm的波长处有最大吸收，在245nm与271nm的波长处有最小吸收，在259nm的波长处有一肩峰。

（六）红外分光光度法

红外分光光度法具有很强的特征性，本类药物的原料药均采用红外分光光度法鉴别。

（七）色谱法

由于药物制剂中存在大量辅料，对鉴别方法有干扰，故常采用色谱法（如薄层色谱法、高效液相色谱法）对药物制剂进行鉴别。例如，《中国药典》采用高效液相色谱法鉴别阿司匹林片，要求在含量测定的色谱条件下，供试品溶液主峰的保留时间应与对照品溶液主峰的保留时间一致。

三、杂质检查

（一）阿司匹林的杂质检查

一般来说，药物杂质检查的内容应根据药物的生产工艺及稳定性来确定，阿司匹林的合成路线如下：

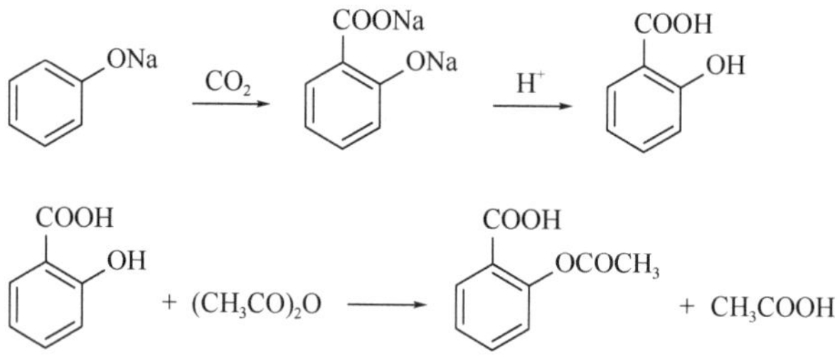

阿司匹林在制备过程中，会含有未完全反应的原料、中间体及副产物，在储藏过程中还可能产生水解产物，因此，《中国药典》在阿司匹林项下规定了溶液澄清度、游离水杨酸、易炭化物、有关物质检查。

（1）溶液的澄清度：取本品0.50g，加温热至约45℃的碳酸钠试液10ml溶解后，溶液应澄清。

（2）游离水杨酸：阿司匹林在生产过程中因乙酰化反应不完全，或者在精制过程及储藏期间水解而产生水杨酸。《中国药典》采用高效液相色谱法测定游离水杨酸，方法如下。

取本品约0.1g，精密称定，置10ml量瓶中，加溶剂（1%冰醋酸的甲醇溶液）适量，振摇使溶解并稀释至刻度，摇匀，作为供试品溶液。取水杨酸对照品约10mg，精密称定，置100ml量瓶中，加溶剂（同上）适量使溶解并稀释至刻度，摇匀，精密量取5ml，置50ml量瓶中，用溶剂稀释至刻度，摇匀，作为对照品溶液。用ODS为填充剂；以乙腈-四氢呋喃-冰醋酸-水（20∶5∶5∶70）为流动相；检测波长为303nm；进样体积10μl。在上述条件下，理论板数按水杨酸峰计算不低于5000。阿司匹林峰与水杨酸峰之间的分离度应符合要求。进样分析后，供试品溶液色谱图中如有与水杨酸峰保留时间一致的色谱峰，按外标法以峰面积计算，不得过0.1%。

（3）易炭化物：取本品0.50g，依法检查（通则0842），与对照液（取比色用氯化钴液0.25ml、比色用重铬酸钾液0.25ml、比色用硫酸铜液0.40ml，加水使成5ml）比较，不得更深。

（4）有关物质：阿司匹林中有关物质包括起始原料苯酚及合成中间体与副产物，如醋酸苯酯、水杨酸苯酯、乙酰水杨酸苯酯、乙酰水杨酰水杨酸及乙酰水杨酸酐等。《中国药典》采用高效液相色谱法测定有关物质。其方法参照“游离水杨酸”项下方法，配制供试品溶液

（10mg/ml）、0.5% 自身稀释对照溶液（50μg/ml）和 0.05% 灵敏度溶液（5μg/ml）。要求供试品溶液色谱图中如有杂质峰，除水杨酸峰外，其他各杂质峰面积的和不得大于对照溶液主峰面积（0.5%），小于灵敏度溶液主峰面积的色谱峰忽略不计。

百年神药阿司匹林——与时俱进，精益求精

阿司匹林，这款被誉为“世界医学史三大经典药物”之一的杰出药物，又名乙酰水杨酸，具有显著的解热镇痛、消炎、抗风湿、抗血栓及抑制血小板聚集等多重功效。其发现可追溯至 1853 年，由伟大的科学家弗雷德里克·热拉尔首次发现，但遗憾的是，当时并未引起足够的关注。直到 1899 年，德国拜耳公司凭借其敏锐的洞察力，成功获得了阿司匹林的专利权，并开始大规模生产，让这一药物真正走向了世界舞台。

然而，随着阿司匹林在全球范围内的广泛普及和大量使用，其潜在的不良反应也逐渐浮出水面。其中，比较典型的是胃肠道反应，这给患者带来了一定的困扰和痛苦。究其原因，水杨酸这一杂质在其中起到了关键作用。水杨酸作为阿司匹林合成和储藏过程中的典型杂质，因其酸性强，对黏膜的刺激作用显著，患者可能会出现恶心、呕吐等不适症状。更为严重的是，水杨酸在储藏过程中易被氧化变色，进而产生毒性更大的杂质，这对患者的健康构成了潜在威胁。因此，在阿司匹林的质量控制中，水杨酸一直被视为重点监控对象。

值得一提的是，随着科学技术的进步和药品监管体系的完善，阿司匹林的质量控制方法也在不断更新和完善。在 2005 年之前，《中国药典》采用硫酸铁铵比色法来检查阿司匹林中的水杨酸杂质。然而，由于阿司匹林在制备过程中会发生少量水解，产生新的水杨酸，导致该方法在检测过程中存在一定的误差。为了解决这一问题，从 2010 年开始，《中国药典》采用了更为先进和准确的高效液相色谱法。该方法可以更加精确地测定阿司匹林中的水杨酸杂质含量，从而确保药品的安全性和有效性。这一举措无疑为阿司匹林的质量控制提供了更加有力的保障，让患者能够更加放心地使用这款经典药物。

以上案例说明，药品质量标准的制定绝非一蹴而就的短暂任务，而是一项需要长期投入、持续优化的系统工程。在这一过程中，我们必须保持敏锐的洞察力，时刻关注实践中的每一个环节，不断发现潜在的问题，并针对性地提出解决方案。同时，药品质量标准并非一成不变，而是需要随着科技的发展和临床需求的变化不断更新完善。只有如此，我们才能确保药品质量标准的科学性和实用性，为人民群众提供安全、有效、优质的药品。

（二）对氨基水杨酸钠的有关物质检查

对氨基水杨酸钠除了检查酸碱度、氯化物等一般杂质外，还需要检查间氨基酚、5-氨基水杨酸等特殊杂质。这些杂质有来自于生产过程的中间体、副产物等；也有来自储藏过程的药物降解产物等。其中间氨基酚易被氧化成二苯醌型化合物继而氧化生成棕色的联苯醌化合物，不仅使药物变色，且对人体有毒。

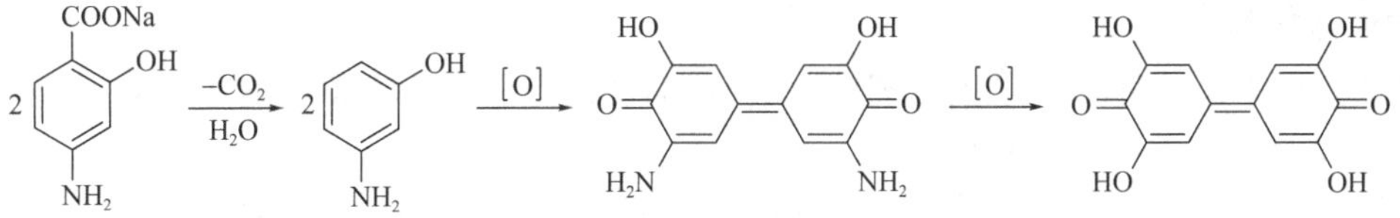

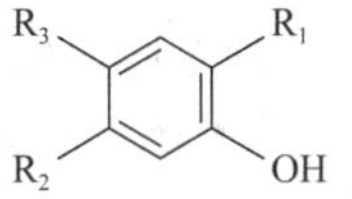

间氨基酚　$R_1 = R_3 = H$　$R_2 = NH_2$　C_6H_7NO 109.13

5-氨基水杨酸　$R_1 = CO_2H$　$R_2 = H$　$R_3 = NH_2$　$C_7H_7NO_3$ 153.14

《中国药典》采用高效液相色谱法测定有关物质，具体方法如下。

配制 1mg/ml 的供试品溶液、1μg/ml 的对照溶液、1μg/ml 的间氨基酚对照品溶液及系统适用性溶液（间氨基酚 +5-氨基水杨酸 + 对氨基水杨酸钠）。

系统适用性要求　系统适用性溶液色谱图中，出峰顺序依次为间氨基酚峰、5-氨基水杨酸峰与对氨基水杨酸钠峰，相邻各色谱峰之间的分离度均应符合要求。

限度　供试品溶液色谱图中如有与间氨基酚保留时间一致的色谱峰，按外标法以峰面积计算，不得过 0.1%，其他单个杂质峰面积不得大于对照溶液主峰面积（0.1%），其他各杂质峰面积的和不得大于对照溶液主峰面积的 4 倍（0.4%），任何小于对照溶液主峰面积 0.1 倍的峰忽略不计。

（三）氯贝丁酯的杂质检查

氯贝丁酯的检查项目包括酸度、对氯酚及挥发性杂质。氯贝丁酯的合成工艺如下：

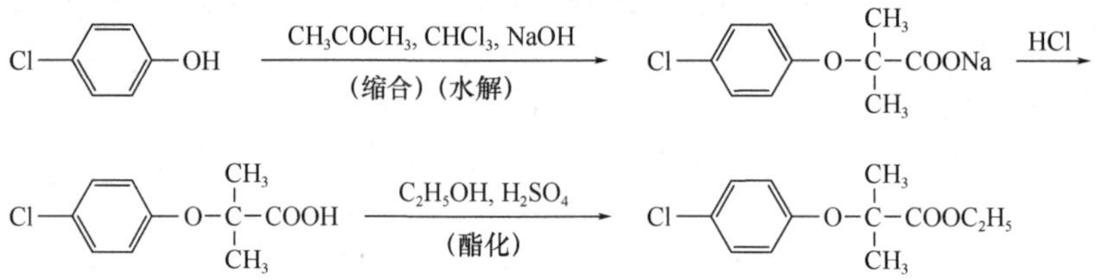

氯贝丁酯的起始原料为对氯酚，成品中常有微量存在，因其毒性大，故需要进行检查。另外，在生产过程、储存过程中产生的对氯苯氧异丁酸及制备中加入的盐酸、硫酸均可影响成品的酸度，需要对其控制酸度。

1. 酸度　取本品 2.0g，加中性乙醇（对酚酞指示液显中性）10ml 溶解后，加酚酞指示液数滴与氢氧化钠滴定液（0.1mol/L）0.15ml，应显粉红色。

2. 对氯酚　《中国药典》采用气相色谱法测定对氯酚，方法如下。

取本品约 10g，精密称定，加氢氧化钠试液 20ml，振摇提取，分取下层液，用水 5ml 振摇洗涤后，留作挥发性物质检查用。上述水洗液并入碱性提取液中，用三氯甲烷振摇洗涤 2 次，每次 5ml，弃去三氯甲烷液，加稀盐酸使呈酸性，用三氯甲烷提取 2 次，每次 5ml，合并三氯甲烷提取液，并加三氯甲烷稀释成 10ml，作为供试品溶液。用三氯甲烷定量稀释制得 0.0025% 对氯酚的对照品溶液。用 2m 玻璃色谱柱，以甲基硅橡胶（SE-30）为固定液，涂布浓度为 5%，柱温为 160℃，载气为氮气；检测器为 FID。精密取对照品溶液和供试品溶液，分别注入气相色谱仪。按外标法以峰面积计算，限度为 0.0025%。

3. 挥发性杂质　参照“对氯酚”项下色谱条件，要求供试品如出现杂质峰，按峰面积归一化法计算，各杂质峰面积的和不得大于总峰面积的 0.5%。

四、含量测定

（一）酸碱滴定法

本类药物的原料药很多采用酸碱滴定法。但其制剂产品由于辅料干扰等问题，大多采用紫外–可见分光光度法或高效液相色谱法。

1. 直接酸碱滴定法　利用游离羧基的酸性，《中国药典》大多采用直接滴定法测定含量。

例 7-1　阿司匹林的含量测定：取本品约 0.4g，精密称定，加中性乙醇（对酚酞指示液显中性）20ml 溶解后，加酚酞指示液 3 滴，用氢氧化钠滴定液（0.1mol/L）滴定。每 1ml 氢氧化钠滴定液（0.1mol/L）相当于 18.02mg 的 $C_9H_8O_4$。

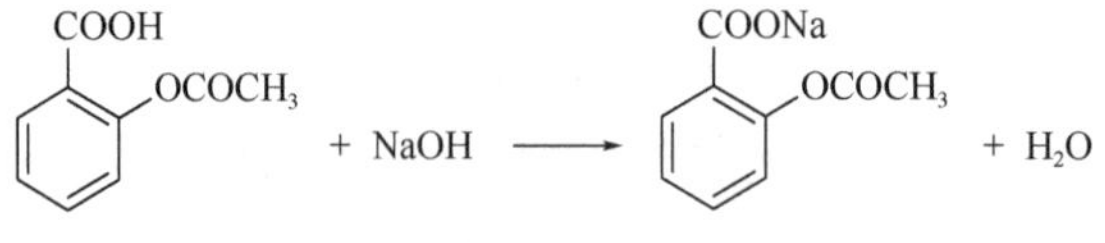

测定过程中应注意如下。①滴定时应稍快进行，不断振摇，防止局部碱浓度过大而使药物水解。②本方法专属性较差，易受阿司匹林水解及其产物影响、有机酸性稳定剂的干扰而使结果偏高，故而不适用于阿司匹林制剂的含量测定。③乙醇对酚酞指示剂显酸性，可消耗氢氧化钠而使结果偏高，故需要在使用前用氢氧化钠中和至对酚酞指示剂显中性。同时乙醇可以增加阿司匹林的溶解度，防止酯结构在滴定时水解，还可增强待测物的酸性。

2. 水解后剩余滴定法　若药物具有酯键结构，在碱性条件下可以水解。利用上述性质，先加入定量过量的碱滴定液，加热使酯键水解后，再利用酸滴定液回滴剩余碱液。

例 7-2　氯贝丁酯的含量测定：取本品 2g，精密称定，置锥形瓶中，加中性乙醇（对酚酞指示液显中性）10ml 与酚酞指示液数滴，滴加氢氧化钠滴定液（0.1mol/L）至显粉红色，再精密加氢氧化钠滴定液（0.5mol/L）20ml，加热回流 1h 至油珠完全消失，放冷，用新沸过的冷水洗涤冷凝管，洗液并入锥形瓶中，加酚酞指示液数滴，用盐酸滴定液（0.5mol/L）滴定，并将滴定的结果用空白试验校正。每 1ml 氢氧化钠滴定液（0.5mol/L）相当于 121.4mg 的 $C_{12}H_{15}ClO_3$。

（二）亚硝酸钠滴定法

对氨基水杨酸钠具有芳伯氨基，《中国药典》采用亚硝酸钠滴定法测定含量。

例 7-3　对氨基水杨酸钠的含量测定：取本品约 0.15g，精密称定，加水 20ml 溶解后，加 50% 溴化钠溶液 10ml 与冰醋酸 25ml，照电位滴定法（通则 0701），快速加入亚硝酸钠滴定液（0.1mol/L）5ml 后，继续用该滴定液滴定至终点。每 1ml 亚硝酸钠滴定液（0.1mol/L）相当于 17.52mg 的 $C_7H_6NNaO_3$。

（三）高效液相色谱法

例 7-4　丙磺舒的含量测定

色谱条件与系统适用性试验　用 ODS 为填充剂；以 0.05mol/L 磷酸二氢钠（加 1% 冰醋酸，用磷酸调节 pH 至 3.0）-乙腈（50∶50）为流动相；检测波长为 245nm。理论板数按丙磺舒峰计算不低于 3000。

测定法　取本品适量，精密称定，加流动相溶解并定量稀释成每 1ml 含 60μg 样品的溶液，精密量取 20μl，注入液相色谱仪，记录色谱图；另取丙磺舒对照品，同法测定。按外标法以峰面积计算含量。

第二节　芳胺类药物

芳胺类药物是氨基直接取代在芳环上的药物。基本结构有两类：对氨基苯甲酸酯类和酰苯胺类。其结构通式分别为

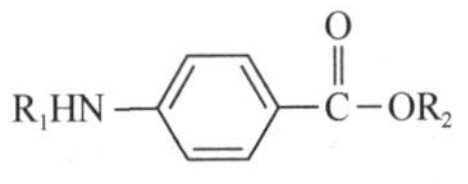

对氨基苯甲酸酯类

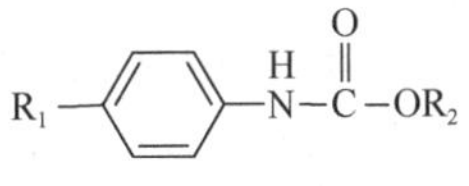

酰苯胺类

一、结构与性质

（一）典型药物的结构和性状

对氨基苯甲酸酯类典型药物有盐酸普鲁卡因、盐酸丁卡因等局部麻醉药。酰苯胺类典型药物有对乙酰氨基酚、盐酸利多卡因和盐酸布比卡因等。典型药物如表 7-2 所示。

表 7-2　芳胺类典型药物

类别	药物名称	结构式/分子式/分子量	性状
对氨基苯甲酸酯类	盐酸普鲁卡因（procaine hydrochloride）	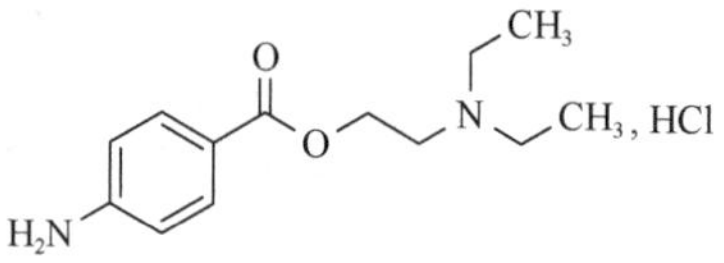 $C_{13}H_{20}N_2O_2 \cdot HCl$　272.77	白色结晶或结晶性粉末；无臭。在水中易溶，在乙醇中略溶，在三氯甲烷中微溶，在乙醚中几乎不溶。熔点为154～157℃
	苯佐卡因（benzocaine）	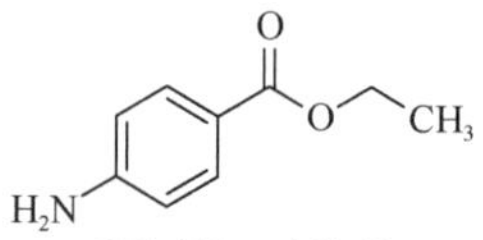 $C_9H_{11}NO_2$　165.19	白色结晶性粉末；无臭；遇光色渐变黄。本品在乙醇、三氯甲烷或乙醚中易溶，在脂肪油中略溶，在水中极微溶解。熔点为88～91℃
	盐酸丁卡因（tetracaine hydrochloride）	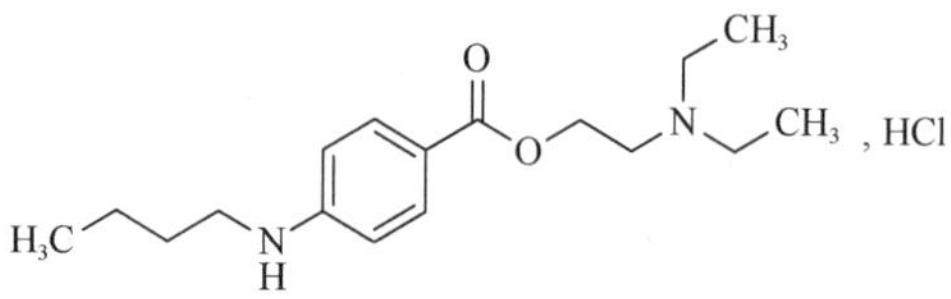 $C_{15}H_{24}N_2O_2 \cdot HCl$　300.83	白色结晶或结晶性粉末；无臭。在水中易溶，在乙醇中溶解，在乙醚中不溶。熔点为147～150℃
酰苯胺类	对乙酰氨基酚（paracetamol）	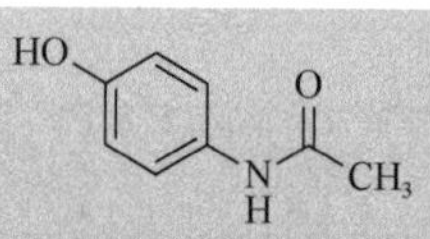 $C_8H_9NO_2$　151.16	白色结晶或结晶性粉末；无臭。在热水或乙醇中易溶，在丙酮中溶解，在水中略溶。熔点为168～172℃
	盐酸利多卡因（lidocaine hydrochloride）	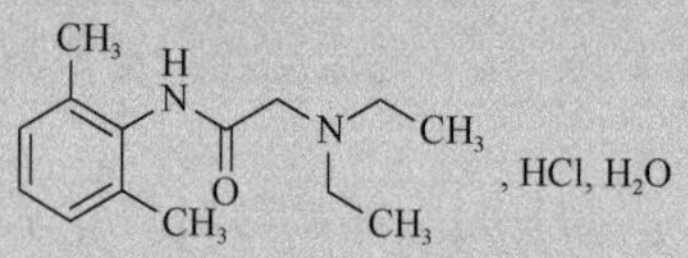 $C_{14}H_{22}N_2O \cdot HCl \cdot H_2O$　288.82	白色结晶性粉末；无臭。在水或乙醇中易溶，在三氯甲烷中溶解，在乙醚中不溶。熔点为75～79℃
	盐酸布比卡因（bupivacaine hydrochloride）	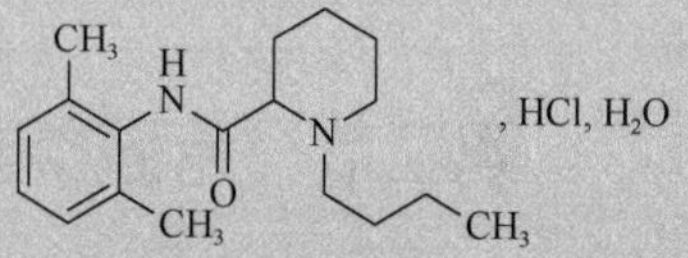 $C_{18}H_{28}N_2O \cdot HCl \cdot H_2O$　342.91	白色结晶性粉末；无臭。在乙醇中易溶，在水中溶解，在三氯甲烷中微溶，在乙醚中几乎不溶

（二）理化性质

1. 芳伯氨基特性　大多数对氨基苯甲酸酯类药物具有芳伯氨基，可发生重氮化–偶合反应；可与芳醛发生缩合反应，生成席夫（Schiff）碱；易氧化变色等。但盐酸丁卡因无此特性。酰胺类药物分子结构中的酰胺键可以水解为芳伯氨基，发生芳伯氨基特征反应，如乙酰氨基酚。但盐酸利多卡因与盐酸布比卡因在酰胺基邻位存在两个甲基，受空间位阻影响，较难水解。

2. 水解性　本类药物分子结构中的酯键易水解，光线、热或碱性条件可以加速水解。

3. 弱碱性　本类药物分子结构多具有脂烃胺侧链，具有弱碱性，能与生物碱沉淀剂发生沉淀反应。在冰醋酸等非水溶剂中与高氯酸定量反应，可用于该类药物的含量测定。

4. 酚羟基特性　对乙酰氨基酚结构中具有酚羟基，可与三氯化铁反应呈色。

5. 与重金属离子发生沉淀反应　盐酸利多卡因、盐酸布比卡因结构中的酰胺基可与铜离子或钴离子发生反应，生成有色的配位化合物沉淀。

6. 光吸收特性　本类药物都有苯环等共轭结构，在紫外光区有特征吸收。苯环、羰基、氨基、羟基、羧基等具有特征红外吸收。

二、鉴别试验

（一）芳香第一胺反应

该反应又称为重氮化–偶合反应。分子结构中具有芳伯氨基或潜在芳伯氨基的药物，在酸性条件下与亚硝酸钠反应生成重氮盐，后者再在碱性条件下，与*β*-萘酚偶合生成颜色鲜艳的偶氮染料。反应式如下：

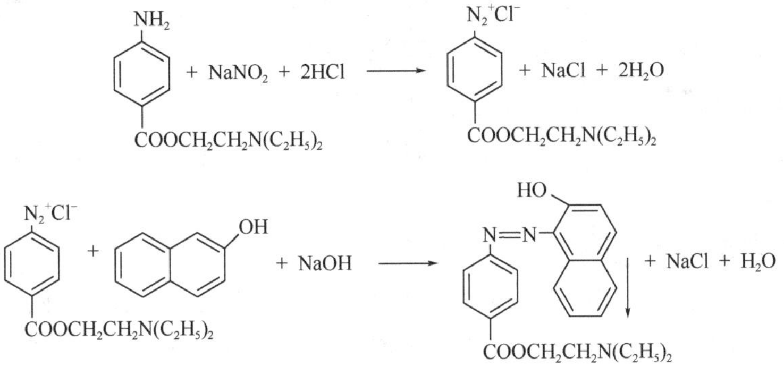

苯佐卡因、盐酸普鲁卡因在盐酸溶液中，可直接与亚硝酸钠发生重氮化–偶合反应；对乙酰氨基酚在盐酸中加热水解后，与亚硝酸钠发生重氮化反应。盐酸丁卡因分子结构中不具有芳伯氨基，无此反应，但其分子结构中的芳香仲胺在酸性溶液中与亚硝酸钠反应，生成*N*-亚硝基化合物的乳白色沉淀，可与具有芳伯氨基的同类药物区别。

例 7-5　芳香第一胺类鉴别：取供试品 50mg，加稀盐酸 1ml，必要时缓缓煮沸使溶解，加 0.1mol/L 亚硝酸钠溶液数滴，加与 0.1mol/L 亚硝酸钠溶液等体积的 0.1mol/L 脲溶液，振摇 1min，滴加碱性*β*-萘酚试液数滴，视供试品不同，生成由粉红到猩红色沉淀。

（二）水解反应

芳胺药物中的酰胺基或侧链中的酯键易水解，如盐酸普鲁卡因与苯佐卡因，利用其水解产物的特性可进行鉴别。盐酸普鲁卡因的水溶液与氢氧化钠溶液作用生成普鲁卡因的白色沉淀，加热时普鲁卡因沉淀熔化为油状物，继续加热，普鲁卡因的酯键水解，生成对氨基苯甲酸钠和二乙氨基乙醇。前者溶于水，后者为碱性气体，可使湿润的红色石蕊试纸变为蓝色。溶液放冷后，加盐酸酸化时，会析出对氨基苯甲酸的白色沉淀，此沉淀能溶于过量的盐酸。反应式如下：

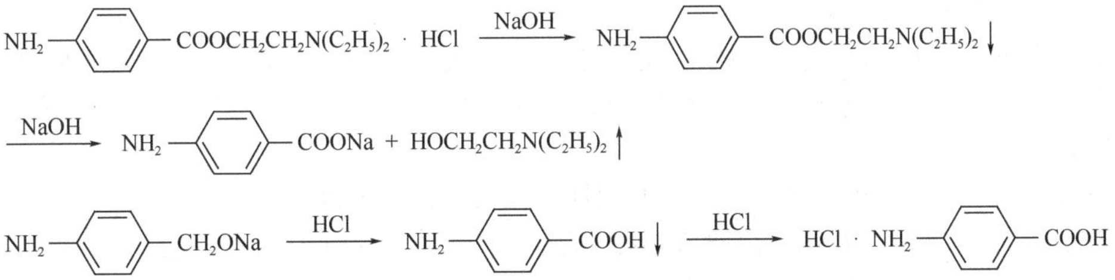

（三）与重金属离子的反应

分子结构中含有芳酰胺和脂烃胺基的盐酸利多卡因可与重金属盐形成沉淀。例如，盐酸利多卡因的水溶液加硫酸铜试液与碳酸钠试液，即显蓝紫色；加三氯甲烷振摇后放置，三氯甲烷层显黄色。

（四）氯化物反应

盐酸盐类药物的水溶液均显氯化物的鉴别反应，包括两个反应。①沉淀反应：取供试品溶液，加硝酸使成酸性后，加硝酸银试液，即生成白色凝乳状沉淀；分离，沉淀加氨试液即溶解，再加硝酸，沉淀复析出。②氧化还原反应：取供试品少量，置试管中，加等量的二氧化锰，混匀，加硫酸润湿，缓缓加热，即产生氯气，能使润湿的碘化钾淀粉试纸显蓝色。

（五）紫外分光光度法

本类药物分子结构中均具有苯环，因此具有紫外吸收光谱特征，可用于药物的鉴别。

例 7-6 盐酸布比卡因的鉴别：取本品，精密称定，按干燥品计算，加 0.01mol/L 盐酸溶液溶解并定量稀释制成每 1ml 中约含 0.40mg 的溶液，照紫外–可见分光光度法测定，在 263nm 与 271nm 的波长处有最大吸收；其吸光度分别为 0.53～0.58 与 0.43～0.48。

（六）红外分光光度法

本类药物的多个官能团在红外光区有特征吸收，《中国药典》对本类药物的鉴别几乎都用到了红外分光光度法。

（七）高效液相色谱法

《中国药典》采用高效液相色谱法对本类药物的部分制剂进行鉴别。例如，对乙酰氨基酚的泡腾片、注射液、滴剂，盐酸利多卡因注射液，盐酸普鲁卡因注射液等。鉴别方法基本采用了与含量测定方法一致的色谱条件，并要求供试品溶液主峰的保留时间应与对照品溶液主峰的保留时间一致。

三、杂质检查

（一）盐酸普鲁卡因的杂质检查

盐酸普鲁卡因杂质检查项目包括酸碱度、澄清度和对氨基苯甲酸。

1. 酸度和澄清度 盐酸普鲁卡因是盐酸盐，易溶于水，且呈弱酸性，故药典要求检查酸度和澄清度。

酸度检查：取本品 0.40g，加水 10ml 溶解后，加甲基红指示液 1 滴，如显红色，加氢氧化钠滴定液（0.02mol/L）0.20ml，应变为橙色。

澄清度检查：取本品 2.0g，加水 10ml 溶解后，溶液应澄清。

2. 对氨基苯甲酸 盐酸普鲁卡因分子结构中的酯键，易发生水解反应，生成对氨基苯甲酸。对氨基苯甲酸经长期储存或高温加热，可进一步脱羧转化为苯胺，苯胺又可被氧化为有色物质，导致药物疗效下降，而且毒性增加。因此，《中国药典》中盐酸普鲁卡因及其制剂均采用高效液相色谱法检查对氨基苯甲酸，方法如下。

供试品溶液　取本品，精密称定，加水溶解并定量稀释制成每 1ml 中含 0.2mg 的溶液。

对照品溶液　取对氨基苯甲酸对照品适量，精密称定，加水溶解并定量稀释制成每 1ml 中约含 1μg 的溶液。

系统适用性溶液　取供试品溶液 1ml 与对照品溶液 9ml，混匀。

色谱条件　ODS 为填充剂；以含 0.1% 庚烷磺酸钠的 0.05mol/L 磷酸二氢钾溶液（用磷酸调节 pH 至 3.0）-甲醇（68∶32）为流动相；检测波长为 279nm；进样体积 10μl。

系统适用性要求　系统适用性溶液色谱图中，理论板数按对氨基苯甲酸峰计算不低于 2000，普鲁卡因峰与对氨基苯甲酸峰的分离度应大于 2.0。

测定法　精密量取供试品溶液和对照品溶液，分别注入液相色谱仪，记录色谱图。

限度　供试品溶液色谱图中如有与对氨基苯甲酸峰保留时间一致的色谱峰，按外标法以峰面积计算，不得过 0.5%。盐酸普鲁卡因注射液和注射用盐酸普鲁卡因则要求按标示量计不得超过 1.2% 和 0.5%。

（二）对乙酰氨基酚的杂质检查

对乙酰氨基酚的合成可以对硝基氯苯为原料，水解制得对硝基酚，经还原生成对氨基酚，再用冰醋酸酰化后制得。也有采用以酚为原料经亚硝化及还原反应制成对氨基酚的路线来生产本品。

根据对乙酰氨基酚的合成工艺及性质，《中国药典》除控制酸度、氯化物、硫酸盐、干燥失重、炽灼残渣、重金属等一般杂质外，还需检查乙醇溶液的澄清度与颜色、对氨基酚及有关物质、对氯苯乙酰胺等特殊杂质。

1. 乙醇溶液的澄清度与颜色 对乙酰氨基酚的合成工艺中使用铁粉作为还原剂，如带入成品中，可使乙醇溶液产生浑浊；中间体对氨基酚易被氧化为有色的醌式产物，在乙醇中呈橙红色或棕色。为控制还原剂及氧化产物的量，需进行乙醇溶液的澄清度与颜色检查。

2. 对氨基酚及有关物质 在合成过程中，由于对氨基酚乙酰化不完全或对乙酰氨基酚储藏不当发生水解，均可在成品中引入对氨基酚。除此之外，合成中还易引入副产物、降解产物，如对氯苯乙酰胺、偶氮苯、氧化偶氮苯、苯醌和醌亚胺等。

检查方法：用辛基硅烷键合硅胶为填充剂；以磷酸盐缓冲液（取磷酸氢二钠 8.95g，磷酸二氢钠 3.9g，加水溶解至 1000ml，加 10% 四丁基氢氧化铵溶液 12ml）-甲醇（90∶10）为流动相；检测波长为 245nm；柱温为 40℃；进样体积 20μl。在上述条件下，系统要求理论板数按对乙酰氨基酚峰计算不低于 2000，对氨基酚峰与对乙酰氨基酚峰之间的分离度应符合要求。进样分析后，供试品溶液色谱图中如有与对氨基酚保留时间一致的色谱峰，按外标法以峰面积计算，含对氨基酚不得过 0.005%，其他单个杂质峰面积不得大于对照溶液中对乙酰氨基酚峰面积的 0.1 倍（0.1%），其他各杂质峰面积的和不得大于对照溶液中对乙酰氨基酚峰面积的 0.5 倍（0.5%）。

由于对氨基酚等物质极性较强，在 ODS 柱中保留时间短，故而选择离子对色谱法，以四丁基氢氧化铵为反相离子对试剂。

3. 对氯苯乙酰胺 分析方法与上面方法类似，采用离子对色谱法进行分析，按外标法以峰面积计算，含对氯苯乙酰胺不得过 0.005%。

（三）盐酸利多卡因中 2,6-二甲基苯胺的检查

盐酸利多卡因等药物结构中的酰胺键容易水解，产生 2,6-二甲基苯胺等杂质，故而需要进行检查。盐酸利多卡因及其制剂均检查该项目。分析方法是高效液相色谱法，并用外标法进行限量控制。

四、含量测定

（一）亚硝酸钠滴定法

药物分子结构中具有芳伯氨基或水解后具有芳伯氨基，在酸性溶液中即可与亚硝酸钠定量发生重氮化反应，可利用消耗的亚硝酸钠的量计算药物的含量。该方法应用广泛，常被国内外药典所采用。

例 7-7 盐酸普鲁卡因的含量测定：取本品约 0.6g，精密称定，照永停滴定法（通则 0701），在 15～25℃用亚硝酸钠滴定液（0.1mol/L）滴定。每 1ml 亚硝酸钠滴定液（0.1mol/L）相当于 27.28mg 的 $C_{13}H_{20}N_2O_2 \cdot HCl$。

基本原理：

$$\text{Ar-NHCOR} + H_2O \xrightarrow[\triangle]{H^+} \text{Ar-NH}_2 + \text{RCOOH}$$

$$\text{Ar-NH}_2 + NaNO_2 + 2HCl \longrightarrow \text{Ar-N}_2^+Cl^- + NaCl + 2H_2O$$

测定方法：《中国药典》通则 0701 规定，当永停滴定法用作重氮化法的终点指示时，调节 R 使加于电极上的电压约为 50mV。取供试品适量，精密称定，置烧杯中，除另有规定外，可加水 40ml 与盐酸溶液（1→2）15ml，而后置电磁搅拌器上，搅拌使溶解，再加溴化钾 2g，插入铂–铂

电极后，将滴定管的尖端插入液面下约2/3处，用亚硝酸钠滴定液（0.1mol/L或0.05mol/L）迅速滴定，随滴随搅拌，至近终点时，将滴定管的尖端提出液面，用少量水淋洗尖端，洗液并入溶液中，继续缓缓滴定，至电流计指针突然偏转，并不再回复，即为滴定终点。

注意事项：①滴定前加溴化钾2g作为催化剂，可加快滴定反应速率；②加入过量盐酸，其目的是加快重氮化反应速度、重氮盐在酸性溶液中稳定、防止生成偶氮氨基化合物；③为避免产物重氮盐分解，不宜使用过高的反应温度；④为避免亚硝酸钠在酸性条件下形成的亚硝酸挥发和分解，滴定时应将滴定管尖端插入液面下2/3处，并先将大部分滴定液迅速加入，再缓缓滴定。

（二）非水碱量法

本类药物分子结构多具有脂烃胺侧链，具有弱碱性，在冰醋酸等非水溶剂中可与高氯酸定量反应，可用于测定含量。

例 7-8 盐酸布比卡因的含量测定：取本品约0.2g，精密称定，加冰醋酸20ml与醋酐20ml溶解后，照电位滴定法，用高氯酸滴定液（0.1mol/L）滴定，并将滴定的结果用空白试验校正。每1ml高氯酸滴定液（0.1mol/L）相当于32.49mg的$C_{18}H_{28}N_2O \cdot HCl$。

（三）紫外-可见分光光度法

对乙酰氨基酚在0.4%氢氧化钠溶液中，于257nm波长处有最大吸收，其紫外吸收特征可用于原料及部分制剂的含量测定。与亚硝酸钠滴定法相比，该法灵敏度高、操作简便，因此被国内外药典广泛收载。《中国药典》采用吸收系数定量，测定对乙酰氨基酚原料、片剂、咀嚼片、栓剂、胶囊及颗粒的含量，测定结果按下式计算：

$$\text{含量}(\%)=\frac{\frac{A}{715\times1\times100}\times\frac{100}{5}\times250\times10^3}{W}\times100\% \tag{7.1}$$

式中，A为供试品溶液的吸光度；W为供试品的取样量，mg。

（四）高效液相色谱法

高效液相色谱法兼具分离与定量测定的特点，尤其适合于药物制剂或微量药物混合物的测定。目前国内外药典越来越广泛地采用该法进行本类药物含量测定。《中国药典》收载的盐酸利多卡因及其注射液，盐酸利多卡因胶浆（Ⅰ），对乙酰氨基酚的泡腾片、注射液、滴剂及凝胶，盐酸布比卡因注射液，盐酸普鲁卡因注射液的含量测定均采用此法。

第三节 巴比妥类药物

巴比妥类药物是一类常见的环状酰脲类镇静、催眠药。其基本结构通式为

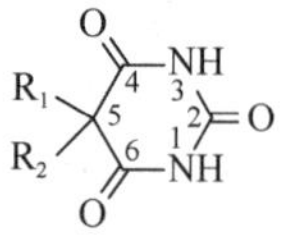

巴比妥类药物的基本结构可以分为两部分：一部分是母核巴比妥酸的环状丙二酰脲结构，为该类药物共同部分，决定巴比妥类药物的共性，可以此与其他类药物相区别；另一部分是取代基部分，取代基不同，具有不同的理化性质，这些理化性质可用于各种巴比妥类药物之间的相互区别。

一、结构与性质

（一）典型药物的结构与性状

巴比妥类药物作为镇静、催眠药，由于副作用比较大，目前在临床上已很大程度上被苯二氮

䓬类药物所替代。不过，在全身麻醉或癫痫的治疗中仍会使用巴比妥类药物。典型药物如表 7-3 所示。

表 7-3　巴比妥类典型药物

药物名称	结构式/分子式/分子量	性状
苯巴比妥（phenobarbital）	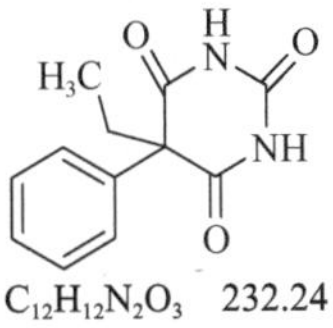 $C_{12}H_{12}N_2O_3$　232.24	白色有光泽的结晶性粉末；无臭；饱和水溶液显酸性反应。在乙醇或乙醚中溶解，在三氯甲烷中略溶，在水中极微溶解；在氢氧化钠或碳酸钠溶液中溶解。熔点为 174.5～178℃
司可巴比妥钠（secobarbital sodium）	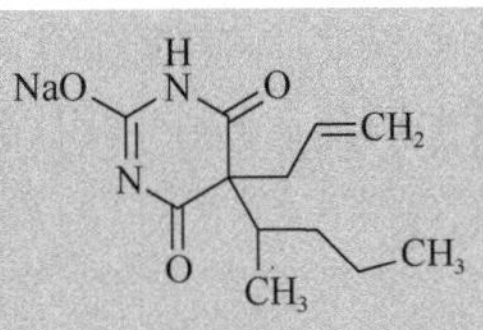 $C_{12}H_{17}N_2NaO_3$　260.27	白色粉末；无臭；有引湿性。在水中极易溶解，在乙醇中溶解，在乙醚中不溶
异戊巴比妥（amobarbital）	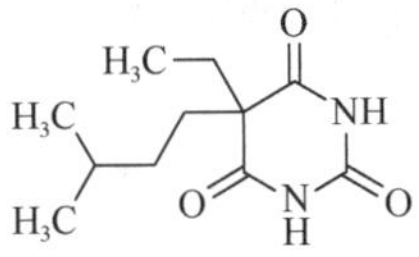 $C_{11}H_{18}N_2O_3$　226.28	白色结晶性粉末；无臭。在乙醇或乙醚中易溶，在三氯甲烷中溶解，在水中极微溶解；在氢氧化钠或碳酸钠溶液中溶解。熔点为 157～160℃
硫喷妥钠（thiopental sodium）	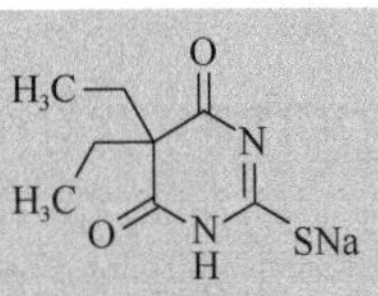 $C_{11}H_{17}N_2NaO_2S$　264.32	淡黄色粉末；有吸湿性。在水中易溶，在乙醇中溶解

（二）理化性质

1. 弱酸性　巴比妥类药物母核环状结构中含有 1,3-二酰亚胺基团，易发生酮式–烯醇式互变异构，在水溶液中可以发生二级电离显弱酸性。

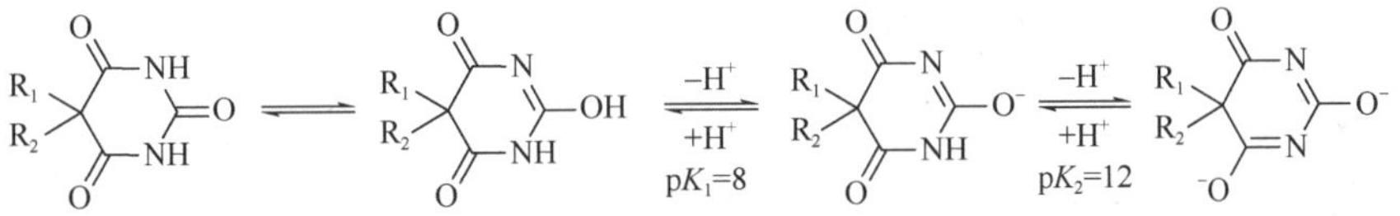

因此巴比妥类药物显弱酸性（pK_a 为 7.3～8.4），故可与强碱反应生成水溶性的盐类，其钠盐水溶液呈碱性，加酸酸化后，析出结晶性的游离巴比妥类药物，可用有机溶剂将其提取出来。此性质可用于巴比妥类药物的分离、鉴别、检查和含量测定。

2. 水解反应　巴比妥类药物的分子结构中含有酰亚胺结构，与碱液共沸即水解，释放出氨气，使湿润的红色石蕊试纸变蓝。该反应可用于苯巴比妥、异戊巴比妥和巴比妥的鉴别。反应式如下所示：

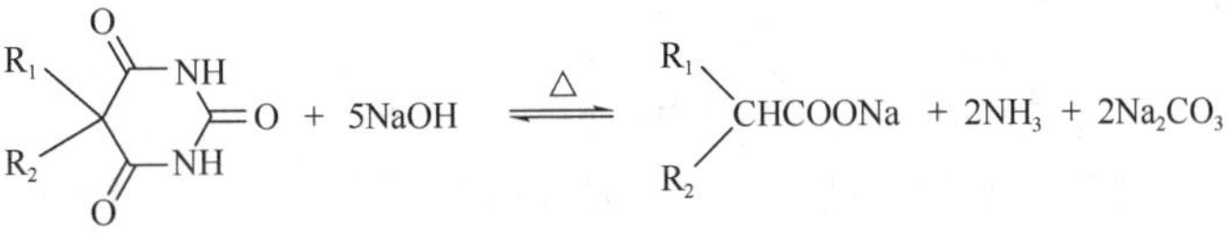

3. 与重金属离子的反应　巴比妥类药物分子结构中的丙二酰脲基团在适宜的 pH 溶液中，能与某些重金属离子，如银盐、铜盐、钴盐、汞盐等络合而呈色或产生有色沉淀，依据此性质，可对本类药物进行鉴别和含量测定。

4. 紫外吸收光谱特征 巴比妥类药物的紫外吸收性质与其电离级数有关。在酸性溶液中，无明显的紫外吸收；在pH 10的碱性溶液中，发生一级电离，形成共轭体系结构，在240nm波长处有最大吸收；在pH 13的强碱性溶液中，5,5-二取代巴比妥类药物发生二级电离，共轭体系增大，吸收峰红移至255nm；1,5,5-三取代巴比妥类药物，因1位取代基的存在，不发生二级电离，最大吸收波长仍位于240nm。硫代巴比妥类则不同，在酸性或碱性溶液中，均有较明显的紫外吸收，其紫外吸收特性可用于注射用硫喷妥钠的含量测定。

二、鉴别试验

（一）丙二酰脲类反应

丙二酰脲类反应是巴比妥类药物母核的反应，是本类药物共有的反应。但是，专属性不强，含有酰亚胺结构的其他类药物，如磺胺，也有此反应。《中国药典》中苯巴比妥、异戊巴比妥及其钠盐、司可巴比妥钠均用该反应鉴别。

例 7-9 丙二酰脲类的鉴别反应如下。

（1）与银盐的反应：取供试品约0.1g，加碳酸钠试液1ml与水10ml，振摇2min，滤过，滤液中逐滴加入硝酸银试液，即生成白色沉淀，振摇，沉淀即溶解；继续滴加过量的硝酸银试液，沉淀不再溶解。

（2）与铜盐的反应：取供试品约50mg，加吡啶溶液（1→10）5ml，溶解后，加铜吡啶试液1ml，即显紫色或生成紫色沉淀。

（二）取代基或元素的反应

1. 丙烯基的鉴别试验 司可巴比妥钠分子结构中含有丙烯基，具有还原性。《中国药典》利用其可使碘试液褪色进行鉴别。

2. 芳环取代基的鉴别试验 ①亚硝酸钠–硫酸反应：苯巴比妥与亚硝酸钠–硫酸反应，生成橙黄色产物，并随即变为橙红色，可能是苯环上发生了亚硝基化反应。②甲醛–硫酸反应：苯巴比妥与甲醛–硫酸反应，生成玫瑰红色产物。③硝化反应：含芳香取代基的巴比妥类药物，与硝酸钾及硫酸共热，可发生硝化反应，生成黄色硝基化合物。

3. 硫元素的鉴别试验 含有硫元素的硫代巴比妥类药物，在氢氧化钠溶液中与铅离子反应生成白色沉淀，加热后，沉淀转变为黑色的硫化铅，可用于硫代巴比妥类药物的鉴别，亦可用于硫代巴比妥类药物与其他巴比妥类药物的区别。

（三）显微结晶

巴比妥类药物可根据药物本身或其反应产物的特殊晶型，进行鉴别。此法亦适用于生物样品中微量巴比妥类药物的检验。

1. 药物本身的晶型 取药物或从酸性溶液中，用有机溶剂提取，经酸化，提取，挥干的残渣少许，置于载玻片上，加10%氢氧化钠溶液一滴，再加10%硫酸溶液一滴，生成相应巴比妥类药物的特殊结晶。显微镜下观察，巴比妥为长方形结晶，苯巴比妥先为球状，后为针晶。

2. 反应产物的晶型 该类药物与铜–吡啶试液反应，巴比妥为十字形紫色结晶，苯巴比妥为浅紫色细小不规则或似菱形的结晶。

（四）熔点测定

通过测定熔点可以对药物进行鉴别，熔点也能反映药物的纯度。《中国药典》利用熔点测定法鉴别司可巴比妥钠及注射用硫喷妥钠等，一般通过加入酸使药物游离后测定熔点。

（五）钠盐的鉴别反应

该类药物的钠盐，可利用钠盐的特征反应进行鉴别。

（六）红外分光光度法

红外分光光度法是一种有效并可靠的定性分析手段，多国药典均采用红外分光光度法鉴别本类药物。《中国药典》亦采用此鉴别方法。

三、杂质检查

一般来说，药物杂质检查的内容应根据药物的生产工艺及稳定性来确定，现以苯巴比妥为例说明杂质的检查方法。苯巴比妥合成工艺如下：

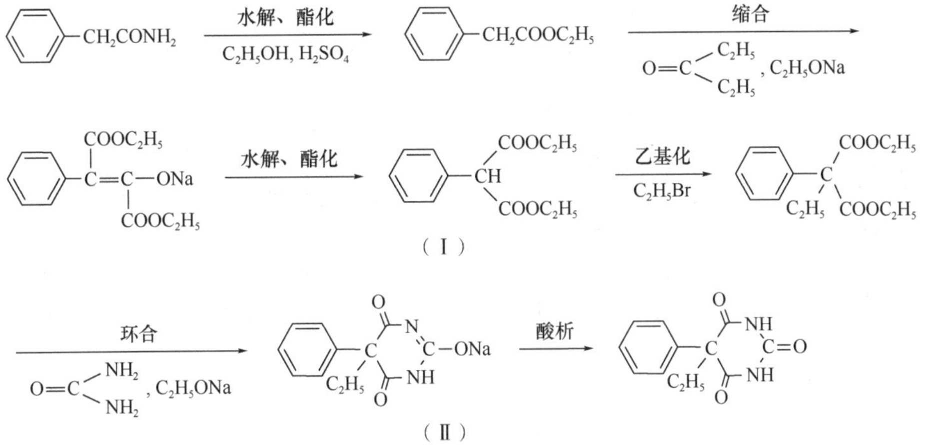

苯巴比妥中的特殊杂质主要是中间体Ⅰ、Ⅱ及副反应产物，《中国药典》通过酸度、乙醇溶液的澄清度、中性或碱性物质、有关物质等的控制进行检查。

1. 酸度 酸度检查主要用于控制副产物苯基丙二酰脲。当中间体Ⅱ的乙基化反应进行不完全时，会与尿素缩合生成苯丙二酰脲。该分子酸性较苯巴比妥强，能使甲基橙指示剂显红色。《中国药典》要求在本品的水溶液中加甲基橙指示液1滴，不得显红色。

2. 乙醇溶液的澄清度 本项检查主要用于控制苯巴比妥酸，利用其在乙醇溶液中溶解度小的性质进行检查。《中国药典》要求供试品在乙醇中加热回流后，溶液应澄清。

3. 中性或碱性物质 这类杂质主要是中间体Ⅰ的副产物2-苯基丁酰胺、2-苯基丁酰脲或分解产物。这些物质不溶于氢氧化钠试液而溶于醚，利用这一特性，将它们从主成分中分离、提取出来，再称重以确定是否超过规定的限量。《中国药典》要求遗留残渣不得过3mg。

4. 有关物质 采用高效液相色谱法进行分析。用辛基硅烷键合硅胶为填充剂；以乙腈-水（25∶75）为流动相；检测波长为220nm；进样体积5μl。采用主成分自身稀释对照法进行限量控制。要求供试品溶液色谱图中如有杂质峰，单个杂质峰面积不得大于对照溶液主峰面积（0.5%），各杂质峰面积的和不得大于对照溶液主峰面积的2倍（1.0%）。

四、含量测定

巴比妥类药物的含量测定，各国药典采用的方法有银量法、溴量法、紫外-可见分光光度法、高效液相色谱法及气相色谱法等。

1. 银量法 银量法是利用巴比妥类药物与银盐反应的性质。在滴定过程中，巴比妥类药物首先与银离子反应形成可溶性的一银盐，当被测巴比妥类药物完全形成一银盐后，继续用硝酸银滴定液滴定，稍过量的银离子与巴比妥类药物形成难溶性的二银盐白色沉淀，使溶液变浑浊，以此指示滴定终点。《中国药典》中苯巴比妥、苯巴比妥钠、注射用巴比妥钠、异戊巴比妥及其制剂、异戊巴比妥钠及其制剂等均采用银量法。

例7-10 苯巴比妥的含量测定：取本品约0.2g，精密称定，加甲醇40ml使溶解，再加新制的3%无水碳酸钠溶液15ml，照电位滴定法，用硝酸银滴定液（0.1mol/L）滴定。每1ml硝酸银滴定液（0.1mol/L）相当于 23.22mg 的 $C_{12}H_{22}N_2O_3$。

2. 溴量法 取代基中含有双键的巴比妥类药物，如司可巴比妥钠，其不饱和键可与溴定量地发生加成反应，故可采用溴量法进行测定。例如，《中国药典》采用溴量法测定司可巴比妥钠及其胶囊的含量，测定原理可用下列反应式表示：

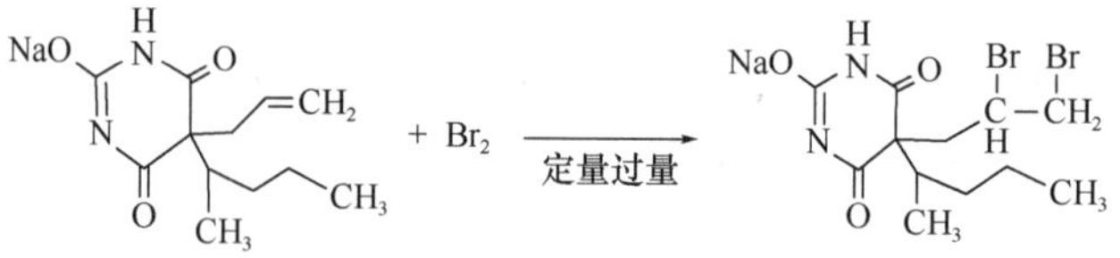

$$\underset{\text{剩余}}{Br_2} + 2KI \longrightarrow 2KBr + I_2$$

$$I_2 + 2Na_2S_2O_3 \longrightarrow 2NaI + Na_2S_4O_6$$

取本品约 0.1g，精密称定，置 250ml 碘瓶中，加水 10ml，振摇使溶解，精密加入溴滴定液（0.05mol/L）25ml，再加盐酸 5ml，立即密塞并振摇 1min，在暗处静置 15min 后，注意微开瓶塞，加入碘化钾试液 10ml，立即密塞，摇匀后，用硫代硫酸钠滴定液（0.1mol/L）滴定，至近终点时，加淀粉指示液，继续滴定至蓝色消失，并将滴定结果用空白试验校正，即得。由上述反应式可知，司可巴比妥钠与溴反应的摩尔比为 1∶1，司可巴比妥钠的分子量为 260.27，因此，根据滴定度公式：

$$T = \frac{CM}{n} \tag{7.2}$$

$$T = \frac{CM}{n} = \frac{0.05 \times 260.27}{1} = 13.01\ (\text{mg/ml})$$

即每 1ml 溴滴定液（0.05mol/L）相当于 13.01mg 的司可巴比妥钠（$C_{12}H_{17}N_2NaO_3$）。

本法为剩余滴定法，测定结果按下式计算：

$$\text{含量}\ (\%) = \frac{13.01 \times 10^{-3} \times (V_0 - V) \times \dfrac{C}{0.1}}{W} \times 100\% \tag{7.3}$$

式中，V_0 和 V 分别为空白试验和样品测定时消耗硫代硫酸钠滴定液的体积，ml；C 为硫代硫酸钠滴定液的实际浓度，mol/L；W 为供试品的取样量，g。

3. 紫外–可见分光光度法 巴比妥类药物在酸性介质中几乎不电离，无明显的紫外吸收，但在碱性介质中电离为具有紫外吸收特征的结构，因此可采用紫外–可见分光光度法测定含量。

例 7-11 注射用硫喷妥钠的含量测定：供试品溶液取装量差异项下的内容物，混合均匀，用 0.4% 氢氧化钠溶液定量稀释制成每 1ml 中约含 5μg 的溶液。另外取硫喷妥对照品，精密称定，用 0.4% 氢氧化钠溶液溶解并定量稀释制成每 1ml 中约含 5μg 的溶液。取供试品溶液与对照品溶液，在 304nm 的波长处分别测定吸光度，根据每支的平均装量计算。每 1mg 硫喷妥相当于 1.091mg 的 $C_{11}H_{17}N_2NaO_2S$。

4. 高效液相色谱法 《中国药典》采用高效液相色谱法对部分制剂进行含量测定。

例 7-12 苯巴比妥片的含量测定：

色谱条件与系统适用性试验 用辛烷基硅烷键合硅胶为填充剂；以乙腈–水（30∶70）为流动相；检测波长为 220nm。理论板数按苯巴比妥峰计算不低于 2000，苯巴比妥与相邻色谱峰的分离度应符合要求。

测定法 取本品 20 片，精密称定，研细，精密称取适量（约相当于苯巴比妥 30mg），置 50ml 量瓶中，加流动相适量，超声处理 20min 使苯巴比妥溶解，放冷，用流动相稀释至刻度，摇匀，滤过，精密量取续滤液 1ml，置 10ml 量瓶中，用流动相稀释至刻度，摇匀，精密量取 10μl 注入液相色谱仪，记录色谱图。另取苯巴比妥对照品，精密称定，加流动相溶解并定量稀释制成每 1ml 中约含苯巴比妥 60μg 的溶液，同法测定，按外标法以峰面积计算，即得。

测定结果按下式计算：

$$含量(\%)=\frac{\dfrac{C_R\times\dfrac{A_X}{A_R}\times D}{W}\times\bar{W}}{标示量}\times100\% \tag{7.4}$$

式中，C_R 为对照品溶液的浓度，μg/ml；A_X、A_R 分别为供试品溶液、对照品溶液的峰面积；D 为溶液的稀释体积；W 为供试品的取样量，mg；$\bar{W}$ 为平均片重，mg/片；标示量为制剂的规格，mg/片。

第四节 生物碱类药物

一、结构与性质

生物碱是一类富含氮元素的有机化合物，广泛分布于植物体内，少数种类存在于动物体内。由于它们多数呈现碱性特性，因此被称为生物碱。

生物碱类药物结构复杂，种类繁多，根据化学结构可将生物碱类药物分为苯烃胺类、托烷类、喹啉类、异喹啉类、吲哚类和黄嘌呤类等六类。常用的药物有盐酸麻黄碱、硫酸阿托品、氢溴酸山莨菪碱、硫酸奎宁、盐酸吗啡、磷酸可待因、咖啡因等。以下重点介绍前三类药物的结构、性质、鉴别、检查和含量测定。

（一）苯烃胺类药物

此类生物碱又称有机胺类生物碱，其结构特点为氮原子不在环状结构内，典型药物有盐酸麻黄碱、盐酸伪麻黄碱等。

1. 典型药物的结构和性状 其结构与性质见表 7-4。

表 7-4 苯烃胺类典型药物

药物名称	结构式/分子式/分子量	性状
盐酸麻黄碱（ephedrine hydrochloride）	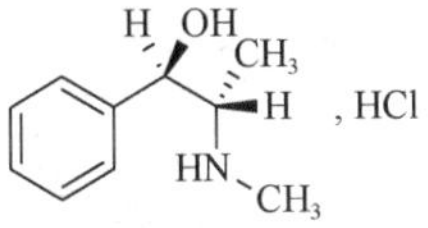 $C_{10}H_{15}NO\cdot HCl$ 201.70	白色针状结晶或结晶性粉末；无臭。在水中易溶，在乙醇中溶解，在三氯甲烷或乙醚中不溶。熔点为 217～220℃。比旋度为 -33° 至 -35.5°
盐酸伪麻黄碱（pseudoephedrine hydrochloride）	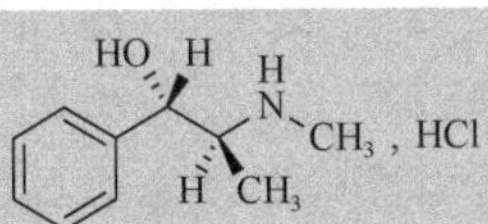 $C_{10}H_{15}NO\cdot HCl$ 201.70	白色结晶性粉末；无臭。本品在水中极易溶解，在乙醇中易溶，在三氯甲烷中微溶。熔点为 183～186℃。比旋度为 +61.0° 至 +62.5°
肾上腺素（epinephrine）	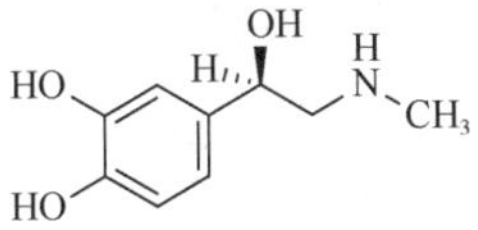 $C_9H_{13}NO_3$ 183.21	白色或类白色结晶性粉末，无臭；与空气接触或受日光照射，易氧化变质；在中性或碱性水溶液中不稳定；饱和水溶液显弱碱性反应。在水中极微溶解，在乙醇、三氯甲烷、乙醚、脂肪油或挥发油中不溶；在无机酸或氢氧化钠溶液中易溶，在氨溶液或碳酸钠溶液中不溶。比旋度为 -50.0° 至 -53.5°
重酒石酸去甲肾上腺素（norepinephrine bitartrate）	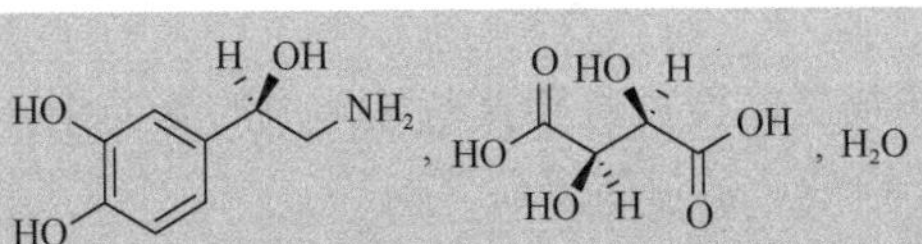 $C_8H_{11}NO_3\cdot C_4H_6O_6\cdot H_2O$ 337.28	白色或类白色结晶性粉末；无臭；遇光和空气易变质。在水中易溶，在乙醇中微溶，在三氯甲烷或乙醚中不溶。熔点为 100～106℃，熔融时同时分解，并显浑浊。比旋度为 -10.0° 至 -12.0°

2. 理化性质

（1）碱性：具有苯烃胺结构，具有氮原子，碱性较强，易与酸成盐。

（2）旋光性：侧链上具有不对称碳原子，具有旋光性。

（3）紫外吸收特征：本类结构中含有芳环和不饱和双键结构，在紫外光区有特征吸收，可供鉴别和含量测定。

（4）氨基醇结构：能与硫酸铜发生类似双缩脲的显色反应。

（5）酚羟基特性：具有邻苯二酚（或酚羟基）结构，可以重金属离子配位显色，露置空气中或遇光、热易氧化，色泽变深，在碱性溶液中更易变色。

（二）托烷类药物

托烷类（莨菪烷类）是由莨菪烷衍生物莨菪醇与莨菪酸缩合而成的酯类化合物，典型药物有硫酸阿托品、氢溴酸山莨菪碱、氢溴酸东莨菪碱。

1. 典型药物的结构和性状 其结构与性质见表 7-5。

表 7-5 托烷类典型药物

药物名称	结构式/分子式/分子量	性状
硫酸阿托品 （atropine sulfate）	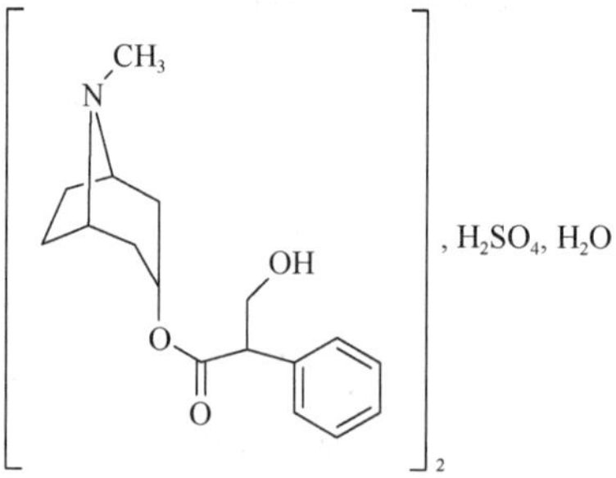 $(C_{17}H_{23}NO_3)_2 \cdot H_2SO_4 \cdot H_2O$ 694.84	无色结晶或白色结晶性粉末；无臭。本品在水中极易溶解，在乙醇中易溶。熔点不得低于 189℃，熔融时同时分解
氢溴酸山莨菪碱 （anisodamine hydrobromide）	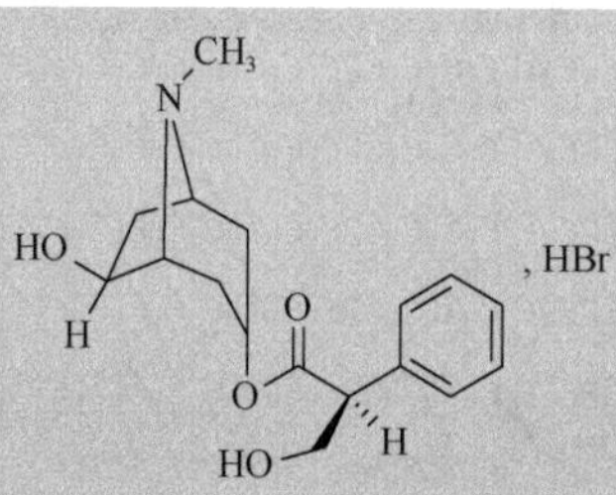 $C_{17}H_{23}NO_4 \cdot HBr$ 386.29	无色结晶或白色结晶性粉末；无臭。在水中极易溶，在乙醇中易溶，在丙酮中微溶。熔点为 176～181℃。比旋度为 –9.0° 至 –11.5°
氢溴酸东莨菪碱 （scopolamine hydrobromide）	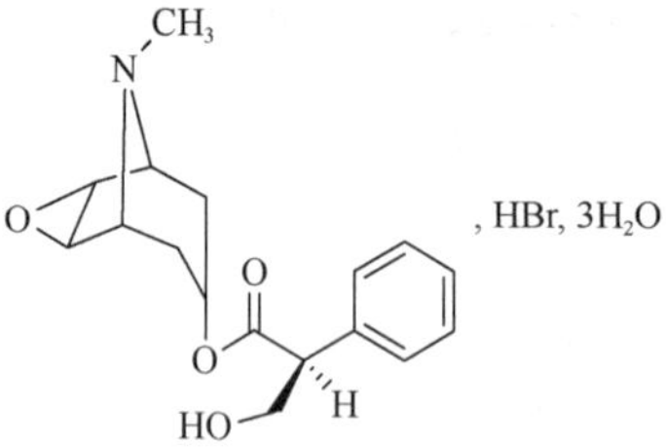 $C_{17}H_{21}NO_4 \cdot HBr \cdot 3H_2O$ 438.32	无色结晶或白色结晶性粉末；无臭；微有风化性。本品在水中易溶，在乙醇中略溶，在三氯甲烷中极微溶解，在乙醚中不溶。熔点为 195～199℃，熔融时同时分解。比旋度为 –24° 至 –27°

2. 理化性质

（1）水解性和碱性：本类药物是由莨菪醇和莨菪酸形成的酯类化合物，易发生水解。结构中氮原子位于五元脂环内，故碱性较强，易与酸成盐。

（2）旋光性：本类药物具有不对称碳原子，一般呈左旋体。而阿托品虽有不对称碳原子，但为消旋体，无旋光性。

（三）喹啉类药物

喹啉类生物碱药物含有吡啶与苯稠合而成的喹啉杂环，环上的杂原子的反应性能基本与吡啶相同。

1. 典型药物的结构和性状　其结构与性质见表 7-6。

表 7-6　喹啉类典型药物

药物名称	结构式/分子式/分子量	性状
硫酸奎宁（quinine sulfate）	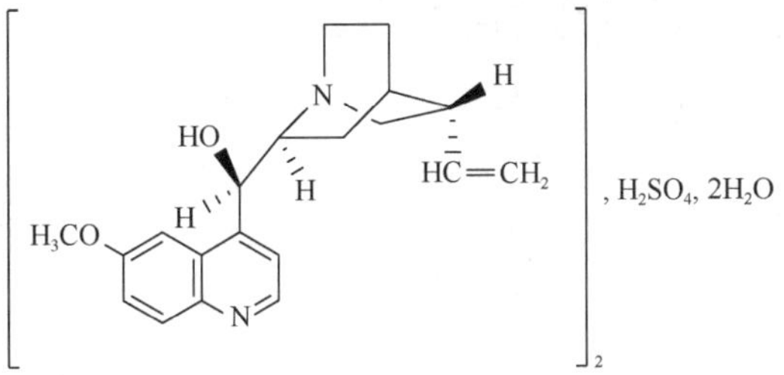 $(C_{20}H_{24}N_2O_2)_2 \cdot H_2SO_4 \cdot 2H_2O$　782.96	白色细微的针状结晶，轻柔，易压缩；无臭，遇光渐变色，水溶液呈中性反应。在三氯甲烷，无水乙醇（2∶1）中易溶，在水，乙醇，三氯甲烷或乙醚中微溶。比旋度为 −237° 至 −244°
硫酸奎尼丁（quinidine sulfate）	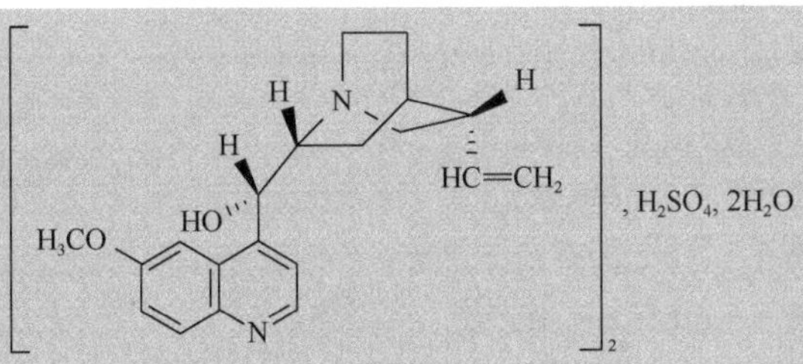 $(C_{20}H_{24}N_2O_2)_2 \cdot H_2SO_4 \cdot 2H_2O$　782.96	白色细针状结晶，无臭，遇光渐变色。在沸水中易溶，在三氯甲烷或乙醇中溶解，在水中微溶，在乙醚中几乎不溶。比旋度为 +275° 至 +290°

2. 理化性质

（1）碱性：奎宁或奎尼丁结构中包括喹啉环和喹核碱两部分，各含一个氮原子，其中喹核碱含脂环氮，碱性强，可以与硫酸成盐。喹啉环上氮系芳环氮，碱性较弱，不能与硫酸成盐。因此两分子的奎宁或奎尼丁与一分子二元酸成盐。

（2）旋光性：硫酸奎宁和硫酸奎尼丁的分子式完全相同，但喹核碱部分立体结构不同，前者为左旋体，后者为右旋体，其生理活性也迥然不同。

（3）荧光特性：硫酸奎宁和硫酸奎尼丁在稀硫酸溶液中显蓝色荧光。

（4）紫外吸收光谱特性：本类药物的分子结构中有喹啉杂环，具有共轭体系，可以用紫外吸收光谱特征鉴别该药物。

二、鉴别试验

（一）生物碱的一般鉴别试验

1. 显色反应　大多数生物碱可与生物碱显色试剂反应产生不同的颜色，可作鉴别。常用的显色试剂有浓硫酸、浓硝酸、钼硫酸、硒硫酸、甲醛硫酸和溴水等。

2. 沉淀反应　生物碱类药物在酸性水溶液中，常可与重金属盐类（碘化铋钾、碘化汞钾、碘–碘化钾、二氯化汞等）和大分子酸类（磷钼酸、硅钨酸等）沉淀剂反应生成不溶于水的盐类、复盐或络合盐沉淀，用于生物碱类药物的鉴别。

例 7-13　氢溴酸东莨菪碱的鉴别：取本品约 10mg，加水 1ml 溶解后，置分液漏斗中，加氨试液使呈碱性后，加三氯甲烷 5ml，振摇，分取三氯甲烷液，置水浴上蒸干，残渣中加二氯化汞的乙醇溶液（取二氯化汞 2g，加 60% 乙醇使成 100ml）1.5ml，即生成白色沉淀（与阿托品及后马托品的区别）。

3. 无机酸根反应 本类药物呈碱性，与酸反应成盐。可以利用该性质进行鉴别，如氯化物、硫酸盐、磷酸盐、溴化物反应等。

4. 光谱法 本类药物大多具有苯环等不饱和基团，可利用紫外光谱的特征如最大吸收波长、吸光度等进行鉴别。而红外吸收光谱较紫外吸收光谱丰富，能反映分子结构的细微特征，准确度高，专属性强。《中国药典》中收载的本类药物大多采用此方法进行鉴别。

5. 色谱法 《中国药典》中对部分生物碱药物采取高效液相色谱法或薄层色谱法进行鉴别，要求供试品溶液主峰的保留时间应与对照品溶液主峰的保留时间一致；或者要求供试品溶液所显主斑点的位置和颜色应与对照品溶液主斑点位置和颜色一致。

（二）生物碱的特征鉴别试验

1. 双缩脲反应 系芳环侧链具有氨基醇结构的特征反应。盐酸麻黄碱和伪麻黄碱在碱性溶液中与硫酸铜反应，Cu^{2+} 与仲胺基形成紫堇色配位化合物，加入乙醚后，无水铜配位化合物及其有2个结晶水的铜配位化合物进入醚层，呈紫红色，具有4个结晶水的铜配位化合物则溶于水层呈蓝色。反应式如下所示：

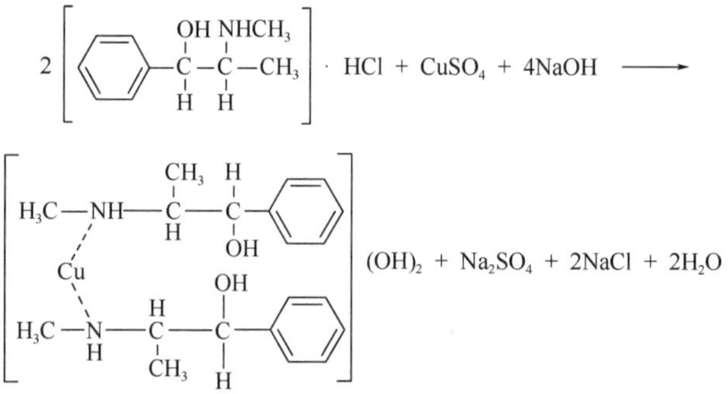

2. 酚羟基反应 具有酚羟基取代的药物如肾上腺素、重酒石酸去甲肾上腺素，可与 Fe^{3+} 配位显色；可与甲醛在硫酸中反应，生成具有醌式结构的有色化合物；易被碘、过氧化氢等氧化剂氧化而呈现不同颜色。

例 7-14 肾上腺素的鉴别：取本品约 2mg，加盐酸溶液（9→1000）2～3 滴溶解后，加水 2ml 与三氯化铁试液 1 滴，即显翠绿色；再加氨试液 1 滴，即变紫色，最后变成紫红色。取本品 10mg，加盐酸溶液（9→1000）2ml 溶后，加过氧化氢试液 10 滴，煮沸，即显血红色。

例 7-15 重酒石酸去甲肾上腺素：取本品约 1mg，加酒石酸氢钾的饱和溶液 10ml 溶解，加碘试液 1ml，放置 5min 后，加硫代硫酸钠试液 2ml，溶液为无色或仅显微红色或淡紫色（与肾上腺素或异丙肾上腺素的区别）。

3. Vitali 反应 系托烷生物碱的特征反应。硫酸阿托品和氢溴酸山莨菪碱等托烷类药物均显莨菪酸结构反应，与发烟硝酸共热，生成黄色的三硝基（或二硝基）衍生物（硝化反应），冷却后，加氢氧化钾少许，即显深紫色。反应式如下所示：

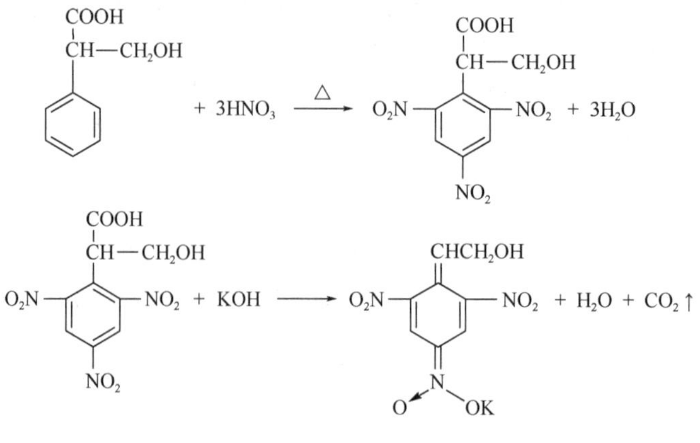

4. 与硫酸–重铬酸钾反应　托烷类生物碱在一定条件下水解，生成莨菪酸，与硫酸–重铬酸钾在加热的条件下发生氧化反应，生成苯甲醛，而逸出类似于苦杏仁的臭味。

5. 绿奎宁（thalleioquin）反应　系含氧喹啉（喹啉环上含氧）衍生物的特征反应。硫酸奎宁和硫酸奎尼丁均可显绿奎宁反应，在药物的微酸性水溶液中，滴加微过量的溴水或氯水（氧化），再加入过量的氨水溶液，即显翠绿色。

6. 荧光光谱特征　硫酸奎宁和二盐酸奎宁在稀硫酸溶液中均显蓝色荧光，可利用该性质进行鉴别。

三、杂质检查

生物碱类药物一般通过植物提取来制备，常常伴有其他生物碱。另外，生物碱类药物多数具有光学活性。然而，其他生物碱及光学异构体常具有特殊的生理活性或毒性。为了保证用药安全，必须对生物碱类药物中的这些特殊杂质加以严格控制。因此，多个国家的药典规定对生物碱类药物中的有关物质、其他生物碱、旋光性杂质、酸碱度等进行检查。

（一）有关物质的检查

《中国药典》采用高效液相色谱法检查生物碱类药物中有关物质。

例 7-16　硫酸阿托品中有关物质的检查

供试品溶液　取本品，加水溶解并稀释制成每 1ml 中约含 0.5mg 的溶液。

对照溶液　精密量取供试品溶液 1ml，置 100ml 量瓶中，用水稀释至刻度，摇匀。

色谱条件　ODS 为填充剂；以 0.05mol/L 磷酸二氢钾溶液（含 0. 0025mol/L 庚烷磺酸钠）-乙腈（84∶16）（用磷酸或氢氧化钠试液调节 pH 至 5.0）为流动相；检测波长为 225nm；进样体积 20μl。

系统适用性要求　阿托品峰与相邻杂质峰之间的分离度应符合要求。

测定法　精密量取供试品溶液与对照溶液，分别注入液相色谱仪，记录色谱图至主成分峰保留时间的 2 倍。

限度　供试品溶液色谱图中如有杂质峰，扣除相对保留时间 0.17 之前的色谱峰，各杂质峰面积的和不得大于对照溶液主峰面积（1.0%）。

（二）其他生物碱的检查

1. 薄层色谱法　《中国药典》采用薄层色谱法检查硫酸奎宁中的其他金鸡纳碱、氢溴酸山莨菪碱中的其他生物碱。

例 7-17　硫酸奎宁中其他金鸡纳碱的检查：取本品，加稀乙醇溶解并稀释制成 10mg/ml 的供试品溶液。继续稀释制得 50μg/ml 的对照溶液。采用硅胶 G 薄层板，以三氯甲烷–丙酮–二乙胺（5∶4∶1.25）为展开剂。供试品溶液与对照溶液各 5μl，分别点于同一薄层板上，展开，微热使展开剂挥散，喷以碘铂酸钾试液使显色。供试品溶液如显杂质斑点，与对照溶液的主斑点比较，不得更深。

2. 沉淀反应　利用生物碱在不同强度碱性溶液中溶解度不同，检查杂质。

例 7-18　氢溴酸东莨菪碱中其他生物碱的检查：取本品 0.10g，加水 2ml 溶解后，分成两等份：一份中加氨试液 2～3 滴，不得发生浑浊；另一份中加氢氧化钾试液数滴，只许发生瞬即消失的类白色浑浊。

东莨菪碱的碱性较强，在氨试液中不会游离析出，溶液不发生浑浊。而当在氢氧化钾试液中时，东莨菪碱游离析出，则溶液显浑浊。由于东莨菪碱在强碱条件下进一步水解生成异东莨菪醇和莨菪酸，前者在水中溶解，后者生成溶于水的钾盐，此时溶液浑浊消失。

（三）光学杂质检查

阿托品由左旋体莨菪碱经消旋化制得，无旋光性。若消旋化不完全，则会引入毒性较大的莨菪碱成为旋光性杂质。利用莨菪碱具有左旋性，《中国药典》采用旋光法对硫酸阿托品中的莨菪碱进行限量检查。方法：取本品，按干燥品计算，加水溶解并制成每1ml中含50mg的溶液，依法测定，旋光度不得过–0.40°。

（四）酸碱度检查

本类药物在成盐过程中引入盐酸、硫酸等，故需要控制酸碱度。

例7-19 硫酸奎宁酸碱度检查：取本品0.20g，加水20ml溶解后，依法测定（通则0631），pH应为5.7～6.6。

（五）酮体的检查

肾上腺素和重酒石酸去甲肾上腺素在生产过程中存在酮体氢化还原制备工艺。若氢化过程不完全，易引入酮体杂质，影响药品质量。《中国药典》采用紫外–可见分光光度法检查酮体杂质。

例7-20 肾上腺素中酮体检查：取本品，加盐酸溶液（9→2000）制成每1ml中含2.0mg的溶液，照紫外–可见分光光度法（通则0401），在310nm的波长处测定，吸光度不得过0.05。

（六）不溶物的检查

硫酸奎宁与硫酸奎尼丁在制备过程中可能引入无机盐及其他生物碱等杂质，可利用药物与杂质在溶解行为方面的差异对其进行检查。

例7-21 硫酸奎宁在三氯甲烷–乙醇中不溶物：取本品2.0g，加三氯甲烷–无水乙醇（2∶1）的混合液15ml，在50℃加热10min后，用称定重量的垂熔坩埚滤过，滤渣用上述混合液分5次洗涤，每次10ml，在105℃干燥至恒重，遗留残渣不得过2mg。

四、含量测定

根据生物碱类药物的结构特点，该类药物常用的含量测定方法有非水溶液滴定法、提取酸碱滴定法、酸性染料比色法、紫外–可见分光光度法、气相色谱法和高效液相色谱法。本节结合药物化学结构、理化性质等方面的特点，主要介绍生物碱类药物最常用的几种含量测定方法。

（一）非水溶液滴定法

非水溶液滴定法是在非水溶剂中进行的酸碱滴定法，主要用来测定有机碱及其氢卤酸盐、磷酸盐、硫酸盐及有机酸碱金属盐类药物的含量，也用于测定某些有机弱酸的含量。

1. 基本原理 当药物为游离碱时，可以直接与高氯酸反应。当药物成盐，则实际上是一个置换滴定，即强酸（$HClO_4$）置换出与有机弱碱结合的较弱的酸（HA）。其反应原理可用下列通式表示：

$$BH^+ \cdot A^- + HClO_4 \longrightarrow BH^+ \cdot ClO_4^- + HA$$

式中，$BH^+ \cdot A^-$表示有机弱碱盐；HA表示被置换出的弱酸。

由于被置换出的HA的酸性强弱不同，因而对滴定反应的影响也不同。当HA酸性较强时，根据化学反应平衡的原理，反应不能定量完成，必须采取措施，除去或降低滴定反应产生的HA的酸性，使反应顺利地完成。因此，必须根据不同情况采用相应的测定条件。

2. 一般方法 除另有规定外，精密称取供试品适量［约消耗高氯酸滴定液（0.1mol/L）8ml］，加冰醋酸10～30ml使溶解（必要时可温热，放冷），加各品种项下规定的指示液1～2滴（或以电位滴定法指示终点），用高氯酸滴定液（0.1mol/L）滴定。终点颜色应以电位滴定时的突跃点为准，并将滴定结果用空白试验校正。

3. 非水溶剂的种类

（1）酸性溶剂：有机弱碱在酸性溶剂中可显著地增强其相对碱度，最常用的酸性溶剂为冰醋酸。

（2）碱性溶剂：有机弱酸在碱性溶剂中可显著地增强其相对酸度，最常用的碱性溶剂为二甲基甲酰胺。

（3）两性溶剂：兼有酸、碱两种性能，最常用的为甲醇。

（4）惰性溶剂：这一类溶剂没有酸、碱性，如甲苯、三氯甲烷、丙酮等。

4. 酸根的影响　有机弱碱盐类药物非水溶液滴定时被置换出的酸类（HA），在乙酸介质中的酸性以下列排序递减：

高氯酸＞氢溴酸＞硫酸＞盐酸＞硝酸＞磷酸＞有机酸

由于在非水介质中，高氯酸的酸性最强。因此，有机弱碱的盐均用高氯酸滴定。若在滴定过程中被置换出 HA，其酸性较强时，则反应将不能进行到底。例如，测定杂环类药物的氢卤酸盐时，由于被置换出的氢卤酸的酸性相当强，影响滴定终点，不能直接滴定，需要进行处理。除另有规定外，可在加入乙酸汞试液 3～5ml 后，再进行滴定（因乙酸汞试液具有一定毒性，故在方法建立时，应尽量减少使用，可以用醋酐替代冰醋酸溶剂，并以更灵敏的电位法滴定法指示终点）。

$$2B \cdot HX + Hg(OAc)_2 \longrightarrow 2B \cdot HOAc + HgX_2$$

供试品如为磷酸盐，可以直接滴定；硫酸盐也可直接滴定，但滴定至其成硫酸氢盐为止；供试品如为硝酸盐时，因硝酸可使指示剂褪色，终点极难观察，遇此情况应以电位滴定法指示终点为宜。

5. 滴定剂的稳定性　本类药物非水溶液滴定法所用的溶剂为乙酸，具有挥发性，且膨胀系数较大，因此温度和储存条件影响滴定剂的浓度。

若滴定供试品与标定高氯酸滴定液时的温度差超过 10℃，则应重新标定；若未超过 10℃，则可根据下式对高氯酸滴定液的浓度加以校正。

$$N_1 = N_0 / [1 + 0.0011(t_1 - t_0)] \tag{7.5}$$

式中，0.0011 为冰醋酸的体积膨胀系数；t_0 为标定高氯酸滴定液时的温度；t_1 为滴定供试品时的温度；N_0 为 t_0 时高氯酸滴定液的浓度；N_1 为 t_1 时高氯酸滴定液的浓度。

6. 终点指示方法　非水溶液滴定法的终点确定，常用电位滴定法和指示剂法。

电位滴定时用玻璃电极为指示电极，饱和甘汞电极（玻璃套管内装氯化钾的饱和无水甲醇溶液）为参比电极。指示剂法常用的指示剂为结晶紫（crystal violet）、橙黄Ⅳ（orange Ⅳ）、萘酚苯甲醇（naphtholbenzein）、喹哪啶红（quinaldine red）、孔雀绿（malachite green）等。在以冰醋酸作溶剂，用高氯酸滴定碱性药物时，结晶紫的酸式色为黄色，碱式色为紫色，而且不同的酸度下变色极为复杂。由碱性区域到酸性区域的颜色变化为紫、蓝紫、蓝绿、绿、黄。滴定不同强度碱性药物时，终点颜色也不同。滴定碱性较强的药物时，应该以蓝色为终点，如硫酸阿托品和氢溴酸东莨菪碱等。碱性次之的以蓝绿色或绿色为终点，如硫酸奎宁和地西泮等。碱性较弱的应以黄绿色或黄色为终点，如硝西泮。

7. 其他干扰　制剂中其他成分对非水溶液滴定法通常均有干扰。为了消除干扰，对于杂环碱性药物，大都可以经碱化处理，有机溶剂提取分离出游离碱后，再用高氯酸滴定液滴定。

8. 适用范围　本法主要用于 pK_b＞8 的有机弱碱性药物及其盐类的含量测定，如有机弱碱，它们的有机酸盐、氢卤酸盐、磷酸盐、硫酸盐、硝酸盐及有机酸的碱金属盐。

只要选择合适的溶剂、滴定剂和终点指示的方法，pK_b 为 8～13 的弱碱性杂环类药物可使用本法滴定。

一般来说，当杂环类药物的 pK_b 为 8～10 时，宜选冰醋酸作为溶剂；pK_b 为 10～12 时，宜选冰醋酸与醋酐的混合溶液作为溶剂；pK_b＞12 时，应用醋酐作为溶剂。

其原因：当碱性药物的 pK_b＞10 时，在冰醋酸中没有足以辨认的滴定突跃，不能滴定。在冰醋酸中加入不同量的醋酐为溶剂，随着醋酐量的不断增加，甚至以醋酐为溶剂，由于醋酐解离生成的醋酐合乙酰离子 $[CH_3CO^+ \cdot (CH_3CO)_2O]$ 比乙酸合质子 $[H^+ \cdot CH_3COOH]$ 的酸性更强，更有利于碱性药物的碱性增强，使突跃显著增大，而获得满意的滴定结果。

另外，在冰醋酸中加入不同量的甲酸，也能使滴定突跃显著增大，使一些碱性极弱的杂环类药物获得满意的测定结果。

9. 应用示例

（1）游离生物碱：可用非水溶液滴定法直接测定其含量，由于药物的碱性强弱不同，因此测定时所采用的溶剂、指示剂及指示终点的方法也不尽相同。

（2）氢卤酸盐：可以使用乙酸汞消除氢卤酸干扰，也可以在溶剂中加入醋酐提高被测药物的碱性，并用电位法指示终点。

（3）硫酸盐：硫酸为二元酸，在水溶液中能完成二级离解，生成 SO_4^{2-}，但在冰醋酸介质中，只能离解为 HSO_4^-，不再发生二级离解。因此，生物碱的硫酸盐，在冰醋酸的介质中只能被滴定至生物碱的硫酸氢盐。反应式如下所示：

$$(BH^+)_2 \cdot SO_4^{2-} + HClO_4 \longrightarrow BH^+ \cdot ClO_4^- + BH^+ \cdot HSO_4^-$$

测定生物碱硫酸盐时，应注意分子中氮原子的碱性强弱，方能正确地进行计算，并能正确地理解各测定方法项下滴定度的由来。举例阐明如下。

1）硫酸阿托品的测定：硫酸阿托品分子结构可简写为 $(BH^+)_2 \cdot SO_4^{2-}$，在用高氯酸滴定时，可以根据 1mol 的硫酸阿托品消耗 1mol 的高氯酸的关系计算含量。每 1ml 的高氯酸滴定液（0.1mol/L）相当于 67.68mg 的 $(C_{17}H_{23}NO_2)_2 \cdot H_2SO_4$。

2）硫酸奎宁原料药的测定：奎宁分子结构中，喹核碱的碱性较强，可以与硫酸成盐，而喹啉环的碱性极弱，不能与硫酸成盐而始终保持游离状态。其结构简式可表示为 $(BH^+)_2 \cdot SO_4^{2-}$，用高氯酸滴定，此时，1mol 的硫酸奎宁可消耗 3mol 的高氯酸。每 1ml 的高氯酸滴定液（0.1mol/L）相当于 24.9mg 的 $(C_{20}H_{24}N_2O_2)_2 \cdot H_2SO_4$（$M$=747）。

3）硫酸奎宁片的测定：取本品片粉加氯化钠与氢氧化钠溶液混匀，精密加三氯甲烷振摇，静置，分取三氯甲烷液，取续滤液加醋酐与二甲基黄指示液，用高氯酸滴定液滴定，至溶液显玫瑰红色。片剂中硫酸奎宁经强碱溶液碱化，生成奎宁游离碱，再与高氯酸反应。反应式如下所示：

$$(BH^+)_2 \cdot SO_4^{2-} + 2NaOH \longrightarrow 2B + Na_2SO_4 + 2H_2O$$

$$2B + 4HClO_4 \longrightarrow 2[(BH_2^{2+}) \times (ClO_4^-)_2]$$

因此，1mol 的硫酸奎宁可消耗 4mol 的高氯酸。故片剂分析的滴定度不同于原料药的滴定度。每 1ml 的高氯酸滴定液（0.1mol/L）相当于 19.57mg 的 $(C_{20}H_{24}N_2O_2)_2 \cdot H_2SO_4 \cdot 2H_2O$。

（4）硝酸盐的测定：硝酸在冰醋酸介质中虽为弱酸，但是它具有氧化性，可以使指示剂变色，所以采用非水溶液滴定法测定生物碱硝酸盐时，一般不用指示剂而用电位法指示终点，如硝酸士的宁的含量测定。

（5）磷酸盐的测定：磷酸在冰醋酸介质中的酸性极弱，不影响滴定反应的定量完成，可在冰醋酸中用高氯酸进行滴定，如磷酸可待因的含量测定。

（6）有机酸盐的测定：在冰醋酸介质中，有机酸的酸性极弱，不影响滴定反应的定量完成，可在冰醋酸中用高氯酸进行滴定，如马来酸麦角新碱的含量测定。

（二）酸性染料比色法

1. 基本原理　在适当的 pH 介质中，生物碱类药物（B）可与氢离子结合成盐（BH^+），一些酸性染料（如磺酸酞类的指示剂：溴麝香草酚蓝、溴甲酚绿等）在此介质中能解离为阴离子（In^-），同时，阳离子和阴离子又能定量地结合成有色的离子对化合物，即离子对：

$$BH^+ + In^- \longrightarrow (BH^+ \cdot In^-)$$

BH^+ 和 In^- 均溶于水相（aq），而组成离子对的复合物易溶于有机相（org）中，可表示为

$$(BH^+)_{aq} + (In^-)_{aq} \longrightarrow (BH^+ \cdot In^-)_{aq} \longrightarrow (BH^+ \cdot In^-)_{org}$$

离子对被合适的有机溶剂提取后，形成有色溶液，可供比色测定；药物的对照品按同法测定，按对照品比较法计算生物碱的含量。因本法中使用的阴离子为酸性染料，故称为酸性染料比色法。

酸性染料比色法测定生物碱类药物含量的关键是离子对的定量形成与定量萃取。由以上示意式可知，水相的 pH、生物碱的性质、酸性染料的性质、有机溶剂的性质等是影响酸性染料比色法的重要因素。

2. 测定条件的选择

（1）水相 pH 的选择：在影响酸性染料比色法的因素中，水相 pH 最为重要。如果 pH 过低，H^+ 浓度高，抑制酸性染料的离解，使 In^- 浓度过低，影响离子对的形成；如果 pH 过高，H^+ 浓度低，生物碱多呈游离状态，使 BH^+ 浓度过低，也影响离子对的形成。为了准确测定生物碱类药物的含量，水相的 pH 应能使生物碱定量形成阳离子（BH^+）、酸性染料形成足够的阴离子（In^-），并定量生成溶于有机溶剂的离子对，过量的酸性染料则继续保留在水相。

水相的 pH 可依据生物碱和酸性染料的 pK 及离子对在两相中的分配系数进行选择。

（2）酸性染料的选择：酸性染料应能与生物碱定量结合，生成的离子对在有机相中应具有足够大的溶解度，且在最大吸收波长处应有较高的吸光度。此外，酸性染料在有机相中应不溶或很少溶解。

可用于本法的酸性染料较多，常用磺酸酞类指示剂，包括溴麝香草酚蓝（bromothymol blue）、溴酚蓝（bromophenol blue）、溴甲酚绿（bromocresol green）、溴甲酚紫（bromocresol purple）、甲基橙（methyl orange）等。溴麝香草酚蓝与生物碱生成的离子对具有极高的有机溶剂提取常数（lg$K$ 为 8.0），故被认为是最好的酸性染料。

酸性染料的浓度对测定结果影响不大，有足够量即可。增加酸性染料的浓度，可以提高测定的灵敏度。但如果浓度太高，则易产生严重的乳化层，且不易去除，往往影响测定结果。

（3）有机溶剂的选择：有机溶剂应与水不相混溶，具有高的离子对提取率，不溶或极少溶解酸性染料，所形成的离子对溶液在最大吸收波长处有高的吸光度。

常用的有机溶剂有三氯甲烷、二氯甲烷、二氯乙烯和乙醚等。其中，三氯甲烷能与离子对形成氢键，选择性好，在水中的溶解度小，且混溶的微量水分易于除去，是较理想的溶剂，最为常用。

（4）有机相中水分的影响：用有机溶剂提取有色离子对时应严防水分的混入。因为有机溶剂中的微量水分会使有机溶剂发生浑浊，影响比色；另外，水中过量的酸性染料会干扰测定。因此，常在有机相中加入脱水剂或经干燥滤纸滤过，以除去其中的微量水分。

（5）共存物的影响：酸性染料中的有色杂质如果混入提取的有机相中将干扰测定。可在加入供试品前，将缓冲液与酸性染料的混合液用所选有机溶剂提取，以除去酸性染料中的有色杂质的干扰。强酸可改变体系的 pH；碱性物质不但可改变体系的 pH，还可能与酸性染料发生反应，它们对测定均有干扰；制剂中的赋形剂等一般不干扰测定。

（三）其他方法

由于杂质或辅料的干扰，部分原料药及其制剂使用专属性更好的高效液相色谱法（如氢溴酸东莨菪碱及其片剂和注射剂、硫酸阿托品眼膏、盐酸麻黄碱注射液和滴鼻液等）测定含量。

第五节 杂环类药物

碳环中夹杂有非碳元素原子的环状有机化合物，称为杂环化合物，其中非碳元素原子称为杂原子，一般为氧、氮、硫等。自然界中存在的具有生理活性的化合物，有不少为杂环化合物，如某些生物碱、维生素、抗生素等。在化学合成药物中，杂环类化合物亦占有相当的数量，并已成为现代药物中应用最多、最广的一大类药物。

杂环类药物按其所具有的杂原子种类、数目及环状（环的元数、环数多少、饱和与否、并合情况）的差异可分成许多不同大类，如呋喃类、吡唑酮类、咪唑及四氮唑类、吡啶及哌啶类、嘧啶类、嘌呤及蝶呤类、哌嗪类、吩噻嗪（苯并噻嗪类）及苯并二氮杂䓬类等。而各大类又可根据环上取代基的类型、数目、位置的不同而衍生出众多的同系列药物。

本节仅就应用比较广泛的几种典型的化学合成的杂环类药物予以重点叙述。一些天然的杂环类药物及可以合并于生物碱、维生素、抗生素类的化学合成的杂环类药物，则分别在相关章节中讲解。

一、结构与性质

（一）吡啶类和二氢吡啶类药物

吡啶类药物结构上有吡啶环，二氢吡啶类药物结构上有苯基-1,4-二氢吡啶，其基本结构如下：

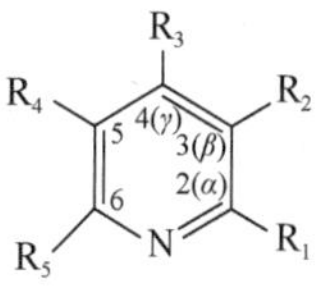

吡啶类药物

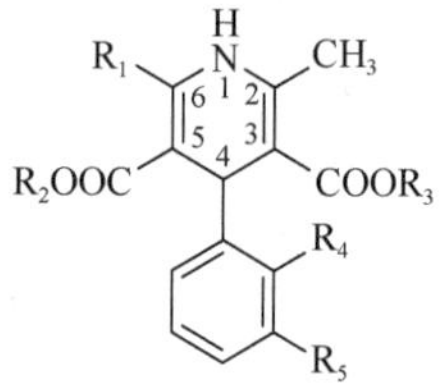

二氢吡啶类药物

1. 典型药物 如表 7-7 所示。

表 7-7 吡啶类和二氢吡啶类典型药物

药物名称	结构式/分子式/分子量	性状
异烟肼（isoniazid）	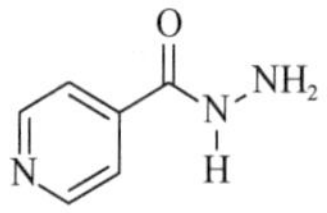 $C_6H_7N_3O$ 137.14	无色结晶，或白色至类白色的结晶性粉末；遇光渐变质。在水中易溶，在乙醇中微溶，在乙醚中极微溶解。熔点为170～173℃
硝苯地平（nifedipine）	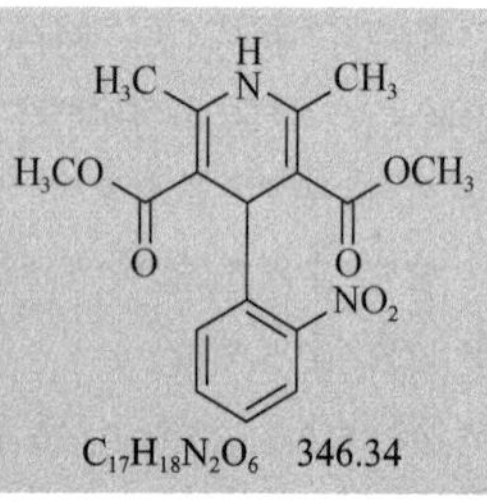 $C_{17}H_{18}N_2O_6$ 346.34	黄色结晶性粉末；无臭；遇光不稳定。在丙酮或三氯甲烷中易溶，在乙醇中略溶，在水中几乎不溶。熔点为 171～175℃
尼莫地平（nimodipine）	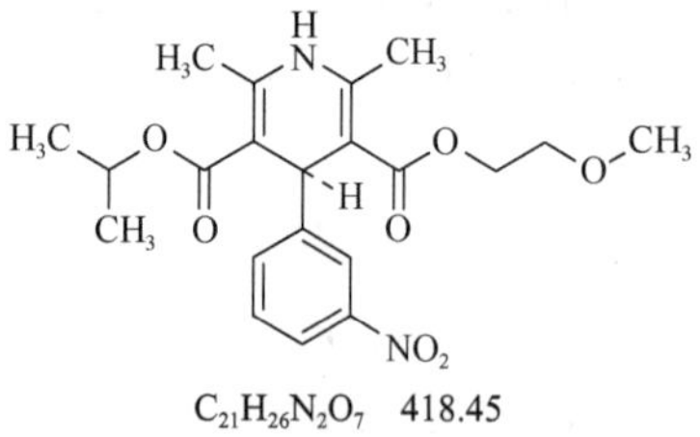 $C_{21}H_{26}N_2O_7$ 418.45	淡黄色结晶性粉末或粉末；无臭。遇光不稳定。在丙酮、三氯甲烷或乙酸乙酯中易溶，在乙醇中溶解，在乙醚中微溶，在水中几乎不溶。熔点为 124～128℃
尼群地平（nitrendipine）	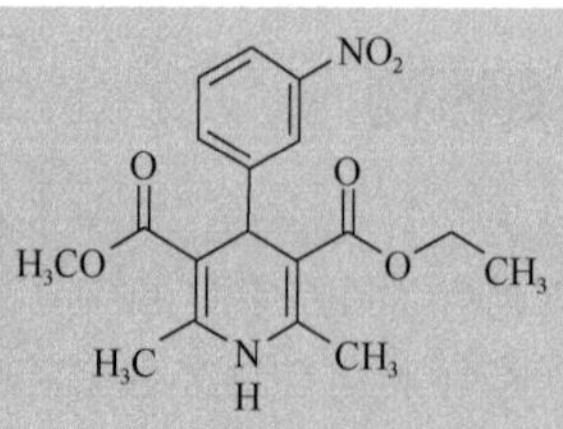 $C_{18}H_{20}N_2O_6$ 360.37	黄色结晶或结晶性粉末；无臭；遇光易变质。在丙酮或三氯甲烷中易溶，在甲醇或乙醇中略溶，在水中几乎不溶。熔点为157～161℃

2. 理化性质

（1）弱碱性：本类药物母核上的氮原子为弱碱性氮原子，可以和一些沉淀试剂如重金属离子等发生沉淀反应。

（2）还原性：异烟肼的分子结构中的酰肼基具有较强的还原性，可被不同的氧化剂氧化，也可与某些含羰基的化合物发生缩合反应。二氢吡啶类药物分子中的二氢吡啶环也具有还原性，可用于鉴别和含量测定。

（3）硝基的氧化性：二氢吡啶类药物结构中大多含有硝基，硝基具有氧化性，可被还原剂还原为芳伯氨基，可用重氮化–偶合反应鉴别。

（4）二氢吡啶环氨基质子解离性：二氢吡啶环 1,4-位氢可以发生解离，在碱性条件下二氢吡啶芳构化，形成 p-π 共轭而发生颜色变化，可用于鉴别。

（5）光不稳定性：二氢吡啶类药物遇光极不稳定，易被氧化和发生歧化反应，因此在进行分析时应注意避光操作。

（6）吸收光谱特性：本类药物具有芳环或芳杂环，在紫外光区有特征吸收。此外，本类药物具有特征的红外吸收光谱。

（二）吩噻嗪类（苯并噻嗪类）药物

吩噻嗪类药物结构具有硫氮杂蒽母核。

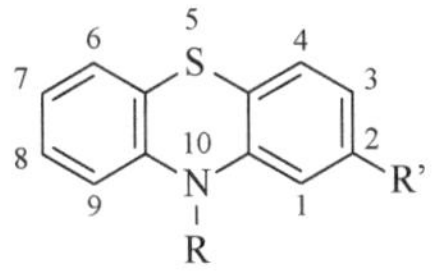

1. 典型药物　如表 7-8 所示。

表 7-8　吩噻嗪类典型药物

药物名称	结构式/分子式/分子量	性状
盐酸异丙嗪（promethazine hydrochloride）	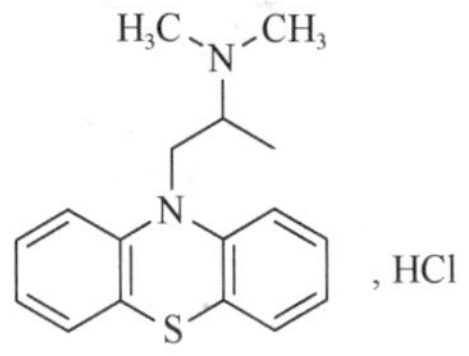 $C_{17}H_{20}N_2S \cdot HCl$　320.89	白色或类白色的粉末或颗粒；几乎无臭；在空气中日久变质，显蓝色。在水中极易溶解，在乙醇或三氯甲烷中易溶，在丙酮或乙醚中几乎不溶。$E_{1cm}^{1\%}$（249nm）为 883～937
盐酸氯丙嗪（chlorpromazine hydrochloride）	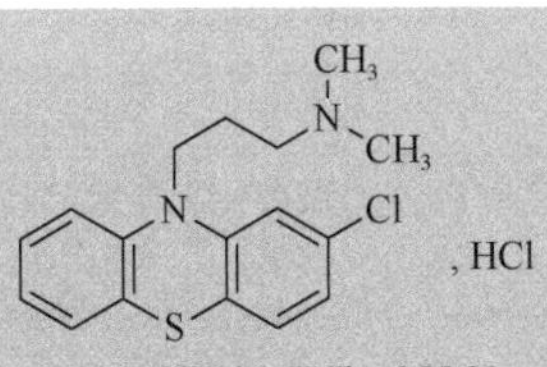 $C_{17}H_{19}ClN_2S \cdot HCl$　355.33	白色或乳白色结晶性粉末；有微臭，有引湿性；遇光渐变色。在水、乙醇或三氯甲烷中易溶，在乙醚或苯中不溶。熔点为 194～198℃
奋乃静（perphenazine）	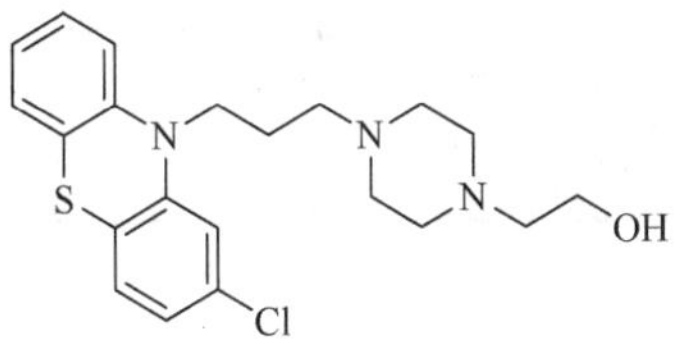 $C_{21}H_{26}ClN_3OS$　403.97	白色或淡黄色的结晶性粉末，几乎无臭。在三氯甲烷中极易溶解，在乙醇中溶解，在水中几乎不溶；在稀盐酸中溶解。熔点为 94～100℃

续表

药物名称	结构式/分子式/分子量	性状
癸氟奋乃静（fluphenazine decanoate）	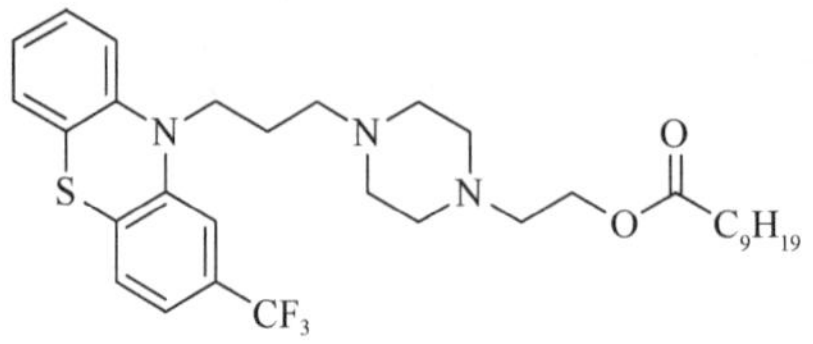 $C_{32}H_{44}F_3N_3O_2S$　591.78	淡黄色至黄棕色黏稠液体；遇光，色渐变深。在甲醇、乙醇、三氯甲烷、无水乙醚或植物油中极易溶解，在水中不溶

2. 理化性质

（1）弱碱性：本类药物母核上氮原子的碱性极弱，10 位侧链上烃胺（二甲氨基）或哌嗪基碱性较强，临床上多使用其盐酸盐，可用非水溶液滴定法测定含量。

（2）易氧化性：苯并噻嗪类药物中的杂蒽母环上硫原子具有还原性，遇硫酸、硝酸、过氧化氢及氯化铁等氧化剂，药物可被氧化成自由基型产物和非离子型产物等，随着取代基的不同，而呈不同的颜色。

（3）与金属离子配位呈色：本类药物分子结构中的二价硫可与金属钯离子形成有色配位化合物，其氧化产物砜和亚砜则无此反应。利用此性质可进行药物的鉴别和含量测定，专属性强，可消除氧化产物的干扰。

（4）吸收光谱特征：本类药物的母核为三环共轭的 π 系统，有较强的紫外吸收，可用于鉴别与含量测定。此外，本类药物具有红外吸收光谱特性，其光谱特征随取代基不同而不同。

（三）苯并二氮杂䓬类药物

苯并二氮杂䓬类药物为苯环与七元含氮杂环稠合而成的有机药物。

1. 典型药物　如表 7-9 所示。

表 7-9　苯并二氮杂䓬类典型药物

药物名称	结构式/分子式/分子量	性状
地西泮（diazepam）	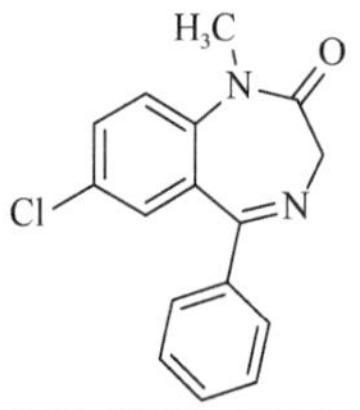 $C_{16}H_{13}ClN_2O$　284.74	白色或类白色的结晶性粉末；无臭。在丙酮或三氯甲烷中易溶，在乙醇中溶解，在水中几乎不溶。熔点为 130～134℃
氯氮䓬（chlordiazepoxide）	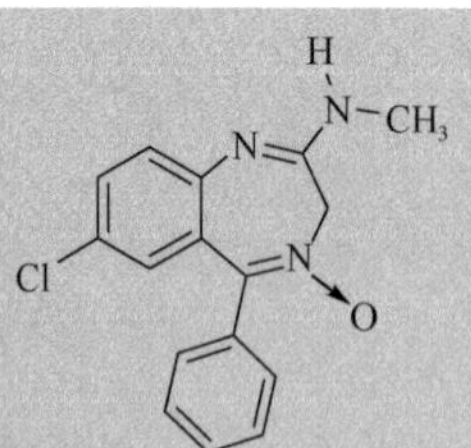 $C_{16}H_{14}ClN_3O$　299.76	淡黄色结晶性粉末；无臭。在乙醚、三氯甲烷或二氯甲烷中溶解，在水中微溶。在盐酸溶液（9→1000）中，308nm 的波长处 $E_{1cm}^{1\%}$ 为 309～329

2. 理化性质

（1）弱碱性：本类药物结构中二氮杂䓬环为七元环，环上的氮原子具有弱碱性，可采用鉴别和含量测定。

（2）水解性：在强酸性溶液中，本类药物可水解，形成相应的二苯甲酮衍生物，这也是本类药物的主要有关物质。其水解产物所呈现的某些特性，也可用于本类药物的鉴别和含量测定。

（3）紫外吸收光谱特性：本类药物均含有较大的共轭体系，具有较强的紫外吸收。

二、鉴别试验

（一）吡啶类药物

1. 沉淀反应　本药物具有生物碱特性，可与重金属盐形成沉淀，如尼莫地平（注射液）与氯化汞反应生成白色沉淀，尼群地平（软胶囊）与碘化铋钾反应生成橙红色沉淀。由于重金属污染大，方法专属性差，故仅在部分制剂中的鉴别中使用该方法。

2. 酰肼基还原反应　异烟肼与氨制硝酸银试液反应，生成金属银黑色浑浊和气泡（氮气），并在玻璃试管壁上产生银镜，异烟肼被氧化为异烟酸铵。反应式如下所示：

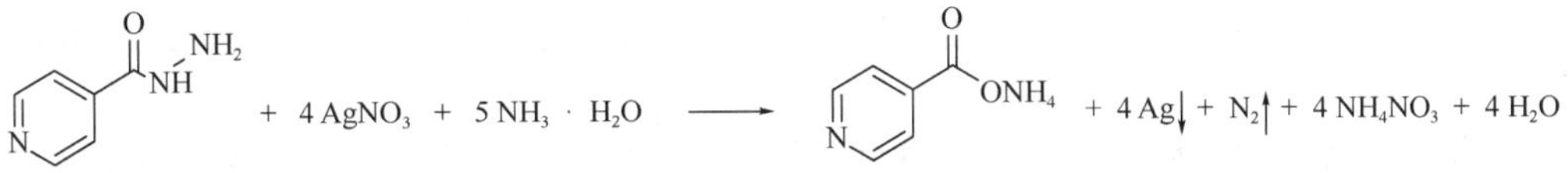

3. 二氢吡啶的解离反应　二氢吡啶类药物的丙酮或甲醇溶液与碱作用，二氢吡啶环 1,4-位氢均可发生解离，形成 p-π 共轭而发生颜色变化。

例 7-22　硝苯地平的鉴别：取本品约 25mg，加丙酮 1ml 溶解，加 20% 氢氧化钠溶液 3～5 滴，振摇，溶液显橙红色。

4. 与亚铁盐反应　二氢吡啶类药物苯环上的硝基具有氧化性，可将氢氧化亚铁氧化为红棕色氢氧化铁沉淀。

例 7-23　尼莫地平的鉴别：取本品约 20mg，加乙醇 2ml 溶解后，加新制的 5% 硫酸亚铁铵溶液 2ml，1.5mol/L 硫酸溶液 1 滴与 0.5mol/L 氢氧化钾溶液 1ml，强烈振摇，1min 内沉淀由灰绿色变为红棕色。

5. 紫外–可见分光光度法　本类药物具有不饱和基团，在紫外光区有特征吸收，可用于鉴别原料药或制剂。

6. 红外分光光度法　本类药物的原料药均采用红外分光光度法鉴别，部分制剂也采用了该方法。

7. 色谱法　本类药物的制剂大多采用了高效液相色谱法或薄层色谱法进行了鉴别。

（二）吩噻嗪类（苯并噻嗪类）药物

1. 氧化显色反应　吩噻嗪类药物为良好的电子供给体，当其遇不同的氧化剂，如硫酸、硝酸、氯化铁试液及过氧化氢等，由于相继失去电子及经历不同的氧化阶段，会形成一些自由基型产物和非离子型产物（如砜、亚砜、3-羟基吩噻嗪等），随着取代基的不同，各药物的氧化产物呈不同的颜色，可用于药物的鉴别和含量测定。《中国药典》据此对上述药物进行鉴别。

例 7-24　盐酸异丙嗪的鉴别：取本品约 5mg，加硫酸 5ml 溶解后，溶液显樱桃红色；放置后，色渐变深。

2. 与钯离子配位显色反应　本类药物结构上的硫元素可以与钯离子反应，生成配位化合物而显色，该反应不受氧化物亚砜和砜的干扰，专属性强。

例 7-25　癸氟奋乃静的鉴别：取本品约 50mg，加甲醇 2ml 溶解后，加 0.1% 氯化钯溶液 3ml，即有沉淀生成，并显红色，再加过量的氯化钯溶液，颜色变深。

3. 氯化物的鉴别反应　部分吩噻嗪类药物与盐酸成盐，如盐酸异丙嗪、盐酸氯丙嗪，应显氯化物的鉴别反应，《中国药典》采用该方法鉴别这类药物的原料药及其制剂。

4. 含卤素取代基的反应　吩噻嗪类药物的 2 位含有卤素取代基时，经有机破坏生成氢氯酸根离子，可以进行鉴别。

例 7-26　癸氟奋乃静的鉴别（氟的鉴别）：取本品 15～20mg，加碳酸钠与碳酸钾各约 0.1g，混匀，在600℃炽灼15～20min，放冷，加水2ml使溶解，加盐酸溶液（1→2）酸化，滤过，滤液加茜素锆试液0.5ml，应显黄色。

5. 紫外分光光度法 苯并噻嗪类药物具有三环共轭的π体系，有较强的紫外吸收。一般具有三个峰值，即在204～209nm（205nm附近）、250～265nm（254nm附近）和300～325nm（300nm附近），最强峰多在250～265nm。各药物取代基的不同会引起最大吸收峰发生位移。

例7-27 盐酸氯丙嗪的鉴别：取本品，加盐酸溶液（9→1000）制成每1ml中含5μg的溶液，照紫外-可见分光光度法测定，在254nm与306nm的波长处有最大吸收，在254nm的波长处吸光度约为0.46。

6. 红外分光光度法 本类药物大多可采用红外分光光度法进行鉴别。

（三）苯并二氮杂䓬类药物

1. 沉淀反应 一些苯并二氮杂䓬类药物具有生物碱的性质，可以与生物碱沉淀试剂反应，生成有色沉淀。

例7-28 氯氮䓬的鉴别：取本品约10mg，加盐酸溶液（9→1000）10ml溶解后，加碘化铋钾试液1滴，即生成橙红色沉淀。

2. 硫酸-荧光反应 苯并二氮杂䓬类药物溶于硫酸后，在紫外光（365nm）下，显不同颜色的荧光，如地西泮为黄绿色；氯氮䓬为黄色。若在稀硫酸中，其荧光颜色略有差别：地西泮为黄色；氯氮䓬为紫色。

3. 分解产物的反应 本类药物大多为有机氯化合物，用氧瓶燃烧法破坏，生成氯化氢，以5%氢氧化钠溶液吸收，加硝酸酸化，显氯化物反应。《中国药典》采用此法鉴别地西泮。

4. 水解后呈芳伯胺反应 氯氮䓬及其制剂可以在盐酸溶液中水解，产物具有芳伯氨基，可以采用重氮化-偶合法进行鉴别，其反应如下：

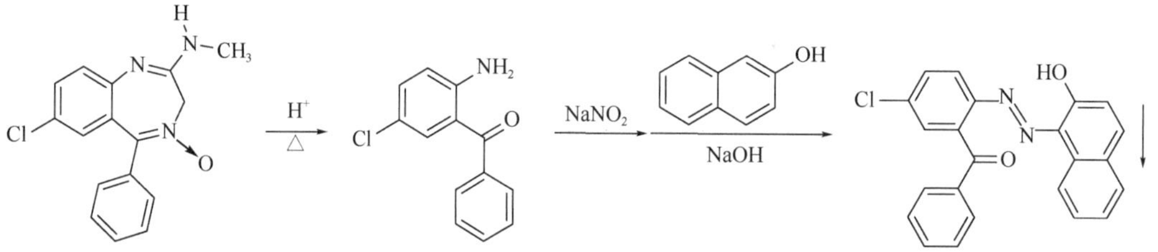

5. 光谱法 本类药物均含有较大的共轭体系，可以采用紫外分光光度法鉴别，也可以采用红外分光光度法鉴别。

6. 色谱法 本类药物结构类似，性质相近，需要采用色谱法（如高效液相色谱法或薄层色谱法）对一些原料药和大部分制剂进行鉴别。

三、杂质检查

（一）有关物质的检查

杂环类药物的杂质较多，结构性质与药物本身相似，部分杂质对人体有害，需要严格控制。

1. 二氢吡啶类药物 二氢吡啶类药物遇光不稳定，易发生光催化歧化反应，引入杂质。此外还有光降解产物、氧化降解产物等杂质。这些杂质对人体危害大，需要严格控制。各国药典一般采用高效液相色谱法或薄层色谱法，在避光条件下对有关物质进行检查。

2. 吩噻嗪类药物 吩噻嗪类药物的有关物质主要是“其他烷基代吩噻嗪”，高效液相色谱法既可以控制单个杂质，也可以控制杂质总量；而用薄层色谱法一般用来控制杂质总量。

3. 苯并二氮杂䓬类药物 苯并二氮杂䓬类药物的有关物质很多具有“二苯甲酮”结构。例如，地西泮在合成过程中，*N'*甲基化不完全时，能引入*N*-去甲基苯甲二氮䓬（Ⅰ）等杂质；在储存过程中，亦可能因分解而产生2-甲氨基-5-氯-二苯甲酮（Ⅱ）等杂质。

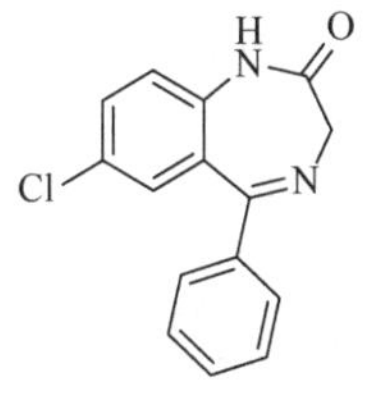

N-去甲基苯甲二氮䓬（Ⅰ）

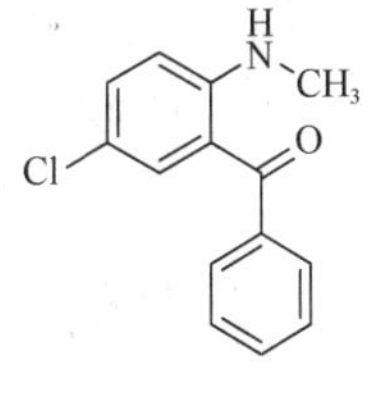

2-甲氨基-5-氯-二苯甲酮（Ⅱ）

为控制药物的纯度，国内外药典均要求检查以上杂质。《中国药典》采用高效液相色谱法测定地西泮中的有关物质，具体方法如下。

取本品，加甲醇制成1ml中含地西泮0.1mg的溶液作为供试品溶液；精密量取供试品溶液1ml，置200ml量瓶中，用甲醇稀释至刻度，摇匀，作为对照溶液。照高效液相色谱法试验，用ODS为填充剂；以甲醇–水（70∶30）为流动相；检测波长为254nm。理论板数按地西泮峰计算不低于1500。精密量取对照溶液与供试品溶液各10μl，分别注入液相色谱仪，记录色谱图至主成分峰保留时间的4倍。供试品溶液色谱图中如有杂质峰，各杂质峰面积的和不得大于对照溶液主峰面积的0.6倍（0.3%）。

（二）澄清度或颜色

本类药物一般在特定溶剂中易溶，而杂质不溶，故可以通过检查药物在溶剂中的澄清度或颜色控制杂质。例如，异烟肼和盐酸异丙嗪需要检查在水中的澄清度和颜色；奋乃静和地西泮需要检查在醇中的澄清度和颜色；氯氮䓬需要检查在盐酸溶液中的澄清度。

（三）游离肼

异烟肼是一种稳定性较差的药物，其中的游离肼是制备时由原料引入，在储藏过程中降解而产生。而肼又是一种诱变剂和致癌物质，因此，国内外药典规定了异烟肼及其制剂中游离肼的限量检查。常用的方法有薄层色谱法、高效液相色谱法、比浊法等。《中国药典》采用薄层色谱法对异烟肼中游离肼进行检查。

四、含量测定

（一）铈量法

铈量法是基于某些药物具有还原性，在酸性介质中可以用硫酸铈滴定液直接滴定，从而计算出药物的含量，是药物分析中常用的氧化还原方法之一。

《中国药典》采用铈量法测定硝苯地平等药物的含量。硝苯地平与硫酸铈反应的化学计量摩尔比为1∶2，反应式如下：

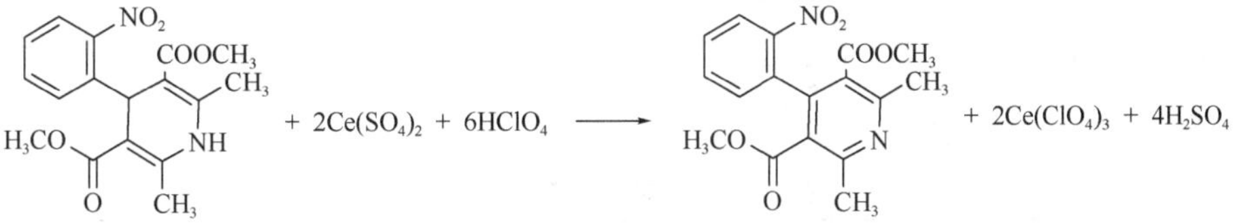

用邻二氮菲指示液指示终点。终点时，微过量的Ce^{4+}将指示剂中的Fe^{2+}氧化成Fe^{3+}，使橙红色配位化合物离子呈淡蓝色或无色配位化合物离子，以指示终点的到达。

（二）非水碱量法

本类药物具有碱性基团的化合物，可用高氯酸滴定液，采用非水碱量法进行滴定。

例 7-29 盐酸氯丙嗪的含量测定：取本品约0.2g，精密称定，加冰醋酸10ml与醋酐30ml溶解后，照电位滴定法，用高氯酸滴定液（0.1mol/L）滴定，并将滴定的结果用空白试验校正。每1ml氯酸滴定液（0.1mol/L）相当于35.53mg的$C_{17}H_{19}ClN_2S \cdot HCl$。

（三）其他方法

本类药物在紫外光区具有特征吸收，可以采用紫外-可见分光光度法或高效液相色谱法测定含量。

第六节　甾体激素类药物

甾体激素类药物是指具有甾体结构的激素类药物，根据结构和药理性质的不同可以分为四类：肾上腺皮质激素类、雄性激素类及蛋白同化激素类、孕激素类和雌性激素类。甾体激素类药物的母体结构为环戊烷并多氢菲，共有A、B、C、D四个环，其基本母核及编号如下：

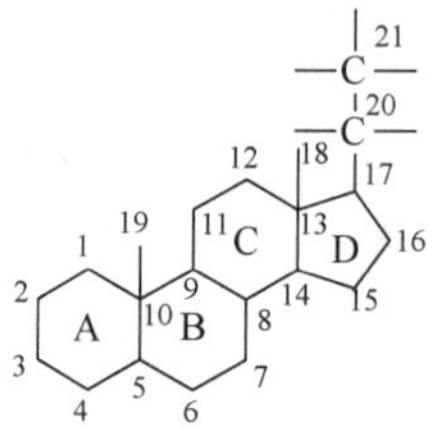

兴奋剂检测——遵纪守法，筑牢底线

近年来，随着全球体育运动的蓬勃发展，兴奋剂滥用问题逐渐凸显，引起了社会各界的广泛关注。根据国家体育总局最新发布的《2025年兴奋剂目录公告》显示，兴奋剂被细致划分为七大类，其中，蛋白同化制剂以其独特的效用成为最常见的兴奋剂之一。这类药物兼具蛋白同化与雄性激素的双重功效，属于甾体激素类药物范畴。它们能够显著促进肌肉的生长和红细胞的形成，进而增强运动员的力量和耐力，凸显男性特征，从而提升体育竞技水平。

然而，随着兴奋剂使用方式的日益多样化和复杂化，兴奋剂检验的难度也呈现出指数级增长的趋势，其所带来的诸多负面影响更是成为了亟待解决的一大难题。为了应对这一挑战，各国药物分析领域的专家在兴奋剂检测技术的研发上展开了深入的合作与探索，持续推动着技术的进步与创新。例如，在备受瞩目的北京2022年冬奥会和冬残奥会期间，兴奋剂检查站便采用了先进的干血点检查方法。这种方法仅需几滴指尖血液、一张滤纸及三个血点样本，便能高效完成兴奋剂的检测工作，且具备长达十年的复检能力。国际奥委会主席巴赫对此技术给予了高度评价，认为干血点检测不仅是集体智慧的结晶，更是反兴奋剂领域的一次革命性技术突破。

"遵纪守法，筑牢底线"是每个公民应尽的基本义务，也是维护社会秩序、促进社会和谐稳定的重要保障。在我们的日常生活中，无论是工作、学习还是生活，都应当始终坚守法律的红线，不触碰道德的底线，不做出损害他人或社会利益的行为。

一、化学结构与性质

（一）典型药物

典型药物如表7-10所示。

表7-10　甾体激素类典型药物

类别	药物名称	结构式/分子式/分子量	性状
肾上腺皮质激素类	醋酸地塞米松（dexamethasone acetate）	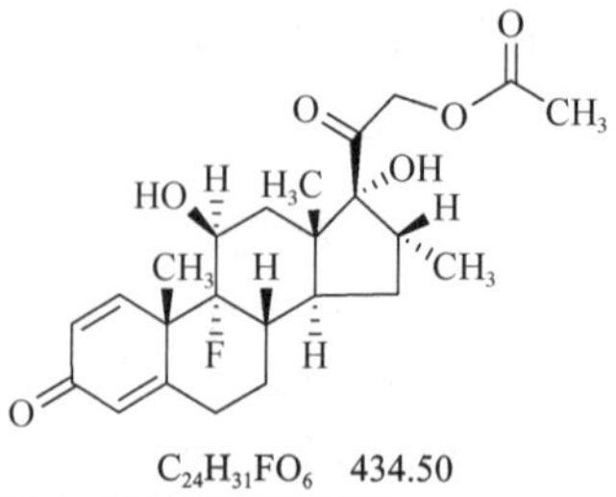 $C_{24}H_{31}FO_6$　434.50	白色或类白色的结晶或结晶性粉末；无臭。在丙酮中易溶，在甲醇或无水乙醇中溶解，在乙醇或三氯甲烷中略溶，在乙醚中极微溶解，在水中不溶。比旋度为+82°至+88°。在240nm的波长处$E_{1cm}^{1\%}$为343～371

续表

类别	药物名称	结构式/分子式/分子量	性状
	氢化可的松（hydrocortisone）	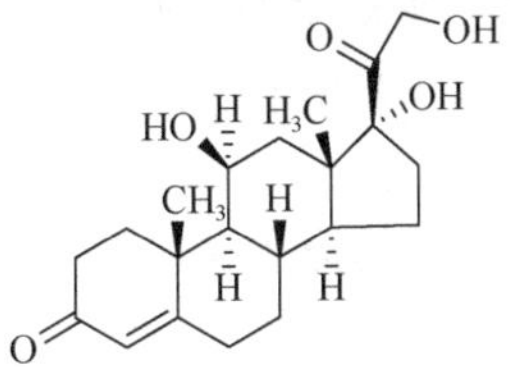 $C_{21}H_{30}O_5$ 362.47	白色或类白色的结晶性粉末；无臭；遇光渐变质。在乙醇或丙酮中略溶，在三氯甲烷中微溶，在乙醚中几乎不溶，在水中不溶。比旋度为+162°至+169°。在242nm的波长处$E_{1cm}^{1\%}$为422～448
雄性激素类	丙酸睾酮（testosterone propionate）	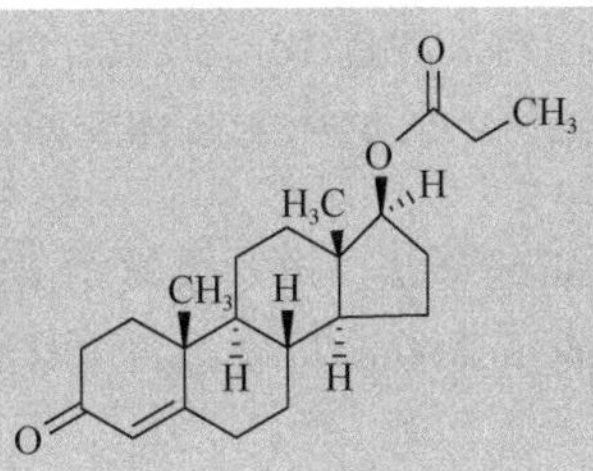 $C_{22}H_{32}O_3$ 344.49	白色结晶或类白色结晶性粉末；无臭。在三氯甲烷中极易溶解，在甲醇、乙醇或乙醚中易溶，在乙酸乙酯中溶解，在植物油中略溶，在水中不溶。比旋度为+84°至+90°。熔点为118～123℃
孕激素类	黄体酮（progesterone）	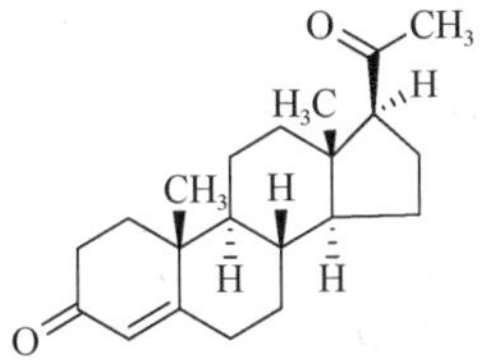 $C_{21}H_{30}O_2$ 314.47	白色或类白色的结晶性粉末；无臭。在三氯甲烷中极易溶解，在乙醇、乙醚或植物油中溶解，在水中不溶。比旋度为+186°至+198°。熔点为128～131℃
雌激素类	炔雌醇（ethinylestradiol）	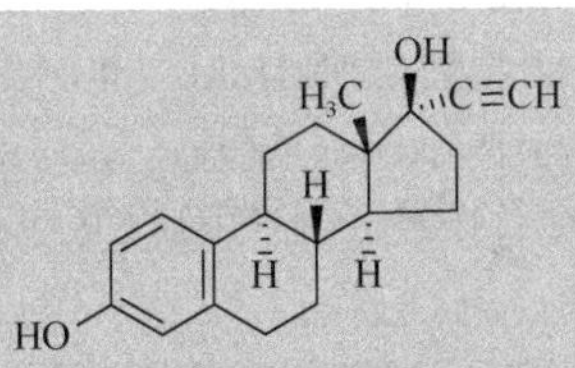 $C_{20}H_{24}O_2$ 296.41	白色或类白色的结晶性粉末；无臭。在乙醇、丙醇或乙醚中易溶，在三氯甲烷中溶解，在水中不溶。比旋度为–26°至–31°。熔点为180～186℃

（二）主要理化性质

1. 还原性 醋酸地塞米松、氢化可的松等皮质激素均有17位上的*α*-醇酮基结构，具有还原性，能与碱性酒石酸铜、氨制硝酸银试液和四氮唑盐等氧化剂反应。

2. 缩合性 3位羰基或20位羰基可与羰基试剂异烟肼等缩合生成异烟腙而呈黄色。

3. 紫外吸收性质 甾体激素类药物结构中含有Δ^4-3-酮基、苯环或其他共轭体系，在紫外区有特征吸收，可进行药物的鉴别或含量测定。

4. 旋光性 本类药物都具有多个手性碳原子，具有特征旋光性。

二、鉴别试验

1. 与强酸反应 许多甾体激素类药物能够与硫酸、盐酸、磷酸、高氯酸等强酸反应显色，可以用于鉴别。

例 7-30 氢化可的松的鉴别：取本品约2mg，加硫酸2ml使溶解，放置5min，显棕黄色至红色，并显绿色荧光；将此溶液倾入10ml水中，即变成黄色至橙黄色，并微带绿色荧光，同时生成少量絮状沉淀。

2. C_{17}-*α*-醇酮基反应 皮质激素类药物C_{17}位上有*α*-醇酮基，*α*-醇酮基有还原性，能与碱性酒石酸铜试液、氨制硝酸银试液和四氮唑盐试液等反应呈色，用于鉴别。

例 7-31 醋酸地塞米松的鉴别：取供试品约10mg，加甲醇1ml，微热溶解后，加热的碱性酒石酸铜试液 1ml，即生成红色沉淀。

3. 酮基的呈色反应 本类药物结构中含有酮基，如 C_3-酮基和 C_{20}-酮基，可以和异烟肼、硫酸苯肼、2,4 二硝基苯肼等羰基试剂反应，生成黄色的腙而用于鉴别。

例 7-32 氢化可的松的鉴别：取本品约 0.1mg，加乙醇 1ml 溶解后，加新制的硫酸苯肼试液 8ml，在 70℃加热 15min，即显黄色。

4. 甲酮基的呈色反应 甾体激素类药物分子结构中含有甲酮基时，能与亚硝基铁氰化钠、芳香醛等反应显色。

例 7-33 黄体酮的鉴别：取本品约 5mg，加甲醇 0.2ml 溶解后，加亚硝基铁氰化钠的细粉约 3mg、碳酸钠与乙酸铵各约 50mg，摇匀，放置 10～30min，应显蓝紫色。

其他常用甾体呈现淡橙色或不呈色。此反应为黄体酮的灵敏、专属的鉴别方法，可与其他甾体激素类药物相区别。

5. 酚羟基的反应 雌激素 C_3 上有酚羟基，可与重氮苯磺酸反应生成红色偶氮染料。

6. 炔基的沉淀反应 具有炔基的甾体激素药物，如炔雌醇、炔诺酮等，遇硝酸银试液，即生成白色的炔银沉淀，可用于鉴别。

7. 卤素的反应 有的甾体激素类药物在 C_6、C_9 或其他位置上有氟或氯取代，鉴别时需对取代的卤原子进行确认。由于卤原子与药物是以共价键连接的，因此需先采用氧瓶燃烧或回流水解法将有机结合的卤原子转换为无机离子后再进行鉴别。例如，醋酸地塞米松磷酸钠需要检查有机氟化物。

8. 酯的反应 某些药物 C_{17} 或 C_{21} 位上的羟基成酯。药物中酯结构的鉴别，一般先水解，生成相应的羧酸，再根据羧酸的性质进行鉴别。

例 7-34 醋酸地塞米松的鉴别：取本品约 50mg，加乙醇制氢氧化钾试液 2ml，置水浴中加热 5min，放冷，加硫酸溶液（1→2）2ml 缓缓煮沸 1min，即产生乙酸乙酯的香气。

9. 光谱法 甾体激素类药物结构中有 Δ^4-3-酮基、苯环或其他共轭结构，在紫外区有特征吸收，可通过比对最大吸收波长、最大吸收波长处的吸收度或某两个吸收波长处的比值对药物进行鉴别。

甾体激素类药物的结构复杂，有的药物之间结构上仅有微小的差别，仅靠化学鉴别法或紫外分光光度法难以区别。红外分光光度法特征性强，为本类药物鉴别的可靠手段。《中国药典》及外国药典中，几乎所有的甾体激素类药物都采用红外分光光度法进行鉴别。

10. 色谱法 甾体激素结构相似度高，部分原料药和大部分制剂需要采用高效液相色谱法或薄层色谱法进行鉴别。

三、杂质检查

甾体激素药物多由其他甾体化合物或结构类似的其他甾体激素经结构改造而来，因而可能带来原料、中间体、异构体、降解产物及试剂和溶剂等杂质。甾体激素类药物在纯度检查时，除一般杂质外，检查其特殊杂质“其他甾体”的限度是一个重要的项目。此外，有些甾体激素还规定有其他检查项目。例如，检查地塞米松磷酸钠、氢化可的松磷酸钠中游离磷酸；检查地塞米松磷酸钠中残留溶剂甲醇和丙酮；检查醋酸地塞米松、醋酸氟轻松、泼尼松龙等药物中的硒。

1. 其他甾体检查 其他甾体是药物中存在的具有甾体结构的其他物质，可能是合成的原料、中间体、副产物及降解产物等，其结构一般是未知的。其他甾体和药物的结构类似，一般采用高效液相色谱法。

例 7-35 氢化可的松中其他甾体的检查

供试品溶液 取本品适量，精密称定，加甲醇溶解并定量稀释制成每 1ml 中约含 0.5mg 的溶液。

对照溶液 精密量取供试品溶液 1ml，置 100ml 量瓶中，用甲醇稀释至刻度，摇匀。

对照品溶液　取泼尼松龙对照品适量，精密称定，加甲醇溶解并定量稀释制成每 1ml 中约含 5μg 的溶液。

系统适用性溶液　取氢化可的松与泼尼松龙适量，加甲醇溶解并稀释制成每 1ml 中约含 5μg 的溶液。

色谱条件　用 ODS 为填充剂；以乙腈–水（28∶72）为流动相；检测波长为 245nm；进样体积 20μl。

系统适用性　要求系统适用性溶液色谱图中，出峰顺序依次为泼尼松龙与氢化可的松，泼尼松龙峰与氢化可的松峰之间的分离度应符合要求。

测定法　精密量取供试品溶液、对照溶液与对照品溶液，分别注入液相色谱仪，记录色谱图至供试品溶液主成分峰保留时间的 3 倍。

限度　供试品溶液色谱图中如有与泼尼松龙保留时间一致的峰，按外标法以峰面积计算，不得过 0.5%；其他单个杂质峰面积不得大于对照溶液主峰面积的 0.5 倍（0.5%），杂质总量不得过 1.5%，小于对照溶液主峰面积 0.01 倍的峰忽略不计。

2. 甲醇和丙酮　某些甾体激素类药物在生产工艺中使用大量的甲醇和丙酮，甲醇对人体有害，《中国药典》规定作甲醇和丙酮残留量检查。规定采用气相色谱法测定时不得出现甲醇峰，该法测定甲醇时检测限为 3.1mg。丙酮则采用外标法测定，规定其质量百分比不得超过 5.0%。

3. 硒的检查　有的甾体激素类药物，如醋酸地塞米松等，生产中使用二氧化硒脱氢，药物中可能引入杂质硒，所以须检查这些甾体激素药物中的硒。检查原理是利用氧瓶燃烧法进行有机破坏，使硒转化为高价氧化物（SeO_3），以硝酸溶液吸收；再用盐酸羟胺将 Se^{6+} 还原为 Se^{4+}；在 pH 2.0±0.2 的条件下与二氨基萘试液作用，生成 4,5-苯并硒二唑，经环己烷提取后，在 378nm 波长处有最大吸收。通过测定供试品溶液和对照溶液的吸光度进行比较，规定供试品溶液的吸光度不得大于硒对照液的吸光度。例如，醋酸地塞米松中硒的检查：取供试品 0.10g，依硒检查法进行。

四、含量测定

1. 高效液相色谱法　《中国药典》收载的甾体激素原料和制剂中，绝大多数采用高效液相色谱法。在高效液相色谱法中，以反相色谱用于甾体激素的含量测定最为广泛。

例 7-36　《中国药典》醋酸地塞米松的含量测定：

色谱条件与系统适用性试验：用 ODS 为填充剂；以乙腈–水（40∶60）为流动相；检测波长为 240nm。取有关物质项下的对照溶液 20μl 注入液相色谱仪，出峰顺序依次为地塞米松与醋酸地塞米松，地塞米松峰与醋酸地塞米松峰的分离度应大于 20.0。

测定法：取本品，精密称定，加甲醇溶解并定量稀释制成每 1ml 中约含 50μg 的溶液，作为供试品溶液，精密量取 20μl 注入液相色谱仪，记录色谱图；另取醋酸地塞米松对照品，制成 50μg/ml 溶液，同法测定。按外标法以峰面积计算，即得。

2. 紫外–可见分光光度法　肾上腺皮质激素、雄性激素与蛋白同化激素、孕激素和口服避孕药，均具有 Δ^4-3-酮基，在 240nm 附近有最大吸收，而雌激素的苯环则在 280nm 附近有最大吸收，这些特征吸收可用于甾体激素类药物的含量测定，吸收系数法或对照品比较法定量，如氢化可的松片采用吸收系数法测定含量。

3. 比色法　甾体激素类药物能够与某些试剂发生呈色反应，利用此性质可采用比色法进行含量测定。甾体激素类药物常含有结构相似的甾体杂质、溶液 pH、氧气、光线、温度等都会对比色法造成干扰。因此，很多药物现已改用高效液相色谱法测定，只有少数药物制剂采用比色法进行含量测定。

（1）四氮唑比色法：肾上腺皮质激素具有 C_{17}-α-醇酮基，呈还原性，能在强碱性条件下将四氮唑盐定量还原为有色甲臜，在一定波长处有最大吸收，可用比色法测定含量。常用四氮唑盐包括 2,3,5-三苯基氯化四氮唑（TTC）和 3,3′-二甲氧苯基–双-4,4′-(3,5-二苯基) 氯化四氮唑，两者也分别称为红四氮唑（RT）和蓝四氮唑（BT）。

（2）异烟肼比色法：该类药物结构中的酮基在酸性条件下可与羰基试剂异烟肼缩合，生成黄色的异烟腙，在240nm波长处有最大吸收，可用于进行含量测定。

（3）科伯（Kober）反应比色法：Kober反应是指雌激素与硫酸-乙醇共热呈色，用水或稀硫酸稀释后重新加热发生颜色改变，并在515nm附近有最大吸收，可用于雌激素类药物的比色测定。这可能是由于雌激素与硫酸作用通过质子化、重排、去氢等作用然后转变为发色团（λ_{max}=465nm），共轭系统较长，再进一步形成吸收光谱向红移的发色团（λ_{max}=515nm）。将Kober反应用于雌激素制剂的含量测定时，呈色强度和稳定性受到试剂浓度、组成、反应时间和温度影响，同时还受制剂中稳定剂、赋形剂、溶剂等干扰，使测定结果重现性差。故将反应所用试剂改进为铁-酚试剂。铁-酚试剂（铁-科伯试剂）的组成包括硫酸亚铁铵、硫酸、过氧化氢、苯酚。其中亚铁盐可以加快反应速度，提高反应灵敏度，使反应进行完全。苯酚可以加快反应速度，并消除荧光物质干扰。

第七节 维生素类药物

维生素（vitamin）是维持人体正常代谢功能所必需的微量营养物质。维生素类药物主要用于治疗维生素缺乏症和营养补充。从结构上看，它们不属于同一类化合物。其中有些是醇、酚或酯，有些则是醛、胺或酸类，它们各自具有不同的理化性质和生理作用。维生素按其溶解性可分为水溶性和脂溶性两大类。水溶性维生素有维生素B_1、维生素B_2、维生素B_{12}、维生素C等，脂溶性维生素有维生素A、维生素D、维生素E、维生素K等。

本节主要介绍脂溶性的维生素A、维生素E，以及水溶性的维生素B_1、维生素C四种常用的维生素类药物。

一、结构与性质

（一）维生素A

天然维生素A（vitamin A）主要来自鱼肝油，是全反式维生素A，另外尚有多种无生物活性的其他异构体。维生素A主要包括维生素A_1（视黄醇，retinol）、维生素A_2（去氢维生素A，dehydroretinol）和维生素A_3（去水维生素A，anhydroretinol）等。其中维生素A_1活性最高，维生素A_2的生物活性是维生素A_1的30%～40%，维生素A_3的生物活性是维生素A_1的0.4%，故通常所说的维生素A是指维生素A_1。

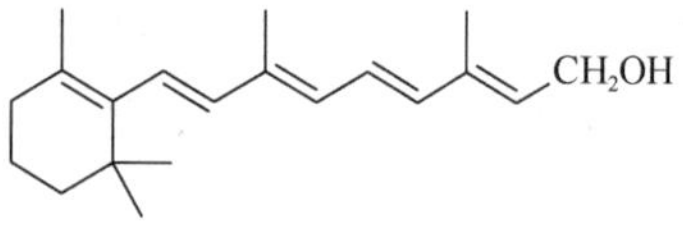

维生素A_1

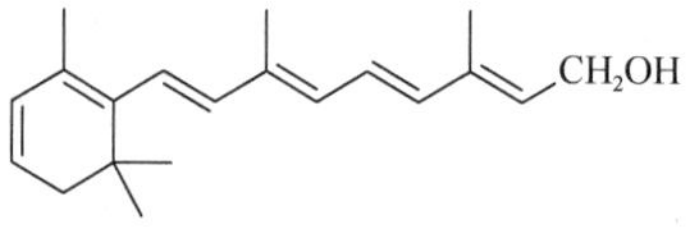

维生素A_2

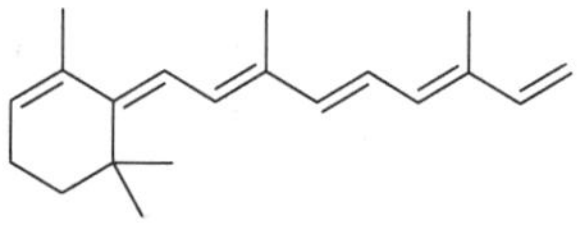

维生素A_3

1. 结构与性状 《中国药典》收载的维生素A是人工合成的维生素乙酸酯的油溶液。维生素A的结构为具有一个共轭多烯醇侧链的环己烯，因而具有许多立体异构体。维生素A为淡黄色油溶液或结晶与油的混合物（加热至60℃应为澄清溶液）；无臭；在空气中易氧化，遇光易变质。三氯甲烷、乙醚、环己烷或石油醚能任意混合，在乙醇中微溶，在水中不溶。

2. 理化性质

（1）紫外吸收特征：维生素A分子中具有共轭体系，在325～328nm内有最大吸收。

（2）不稳定性：维生素A分子中有多个不饱和键，性质不稳定，容易被空气中的氧或氧化剂氧化，也容易被紫外光裂解，生成无生物活性的环氧化物维生素A醛或维生素A酸。

（3）与三氯化锑呈色：维生素A在三氯甲烷中能与三氯化锑试剂作用，产生不稳定的蓝色，可以据此进行鉴别或用比色法测定含量。

（二）维生素 B_1

维生素 B_1（vitamin B_1），亦称盐酸硫胺（thiamine hydrochloride），广泛存在于各种食物中，如谷物、蔬菜、牛奶、鸡蛋等。本品具有维持糖代谢及神经转导与消化正常功能的作用，主要用于治疗维生素 B_1 缺乏病、多发性神经炎和胃肠道疾病。《中国药典》收载有维生素 B_1 及其片剂和注射液。

1. 结构与性状　维生素 B_1 是由氨基嘧啶环和噻唑环通过亚甲基连接而成的季铵类化合物，噻唑环上季铵及嘧啶环上氨基，为两个碱性基团，可与酸成盐。化学名称为氯化 4-甲基-3[(2-甲基-4-氨基-5-嘧啶基) 甲基]-5-(2-羟基乙基) 噻唑鎓盐酸盐。

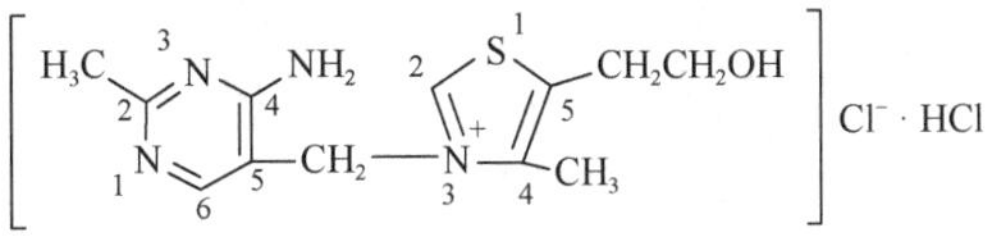

维生素 B_1 为白色结晶或结晶性粉末；有微弱的特臭，味苦；干燥品在空气中迅即吸收约 4% 的水分。在水中易溶，在乙醇中微溶，在乙醚中不溶。在盐酸溶液（9→1000）中，246nm 的波长处的吸收系数（$E_{1cm}^{1\%}$）为 406～436。

2. 理化性质

（1）硫色素反应：噻唑环在碱性介质中开环，再与嘧啶环上的氨基环合，经铁氰化钾等氧化剂氧化成具有荧光的硫色素，后者溶于正丁醇或异丁醇中显蓝色荧光。

（2）紫外吸收光谱特征：维生素 B_1 具有芳杂环共轭结构，具有紫外吸收光谱特性，可用于鉴别和含量测定。

（3）与生物碱沉淀试剂反应：分子中含有两个杂环（嘧啶环和噻唑环），故可与某些生物碱沉淀试剂反应生成组成恒定的沉淀，可用于鉴别和含量测定。

（4）氯化物的特性：维生素 B_1 为盐酸盐，故本品的水溶液显氯化物的鉴别反应。

（三）维生素 C

维生素 C（vitamin C）在化学结构上和糖类十分相似，有四种光学异构体，其中以 *L*-构型右旋体的生物活性最强。《中国药典》及美、英、日等国家的药典收载的均为 *L*-型。

1. 结构与性状　维生素 C 分子结构中具有二烯醇结构和内酯环，且有两个手性碳原子（C_4、C_5），因此不仅使维生素 C 性质极为活泼，且具旋光性。

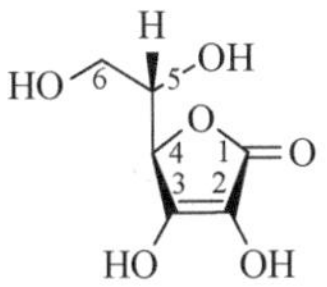

维生素 C 为白色结晶或结晶性粉末；无臭；味酸；久置色渐变微黄；水溶液显酸性反应。在水中易溶，在乙醇中略溶，在三氯甲烷或乙醚中不溶。熔点为 190～192℃，熔融时同时分解。比旋度为 +20.5° 至 +21.5°。

2. 理化性质

（1）酸性：维生素 C 分子结构中的烯二醇基，尤其 C_3-OH 由于受共轭效应的影响，酸性较强（pK_1=4.17），C_2-OH 的酸性较弱（pK_2=11.57），故维生素 C 一般表现为一元酸，可与碳酸氢钠作用生成钠盐。

（2）旋光性：分子中有 2 个手性碳，故有 4 个光学异构体，其中 *L*(+)-维生素 C 活性最强。

（3）还原性：分子中的烯二醇基具极强的还原性，易被氧化成二酮基而成为去氢抗坏血酸，加氢又可还原为维生素 C。在碱性溶液或强酸性溶液中能被进一步水解为二酮古洛糖酸而失去活性，此反应为不可逆反应。

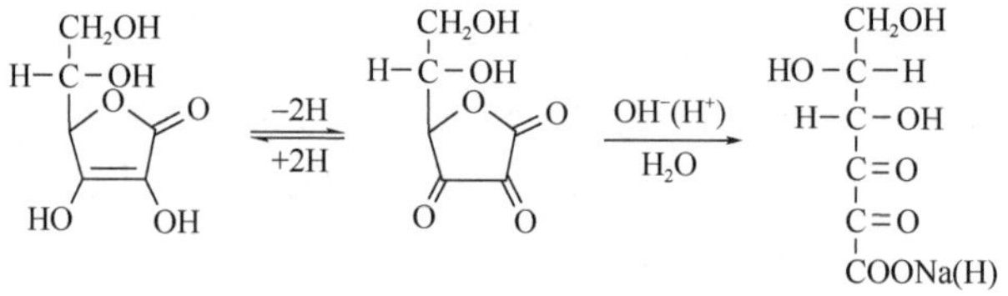

L-维生素C（有生物活性）　*L*-去氢抗坏血酸（有生物活性）　*L*-二酮古洛糖酸（无生物活性）

（4）水解性：双键使内酯环变得较稳定，因此维生素 C 和碳酸钠作用可生成单钠盐，不会导致水解发生；但在强碱中，内酯环可水解，生成酮酸盐。反应式如下：

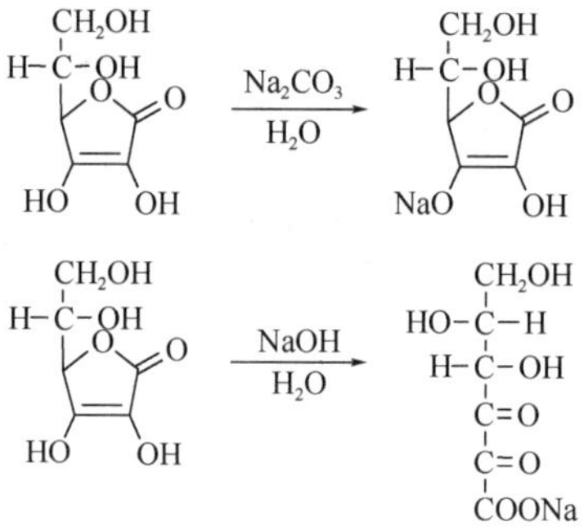

（5）糖类的性质：维生素 C 的化学结构与糖类相似，具有糖类的性质和反应。

（6）紫外吸收光谱特征：维生素 C 具有共轭双键，其稀盐酸溶液在 243nm 波长处有最大吸收，$E_{1cm}^{1\%}$ 为 560，可用于鉴别和含量测定。若在中性或碱性条件下，则红移至 265nm 处。

（四）维生素 E

维生素 E（vitamin E）是与生殖功能有关的一类维生素的总称，故这类化合物又称为生育酚（tocopherol）。维生素 E 类已知有 8 种，即 α、β、γ、δ、ε、ξ_1、ξ_2 和 η-生育酚，各异构体显示不同的生理活性，其中以 α-异构体的生理活性最强。

1. 结构与性状　维生素 E 是苯并二氢吡喃衍生物，苯环上有一个乙酰化的酚羟基。维生素 E 为微黄色至黄色或黄绿色澄清的黏稠液体；几乎无臭；遇光色渐变深。天然型放置会固化，25℃左右熔化。在无水乙醇、丙酮、乙醚或植物油中易溶，在水中不溶。比旋度不得低于 +24°（天然型）。折光率为 1. 494～1.499。

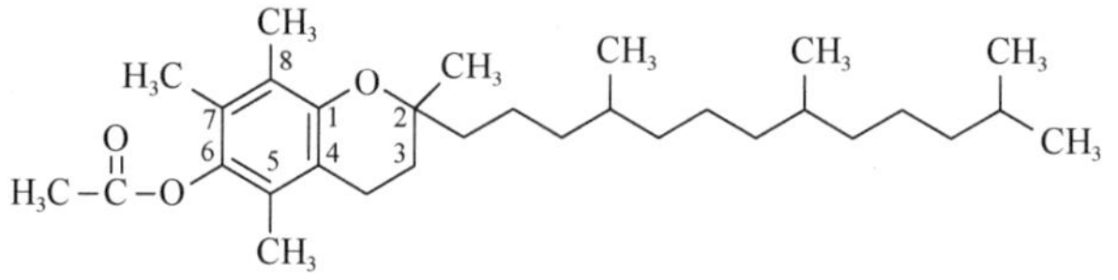

2. 理化性质

（1）水解性：维生素 E 苯环上有乙酰化的酚羟基，在酸性或碱性溶液中加热可水解生成游离生育酚。

（2）还原性：维生素 E 在无氧条件下对热稳定，加热 200℃也不破坏，但对氧十分敏感，遇光、空气可被氧化，其氧化产物为 α-生育醌和 α-生育酚二聚体。维生素 E 的水解产物游离生育酚，在有氧或其他氧化剂存在时，则进一步氧化生成有色的醌型化合物。尤其是在碱性条件下，氧化反应更易发生。所以游离生育酚暴露于空气和日光中，极易氧化变色，应避光保存。

（3）紫外吸收光谱特征：维生素 E 结构中苯环上有酚羟基，故有紫外吸收，其无水乙醇溶液在 284nm 的波长处有最大吸收，百分吸收系数为 41.0～45.0。

二、鉴别试验

（一）维生素 A

可以采用三氯化锑反应（卡尔–普赖斯反应，Carr-Price 反应）鉴别维生素 A。维生素 A 在饱和无水氯化锑的无醇三氯甲烷溶液中即显蓝色，渐变成紫红色。方法：取本品 1 滴，加三氯甲烷 10ml 振摇使溶解，取出 2 滴，加三氯甲烷 2ml 与 25% 三氯化锑的三氯甲烷溶液 0.5ml，立即显蓝色，逐渐变成紫红色。注意反应需在无水、无醇条件下进行。

（二）维生素 B_1

1. 硫色素反应　硫色素反应为维生素 B_1 所特有的专属性反应，《中国药典》用该反应鉴别维生素 B_1 及其制剂。方法：取本品约 5mg，加氢氧化钠试液 2.5ml 溶解后，加铁氰化钾试液 0.5ml 与正丁醇 5ml，强力振摇 2min，放置使分层，上方的醇层显强烈的蓝色荧光；加酸使呈酸性，荧光即消失；再加碱使呈碱性，荧光又重现。

2. 氯化物反应　本品的水溶液显氯化物的鉴别反应。

3. 红外分光光度法　《中国药典》采用红外分光光度法鉴别维生素 B_1。维生素 B_1 加水溶解，水浴蒸干，在 105℃干燥 2h 后测定。

（三）维生素 C

1. 与 2,6-二氯靛酚反应　2,6-二氯靛酚为一染料，其氧化型在酸性介质中为玫瑰红色，碱性介质中为蓝色，与维生素 C 反应，被还原成无色的酚亚胺。《中国药典》采用该法鉴别。反应式如下：

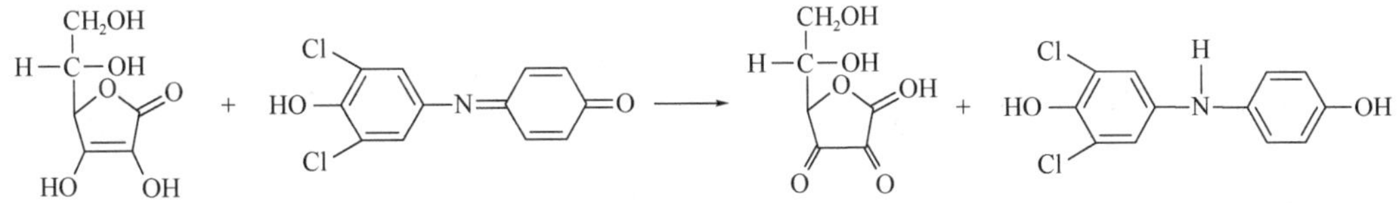

2. 红外分光光度法　《中国药典》规定维生素 C 原料药采用红外分光光度法鉴别。

3. 薄层色谱法　《中国药典》中维生素 C 片、泡腾片、泡腾颗粒、注射液、颗粒均用薄层色谱法鉴别。

4. 其他鉴别方法

（1）与硝酸银反应：维生素 C 分子中有烯二醇基，具有强还原性，可还原硝酸银为黑色金属银沉淀，反应式如下：

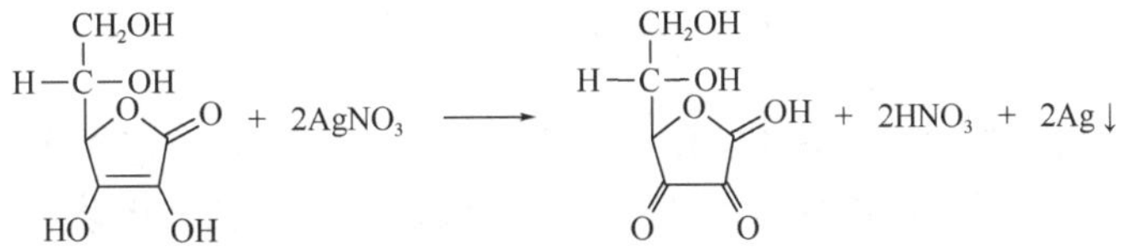

（2）与其他氧化剂反应：维生素 C 还可被亚甲蓝、碱性酒石酸铜试液、磷钼酸等氧化剂氧化为去氢抗坏血酸，同时维生素 C 可使其试剂褪色，产生沉淀或呈现颜色。《中国药典》维生素 C 注射液和维生素 C 钠采用上述方法进行鉴别。

（3）糖类的反应：维生素 C 可在三氯醋酸或盐酸存在下水解、脱羧生成戊糖，再失水，转化为糠醛，加入吡咯，加热至 50℃产生蓝色。

（四）维生素 E

1. 硝酸反应　维生素 E 在硝酸酸性条件下，水解生成生育酚，生育酚被硝酸氧化生成生育红而显橙红色。《中国药典》中维生素 E 及其各种制剂均用该反应鉴别，其反应式如下：

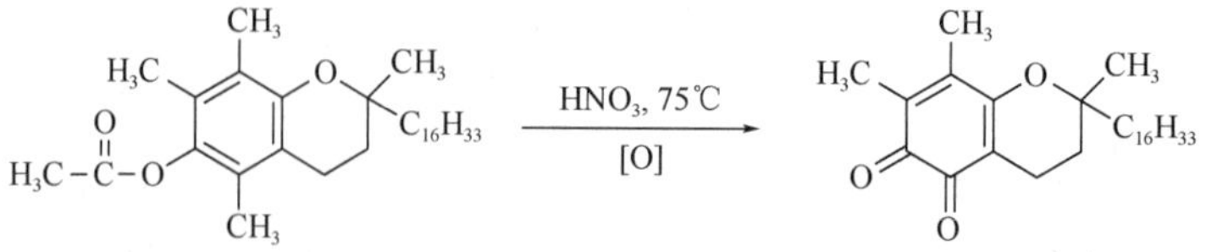

维生素E　　　　生育酚（橙红色）

2. 三氯化铁反应　维生素 E 在碱性条件下水解生成生育酚，经乙醚提取后可被三氯化铁氧化生成对–生育醌；同时 Fe^{3+} 被还原为 Fe^{2+} 与联吡啶生成血红色的亚铁配位化合物。

3. 气相色谱法　《中国药典》规定维生素 E 及其制剂采用气相色谱法进行鉴别，要求供试品溶液主峰的保留时间应与对照品溶液主峰的保留时间一致。

4. 红外分光光度法　维生素 E 具有苯环、羰基等多个典型官能团，在红外光谱上有特征吸收，《中国药典》规定原料药采用红外分光光度法进行鉴别。

三、杂质检查

（一）维生素 A

《中国药典》规定药品或药用辅料为脂类物质及类似物（不包括挥发油）时，一般需要考察脂肪与脂肪油。维生素 A 是其乙酸酯结晶加精制植物油制成的油溶液，需要考察酸值和过氧化值。

1. 酸值

（1）定义：系指供试品 1g 中含有的游离脂肪酸所需氢氧化钾的重量（mg），但在测定时可采用氢氧化钠滴定液（0.1mol/L）进行滴定。

（2）判定标准：见表 7-11。

表 7-11　维生素 A 酸值判定标准

酸值	称重（g）	酸值	称重（g）
0.5	10	100	1
1	5	200	0.5
10	4	300	0.4
50	2		

（3）结果计算：以供试品消耗氢氧化钠滴定液（0.1mol/L）的体积（ml）为 A，供试品的重量（g）为 W，照下式计算酸值：

$$\text{供试品的酸值}=\frac{A\times 5.61}{W} \tag{7.6}$$

（4）具体操作：取乙醇与乙醚各 15ml，置锥形瓶中，加酚酞指示液 5 滴，滴加氢氧化钠滴定液（0.1mol/L）至微显粉红色，再加本品 2.0g，振摇使溶解，用氢氧化钠滴定液（0.1mol/L）滴定，至粉红色持续 30s 不褪，酸值应不大于 2.0。

2. 过氧化值

（1）定义：系指供试品 1000g 中含有的氧化力与一定量的氧相当的过氧化物量。

（2）结果计算：以供试品消耗硫代硫酸钠滴定液（0.01mol/L）的体积（ml）为 A，空白试验消耗硫代硫酸钠滴定液（0.01mol/L）的体积（ml）为 B，供试品的重量（g）为 W，照下式计算过氧化值：

$$\text{供试品的过氧化值}=\frac{10\times(A-B)}{W} \tag{7.7}$$

（3）具体操作：取本品 1.0g，加冰醋酸–三氯甲烷（6∶4）30ml，振摇使溶解，加碘化钾饱和溶液 1ml，振摇 1min，加水 100ml 与淀粉指示液 1ml，用硫代硫酸钠滴定液（0.01mol/L）滴定至紫蓝色消失，并将滴定的结果用空白试验校正。消耗硫代硫酸钠滴定液（0.01mol/L）不得过 1.5ml。

（二）维生素 B_1

维生素 B_1 的检查项目包括酸度、水溶液的澄清度与颜色、硫酸盐、硝酸盐、有关物质、总氯量等，下面详细介绍总氯量与有关物质。

1. 总氯量　《中国药典》采用沉淀滴定法测定维生素 B_1 总氯量。方法：取本品约 0.2g，精密称定，加水 20ml 溶解后，加稀乙酸 2ml 与溴酚蓝指示液 8～10 滴，用硝酸银滴定液（0.1mol/L）滴定至显蓝紫色。每 1ml 硝酸银滴定液（0.1mol/L）相当于 3.54mg 的氯。按干燥品计算，含总氯量应为 20.6%～21.2%。

2. 有关物质　维生素 B_1 原料及其制剂均采用离子对色谱法进行有关物质的检查。由于维生素 B_1 的极性强，不易被反相色谱柱保留，故需要在流动相中加入离子对试剂，如己烷磺酸钠、庚烷磺酸钠、辛烷磺酸钠等。

方法：取本品，精密称定，用流动相溶解并稀释制成每 1ml 中约含 1mg 的溶液作为供试品溶液；精密量取 1ml，置 100ml 量瓶中，用流动相稀释至刻度，摇匀，作为对照溶液。用 ODS 为填充剂，以甲醇–乙腈–0.02mol/L 庚烷磺酸钠溶液（含 1% 三乙胺，用磷酸调节 pH 至 5.5）（9∶9∶82）为流动相，检测波长为 254nm，理论板数按维生素 B_1 峰计算不低于 2000，维生素 B_1 峰与前后峰的分离度均应符合要求。取对照溶液 20μl 注入液相色谱仪，调节检测灵敏度，使主成分色谱峰的峰高约为满量程的 20%。再精密量取供试品溶液与对照溶液各 20μl，分别注入液相色谱仪，记录色谱图至主成分峰保留时间的 3 倍。供试品溶液色谱图中如有杂质峰，各杂质峰面积的和不得大于对照溶液主峰面积的 0.5 倍（0.5%）。

（三）维生素 C

1. 溶液澄清度和颜色检查　维生素 C 及其制剂在储存期间易变色，且颜色随储存时间的延长而逐渐加深。这是因为维生素 C 的水溶液在高于或低于 pH 5～6 时，受空气、光线和温度的影响，分子中的内酯环可发生水解，并进一步发生脱羧反应生成糠醛聚合呈色。为保证产品质量，须控制有色杂质的量。《中国药典》采用吸收光度法进行检查。

2. 铁、铜离子的检查　维生素 C 中可能含有一定限量的铁和铜离子，《中国药典》采用原子吸收分光光度法及标准添加对照法进行检查。

3. 草酸的检查　维生素 C 原料药和注射液需要检查草酸。检查原理是草酸与钙离子作用可以形成沉淀。

（四）维生素 E

1. 酸度　维生素 E 在合成过程中需要使用乙酸，需要进行酸度检查。《中国药典》利用酸碱滴定法进行控制，规定 1g 维生素 E 消耗的氢氧化钠滴定液（0.1mol/L）不得超过 0.5ml。

2. 生育酚（天然型）　天然维生素 E 采用硫酸铈滴定法检查游离的生育酚。游离生育酚具有还原性，可被硫酸铈定量氧化，在一定条件下控制消耗硫酸铈滴定液（0.01mol/L）的体积控制游离生育酚的限量。

具体检查步骤：取本品 0.10g，加无水乙醇 5ml 溶解后，加二苯胺试液 1 滴，用硫酸铈滴定液（0.01mol/L）滴定，消耗硫酸铈滴定液（0.01mol/L）不得过 1.0ml。该滴定反应的摩尔比为 1∶2，生育酚的分子量为 430.7，每 1ml 硫酸铈滴定液（0.01mol/L）相当于 2.154mg 的游离生育酚。维生素 E 中游离生育酚的限量为 2.15%。

3. 有关物质（合成型）　合成维生素 E 是以 1,2,4-三甲苯为原料合成的三甲氢醌与以柠檬醛为原料合成的植醇缩合环合而得。合成步骤繁多，合成过程中会残存 α-生育酚及其他杂质，《中国药典》采用气相色谱法测定有关物质。

具体方法：取本品，用正己烷稀释制成每 1ml 中约含 2.5mg 的溶液，作为供试品溶液；精密量取适量，用正己烷稀释制成每 1ml 中约含 25μg 的溶液，作为对照溶液。取维生素 E 与正三十二烷各适量，加正己烷溶解并稀释制成每 1ml 中约含维生素 E 2mg 与正三十二烷 1mg 的混合溶液，作为系统适用性溶液。

照含量测定项下的色谱条件，进行分析。系统适用性要求是系统适用性溶液色谱图中，理论板数按维生素 E 峰计算不低于 500（填充柱）或 5000（毛细管柱），维生素 E 峰与正三十二烷峰之间的分离度应符合规定。

再精密量取供试品溶液与对照溶液各 1μl，分别注入气相色谱仪，记录色谱图至主成分峰保留时间的 2 倍。供试品溶液色谱图中如有杂质峰，α-生育酚（相对保留时间约为 0.87）的峰面积不得大于对照溶液主峰面积（1.0%），其他单个杂质峰面积不得大于对照溶液主峰面积的 1.5 倍（1.5%），各杂质峰面积的和不得大于对照溶液主峰面积的 2.5 倍（2.5%）。

4. 残留溶剂 《中国药典》采用气相色谱法对维生素 E 中正庚烷的残留量进行了检查。

四、含量测定

（一）维生素 A

《中国药典》中维生素 A 的含量测定方法有紫外–可见分光光度法（第一法）和高效液相色谱法（第二法）。

1. 紫外–可见分光光度法 紫外–可见分光光度法是《中国药典》及很多国家药典规定的维生素 A 含量测定的法定方法。《中国药典》收载的维生素 A 及维生素 A 软胶囊均采用本法测定含量。

（1）三点校正法的建立：维生素 A 在波长 325～328nm 内具有最大吸收，可用于含量测定。但维生素 A 原料中常混有杂质，这些杂质均在波长 310～340nm 内有吸收，所以干扰维生素 A 的测定。因此，在测定维生素 A 的含量时，为排除这些杂质的干扰，采用“三点校正法”测定含量，即在三个波长处测得吸光度后，在规定的条件下以校正公式进行校正，再计算维生素 A 的真实含量。

（2）测定原理：本法的原理主要基于以下两点。①杂质的无关吸收在波长 310～340nm 内几乎呈一条直线，且随波长的增加吸光度下降；②物质对光的吸收具有加和性，即在某一样品的吸收曲线上，各波长的吸光度是维生素 A 与杂质吸光度的代数和，因而吸收曲线也是二者吸收的叠加。

（3）直接测定法：本法适用于纯度高的维生素 A 乙酸酯的含量测定。

方法：取供试品适量，精密称定，加环己烷溶解并定量稀释制成每 1ml 中含 9～15 单位的溶液，照紫外–可见分光光度法，测定其吸收峰的波长，并按表 7-12 中所列各波长处测定吸光度，计算各吸光度与波长 328nm 处吸光度的比值和波长 328nm 处的 $E_{1cm}^{1\%}$ 值。

表 7-12 《中国药典》规定的各波长处吸光度与波长 328nm 处吸光度的比值

	波长（nm）				
	300	316	328	340	360
吸光度比值	0.555	0.907	1.000	0.811	0.299

1）如果吸收峰波长在 326～329nm，且所测得各波长吸光度与波长 328nm 处吸光度的比值均不超过规定值的 ±0.02，可用下式计算含量：

$$每\ 1g\ 供试品中含有的维生素\ A\ 的单位 = E_{1cm\ (328nm)}^{1\%} \times 1900 \quad (7.8)$$

2）如果吸收峰波长在 326～329nm，且所测得各波长吸光度与波长 328nm 处吸光度的比值有一个以上超过规定值的 ± 0.02，应按下式求出校正后的吸光度，然后再计算含量：

$$A_{328(校正)}=3.52(2A_{328}-A_{316}-A_{340}) \tag{7.9}$$

如果在 328nm 处的校正吸光度与未校正吸光度相差不超过 ±3.0%，则不用校正，仍以未经校正的吸光度计算含量。

如果校正吸光度与未校正吸光度相差 –15%～–3%，则以校正吸光度计算含量。

如果校正吸光度超出未校正吸光度的 –15%～–3%，或者吸收峰波长不在 326～329nm 内，则供试品须按皂化法测定。

（4）皂化法：本法适用于维生素 A 醇的含量测定。

方法：精密称取供试品适量（约相当于维生素 A 总量 500 单位以上，重量不多于 2g），置皂化瓶中，加乙醇 30ml 与 50% 氢氧化钾溶液 3ml，置水浴中煮沸回流 30min，冷却后，自冷凝管顶端加水 10ml 冲洗冷凝管内部管壁，将皂化液移至分液漏斗中（分液漏斗活塞涂以甘油淀粉作为润滑剂），皂化瓶用水 60～100ml 分数次洗涤，洗液并入分液漏斗中，用不含过氧化物的乙醚振摇提取 4 次，每次振摇约 5min，第一次 60ml，以后各次 40ml，合并乙醚液，用水洗涤数次，每次约 100ml，洗涤应缓缓旋动，避免乳化，直至水层遇酚酞指示液不再显红色，乙醚液用铺有脱脂棉与无水硫酸钠的滤器滤过，滤器用乙醚洗涤，洗液与乙醚液合并，放入 250ml 量瓶中，用乙醚稀释至刻度，摇匀；精密量取适量，置蒸发皿内，微温挥去乙醚，迅速加异丙醇溶解并定量稀释制成每 1ml 中含维生素 A 9～15 单位，照紫外–可见分光光度法，在 300nm、310nm、325nm 与 334nm 四个波长处测定吸光度，并测定吸收峰的波长。吸收峰的波长应在 323～327nm 内，且 300nm 波长处的吸光度与 325nm 波长处的吸光度的比值应不超过 0.73，按下式计算校正吸光度：

$$A_{325(校正)}=6.815A_{325}-2.555A_{310}-4.260A_{334} \tag{7.10}$$

$$每\ 1g\ 供试品中含有的维生素\ A\ 的单位=E^{1\%}_{1cm\ (325nm,\ 校正)}\times 1830$$

如果校正吸光度在未校正吸光度的 97%～103% 内，则仍以未经校正的吸光度计算含量。

如果吸收峰的波长不在 323～327nm 内，或 300nm 波长处的吸光度与 325nm 波长处的吸光度的比值超过 0.73，则应色谱分离后，照上述方法测定。

2. 高效液相色谱法 高效液相色谱法具有分离分析功能，可排除维生素 A 中共存物质的干扰。《中国药典》采用高效液相色谱法作为维生素 AD 软胶囊和维生素 AD 滴剂中的维生素 A 的含量测定方法。

3. 三氯化锑比色法 维生素 A 在三氯甲烷中于无水、无醇条件下能与三氯化锑试剂反应，产生不稳定的蓝色，在 618～620nm 波长处有最大吸收，可用于维生素 A 的比色法测定。该法操作简便、快速，目前仍为食品或饲料中维生素 A 含量测定的常用方法。本法应在无水条件下进行，否则三氯化锑水解产生 SbOCl 而使溶液浑浊，影响比色。

（二）维生素 B_1

维生素 B_1 及制剂的含量测定方法有非水滴定法、紫外–可见分光光度法。

1. 非水滴定法 维生素 B_1 分子中有两个碱性的已成盐的伯胺和季铵基团，可以采用非水滴定法测定。方法：取本品约 0.12g，精密称定，加冰醋酸 20ml 微热使溶解，放冷，加醋酐 30ml，照电位滴定法，用高氯酸滴定液（0.1mol/L）滴定，并将滴定的结果用空白试验校正。每 1ml 高氯酸滴定液（0.1mol/L）相当于 16.86mg 的 $C_{12}H_{17}ClN_4OS \cdot HCl$。

2. 紫外–可见分光光度法 维生素 B_1 分子中有不饱和基团，在紫外区有吸收，可以测定维生素 B_1 片的含量。方法：取本品 20 片，精密称定，研细，精密称取适量（约相当于维生素 B_1 25mg），置 100ml 量瓶中，加盐酸溶液（9→1000）约 70ml，振摇 15min 使维生素 B_1 溶解，加上述溶剂稀释至刻度，摇匀，用干燥滤纸滤过，精密量取续滤液 5ml，置另一个 100ml 量瓶中，再加上述溶剂稀释至刻度，摇匀，照紫外–可见分光光度法，在 246nm 的波长处测定吸光度，按

$C_{12}H_{17}ClN_4OS \cdot HCl$ 的百分吸收系数为 421 计算，即得。

（三）维生素 C

维生素 C 的含量测定大多是基于其强还原性，可被不同氧化剂定量氧化。因滴定分析法简便、快速、结果准确，被各国药典所采用，如碘量法、2,6-二氯靛酚滴定法等。

1. 碘量法 维生素 C 在乙酸酸性条件下，可被碘定量氧化。根据消耗碘滴定液的体积，即可计算维生素 C 的含量。《中国药典》采用该方法测定维生素 C 原料药及其制剂的含量。方法：取本品 0.2g，精密称定，加新沸过的冷水 100ml 与稀乙酸 10ml 使溶解，加淀粉指示液 1ml，立即用碘滴定液（0.05mol/L）滴定，至溶液显蓝色并在 30s 内不褪。每 1ml 碘滴定液（0.05mol/L）相当于 8.806mg 的 $C_6H_8O_6$。

2. 2,6-二氯靛酚滴定法 2,6-二氯靛酚是一种染料，其氧化型在酸性溶液中为红色，碱性溶液中显蓝色。当与维生素 C 作用后，即转变为无色的酚亚胺（还原型）。因此，维生素 C 在酸性溶液中，可用 2,6-二氯靛酚标准滴定液滴定至溶液显玫瑰红色为终点，无须另加指示剂。

（四）维生素 E

维生素 E 的沸点虽高达 350℃，但仍可不经衍生化直接用气相色谱法测定含量，《中国药典》采用气相色谱法测定维生素 E 及其制剂的含量，以内标法加校正因子法进行定量。

色谱条件与系统适用性试验：用硅酮（OV-17）为固定相，涂布浓度为 2% 的填充柱，或用 100% 二甲基聚硅氧烷为固定液的毛细管柱；柱温为 265℃。理论板数按维生素 E 峰计算应不低于 500（填充柱）或 5000（毛细管柱），维生素 E 色谱峰与内标物质色谱峰的分离度应符合要求。

校正因子测定：取正三十二烷适量，加正己烷溶解并稀释成每 1ml 中含 1.0mg 的溶液，作为内标溶液。另取维生素 E 对照品约 20mg，精密称定，置棕色具塞瓶中，精密加入内标溶液 10ml，密塞，振摇使溶解，取 1～3μl 注入气相色谱仪，计算校正因子。

$$\text{校正因子}\ (f)=\frac{A_S / C_S}{A_R / C_R} \tag{7.11}$$

式中，A_S 为内标物质的峰面积或峰高；A_R 为对照品的峰面积或峰高；C_S 为内标物质的浓度；C_R 为对照品的浓度。

测定法：取本品约 20mg，精密称定，置棕色具塞瓶中，精密加内标溶液 10ml，密塞，振摇使溶解，作为供试品溶液，取 1～3μl 注入气相色谱仪，测定，计算，即得。

第八节　合成抗菌类药物

合成抗菌药是一类抑制或杀灭病原微生物的药物（又称化学治疗剂）。由于细菌、病毒等各种病原微生物所致的感染性疾病遍布临床各科，因此在人类与感染性疾病的斗争中，合成抗菌药物得到了广泛的应用。合成抗菌药物包括喹诺酮类、磺胺类、抗结核药、抗真菌药等。本章主要讲解磺胺类和喹诺酮类药物的理化性质、鉴别反应、杂质检查及含量测定方法。

一、结构与性质

（一）磺胺类药物

磺胺类药物是对氨基苯磺酸胺的衍生物，其母体结构中磺酸氨基上的一个氢原子被其他基团取代后的衍生物，称为 N_1 取代物，如磺胺嘧啶、磺胺林、磺胺多辛、磺胺异噁唑和磺胺甲噁唑等。其分子结构中的芳伯氨基是进行化学鉴别和含量测定的重要基团。磺胺母体结构中对位氨基上的一个氢原子被其他基团取代后的衍生物，称为 N_4 取代物，母体结构中 N_1 和 N_4 上各有一个氢原子被取代的衍生物，称为 N_1、N_4 取代物，如酞磺胺噻唑等，这两类药物较为少用。

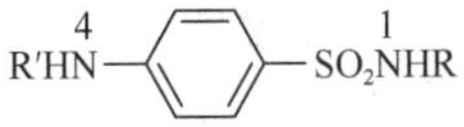

1. 典型药物的结构和性状 常用的磺胺药物有磺胺甲噁唑、磺胺异噁唑、磺胺嘧啶、磺胺多辛等，它们均为 N_1 取代物。典型药物如表 7-13。

表 7-13 磺胺类典型药物

药品名称	结构式/分子式/分子量	性状
磺胺甲噁唑（sulfamethoxazole）	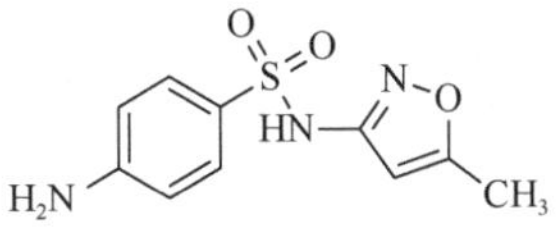 $C_{10}H_{11}N_3O_3S$ 253.28	白色结晶性粉末；无臭。在水中几乎不溶；在稀盐酸、氢氧化钠试液或氨试液中易溶。熔点为 168～172℃
磺胺异噁唑（sulfafurazole）	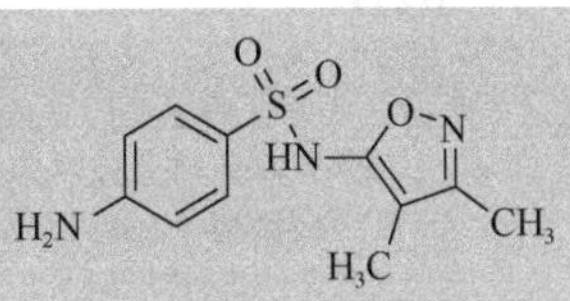 $C_{11}H_{13}N_3O_3S$ 267.30	白色至微黄色结晶性粉末；无臭。在甲醇中溶解，在乙醇中略溶，在水中几乎不溶；在稀盐酸或氢氧化钠溶液中溶解。熔点为 192～197℃，熔融时同时分解
磺胺嘧啶（sulfadiazine）	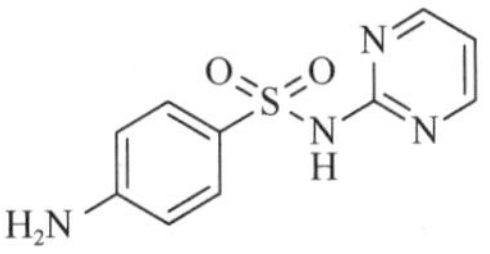 $C_{10}H_{10}N_4O_2S$ 250.28	白色或类白色的结晶或粉末；无臭；遇光色渐变暗。在乙醇或丙酮中微溶，在水中几乎不溶；在氢氧化钠试液或氨试液中易溶，在稀盐酸中溶解
磺胺多辛（sulfadoxine）	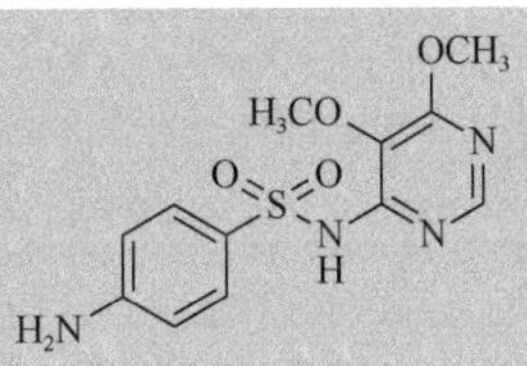 $C_{12}H_{14}N_4O_4S$ 310.33	白色或类白色结晶性粉末；无臭或几乎无臭；遇光渐变色。在丙酮中略溶，在乙醇中微溶，在水中几乎不溶，在稀盐酸或氢氧化钠溶液中易溶。熔点为 195～200℃

2. 理化性质

（1）具有酸碱两性：本类药物中，凡 N_4 未被取代而形成—NH_2，显示弱碱性；受磺酰基吸电子效应的影响，磺酰胺基上的氢原子比较活泼，即具有一定的酸性。因此，上述四个典型的磺胺类药物均为两性化合物，可溶于酸性或碱性溶液中。

（2）芳伯氨基反应：磺胺类药物一般含有游离的芳伯氨基，在酸性条件下可与亚硝酸钠发生重氮化反应，生成重氮盐，进一步与碱性 β-萘酚偶合，产生橙黄色或猩红色沉淀。此外，芳伯氨基还可以与多种芳醛（如对二甲氨基苯甲醛、香草醛和水杨醛等）在酸性溶液中缩合生成有色的 Schiff 碱。

（3）磺酰胺基的反应：磺胺类药物还可以和一些金属离子如铜盐或钴盐等反应，生成金属取代物的沉淀。其中，铜盐沉淀的颜色，随 N_1 取代基的不同而异，有的还有颜色变化过程，常用于磺胺类药物的鉴别。

（4）N_1 和 N_4 上取代基的反应：主要是 N_1 上取代的反应，取代基为含氮杂环的可与生物碱沉淀剂反应生成沉淀。

（二）喹诺酮类药物

喹诺酮类药物是一类化学合成抗菌药，主要是由吡啶酮酸并联苯环、吡啶环或嘧啶环等芳香环组成的化合物，按其母核结构特征可分为萘啶羧酸类、吡啶并嘧啶羧酸类、喹啉羧酸类及噌啉羧酸类。其中噌啉羧酸类药物仅有西诺沙星，因其临床很少使用，因此喹诺酮类药物也可分为 3

种结构类型。第一代主要有萘啶酸；第二代主要有吡哌酸，因疗效不佳现已少用；第三代主要有诺氟沙星、氧氟沙星、培氟沙星、环丙沙星等，本代药物的分子中均有氟原子，因此称为氟喹诺酮；第四代主要有加替沙星、莫西沙星、司帕沙星及左氧氟沙星。

喹诺酮类药物结构通式如下：

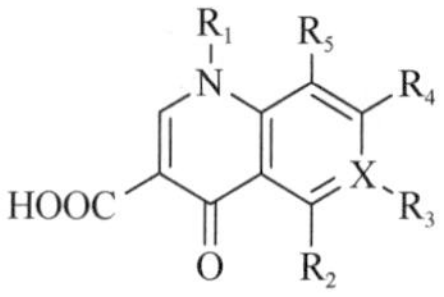

1. 典型药物的结构和性状 典型药物见表 7-14。

表 7-14 喹诺酮类典型药物

药品名称	结构式/分子式/分子量	性状
吡哌酸（pipemidic acid）	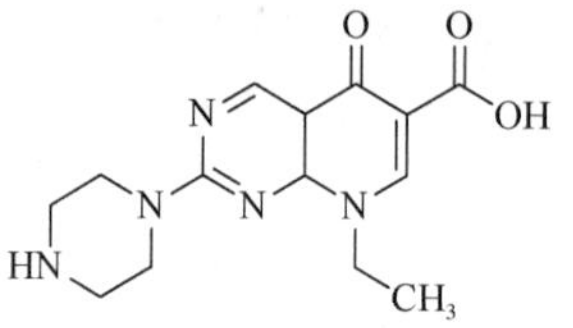 , $3H_2O$ $C_{14}H_{17}N_5O_3 \cdot 3H_2O$ 357.36	白色至淡黄色结晶性粉末；无臭。在甲醇中微溶，在水中极微溶，在乙醇或者乙醚中不溶，在冰醋酸或氢氧化钠溶液中易溶
诺氟沙星（norfloxacin）	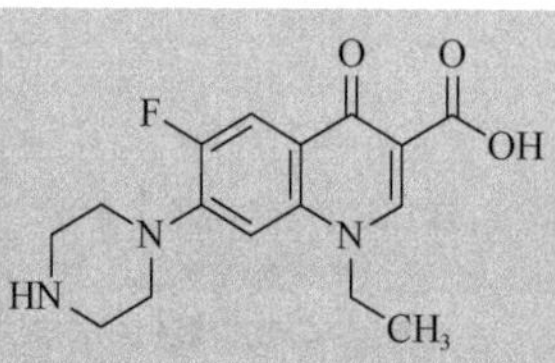 $C_{16}H_{18}FN_3O_3$ 319.24	类白色至淡黄色结晶性粉末；无臭，有引湿性。在 *N,N*-二甲基甲酰胺中略溶，在水或乙醇中极微溶解；在乙酸、盐酸或者氢氧化钠溶液中易溶。熔点为 218～224℃
环丙沙星（ciprofloxacin）	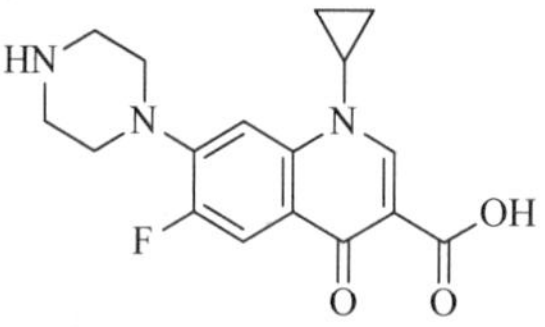 $C_{17}H_{18}FN_3O_3$ 331.34	白色至淡黄色结晶性粉末；几乎无臭。在乙酸中溶解，在乙醇中极微溶解，在水中几乎不溶
左氧氟沙星（levofloxacin）	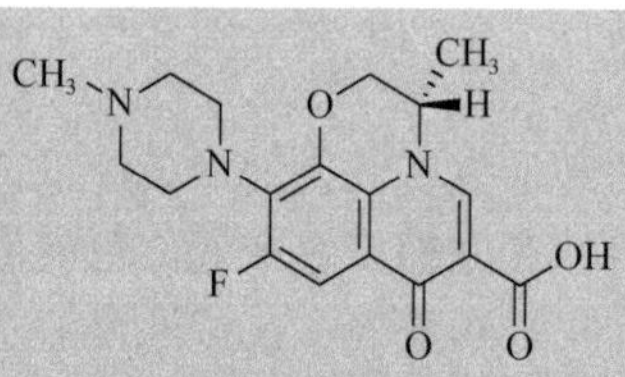 , $1/2H_2O$ $C_{18}H_{20}FN_3O_4 \cdot 1/2H_2O$	类白色至淡黄色结晶性粉末，无臭。在水中微溶，在乙醇中微溶解，在乙醚中不溶，在冰醋酸中易溶，在 0.1mol/L 盐酸溶液中略溶
司帕沙星（sparfloxacin）	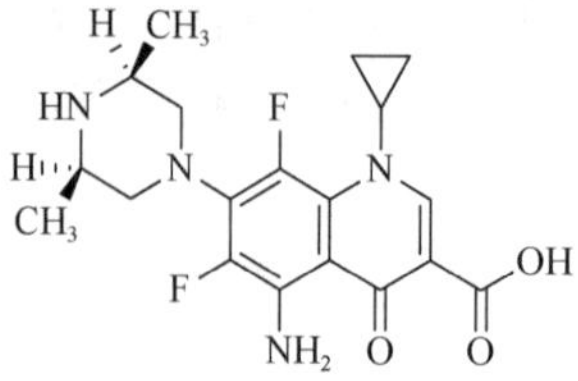 $C_{19}H_{22}F_2N_4O_3$ 392.41	黄色结晶性粉末；无臭。在乙腈、甲醇或乙酸乙酯中微溶，在乙醇中极微溶，在水中几乎不溶，在 0.1mol/L 氢氧化钠溶液中溶解，在冰醋酸中略溶

2. 理化性质

（1）酸碱两性：喹诺酮类药物分子因含有羧基而显酸性，同时又含有碱性氮原子而显碱性，所以喹诺酮类药物显酸碱两性。例如，环丙沙星可与盐酸成盐，也可与氢氧化钠反应生成钠盐。

（2）紫外吸收光谱特征：分子结构中具有共轭系统，在紫外区有特征吸收，利用此性质可进行鉴别或含量测定。

（3）旋光性：左氧氟沙星具有旋光性，氧氟沙星和环丙沙星等无旋光性。

（4）分解反应：喹诺酮类抗菌药遇光照可分解，使患者产生光毒性反应，因此使用前后均应注意避光。

（5）与金属离子反应：结构中3、4位为羧基和酮羰基的喹诺酮类药物，极易和金属离子（如钙、镁、铁和锌）形成螯合物，降低药物的抗菌活性。

二、鉴别试验

1. 铜盐反应　磺胺类药物N_1取代物分子中的磺酸亚氨基呈酸性，能与氢氧化钠试液作用生成易溶于水的钠盐，磺胺类药物的钠盐可与铜盐反应，生成相应的铜盐沉淀。

磺胺类药物与铜盐反应形成沉淀的原理如下：

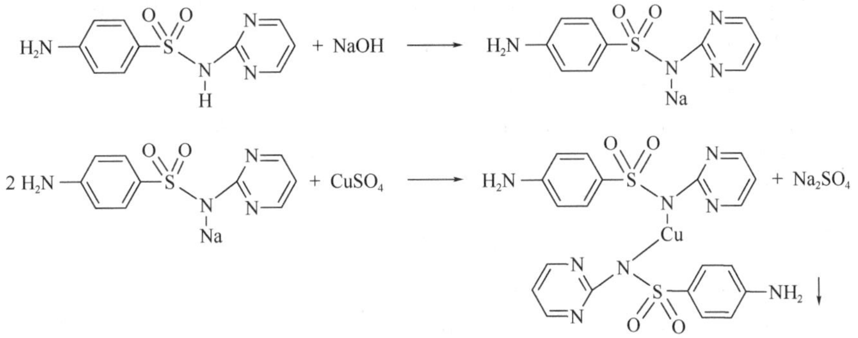

铜盐沉淀的颜色随N_1取代基的不同而异，有的在放置过程中还发生颜色变化，如表7-15所示。可以根据此性质鉴别磺胺类药物，并可初步区别结构类似的磺胺药。

表7-15　磺胺类药物与铜盐的反应

药物名称	加入硫酸铜试液后的现象
磺胺甲噁唑	生成草绿色沉淀
磺胺异噁唑	呈淡棕色，放置析出暗绿色絮状沉淀
磺胺嘧啶	生成黄绿色沉淀，放置后变为紫色
磺胺多辛	生成黄绿色沉淀，放置后变为淡蓝色

2. 重氮化-偶合反应　磺胺类药物的N_1取代物分子中含有芳伯氨基，可在盐酸存在下与亚硝酸钠溶液于低温下发生重氮化反应，生成重氮盐，重氮盐在碱性溶液中与β-萘酚偶合生成由橙黄色到猩红色的偶氮染料。不仅《中国药典》采用此法鉴别磺胺类药物，USP、BP、JP等也广泛采用此法鉴别磺胺类药物。

3. 芳伯氨基与芳醛的缩合反应　磺胺类药物的芳伯氨基可和芳醛（如对二甲氨基苯甲醛、香草醛、水杨醛等）在酸性溶液中缩合为有色的Schiff碱，如与对二甲氨基苯甲醛在酸性溶液中生成黄色Schiff碱。

4. 与丙二酸的反应　喹诺酮类药物为叔胺化合物，与丙二酸在酸酐共热时有红棕色、红色、紫色或蓝色呈现。此反应对叔胺有选择性。

5. 光谱法　《中国药典》采用红外分光光度法和紫外-可见分光光度法对所收载的磺胺类和喹诺酮类药物进行鉴别。

6. 色谱法　可以利用高效液相色谱法或者薄层色谱法对本类药物进行鉴别。

三、杂质检查

磺胺类药物大多需要进行酸度、碱性溶液的澄清度与颜色、氯化物及有关物质等检查。喹诺酮类药物的杂质检查项目包括一般杂质检查（如澄清度、干燥失重等）、有关物质检查和光学纯度检查（如左氧氟沙星）等。

1. 碱性溶液的澄清度与颜色 磺胺类药物为两性物质，可以溶于碱性溶液，但其杂质不能在碱性溶液中溶解。此外本类药物一般为白色固体，水溶液应该澄清无色，但药物不稳定、易变质，遇光、热等导致颜色加深。基于上述原因，需要检测澄清度和颜色。

例 7-37 磺胺甲噁唑的澄清度与颜色：取本品 1.0g，加氢氧化钠试液 5ml 与水 20ml 溶解后，溶液应澄清无色；如显浑浊，与 1 号浊度标准液（通则 0902 第一法）比较，不得更浓；如显色，与同体积的对照液（取黄色 3 号标准比色液 12.5ml 加水至 25ml）比较（通则 0901 第一法），不得更深。

2. 有关物质的检查 磺胺类药物和喹诺酮类药物均需要检查有关物质。其中磺胺类药物的有关物质检查一般采用薄层色谱法，而喹诺酮类药物一般使用高效液相色谱法。

例 7-38 磺胺甲噁唑的有关物质：取本品，加乙醇–浓氨溶液（9∶1）制成每 1ml 中约含 10mg 的供试品溶液。精密量取供试品溶液适量，用乙醇–浓氨溶液（9∶1）定量稀释制成每 1ml 中约含 50μg 的对照溶液。采用以 0.1% 羧甲基纤维素钠为黏合剂的硅胶 H 薄层板，以三氯甲烷–甲醇–*N*,*N*-二甲基甲酰胺（20∶2∶1）为展开剂。吸取供试品溶液与对照溶液各 10μl，分别点于同一薄层板上，展开，晾干，喷以乙醇制对二甲氨基苯甲醛试液使显色。供试品溶液如显杂质斑点，与对照溶液的主斑点比较，不得更深。

例 7-39 左氧氟沙星的有关物质：依次配制 1.0mg/ml 的供试品溶液、2μg/ml 的对照溶液、0.2μg/ml 的灵敏度溶液，以及杂质 A 对照品溶液和系统适用性溶液（左氧氟沙星 + 环丙沙星 + 杂质 E）。采用高效液相色谱法，以 ODS 为填充剂；以乙酸铵高氯酸钠溶液和乙腈进行梯度洗脱。按外标法和不加校正因子主成分自身对照法控制杂质 A 和其他杂质。

四、含量测定

1. 亚硝酸钠滴定法 磺胺甲噁唑、磺胺多辛等原料药和制剂及磺胺嘧啶原料药均可采用亚硝酸钠滴定法测定含量。

测定原理：利用磺胺类药物的 N_1 取代物分子中含有芳伯氨基，可在盐酸介质中与亚硝酸盐发生重氮化反应，测定磺胺类药物的含量。反应式如下所示：

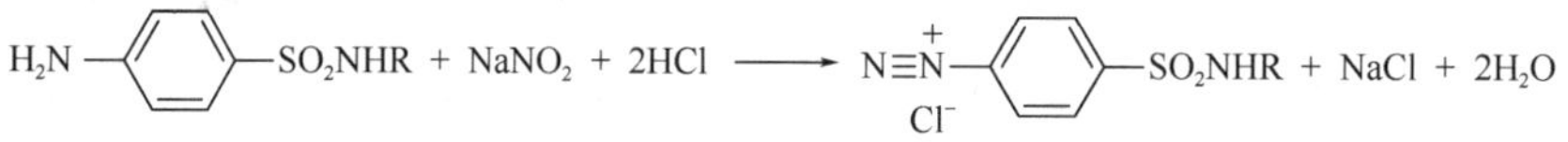

2. 非水溶液滴定法

（1）磺胺类药物：磺胺异噁唑虽含有芳伯氨基，但按一般重氮化方法滴定时，亚硝酸钠不与其按一定的计量关系反应，因此不能定量测定。利用该化合物的磺酰胺基具有酸性的特点，《中国药典》采用非水酸量法测定其含量，以二甲基甲酰胺为溶剂，偶氮紫为指示剂，用甲醇钠标准滴定溶液滴定。

例 7-40 磺胺异噁唑的含量测定：取供试品约 0.5g，精密称定，加 *N*,*N*-二甲基甲酰胺 40ml 溶解后，加偶氮紫指示液 3 滴，用甲醇钠滴定液（0.1mol/L）滴定，至溶液恰显蓝色，并将滴定的结果用空白试验校正。1ml 甲醇钠滴定液（0.1mol/L）相当于 26.73mg 的 $C_{11}H_{13}N_3O_3S$。

（2）喹诺酮类药物：喹诺酮类药物具有酸碱两性的性质，而且大部分该类药物为疏水性，在 pH 6～8 内水溶性比较差，不能在水溶液中直接滴定。用非水溶剂将供试品溶解，在溶剂的作用下增强了弱碱（酸）的强度，从而在非水介质中能进行滴定，其中以非水碱量法最常用，如吡哌酸的原料药。

3. 高效液相色谱法 《中国药典》对吡哌酸以外所有的喹诺酮类原料药均采用高效液相色谱法测定含量。为了避免色谱峰拖尾和分离度差等问题，一般采用离子抑制色谱或离子对色谱法。

本章小结

本章节主要介绍了八类化学药物的质量分析方法，每类药物都按性状、鉴别、检查、含量测定四项内容进行讲解。

在性状方面，化学药物主要有“外观”特点，少数有“臭”；几乎没有“味”的描述。溶解度一般描述了原料药在水和常见有机溶剂的溶解特点。在物理常数中，《中国药典》介绍得比较多的是熔点、比旋度和 $E_{1cm}^{1\%}$。

在鉴别方面，主要采用化学法、紫外–可见分光光度法、红外分光光度法和色谱法等。其中化学法因其简单、具有一定专属性，故而在原料药和制剂鉴别中均占有重要地位；红外分光光度法是原料药的主要鉴别手段；而色谱法是多数制剂收载的鉴别方法。

在杂质检查方面，原料药有一般杂质检查和特殊杂质检查；而制剂主要检查特殊杂质。其中，特殊杂质因其含量低、测定易受干扰，目前大多采用的是高效液相色谱法进行测定。

在含量测定方面，原料药一般是滴定法，而制剂则主要是色谱法。

（代 晶）

思考题

1. 阿司匹林原料药含量测定中，使用中性乙醇的目的是什么？
2. 如何区别硫喷妥钠、苯巴比妥、司可巴比妥？
3. 用亚硝酸钠滴定法滴定芳胺类药物时，需要注意哪些事项？
4. 某药物结构如下，可采用何种滴定法测定含量？写出主要试验条件。

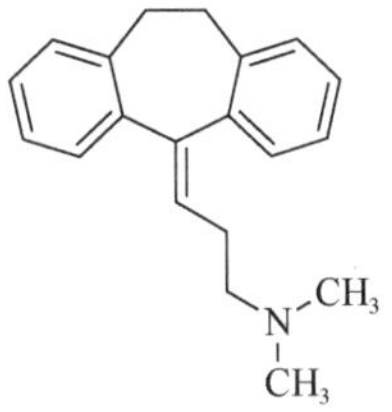

5. 某药物结构如下，可以用何种方法进行鉴别？写出主要试验条件。

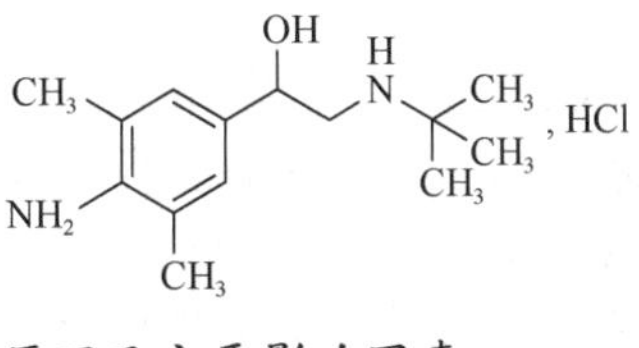

6. 试述酸性染料比色法的基本原理及主要影响因素。

第八章 抗生素类药物分析

学习要求

1. 掌握 β-内酰胺类、氨基糖苷类、四环素类和大环内酯类抗生素的基本结构、理化性质及其与分析方法之间的关系，β-内酰胺类、氨基糖苷类抗生素常用鉴别方法的原理与特点。

2. 熟悉 四类药物的含量测定、杂质检查项目与方法，四环素类和大环内酯类抗生素常用的鉴别方法。

3. 了解 各类抗生素类药物的其他分析项目与方法。

第一节 概 述

抗生素（antibiotic）是由微生物（包括细菌、真菌、放线菌属）或高等动植物在生命过程中产生的一类次级代谢产物，能干扰其他生活细胞功能的化学物质。现临床常用的抗生素有300多种，是通过生物合成（发酵）、化学全合成或半合成而制得的，是临床上常用的一类重要药物。

（一）抗生素类药物的特点

与化学合成药物相比，抗生素类药物主要有以下特点。①活性组分易发生变异：多组分是抗生素的首要特性，主要表现为同系物多，如庆大霉素有四个主要组分（庆大霉素 C_1、C_2、C_{1a}、C_{2a}）；异构体多，如半合成β-内酰胺类抗生素、氨基糖苷类抗生素具有旋光性，均存在光学异构体；微生物菌株的变化、发酵条件改变等均可导致产品质量发生变化，如组分的组成或比例改变。②稳定性差：抗生素分子结构中常含有活泼基团，其分解产物常使其疗效降低或失效，有些甚至引起不良反应。例如，β-内酰胺类抗生素的β-内酰胺环易水解，链霉素结构中的醛基易氧化等。③化学纯度较低：由于生物发酵过程不易控制，可能引入无机盐、糖类、热原、杂蛋白等杂质；另外，由于抗生素的不稳定性，由降解、聚合及异构化等产生的杂质常是抗生素类药物中主要的杂质来源。

（二）抗生素类药物分析的特点

抗生素类药物的质量控制方法与化学药品类似，也需通过鉴别、检查、含量（效价）测定三个主要方面来判断其质量的优劣。但由于抗生素类药物自身的特点，其分析方法略有不同，大致可分为理化方法和生物学法两大类。

1. 抗生素类药物鉴别试验的常用方法 ①官能团的显色反应：如β-内酰胺环的羟肟酸铁反应；链霉素的麦芽酚反应、坂口反应。对于抗生素盐类，通常鉴别酸根或金属离子或有机碱。②光谱法：包括红外分光光度法与紫外分光光度法的鉴别。抗生素的红外分光光度法分析时需注意，由于抗生素存在多晶现象，有时对照品与供试品图谱或对照图谱不一致，最好用相同溶剂同时重结晶供试品和对照品，在两者处于相同的晶型情况下测定；若多晶现象是由于研磨和压片过程中的晶相转变所致，则应采用溶液法试验。③色谱法：包括薄层色谱法和高效液相色谱法，采用对照品或标准品对照法。④生物学法是检查抗生素灭活前后的抑菌能力，并与已知含量的对照品对照后进行鉴别，此法已很少应用。

2. 抗生素类药物的检查项目 ①影响产品稳定性的检查项目：结晶性、酸碱度、水分或干燥失重等。②控制有机和无机杂质的检查项目：溶液的澄清度与颜色、有关物质、残留溶剂、炽灼残渣、重金属等。③与临床安全性密切相关的检查项目：异常毒性、热原或细菌内毒素、降压物质、无菌等。④其他检查项目：对于多组分抗生素还要进行组分分析等（如硫酸庆大霉素的“庆大霉素C组分的测定”)。此外，有些抗生素还规定“悬浮时间与抽针试验”（如注射用普鲁卡因青霉素)、“聚合物”（如内酰胺类抗生素)、“杂质吸光度”（如四环素类抗生素）等。

3. 抗生素类药物的含量或效价测定

（1）微生物检定法：本法系在适宜条件下，根据量反应平行线原理设计，通过检测抗生素对微生物的抑制作用，计算抗生素活性（效价）的方法。测定方法可分为管碟法和浊度法。管碟法是利用抗生素在琼脂培养基内的扩散作用，比较标准品与供试品两者对接种的试验菌产生抑菌圈的大小，以测定供试品效价的一种方法。浊度法是利用抗生素在液体培养基中对试验菌生长的抑制作用，通过测定培养后细菌浊度值的大小，比较标准品与供试品对试验菌生长抑制的程度，以测定供试品效价的一种方法。

微生物检定法的优点是灵敏度高、需用量小，测定结果较直观；测定原理与临床应用的要求一致，更能确定抗生素的医疗价值；而且适用范围广，较纯的精制品、纯度较差的制品、已知的或新发现的抗生素均能应用；对同一类型的抗生素不须分离，可一次测定其总效价，是抗生素药物效价测定的最基本的方法。但其存在着操作步骤多、测定时间长、误差大等缺点。随着抗生素类药物的发展和分析方法的进步，理化方法逐渐取代了生物学法，但对于分子结构复杂、多组分的抗生素，生物学法仍然是首选的效价测定方法。

（2）理化方法：理化方法是根据抗生素的分子结构特点，利用其特有的化学或物理化学性质及反应而进行的。对于提纯的产品及化学结构已确定的抗生素，能较迅速、准确地测定其效价，并具有较高的专属性。但本法也存在不足，如化学法通常是利用抗生素化学结构上官能团的特殊化学反应，对含有具同样官能团杂质的供试品就不适用，或需采取适当方法加以校正；而且当该法是利用某一类型抗生素的共同结构部分的反应时，所测得的结果往往只能代表药物的总含量，并不一定能代表抗生素的生物效价。因此，通常在以理化方法测定抗生素含量时，不但要求方法正确可靠、具有专属性、操作简单、省时、试剂易得、样品用量少，而且要求测定结果必须与生物效价相吻合。目前，世界各国的药典所收载的抗生素的理化方法主要是高效液相色谱法，如β-内酰胺类、四环素类、大环内酯类等抗生素大多采用高效液相色谱法测定含量。

（3）抗生素活性的表示方法：抗生素的活性以效价单位表示，即指每毫升或每毫克中含有某种抗生素的有效成分的多少。效价是以抗菌效能（活性部分）作为衡量的标准，因此，效价的高低是衡量抗生素质量的相对标准。效价用单位（U）或微克（μg）表示。各种抗生素的效价基准是人们为了生产科研方便而规定的，如1mg青霉素钠定为1670U；1mg庆大霉素定为590U；1mg硫酸卡那霉素定为670U。一种抗生素有一个效价基准，同一种抗生素的各种盐类的效价可根据其分子量与标准盐类进行换算，如1mg青霉素钾的单位（U）=1670×356.4/372.5=1598（U/mg）。以上为抗生素的理论效价，实际样品往往低于该理论效价。

（三）抗生素类药物的分类

抗生素类药物种类繁多，按化学结构可分为以下九大类。

1. β-内酰胺类抗生素　这类抗生素的化学结构中都含有一个四元的内酰胺环，属于这类抗生素的有青霉素、头孢菌素及它们的衍生物。临床常用的青霉素类药物有青霉素钾、青霉素钠、青霉素V钠、阿莫西林、哌拉西林、哌拉西林钠、美罗培南、氨苄西林、氨苄西林钠、氯唑西林钠等。临床常用的头孢菌素类药物有头孢丙烯、头孢尼西钠、头孢他啶、头孢曲松钠、头孢克肟、头孢克洛、头孢呋辛钠、头孢呋辛酯、头孢拉定（先锋霉素Ⅵ)、头孢哌酮、头孢唑林钠（先锋霉素Ⅴ)、头孢氨苄（先锋霉素Ⅳ)、头孢羟氨苄、头孢噻吩钠等。

2. 氨基糖苷类抗生素　这类抗生素的化学结构中都有氨基糖苷和氨基环醇，属于这类抗生素的药物数目很多，常用的有硫酸链霉素、硫酸庆大霉素、妥布霉素、阿米卡星、硫酸小诺米星、硫酸巴龙霉素、硫酸卡那霉素、硫酸阿米卡星、硫酸依替米星、硫酸核糖霉素、硫酸新霉素等。

3. 四环素类抗生素　这类抗生素的化学结构中都含有一个四并苯的母核，属于这类抗生素的有盐酸四环素、盐酸土霉素、盐酸多西环素、盐酸米诺环素、盐酸金霉素、盐酸美他环素等。

4. 大环内酯类抗生素 这类抗生素的化学结构中都有一个大环内酯作为配糖体，红霉素为本类抗生素的代表。本类抗生素的临床效果显著，如琥乙红霉素、乙酰螺旋霉素、吉他霉素、克拉霉素、阿奇霉素、罗红霉素、依托红霉素等。

5. 多烯大环类抗生素 这类抗生素的化学结构中不仅有大环内酯，而且在内酯结构中还存有共轭双键，属于这类抗生素的有制霉菌素、两性霉素B、曲古霉素、戊霉素、菲里平（菲律宾菌素）、球红霉素等。

6. 多肽类抗生素 这类抗生素是由多种氨基酸经肽键缩合成线状、环状或带侧链的环状多肽类化合物，属于这类抗生素的有盐酸万古霉素、盐酸去甲万古霉素、硫酸多黏菌素B等。

7. 酰胺醇类抗生素 属于这类抗生素的有氯霉素、甲砜霉素、琥珀氯霉素、棕榈氯霉素等。

8. 抗肿瘤类抗生素 属于这类抗生素的有丝裂霉素、盐酸平阳霉素、盐酸多柔比星、盐酸表柔比星、盐酸柔红霉素等。

9. 其他抗生素 凡不属于上述八类的抗生素一般均归于其他抗生素，如丙酸交沙霉素、美洛西林钠、盐酸克林霉素、盐酸林可霉素、替考拉宁、磷霉素钙、磷霉素钠、磷霉素氨丁三醇等。

本章重点介绍β-内酰胺类、氨基糖苷类、四环素类和大环内酯类抗生素的分析。

合理使用抗生素

抗生素是临床中应用最广泛的药物之一，而目前抗生素的滥用已经引起了社会的关注，如何有效地遏制滥用抗生素的局势，合理利用抗生素，是医学领域一直关注的问题。

抗生素滥用的现状十分严峻。长期以来抗生素被人们当作包治百病的神药，而对其不合理使用带来的危害却知之甚少。预计到2050年，死于耐药病原体感染的患者将达到1000万/年，抗生素滥用及耐药已成为当前全球最迫切的健康问题之一。抗生素滥用引起了多种社会问题：①不良反应增多，如抗生素引发的儿童耳聋、药源性休克甚至死亡；②抗生素的大量使用，引起耐药菌的大幅增长；③抗生素不仅会进入人体干扰正常的菌群平衡，还可以通过杀灭周围环境中的有益菌来破坏生态平衡。

合理使用抗生素势在必行。首先，需要加强对抗生素的监督管理，严格执行《执业药师法》《药品管理法》和药品分类管理相关规章，从生产、销售、使用等各个环节上建立完善的管理监督体系。其次，需要加强宣传教育制度，增加全民用药基本常识；提高医生的专业水平，重视病原学检查，熟悉各种抗生素的最佳适应证。另外，需要加强对动物源产品的监督，不断完善各类药物和化学合成饲料添加剂的相关管理规定，对滥用抗生素的养殖者和销售药物残留超标动物产品的违法行为，依法严惩。

第二节 β-内酰胺类抗生素

β-内酰胺类抗生素（β-lactam antibiotics）是指分子结构中含有β-内酰胺环的一类抗生素，是目前品种最多的一类抗生素。本类抗生素包括青霉素类（penicillins）、头孢菌素类（cephalosporins）、氧头孢烯类（oxacephems）和单环β-内酰胺类抗生素（monocyclic β-lactam antibiotics）。

一、典型药物的结构与性质

（一）化学结构

青霉素类和头孢菌素类分子结构均由母核与酰胺侧链（RCO—）构成。青霉素类的母核为6-氨基青霉烷酸（6-aminopenicillanic acid，6-APA），由氢化噻唑环与β-内酰胺环并合而成。头孢菌素类的母核为7-氨基头孢菌烷酸（7-aminocephalosporanic acid，7-ACA），由氢化噻嗪环与β-内酰胺环并合而成。基本结构如下：

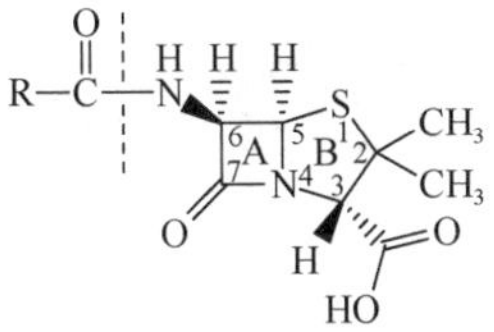

侧链母核：6-氨基青霉烷酸（6-APA）
A：β-内酰胺环
B：氢化噻唑环
青霉素类（penicillins）

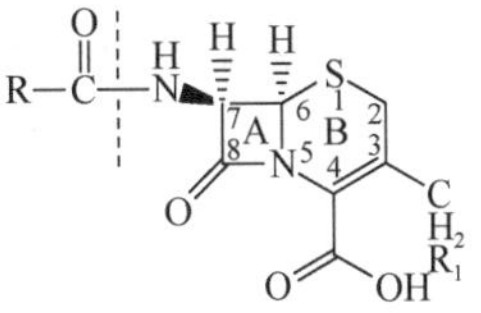

侧链母核：7-氨基头孢菌烷酸（7-ACA）
A：β-内酰胺环
B：氢化噻嗪环
头孢菌素类（cephalosporins）

由于侧链取代基 R 及头孢菌素类母核 C_3 上 R_1 的不同，构成不同的青霉素类和头孢菌素类药物，常见的青霉素类和头孢菌素类药物及结构见表 8-1 和表 8-2。

表 8-1　常见的青霉素类药物

药物名称	取代基 R
青霉素钠（钾） [benzylpenicillin sodium (potassium)]	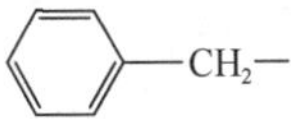
氨苄西林 （ampicillin）	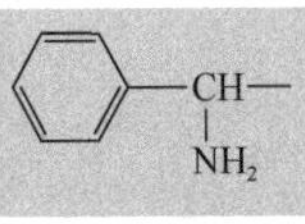
阿莫西林 （amoxicillin）	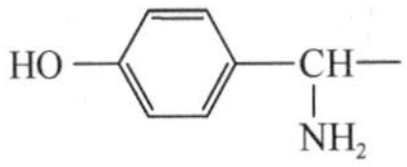
哌拉西林 （piperacillin）	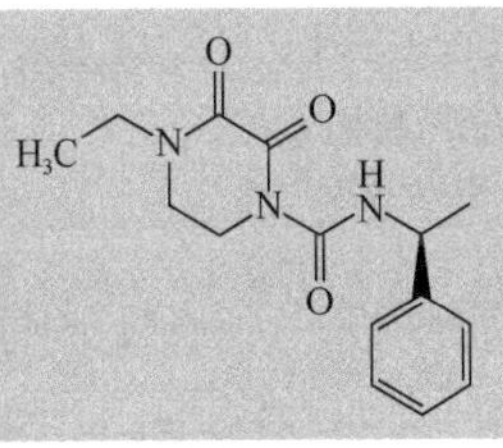
氯唑西林钠 （cloxacillin sodium）	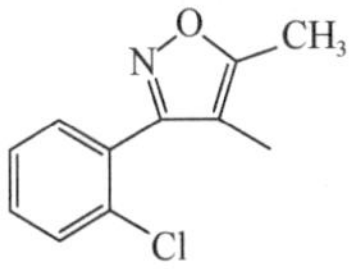
青霉素 V 钾 （phenoxymethylpenicillin potassium）	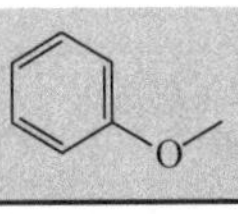

表 8-2　常见的头孢菌素类药物

药物名称	取代基 R	取代基 R_1
头孢丙烯 （cefprozil）	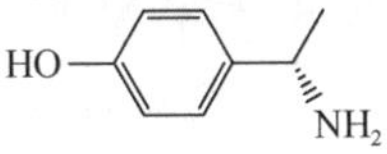	$H_3C-CH=CH-$
头孢氨苄 （cefalexin）	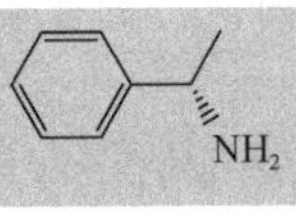	H
头孢羟氨苄 （cefadroxil）	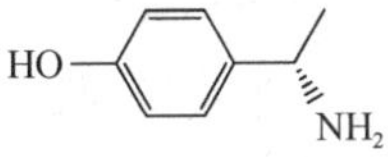	H

续表

药物名称	取代基 R	取代基 R_1
头孢曲松钠（ceftriaxone sodium）	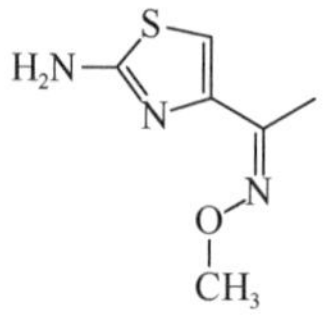	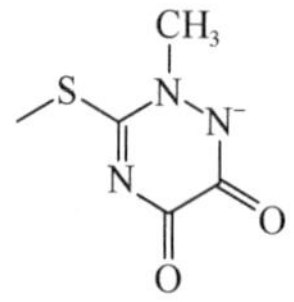
头孢拉定（cefradine）	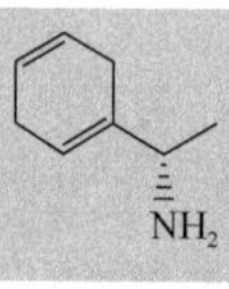	H
头孢哌酮（cefoperazone）	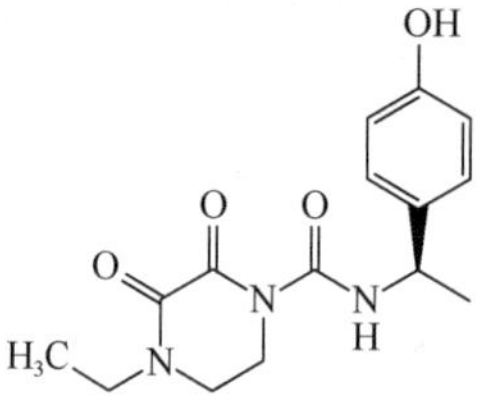	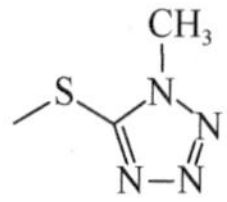
头孢噻肟钠（cefotaxime sodium）	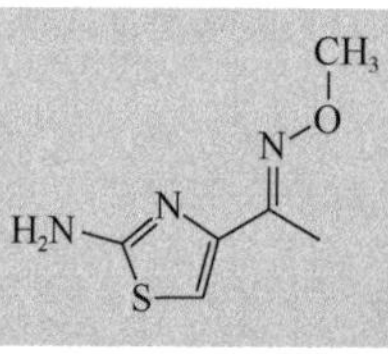	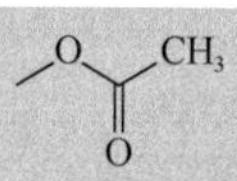
头孢噻吩钠（cefalotin sodium）	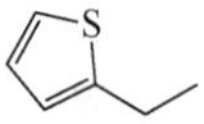	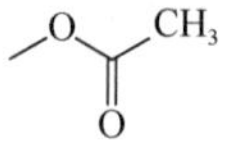
头孢呋辛酯（cefuroxime axetil）	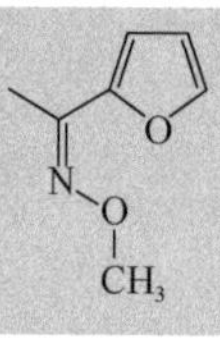	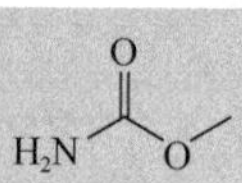
头孢唑林钠（cefazolin sodium）	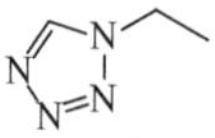	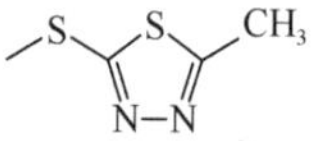
头孢硫脒（cefathiamidine）	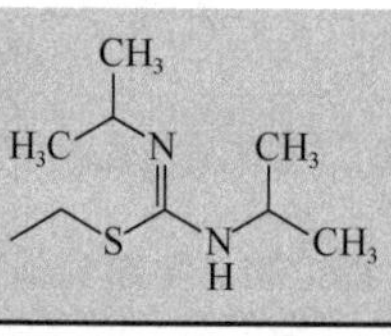	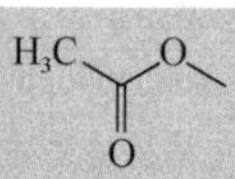

（二）性质

1. 酸性 青霉素类和头孢菌素类分子中的游离羧基具有较强的酸性，大多青霉素类化合物的 pK_a 在 2.5～2.8 内，能与无机碱成盐（如青霉素钠、青霉素 V 钾）或与某些有机碱成盐（如普鲁卡因青霉素），也可成酯（如头孢呋辛酯）。

2. 溶解性 青霉素的碱金属盐易溶于水，遇酸析出白色沉淀；而有机碱盐难溶于水，易溶于有机溶剂。

3. 旋光性 青霉素类分子结构中含有三个手性碳原子，头孢菌素类含有两个手性碳原子，故均具有旋光性。各国药典对 β-内酰胺类药物均规定有比旋度的限度，如《中国药典》规定头孢克洛水溶液的比旋度为 +105°～+120°（4mg/ml）。

4. 紫外吸收光谱特征　青霉素分子中的母核无共轭体系，但其侧链多含有共轭体系；头孢菌素类分子的母核（O═C—N—C═C—）和侧链均有共轭体系，因此有紫外吸收。例如，《中国药典》规定头孢曲松钠的水溶液在241nm波长处吸收系数（$E_{1cm}^{1\%}$）为495～545。

5. β-内酰胺环的不稳定性　β-内酰胺环为四元环，具有较大的张力，易水解开环，是本类药物的不稳定部分。青霉素类和头孢菌素类在干燥条件下均较稳定，室温条件下密封保存可储存3年以上，而其水溶液很不稳定，放置后即会很快失活。青霉素水溶液在pH 6～6.8时较稳定，但在酸、碱、青霉素酶、羟胺、某些金属离子（铜、铅、汞和银）或氧化剂等作用下，易发生水解和分子重排，导致β-内酰胺环的破坏而失去抗菌活性。青霉素的降解反应如图8-1所示。

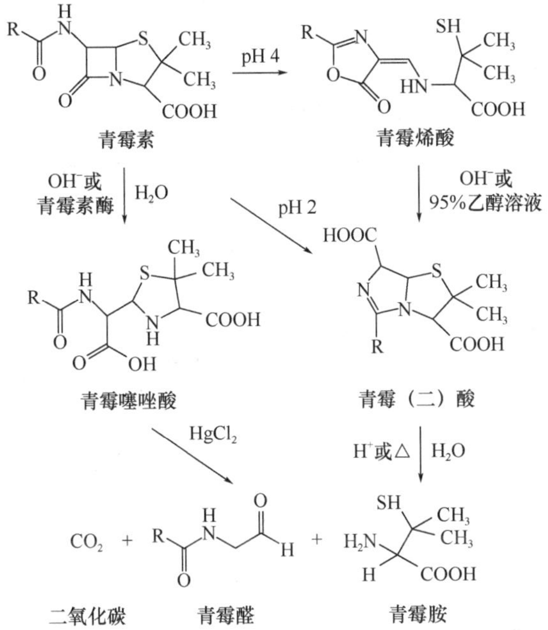

图8-1　青霉素的降解反应

二、鉴别试验

（一）色谱法

本类药物主要采用高效液相色谱法测定含量，因此相应药物的鉴别亦采用高效液相色谱法，供试品溶液主峰应与对照品溶液主峰保留时间（t_R）一致。鉴别试验中既有高效液相色谱法又有薄层色谱法的，可选做一种。

（二）光谱法

1. 红外分光光度法　红外分光光度法反映分子的结构特征，专属性强，各国药典对β-内酰胺类抗生素几乎均采用本法鉴别。该类抗生素共有的特征峰主要有β-内酰胺环羰基的伸缩振动（1750～1800cm^{-1}），仲酰胺羰基的伸缩振动（1680cm^{-1}）和氨基的N—H伸缩与弯曲振动（3300cm^{-1}，1525cm^{-1}），羧酸离子的伸缩振动（1600cm^{-1}，1410cm^{-1}），如《光谱集》收载的头孢氨苄的红外光谱图（图8-2）。

2. 紫外分光光度法　头孢菌素类药物在紫外光区有特征吸收，《中国药典》采用紫外分光光度法鉴别部分头孢菌素类原料及制剂。

例8-1　头孢地尼胶囊的鉴别：取本品内容物适量（约相当于头孢地尼10mg），置100ml量瓶中，加0.1mol/L磷酸盐缓冲液［取0.1mol/L磷酸氢二钠溶液-0.1mol/L磷酸二氢钾溶液（2∶1）］溶解并稀释至刻度，摇匀，滤过，量取续滤液适量，用上述溶剂稀释制成每1ml中约含头孢地尼

10μg 的溶液，照紫外–可见分光光度法（通则 0401）测定，在 287nm 与 224nm 波长处有最大吸收，在 248nm 波长处有最小吸收。

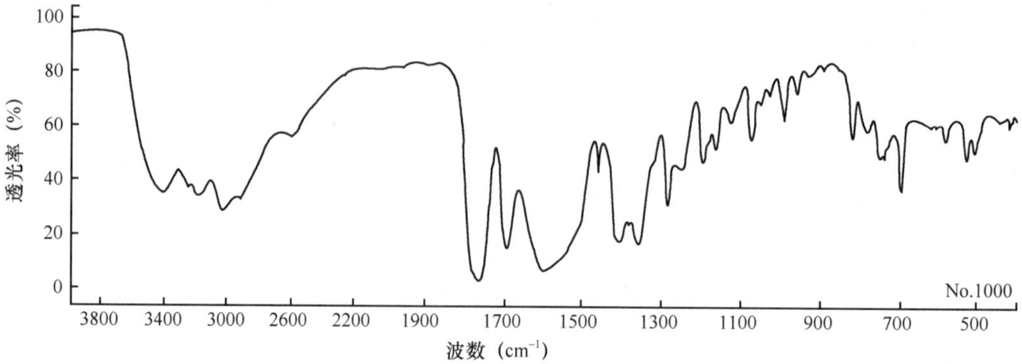

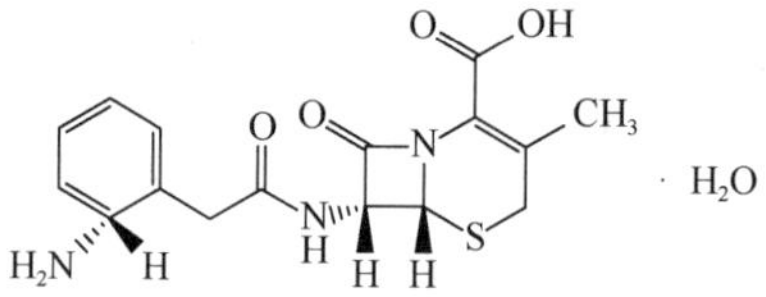

波数cm^{-1}	归属	波数cm^{-1}	归属
3410～2600	酰胺和胺盐$\upsilon_{N\text{-}H}$	1600，1400	羧酸离子υ_{COO^-}
1760	β-内酰胺环$\upsilon_{c=o}$	1250	酚羟基$\upsilon_{c\text{-}o}$
1690	仲酰胺$\upsilon_{c\text{-}o}$		

图 8-2　头孢氨苄的红外光谱图（KBr 压片法）

（三）化学鉴别法

1. 异羟肟酸铁反应　β-内酰胺类抗生素在碱性溶液中与羟胺作用，β-内酰胺环开环生成异羟肟酸，在稀酸中与高价铁离子呈色。反应式如下：

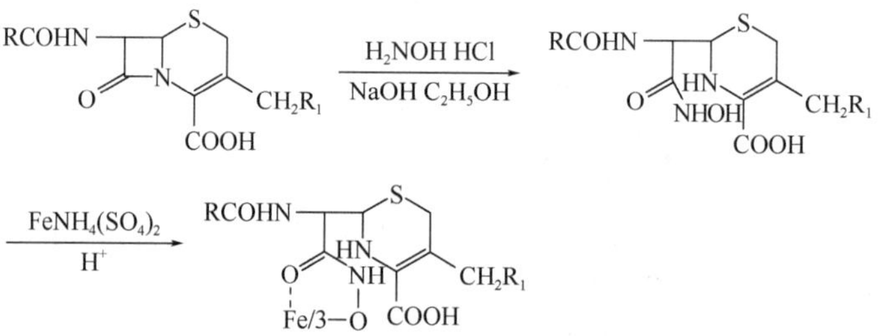

不同的结构生成产物的颜色不同，可用于本类药物的鉴别，如哌拉西林钠呈棕色，磺苄西林钠呈赤褐色，氨苄西林呈紫红色，普鲁卡因青霉素呈紫红色；头孢哌酮呈红棕色，头孢氨苄呈红褐色，头孢噻吩钠呈红色。《中国药典》收载的头孢哌酮、哌拉西林（钠）、拉氧头孢钠、磺苄西林钠等用该法鉴别。

例 8-2　哌拉西林的鉴别：取本品 10mg，加水 2ml 与盐酸羟胺溶液［取 34.8% 盐酸羟胺溶液 1 份，乙酸钠–氢氧化钠溶液（取乙酸钠 10.3g 与氢氧化钠 86.5g，加水溶解使成 1000ml）1 份与乙醇 4 份，混匀］3ml，振摇溶解后，放置 5min，加酸性硫酸铁铵试液 1ml，摇匀，显红棕色。

2. 三氯化铁反应　头孢羟氨苄分子结构中具有酚羟基，能与三氯化铁反应显色，《中国药典》2025 年版用该反应鉴别头孢羟氨苄及其片、胶囊。

例 8-3　头孢羟氨苄的鉴别：取本品适量，加水适量，超声使溶解并稀释制成每 1ml 中约含 12.5mg 的溶液，取溶液 1ml，加三氯化铁试液 3 滴，即显棕黄色。

3. 茚三酮反应　本类药物具有类似 α-氨基酸结构，可与茚三酮反应显蓝紫色，反应式如下。

《中国药典》用薄层色谱法鉴别头孢克洛、头孢拉定、氨苄西林时，以茚三酮为显色剂（或添加于展开剂中）。

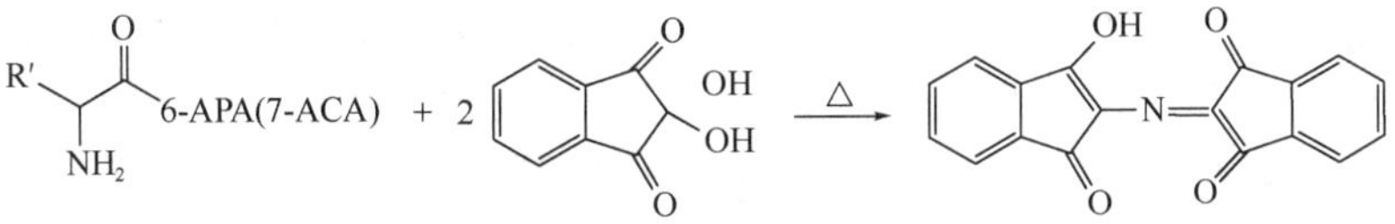

水合茚三酮　　蓝紫色缩合物

4. 钾、钠盐的焰色反应　本类药物中，很多是以钾盐或钠盐形式供临床使用，因而可利用钾、钠离子的焰色反应进行鉴别。

三、检　　查

（一）高分子杂质

药物所致的过敏反应是抗生素药物常见的临床不良反应之一，尤其以β-内酰胺类抗生素最为严重。抗生素所致速发型过敏反应主要与药物中存在的高分子杂质有关。抗生素药物中的高分子杂质是药物中分子量大于药物本身的杂质的总称，分子质量一般在1000～5000Da，个别可达10 000Da。

高分子杂质按其来源分为外源性和内源性杂质。外源性杂质主要来自发酵工艺，包括蛋白质、多肽、多糖类及其与抗生素形成的结合物，如青霉素中的青霉噻唑蛋白、青霉噻唑多肽等。内源性杂质来自生产及储存过程，或因使用不当而产生，是指药物的自身聚合物。随着抗生素生产工艺及纯化技术的不断改进和提高，β-内酰胺类抗生素中的外源性杂质显著降低。因此，对内源性聚合物的控制是高分子杂质控制的重点。抗生素聚合物的免疫原性通常较弱，但作为多价半抗原，可引发速发型过敏反应。《中国药典》采用分子排阻色谱法进行聚合物的检查。

例 8-4　头孢拉定中头孢拉定聚合物的检查：照分子排阻色谱法（通则0514）测定。

色谱条件与系统适用性试验　用葡聚糖凝胶G-10（40～120μm）为填充剂，玻璃柱内径1.0～1.4cm，柱长30～45cm。以pH 8.0的0.2mol/L磷酸盐缓冲液［0.2mol/L磷酸氢二钠溶液-0.2mol/L磷酸二氢钠溶液（95∶5）］为流动相A，以水为流动相B，流速为每分钟1.0～1.5ml，检测波长为254nm。量取0.2mg/ml蓝色葡聚糖2000溶液100～200μl，注入液相色谱仪，分别以流动相A、B进行测定，记录色谱图。按蓝色葡聚糖2000峰计算理论板数均不低于400，拖尾因子均应小于2.0。在两种流动相系统中蓝色葡聚糖2000峰的保留时间比值应在0.93～1.07内，对照溶液主峰和供试品溶液中聚合物峰与相应色谱系统中蓝色葡聚糖2000峰的保留时间的比值均应在0.93～1.07内。称取头孢拉定约0.2g，置10ml量瓶中，加2%无水碳酸钠溶液4ml使溶解后，加0.6mg/ml的蓝色葡聚糖2000溶液5ml，用水稀释至刻度，摇匀。量取100～200μl注入液相色谱仪，用流动相A进行测定，记录色谱图。高聚体的峰高与单体及高聚体之间的谷高比应大于2.0。另以流动相B为流动相，精密量取对照溶液100～200μl，连续进样5次，峰面积的RSD应不大于5.0%。（对照溶液进行测定前，先用含0.2mol/L氢氧化钠与0.5mol/L氯化钠的混合溶液200～400ml冲洗凝胶柱，再用水冲洗至中性。）

对照溶液的制备　取头孢拉定对照品适量，精密称定，加水溶解并定量稀释制成每1ml中约含10μg的溶液。

测定法　取本品约0.2g，精密称定，置10ml量瓶中，加2%无水碳酸钠溶液4ml，使溶解后，用水稀释至刻度，摇匀。立即精密量取100～200μl注入液相色谱仪，以流动相A为流动相进行测定，记录色谱图。另精密量取对照溶液100～200μl注入液相色谱仪，以流动相B为流动相进行测定，记录色谱图。按外标法以头孢拉定峰面积计算，头孢拉定聚合物的量不得过0.05%。

（二）有关物质

本类药物多为半合成类抗生素，在合成工艺中或储存期间可能引入原料、中间体、副产物、异构体、降解产物等杂质，《中国药典》收载的大多数原料及制剂均采用高效液相色谱法检查“有关物质”。例如，头孢氨苄在合成过程中容易引入α-苯甘氨酸和7-氨基去乙酰氧基头孢烷酸，另外生产中的一些副反应产物也会混杂在产品中，《中国药典》通过高效液相色谱法检查有关物质控制这些杂质的限量。

例 8-5 头孢氨苄有关物质检查：精密称取本品适量，加流动相A溶解并稀释制成每1ml中约含1.0mg的溶液，作为供试品溶液；精密量取1ml，置100ml量瓶中，用流动相A稀释至刻度，摇匀，作为对照溶液；取7-氨基去乙酰氧基头孢烷酸对照品和α-苯甘氨酸对照品各约10mg，精密称定，置同一100ml量瓶中，加pH 7.0磷酸盐缓冲液约20ml超声使溶解，再加流动相A稀释至刻度，摇匀。精密量取2.0ml，置20ml量瓶中，用流动相A稀释至刻度，摇匀，作为杂质对照品溶液。照高效液相色谱法（通则0512）测定，用ODS为填充剂；流动相A为0.2mol/L磷酸二氢钠溶液（用氢氧化钠试液调节pH至5.0），流动相B为甲醇，按表8-3进行线性梯度洗脱；检测波长为220nm，取杂质对照品溶液20μl注入液相色谱仪，记录色谱图，7-氨基去乙酰氧基头孢烷酸峰与α-苯甘氨酸峰的分离度应符合要求；取供试品溶液适量，在80℃水浴中加热60min，冷却，取20μl注入液相色谱仪，记录色谱图，头孢氨苄峰与相邻杂质峰的分离度应符合要求。精密量取供试品溶液、对照溶液及杂质对照品溶液各20μl，分别注入液相色谱仪，供试品溶液色谱图中如有杂质峰，7-氨基去乙酰氧基头孢烷酸峰与α-苯甘氨酸峰按外标法以峰面积计算，均不得过1.0%；其他单个杂质的峰面积不得大于对照溶液主峰面积的1.5倍（1.5%），其他各杂质峰面积的和不得大于对照溶液主峰面积的2.5倍（2.5%），供试品溶液色谱图中小于对照溶液主峰面积0.05倍的峰忽略不计。

表 8-3 头孢氨苄有关物质检查流动相表

时间（min）	流动相A（%）	流动相B（%）
0	98	2
1	98	2
20	70	30
23	98	2
30	98	2

（三）异构体

本类药物通常存在不同异构体，《中国药典》采用高效液相色谱法检查头孢丙烯、头孢呋辛酯、头孢泊肟酯和拉氧头孢钠中“异构体”的相对含量。例如，规定头孢丙烯中头孢丙烯（*E*）异构体的含量与头孢丙烯（*Z*）、（*E*）异构体含量和之比应为0.06～0.11；头孢泊肟酯中头孢泊肟酯异构体B峰面积与头孢泊肟酯A、B峰面积和之比应为0.50～0.60。

头孢呋辛酯是头孢呋辛的酯类前体药物，属半合成第二代头孢菌素，在体内羧酸酯经酯酶水解后形成头孢呋辛起抗菌作用。头孢呋辛酯是由两个差向异构体头孢呋辛酯A和B组成的混合物。其结构如下：

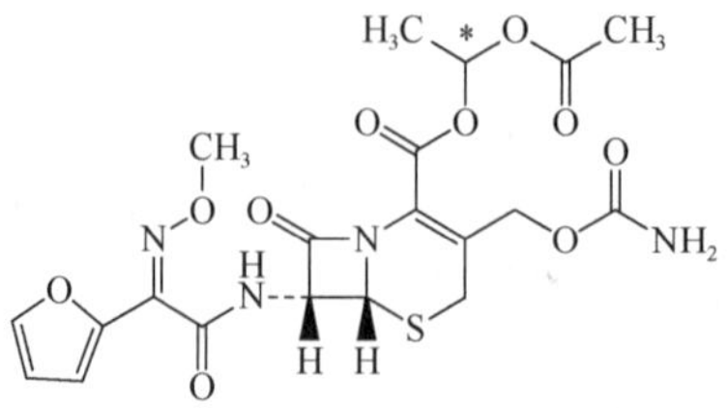

头孢呋辛酯A和B为C*的差向异构体

头孢呋辛酯的主要杂质是热降解产生的头孢呋辛酯 Δ^3-异构体，光解产生的头孢呋辛酯 *E*-异构体（两个 *E*-异构体为 C^* 的差向异构体），以及其他各种合成中带入的副产物和其他杂质。各种杂质的结构如下：

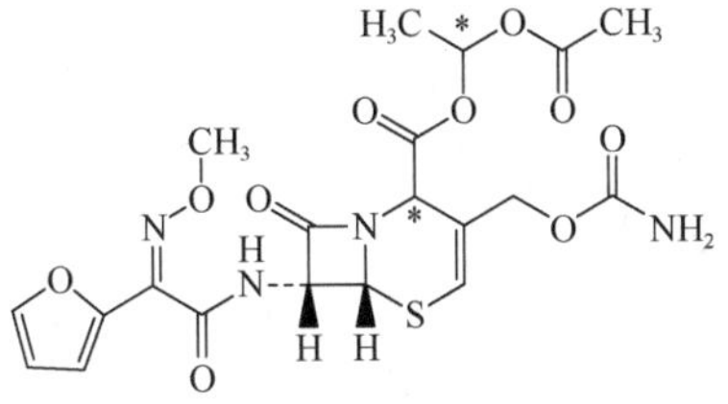

杂质1：Δ^3-异构体

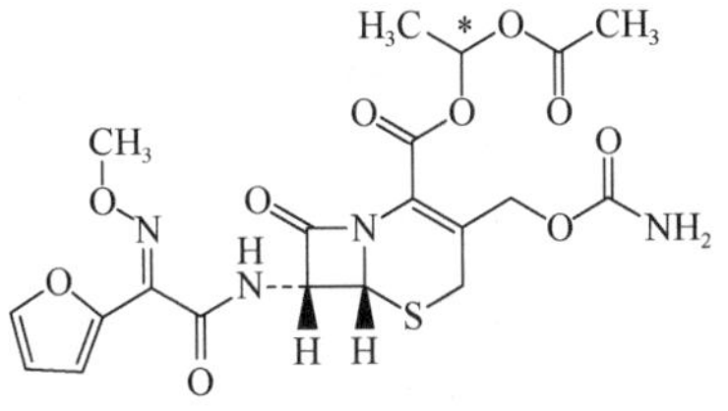

杂质2：*E*-异构体

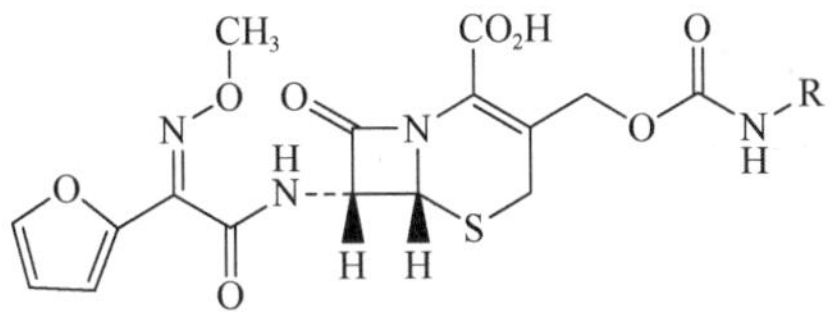

杂质3：R = CO-CCl_3　　杂质4：R = H，头孢呋辛

例 8-6　头孢呋辛酯中“异构体”的检查

色谱条件与系统适用性试验　用 ODS 为填充剂；以 0.2mol/L 磷酸二氢铵溶液–甲醇（62∶38）为流动相；检测波长为 278nm。取头孢呋辛酯对照品适量，加流动相溶解并稀释制成每 1ml 中约含 0.2mg 的溶液，在 60℃水浴中加热至少 1h，冷却，得含头孢呋辛酯 Δ^3-异构体的溶液；另取头孢呋辛酯对照品适量，加流动相溶解并稀释制成每 1ml 中约含 0.2mg 的溶液，经紫外光照射 24h，得含头孢呋辛酯两个 *E* 异构体的溶液。取上述两种溶液各 20μl，分别注入液相色谱仪，记录色谱图。头孢呋辛酯 A、B 异构体，Δ^3-异构体与两个 *E* 异构体峰的相对保留时间分别约为 1.0、0.9、1.2、1.7 和 2.1。头孢呋辛酯 A、B 异构体之间，头孢呋辛酯 A 异构体与 Δ^3-异构体之间的分离度均应符合要求。

测定法　取本品适量，精密称定（约相当于头孢呋辛 25mg），置 100ml 量瓶中，加甲醇 5ml 溶解，再用流动相稀释至刻度，摇匀，立即精密量取 20μl 注入液相色谱仪，记录色谱图。另取头孢呋辛酯对照品适量，同法测定，按外标法以头孢呋辛酯两个主峰面积计算供试品中 $C_{16}H_{16}N_4O_8S$ 的含量。供试品溶液色谱图中，头孢呋辛酯 A 异构体峰面积与头孢呋辛酯 A、B 异构体峰面积和之比应为 0.48～0.55。

（四）残留溶剂

半合成类抗生素在合成工艺中引入多种不同的有机溶剂，需进行检查。例如，阿莫西林需检查丙酮与二氯甲烷（气相色谱法）；头孢曲松钠需检查甲醇、乙醇、丙酮与乙酸乙酯（气相色谱法）；头孢呋辛钠需检查甲醇、乙醇、丙酮、异丙醇、二氯甲烷、正丙醇、四氢呋喃、正丁醇、乙酸乙酯、环己烷与甲基异丁基酮（气相色谱法）；头孢他啶需检查吡啶（高效液相色谱法）。

（五）2-乙基己酸

半合成 β-内酰胺类抗生素在制备过程中，通常采用游离酸与 2-乙基己酸钠作用生成钠盐，并在 2-乙基己酸中直接析出钠盐结晶，因而在产品中常残留 2-乙基己酸，《中国药典》采用气相色谱法检查 β-内酰胺类药物中的 2-乙基己酸（通则 0873）。

例 8-7　β-内酰胺类药物中 2-乙基己酸的检查

色谱条件与系统适用性试验　用聚乙二醇 20M 或极性相似的毛细管柱；柱温为 150℃；进样口温度为 200℃；检测器温度为 300℃。2-乙基己酸峰的理论塔数应不低于 5000，各色谱峰之间的分离度应大于 2.0。取对照品溶液连续进样 5 次，2-乙基己酸峰与内标峰面积之比的相对标准偏差应不大于 5%。

内标溶液的制备　称取 3-环己丙酸约 100mg，置 100ml 量瓶中，用环己烷溶解并稀释至刻度，摇匀，即得。

供试品溶液的制备　精密称取供试品约 0.3g，加 33% 盐酸溶液 4.0ml 使溶解，精密加入内标溶液 1ml，剧烈振摇 1min，静置使分层（如有必要，可离心），取上层溶液作为供试品溶液。必要时可进行二次提取：分取出下层溶液，精密加入内标溶液 1ml，剧烈振摇 1min，静置使分层（如有必要，可离心），弃去下层溶液，合并上清液，作为供试品溶液。

对照品溶液的制备　精密称取 2-乙基己酸对照品 75mg，置 50ml 量瓶中，用内标溶液溶解并稀释至刻度，摇匀。精密量取 1ml，加 33% 盐酸溶液 4.0ml，剧烈振摇 1min，静置使分层（如有必要，可离心），取上层溶液作为对照品溶液。如供试品溶液进行二次提取，对照品也相应进行二次提取。分取出下层溶液，加入内标溶液 1ml，再剧烈振摇 1min，静置使分层（如有必要，可离心），弃去下层溶液，作为对照品溶液。

测定法　取对照品溶液与供试品溶液各 1μl，分别注入气相色谱仪，记录色谱图，按照以下公式计算 2-乙基己酸含量（%）。

$$\text{2-乙基己酸含量}(\%)=\frac{A_T\times I_R\times M_R\times 0.02}{A_R\times I_T\times M_T}\times 100\% \tag{8.1}$$

式中，A_T 为供试品溶液色谱图中 2-乙基己酸的峰面积；A_R 为对照品溶液色谱图中 2-乙基己酸的峰面积；I_T 为供试品溶液色谱图中内标的峰面积；I_R 为对照品溶液色谱图中内标的峰面积；M_T 为供试品的重量，g；M_R 为 2-乙基己酸对照品的重量，g。

《中国药典》收载的头孢地嗪钠、头孢呋辛钠、头孢孟多酯钠、头孢噻吩钠、阿莫西林钠、苯唑西林钠、氨苄西林钠和氯唑西林钠均需检查 2-乙基己酸。

（六）吸光度

本类药物中的杂质含量也可以通过测定杂质吸光度来控制。《中国药典》青霉素钾、青霉素钠、青霉素 V 钾、头孢噻肟钠、头孢哌酮钠、头孢孟多酯钠和头孢尼西钠均要测定杂质吸光度。

例 8-8　青霉素钠的吸光度检查：取本品，精密称定，加水溶解并定量稀释制成每 1ml 中约含 1.80mg 的溶液，照紫外–可见分光光度法（通则 0401），在 280nm 与 325nm 波长处测定，吸光度均不得大于 0.10；在 264nm 波长处有最大吸收，吸光度应为 0.80～0.88。

（七）结晶性

固态物质分为结晶质和非结晶质两大类。本类药物的结晶性会影响其疗效，因此，《中国药典》对青霉素钾、青霉素钠、青霉素 V 钾、头孢硫脒、头孢羟氨苄、头孢唑肟钠、头孢拉定、头孢呋辛酯、头孢曲松钠、头孢地尼和头孢丙烯等规定了结晶性检查，可用下列方法检查物质的结晶性（通则 0981）。

第一法（偏光显微镜法）：许多晶体具有光学各向异性，当光线通过这些透明晶体时会发生双折射现象。取供试品颗粒少许，置载玻片上，加液状石蜡适量使晶粒浸没其中，在偏光显微镜下检视，当转动载物台时，应呈现双折射和消光位等各品种项下规定的晶体光学性质。

第二法（X-射线粉末衍射法）：结晶质呈现特征的衍射图（尖锐的衍射峰），而非晶质的衍射图呈弥散状。测定方法见 X-射线衍射法（通则 0451）。

（八）水分

水分是影响本类药物稳定性的重要因素，所以本类药物均需对水分（或干燥失重）进行检查。

例 8-9　头孢他定中水分的检查：取本品，照水分测定法（通则 0832 第一法）测定，含水分不得过 6.0%。

（九）其他特殊杂质的检查

1. *N,N*-二甲基苯胺　青霉素 G 裂解产生的特殊杂质。《中国药典》采用气相色谱法检查氨苄西林中的 *N,N*-二甲基苯胺，限量为百万分之二十。

2. *N*-甲基吡咯烷　系盐酸头孢吡肟 3-(1-甲基吡咯烷基) 甲基脱落而产生，如《中国药典》盐酸头孢吡肟中 *N*-甲基吡咯烷的检查采用高效液相色谱法（通则 0512）。

3. 头孢氨苄　头孢拉定在合成工艺中可引入头孢氨苄，《中国药典》采用高效液相色谱法检查，含头孢氨苄按无水物计，不得过 5.0%。

4. 头孢孟多　头孢孟多酯钠在合成工艺中可引入头孢孟多，《中国药典》采用高效液相色谱法检查，含头孢孟多不得过总含量的 9.5%。

四、含量测定

高效液相色谱法能较好地分离供试品中可能存在的降解产物、未除尽的原料及中间体等杂质，并能准确定量，目前各国药典普遍采用本法测定本类药物的含量。

《中国药典》除磺苄西林钠、注射用磺苄西林钠采用抗生素微生物检定法测定含量外，其他药物及制剂均采用高效液相色谱法测定含量。

例 8-10　氯唑西林钠的含量测定

色谱条件与系统适用性试验　用 ODS 为填充剂；以 0.02mol/L 磷酸二氢钾溶液（用氢氧化钠试液调节 pH 为 5.0）-乙腈（75∶25）为流动相；检测波长为 225nm。取氯唑西林对照品与氟氯西林对照品各适量，加流动相溶解并稀释制成每 1ml 中各约含 0.1mg 的溶液，取 20μl 注入液相色谱仪，记录色谱图，氯唑西林峰与氟氯西林峰之间的分离度应大于 2.5。氯唑西林峰的拖尾因子不得过 1.5。

测定法　取本品适量，精密称定，加流动相溶解并定量稀释制成每 1ml 中约含 0.1mg 的溶液，作为供试品溶液，精密量取 20μl 注入液相色谱仪，记录色谱图；另取氯唑西林对照品适量，同法测定，按外标法以峰面积计算供试品中 $C_{19}H_{18}ClN_3O_5S$ 含量。

此外，利用本类药物 β-内酰胺环的不稳定性，《中国药典》曾采用碘量法、汞量法、酸碱滴定法、硫醇汞盐法测定本类药物的含量。

第三节　氨基糖苷类抗生素

氨基糖苷类抗生素（aminoglycoside antibiotic）是以碱性环己多元醇为苷元，与氨基糖缩合而成的苷类。本类药物显碱性，故临床应用的多为硫酸盐。本类药物主要有硫酸链霉素（streptomycin sulfate）、硫酸庆大霉素（gentamycin sulfate）、硫酸巴龙霉素（paromomycin sulfate）、硫酸核糖霉素（ribostamycin sulfate）、硫酸新霉素（neomycin sulfate）、硫酸西索霉素（sisomicin sulfate）、硫酸小诺霉素（micronomicin sulfate）、硫酸奈替米星（netilmicin sulfate）、硫酸依米替星（etimicin sulfate）、硫酸卡那霉素（kanamycin sulfate）、妥布霉素（tobramycin）和阿米卡星（amikacin）等。

一、典型药物的结构与性质

（一）化学结构

链霉素为一分子链霉胍和一分子链霉双糖胺结合而成的碱性苷，其中链霉双糖胺由链霉糖与 *N*-甲基-*L*-葡萄糖胺所组成，结构式如左下。

庆大霉素是由绛红糖胺、2-脱氧-*D*-链霉胺和加洛糖胺缩合而成的苷。临床应用的是庆大霉素 C 复合物的硫酸盐，主要成分为 C_1、C_{1a}、C_2、C_{2a}，在庆大霉素 C 组分混合物中，C_1、C_2、C_{1a} 三者结构相似，仅在绛红糖胺 C-6′ 位及其氨基上甲基化程度不同，C_{2a} 与 C_2 系对映异构体。结构式如右下。庆大霉素主要成分基团见表 8-4。

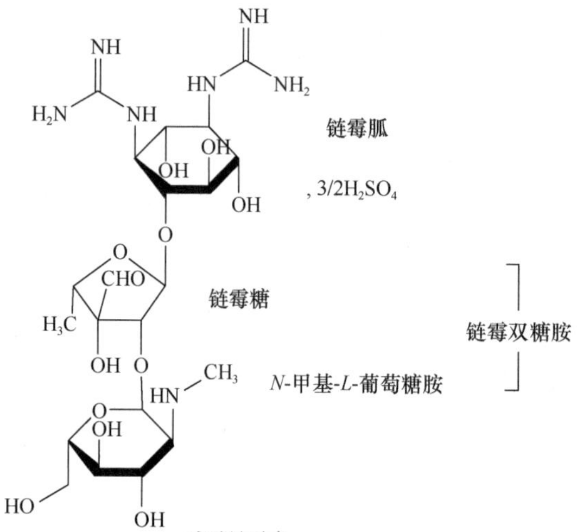

硫酸链霉素

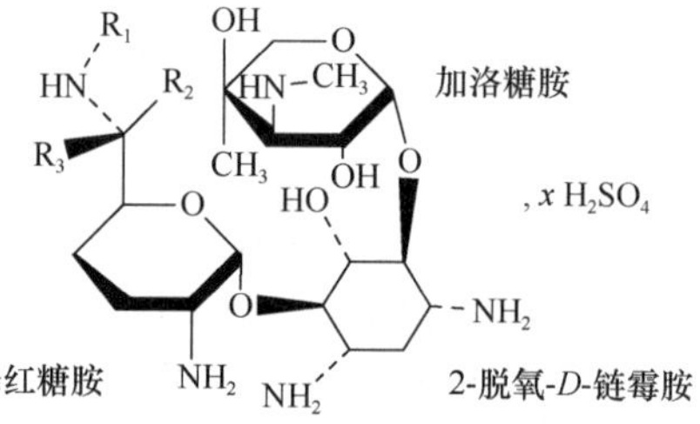

表 8-4　庆大霉素主要成分基团

庆大霉素	R_1	R_2	R_3
C_1	CH_3	CH_3	H
C_{1a}	H	H	H
C_2	H	H	H
C_{2a}	H	H	CH_3

巴龙霉素亦以 2-脱氧-*D*-链霉胺为苷元，并与一分子 *D*-葡萄糖胺缩合成巴龙胺，再与一分子巴龙双糖胺缩合而成的碱性糖苷，巴龙双糖胺由核糖与巴龙霉糖组成。结构式如左下。

硫酸阿米卡星的化学结构如右下。

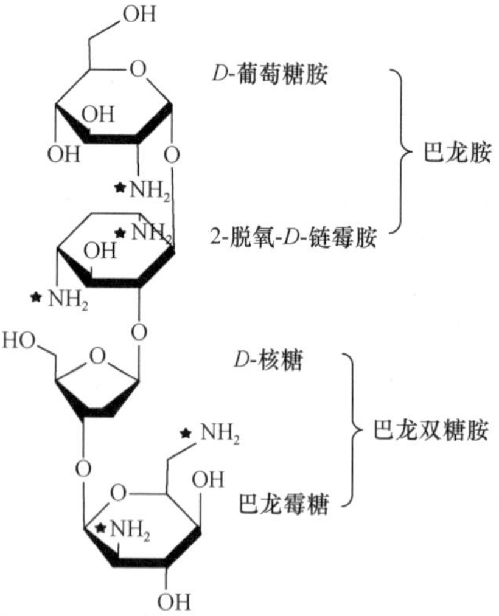

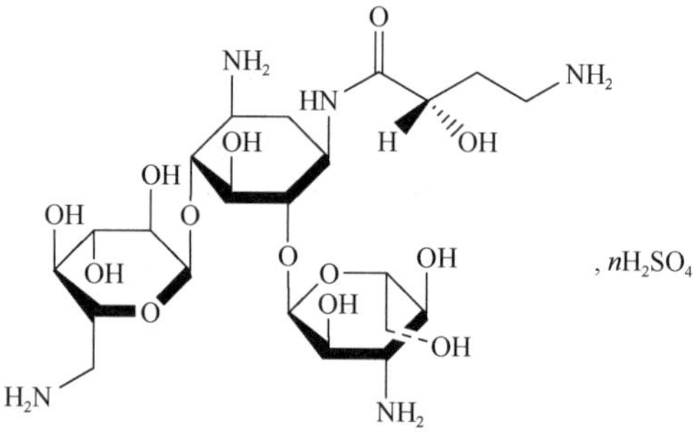

$C_{22}H_{43}N_5O_{13}$　$1.8H_2SO_4$　762.15
$C_{22}H_{43}N_5O_{13}$　$2H_2SO_4$　781.76

（二）性质

本类抗生素的分子中具有某些共同或相近的基本结构。例如，庆大霉素及其衍生物（西索霉素、依替米星、奈替米星、小诺霉素等）、巴龙霉素及核糖霉素、卡那霉素及阿米卡星等分子中的氨基环醇（2-脱氧-*D*-链霉胺）与链霉素中的链霉胍结构相近；*D*-核糖（巴龙霉素、核糖霉素）与链霉糖相似；氨基己糖（*D*-葡萄糖胺）与链霉素中 *N*-甲基葡萄糖胺结构相似。因此，本类药物具有相似的性质。

1. 溶解性与碱性　本类抗生素都含有氨基糖和氨基环醇，分子中含有多个羟基，也称为多羟基抗生素；另外分子中有多个碱性基团，能和很多无机酸成盐，如链霉素分子中有三个碱性中心，其中两个是链霉胍的强碱性胍基（pK_a=11.5），一个是葡萄糖胺上的甲氨基（pK_a=7.7），庆大霉素分子中也有五个碱性基团。因此，本类抗生素属于碱性、水溶性抗生素，都能与矿酸或有机酸成盐，临床上多用其硫酸盐。其硫酸盐易溶于水，不溶于乙醇、三氯甲烷、乙醚等有机溶剂。

2. 旋光性　本类抗生素分子中含有多个手性碳原子，具有旋光性，如硫酸阿米卡星的比旋度为 +76°～+84°（水）；硫酸巴龙霉素的比旋度为 +50°～+55°（水）。

3. 稳定性　本类药物中不稳定的结构是分子中的苷键，如链霉素在干燥状态下很稳定，干燥品 pH 在 3～7，温度低于 25℃时最稳定。链霉素的硫酸盐水溶液，一般在 pH 5～7.5 时最为稳定，过酸或过碱条件下易水解失效。

链霉胍与链霉双糖胺间的苷键结合较弱，链霉糖与 *N*-甲基-*L*-葡萄糖胺间的苷键结合较牢。因此，在酸性条件下链霉素水解为链霉胍和链霉双糖胺，进一步水解则得 *N*-甲基-*L*-葡萄糖胺。反应式如下：

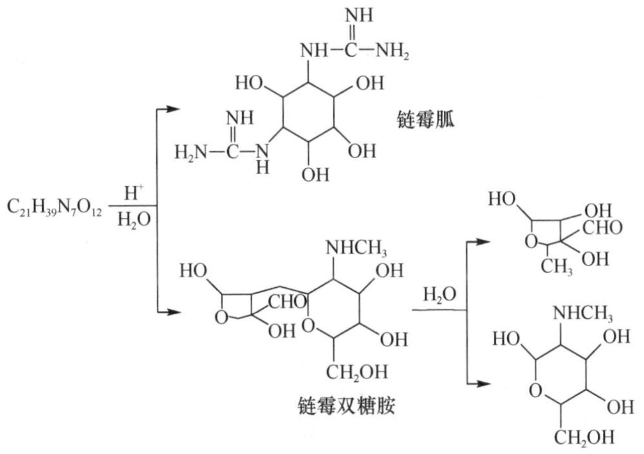

碱性也能使链霉素水解为链霉胍及链霉双糖胺，并使链霉糖部分发生分子重排，生成麦芽酚，这一性质为链霉素所特有，可用于鉴别和定量。

由于链霉糖部分有醛基，与醛基起反应的试剂也可破坏链霉素，主要有半胱氨酸、羟胺等；各种氧化剂，如 $KMnO_4$、$KClO_4$、H_2O_2 等可以氧化醛基；也可被还原剂如维生素 C、葡萄糖等还原成伯醇基，即成为双氢链霉素，毒性增加。

硫酸庆大霉素、硫酸阿米卡星等对光、热、空气均较稳定，水溶液亦稳定，pH 2～12 时，100℃加热 30min 活性无明显变化。

4. 紫外吸收光谱特征　链霉素在 230nm 处有紫外吸收。庆大霉素、阿米卡星在紫外光区无吸收。

二、鉴别试验

（一）色谱法

本类药物大多采用高效液相色谱法或薄层色谱法鉴别。当高效液相色谱法和薄层色谱法同时出现时，一般两项选做一项。薄层色谱法鉴别该类药物时，多以硅胶为薄层板，三氯甲烷–甲醇–氨水为展开剂，茚三酮或碘蒸气为显色剂。

例 8-11　硫酸庆大霉素的鉴别（薄层色谱法）：取本品与庆大霉素标准品，分别加水制成每

1ml 中含 2.5mg 的溶液，照薄层色谱法（通则 0502）试验，吸取上述两种溶液各 2μl，分别点于同一硅胶 G 薄层板（临用前于 105℃活化 2h）上；另取三氯甲烷–甲醇–氨溶液（1∶1∶1）混合振摇，放置 1h，分取下层混合液为展开剂，展开，取出于 20～25℃晾干，置碘蒸气中显色，供试品溶液所显主斑点数、位置和颜色应与标准品溶液斑点数、位置和颜色相同。

（二）光谱法

1. 红外分光光度法 国内外药典均采用红外分光光度法鉴别本类药物。

2. 紫外分光光度法 本类药物分子大多无紫外吸收，其鉴别试验中很少采用紫外法。但 BP（2010），采用紫外分光光度法鉴别庆大霉素。

例 8-12 硫酸庆大霉素的鉴别（紫外分光光度法）：取本品约 10mg，加水 1ml 和 40% 硫酸溶液 5ml；在水浴中加热 100min，冷却，用水稀释至 25ml。取该溶液进行紫外扫描，在 240～330nm 内应无最大吸收。

（三）化学鉴别法

1. 茚三酮反应 本类抗生素中的氨基糖苷具有 *α*-羟基胺结构，具有 *α*-氨基酸的性质，可与茚三酮缩合成蓝紫色化合物。《中国药典》用该反应鉴别硫酸小诺霉素及其制剂、硫酸妥布霉素注射液。

例 8-13 硫酸妥布霉素注射液的鉴别：取本品约 1ml，加 0.2% 茚三酮溶液约 1ml，直火缓缓加热约 3min，应呈蓝紫色。反应原理如下：

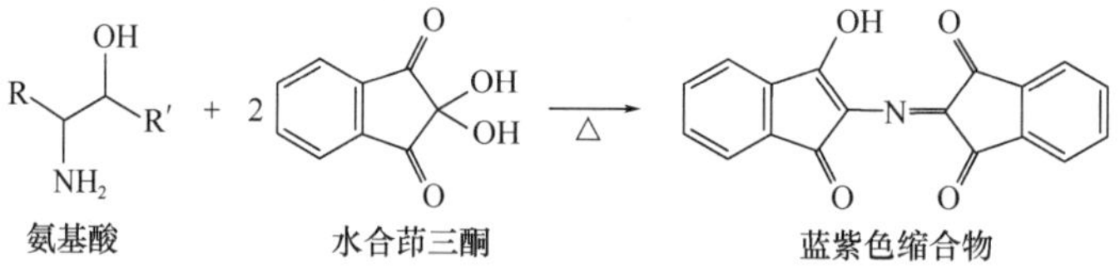

2. *N*-甲基葡萄糖胺反应 本类药物经水解产生葡萄糖胺衍生物，在碱性溶液中与乙酰丙酮缩合成吡咯衍生物（Ⅰ），再与对二甲氨基苯甲醛的酸性醇溶液［埃利希（Ehrlich）试剂］反应，生成樱桃红色缩合物（Ⅱ）。《中国药典》用该反应鉴别硫酸新霉素及其制剂。

例 8-14 硫酸新霉素的鉴别：取本品约 10mg，加水 1ml 溶解后，加盐酸溶液（9→100）2ml，在水浴中加热 10min，加 8% 氢氧化钠溶液 2ml 与 2% 乙酰丙酮水溶液 1ml，置水浴中加热 5min，冷却后，加对二甲氨基苯甲醛试液 1ml，即显樱桃红色。反应原理如下：

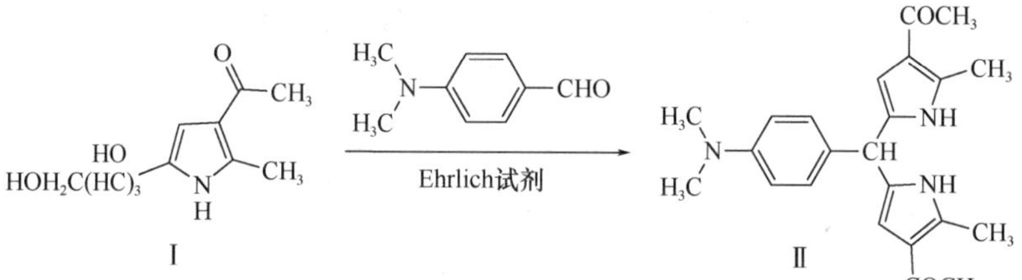

Ⅰ　　Ⅱ

樱桃红色

3. 莫利希（Molisch）反应 本类抗生素在硫酸作用下，经水解、脱水生成糠醛（五碳糖）或羟甲基糠醛（六碳糖），遇 *α*-萘酚或蒽酮显蓝紫色。《中国药典》用该反应鉴别阿米卡星、硫酸卡那霉素及其制剂。

例 8-15 阿米卡星的鉴别：取本品约 10mg，加水 1ml 溶解后，加 0.1% 蒽酮的硫酸溶液 4ml，即显蓝紫色。反应原理如下：

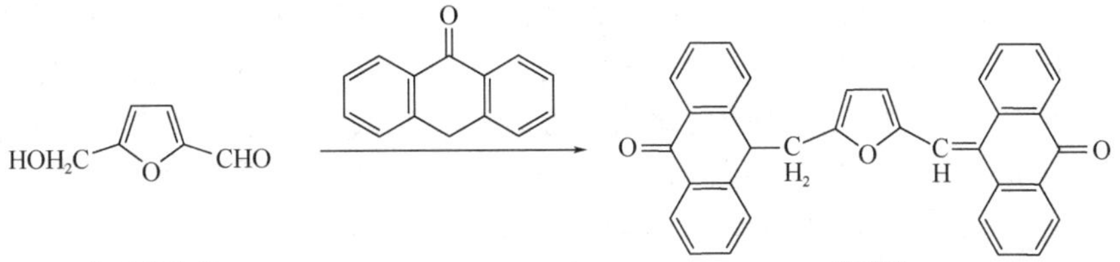

羟甲基糠醛　　　　蓝紫色

4. 麦芽酚反应　此反应为链霉素的特征反应。链霉素在碱性溶液中，链霉糖经分子重排形成六元环，然后消除 *N*-甲基葡萄糖胺及链霉胍生成麦芽酚（*α*-甲基-*β*-羟基-*γ*-吡喃酮），麦芽酚在微酸性溶液中与三价铁离子形成紫红色配位化合物，此反应为链霉素的特征反应，《中国药典》用于硫酸链霉素的鉴别。

例 8-16　硫酸链霉素的鉴别：取本品约 20mg，加水 5ml 溶解后，加氢氧化钠试液 0.3ml，置水浴上加热 5min，加硫酸铁铵溶液（取硫酸铁铵 0.1g，加 0.5mol/L 硫酸溶液 5ml 使溶解）0.5ml，即显紫红色。反应原理如下：

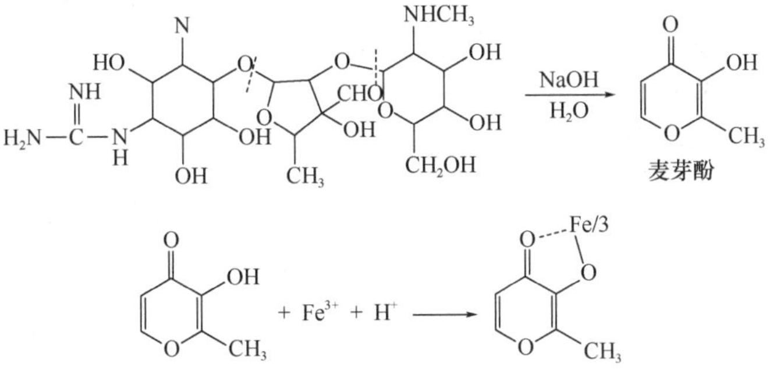

紫红色

5. 坂口反应　此反应为链霉素水解产物链霉胍的特征反应。链霉素的水溶液加氢氧化钠试液，水解生成链霉胍，链霉胍、8-羟基喹啉分别与次溴酸钠反应，其各自产物再相互作用生成橙红色化合物。《中国药典》用该反应鉴别硫酸链霉素。

例 8-17　硫酸链霉素的鉴别：取本品约 0.5mg，加水 4ml 溶解后，加氢氧化钠试液 2.5ml 与 0.1% 8-羟基喹啉的乙醇溶液 1ml，放冷至约 15℃，加次溴酸钠试液 3 滴，即显橙红色。反应原理如下：

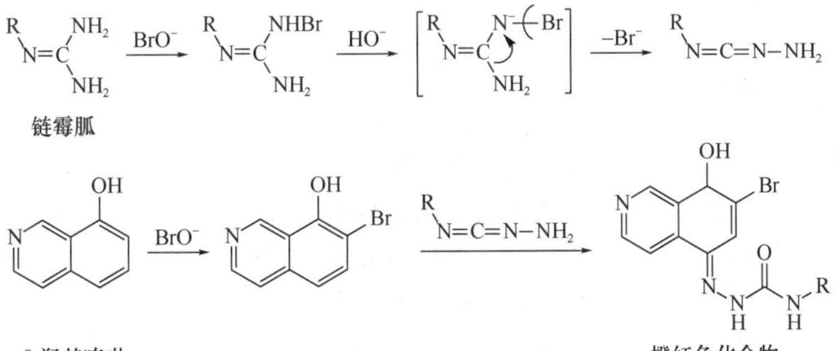

8-羟基喹啉　　　　橙红色化合物

6. 硫酸盐反应　本类药物多为硫酸盐，各国药典均用硫酸盐的反应鉴别本类药物。

三、检　　查

（一）有关物质

本类抗生素中大多采用高效液相色谱法进行有关物质的检查，紫外检测器或蒸发光散射检测器检测。

例 8-18 阿米卡星中有关物质的检查：取本品适量，加流动相 A 溶解并稀释制成每 1ml 中约含 5.0mg 的溶液，作为供试品溶液；精密量取适量，用流动相 A 稀释制成每 1ml 中约含 50μg 的溶液，作为对照溶液；照高效液相色谱法（通则 0512）试验，用 ODS 为填充剂（Spursil 柱，4.6mm×250mm，5μm 或效能相当的色谱柱）；取辛烷磺酸钠 1.8g 和无水硫酸钠 20.0g，加 pH 3.0 的 0.2mol/L 磷酸盐缓冲液（0.2mol/L 磷酸二氢钾溶液，用 0.2mol/L 磷酸溶液调节 pH 至 3.0）50ml 和水 900ml 溶解，加乙腈 50ml，混匀，作为流动相 A；取辛烷磺酸钠 1.8g 和无水硫酸钠 20.0g，加 pH 3.0 的 0.2mol/L 磷酸盐缓冲液（0.2mol/L 磷酸二氢钾溶液，用 0.2mol/L 磷酸溶液调节 pH 至 3.0）50ml 和水 850ml 溶解，加乙腈 100ml，混匀，作为流动相 B，流速为 1.3ml/min；按表 8-5 进行线性梯度洗脱；柱温为 40℃；检测波长 200nm。取阿米卡星对照品适量，加流动相溶解并稀释制成每 1ml 中约含 5.0mg 的溶液，取 10μl 注入液相色谱仪，记录色谱图，阿米卡星峰的保留时间应在 20～30min 内（必要时适当调整流动相 A 和流动相 B 的比例），阿米卡星峰和杂质 B 峰（相对保留时间约为 0.92）间的分离度应符合要求。精密量取供试品溶液和对照品溶液各 10μl，分别注入液相色谱仪，记录色谱图。供试品溶液色谱图中如有杂质峰，杂质 F（相对保留时间约为 0.89）、杂质 A（相对保留时间约为 1.60，必要时用杂质 A 对照品确认）和杂质 H（相对保留时间约为 2.44）均不得大于对照溶液主峰面积（1.0%），杂质 B 和杂质 E（相对保留时间约为 1.41）均不得大于对照溶液主峰面积的 0.5 倍（0.5%），其他单个杂质峰面积不得大于对照溶液主峰面积（1.0%），各杂质峰面积的和不得大于对照溶液主峰面积的 3 倍（3%）。

表 8-5 阿米卡星有关物质检查流动相梯度程序

时间（min）	流动相 A（%）	流动相 B（%）
0	50	50
30	50	50
60	0	100
70	0	100
71	50	50
100	50	50

阿米卡星是将卡那霉素进行结构修饰而获得的半合成氨基糖苷类抗生素，即在卡那霉素 A 分子的链霉胺部分引入氨基羟丁酰基侧链而得到；杂质 A 是其结构修饰过程中的副产物。

（二）硫酸盐测定

本类抗生素多制成硫酸盐，但过量的酸可影响含量或引起药物的水解，故各国药典均在成品中检查酸度与硫酸盐。硫酸盐的检查采用高效液相色谱法或 EDTA 滴定法。

1. EDTA 滴定法 本法为剩余滴定法。药物中的硫酸根与定量过量的氯化钡滴定液反应生成硫酸钡沉淀，剩余的氯化钡滴定液再用 EDTA 滴定以测定硫酸盐的量。《中国药典》收载的硫酸小诺霉素、硫酸卡那霉素、硫酸阿米卡星、硫酸链霉素和硫酸新霉素均采用此法测定硫酸盐。

例 8-19 硫酸小诺霉素中硫酸盐的测定：取本品约 0.125g，精密称定，加水 100ml 使溶解，用浓氨溶液调节 pH 至 11，精密加氯化钡滴定液（0.1mol/L）10ml 及酞紫指示液 5 滴，用 EDTA-2Na 滴定液（0.05mol/L）滴定，注意保持滴定过程中的 pH 为 11，滴定至紫色开始消褪，加乙醇 50ml，继续滴定至紫蓝色消失，并将滴定的结果用空白试验校正。每 1ml 氯化钡滴定液（0.1mol/L）相当于 9.606mg 硫酸盐（SO_4），按无水物计算，含硫酸盐应为 32.0%～37.0%。

2. 高效液相色谱法 《中国药典》中用此法测定硫酸盐含量的药物有硫酸西索米星、硫酸奈替米星及硫酸依替米星，测定时使用蒸发光散射检测器。

例 8-20 硫酸西索米星中硫酸盐的测定：精密量取硫酸滴定液适量，用水定量稀释制成每

1ml 中约含硫酸盐（SO_4）0.075mg、0.15mg、0.30mg 的溶液作为对照品溶液①、②、③。照有关物质项下的色谱条件，精密量取对照品溶液①、②、③各 20μl，分别注入液相色谱仪，记录色谱图，以对照品溶液浓度的对数值与相应的峰面积的对数值计算线性回归方程，相关系数（r）应不小于 0.99；另精密称取本品适量，加水溶解并定量稀释制成每 1ml 中约含 0.5mg 的溶液，作为供试品溶液，同法测定，用线性回归方程计算供试品中 SO_4 的含量。按无水物计算，应为 32.5%～36.0%。

（三）组分测定

本类抗生素多为同系物组成的混合物，同系物的效价、毒性各不相同，为保证药品的质量，必须控制各组分的相对含量。例如，庆大霉素是庆大霉素 C 组分的复合物，由于发酵菌种不同或工艺略有差别，不同生产厂家产品各组分含量不完全一致，各组分的抗菌活性无明显差异，但其不良反应和耐药性各不相同，从而因各组分的比例不同影响产品的效价和临床疗效。

以庆大霉素 C 为例。因庆大霉素无紫外吸收，当采用紫外检测器时，应进行柱前衍生化处理。利用庆大霉素结构中的氨基与邻苯二醛（*o*-phthalaldehyde，OPA）及巯基乙酸（thioglycollic acid）在 pH 10.4 的硼酸盐缓冲液中反应，生成异吲哚衍生物，在 330nm 的波长处有强吸收，以供检测。采用高效液相色谱法测定时，以庚烷磺酸钠为反离子，采用离子对色谱法进行测定。衍生化反应如下：

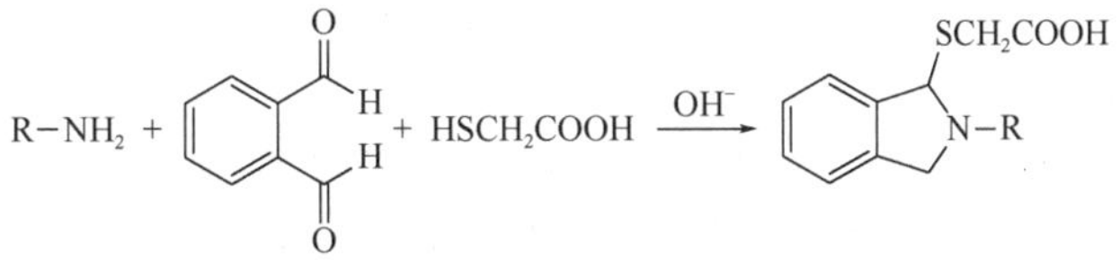

由于衍生化的方法较为烦琐，《中国药典》采用蒸发光散射检测器检测。蒸发光散射检测器为通用型检测器，对所有的化合物均有响应，对无紫外吸收化合物的检测有独特的优势。

例 8-21 硫酸庆大霉素 C 组分测定：照高效液相色谱法（通则 0512）测定。

色谱条件与系统适用性试验 用 ODS 为填充剂（pH 适应范围为 0.8～8.0）；以 0.2mol/L 三氟乙酸–甲醇（96∶4）为流动相；流速为 0.6～0.8ml/min；蒸发光散射检测器（高温型不分流模式：漂移管温度为 105～110℃，载气流量为 2.5L/min；低温型分流模式：漂移管温度为 45～55℃，载气压力 350kPa）测定。取庆大霉素标准品、小诺霉素标准品和西索米星对照品各适量，分别加流动相溶解并稀释制成每 1ml 中约含庆大霉素总 C 组分 2.5mg、小诺霉素 0.1mg 和西索米星 25μg 的溶液，分别量取 20μl 注入液相色谱仪，庆大霉素标准品溶液色谱图应与标准图谱一致，西索米星峰和庆大霉素 C_{1a} 之间，庆大霉素 C_2 峰、小诺霉素峰和庆大霉素 C_{2a} 峰之间的分离度均应符合规定；西索米星对照品溶液色谱图中主成分峰峰高的信噪比应大于 20；精密量取小诺霉素标准品溶液 20μl，连续进样 5 次，峰面积的相对标准偏差应符合要求。

测定法 精密称取庆大霉素标准品适量，加流动相溶解并定量稀释制成每 1ml 中约含庆大霉素总 C 组分 1.0mg、2.5mg 和 5.0mg 的溶液作为标准品溶液①、②和③。精密量取上述三种溶液各 20μl，分别注入液相色谱仪，记录色谱图，计算标准品溶液各组分浓度的对数值与相应的峰面积对数值的线性回归方程，相关系数（r）应不小于 0.99；另精密称取本品适量，加流动相溶解并定量稀释制成每 1ml 中约含庆大霉素 2.5mg 的溶液，同法测定，用庆大霉素各组分的线性回归方程分别计算供试品中对应组分的量（C_{tC_x}），并按下面公式计算出各组分的含量（%，mg/mg），C_1 应为 14%～22%，C_{1a} 应为 10%～23%，C_{2a}+C_2 应为 17%～36%，四个组分总含量不得低于 50.0%。

$$C_x(\%)=\frac{C_{tC_x}}{\frac{m_t}{V_t}}\times 100\% \tag{8.2}$$

式中，C_x 为庆大霉素各组分的含量（%，mg/mg）；C_{tC_x} 为由回归方程计算出的各组分的含量（mg/ml）；m_t 为供试品重量（mg）；V_t 为体积（ml）。

四、含量测定

本类抗生素的效价测定主要有微生物检定法和高效液相色谱法。微生物检定法是经典的抗生素含量测定方法，但该方法操作烦琐，而且由于生产的菌种不同，不同厂家产品的组分比例也不同，因此测定结果差别较大。高效液相色谱法测定含量时，由于本类抗生素多数无紫外吸收，不能直接用紫外或荧光检测器，需进行柱前或柱后衍生化，或采用电化学检测器、蒸发光散射检测器。

例 8-22 硫酸庆大霉素微生物检定法测定含量：精密称取本品适量，加灭菌水定量制成每1ml中约含1000单位的溶液，照抗生素微生物检定法（通则1201）测定，可信限率不得大于7%，1000庆大霉素单位相当于1mg庆大霉素。

例 8-23 硫酸依替米星的含量测定（蒸发光散射检测器）：照高效液相色谱法（通则0512）测定。

色谱条件与系统适用性条件　用ODS为填充剂（pH范围0.8～8.0）；以0.2mol/L三氟乙酸–甲醇（84∶16）为流动相；流速为0.5ml/min；用蒸发光散射检测器检测（参考条件：漂移管温度100℃，载气流速为2.6L/min）。取依替米星对照品和奈替米星标准品各适量，加水溶解并稀释制成每1ml中各含0.2mg的混合溶液，取20μl注入液相色谱仪，记录色谱图，依替米星峰和奈替米星峰之间的分离度应大于1.2。

测定法　取依替米星对照品适量，精密称定，分别加水溶解并定量稀释制成每1ml中约含依替米星1.0mg、0.5mg和0.25mg的溶液作为对照品溶液①、②、③。精密量取上述三种溶液各20μl，分别注入液相色谱仪，记录色谱图，以对照品溶液浓度的对数值对相应的峰面积的对数值计算线性回归方程，相关系数（*r*）应不小于0.99；另取本品适量，精密称定，加水溶解并定量稀释制成每1ml中约含依替米星0.5mg的溶液，同法测定，用线性回归方程计算供试品中 $C_{21}H_{43}N_5O_7$ 的含量。

第四节　四环素类抗生素

四环素类抗生素是四并苯或萘并萘的衍生物，因分子中含有四个六元环，因此统称为四环素类抗生素（tetracycline antibiotics）。

一、典型药物的结构与性质

（一）化学结构

四环素类抗生素的基本结构如下：

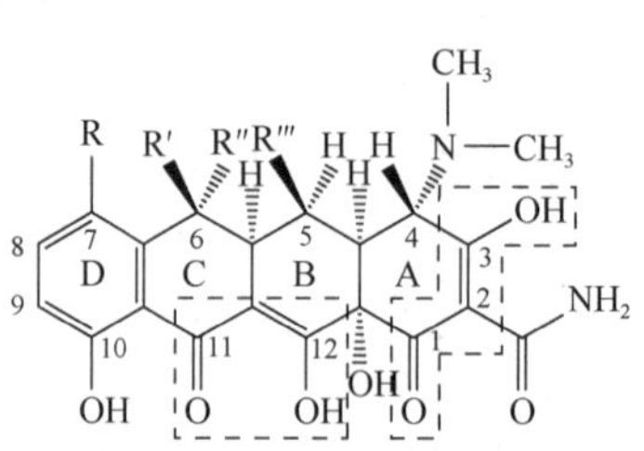

由于取代基R、R′、R″及R‴的不同，构成各种四环素类抗生素药物。《中国药典》收载的四环素类药物见表8-6。

表 8-6 《中国药典》收载的四环素类药物

名称	R	R′	R″	R‴
盐酸四环素（tetracycline hydrochloride，TC）	H	CH_3	OH	H
盐酸金霉素（chlortetracycline hydrochloride，CTC）	Cl	CH_3	OH	H
盐酸土霉素（oxytetracycline hydrochloride，OTC）	H	CH_3	OH	OH
盐酸多西环素（doxycycline hydrochloride，DOXC）	H	CH_3	H	OH
盐酸美他环素（metacycline hydrochloride，METC）	H	$=CH_2$		OH
盐酸米诺环素（minocycline hydrochloride，MINC）	N（CH_3）$_2$	H	H	H

（二）性质

1. 酸碱性与溶解性 本类抗生素药物母核 C_4 位上的二甲氨基 [—$N(CH_3)_2$] 显弱碱性；C_{10} 位上的酚羟基（—OH）和两个含有酮基与烯醇基的共轭双键系统显弱酸性，因此四环素类抗生素是两性化合物。遇酸及碱，均能生成相应的盐，临床上应用的多为盐酸盐。

本类药物多为黄色结晶性粉末，具有引湿性。其游离碱在水中溶解度很小，且溶解度与溶液的 pH 有关，在 pH 为 4.5～7.2 时难溶；当 pH 高于 8 或低于 4 时，溶解度增加。其盐酸盐易溶于水，难溶于三氯甲烷、乙醚等有机溶剂。

2. 稳定性 本类抗生素在干燥条件下稳定，但对酸、碱、光照和氧化剂（包括空气中氧）均不稳定，易被破坏，导致抗菌活性降低、不良反应增高。其水溶液随 pH 的不同，可发生差向异构化、降解等反应。

（1）差向异构化反应：在弱酸性（pH 2.0～6.0）溶液中，四环素类抗生素由于 A 环上手性碳原子 C_4 构型的改变，会发生差向异构化，形成差向四环素类。该反应是可逆反应，达到平衡时溶液中差向化合物的含量可达 40%～60%。一些阴离子如磷酸根、乙酸根、枸橼酸根等离子的存在，可加速差向异构化反应。四环素类的差向异构化反应可用下式表示：

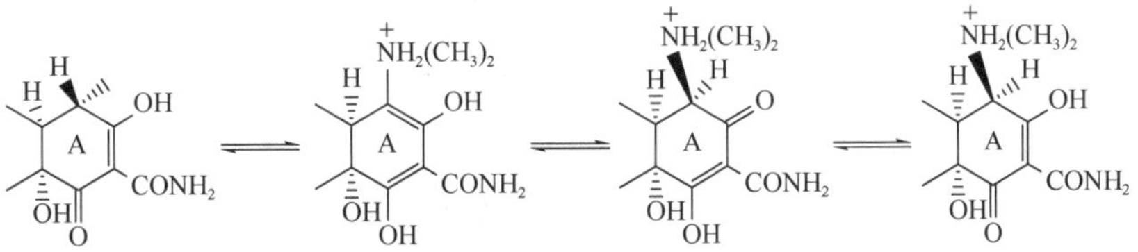

四环素类　　　　差向四环素类

四环素、金霉素很容易发生差向异构化，产生差向四环素（4-epitetracyline，ETC）和差向金霉素（具有蓝色荧光）。因金霉素的 C_7 上的氯原子具空间排斥作用，使差向异构化反应比四环素更易发生。当四环素类结构中存在 C_5-羟基（R‴ 为羟基）时，可以与 C_4-二甲氨基形成氢键而不易发生差向异构化反应，如土霉素、多西环素、美他环素。

（2）酸性降解：在酸性（pH<2）条件下，四环素类抗生素 C_6 上的羟基和相邻 C_{5a} 上的氢发生反式消除反应，生成脱水四环素类（anhydrotetracycline，ATC）。反应原理如下：

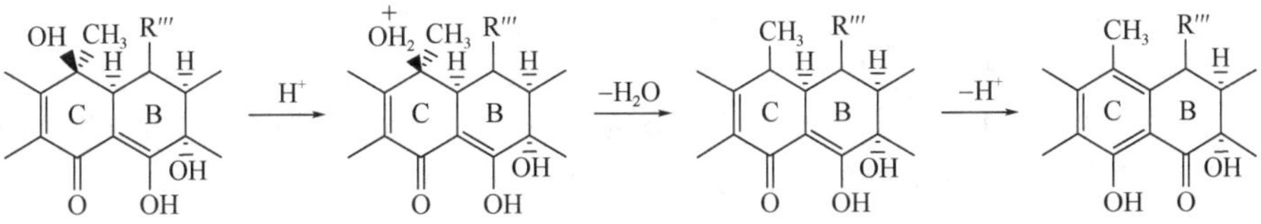

四环素类　　　　脱水四环素类

在脱水四环素类分子中，共轭双键增多，色泽加深，对光的吸收程度增大。金霉素在酸性溶液中也会发生消除反应生成脱水金霉素。脱水四环素、脱水金霉素为橙黄色，分别在 445nm

及 435nm 处有最大吸收。脱水四环素亦可形成差向异构体，称差向脱水四环素（4-epianhydro-tetracycline，EATC），为砖红色。

（3）碱性降解：在碱性条件下，C_6 上羟基在 OH^- 的作用下形成氧负离子，向 C_{11} 发生分子内亲核进攻，经电子转移，C 环破裂，生成无活性的具有内酯结构的异四环素类。反应原理如下：

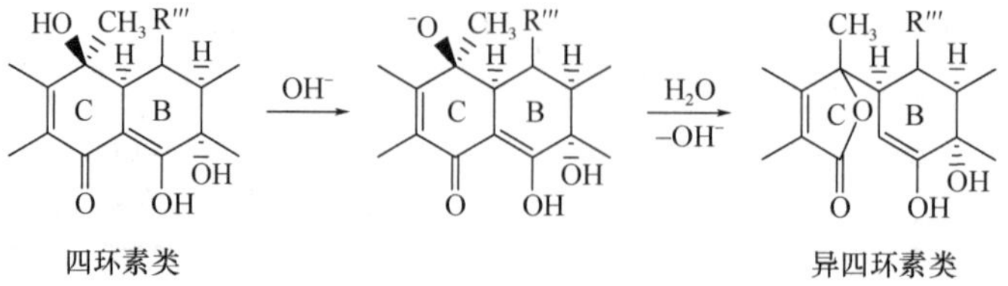

3. 与金属离子形成配位化合物 四环素类药物结构中的酚羟基和烯醇羟基，能与多种金属离子形成不溶性盐类或有色配位化合物，如与二价钙或镁离子形成不溶性的钙盐或镁盐、与三价铁或铝离子形成可溶性红色或黄色配位化合物。可用于鉴别或比色法含量测定。

4. 旋光性 四环素类抗生素分子中具有多个手性碳原子，具有旋光性。《中国药典》在其性状项下多收载比旋度的测定，见表 8-7。

表 8-7 《中国药典》收载四环素类药物的比旋度

药物	溶剂	浓度（mg/ml）	$[\alpha]_D^{20}$
盐酸土霉素	盐酸溶液（9→1000）	10	–188°～–200°
盐酸四环素	0.01mol/L 盐酸溶液	10	–240°～–258°
盐酸多西环素	盐酸溶液（9→100）的甲醇溶液（1→100）	10	–105°～–120°（25℃）
盐酸金霉素	水	5	–235°～–250°（避光放置 30min，25℃测定）

5. 紫外吸收和荧光性质 四环素类抗生素分子中有共轭双键系统，在紫外光区有特征吸收。例如，《中国药典》中盐酸多西环素的甲醇溶液在 269nm 和 354nm 的波长处有最大吸收，在 234nm 和 296nm 的波长处有最小吸收。在紫外光照射下产生荧光，它们的降解产物也具有荧光。例如，土霉素经碱降解后呈绿色荧光，加热，荧光转为蓝色，在薄层色谱法鉴别中常将这一性质用于斑点检出。

二、鉴别试验

（一）色谱法

《中国药典》所收载的本类抗生素均采用高效液相色谱法鉴别。在含量测定项下记录的色谱图中，供试品溶液主峰的保留时间应与对照品溶液主峰的保留时间一致。其中，盐酸土霉素同时给出了薄层色谱法和高效液相色谱法，可任选其一进行鉴别。

例 8-24 盐酸土霉素的鉴别

薄层色谱法：取本品与土霉素对照品，分别加甲醇溶解并稀释制成每 1ml 中约含 1mg 的溶液，作为供试品溶液与对照品溶液；另取土霉素与盐酸四环素对照品，加甲醇溶解并稀释制成每 1ml 中各约含 1mg 的混合溶液，照薄层色谱法（通则 0502）试验，吸取上述三种溶液各 1μl，分别点于同一硅胶 G（H）F_{254} 薄层板上，以水–甲醇–二氯甲烷（6∶35∶59）溶液作为展开剂，展开，晾干，置紫外光灯（365nm）下检视，混合溶液应显两个完全分离的斑点，供试品溶液所显主斑点的位置和荧光应与对照品溶液主斑点的位置和荧光相同。

高效液相色谱法：在含量测定项下记录的色谱图中，供试品溶液主峰的保留时间应与对照品溶液主峰的保留时间一致。

（二）光谱法

1. 紫外分光光度法 本类抗生素分子结构中含有多个共轭系统，在紫外光区有特征吸收，可用于鉴别，多以甲醇或水为溶剂。《中国药典》收载的盐酸多西环素及其制剂、盐酸美他环素及其制剂均采用紫外分光光度法鉴别。

例 8-25 盐酸多西环素的鉴别：取本品适量，加甲醇溶解并稀释制成每 1ml 中含 20μg 的溶液，照紫外–可见分光光度法（通则 0401）测定，在 269nm 和 354nm 的波长处有最大吸收，在 234nm 和 296nm 的波长处有最小吸收。

2. 红外分光光度法 各国药典均利用本类药物的红外吸收光谱特征进行鉴别。《中国药典》中，除盐酸土霉素外，其余的四环素类原料均采用红外分光光度法鉴别。

（三）化学鉴别法

1. 显色反应 四环素类抗生素与硫酸反应，不同药物产生不同颜色。例如，盐酸四环素呈深紫色；盐酸土霉素呈深朱红色，加水变为黄色；盐酸金霉素呈蓝色，渐变为橄榄绿色，加水变为金黄色或棕黄色；据此可区别各种四环素类抗生素。

2. 与金属离子反应 本类抗生素分子中含有酚羟基、酮基及共轭烯醇结构，能与多价金属离子生成盐类或配位化合物。例如，盐酸四环素与三氯化铁形成红棕色配位化合物，可供鉴别。

例 8-26 盐酸四环素的鉴别：取本品约 0.5mg，加硫酸 2ml，即显深紫色，再加三氯化铁试液 1 滴，溶液变为红棕色。

3. 氯化物的鉴别反应 本类抗生素多为盐酸盐，其水溶液显氯化物鉴别（1）的反应（通则 0301）。

三、检　　查

（一）有关物质

四环素类抗生素中的有关物质主要是指在生产和储藏过程中引入的异构体、降解产物等，包括差向四环素（ETC）、脱水四环素（ATC）、差向脱水四环素（EATC）等。这些杂质的存在不仅使抗菌活性降低，而且使有些患者出现恶心、呕吐、糖尿、蛋白尿及酸中毒等急性或亚急性不良反应，是引起临床上不良反应的主要物质。因此，各国药典均采用高效液相色谱法控制本类药物中有关物质的限量。

例 8-27 盐酸四环素中有关物质的检查

色谱条件与系统适用性试验 用 ODS 为填充剂；以乙酸铵溶液［0.15mol/L 乙酸铵溶液-0.01mol/L EDTA-2Na 溶液–三乙胺（100∶10∶1），用乙酸调节 pH 至 8.5］-乙腈（83∶17）为流动相；检测波长为 280nm。取 4-差向四环素对照品、土霉素对照品、差向脱水四环素对照品、盐酸金霉素对照品及脱水四环素对照品各约 3mg 与盐酸四环素对照品约 48mg，置 100ml 量瓶中，加 0.1mol/L 盐酸溶液 10ml 使溶解后，用水稀释至刻度，摇匀，作为系统适用性试验溶液，取 10μl 注入液相色谱仪，记录色谱图，出峰顺序为 4-差向四环素、土霉素、差向脱水四环素、四环素、金霉素、脱水四环素，四环素峰的保留时间约为 14min。4-差向四环素峰、土霉素峰、差向脱水四环素峰、四环素峰、金霉素峰间的分离度应符合要求，金霉素及脱水四环素峰间的分离度应大于 1.0。

测定法 临用新制。取本品，加 0.01mol/L 盐酸溶液溶解并稀释制成每 1ml 中约含 0.8mg 的溶液，作为供试品溶液；精密量取 2ml，置 100ml 量瓶中，用 0.01mol/L 盐酸溶液稀释至刻度，摇匀，作为对照溶液。取对照溶液 2ml，置 100ml 量瓶中，用 0.01mol/L 盐酸溶液稀释至刻度，摇匀，作为灵敏度溶液。照含量测定项下的色谱条件试验，量取灵敏度溶液 10μl 注入液相色谱仪，记录色谱图，主成分色谱峰峰高的信噪比应大于 10。再精密量取供试品溶液与对照溶液各

10μl，分别注入液相色谱仪，记录色谱图至主成分峰保留时间的2.5倍，供试品溶液色谱图中如有杂质峰，土霉素、4-差向四环素、盐酸金霉素、脱水四环素和差向脱水四环素按校正后的峰面积（分别乘以校正因子1.0、1.42、1.39、0.48和0.62），分别不得大于对照溶液主峰面积的0.25倍（0.5%）、1.5倍（3.0%）、0.5倍（1.0%）、0.25倍（0.5%）、0.25倍（0.5%），其他各杂质峰面积的和不得大于对照溶液主峰面积的0.5倍（1.0%）。供试品溶液色谱图中小于灵敏度溶液主峰面积的峰忽略不计。

本品中的有关物质主要是4-差向四环素、土霉素、脱水四环素、差向脱水四环素和盐酸金霉素等，采用高效液相色谱法的加校正因子的主成分自身对照法检查。由于杂质的响应差异较大，所以峰面积需要用校正因子校正后，再与对照溶液主峰面积进行比较。本法流动相的pH为8.5，因此应使用耐碱填料的色谱柱。

（二）杂质吸光度

杂质吸光度检查主要是为了控制本类药物中的异构体、降解产物等杂质。四环素类抗生素多为黄色结晶性粉末，其水溶液的最大吸收波长在250～350nm处，在波长430nm以上无吸收。而异构体，降解产物颜色较深，如差向四环素为淡黄色，但不稳定易变为黑色，脱水四环素为橙红色，差向脱水四环素为砖红色。所以，《中国药典》通过限制其在波长430～530nm内的吸光度，以控制有色杂质的量。四环素类抗生素杂质吸光度检查条件及限度要求见表8-8。

表8-8　四环素类抗生素杂质吸光度检查的条件及限度

药物	溶剂	浓度（mg/ml）	测定波长（nm）	吸光度（限度）	备注
盐酸土霉素	0.1mol/L盐酸甲醇溶液（1→100）	2.0	430	≤0.50	1h内
	0.1mol/L盐酸甲醇溶液（1→100）	10	490	≤0.20	
盐酸四环素（供注射用）	0.8%氢氧化钠溶液	10	530	≤0.12	温度为20～25℃，采用4cm吸收池，自加溶剂起5min时测定
盐酸多西环素	盐酸溶液（9→100）的甲醇溶液（1→100）	10	490	≤0.12	
盐酸多西环素片	盐酸溶液（9→100）的甲醇溶液（1→100）	9	490	≤0.20	
盐酸金霉素	水	5	460	≤0.40	
盐酸美他环素	1mol/L盐酸甲醇溶液（1→100）	10	490	≤0.20	

四、含量测定

高效液相色谱法可有效地分离异构体、降解产物等杂质，使测定结果更加准确，因此目前各国药典对四环素类抗生素的含量测定多采用高效液相色谱法。

例8-28　盐酸金霉素眼膏的含量测定：取本品约2.5g（相当于盐酸金霉素12.5mg），精密称定，置分液漏斗中，加石油醚（沸程90～120℃）30ml，振摇使基质溶解，再精密加入0.01mol/L盐酸溶液50ml，振摇15min，静置分层，取水层，置50ml量瓶中，加0.01mol/L盐酸溶液稀释至刻度，摇匀，滤过，取续滤液作为供试品溶液；另取盐酸金霉素对照品约25mg，精密称定，置100ml量瓶中，加0.01mol/L盐酸溶液溶解并稀释至刻度，摇匀，作为对照品溶液。照盐酸金霉素项下的方法测定，即得。

本法为反相高效液相色谱法，由于一般化学键合相色谱柱使用的pH范围为2～8，本法流动相的pH<2.0，因此应使用耐酸填料的色谱柱。为消除眼膏剂基质影响，本法加石油醚使基质溶解，再用0.01mol/L盐酸溶液提取金霉素进行测定。

第五节　大环内酯类抗生素

大环内酯类抗生素是由链霉菌产生的一类弱碱性抗生素，其结构特征为分子中含有一个内酯结构的14～16元大环。通过内酯环上的羟基和去氧氨基糖或6-去氧糖缩合成碱性苷。常见的大环内酯类抗生素包括如下。十四元大环内酯类：红霉素（erythromycin）、罗红霉素（roxithromycin）、克拉霉素（clarithromycin）。十五元大环内酯类：阿奇霉素（azithromycin）。十六元大环内酯类：乙酰螺旋霉素（acetylspiramycin）、麦白霉素（meleumycin）、交沙霉素（josamycin）、吉他霉素（kitasamycin）等。

一、典型药物的结构与性质

（一）化学结构

这类抗生素的特点之一是化学结构上成系列的多组分，表现在药物的有效成分的多组分性。

例如，红霉素的结构如下：

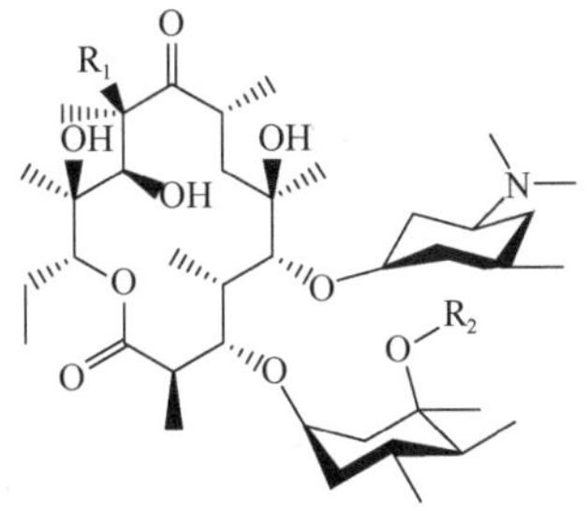

红霉素A（$C_{37}H_{67}NO_{13}$，分子量为733.94）R_1=OH　R_2=CH_3

红霉素B（$C_{37}H_{67}NO_{12}$，分子量为717.94）R_1=H　R_2=CH_3

红霉素C（$C_{36}H_{65}NO_{13}$，分子量为719.90）R_1=OH　R_2=CH_3

阿奇霉素是由十五元氮杂内酯环与去氧氨基糖和红霉素缩合而成的苷，其结构如左下。

乙酰螺旋霉素为单乙酰螺旋霉素Ⅱ、单乙酰螺旋霉素Ⅲ、双乙酰螺旋霉素Ⅱ、双乙酰螺旋霉素Ⅲ四个组分为主的混合物，其结构如右下。

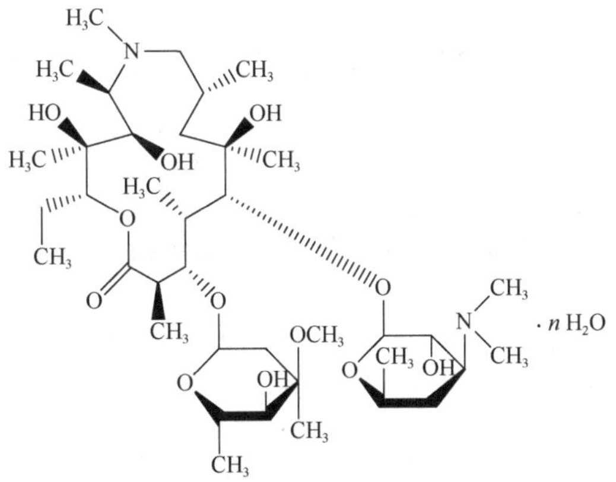

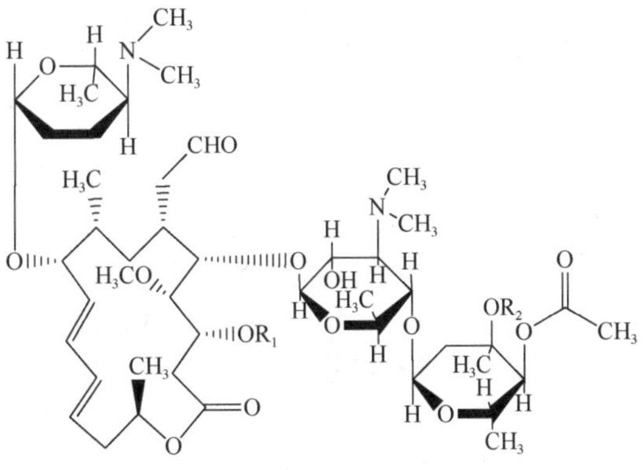

单乙酰螺旋霉素Ⅱ：$R_1=COCH_3$　$R_2=H$

单乙酰螺旋霉素Ⅲ：$R_1=COCH_2CH_3$　$R_2=H$

双乙酰螺旋霉素Ⅱ：$R_1=COCH_3$　$R_2=COCH_3$

双乙酰螺旋霉素Ⅲ：$R_1=COCH_2CH_3$　$R_2=COCH_3$

（二）性质

1. 碱性　本类药物具有氨基糖结构，阿奇霉素内酯环上有叔氮原子，具有碱性。

2. 溶解性　本类药物在水中几乎不溶，在甲醇、乙醇或丙酮中溶解。

3. 旋光性 本类药物分子结构中有不对称碳原子，具有旋光性。《中国药典》在其性状项下多收载比旋度的测定，见表 8-9。

表 8-9 《中国药典》收载大环内酯类药物的比旋度

药物	溶剂	浓度（mg/ml）	$[\alpha]_D^{20}$
红霉素	无水乙醇	20	−71°～−78°（放置 30min 测定）
罗红霉素	无水乙醇	20	−82°～−87°
克拉霉素	三氯甲烷	10	−89°～−95°
阿奇霉素	无水乙醇	20	−45°～−49°
交沙霉素	无水乙醇	10	−67°～−73°

4. 紫外吸收 本类药物紫外吸收多在紫外末端区，缺乏分析化学上可被利用的特征紫外吸收区位。

二、鉴别试验

（一）色谱法

本类药物鉴别可采用高效液相色谱法和薄层色谱法，鉴别试验中既有高效液相色谱法又有薄层色谱法的，可选做一种。

1. 薄层色谱法 《中国药典》所收载的本类抗生素中采用薄层色谱法鉴别的有阿奇霉素、乙酰螺旋霉素和交沙霉素。

例 8-29 阿奇霉素的鉴别：取本品，加无水乙醇溶解并稀释制成每 1ml 中约含 5mg 的溶液，作为供试品溶液；取阿奇霉素对照品适量，加无水乙醇溶液并稀释制成每 1ml 中约含 5mg 的溶液，作为对照品溶液；照薄层色谱法（通则 0502）试验，吸取上述溶液各 2μl，分别点于同一硅胶 G 薄层板上，以乙酸乙酯−正己烷−二乙胺（10∶10∶2）为展开剂，展开，晾干，喷以显色剂（取钼酸钠 2.5g、硫酸铈 1g，加 10% 硫酸溶液溶解并稀释至 100ml），置 105℃加热数分钟，供试品溶液所显主斑点的位置和颜色与对照品溶液主斑点的位置和颜色相同。

2. 高效液相色谱法 《中国药典》所收载的本类抗生素中采用高效液相色谱法鉴别的有红霉素、阿奇霉素、克拉霉素、罗红霉素、麦白霉素和交沙霉素。在含量测定项下记录的色谱图中，供试品溶液主峰的保留时间应与对照品溶液主峰的保留时间一致。

（二）光谱法

1. 紫外分光光度法 本类抗生素药物紫外吸收多在紫外末端区，缺乏分析化学上可被利用的特征紫外吸收区位，仅麦白霉素、交沙霉素采用紫外分光光度法鉴别。

例 8-30 麦白霉素的鉴别：取本品，加无水乙醇溶解并稀释制成每 1ml 中约含 16μg 的溶液，照紫外−可见分光光度法（通则 0401）测定，在 232nm 的波长处有最大吸收。

2. 红外分光光度法 《中国药典》中，红霉素、阿奇霉素、克拉霉素、罗红霉素和交沙霉素利用本类药物的红外吸收光谱特征进行鉴别。

例 8-31 阿奇霉素的鉴别：本品的红外吸收图谱应与对照的图谱（《光谱集》772 图）或与对照品图谱一致。如不一致时，可取本品与对照品各适量，分别溶于丙酮中，于室温挥发至干，测定。

（三）化学鉴别法

显色反应：交沙霉素、吉他霉素与硫酸反应，分别生成红棕色和红褐色配位化合物，可用于鉴别。

例 8-32 交沙霉素的鉴别：取本品 2mg，加硫酸 5ml，缓缓摇匀，即显红棕色。

三、检　　查

（一）有关物质

本类药物的有关物质检查采用高效液相色谱法，主要采用加校正因子的主成分自身对照法检查。

例 8-33　红霉素的有关物质检查：取本品约 40mg，置 10ml 量瓶中，加甲醇 4ml 使溶解，用 pH 8.0 磷酸盐溶液（取磷酸氢二钾 11.5g，加水 900ml 使溶解，用 10% 磷酸溶液调节 pH 至 8.0，用水稀释成 1000ml）稀释至刻度，摇匀，作为供试品溶液；精密量取 1ml，置 100ml 量瓶中，用上述 pH 8.0 磷酸盐溶液–甲醇（3∶2）稀释至刻度，摇匀，作为对照溶液；精密量取对照溶液适量，用 pH 8.0 磷酸盐溶液–甲醇（3∶2）定量稀释制成每 1ml 中约含 4μg 的溶液，作为灵敏度溶液。照红霉素组分检查项下的色谱条件，量取灵敏度溶液 100μl 注入液相色谱仪，记录色谱图，主成分色谱峰高的信噪比应大于 10。精密量取供试品溶液和对照溶液各 100μl，分别注入液相色谱仪，记录色谱图（图 8-3）。供试品溶液色谱图中如有杂质峰，杂质 C 峰面积不得大于对照溶液主峰面积的 3 倍（3%），杂质 E 与杂质 F 校正后的峰面积（乘以校正因子 0.08）均不得大于对照溶液主峰面积的 2 倍（2%），杂质 D 校正后的峰面积（乘以校正因子 2）不得大于对照溶液主峰面积的 2 倍（2%），杂质 A、杂质 B 及其他单个杂质的峰面积均不得大于对照溶液主峰面积的 2 倍（2%），各杂质校正后的峰面积之和不得大于对照溶液主峰面积的 7 倍（7%）。供试品溶液色谱图中小于灵敏度溶液主峰面积的峰忽略不计。

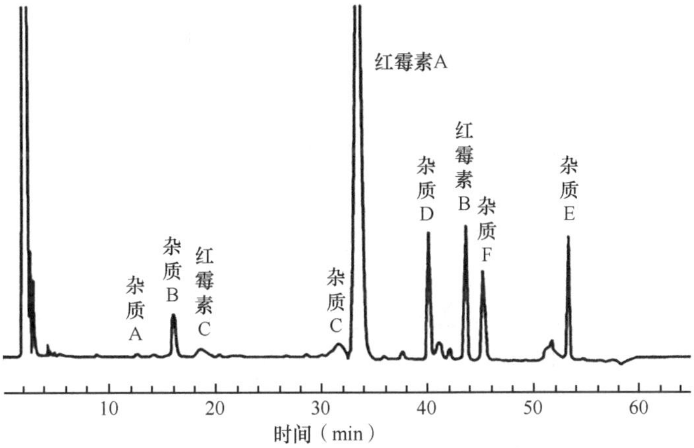

图 8-3　红霉素组分参考色谱图

（二）组分检查

药物有效成分的多组分性是本类抗生素的特点，《中国药典》采用高效液相色谱法进行组分测定。

例 8-34　乙酰螺旋霉素的组分测定：照高效液相色谱法（通则 0512）测定。

色谱条件与系统适用性试验　用 ODS 为填充剂；以乙腈-0.1mol/L 乙酸铵溶液（60∶40）（用乙酸调节 pH 至 7.2±0.1）为流动相；检测波长为 232nm。取标准品溶液 10μl，注入液相色谱仪，记录的色谱图应与标准图谱一致。

测定法　取本品适量，精密称定，加流动相溶解并定量稀释制成每 1ml 中约含 1mg 的溶液，作为供试品溶液，精密量取 10μl 注入液相色谱仪，记录色谱图，乙酰螺旋霉素各组分的出峰顺序依次为单乙酰螺旋霉素Ⅱ、单乙酰螺旋霉素Ⅲ、双乙酰螺旋霉素Ⅱ和双乙酰螺旋霉素Ⅲ。量取峰面积，按下式计算，含单、双乙酰螺旋霉素（Ⅱ＋Ⅲ）均应不得少于 35%。

$$\text{单乙酰螺旋霉素（Ⅱ+Ⅲ）含量（\%）}=\frac{A_{\text{单Ⅱ}}+A_{\text{单Ⅲ}}}{A_{\text{单Ⅱ}}+A_{\text{单Ⅲ}}+A_{\text{双Ⅱ}}+A_{\text{双Ⅲ}}}\times 100\% \tag{8.3}$$

$$\text{双乙酰螺旋霉素（Ⅱ+Ⅲ）含量（\%）}=\frac{A_{\text{双Ⅱ}}+A_{\text{双Ⅲ}}}{A_{\text{单Ⅱ}}+A_{\text{单Ⅲ}}+A_{\text{双Ⅱ}}+A_{\text{双Ⅲ}}}\times 100\% \tag{8.4}$$

式中，$A_{\text{单Ⅱ}}$为单乙酰螺旋霉素Ⅱ的峰面积；$A_{\text{单Ⅲ}}$为单乙酰螺旋霉素Ⅲ的峰面积；$A_{\text{双Ⅱ}}$为双乙酰螺旋霉素Ⅱ的峰面积；$A_{\text{双Ⅲ}}$为双乙酰螺旋霉素Ⅲ的峰面积。

另取乙酰螺旋霉素标准品适量，同法测定，按外标法以峰面积计算出乙酰螺旋霉素四个组分的总含量，应不得少于75%。

$$\text{乙酰螺旋霉素四个组分的总含量（\%）}=\frac{A_{\mathrm{T}}W_{\mathrm{S}}P}{A_{\mathrm{S}}W_{\mathrm{T}}}\times 100\% \tag{8.5}$$

式中，A_{T}为供试品色谱图中乙酰螺旋霉素四个组分峰的总面积；A_{S}为标准品色谱图中乙酰螺旋霉素四个组分峰的总面积；W_{T}为供试品的重量；W_{S}为标准品的重量；P为标准品四个组分的百分含量总和。

四、含量测定

本类抗生素的含量测定方法主要有微生物检定法、比色法、荧光分光光度法、薄层色谱法和高效液相色谱法。《中国药典》中多采用高效液相色谱法测定原料及其制剂的含量。

例 8-35 红霉素微生物检定法测定含量：精密称取本品适量，加乙醇（10mg 加乙醇 1ml）溶解后，用灭菌水定量制成每 1ml 中约含 1000 单位的溶液，照抗生素微生物检定法（通则 1201）测定，可信限率不得大于 7%。1000 红霉素单位相当于 1mg 的 $C_{37}H_{67}NO_{13}$。

例 8-36 阿奇霉素高效液相色谱法测定含量：照高效液相色谱法（通则 0512）测定。

色谱条件与系统适用性试验 用 ODS 为填充剂；以磷酸盐缓冲液（取 0.05mol/L 磷酸氢二钾溶液，用 20% 磷酸溶液调节 pH 至 8.2）-乙腈（45∶55）为流动相；检测波长为 210nm。取阿奇霉素系统适用性对照品适量，加乙腈溶解并稀释制成每 1ml 中含 10mg 的溶液，取 50μl 注入液相色谱仪，记录的色谱图应与标准图谱一致。

测定法 取本品适量，精密称定，加乙腈溶解并定量稀释制成每 1ml 中约含 1mg 的溶液，作为供试品溶液，精密量取 50μl 注入液相色谱仪，记录色谱图；另取阿奇霉素对照品适量，同法测定。按外标法以峰面积计算，即得。

本章小结

抗生素是用于治疗细菌感染的重要药物之一。随着细菌耐药性的增加，对抗生素类药物进行分析和评估变得至关重要。本章概述部分对抗生素类药物的特点及其分析特点进行了介绍。然后，重点讲述 β-内酰胺类抗生素、氨基糖苷类抗生素、四环素类抗生素和大环内酯类抗生素，包括典型药物的结构和性质、鉴别、检查项目及含量或效价测定。这些知识对药物分析研究人员和药品质量监督人员都具有重要的指导意义。

（朱曲波）

思考题

1. 比较抗生素类药物含量测定的微生物检定法与理化测定法的优缺点。
2. 简述氨基糖苷类药物的结构特点与鉴别反应。
3. 简述 β-内酰胺类抗生素的结构特点与性质。

第九章 生化药物与生物制品分析

学习要求

1. 掌握 生化药物的鉴别、检查和含量测定，生物制品检定的内容和方法。

2. 熟悉 生化药物和生物制品定义和种类。

3. 了解 生化药物和生物制品的全程质量控制的特点。

运用微生物学、生物学、医学、生物化学等的研究成果，综合利用生物学、生物化学、微生物学、免疫学、物理化学和药学的原理与方法，以生物体、生物组织、细胞和体液等为原料制造的一类用于预防、治疗与诊断的制品统称为生物药物（biopharmaceutics）。广义的生物药物包括从动物、植物和微生物等生物体中直接提取的各种天然活性物质及人工合成或半合成的天然物质类似物。生物药物具有针对性强、药理活性高等优点，但原料中的有效物质含量低、稳定性差、易腐败。与化学药物和中药相比，生物药物具有特定的生理功能，因此生物药物不仅要有理化检验指标，更要有生物活性检验指标。

按来源和生产方法不同，生物药物主要包括生化药物（biochemical drug）、生物合成药物（biosynthetic drug）和生物制品（biological product）。基于生化药物和生物制品在临床使用的品种日益增多，本章概要介绍生化药物的分析及生物制品的检定方法和特点，生化药物分析和生物制品检定过程中相同或相似的地方，不再重复叙述。

第一节 生物药物的全程质量控制

生物药物的生产不同于一般的化学药物，它来源于生物体包括细菌和细胞，制造过程涉及生物材料和生物学特征，产品工艺存在易变性和安全性问题。不同的生物药物具有自身独特的工艺流程与检定方法。为此，必须针对具体的品种，进行原材料、生产过程（包括培养和纯化工艺过程）和最终产品的全程质量控制。

生物药物的质量控制应包括安全性、有效性和可控性。各种需要控制的物质，系指该品种按规定工艺进行生产和储藏过程中需要控制的成分，包括非目标成分（如残留溶剂、残留宿主细胞蛋白质及目标成分的聚合物和降解产物等）。

为保证生物药物临床使用的安全性和有效性，必须严格遵守 GMP 标准，对药品生产和检定过程进行全程质量控制。药品标准，尤其是《中国药典》，是药品生产、供应、使用和监督部门共同遵守的法定技术标准，也是药品生产和临床用药水平的重要标准。

（1）生产过程中如采用有机溶剂或其他物质进行提取、纯化或灭活处理等，生产的后续工艺应能有效去除，去除工艺应经验证，残留量应符合残留溶剂测定法的相关规定。

（2）除另有规定外，生物药物有效性的检测应包括有效成分含量和效力的测定。

（3）各品种中每项质量指标均应有相应的检测方法，以及明确的限度或要求。

（4）除另有规定外，可量化的质量标准应设定限度范围。

（5）复溶冻干制品的稀释剂应符合最新版药典的规定。若药典中未收载的稀释剂，其制备工艺和质量标准应经国务院药品监督管理部门批准。

第二节 生物药物分析方法

生物药物分析是应用微生物学、分子生物学、免疫学、生物化学、有机化学、分析化学、生物工程等学科的理论及技术，检测和研究各种生物药物质量的一门综合性应用学科。生物药物分析的基本任务是分析鉴定各种生物药物的化学成分、化学结构，测试产品质量、多组分药物的组分含量、相关物质的降解产物含量等，从而全面控制生物药物质量，保障人民用药的安全性、合理性和有效性。为此，在生物药物的生产、保管、供应、调配及临床应用过程中，对每种原料药和制剂都应该进行严格的分析检验；同时必须应用各种有效方法针对上述各个环节严格把关药物质量。此外，生物药物生产单位也必须认真进行生物药物生产过程中的质量控制，及时解决工艺中发现的质量问题，提高产品质量，促进生产发展。药品供应和管理部门也要时刻注意药品储存过程中的质量变化，以便随时研究引起药品质量变化的因素，进一步完善储存条件和管理方法，全面保证药品质量。

一、生物药物分析的基本内容

根据生物药物的基本特点，其质量分析主要应包括以下内容。

（一）分子量的测定

生物药物中除氨基酸、核苷酸、辅酶等为小分子化合物，化学结构明确、分子量确定外，其他如蛋白质、多肽、核酸、多糖类等均为大分子的生命物质，其分子量大（一般几千至几十万），且具有复杂的化学结构与空间构象，以维持其特定的生理功能。例如，《中国药典》三部收载的注射用人白介素-11由177个氨基酸组成，分子量约为19 275；注射用人促红素（CHO细胞）通常为165个氨基酸，但是其含有Asn24、Asn38、Asn83、Ser126四个糖基化位点，由于糖基化程度不同，分子量范围为36 000～45 000。对大分子的化合物而言，即使组分相同，往往由于分子量不同而产生不同的生理活性。例如，肝素是由*D*-硫酸氨基葡萄糖和葡萄糖醛酸组成的酸性黏多糖，能明显延长血凝时间，有抗凝血作用；而低分子量肝素，其抗凝活性低于肝素。所以，生物药物常需要进行分子量的测定。目前，分子量检定最常用的方法为十二烷基硫酸钠-聚丙烯酰胺凝胶电泳（SDS-PAGE）法，此外，还包括毛细管电泳法、分子排阻色谱法、高效液相色谱法等。

（二）分子结构确证

生物药物的活性主要取决于其氨基酸序列和空间结构，但由于其一般分子量较大，空间结构复杂，其结构的确证很难沿用化学药物或结构已知的生化药物所常用的元素分析、红外分光光度法、紫外分光光度法、核磁共振谱、质谱等方法加以证实，往往还需要选择生物化学分析，如氨基酸组成、N端或C端氨基酸序列、肽图、圆二色谱、结构测定等方法加以证实。例如，《中国药典》三部收载的外用人表皮生长因子的原液检定，不仅要进行蛋白质分子量、纯度、等电点、紫外光谱扫描等理化分析，而且按规定要进行肽图检查，同时至少每年测定一次产品N端氨基酸序列。

（三）生物学活性检查

生物药物对热、酸、碱、重金属及pH变化都较敏感，各种理化因素的变化易对生物活性产生影响。特别是在制备多肽或蛋白质类药物时，有时因生产工艺条件的变化，导致活性多肽或蛋白质失活。因此，对这些生物药物，除了用通常采用的理化分析检验外，尚需用生物检定法进行检定，以证实其生物活性。例如，不同的细胞因子有其特有的生物学活性，细胞因子的生物活性检测是利用细胞因子对特定细胞株（靶细胞或反应细胞）的生物学效应来评估样本中相应细胞因子的含量或活性。《中国药典》三部收载的人促红素（erythropoietin，EPO）原液检定要进行生物学活性的检查，依据EPO可刺激网织红细胞生成的作用，给小鼠皮下注射EPO后，其网织红细胞数量随EPO注射剂量的增加而升高；利用网织红细胞数对红细胞数的比值变化，通过剂量反应平行线法检测EPO体内生物学活性。

（四）安全性检查

由于生物药物使用剂量一般较低（一般为微克至毫克级），有效成分在生物材料中浓度都很低，杂质特别是生物大分子杂质的含量相对比较高；同时，生物药物的性质特殊，生产工艺复杂，易引入特殊杂质和污染物，故生物药物常要求对原液、半成品和成品做安全性方面的全面检查，以保证生物药物用于人体时不至于引起严重不良反应或意外事故。例如，《中国药典》三部收载的注射用人白介素-11 涉及的安全性检查项目包括原液中无菌检查、细菌内毒素检查、异常毒性检查、外源性 DNA 残留量、残余抗生素活性和甲醇残留量等。

（五）效价（含量）测定

生化药物来源于生物体，是生物体的基本生命物质，与化学药物和中药相比，具有更高的生化机制合理性和特异治疗有效性，其定量分析和含量的表示方式上与化学药物也有所不同。除应用一般化学方法或理化分析进行有效成分含量测定外，更应根据产品的特异生理效应或专一生化反应拟定其专属性的生物效价测定方法，以表征其所含生物活性成分的含量。例如，对疫苗、酶类等药物需进行效价测定或酶活力测定，以表明其有效成分的生物活性。《中国药典》三部收载的人用狂犬病疫苗效价测定，通过将不同稀释度的供试品和参考疫苗分别免疫小鼠，通过比较免疫后的小鼠对致死性狂犬攻击病毒的保护剂量，确定供试品的效价。

二、常用生物分析方法

生物药物分析主要包括化学方法、仪器分析方法和生物检定法。通常需要根据不同的品种选择不同的方法，或者对方法进行优化。生物药物分析的方法很多，本节仅列举四种常用的方法，更多的方法可以参考《中国药典》四部。

（一）酶联免疫吸附法

酶联免疫吸附法（enzyme-linked immunosorbent assay，ELISA）系将固相载体上抗原–抗体的特异性反应与酶催化底物相结合而对供试品中待测物进行定性或定量分析的方法。根据检测目的和操作步骤不同，酶联免疫吸附法一般可分为直接法、间接法、双抗夹心法和竞争法（图 9-1），其中双抗夹心法又可分为直接夹心法、间接夹心法和桥式法。本法主要适用于生物原料药或制剂的鉴别试验、纯度与杂质分析、含量或生物活性/效价测定等。

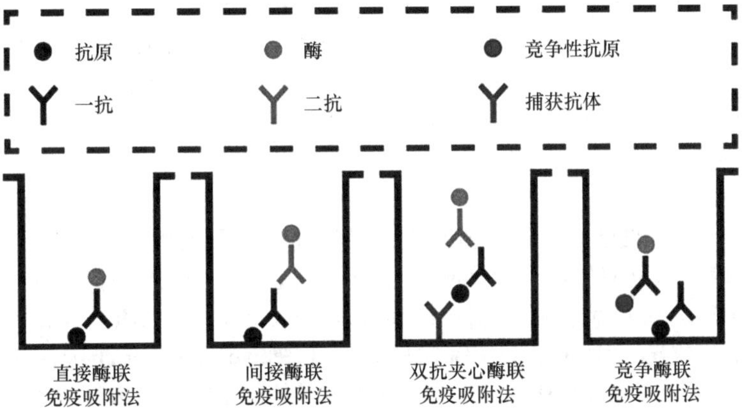

图 9-1　常见酶联免疫吸附法检测原理示意图

1. 对仪器的一般要求　若为全自动化检测，所用仪器为全自动酶免疫分析仪；若为半自动化检测，所用仪器主要有酶标仪、恒温箱或水浴箱、微孔振荡器、微量移液器等。

2. 对标记物的一般要求和常用标记方法　酶标抗原或酶标抗体为本法检测的基础。待标记抗原或抗体应经高度纯化，用于标记的酶一般需符合特异性强、活性高、可溶性好、来源方便、相应底物易于保存和制备等要求。常用的酶有辣根过氧化物酶（horseradish peroxidase，HRP）、碱性磷酸酶（alkaline phosphatase，ALP）、β-半乳糖苷酶（beta-galactosidase，β-GAL）等，相应底物分别有四甲基联苯胺（tetramethylbenzidine，TMB）、对硝基苯磷酸盐（4-nitrophenyl phosphate disodium salt hexahydrate，pNPP）、4-甲基伞形酮-*β*-*D*-葡萄糖醛酸苷（4-MUG）等。

酶标抗原或酶标抗体常用的偶联方法有戊二醛交联法、过碘酸钠交联法、酶–抗酶免疫复合物法等。经标记的抗原或抗体一般可通过饱和硫酸铵沉淀法或柱色谱法等进行纯化，并采用适宜方法进行质量鉴定，包括酶结合量、酶活性和酶标记的灵敏性测定等。对制备好的酶标抗原或酶标抗体应置适宜温度保存，且宜小量分装，避免反复冻融。

3. 测定法 如使用商品化试剂盒，按试剂盒使用说明书操作；如使用自制试剂，按各品种或通则项下的规定操作，操作步骤一般如下。

（1）包被：是指用适宜的缓冲液将抗原或抗体按适宜比例稀释，选择适宜的温度和时间吸附至固相载体上的过程。常用的包被缓冲液有碳酸盐缓冲液、Tris-HCl 缓冲液和磷酸盐缓冲液等；常用的固相载体有微孔板、管、磁颗粒、微珠、塑料珠等；固相载体原料一般有聚苯乙烯、尼龙、硝基纤维素、聚乙烯醇等。包被易受抗原/抗体浓度、固相载体原料、包被缓冲液、包被温度、包被时间等因素的影响，应评估确定适宜的包被条件。

（2）洗涤：在酶联免疫吸附法实验过程中，多个阶段会涉及洗涤步骤，在包被、封闭、供试品或酶标试剂加样孵育后均需洗涤。常用的洗涤液有磷酸盐缓冲液或咪唑缓冲液，缓冲液中一般添加有聚山梨酯 20。洗涤模式有手工洗涤及仪器洗涤，在方法开发时应评估不同洗涤模式的洗涤效果，并确定最佳模式。

（3）封闭：在洗涤去除未结合的包被抗原或抗体后，加入封闭液可降低非特异性结合。常用的封闭液有牛血清白蛋白、脱脂奶粉、明胶、酪蛋白、马血清、牛血清、聚山梨酯 20 等。封闭液的选择受抗原/抗体、固相载体、包被缓冲液、供试品稀释液等因素的影响，需根据具体的实验条件选择适宜的封闭液。

（4）供试品：前处理试验过程中，必要时应通过供试品前处理除去其中的非特异性干扰物质，并评估前处理步骤是否会引起供试品本身变性或引入新的干扰物质。

（5）加样：选择适宜量程的移液器将供试品、标准品和（或）酶标试剂按设定体积加入已包被的固相载体中，移液过程中应注意避免交叉污染、泡沫或气泡的产生。应根据加入液体的黏度选择适宜的吸头，避免非特异性吸附影响加液的准确性。

（6）孵育：在加入样品或反应试剂后需进行孵育。在方法开发时，应确定各孵育步骤的最佳条件，包括干、湿孵育条件，孵育时间，温度和是否需要旋转或振摇等。

（7）信号检测：根据使用的标记酶和底物不同，最终产生的检测信号不同，常见的有颜色反应、化学发光和荧光。

（8）数据分析

定性分析：一般可通过设定临界值来判定供试品中待测物的存在与否，报告结果为“阴性”与“阳性”或“有反应”与“无反应”。设定临界值的一般方法有标准差比率法（standard deviation rate，SDR）、供试品对阴性比值法（test article negative，TNR）、以阴性对照均值 +2SD 或 3SD 法、百分位数法、受试者工作特性曲线法（receiver operator characteristic curve，ROC）等。不同方法设定的临界值会存在一定差异，应根据具体的检测方法选择适宜的临界值，以确保检测方法具备合适的灵敏度和特异性。

定量分析：通常是将供试品结果代入由同法试验的已知浓度标准品制备的标准曲线计算而得，报告结果为量值。数据处理可采用简单的线性模型，也可选择复杂的非线性模型，需视实验设计及预期用途而定。必要时，应报告测定结果的置信区间。

（二）免疫印迹法

免疫印迹法系将膜固相载体上抗原–抗体的特异性反应与酶、荧光基团或放射性核素等标记技术相结合而对供试品中待测物进行定性或定量分析的方法。根据是否发生电泳分离，免疫印迹法可分为电泳免疫印迹法和非电泳免疫印迹法；根据蛋白质分离原理，电泳免疫印迹法又可分为单向电泳免疫印迹法和双向电泳免疫印迹法；非电泳免疫印迹法主要包括斑点免疫印迹法和狭缝免疫印迹法。本法常用于分析和鉴别混合物中蛋白质的特性、表达与分布，尤其适用于根据蛋白质分子量大小和电荷差异进行分离后的蛋白质分析。

1. 对仪器及材料的一般要求　电泳免疫印迹法中全自动化检测一般使用全自动免疫印迹仪；半自动化检测所用仪器主要包括各类电泳装置、蛋白质转印装置、检测装置等。非电泳免疫印迹法除了可能需要点样设备和检测装置外，一般不需其他特殊装置。常用的膜固相载体有硝酸纤维素膜（nitrocellulose membrane，NC）、尼龙膜和聚偏氟乙烯膜（polyvinylidene fluoride，PVDF），可根据蛋白质分子量、转移效率和使用的缓冲液等因素选择使用不同的膜。

2. 对标记物的一般要求和常用标记方法　本法常用的标记物有酶、荧光基团或放射性核素，相关要求分别见《中国药典》酶联免疫吸附法、免疫荧光分析法和放射免疫分析法（RIA）相应项下。

3. 测定法　若为全自动化检测，按仪器使用说明书操作；若为半自动化检测，按各品种或通则项下的规定操作，操作步骤一般如下。

（1）电泳免疫印迹法

1）单向电泳免疫印迹法：SDS-PAGE 法见《中国药典》通则 0541 第五法项下。

蛋白质转印：将通过 SDS-PAGE 法分离的蛋白质采用半干法或湿法转移到膜固相载体上。转印的效率受蛋白质大小、凝胶中丙烯酰胺的百分比、电场强度、转印时间和缓冲液 pH 等多种因素的影响，可使用多层膜以防蛋白质转印的丢失。

封闭：常用的封闭试剂有牛血清白蛋白、脱脂奶粉和明胶等。应选择适宜的封闭试剂和封闭时间，以减少抗体孵育的背景信号。

抗体孵育：一般包括一抗孵育和二抗孵育，参考抗体使用说明书采用封闭液将抗体进行适当稀释，加入抗体后应轻轻振摇固相膜，并选择较低的温度进行适宜时间的孵育，孵育过夜时常置 2～8℃。

信号检测：检测信号也取决于使用的标记物和底物，常见的有颜色反应、化学发光、荧光和放射活性。

数据分析：包括定性分析和定量分析。定性分析：通常是通过与阳性对照和阴性对照对比来判定结果是阳性或阴性。定量分析：一般是通过与同步试验的特定标准蛋白的比较来量化结果。根据不同检测信号选择不同的定量方法：若为颜色反应，常用分光光度计进行吸光度检测；若为化学发光或荧光，常用含电荷耦合器（charge-coupled device，CCD）的成像系统软件包对膜固相载体上的条带进行光密度分析；若为放射活性，常用适宜的闪烁计数器进行放射活性测定。

2）双向电泳免疫印迹法：本法除供试品制备和蛋白质分离过程外，其余同单向电泳免疫印迹法。

供试品制备按各品种项下方法制备。常用的供试品缓冲液包含以下成分：尿素、二硫苏糖醇（dithiothreitol，DTT）或三丁基膦（tributyl phosphine，TBP）、3-[3-(胆酰胺丙基) 二甲氨基] 丙磺酸内盐（3-[(3-cholamidopropyl) dimethylammonio] propane sulfonate，CHAPS）、两性电解质和溴酚蓝。可通过调整两性电解质浓度使供试品在 pH 梯度范围内产生一致的电导率。

蛋白质分离分为第一向等电聚焦分离和第二向 SDS-PAGE 分离两个阶段。

等电聚焦分离：按《中国药典》通则 0541 第六法试验；也可使用商品化的固定 pH 梯度（immobilized pH gradient，IPG）的预制胶条按厂家说明书进行。上样和设置电泳条件，IPG 胶条的选择取决于目的蛋白的等电点（isoelectric point，pI）。自制或商品化胶条尺寸的大小应与 SDS-PAGE 凝胶的大小相匹配。

SDS-PAGE 分离：在等电聚焦分离结束后，需使用 SDS-PAGE 缓冲液先平衡 IPG 胶条，再将 IPG 胶条置于 SDS-PAGE 凝胶顶部，并用 SDS-PAGE 缓冲液制备的琼脂糖凝胶覆盖 IPG 胶条。

（2）非电泳免疫印迹法：本法不需要进行蛋白质分离和转移，而是通过手工点样或真空设备点样将供试品直接固定于膜固相载体上，其余操作和注意事项同单向电泳免疫印迹法。

（三）十二烷基硫酸钠–聚丙烯酰胺凝胶电泳法

SDS-PAGE 法是一种变性的聚丙烯酰胺凝胶电泳方法。本法分离蛋白质的原理是根据大多数蛋白质都能与阴离子表面活性剂 SDS 按重量比结合成复合物，使蛋白质分子所带的负电荷远远超过天然蛋白质分子的净电荷，消除了不同蛋白质分子的电荷效应，使蛋白质按分子大小分离。本法用于蛋白质的定性鉴别、纯度和杂质控制及定量测定。

1. 仪器装置 恒压或恒流电源、垂直板电泳槽和制胶模具。

2. 测定法

（1）凝胶制备

1）分离胶制备：根据不同分子量的需要和不同丙烯酰胺浓度需求制成分离胶溶液，灌入模具内至一定高度，加水封顶，室温下聚合（室温不同，聚合时间不同）。

2）浓缩胶制备：待分离胶溶液聚合后，用滤纸吸去上面的水层，再灌入配制的浓缩胶溶液，插入样品梳，注意避免气泡出现。

（2）供试品溶液制备：除各论另有规定外，供试品溶液制备如下。

1）非还原供试品溶液制备：按各论要求制备供试品溶液，将供试品溶液与非还原型供试品缓冲液按 3∶1 体积比混匀，置水浴或 100℃块状加热器中加热 5min，冷却至室温。对照品/标准品溶液同法操作。

2）还原供试品溶液制备：按各论要求制备供试品溶液，将供试品溶液与还原型供试品缓冲液按 3∶1 体积比混匀，置水浴或 100℃块状加热器中加热 5min，冷却至室温。对照品/标准品溶液同法操作。

（3）电泳：除各论中另有规定外，按照如下步骤操作。

1）上样：待浓缩胶溶液聚合后，小心拔出样品梳，将电极缓冲液注满电泳槽。进行纯度和杂质检查时，在加样孔中加入供试品溶液与对照品/标准品瑢液不低于 1μg（银染法）或 10μg 以上（考马斯亮蓝染色法）。进行鉴别和分子量测定试验时，可根据产品特性酌情降低上样量。

2）电泳

恒压电泳：初始电压为 80V，进入分离胶时调至 150～200V，当溴酚蓝迁移胶底处，停止电泳。

恒流电泳：在恒流 10mA 条件下开始电泳，至供试品溶液进入分离胶后将电流调至 20mA，直至电泳结束。

（4）固定与染色（以考马斯亮蓝法为例）：取出电泳凝胶片，置固定液中 60min，取出胶片置过量考马斯亮蓝染色液中 1～2h，弃去染色液，置过量脱色液中，根据需要多次更换脱色液，脱色至凝胶背景透明后保存在保存液中。

3. 结果判定 凝胶显色处理完毕后，对其进行拍照或扫描，通常用商品化的带有数据分析软件的凝胶扫描系统进行拍照和分析，得到相对迁移率值或以其他形式如分子量等体现的相对迁移率。每条谱带距分离胶顶部的距离为迁移距离，将每条蛋白质谱带的迁移距离除以染料前沿的迁移距离，即为蛋白质的相对迁移率，计算公式如下：相对迁移率（R_m）= 蛋白质迁移距离/溴酚蓝指示剂迁移距离。然后根据需要进行以下结果分析。

（1）鉴别试验：供试品主成分相对迁移率应与对照品相对迁移率一致，相对迁移率偏差应不得过 5%。

（2）分子量测定：采用本通则进行蛋白质分子量测定，通常适用于能够在 SDS-PAGE 体系内具有良好谱带行为的球形蛋白，对于难以形成均一带型或系统适用性不能符合本通则要求的复杂蛋白质如复杂糖蛋白、聚乙二醇修饰蛋白等，如需在各论中进行分子量测定，建议采取其他更准确的测定方法。

1）系统适用性试验要求：除另有规定外，应符合以下要求。

A. 用于绘制标准曲线的分子量标准品，其电泳图谱应包括不少于5个条带，并应符合说明书提供的谱带图示，在泳道中从上至下的分布范围与其标准蛋白分子量相一致。待测样品的分子量应包含在分子量标准梯度范围内。

B. 以商品化分子量标准蛋白各条带分子量的对数为纵坐标，以其相对迁移率为横坐标，按软件计算，线性回归，所得标准曲线回归常数 $R^2 \geqslant 0.95$。

2）分子量测定：将供试品蛋白相对迁移率代入计算，由分子量标准蛋白的标准曲线求得供试品分子量。

（3）纯度和杂质分析：除另有规定外，应符合以下要求。

1）系统适用性试验要求

A. 每次试验应随行适宜的分子量蛋白标准品，其分离情况应符合系统适用性试验要求。

B. 灵敏度要求：应配制灵敏度对照溶液随行分析以避免过度脱色等影响，在本方法推荐的进样量条件下，应保证相当于供试品浓度1%含量的条带能显色。

C. 在各论中规定杂质限度法检查的情况下，应通过稀释供试品溶液，制备与该杂质浓度相对应的对照溶液。例如，当限度为5%时，对照溶液应为供试品溶液的1∶20稀释度。

D. 线性：按照特定品种分析范围要求，将供试品溶液稀释成从标准规定限度至100%供试品溶液浓度的3～5个浓度梯度，以各条带扫描光密度值为纵坐标，以其浓度为横坐标，经软件处理，进行线性回归，$R^2 \geqslant 0.95$。

2）杂质限度分析：供试液电泳图中除主谱带外的任何谱带显色强度均不超过对照溶液的主谱带。

3）纯度分析：经凝胶成像仪扫描，按峰面积归一化法计算结果。

4. 方法适用性考虑

（1）供试品适用范围：SDS-PAGE分析通常需要根据具体情况优化和证明对特定目标蛋白质和（或）目标杂质及样品基质的适用性。在开发和优化方法时及随后的结果判定中，应考虑蛋白质的特性如分子大小、氨基酸序列和共价修饰。

1）本法适用于对分子质量范围为14 000～100 000Da的单体蛋白质的分析。对于超出该分子量范围的蛋白质，可在本方法应用范围内，通过采用相关技术手段（如梯度凝胶、特定缓冲系统）实现分析目的。例如，采用三（羟甲基）甲基甘氨酸（Tricine）-SDS凝胶，以Tricine作为电泳运行缓冲液中的拖尾离子，用于分离15 000Da以下的小分子量蛋白质和多肽。

2）SDS-PAGE用于经修饰的蛋白质或多肽（如糖基化、聚乙二醇化等）分析时，由于SDS不以类似于多肽的方式与碳水化合物基团结合，染色强度可能存在差异。此外，所测得的表观分子量可能与其真实分子量存在差异。再者，此类修饰可能引入异质性，导致染色蛋白质条带拖尾或变形。

3）采用非还原条件SDS-PAGE，保留了蛋白质的寡聚形式，与还原条件下SDS与蛋白质结合方式不同，标准蛋白和待测蛋白的泳动速率可能不成比例，因而非还原电泳通常不用于分子量的测定，主要用于纯度和杂质的测定。

（2）梯度浓度凝胶电泳：对于某些特定品种的分析，为达到更好的分离效果、分离更宽分子量范围的蛋白质，需要采用梯度浓度的分离胶。经充分验证，可采用自制梯度凝胶或商品化预制梯度凝胶产品。

（3）染色方法的选择：本法常用染色方法为考马斯染色法和银染色法。采用考马斯染色法检测的蛋白质浓度通常为1～10μg蛋白/谱带，银染色法通常可以检测到含10～100ng的谱带。考马斯染色法通常比银染色法具有更好的线性，但其响应值和范围取决于蛋白质特性和染色时间。依据具体品种特性，经充分验证后，也可采用其他染色法和商品化试剂盒，如荧光染料染色法等。

（4）系统适用性要求：在新方法开发和验证过程中，应根据产品特性和分析项目需求，进行系统适用性试验，产品各论中应设置合理的系统适用性要求。

（5）商品化预制凝胶和预配制试剂：可使用商品化市售产品，代替本方法中所述的凝胶和试剂，前提是市售凝胶和试剂能够提供相当的结果，并且符合各论中规定的系统适用性要求。

（四）聚合酶链式反应法

PCR 是一种用于扩增特定 DNA 片段的分子生物学技术，即 DNA 片段的特异性体外扩增过程，其特异性依赖于与目的 DNA 片段两端互补的寡核苷酸引物。PCR 基本原理为双链 DNA 在高温下发生变性解链成为单链 DNA，当温度降低后又可以复性成双链，通过温度变化控制 DNA 的变性和复性，加入引物、DNA 聚合酶、脱氧核糖核苷三磷酸（dNTP）及相应缓冲液，完成特定 DNA 片段的体外扩增。图 9-2 列出了 PCR 的基本原理。

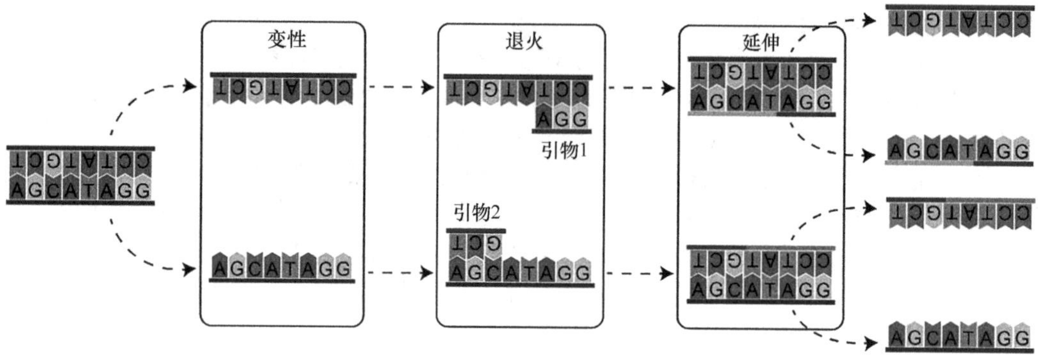

图 9-2　PCR 原理示意图

PCR 法按原理和用途可分为常规 PCR 法、实时定量 PCR（quantitative real-time PCR，qPCR）法等。常规 PCR 法系利用供试品中一段特征 DNA 片段设计引物进行 PCR 扩增，并通过比较供试品组和对照组 PCR 产物片段大小或数量进行结果判定的核酸检测方法，也可结合限制性内切酶酶切多态性技术（restriction fragment length polymorphism，RFLP）、片段分析或核酸测序技术对扩增产物进行测定，主要用于动、植物源性中药材和饮片，原材料，中间体，原料药与辅料等种属鉴定，也可用于其他药品质量控制中特征 DNA 片段的检定。

1. 对仪器的一般要求　包括可对温度进行连续控制的聚合酶链式反应分析仪（polymerase chain reaction analyzer，PCR 仪）、具有稳压直流电源电泳仪和电泳槽、紫外凝胶成像仪（或紫外透射仪）等。

2. 对 PCR 体系的一般要求　包括耐热 DNA 聚合酶、PCR 缓冲液、dNTP、引物、模板等。组成 PCR 体系的试剂可采用自制、商品化试剂或为供试品检测设计的专用试剂盒，配制和使用过程中应避免污染。自制试剂应尽量现配现用并经验证后方可使用，商品化试剂和专用试剂盒需经过质量确认，并严格遵照说明书使用和储存。

3. 方法适用性试验　进行 PCR 时，应进行方法适用性试验，若测定条件及供试品来源、部位、加工、制备工艺、干扰物质、储藏等因素可能影响测定结果时，应重新对所用方法的专属性等进行确认。

4. 测定法

（1）供试品前处理：供试品取样应有代表性，取样量和取样部位可按各品种项下的规定或按物料和不同生产阶段产品的检验要求。除另有规定外，可采用适宜方式对供试品进行前处理，如依次用 75% 乙醇溶液、无菌水清洗擦拭表面以消除交叉污染或细菌污染。固体供试品应用乳钵或研磨仪充分研磨使成粉末，必要时可加液氮适量辅助研磨。液体供试品应充分混匀。

（2）模板制备：按各品种项下规定或按物料和不同生产阶段产品的检验要求，提取供试品模板 DNA，模板 DNA 的质量和浓度应满足核酸扩增的基本要求。

（3）引物：根据样品来源物种的特征 DNA 片段设计引物。中药材和饮片引物序列见各品种项下的规定。

（4）核酸扩增：除另有规定外，核酸扩增可采用 PCR 反应进行，操作如下：

PCR 体系应由脱氧核糖核苷三磷酸（dNTP，含脱氧核糖核苷三磷酸 dATP、dCTP、dGTP、dTTP 一般各 200μmol/L）、引物溶液（一般 100～500nmol/L）、耐热 DNA 聚合酶（具有 5′-3′ 聚合酶活性，一般 1～2.5U）及其缓冲液（含金属离子如镁离子）、模板和无菌水组成，总体积一般为 20～100μl。

扩增程序应包括变性、退火、延伸三个基本步骤，还可包括预变性、终延伸。预变性时间一般为 94℃保温 3～5min，对于鸟嘌呤和胞嘧啶所占比例较高的品种，可适当延长预变性时间至 10min 或升高预变性温度至 98℃。PCR 循环一般分为三步或两步，反应循环次数一般在 30～40 次，退火温度一般在 45～65℃。当 PCR 反应产物长度小于 500bp 时，退火延伸时间一般在 20～45s。延伸温度一般为 72℃或 68℃，可根据使用的 DNA 聚合酶特性决定。

（5）反应产物检测：如有必要或有规定，在 PCR 反应完成后，取扩增产物，利用限制性内切酶进行酶切反应。酶切反应体系由限制性内切酶及其缓冲液、扩增产物和无菌水组成，总体积一般为 20μl，可根据酶的活性和酶切反应中加入的扩增产物的量来确定限制性内切酶用量与酶切时间，其中限制性内切酶一般为 5～15U，扩增产物一般为 5～10μl。依据限制性内切酶种类选择适宜反应温度进行酶切，酶切反应时间通常为 2～4h，快速限制性内切酶的反应时间不超过 1h。

中药材和饮片限制性内切酶种类见各品种项下的规定。动物源性生化药物和辅料，除另有规定外，猪、牛及羊源性成分的种属鉴定必要时可结合 RFLP 进行鉴定。猪源性成分鉴定限制性内切酶为 *Mnl* Ⅰ，牛源性成分鉴定限制性内切酶为 *Dpn* Ⅱ，羊源性成分鉴定限制性内切酶为 *Sau*3A Ⅰ。

采用琼脂糖凝胶电泳法（核酸检测用）进行反应产物检测。对于片段小于 1000bp 的产物，制备的琼脂糖凝胶浓度应在 1%～3%，对于片段大于或等于 1000bp 的产物，宜使用浓度为 0.5%～1.5% 的琼脂糖凝胶。选择合适的 DNA 分子量标准与反应产物同时进行琼脂糖凝胶电泳，DNA 分子量标准应含有用于结果判定的分子量条带。

（6）结果判定：分别取供试品、阳性对照和空白对照同法试验，阳性对照的 DNA 条带位置和数量应符合规定，空白对照中应无 DNA 条带。当供试品琼脂糖凝胶电泳图谱 DNA 条带数量与位置与阳性对照一致时，结果判定为阳性。

三、生物药物分析的发展趋势

随着人们对生命安全的日益关注和生物技术的快速发展，生物药物的应用越来越广泛，生物医药行业也进入蓬勃发展时期，通过临床试验投入市场的生物药物数量、种类将会不断提高，现代生物分析检测技术也应随之更新完善，满足市场所需。由于生物药物生产过程的复杂性、易变性及产品质量的特殊性，需要不断地建立和完善多种多样的微生物学、生物学、化学、物理学检测方法，研究和制定每种产品质量标准。例如，抗生素类药物是微生物生命过程中合成的，一般为热敏性或多组分的药品，虽经化学提纯，但其产品纯度达不到 100%，其原料药和制造的各种制剂在储存过程中，因环境因素的作用，还会产生不同程度的降解反应，失去原有药效，产生一些不良反应。因此，对抗生素类药物，各国都规定了特定的管理条例及严格的检验制度，对新产品设计了较完整的分析研究程序，研究和制订产品的质量标准。基因工程药物制备过程中对用于生产的原材料质量、培养过程的检测、分离纯化的中间体、成品均要进行严格的检查。许多国家都制订了“生物技术医药产品的生产和质量控制”一类质量控制准则。此外，在生物药物的生产、储存、运输及临床治疗等过程中，应用先进精准的方法，加强对原料药和成品制剂的分析检验，控制工艺过程中产品的质量，以全面控制生物药物的质量，保障病患治疗用药的安全性、合理性及有效性。目前，生物分析检测技术逐步发展成熟，已被正式运用到不同的生物学检测领域当中。在新科技的推动下，生物制药分析和检测技术将迎来新的发展机遇。

第三节 生化药物分析

生化药物是指从动物、植物及微生物提取的，亦可用生物–化学半合成或用现代生物技术制得的生命基本物质，如氨基酸、多肽、蛋白质、酶、辅酶、多糖、核苷酸、脂和生物胺等，以及其衍生物、降解物及大分子的结构修饰物等。《中国药典》三部收载的生化药物有氨基酸、多肽、蛋白质、酶、辅酶、多糖、脂质、核酸和生物胺等。

一、生化药物的种类

根据结构和功能不同，生化药物分为以下几类。

1. 氨基酸及其衍生物 氨基酸及其衍生物是生命基本组成单位，人体健康的基本营养成分，如苯丙氨酸、半胱氨酸、色氨酸、丙氨酸、*N*-乙酰-*L*-半胱氨酸、*L*-半胱氨酸乙酯盐酸盐和复合氨基酸注射液等。

2. 核苷酸及其衍生物 核苷酸及其衍生物是生命的基本物质，临床用于治疗病毒感染、心血管、脑损伤和缺氧等，如 RNA（包括 iRNA-免疫核糖核酸）、DNA（脱氧核糖核酸）和 cAMP 等。此外，还有巯嘌呤、氟尿嘧啶、环胞苷和无环鸟苷等。

3. 酶与辅酶 酶与辅酶是生物体内催化剂，往往有明确的生物活性。助消化酶类，如胃蛋白酶、胰蛋白酶和胰淀粉酶等；蛋白水解酶类，如糜蛋白酶、菠萝蛋白酶等；凝血酶及抗栓酶，如凝血酶（猪、牛血）、尿激酶等；抗肿瘤酶类，如 *L*-天门冬酰胺、甲硫氨酸酶等；其他酶类，如细胞色素 c、超氧化物歧化酶（superoxide dismutase，SOD）等；辅酶，如辅酶 A（CoA）、辅酶 Q_{10}（CoQ_{10}）等。

4. 多肽和蛋白质 氨基酸残基组成肽链，由肽链组成生命的基本物质蛋白质，是国内外新崛起一类新品种。垂体多肽，如促肾上腺皮质激素、糖皮质激素等；消化道多肽，如促胰液素、胃泌素等；下丘脑多肽，如促甲状腺素释放激素、促性腺激素释放激素等；脑多肽，由人及动物脑和脑脊液中分离出来的多肽、蛋氨酸脑啡肽和亮氨酸脑啡肽等；激肽类，如血管紧张肽 I 等活性肽。猪或牛的纤维蛋白原、纤维蛋白等。

5. 多糖、脂 多糖、脂为机体代谢提供能源、碳源，亦是细胞结构主要组成部分。多糖类药物，如肝素、硫酸软骨素等；类肝素（酸性黏多糖）、右旋糖酐、人参多糖、黄芪多糖、红花多糖等。脂类药物，如卵磷脂、脑磷脂、胆固醇、前列腺素系列等。

二、生化药物的鉴别试验

生化药物的鉴别主要包括理化鉴别法、生化鉴别法和生物鉴别法等。

（一）理化鉴别法

1. 化学法 氨基酸类、酶类和生物胺等生化药物，分子中的某些结构易与酸、碱、重金属或有机试剂等发生化学反应而形成特殊状态或特殊颜色，可以此鉴别。

例 9-1 门冬酰胺的鉴别：①取本品约 1g，加 10% 氢氧化钠溶液 5ml，微热至沸，产生的蒸气有氨臭并能使湿润的红色石蕊试纸变蓝色。②取本品约 1mg，加水 5ml 溶解后，加茚三酮约 5mg，加热，溶液显紫色。

例 9-2 胃蛋白酶的鉴别：取本品的水溶液，加 5% 鞣酸或 25% 氯化钡溶液，即生成沉淀。

例 9-3 盐酸多巴胺或盐酸多巴胺注射液的鉴别：取本品约 10mg，加水 1ml 溶解后，加三氯化铁试液 1 滴，溶液显墨绿色；滴加 1% 氨溶液，即转变成紫红色。

例 9-4 重酒石酸去甲肾上腺素的鉴别：①取本品约 10mg，加水 1ml 溶解后，加三氯化铁试液 1 滴，振摇，即显翠绿色；再缓缓加碳酸氢钠试液，即显蓝色，最后变成红色。②取本品约 1mg，加酒石酸氢钾的饱和溶液 10ml 溶解，加碘试液 1ml，放置 5min 后，加硫代硫酸钠试液 2ml，溶液为无色或仅显微红色或淡紫色（与肾上腺素或异丙肾上腺素的区别）。③取本品约 50mg，加水 1ml 溶解后，加 10% 氯化钾溶液 1ml，在 10min 内应析出结晶性沉淀。

2. 紫外–可见分光光度法　核苷酸类（如盐酸阿糖胞苷、碘苷）和生物胺类（如盐酸多巴胺及盐酸多巴胺注射液）的最大或最小吸收在紫外区内，可以根据此法鉴别。

例 9-5　盐酸阿糖胞苷的鉴别：取本品适量，加盐酸溶液（9→1000）溶解并稀释制成每 1ml 中约含 10μg 的溶液，照紫外–可见分光光度法（通则 0401）测定，在 280nm 的波长处有最大吸收，在 241nm 的波长处有最小吸收。

例 9-6　盐酸多巴胺或盐酸多巴胺注射液的鉴别：取本品，加 0.5% 硫酸溶液制成每 1ml 中约含 30μg 的溶液，照紫外–可见分光光度法（通则 0401）测定，在 280nm 的波长处有最大吸收。

3. 红外分光光度法　大多数生化药物可用红外分光光度法鉴别，要求红外光吸收图谱应与对照图谱一致。例如，辅酶 Q_{10} 的鉴别：本品的红外光吸收图谱应与对照图谱（红外光吸收图谱集 1046 图）一致。

4. 高效液相色谱法　根据供试品和对照品保留时间一致加以鉴别，方法大多与含量测定相同。

例 9-7　硫酸软骨素钠的鉴别：在含量测定项下记录的色谱图中，供试品溶液中三个主峰的保留时间应与对照品溶液中软骨素二糖、6-硫酸化软骨素二糖和 4-硫酸化软骨素二糖的保留时间一致。

（二）生化鉴别法

1. 酶法　在《中国药典》中，对酶类药物如尿激酶、玻璃酸酶等均采用专属性的酶活力测定法来进行鉴别和检定。

例 9-8　尿激酶的鉴别：取效价测定项下的供试品溶液，用巴比妥–氯化钠缓冲液（pH 7.8）稀释成每 1ml 中含 20 单位的溶液，吸取 1ml，加牛纤维蛋白原溶液 0.3ml，再依次加入牛纤维蛋白溶酶原溶液 0.2ml 与牛凝血酶溶液 0.2ml，迅速摇匀，立即置 37℃±0.5℃恒温水浴中保温，立即计时。应在 30～45s 内凝结，且凝块在 15min 溶解。以 0.9% 氯化钠溶液作空白，同法操作，凝块在 2h 内溶解（试剂的配制同效价测定）。

2. 电泳法　电泳法是指利用溶液中带有不同量电荷的阳离子或阴离子，在外加电场中使供试品组分以不同的迁移速度向对应的电极移动，实现分离并通过适宜的检测方法记录或计算，达到测定目的的分析方法。生物药品在鉴别中利用电泳技术，以供试品中主成分的迁移距离与对照品一致加以鉴别。

例 9-9　肝素钠乳膏的鉴别：取本品适量（约相当于肝素钠 700 单位），加 60% 乙醇溶液 10ml，水浴加热使溶解，于 4℃的冰箱中放置约 5h 取出，滤过，取续滤液作为供试品溶液；另取肝素钠标准品，加水溶解并稀释制成每 1ml 中含 200 单位的标准品溶液。取标准品溶液与供试品溶液各 2μl，照电泳法（通则 0541 第三法）试验，供试品溶液与对照品溶液所显电泳条带的迁移距离的比值应为 0.9～1.1。

（三）生物鉴别法

利用细胞、血清或动物对某种药物产生的特殊反应，对该药物加以鉴别。

例 9-10　玻璃酸酶的鉴别：取健康豚鼠 1 只，分别于背部两处，皮内注射 0.25% 亚甲蓝的氯化钠注射液 0.1ml，作为对照，另两处皮内注射用上述溶液制成的每 1ml 中含本品 10 单位的溶液 0.1ml，四处注射位置须交叉排列，相互间的距离应大于 3cm，注射后 5min 动物，将皮剥下，自反面观察亚甲蓝的扩散现象，供试品溶液所致的蓝色圈应大于对照所致的蓝色圈。

三、生化药物的杂质检查

生化药物中的杂质检查包括一般杂质检查、特殊杂质检查和安全性检查。一般杂质的检查方法同化学药物。安全性检查、肽图、分子量分布等内容与方法均与生物制品类似，具体内容参见本章第四节。本节主要介绍生化药物的特殊杂质检查。

（一）氨基酸及其衍生物

氨基酸及其衍生物中特殊杂质主要是其他氨基酸、有关物质和氨基酸比值等的检查，检查方法有薄层色谱、高效液相色谱和氨基酸分析法。

例 9-11 亮氨酸中其他氨基酸的检查：取本品适量，加水溶解并稀释制成每 1ml 中约含 20mg 的溶液，作为供试品溶液；精密量取 1ml，置 200ml 量瓶中，用水稀释至刻度，摇匀，作为对照溶液；另取亮氨酸对照品与缬氨酸对照品各适量，置同一量瓶中，加水溶解并稀释制成每 1ml 中各约含 0.4mg 的溶液，作为系统适用性试验溶液。照薄层色谱法（通则 0502）试验，吸取上述三种溶液各 5μl，分别点于同一硅胶 G 薄层板上，以正丁醇–水-冰醋酸（3∶1∶1）为展开剂，展开后，晾干，喷以茚三酮的丙酮溶液（1→50），在 80℃加热至斑点出现，立即检视。对照溶液应显一个清晰的斑点，系统适用性试验溶液应显两个完全分离的斑点。供试品溶液如显杂质斑点，其颜色与对照溶液的主斑点比较，不得更深（0.5%）。

例 9-12 甘氨酰谷氨酰胺中有关物质的检查：用氨基键合硅胶为填充剂；以 0.05mol/L 磷酸二氢钠溶液（用磷酸调节 pH 为 4.5）-乙腈（35∶65）为流动相；检测波长为 210nm。理论板数按甘氨酰谷氨酰胺峰计算不低于 2000。取本品 50mg，置 50ml 量瓶中，加浓过氧化氢溶液 5ml，放置 30min，用流动相稀释至刻度，作为系统适用性溶液。取 20μl 注入液相色谱仪，记录色谱图。甘氨酰谷氨酰胺峰与相邻杂质峰间的分离度应符合要求。

取本品适量，加流动相溶解并稀释制成每 1ml 中约含 1.0mg 的溶液，作为供试品溶液；另取环-(甘氨酰–谷氨酰胺) 对照品、焦谷氨酸对照品适量，分别精密称定，加流动相溶解并稀释制成每 1ml 中各含 0.5mg 的溶液，作为对照品溶液；分别精密量取供试品溶液和对照品溶液各 1ml，置同一 100ml 量瓶中，用流动相稀释至刻度，摇匀，作为对照溶液。取对照溶液 20μl 注入液相色谱仪，调节检测灵敏度，使甘氨酰谷氨酰胺色谱峰的峰高为满量程的 10%～20%，再精密量取供试品溶液和对照溶液各 20μl，分别注入液相色谱仪，记录色谱图至主成分峰保留时间的 2.5 倍。供试品溶液的色谱图中如有杂质峰，环-(甘氨酰–谷氨酰胺)、焦谷氨酸峰面积应不得大于对照溶液中环-(甘氨酰–谷氨酰胺)、焦谷氨酸的峰面积（0.5%）；其他单个未知杂质峰面积不得大于对照溶液中甘氨酰谷氨酰胺峰面积的 0.5 倍（0.5%）；其他未知杂质峰面积的和不得大于对照溶液中甘氨酰谷氨酰胺峰面积（1.0%）。

例 9-13 鲑降钙素中氨基酸比值的检查：取本品，加盐酸溶液（1→2），于 110℃水解 16h 后，照适宜的氨基酸分析方法测定。以门冬氨酸、谷氨酸、脯氨酸、甘氨酸、缬氨酸、亮氨酸、组氨酸、精氨酸和赖氨酸的摩尔数总和除以 20 作为 1，计算各氨基酸的相对比值，应符合以下规定：门冬氨酸 1.8～2.2，谷氨酸 2.7～3.3，脯氨酸 1.7～2.3，甘氨酸 2.7～3.3，缬氨酸 0.9～1.1，亮氨酸 4.5～5.3，组氨酸 0.9～1.1，精氨酸 0.9～1.1，赖氨酸 1.8～2.2，丝氨酸 3.2～4.2，苏氨酸 4.2～5.2，酪氨酸 0.7～1.1，半胱氨酸 1.4～2.1。

（二）核酸及其衍生物

核酸及其衍生物的特殊杂质是药品中某些物质和有关物质，常用的检查方法为紫外分光光度法和高效液相色谱法。

例 9-14 碘苷中 5-碘尿嘧啶的检测：取含量测定项下的溶液，照紫外–可见分光光度法（通则 0401），在 303nm 与 279nm 的波长处测定吸光度，303nm 波长处的吸光度与 279nm 波长处的吸光度的比值应不得过 0.40。

例 9-15 氟尿嘧啶有关物质的检查：取本品，加流动相溶解并稀释制成每 1ml 中约含 0.10mg 的溶液，作为供试品溶液；精密量取适量，加流动相定量稀释制成每 1ml 中约含 0.25μg 的溶液，作为对照溶液；照高效液相色谱法（通则 0512）试验。用 ODS 为填充剂，以水（用 0.05mol/L 磷酸溶液调节 pH 至 3.5）-甲醇（95∶5）为流动相，检测波长为 265nm。理论板数按氟尿嘧啶峰计算不低于 2500，氟尿嘧啶峰与相邻杂质峰的分离度应符合要求。取对照溶液 20μl 注入液相色谱仪，调节检测灵敏度，使主成分色谱峰的峰高约为满量程的 10%。再精密量取供试品溶液与对照溶液各 20μl，分别注入液相色谱仪，记录色谱图至主成分峰保留时间的 5 倍。供试品溶液色谱图中如有杂质峰，单个杂质峰面积不得大于对照溶液主峰面积的 2 倍（0.5%），各杂质峰面积的和不得大于对照溶液主峰面积的 3 倍（0.75%）。

（三）酶和辅酶

酶和辅酶中特殊杂质检查主要可分为三类：脂肪含量限度检查、其他酶类含量限度检查和大分子活性物质含量限度检查。

例 9-16　胰酶中脂肪含量限度检查：取本品 10g，置具塞锥形瓶中，加乙醚 10ml 密塞，时时旋动，放置约 2h 后，将乙醚液倾泻至用乙醚湿润的滤纸上，滤过，残渣用乙醚 10ml 照上法处理，再用乙醚 5ml 洗涤残渣，合并滤液及洗液至已恒重的蒸发皿中，使乙醚自然挥散后，在 105℃干燥 2h，精密称定，遗留脂肪不得过 20mg。

例 9-17　胰蛋白酶中糜蛋白酶的检查

底物溶液的制备　取 *N*-乙酰-*L*-酪氨酸乙酯 23.7mg，置 100ml 量瓶中，加磷酸盐缓冲液（取 0.067mol/L 磷酸二氢钾溶液 38.9ml 与 0.067mol/L 磷酸氢二钠溶液 61.1ml，混合，pH 为 7.0）50ml，温热使溶解，冷却后再稀释至刻度，摇匀。冷冻保存，但不得反复冻融。

供试品溶液的制备　取本品适量，精密称定，加 0.001mol/L 盐酸溶液溶解并定量稀释制成每 1ml 中含 0.25mg 的溶液。

测定法　取底物溶液 2.0ml、0.001mol/L 盐酸溶液 0.2ml 与上述磷酸盐缓冲液（pH 7.0）1ml，混匀，作为空白。精密量取供试品溶液 0.2ml，加底物溶液（预热至 25℃±0.5℃）3.0ml，立即计时并摇匀，使比色池内的温度保持在 25℃±0.5℃，照紫外–可见分光光度法（通则 0401），在 237nm 的波长处，每隔 30s 读取吸光度，共 5min，每 30s 吸光度的变化率应恒定，且恒定时间不得少于 3min。以吸光度为纵坐标，时间为横坐标，作图，取在 3min 内成直线部分的吸光度，按下式计算，每 2500 单位胰蛋白酶中不得多于 50 单位的糜蛋白酶。

$$P=[(A_2-A_1)/0.0075T]\times[2500/(W\times \text{供试品效价})] \tag{9.1}$$

式中，P 为每 2500 胰蛋白酶单位中含糜蛋白酶的量，单位；A_2 为直线上开始的吸光度；A_1 为直线上终止的吸光度；T 为 A_2 至 A_1 读数的时间，min；W 为测定液中含供试品的量，mg；0.0075 为在上述条件下，吸光度每分钟改变 0.0075，即相当于 1 个糜蛋白酶单位；供试品效价单位为 U/mg。

例 9-18　抑肽酶中高分子蛋白质含量限度检查：取本品，加水溶解并制成每 1ml 中含 5 单位的溶液，作为供试品溶液；另取经 112℃加热 2h 处理过的抑肽酶适量，加水溶解并制成每 1ml 中含 5 单位的溶液，作为系统适用性试验溶液。照分子排阻色谱法（通则 0514）测定，以亲水的改性硅胶为填充剂（如 TSK-G4000SWxl 柱，7.8mm×30cm，8μm），用 3 根色谱柱串联，以 3mol/L 乙酸溶液为流动相，流速为每分钟 1.0ml，检测波长为 280nm，柱温为 35℃。取系统适用性试验溶液 100μl，注入液相色谱仪，记录色谱图，二聚体峰相对抑肽酶峰的保留时间约为 0.9；二聚体峰与抑肽酶峰间的分离度应大于 1.0；抑肽酶主峰的拖尾因子不得大于 2.5。取供试品溶液 100μl，注入液相色谱仪，记录色谱图，保留时间小于抑肽酶主峰的均为高分子蛋白质峰，按峰面积归一化法计算，高分子蛋白质峰的总量不得大于 1.0%。

（四）多肽和蛋白质

蛋白质中特殊杂质主要是相关蛋白质和高分子蛋白质，检查方法大多采用高效液相色谱归一化法，根据不同的检查内容选择不同的色谱柱。例如，胰岛素中相关蛋白质的检查采用的是 ODS 色谱柱；高分子蛋白质以亲水改性硅胶为填充剂，采用分子排阻色谱法检查。

（五）多糖和脂

多糖类药物中特殊杂质主要为核酸、蛋白质及有关物质等，检查方法分别是紫外分光光度法、蛋白质测定法和高效液相色谱法。

例 9-19 肝素钠中核酸、蛋白质及有关物质的检查：

1. 核酸 取本品，精密称定，加水溶解并定量稀释制成每 1ml 中含 4mg 的溶液，照紫外-可见分光光度法（通则 0401），在 260nm 的波长处测定吸光度，不得过 0.10。

2. 蛋白质 取本品适量，精密称定，加水溶解并定量稀释制成每 1ml 中约含 30mg 的溶液，作为供试品溶液；另取牛血清白蛋白对照品适量，精密称定，分别加水溶解并定量稀释制成每 1ml 中各含 0、10μg、20μg、30μg、40μg 与 50μg 的溶液，作为对照品溶液，照蛋白质含量测定法（通则 0731 第二法）测定。按干燥品计算，本品含蛋白质不得过 0.5%。

3. 有关物质 取本品适量，精密称定，加水溶解并定量稀释制成每 1ml 中约含 100mg 的溶液，涡旋混合至完全溶解，精密量取 0.5ml，加 1mol/L 盐酸溶液 0.25ml 和 25% 亚硝酸钠溶液 0.05ml，振摇混匀，反应 40min，加 1mol/L 氢氧化钠溶液 0.2ml 终止反应，作为供试品溶液；另取肝素对照品 250mg，精密称定，精密加水 2ml，涡旋混匀至完全溶解，作为对照品溶液①；精密量取对照品溶液① 1.2ml，加 2% 硫酸皮肤素对照品 0.15ml 与 2% 多硫酸软骨素对照品 0.15ml，作为对照品溶液②；取对照品溶液② 0.1ml，用水稀释至 1ml，作为对照品溶液③；取对照品溶液① 0.4ml，加水 0.1ml，混匀，加 1mol/L 盐酸溶液 0.25ml 和 25% 亚硝酸钠溶液 0.05ml，振摇混匀，反应 40min，加 1mol/L 氢氧化钠溶液 0.2ml 终止反应，作为对照品溶液④；精密量取对照品溶液② 0.5ml，加 1mol/L 盐酸溶液 0.25ml 和 25% 亚硝酸钠溶液 0.05ml，振摇混匀，反应 40min，加 1mol/L 氢氧化钠溶液 0.2ml 终止反应，作为对照品溶液⑤。照高效液相色谱法（通则 0512）测定，以烷醇季铵为功能基的乙基乙烯基苯-二乙烯基苯聚合物树脂为填充剂（AS11-HC 阴离子交换柱，2mm×250mm，与 AG11-HC 保护柱，2mm×50mm，或其他适宜的色谱柱）；以 0.04% 磷酸二氢钠溶液（用磷酸调节 pH 至 3.0，0.45μm 滤膜过滤，临用前脱气）为流动相 A，以高氯酸钠-磷酸盐溶液（取高氯酸钠 140g，用 0.04% 磷酸二氢钠溶液溶解并稀释至 1000ml，用磷酸调节 pH 至 3.0，0.45μm 滤膜过滤，临用前脱气）为流动相 B；流速为每分钟 0.22ml；检测波长为 202nm。按表 9-1 进行线性梯度洗脱。精密量取对照品溶液④、⑤各 20μl，分别注入液相色谱仪，记录色谱图，对照品溶液④色谱图中应不出现肝素峰，对照品溶液⑤色谱图中硫酸皮肤素与多硫酸软骨素色谱峰的分离度不得小于 3.0。精密量取供试品溶液 20μl，注入液相色谱仪，记录色谱图。供试品溶液色谱图中硫酸皮肤素的峰面积不得大于对照品溶液⑤中硫酸皮肤素的峰面积（2.0%）；除硫酸皮肤素峰外，不得出现其他色谱峰。

表 9-1 流动相梯度洗脱表

时间（min）	流动相 A（%）	流动相 B（%）
0～10	75	25
10～35	75～0	25～100
35～40	0	100

四、含量和效价测定

化学结构明确的生化药物，如氨基酸、核酸和辅酶等药物的含量测定方法通常采用化学法或仪器法，如氨基酸及衍生物的含量测定大多采用滴定法；辅酶 Q_{10} 的含量测定采用高效液相色谱法；氟尿嘧啶采用紫外-可见分光光度法。酶类药物需测定酶活力。

（一）化学法

1. 非水溶液滴定法 氨基酸分子中含有弱碱性基团，可以在非水溶剂中，以高氯酸滴定测定其含量。

例 9-20 亮氨酸的含量测定：取本品约 0.1g，精密称定，加无水甲酸 1ml 溶解后，加冰醋酸 25ml，照电位滴定法（通则 0701），用高氯酸滴定液（0.1mol/L）滴定，并将滴定的结果用空白试验校正。每 1ml 高氯酸滴定液（0.1mol/L）相当于 13.12mg 的 $C_6H_{13}NO_2$。

2. 碘量法 乙酰半胱氨酸中的巯基有还原性，可用碘滴定液进行滴定，测定其含量。

例 9-21 乙酰半胱氨酸的含量测定：取本品约 0.3g，精密称定，加水 30ml 溶解后，在 20～25℃，用碘滴定液（0.05mol/L）迅速滴定至溶液显微黄色，并在 30s 内不褪色。每 1ml 碘滴定液（0.05mol/L）相当于 16.32mg 的 $C_5H_9NO_3S$。

（二）紫外-可见分光光度法

核酸及其衍生物分子结构中含有共轭基团，可用紫外-可见分光光度法测定其含量，常用方法为吸收系数法和对照品比较法。

例 9-22 氟尿嘧啶的含量测定：取本品，精密称定，加 0.1mol/L 盐酸溶液溶解并定量稀释制成每 1ml 中约含 10μg 的溶液，作为供试品溶液，照紫外-可见分光光度法（通则 0401），在 265nm 的波长处测定吸光度，按 $C_4H_3FN_2O_2$ 的吸收系数（$E_{1cm}^{1\%}$）为 552 计算，即得。

（三）高效液相色谱法

随着生化药物研究的不断发展，高效液相色谱在生化药物分析中的优势也逐渐凸显出来。常用方法为内标法、外标法和归一化法。

例 9-23 辅酶 Q_{10} 含量测定：用 ODS 为填充剂；以甲醇-无水乙醇（1∶1）为流动相；柱温 35℃；检测波长为 275nm。取辅酶 Q_{10} 对照品和辅酶 Q_9 适量，用无水乙醇溶解并制成每 1ml 中各约含 0.2mg 的混合溶液，取 20μl 注入液相色谱仪，辅酶 Q_9 峰与辅酶 Q_{10} 峰的分离度应大于 6.5，理论板数按辅酶 Q_{10} 峰计算不低于 3000。

取本品 20mg，精密称定，加无水乙醇约 40ml，在 50℃水浴中振摇溶解，放冷后，移至 100ml 量瓶中，用无水乙醇稀释至刻度，摇匀，作为供试品溶液，精密量取 20μl，注入液相色谱仪，记录色谱图；另取辅酶 Q_{10} 对照品适量，同法测定。按外标法以峰面积计算，即得。

（四）酶活力测定法

酶类药物往往具有生物活性，理化法测定结果不能表征其活性，因此要进行酶活力测定。酶活力的大小可用在一定条件下，酶催化某一化学反应的速度来表示；酶催化反应速度越大，酶活力越高，反之活力越低。测定酶活力实际就是测定酶促反应的速度。酶促反应速度可用单位时间内、单位体积中底物的减少量或产物的增加量来表示。在一般的酶促反应体系中，底物往往是过量的，测定初速度时，底物减少量占总量的极少部分，不易准确检测，而产物则是从无到有，只要测定方法灵敏，就可准确测定。因此，一般以测定产物的增量来表示酶促反应速度较为合适。

例 9-24 胃蛋白酶活力测定：

对照品溶液的制备　精密称取酪氨酸对照品适量，加盐酸溶液（取 1mol/L 盐酸溶液 65ml，加水至 1000ml）溶解并定量稀释制成每 1ml 中含 0.5mg 的溶液。

供试品溶液的制备　取本品适量，精密称定，加上述盐酸溶液溶解并定量稀释制成每 1ml 中含 0.2～0.4 单位的溶液。

测定法　取试管 6 支，其中 3 支各精密加入对照品溶液 1ml，另 3 支各精密加入供试品溶液 1ml，置 37℃±0.5℃水浴中，保温 5min，精密加入预热至 37℃±0.5℃的血红蛋白试液 5ml，摇匀，并准确计时，在 37℃±0.5℃水浴中反应 10min，立即精密加入 5% 三氯乙酸溶液 5ml，摇匀，滤过，取续滤液备用。另取试管 2 支，各精密加入血红蛋白试液 5ml，置 37℃±0.5℃水浴中保温 10min，再精密加入 5% 三氯乙酸溶液 5ml，其中 1 支加供试品溶液 1ml，另 1 支加上述盐酸溶液 1ml，摇匀，滤过，取续滤液，分别作为供试品和对照品的空白对照，照紫外-可见分光光度法（通则 0401），在 275nm 的波长处测定吸光度，算出平均值 $\bar{A}_S$ 和 $\bar{A}$，按下式计算。

$$\text{每1g含胃蛋白酶的量（单位）}=\frac{\bar{A}\times W_S\times n}{\bar{A}_S\times W\times 10\times 181.19} \tag{9.2}$$

式中，$\bar{A}_S$ 为对照品的平均吸光度；$\bar{A}$ 为供试品的平均吸光度；W_S 为每 1ml 对照品溶液中含酪氨酸的量，μg；W 为供试品取样量，g；n 为供试品稀释倍数。

在上述条件下，每分钟能催化水解血红蛋白生成1μmol/L酪氨酸的酶量，为一个蛋白酶活力的单位。

第四节 生物制品分析

生物制品是以微生物、细胞、动物或人源组织和体液等为起始原材料，用生物学技术制成，用于预防、治疗和诊断人类疾病的制剂，如疫苗、血液制品、生物技术药物、微生态制剂、免疫调节剂和诊断制品等。生物制品国家标准收载于《中国药典》三部。

一、生物制品的种类

《中国药典》根据生物制品的用途将其分为三大类：预防类、治疗类、诊断类。预防类生物制品：细菌类疫苗、病毒类疫苗和联合疫苗等。治疗类生物制品：抗毒素及抗血清、血液制品及生物技术制品等。诊断类生物制品包括体内诊断类和体外诊断类（国家法定用于血源筛查的体外诊断试剂）。另外，根据所采用的材料、制法或用途，生物制品分为以下几类。

（一）疫苗类药物

疫苗是以病原微生物或其组成成分、代谢产物为起始材料，采用生物技术制备而成，用于预防和治疗人类相应疾病的生物制品。按组成成分和生产工艺可分为以下类型。

1. 灭活疫苗 病原微生物经培养、增殖，用理化方法灭活后制成的疫苗，如百日咳疫苗、甲型肝炎灭活疫苗。

2. 减毒活疫苗 采用病原微生物的自然弱毒株或经培养传代等方式减毒处理后获得致病力减弱、免疫原性良好的病原微生物减毒株制成的疫苗，如皮内注射用卡介苗、麻疹减毒活疫苗等。

3. 亚单位疫苗 病原微生物经培养后，提取、纯化其主要保护性抗原成分制成的疫苗，如A群脑膜炎球菌多糖疫苗等。

4. 基因工程重组蛋白疫苗 采用基因重组技术将编码病原微生物保护性抗原的基因重组到细菌（如大肠杆菌）、酵母或细胞，经培养、增殖后，提取、纯化所表达的保护性抗原制成的疫苗，如重组乙型肝炎疫苗等。

5. 其他类疫苗 由不同病原微生物抗原混合制成的疫苗为联合疫苗，如吸附百白破联合疫苗。由同种病原微生物不同血清型的抗原混合制成的疫苗为多价疫苗，如双价肾综合征出血热灭活疫苗。由病原微生物的保护性抗原组分与蛋白质载体结合制成的疫苗为结合疫苗，如A群C群脑膜炎球菌多糖结合疫苗。

（二）抗毒素及抗血清类药物

用细菌类毒素或毒素免疫马或其他大动物所取得的免疫血清称为抗毒素或抗毒血清，如白喉抗毒素、破伤风抗毒素、多价气性坏疽抗毒素和肉毒抗毒素等。用细菌或病毒本身免疫马或其他大动物所取得的免疫血清称为抗菌或抗病毒血清，如抗蝮蛇毒血清、抗五步蛇毒血清、抗眼镜蛇毒血清和抗银环蛇毒血清等。

（三）血液制品

由健康人血浆或经特异免疫的人血浆，经分离、提纯或由重组DNA技术制成的血浆蛋白组分，以及血液细胞有形成分统称为血液制品，如人血白蛋白、人免疫球蛋白、人凝血因子和人纤维蛋白原等。

（四）重组DNA制品

重组DNA制品是采用重组DNA技术，对编码所需蛋白质的基因进行遗传修饰，利用质粒或病毒载体将目的基因导入适当的宿主细胞，表达并翻译成蛋白质，经过提取和纯化等步骤制备而成的具有生物学活性的蛋白质制品，用于疾病的预防和治疗。

中国干扰素之父——著名医学病毒学家、中国工程院院士侯云德

2017年，我国"国家最高科技奖"授予了"中国干扰素之父"，著名医学病毒学家、中国工程院院士侯云德。他是现代传染病综合防控技术体系的主要奠基人，带领团队成功研制了首个重组DNA创新药物重组人干扰素，实现了我国基因工程药物从无到有的突破。

1. 细胞因子类 如人干扰素（IFN-α1b、IFN-α2a、IFN-α2b、IFN-γ）、人白介素-11、人促红素、人粒细胞刺激因子等。

2. 生长因子类 如人表皮生长因子、牛碱性成纤维细胞生长因子等。

3. 激素类 如人生长激素、人胰岛素。

4. 酶类 如注射用重组链激酶。

5. 单克隆抗体 如尼妥珠单抗注射液。

（五）诊断制品

用于检测相应的抗原、抗体或机体免疫状态的制品称为诊断制品，分为体内诊断制品和体外诊断制品。

1. 体内诊断制品 由变态反应原或有关抗原材料制成的免疫诊断制剂，如结核菌素纯蛋白衍生物、卡介菌纯蛋白衍生物、布氏菌纯蛋白衍生物、锡克试验毒素。

2. 体外诊断制品 由特定抗原、抗体或有关生物物质制成的免疫诊断试剂或诊断试剂盒，如乙型肝炎病毒表面抗原诊断试剂盒、人类免疫缺陷病毒抗体诊断试剂盒、梅毒螺旋体抗体诊断试剂盒、抗A抗B血型定型试剂等。

二、生物制品的检定

生物制品的检定内容和方法收载于正文（各论）中"检定"项下，包括原液检定、半成品检定和成品检定。生物制品的检定大致分为鉴别试验、理化检定、安全检定和生物学活性检定几个方面。

（一）鉴别试验

采用高度特异的、基于分子结构和（或）其他专属性的分析方法，对供试品进行鉴别。根据制品的性质，可选择适宜的方法，如毛细管区带电泳（capillary zone electrophoresis，CZE）、离子交换高效液相色谱法（ion exchange-high performance liquid chromatography，IEX-HPLC）、肽图、生物和（或）免疫学方法中的一种或一种以上，对供试品进行鉴别，测定结果应在规定的范围内。必要时应将供试品与对照品比较。以下介绍几种在生物制品成品检定中常用的免疫学鉴别法。

1. 免疫印迹法和免疫斑点法 免疫印迹法和免疫斑点法原理相同，以供试品与特异性抗体结合后，抗体再与酶标抗体特异性结合，通过酶学反应的显色，对供试品的抗原特异性进行检查。

例 9-25 注射用人干扰素α1b的鉴别：取硝酸纤维素膜，用EBM缓冲液浸泡15min，将供试品、阴性对照液（可用等量的人白蛋白）及阳性对照品点在膜上，上样量应大于10ng。室温干燥60min。取出硝酸纤维素膜，浸入封闭液（10%新生牛血清的TTBS缓冲液，或其他适宜的封闭液）封闭60min。弃去液体，加入TTBS缓冲液10ml，摇动加入适量的供试品抗体，室温过夜。硝酸纤维素膜用TTBS缓冲液淋洗1次，再用TTBS缓冲液浸洗3次，每次8min。弃去液体，更换TTBS缓冲液10ml，摇动加入适量的生物素标记的第二抗体，室温放置40min。硝酸纤维素膜用TTBS缓冲液淋洗1次，再用TTBS缓冲液浸洗3次，每次8min。弃去液体，更换TTBS缓冲液10ml，摇动加入适量的亲和素溶液和生物素标记过的辣根过氧化物酶溶液，室温放置60min。硝酸纤维素膜TTBS缓冲液淋洗1次，再用TTBS缓冲液浸洗4次，每次8min。弃去液体，加入适量底物缓冲液置于室温避光条件下显色，显色程度适当时水洗终止反应。供试品应为阳性。

2. 免疫双扩散法 在琼脂糖凝胶板上按一定距离打数个小孔，在相邻的两孔内分别加入抗原与抗体，若抗原、抗体互相对应，浓度、比例适当，则一定时间后，在抗原与抗体孔之间形成免疫复合物沉淀线，以此对供试品的特异性进行检查。

例 9-26 人免疫球蛋白的鉴别：将完全溶胀的 1.5% 琼脂糖凝胶溶液倾倒于水平板上（每平方厘米加 0.19ml 琼脂糖），凝固后，打孔，直径 3mm，孔距 3mm（方阵型）。中央孔加入抗血清，周边孔加入供试品溶液，并留 1 孔加入相应阳性对照血清。每孔加样 20μl，然后置水平湿盒中，37℃水平扩散 24h。用生理氯化钠溶液充分浸泡琼脂糖胶板，以除去未结合蛋白质。将浸泡好的琼脂糖凝胶板放入 0.5% 氨基黑溶液中染色。用脱色液脱色至背景无色，沉淀线呈清晰蓝色为止。

3. 免疫电泳法 将供试品通过电泳分离成区带的各抗原，然后与相应的抗体进行双向免疫扩散，当两者比例合适时形成可见的沉淀弧。将沉淀弧与已知标准抗原、抗体生成的沉淀弧的位置和性状进行比较，即可分析供试品中的成分及其性质。

例 9-27 人血白蛋白的鉴别：将 1.5% 琼脂糖凝胶溶液倾倒于大小适宜的水平玻板，厚度约 3mm，静置，待凝胶凝固成无气泡的均匀薄层后，于琼脂糖凝胶板负极 1/3 处的上下各打 1 孔，孔径 3mm，孔距 10～15mm。测定孔加供试品溶液 10μl 和溴酚蓝指示液 1 滴，对照孔加正常人血清或人血浆 10μl 和溴酚蓝指示液 1 滴。用 3 层滤纸搭桥和巴比妥缓冲液（电泳缓冲液）接触，100V 恒压电泳约 2h（指示剂迁移到前沿）。电泳结束后，在两孔之间距离两端 3～5mm 处挖宽 3mm 槽，向槽中加入血清抗体或人血浆抗体，槽满但不溢出。放湿盒中 37℃扩散 24h。扩散完毕后，用生理氯化钠溶液充分浸泡琼脂糖胶板，以除去未结合蛋白质。将浸泡好的琼脂糖凝胶板放入 0.5% 氨基黑溶液中染色，再用脱色液脱色至背景基本无色。与正常人血清或血浆比较，主要沉淀线应为白蛋白。

4. 酶联免疫法 让抗体与酶复合物结合，然后通过显色来检测。

例 9-28 抗五步蛇毒血清的鉴别：取供试品溶液及对照品溶液，分别以 100μl/孔加至酶标板内，供试品溶液及对照品溶液均做双孔，用封口膜封好，2～8℃放置 16～20h；用洗涤液洗板 3 次，用封闭液以 200μl/孔加至酶标板内，用封口膜封好，37℃放置 1h；将封闭好的酶标板用洗涤液洗板 3 次，用稀释液按 1∶2000 稀释辣根过氧化物酶标记的兔抗马 IgG 抗体，以 100μl/孔加至酶标板内，用封口膜封好，37℃放置 1h；用洗涤液洗板 6 次，以 100μl/孔加入底物液，室温避光放置 5～15min；以 100μl/孔加入终止液终止反应。用酶标仪在波长 450nm 处测定吸光度。取 4 种阴性对照中吸光度最高的计算 Cutoff 值。供试品吸光度应大于 Cutoff 值。

（二）理化检定

1. 物理检查

（1）外观：外观可直观、初步反映生物制品的质量。通过特定的人工光源进行目测，对类型不同的生物制品，有不同的要求。例如，人免疫球蛋白，应为无色或淡黄色澄明液体，可带乳光，不应出现浑浊。冻干人免疫球蛋白，应为白色或灰白色的疏松体，无融化迹象；复溶后应为无色或淡黄色澄明液体，可带乳光，不应出现浑浊。静注人免疫球蛋白（pH 4），应为无色或淡黄色澄明液体，可带乳光，不应出现浑浊。

（2）渗透压摩尔浓度：输液、营养液、电解质或渗透利尿药等制剂，应在药品说明书上标明其渗透压摩尔浓度，以便临床医生根据实际需要对所用制剂进行适当处置。渗透压摩尔浓度的单位，通常以每千克溶剂中溶质的毫渗透压摩尔来表示，常采用测量溶液的冰点下降来间接测定其渗透压摩尔浓度。

具体操作：取适量新沸放冷的水调节渗透压摩尔浓度测定仪零点，然后选择两种标准溶液（供试品溶液的渗透压摩尔浓度应介于两者之间）校正仪器，测定供试品溶液的渗透压摩尔浓度或冰点下降值。

《中国药典》对不同药物的渗透压摩尔浓度做了相应规定。例如，静注人免疫球蛋白（pH

4)：应不低于 240mOsmol/kg（通则 0632）。尼妥珠单抗注射液：依法检查（通则 0632），应为 240～360mOsmol/kg。注射用人白介素-11：依法检查（通则 0632），应符合批准的要求。

（3）装量：制剂通则各剂型项下，规定了不同剂型的装量检查法。如眼用制剂和注射剂均采用滴定法检查装量，凝胶剂和涂剂采用重量法或滴定法检查装量，均应符合规定。例如，人表皮生长因子滴眼液，依法检查（通则 0942），应符合规定；尼妥珠单抗注射液，依法检查（通则 0102），应符合规定；人表皮生长因子凝胶，依法检查（通则 0118），应符合规定；人表皮生长因子外用溶液（Ⅰ），依法检查（通则 0118），应符合规定。

（4）可见异物：可见异物检查法有灯检法和光散射法。一般常用灯检法，灯检法不适用的品种，如用深色透明容器包装或液体色泽较深（一般深于各标准比色液 7 号）的品种可选用光散射法；混悬液、乳状液型注射液和滴眼液不能使用光散射法。

供试品中不得检出金属屑、玻璃屑、长度超过 2mm 的纤维、最大粒径超过 2mm 的块状物及静置一定时间后轻轻旋转时肉眼可见的烟雾状微粒沉积物、无法计数的微粒群或摇不散的沉淀，以及在规定时间内较难计数的蛋白质絮状物等明显可见异物。例如，人干扰素 α1b 滴眼液，依法检查（通则 0904），应符合规定；人免疫球蛋白，依法检查（通则 0904），除允许有可摇散的沉淀外，其余应符合规定。

（5）不溶性微粒：静脉注射液（溶液型注射液、注射用无菌粉末、注射用浓溶液）及供静脉注射用无菌原料药，在可见异物检查符合规定后，检查不溶性微粒的大小和数量，常用方法包括光阻法和显微计数法。当光阻法测定结果不符合规定或供试品不适用于光阻法测定时，应采用显微计数法进行测定，并以显微计数法的测定结果作为判定依据。

标示量为 100ml 或 100ml 以上的静脉用注射液，除另有规定外，每 1ml 中含 10μm 及 10μm 以上的微粒数不得过 12 粒，含 25μm 及 25μm 以上的微粒数不得过 2 粒。标示量为 100ml 以下的静脉用注射液、静脉注射用无菌粉末、注射用浓溶液及供注射用无菌原料药，除另有规定外，每个供试品容器（份）中含 10μm 及 10μm 以上的微粒数不得过 3000 粒，含 25μm 及 25μm 以上的微粒数不得过 300 粒。例如，静注乙型肝炎人免疫球蛋白（pH 4），依法检查（通则 0903 第一法），应符合规定。

2. 化学检定

（1）pH：如静注乙型肝炎人免疫球蛋白（pH 4），用 0.85%～0.90% 氯化钠溶液将供试品蛋白质含量稀释成 10g/L，依法检查（通则 0631），pH 应为 3.8～4.4。

（2）纯度：纯度检查通常采用电泳法和高效液相色谱法。《中国药典》四部收载毛细管电泳法和区带电泳法，其中区带电泳法包括醋酸纤维素薄膜电泳法、琼脂糖凝胶电泳法、SDS-PAGE 法和等电聚焦电泳法。例如，人血白蛋白、人免疫球蛋白、抗人 T 细胞猪免疫蛋白和抗人 T 细胞兔免疫蛋白等采用醋酸纤维素薄膜电泳法进行纯度分析；人干扰素（IFN-α1b、IFN-α2a、IFN-α2b、IFN-γ）、人白介素-2、人促红素和人粒细胞刺激因子等采用 SDS-PAGE 进行纯度分析。

例 9-29　注射用鼠神经生长因子的纯度检查

1）电泳法：依法测定（通则 0541 第五法）。用非还原型 SDS-PAGE 法，分离胶浓度为 15%，加样量应不低于 10μg（考马斯亮蓝 R250 染色法）。经扫描仪扫描，纯度应不低于 98.0%。

2）高效液相色谱法：依法测定（通则 0512）。色谱柱以适合分离分子质量为 5～60kDa 蛋白质的色谱用凝胶为填充剂；流动相为 0.25mol/L 磷酸盐缓冲液（含 0.15mol/L 磷酸氢二钠溶液和 0.1mol/L 磷酸二氢钠溶液）-乙腈（85∶15）；上样量应不低于 20μg，在波长 280nm 处检测，以鼠神经生长因子色谱峰计算的理论板数应不低于 1000。按面积归一化法计算，鼠神经生长因子主峰面积应不低于总面积的 95.0%。

（3）分子量分布：对于大分子生物制品而言，即使组分相同，往往由于分子量不同而产生不同的生理活性。所以，生物制品常常需要进行分子量的测定。常用方法有凝胶色谱法、SDS-PAGE 法等。

例 9-30 伤寒 Vi 多糖疫苗：多糖分子的 K_D 值在 0.25 以前的洗脱液多糖回收率应在 50% 以上。

取供试品约 1ml（含多糖抗原 3～5mg），加至已标定的色谱柱中，用流动相洗脱，流速为每小时 15～20ml，用组分收集器收集洗脱液，每管 3～5ml。测定每管洗脱液中 *O*-乙酰基的含量，求出 *O*-乙酰基含量最高时的洗脱体积，即为多糖主峰峰顶洗脱体积 V_e。按下式计算供试品分配系数：

$$K_D=(V_e-V_o)/(V_i-V_o) \tag{9.3}$$

式中，K_D 为供试品分配系数；V_e 为供试品洗脱体积，ml；V_o 为空流体积，ml；V_i 为柱床体积，ml。

然后，按下式计算供试品在 K_D 值≤0.25 的多糖回收率：

$$R_x(\%)=A_x/A_t\times100 \tag{9.4}$$

式中，R_x 为 K_D 值≤0.25 供试品的多糖回收率；A_x 为供试品在 K_D 值≤0.25 各管洗脱液等体积合并液的 *O*-乙酰基的含量；A_t 为所有管洗脱液等体积合并液的 *O*-乙酰基的含量。

色谱柱固定相为琼脂糖 4B 凝胶或琼脂糖 CL-4B 凝胶。

色谱柱的标定：量取蓝色葡聚糖 2000 溶液 1ml 与维生素 B_{12} 溶液 0.2ml，混匀后加至已平衡的色谱柱中，以流动相洗脱，流速为每小时 15～20ml，检测波长 206nm，用组分收集器收集洗脱液，记录色谱图，色谱图中第一个色谱峰为蓝色葡聚糖 2000 峰，峰顶的洗脱液体积为空流体积 V_0；第二峰为维生素 B_{12} 峰，峰顶的洗脱液体积为柱床体积 V_i。

（三）安全检定

来自生物体的生物制品由于自身独特的大分子结构，高效的生物活性，以及制造、纯化、储藏过程带来的潜在的危险因素，使安全检查成为生物制品质量标准中的一个必不可少的检查项目，是保证临床用药安全、有效的重要指标。

1. 检查对象 主要包括主要原材料、原液、半成品和成品四方面。

（1）主要原材料：如人血白蛋白“制造”项下“原料血浆”规定：血浆的采集和质量应符合“血液制品生产用人血浆”的规定；组分Ⅳ沉淀为原料时，应符合本品种附录“组分Ⅳ沉淀原料质量标准”；组分Ⅳ沉淀应冻存于 –30℃以下，运输温度不得超过 –15℃，低温冰冻保存期限不得超过 1 年；组分Ⅴ沉淀应冻存于 –30℃以下，应规定其有效期。

用于生产的菌、病毒种，投产前必须按药典或有关规定要求，进行毒力、特异性等试验，检查其生物学活性是否存在异常；用于生产血液制品的血浆，采血前必须对献血者进行严格的体检，采集血后还应进行必要的复查，以防止含有病原物质（如人免疫缺陷病毒等）的血液投入生产。

（2）原液和半成品检定：如流感全病毒灭活疫苗“单价原液检定”项下“病毒灭活验证试验”规定：将病毒灭活后的尿囊液样品做 10 倍系列稀释，取原倍、10^{-1} 及 10^{-2} 倍稀释的病毒液分组接种鸡胚尿囊腔，每组接种 10 枚 9～11 日龄鸡胚，每胚接种 0.2ml，置 33～35℃培养 72h；24h 内死亡的不计数，每组鸡胚须至少存活 80%；自存活的鸡胚中每胚取 0.5ml 尿囊液，接种混合后，再盲传一代，每组各接种 10 枚胚，每胚接种 0.2ml，经 33～35℃培养 72h 后，取尿囊液进行血凝试验，结果应不出现血凝反应。

在生产过程中，主要检查对活菌、活毒或毒素的处理是否完善，半成品是否有杂菌或有害物质的污染。

（3）成品检定：如人粒细胞刺激因子注射液“成品检定”项下包括无菌检查、细菌内毒素检查和异常毒性检查等安全性检查内容。

成品在分装后，必须进行出厂前安全检查，以确保生物制品的安全性。根据具体制品品种，制订相应的检查内容和方法，如无菌检查、异常毒性检查、热原试验和热稳定性试验等。

2. 检查内容

（1）无菌检查：无菌检查法系用于确定要求无菌的生物制品包括相关辅料等是否无菌的一种方法。由于要求无菌的生物制品一般是在无菌（生产用菌种除外）条件下制造、纯化的，且多采用杀菌剂、加热、过滤等方法除菌，而不能高温灭菌，因此，生物制品质量标准中无菌检查项目就显得十分重要。

无菌检查应在无菌条件下进行，试验环境必须达到无菌检查的要求，检验全过程应严格遵守无菌操作，防止微生物污染，防止污染的措施不得影响供试品中微生物的检出。单向流空气区、工作台面及环境应定期按医药工业洁净室（区）悬浮粒子、浮游菌和沉降菌的测试方法的现行国家标准进行洁净度确认。隔离系统应定期按相关要求进行验证，其内部环境的洁净度须符合无菌检查的要求。日常检验还需对试验环境进行监控。

无菌检查法包括薄膜过滤法和直接接种法。只要供试品性质允许，应采用薄膜过滤法。供试品无菌检查所采用的检查方法和检验条件，应与方法适用性试验确认的方法相同。

1）薄膜过滤法：薄膜过滤法一般采用封闭式的薄膜过滤器。无菌检查用的滤膜孔径应不大于 0.45μm，直径约为 50mm。

水溶液供试品：取规定量，直接滤过，或混合至含不少于 100ml 适宜稀释液的无菌容器中，混匀，立即滤过。如供试品具有抑菌作用，须用冲洗液冲洗滤膜，冲洗次数一般不少于 3 次，所用的冲洗量、冲洗方法同方法适用性试验。生物样品冲洗，2 份滤器中加入 100ml 硫乙醇酸盐流体培养液，1 份滤器中加入 100ml 胰酪大豆胨液体培养基。

将接种供试品后的培养基容器分别按各培养基规定的温度培养 14 天；接种生物制品供试品的硫乙醇酸盐流体培养基的容器应分成两等份，一份置 30～35℃培养，一份置 20～25℃培养。培养期间应逐日观察并记录是否有菌生长。如在加入供试品后或在培养过程中，培养基出现浑浊，培养 14 天后，不能从外观上判断有无微生物生长，可取该培养液适量转种至同种新鲜培养基中，培养 3 天，观察接种的同种新鲜培养基是否再出现浑浊；或取培养液涂片，染色，镜检，判断是否有菌。

结果判断：若供试品管均澄清，或虽显浑浊但经确证无菌生长，判供试品符合规定；若供试品管中任何一管显浑浊并确证有菌生长，判供试品不符合规定，除非能充分证明试验结果无效，即生长的微生物非供试品所含。

2）直接接种法：直接接种法适用于无法用薄膜过滤法进行无菌检查的供试品，即取规定量供试品分别等量接种至硫乙醇酸盐流体培养基和胰酪大豆胨液体培养基中。生物制品无菌检查时硫乙醇酸盐流体培养基和胰酪大豆胨液体培养基接种的瓶或支数为 2∶1。除另有规定外，每个容器中培养基的用量应符合接种的供试品体积不得大于培养基体积的 10%，同时，硫乙醇酸盐流体培养基每管装量不少于 15ml，胰酪大豆胨液体培养基每管装量不少于 10ml。供试品检查时，培养基的用量和高度同方法适用性试验。

非水溶性供试品：取规定量，混合，加入适量的聚山梨酯 80 或其他适宜的乳化剂及稀释剂使其乳化，等量接种至各管培养基中；或直接等量接种至含聚山梨酯 80 或其他适宜乳化剂的各管培养基中。

培养基的培养及结果判断同薄膜过滤法。

若供试品符合无菌检查法的规定，仅表明了供试品在该检验条件下未发现微生物污染。

（2）异常毒性检查：异常毒性有别于药物本身所具有的毒性特征，是指由生产过程中引入或其他原因所致的毒性。

本法系给予动物一定剂量的供试品溶液，在规定时间内观察动物出现的异常反应或死亡情况，检查供试品中是否污染外源性毒性物质及是否存在意外的不安全因素。

除另有规定外，异常毒性试验应包括小鼠试验和豚鼠试验，试验中应设同批动物空白对照，观察期内，动物全部健在，且无异常反应，到期时每只动物体重应增加，则判定试验成立。

1）小鼠试验法：除另有规定外，取小鼠 5 只，注射前每只小鼠称体重，应为 18～22g。每只小鼠腹腔注射供试品溶液 0.5ml，观察 7 天。观察期内，小鼠应全部健存，且无异常反应，到期时每只小鼠体重应增加，判定供试品符合规定。如不符合上述要求，应另取体重 19～21g 的小鼠 10 只复试 1 次，判定标准同前。

2）豚鼠试验法：除另有规定外，取豚鼠2只，注射前每只豚鼠称体重，应为250～350g。每只豚鼠腹腔注射供试品溶液5.0ml，观察7天。观察期内，豚鼠应全部健存，且无异常反应，到期时每只豚鼠体重应增加，判定供试品符合规定。如不符合上述要求，可用4只豚鼠复试1次，判定标准同前。

（3）热原检查：本法系将一定剂量的供试品，自静脉注入家兔体内，在规定时间内，观察家兔体温升高的情况，以判定供试品中所含热原的限度是否符合规定。

检查法：取适用的家兔3只，测定其正常体温后15min以内，自耳静脉缓缓注入规定剂量并温热至约38℃的供试品溶液，然后每隔30min按前法测量其体温1次，共测6次，以6次体温中最高的一次减去正常体温，即为该兔体温的升高度数（℃）。如3只家兔中有1只体温升高0.6℃或高于0.6℃，或3只家兔体温升高的总和达1.3℃或高于1.3℃，应另取5只家兔复试，检查方法同上。

结果判断：在初试3只家兔中，体温升高均低于0.6℃，并且3只家兔体温升高总和低于1.3℃；或在复试的5只家兔中，体温升高0.6℃或高于0.6℃的家兔不超过1只，并且初试、复试合并8只家兔的体温升高总和为3.5℃或低于3.5℃，均判定供试品的热原检查符合规定。

在初试3只家兔中，体温升高0.6℃或高于0.6℃的家兔超过1只；或在复试的5只家兔中，体温升高0.6℃或高于0.6℃的家兔超过1只；或在初试、复试合并8只家兔的体温升高总和超过3.5℃，均判定供试品的热原检查不符合规定。

（4）细菌内毒素检查：本法系利用鲎试剂来检测或量化由革兰氏阴性菌产生的细菌内毒素，以判断供试品中细菌内毒素的限量是否符合规定的一种方法。

细菌内毒素检查包括两种方法，即凝胶法和光度测定法，后者包括浊度法和显色基质法。供试品检测时，可使用其中任何一种方法进行试验。当测定结果有争议时，除另有规定外，以凝胶法结果为准。

本试验操作过程应防止微生物和内毒素的污染。

细菌内毒素的量用内毒素单位（EU）表示，1EU与1个内毒素国际单位（IU）相当。

细菌内毒素国家标准品系自大肠埃希菌提取精制而成，用于标定、复核、仲裁鲎试剂灵敏度和标定细菌内毒素工作标准品的效价，干扰试验及检查法中编号B和C溶液的制备、凝胶法中鲎试剂灵敏度复核试验、光度测定法中标准曲线可靠性试验。

细菌内毒素工作标准品系以细菌内毒素国家标准品为基准标定其效价，用于干扰试验及检查法中编号B和C溶液的制备、凝胶法中鲎试剂灵敏度复核试验、光度测定法中标准曲线可靠性试验。

细菌内毒素检查和热原检查中生物制品质量标准中非常普遍。对于生物活性高的细胞因子类生物制品，如人干扰素α1b、α2a、α2b、γ和人白介素-2等，在家兔热原试验中常出现难以判定的结果，《中国药典》采用细菌内毒素检查代替热原检查。

（5）支原体检查：主细胞库、工作细胞库、病毒种子批、对照细胞及临床治疗用细胞进行支原体检查时，应同时进行培养法和指示细胞法（DNA染色法）。病毒类疫苗的病毒收获液、原液采用培养法检查支原体，必要时，亦可采用指示细胞法筛选培养基。也可采用经国家药品检定机构认可的其他方法。

1）培养法：供试品如在分装后24h以内进行支原体检查者可储存于2～8℃；超过24h应置–20℃以下储存。

检查支原体采用支原体液体培养基和支原体半流体培养基（或支原体琼脂培养基）。半流体培养基（或琼脂培养基）在使用前应煮沸10～15min，冷却至56℃左右，然后加入灭能小牛血清（培养基∶血清为8∶2），并可酌情加入适量青霉素，充分摇匀。液体培养基除无需煮沸外，使用前亦应同样补加上述成分。

取每支装量为10ml的支原体液体培养基各4支，相应的支原体半流体培养基各2支（已冷至36℃±1℃），每支培养基接种供试品0.5～1.0ml，置36℃±1℃培养21天。于接种后的第7天从4支支原体液体培养基中各取2支进行次代培养，每支培养基分别转种至相应的支原体半流体培养基及支原体液体培养基各 2 支，置 36℃±1℃培养 21 天，每隔 3 天观察 1 次。

结果判定：培养结束时，如接种供试品的培养基均无支原体生长，则供试品判为合格；如疑有支原体生长，可取加倍量供试品复试，如无支原体生长，供试品判为合格，如仍有支原体生长，则供试品判为不合格。

2）指示细胞培养法（DNA 染色法）：将供试品接种于指示细胞（无污染的 Vero 细胞或经国家药品检定机构认可的其他细胞）中培养后，用特异荧光染料染色。如供试品污染支原体，在荧光显微镜下可见附在细胞表面的支原体 DNA 着色。

于制备好的指示细胞培养板中加入供试品（细胞培养上清液）2ml（毒种或其他供试品至少 1ml），置 5% 二氧化碳孵箱 36℃±1℃培养 3～5 天。指示细胞培养物至少传代 1 次，末次传代培养用含盖玻片的 6 孔培养板培养 3～5 天后，吸出培养孔中的培养液，加入固定液 5ml，放置 5min，吸出固定液，再加 5ml 固定液固定 10min，吸出固定液，使盖玻片在空气中干燥，加二苯甲酰胺荧光染料（或其他 DNA 染料）工作液 5ml，加盖，室温放置 30min，吸出染液，每孔用水 5ml 洗 3 次，吸出水，盖玻片于空气中干燥，取洁净载玻片加封片液 1 滴，分别将盖玻片面向下盖在封片液上制成封片。用荧光显微镜观察。

用无抗生素培养基 2ml 替代供试品，同法操作，作为阴性对照。

用已知阳性的供试品标准菌株 2ml 替代供试品，同法操作，作为阳性对照。

结果判定如下。

阴性对照：仅见指示细胞的细胞核呈现黄绿色荧光。

阳性对照：荧光显微镜下除细胞外，可见大小不等、不规则的荧光着色颗粒。

当阴性及阳性对照结果均成立时，试验有效。

如供试品为阴性，则供试品判为合格；如供试品为阳性或可疑时，应进行重试；如供试品仍为阳性时，供试品判为不合格。

（6）外源病毒因子检查：病毒类制品的毒种选育和生产过程中，经常使用动物或细胞基质培养，因此，有可能造成外源因子的污染。为了保证制品质量，需要对毒种和对照细胞进行外源病毒因子的检测。

对病毒主种子批或工作种子批，应抽取足够检测试验需要量的供试品进行外源病毒因子检测。根据病毒的特性，有些检测需要试验前中和病毒。病毒中和时尽可能不稀释，但当中和抗体不能有效中和病毒而需要稀释病毒时，应选择可被中和的最大病毒量，但至少不得超过生产接种时毒种的稀释倍数。进行病毒中和时，应采用非人源和非猴源（特殊情况除外）的特异性抗体中和本病毒，为降低样品中外源病毒被中和的可能性，最好采用单克隆抗体，中和过程不应干扰外源病毒的检测。制备抗血清（或单克隆抗体）所用的免疫原应采用与生产疫苗（或制品）不同种而且无外源因子污染的细胞（或动物）制备。如果病毒曾在禽类组织或细胞中繁殖过，则抗体不能用禽类来制备。若用鸡胚，应来自 SPF 鸡群。

针对病毒种子批外源因子检查，《中国药典》收载了 3 个方法：动物实验法、细胞培养法和鸡胚检查法。生产用对照细胞外源病毒因子检查，有两个方法：非血吸附病毒检查和血吸附病毒检查。

3. 杂质检查　生物制品的杂质检查主要包括一般杂质和特殊杂质。一般杂质检查同化学药物中的一般杂质检查。本节主要介绍生物制品中特殊杂质检查。

生物制品中的特殊杂质，可能存在的毒性会引起安全问题；可能影响产品的生物学活性或药理作用，或使产品变质；同时，特殊杂质的存在也反映了产品生产工艺的稳定性。根据生物制品的生产工艺特点与产品稳定性，其特殊杂质可分为生物污染物、产品相关杂质和工艺添加剂三大类。生物污染物包括微生物污染、宿主细胞蛋白、外源性 DNA、培养基成分等；产品相关杂质包括二聚体和多聚体、脱氨或氧化产物、突变物和裂解产物等；工艺添加剂包括残余抗生素，蛋白分离剂聚乙二醇、乙醇，佐剂氢氧化铝，产品稳定剂如辛酸钠、肝素，防腐剂苯酚、硫柳汞，细菌与病毒灭活剂甲醛、戊二醛等。

对于生物制品的特殊杂质，世界各国和WHO、ICH均制定严格的检查项目。例如，根据WHO颁布的有关规定，在生物制品的原液和成品检定中应该至少列入外源DNA和外源蛋白质等检测项目，并且还建议通过对生产过程的严格管理和认证，消除最终产品中细菌、病毒、培养基成分及防腐剂等有害物质的潜在威胁。《中国药典》严格规定了生物制品中某些不应存在的污染物检测项目。

（1）宿主细胞（菌）蛋白残留量的检查：残留在生物制品中的宿主细胞蛋白（host cell protein，HCP）属异源蛋白，既包括宿主细胞的结构蛋白，也包括宿主细胞（传代细胞）分泌的促生长因子。研究报告，HCP不仅能引起机体的过敏反应，还有可能引起机体对蛋白质物质产生抗体。重组药物很难做到绝无宿主细胞（菌）蛋白残留量，需控制宿主细胞（菌）蛋白残留量以防超量引起机体免疫反应，尤其是临床中需要反复多次注射（肌内注射）的药品，必须进行宿主细胞（菌）蛋白残留量的测定，以符合现行《中国药典》的规定。

宿主细胞（菌）蛋白残留量的测定方法，《中国药典》中均采用酶联免疫法，如大肠杆菌菌体蛋白质残留量测定法、假单胞菌菌体蛋白质残留量测定法、酵母工程菌菌体蛋白质残留量测定法等。

（2）外源性DNA残留量的检查：生物制品的宿主细胞（菌）残留DNA（外源性DNA）是生物制品中一个不纯的、应该去掉的杂质，不应该视为一个潜在的危险因素，为此有关外源性DNA的限量要求也随之放宽。

外源性DNA的测定方法目前有三种，即分子杂交技术（hybridization）、基于DNA结合蛋白的Threshold® Immunoassay分析系统和实时定量PCR（Q-PCR）方法。《中国药典》收载的外源性DNA残留量的测定方法有两种：第一法，DNA探针杂交法；第二法，荧光染色法。

（3）残余抗生素的检查：对于生物制品的制造工艺，原则上不主张使用抗生素。例如，《中国药典》收载的人促红素注射液（CHO细胞）限制抗生素的使用，产品的检定，包括原液、半成品、成品，都不必检查残余抗生素活性。如果生物制品在生产过程中使用了抗生素，则不仅要在纯化工艺中去除，而且要在原液检定中增加残余抗生素活性的检测项目。例如，《中国药典》收载的大肠杆菌表达系统生产的生物制品：人干扰素（IFN-α1b、IFN-α2a、IFN-α2b、IFN-γ）、人白介素-2等，原液制造过程中使用了适量抗生素培养基，因此这些生物制品的原液和成品检定，都要检查残余抗生素活性。

《中国药典》收载的抗生素残留量检查法（培养法），可检查供试品中氨苄西林或四环素残留量。该法依据培养基内抗生素对微生物的抑制作用，比较对照品与供试品产生抑菌圈的大小，检查供试品中氨苄西林或四环素的残留量。另外，在检测中应该考虑，生物制品中含有SDS时，会对方法产生干扰，因此要采取相应措施。例如，《中国药典》收载的注射用人白介素-2产品，对于原液和成品中残余抗生素活性检测规定，不应含有残余氨苄西林或其他抗生素活性。例如，制品中含有SDS，应将SDS浓度至少稀释至0.01%进行测定。

（4）其他杂质：生物制品在生产制造、分离纯化和储藏保存过程中产生的与产品结构类似的同系物、异构体、突变物、氧化物、聚合体或降解物等，也成为产品相关杂质。在这些杂质中，有许多结构确定、与生物制品本身具有相同生物活性的组分，因此可能被认为是活性成分。而且，许多产品相关杂质是均匀的和非免疫原性的，但由于生物效应没有经过严格的安全性试验研究，应制定允许的限度加以控制。产品相关杂质常用检查方法为高效液相色谱法和电泳法。

4. 其他检查

（1）肽图和N端氨基酸序列：在大分子生物制品中，由于有效结构或分子量不确定，其结构的确证很难沿用化学药物或结构已知的生化药物所常用的紫外分光光度法、红外分光光度法、质谱法和核磁共振波谱法加以证实，往往还需要选择生物化学分析如氨基酸组成、N端氨基酸序列、肽图等方法加以证实。

肽图检查法系通过蛋白酶或化学物质裂解蛋白质后，采用适宜的分析方法鉴定蛋白质一级结构的完整性和准确性。《中国药典》收载两个方法检查肽图：第一法，胰蛋白酶裂解–反相高效液相色谱法；第二法，溴化氰裂解法。N端氨基酸序列以氨基酸序列分析仪测定。

例 9-31　人促红素注射液（CHO细胞）

1）肽图：供试品经透析、冻干后，用1%碳酸氢铵溶液溶解并稀释至1.5mg/ml，依法测定，其中加入胰蛋白酶（序列分析纯），37℃±0.5℃保温6h，色谱柱为反相C_8柱（25cm×4.6mm，粒度5μm，孔径30nm），柱温为45℃±0.5℃；流速为0.75ml/min；进样量为20μl；按表9-2进行梯度洗脱（表中A为0.1%三氟乙酸水溶液，B为0.1%三氟乙酸-80%乙腈水溶液）。

表 9-2　流动相梯度洗脱表

编号	时间（min）	流速（ml）	A（%）	B（%）
1	0.00	0.75	100.0	0.0
2	30.00	0.75	85.0	15.0
3	75.00	0.75	65.0	35.0
4	115.00	0.75	15.0	85.0
5	120.00	0.75	0.0	100.0
6	125.00	0.75	100.0	0.0
7	145.00	0.75	100.0	0.0

肽图应与人促红素对照品一致。

2）N端氨基酸序列：用氨基酸序列分析仪测定，N端序列应为Ala-Pro-Pro-Arg-Leu-Ile-Cys-Asp-Ser-Arg-Val-Leu-Glu-Arg-Tyr。

大分子生物制品需用生化法确证结构。按规定至少每半年测定一次产品肽图，结果应与对照品图形一致；同时至少每年测定一次产品N端氨基酸序列，用氨基酸序列分析仪测定。

（2）紫外光谱：如注射用鼠神经生长因子，用水或生理氯化钠溶液将供试品稀释至100～500μg/ml，在光路1cm，波长230～360nm下进行扫描，最大吸收峰波长应为280nm±3nm。

（四）生物学活性测定

生物学活性测定应基于制品实现确定的生物学效应的特定能力或潜力。可采用体外或体内方法或生物化学（包括免疫化学试验）方法和（或）适宜的物理化学分析方法进行评估，如效价测定（以单位或国际单位表示）和（或）含量（以质量/重量表示）测定。

1. 含量测定　采用适宜的方法和参考品作为对照，测定原液和成品的含量。如确定供试品280nm的吸收系数，采用紫外–分光光度法进行总蛋白质含量测定，并建议采用第二种含量测定的绝对溯源方法进行验证。供试品测定结果应在规定的范围内。

生物制品的含量测定方法与化学药物类似，多为理化法，其中高效液相色谱是最常用的含量测定方法。例如，注射用鼠神经生长因子，采用高效液相色谱法，应为标示量的80%～120%。

2. 效价测定　效价测定是以制品生物学特性相关属性为基础的生物学活性定量分析，原则上效价测定方法应尽可能反映或模拟其作用机制。比活性（每毫克制品具有的生物学活性单位）对证明制品的一致性具有重要的价值。

通过一定条件下比较供试品和标准品所产生的特定生物反应剂量间的差异，可以测定供试品的效价。效价测定，应采用适宜的国家或国际标准品或参考品对每批原液和成品进行。尚未建立国际标准品/国家标准品或参考品的，应采用经批准的内控参比品。标准品和参考品的建立或制备应符合“生物制品国家标准物质制备和标定规程”。

（1）生化法

1）酶分析法：通常包括两种类型：一种是以酶为分析对象，测定样品中的酶的含量或活性，如注射用重组链激酶的生物学活性测定；另一种是以酶为分析工具或分析试剂，主要以测定样品中酶以外的其他物质的含量，如酶联免疫法。这两种类型检测的对象虽然有所不同，但原理和方法都是以酶的专一、高效的催化能力为基础，通过对酶反应速度的测定或对底物、生成物等浓度的测定，检测相应物质的含量或活性。

例 9-32　重组链激酶生物学活性测定法

试剂　人凝血酶溶液；人纤溶酶原溶液；人纤维蛋白原溶液

标准品溶液的制备　按使用说明书，将重组链激酶生物学活性测定国家标准品复溶后，用生理氯化钠溶液稀释成每 1ml 含 1000IU、250IU、62.5IU、15.6IU 和 3.9IU5 个稀释度，待用。

供试品溶液的制备　供试品按标示量加生理氯化钠溶液复溶后，用生理氯化钠溶液稀释至约每 1ml 含 100IU 或 1μg。

测定法　称取琼脂糖 125mg，加生理氯化钠溶液 23ml，煮沸使之溶胀，置 55～60℃水浴中平衡，加每 1ml 含 100IU 人凝血酶溶液 14μl，人纤溶酶原溶液（每 1ml 含 0.5mg）280μl，边加边摇匀，加每 1ml 含 6mg 人纤维蛋白原溶液 2.2ml，不停地摇匀，浑浊后立即倒入直径 8cm 的平皿中，水平放置充分凝固后，4℃放置至少 30min 待用（应在 2 天之内使用）。在向含纤维蛋白平皿内打孔，孔径为 2mm，在孔内分别加入供试品溶液和标准品溶液，每孔 10μl，每个稀释度做 2 孔，37℃湿盒水平放置 24h。纵向和横向量取溶圈直径，各 2 次，取平均值。以标准品溶液各个稀释度的生物学活性的对数对其相应的溶圈直径的对数作直线回归，求得直线回归方程，根据供试品的溶圈直径的对数求得供试品的生物学活性。

本法依据链激酶和纤溶酶原形成的复合物能激活游离的纤溶酶原为有生物学活性的纤溶酶，纤溶酶能降解人纤维蛋白为可溶性的纤维蛋白片段，在纤维蛋白平板上出现透明的溶解圈，以此定量测定重组链激酶的生物学活性。

2）电泳法：电泳法灵敏度高、重现性好、操作简单，并兼备分离、鉴定、分析等优点，已成为生物制品分析的重要手段之一，在生物制品的纯度分析、鉴别和含量测定中，电泳法的应用尤为广泛。

例 9-33　伤寒 Vi 多糖疫苗中多糖的含量测定：称取 0.5～0.6g 琼脂糖，加入 0.05mol/L 巴比妥缓冲液（pH 8.6）40ml 中，加热溶胀完全，待冷却至约 56℃时，加入伤寒 Vi 血清 1ml，混匀后迅速倾倒于 12cm×6cm 的洁净水平玻板上，待凝胶凝固后用直径 3mm 的打孔器在距底边 1.5cm 处打孔。各孔中分别加入各稀释好的伤寒 Vi 抗原标准品溶液（浓度分别为 100μg/ml、50μg/ml、25μg/ml、12.5μg/m1、6.25μg/ml）和本品 5μl（本品做双孔）。靠近边缘一孔中可加入 10μl 溴酚蓝指示液。加样后将玻板置于电泳槽上，滤纸搭桥，加样端与电泳仪负极相连。采用 0.05mol/L 巴比妥缓冲液（pH 8.6）为电极缓冲液，8V/cm 恒压电泳至指示剂迁移到前沿。取下玻板浸泡于生理氯化钠溶液 1～2h 后，覆盖洁净滤纸移至培养箱中过夜烤干。用考马斯亮蓝染色液染色至火箭峰出现，用甲醇–乙酸溶液脱色至背景清晰。准确测量火箭峰高，以标准品浓度的对数和相应的峰高作直线回归，得直线回归方程，将本品的峰高均值代入直线回归方程，求出本品浓度。每 1 次人用剂量多糖含量应不低于 30μg。

本法是以琼脂糖为基质的一种电泳法。琼脂糖凝胶具有较大的孔径，因而适用于相对较大分子的电泳分离。

（2）生物检定法：生物检定法是利用药物对细胞、器官组织和生物体等所起的药理作用来检定药物效价或活性的方法。由于生物制品的结构复杂，生物活性各异，生物检定法是其效价测定最常用方法。生物检定法属于生物分析法，它以药理作用为基础，生物检定统计法为工具，运用特定的实验设计，在一定条件下比较供试品和对照品所产生的特定生物反应，通过等反应剂量对比，来测得供试品的效价。

生物检定法包括整体和离体测定。整体测定可以直接反映药物对生物的综合作用，但存在需要动物、供试品用量多、试验耗时长、精密度和灵敏度较差的缺点。离体测定个体差异小，试验时间较短，精密度和灵敏度较高，能在一定程度上保留药理作用的特性，缺点是不一定能反映供试品在整体动物上的作用。

1）整体测定：整体测定是以生物体来测定供试品的生物活性或效价的一种方法，通过一定条件下比较供试品和相应标准品所产生的特定生物反应剂量间的差异，来测定供试品的效价。

A. 免疫力试验：将生物制品对动物进行自动（或被动）免疫后，用活菌、病毒或毒素攻击，从而判断制品的保护力强弱。例如，《中国药典》中，用破伤风毒素攻击经吸附破伤风疫苗与标准品分别免疫后的小鼠（豚鼠），比较其存活率，计算出吸附破伤风疫苗的效价；依据抗毒素能中和毒素的作用，将气性坏疽抗毒素与标准品做系列稀释，分别与相应毒素结合，注入小鼠体内，在规定时间内，比较小鼠存活和死亡情况，以测定气性坏疽抗毒素效价；依据狂犬病免疫球蛋白能中和狂犬病毒素的作用，将狂犬病免疫球蛋白与标准品做系列稀释，分别与狂犬病病毒悬液结合，小鼠脑内注射，在规定时间内观察小鼠存活和死亡情况，以测定狂犬病免疫球蛋白效价。

B. 病毒滴度测定：灭活疫苗多以病毒滴度表示其效价。

例 9-34　森林脑炎灭活疫苗的效价测定：将供试品腹腔免疫体重 10～12g 小鼠 30 只，免疫 2 次，间隔 7 天，每只小鼠每次腹腔注射 0.3ml。另取同批小鼠 30 只作为空白对照。初次免疫后第 14 天以适宜稀释度的“森张”株病毒悬液分别进行小鼠腹腔攻击，每个病毒稀释度分别攻击 6 只，每只 0.3ml，攻击后 3 天内死亡者不计（动物死亡数量应不得超过试验动物总数的 20%），观察 21 天判定结果。对照组病毒滴度应不低于 7.51g LD_{50}/0.3ml，免疫保护指数应大于 5.0×10^5。

病毒滴度是指病毒的毒力或毒价，衡量病毒滴度的单位有最小致死量（MLD）、最小感染量（MID）和半数致死量（LD_{50}），其中以 LD_{50} 最常用，它是指在一定时间内能使半数实验动物致死的病毒量。

2）离体测定

A. 血清学试验：基于抗体抗原的相互作用，常以血清学方法检查抗原或抗体活性，并多在体外进行试验，包括沉淀试验、凝集试验、间接血凝抑制试验、反向血凝抑制试验、补体结合试验和中和试验等。《中国药典》用人凝血因子Ⅱ缺乏血浆为基质血浆，采用一期法测定供试品人凝血因子Ⅱ效价。

B. 细胞法：以离体细胞作为反应载体，测定生物制品效价。例如，《中国药典》中，根据抗人 T 细胞免疫球蛋白与人淋巴细胞结合，在补体存在下破坏淋巴细胞，根据淋巴细胞死亡率测定供试品人 T 细胞免疫球蛋白效价；依据小鼠骨髓白血病细胞（NFS-60 细胞）的生长状况因人粒细胞刺激因子（G-CSF）生物学活性的不同而不同，以此检测 G-CSF 的生物学活性。

本章小结

生化药物和生物制品在结构和功能上十分接近于人体内的活性物质，具有明确的作用靶点和效应机制。由于其结构和功能上的特殊性，必须针对具体的品种，从原料、工艺过程、制剂、储存、运输和使用等各个环节进行全程质量控制，以确保其安全性、有效性和质量可控性。需要控制的物质除了目标成分外，还需要对目标成分的聚集、降解和各种修饰成分，以及溶剂、宿主细胞蛋白质残留、抗生素残留等非目标成分进行检定。生化药物的鉴别主要包括理化鉴别法、生化鉴别法和生物鉴别法；生化药物中的杂质检查包括一般杂质检查、特殊杂质检查和安全性检查。生物制品分析的内容主要包括鉴别试验、理化检定、安全检定和生物学活性检定等方面。不同的生化药物和生物制品品种，需要检定的项目、检测方法和判定标准不尽相同。在检定方法的选择上，主要采用相对成熟的方法和技术对各项指标进行定性或定量测定，且必须对方法进行验证，只有经过了验证的分析方法才能为生化药物和生物制品分析提供有效数据。目前，生物分析检测技术逐步发展成熟，已被正式运用到不同的生物学检测领域当中，在新科技的推动下，生化药物和生物制品分析技术将迎来新的发展机遇。

（曾　浩　章金勇）

思考题

1. 生化药物和生物制品的质量控制，有哪些异同点？
2. 生物药物检定基本内容有哪些？
3. 按功能不同，生物制品分为哪几类？每类列举两个典型药物。
4. 简述各类生物药物安全检定的内容和方法。

第十章 中药分析

学习要求

1. 掌握 中药分析的特点，样品前处理及纯化方法，鉴别试验中药味的选择原则及鉴别方法，含量测定中药味与成分的选择原则及测定方法。

2. 熟悉 中药主要检查项目及浸出物的测定，中药指纹图谱及其研究方法。

3. 了解 中药中有害物质的测定方法。

中药是在中医药理论指导下认识和使用，并能以中医药学理论体系的术语表述其性味、功效和使用规律，用于预防、诊断、治疗疾病及康复保健等方面的物质。与化学药物的不同在于仅单味中药中即含有多种类型的化学成分，中药产生的疗效是各成分之间的协同作用。

中药分析是以中医药理论为指导，运用现代分析方法研究中药质量评价与控制的一门学科，以保证中药质量稳定、疗效可靠和使用安全。法定中药质量标准被收载于《中国药典》一部中。《中国药典》2025 年版一部收载中药品种 3069 个，其中新增品种 28 个，修订品种数 420 个，涵盖了基本药物、医保目录品种和临床常用药品。

中药质量评价沿革——中医药的传承与创新

中医药学是以中医药理论与实践经验为主体，研究人类生命活动中健康与疾病转化规律及其预防、诊断、治疗、康复和保健的综合性科学。中医药在数千年的发展历史中，逐步形成并建立了独特和完整的医药学理论体系。早在战国时期，中医学家就著成了第一部经典著作《黄帝内经》，其中收载了方剂 13 首，并记录了汤、丸、散、膏、丹、药酒等剂型，为中医药学奠定了基础。汉代张仲景撰写的《伤寒论》和《金匮要略》进一步丰富与发展了中医辨证论治的治疗体系，收载了许多诸如桂枝汤、大承气汤、小柴胡汤和四逆汤等至今仍广泛应用的著名方剂。明代李时珍编写了中医药学享誉世界的名著《本草纲目》，收载药物 1892 种，方剂 13 000 余首，剂型近 40 种。经过历代中医药学家的不懈努力，中药的品种日益增多并不断完善。

中药的质量分析与评价是中医药的重要组成部分，在中医药发展的漫长过程中，中药分析方法一直在不断发展和进步。早期由于科技水平的限制，评价主要依赖感官经验，缺乏客观的指标。

最早的药典可追溯到公元 659 年我国唐朝的《新修本草》(又称《唐本草》)，由苏敬等编撰，由政府颁布执行。该书共 54 卷，分为本草、药图、图经三部分，收录药物 844 种，并详细记录了这些药物的性味、形态、产地、采收时间、炮制方法、功效和主治等。自 20 世纪 50 年代以来，随着现代分析技术的发展，中药的质量问题逐渐引起重视，先后整理和制定了以《中国药典》为代表的中药质量标准，将质量管理纳入法治化、规范化的轨道。《中国药典》2025 年版在对一些药材及其炮制品、制剂的质量检测和分析技术方面有明显的改进与提高，如液相色谱–串联质谱法、分子生物学检测技术、等离子体质谱法等在中药质量控制中的广泛应用，使得我国中药的质量标准体系得到了进一步的完善，临床用药的安全保障得到进一步的加强。

第一节　概　　述

一、中药分析的特点

中药作为多组分复杂体系，其质量控制一直是研究的重点和难点，也是目前中药走向世界的瓶颈之一。与化学药相比，中药分析具有以下特点。

（一）以中医药理论为指导，评价中药质量的整体性

中药分析应以中医药理论为指导原则进行全面质量评价。中医视人体为一个统一的整体，整体观是中医药理论体系中的重要概念，从中药的药性理论到组方的“君臣佐使”均体现了中医的整体观和辨证施治的指导原则。单纯模仿化学药品的分析模式，选择个别有效成分或指标成分或方剂中的某一药味进行质量控制，并不符合中医用药理论。因此，在中药分析中要运用整体观原则对中药的化学成分进行定性定量研究，结合中药药性理论，发展更加客观、全面和先进的分析方法。

（二）中药化学成分具复杂性，药效成分非单一性

中药化学成分众多，少数已知，多数未知，化学性质差异大，单味药就含有几十甚至上百种成分，而由几味或几十味药材组成的中药复方其成分就更为复杂，有些化学成分还会相互影响。例如，当黄连与黄芩、甘草、金银花等中药配伍时，黄连中的小檗碱能与黄芩中的黄芩苷、甘草中的甘草酸及金银花中的绿原酸等成分形成不溶于水的复合物而沉淀析出，影响测定结果的准确性。中药化学成分的多样性和复杂性使得中药分析的难度大大增加，需要对样品进行繁杂的分离纯化等前处理过程，尽量保留待测成分而排除干扰成分。此外，尽管大多数中药的有效成分及药理作用机制并不明确，但可以肯定的是，中药的药效是由其中多种化学成分共同作用的结果，因此，在进行中药分析时应尽可能全面地反映多种药效成分的整体作用。

（三）中药材质量具变异性

中药材品种繁多，来源复杂，即使同一品种，由于产地、生态环境、栽培技术、采收期、加工方法等不同，其质量也会有差别。例如，不同产地的金银花中的绿原酸含量范围为1.8%～6.0%，而黄芩中的黄芩苷含量范围为6%～14%；不同采收期药材的相同成分含量也不同，如丹参中丹参酮的含量以11、12月最高；不同药用部位也存在差异，如人参皂苷在人参周皮、木质部和韧皮部中的含量也显著不同。此外，各种化学成分在中药中的含量相差悬殊，有的含量达80%以上，如五倍子中的鞣质；有的含量极微，如长春花中的长春碱，含量仅百万分之三；这些都给分离、提取、检测带来了一定困难。

（四）中药炮制、制剂工艺及辅料具多样性

中药制剂是以中药饮片为原料进行制备的。中药饮片即药材的加工品或炮制品。中药炮制及制剂工艺会对所含成分产生影响，很多在单味中药新鲜品中存在的化学成分，经过炮制或制剂工艺等处理后已不复存在，有些产生了新的化合物，有的含量降低或升高等，如地黄中的梓醇，在长时间煎煮后就很难检测到。当采用常压浓缩、减压浓缩、逆浸透喷雾法提取三黄泻心汤干浸膏，其中有效成分的含量会出现较大差异，如大黄酸葡萄糖苷的含量分别是41.1%、51.6%和98.6%。又如含草乌制剂，酯型生物碱属于毒性成分，制剂中毒性成分含量的高低与炮制条件有关；若用流通蒸汽蒸制草乌，随着压力和温度升高，总生物碱无明显变化，而酯型生物碱则显著下降。因此，药材的加工应严格执行中药饮片炮制规范，对炮制工艺及成品质量要严格把关，以保证中药制剂的质量稳定、可靠。

中药剂型种类繁多，制备方法各异，工艺复杂，在进行中药制剂的鉴别和检测中，需要针对不同的剂型，选择合适的分析方法和检测项目。例如，复方丹参片、复方丹参颗粒和复方丹参滴

丸处方药味相同，丹参均为君药，质量控制方法均选择丹参中有效成分进行分析。复方丹参滴丸选择测定丹参素含量，复方丹参片、复方丹参颗粒则以丹参酮ⅡA 和丹酚酸 B 为含量测定指标。其原因是丹参药材中含有以丹参酮ⅡA 为代表的脂溶性成分和以丹酚酸 B、丹参素为代表的水溶性成分。复方丹参滴丸采用水提工艺，脂溶性物质较少，而复方丹参片、复方丹参颗粒的提取工艺为先用乙醇提取，后用水提取，从而使两类成分均被提取出来，故选择与滴丸不同的成分控制质量。此外，同一种中药制剂，由于不同生产厂家生产工艺上的差别，也会影响到制剂中成分的含量。有些中药制剂的生产工艺较为复杂，影响因素较多，即使同一批原料、同一生产车间，若工艺上稍有疏忽，也很难保证不同批次之间化学成分的一致性。

中药制剂所用辅料多种多样，如蜜丸中的蜂蜜，锭剂中的糯米粉，胶剂中的豆油、黄酒及冰糖等特殊辅料的使用也是中药制剂的一大特色，这些辅料的存在，对质量分析均有一定的影响，需选择合适的方法，将其干扰排除，才能获得准确的分析结果。

（五）中药杂质来源的多途径性

中药杂质来源比化学药物复杂得多，具有多途径性，包括药材的非药用部位及未除净的泥沙、药材中所含重金属及残留农药、因包装和保管不当发生霉变或虫蛀等产生的杂质、洗涤原料的水质二次污染等途径均可引入杂质。所以，中药含有较高的重金属、砷盐、残留农药和黄曲霉毒素等杂质。

二、中药分析的样品处理方法

中药分析的程序与化学药物分析相同，有取样、前处理、鉴别、检查和含量测定等。中药原料药物系指饮片、植物油脂、提取物、有效成分或有效部位，中药制剂的组成更复杂。因此，中药中被测成分往往含量较低，在分析之前，需要对样品进行前处理，使其符合所选定分析方法的要求。其中，待测成分的提取分离与纯化方法是关键。

（一）提取方法

由于中药及其复方制剂的化学成分极为复杂，中药剂型繁多、工艺各异；辅料、原料中内源性组分都会对分析方法产生干扰，所以，对中药尤其是复方制剂设计合理的样品提取纯化方法，往往是建立中药质量控制方法的重点和难点之一。中药分析的提取方法，按原理可分为溶剂提取法、升华法、水蒸气蒸馏法、超临界流体萃取（supercritical fluid extraction，SFE）法等。

1. 溶剂提取法 选用适当的溶剂将中药中的待测成分溶出的方法称为溶剂提取法（solvent extraction）。一般遵循“相似相溶”的原则，根据被测成分的结构与性质选择合适的溶剂。例如，苷类成分系由苷元与糖缩合而成，亲水性强，应选择极性大的溶剂提取，而苷元一般亲脂性强，应选择极性小的溶剂提取；游离生物碱大多为亲脂性化合物，多用极性小的溶剂提取，而生物碱盐类具有较强的亲水性，应选择极性较强的溶剂提取。

提取溶剂选择的原则是对待测成分的溶解度大，而对其他成分的溶解度小或不溶；所选溶剂与待测成分不起化学反应，且易得、安全。常用的提取溶剂有水、甲醇、乙醇、丙酮、三氯甲烷、乙酸乙酯、乙醚和石油醚等。

（1）冷浸法（cold maceration）

1）原理：样品粉末置于溶剂中，室温下放置一定时间，组分因扩散作用而从样品粉末中浸出到溶剂中。

2）方法：样品先粉碎成细粉，精密称取一定量样品粉末，置具塞锥形瓶中，精密加入一定体积的溶剂，密塞，称定重量，室温下放置一定时间（一般为 8～24h），并不时振摇，浸泡后再称重，并补足减失重量，摇匀，滤过，精密量取一定量续滤液备用。浸泡时间的确定可取同一样品，加溶剂后分别浸泡不同时间，测定溶液中浸出组分的含量，当浸出量不再随放置时间的延长而增加时，说明扩散已经达到平衡。

3）特点：操作简便，且提取的杂质少，样品纯净；适宜遇热不稳定组分的提取；但所需时间较长，使用较少。

（2）回流提取法（reflux extraction）

1）原理：在加热条件下组分溶解度增大，溶出速度加快，有利于将组分提取到溶剂中。

2）方法：将样品粉末置烧瓶中，加入适量有机溶剂，水浴（或电热套）加热使微沸，进行回流提取。用于含量测定时，可更换溶剂，多次提取，至组分提取完全，合并各次提取液供分析用；也可精确加入一定体积溶剂至供试品中，称定重量，加热回流至组分浸出达到平衡，放冷后称重，补足减失重量，滤过，取续滤液备用。

3）特点：提取速度快，效率高。但操作较烦琐，且不适用于对热不稳定或具有挥发性的组分。回流提取法主要用于固体制剂的提取。提取前样品应粉碎成细粉，以利于组分的提出。提取溶剂沸点不宜太高。

例 10-1 薄层色谱法鉴别开胃健脾丸中党参供试品溶液的制备：取本品 5g，研细，加水 30ml 与盐酸 3ml，加热回流 1h，放冷，滤过，滤液用二氯甲烷振摇提取 3 次，每次 20ml，合并二氯甲烷液，蒸干，残渣加甲醇 1ml 使溶解，作为供试品溶液。

（3）连续回流提取法（sequential extraction）

1）原理：基于回流提取的原理。

2）方法：样品置于索氏提取器中进行连续提取，蒸发的溶剂经冷凝流回样品管，一般提取数小时方可提取完全（通常提取至溶剂近无色）。

3）特点：操作简便，节省溶剂，提取效率高于回流提取法；应选用低沸点的提取溶剂，如乙醚、甲醇等；不适合于对热不稳定的组分。

例 10-2 脑脉泰胶囊含量测定供试品溶液的制备：取装量差异项下的本品，研细，取约 2g，精密称定，置索氏提取器中，加入甲醇适量，加热回流提取至提取液无色，提取液蒸干，残渣加水 30ml 分次溶解并转移至分液漏斗中，用水饱和的正丁醇振摇提取 5 次，每次 40ml，合并正丁醇液，用氨试液洗涤 2 次，每次 40ml，弃去氨液，再用正丁醇饱和的水洗涤 2 次，每次 40ml，分取正丁醇液，蒸干，残渣用甲醇溶解并转移至 10ml 量瓶中，加甲醇至刻度，摇匀，滤过，即得。

（4）超声提取法（ultrasonic extraction）

1）原理：超声波是频率大于 20kHz 的高频声波，具有助溶作用，可破坏样品的细胞结构，用于样品中待测组分的提取。

2）方法：提取时，将供试品粉末置具塞锥形瓶中，加入一定量提取溶剂，再将锥形瓶置超声振荡器（或超声清洗机）槽内，槽内应加有适量水，开启超声振荡器，规定功率与时间，进行超声振荡提取。由于超声提取过程中溶剂可能会有一定的损失，所以用作含量测定时，应于超声振荡前先称定重量，提取完毕后，放冷至室温，再称重，并补足减失的重量，滤过后，取续滤液备用。由于超声波具有使大分子化合物发生降解和聚集作用，或者形成更复杂的化合物，也会促进一些氧化和还原过程，所以在用超声波提取时，也应对超声频率、超声功率、提取时间、提取溶剂等条件进行考察，以提高提取效率和保证供试品溶液的真实性。

3）特点：操作简便，不须加热，提取时间短，适用于固体制剂中待测组分的提取，应用日益广泛，是目前《中国药典》使用最广泛的方法。用于药材粉末的提取时，由于组分是由细胞内逐步扩散出来，速度较慢，加溶剂后宜先放置一段时间，再超声振荡提取。

例 10-3 高效液相色谱法测定连翘中连翘苷含量供试品溶液的制备：取本品粉末（过五号筛）约 2g，精密称定，置具塞锥形瓶中，精密加入甲醇 25ml，称定重量，超声处理（功率 250W，频率 40kHz）25min，放冷，再称定重量，用甲醇补足减失的重量，摇匀，滤过，精密量取续滤液 10ml，置 25ml 量瓶中，加水稀释至刻度，摇匀，滤过，取续滤液，即得。

（5）萃取法（extraction）：又称液–液提取法，是利用化合物在两种互不相溶的溶剂中分配系数的差异，将待测组分提取分离的方法。该法主要用于中药液体制剂和各种提取液的分离纯化，可根据待测组分的性质在合适的条件下，进行萃取或反萃取。萃取用溶剂应根据待测组分的溶解性来选择。溶质在有机相和水相的分配比越大，萃取效率越高。根据相似相溶的原理，极性较强的有机溶剂正丁醇等适用于提取皂苷类成分；乙酸乙酯多用于提取黄酮类成分；三氯甲烷分子中的氢可与生物碱形成氢键，多用于提取生物碱；挥发油等非极性组分则宜用非极性溶剂乙醚、石油醚等提取。

液–液提取法通常在分液漏斗中进行。加入溶剂后振摇，放置，待完全分层后分取有机相。若提取液用作鉴别，一般只提取一次；若用作含量测定，应提取完全，一般需提取3～4次。提取是否完全可通过测定提取回收率来考查。酒剂和酊剂在提取前应先挥去乙醇，否则乙醇可使有机溶剂部分或全部溶解于水中。提取过程中应注意防止和消除乳化。

例 10-4 三九胃泰胶囊中两面针鉴别供试品溶液的制备：取本品内容物2g，加水10ml使溶解，用浓氨试液调节pH至12，加二氯甲烷振摇提取3次，每次30ml，合并二氯甲烷液，蒸干，残渣加二氯甲烷0.5ml使溶解，供薄层色谱法鉴别用。

（6）微波辅助萃取法（microwave assisted extraction，MAE）：微波是一种频率介于300MHz～300GHz的电磁波，波长在1mm～1m，因其波长介于远红外线和短波，故称微波。微波具有波动性、高频特性及热特性或非热特性（生物效应）等特点。微波辅助溶剂提取是利用微波能强化溶剂萃取效率，即利用微波加热来加速溶剂对固体样品中目标萃取物（主要是有机化合物）的萃取过程。微波辅助萃取具有快速、高效、省溶剂、污染小等优点。

2. 升华法 升华法（sublimed method）是利用某些成分具有升华性质的特点，使其与其他成分分离，再进行测定，如游离羟基蒽醌类化合物、咖啡因、斑蝥素等。

3. 水蒸气蒸馏法 一些易挥发性并可随水蒸气蒸馏出的组分可采用水蒸气蒸馏法（steam distillation）分离纯化及浓集，供分析用。该法简便、经济、可靠，挥发油、一些小分子的生物碱（如麻黄碱、槟榔碱）和某些酚类物质（如丹皮酚等）可以用本法提取。用本法提出的组分对热应稳定。

例 10-5 高效液相色谱法测定咳喘宁口服液中麻黄含量供试品溶液的制备：精密量取本品5ml，加氯化钠4g与40%氢氧化钠溶液5ml，用水蒸气蒸馏，以稀盐酸1ml、水9ml吸收馏出液，收集馏出液约200ml，置250ml量瓶中，加水至刻度，摇匀，即得。

4. SFE SFE技术是利用超临界流体的溶解能力与其密度密切相关的性质，在超临界状态下，将超临界流体与待分离的物质接触，通过改变压力或温度使超临界流体的密度大幅改变，从而有选择性地依次把极性大小、沸点高低和分子量大小不同的成分萃取出来。

超临界流体是指当压力和温度超过物质的临界点时，所形成的单一相态。例如，CO_2的临界温度为31℃，临界压力为7390kPa，当压力和温度超过此临界点时，CO_2便成为超临界流体。

超临界流体既不同于气体，也不同于液体，具有独特的性质。首先，它具有与液体相似的密度，因而具有与液体相似的较强的溶解能力；其次，溶质在其中扩散系数与气体相似，因而具有传质快、提取时间短的优点，提取完全，一般仅需数十分钟；超临界流体的表面张力为零，这使它很容易渗透到样品中，带走测定组分；超临界流体提取的选择性强，通过改变提取的条件，如温度、压力等，可以选择性地提取某些组分；超临界流体在常温常压下为气体，因此提取后溶剂立即变为气体而逸出，容易达到浓集的目的。由于SFE具有以上优点，因此特别适合于中药中待测组分的提取分离。

样品提取时使用超临界流体提取仪。将样品置于提取池中，提取池应恒定在实验温度下，用泵将超临界流体送入提取池，提取完毕后，再将溶液送入收集器中。最常使用的超临界流体是超临界CO_2，因为CO_2具有较低的临界温度和临界压力，同时还具有惰性、无毒、纯净、价格低廉等优点。超临界CO_2具有类似气体的扩散系数、液体的溶解力，表面张力为零，能迅速渗透进固体物质之中，提取其有效组分，具有高效、不易氧化、纯天然、无化学污染等特点。

影响提取的因素主要有温度、压力、改性剂和提取时间等。在恒压下，温度升高，超临界流体的密度虽有所下降，但组分蒸气压可大大提高，从而增加组分的溶解度，提高提取效率。在恒温下，提高压力，超临界流体的溶解性参数（δ）将增加，因此有利于极性组分和高分子量组分的提取；在较低的压力下，溶解性参数（δ）较小，则有利于非极性组分的提取。由于CO_2为非极性化合物，因此超临界CO_2对极性组分的溶解性较差。在提取极性组分时，可在超临界流体中加入适量有机溶剂作为改性剂，如甲醇、三氯甲烷等。改性剂的种类可根据提取组分的性质来选择，加入的量一般通过实验来确定。

例 10-6　SFE 法提取药材马蓝、菘蓝和蓼蓝中的有效成分靛玉红：温度为 100℃，压力为 34 473kPa，静态提取时间 7.5min，改性剂为三氯甲烷，加入量 0.2ml，动态提取量 4ml。提取方法简便、快速（仅需 20min），所得提取液可直接进行高效液相色谱分析。

（二）纯化方法

纯化是指在待测组分被提取后，根据下一步分析手段和方法的要求对样品进行进一步的处理，尽量除去有可能影响测定的干扰组分，而又不损失被测定成分，实现富集待测组分的目的。样品测定前是否需要分离纯化和分离纯化到何等程度，与所用测定方法的专属性、分离能力、检测系统对污染的耐受程度等密切相关。如果制剂的组成复杂，或使用专属性不强的测定方法，如滴定法、紫外分光光度法等，常需对提取液进行纯化处理。纯化分离方法的设计主要依据被测定成分和杂质在理化性质上的差异，同时结合与所要采用的测定方法的要求综合考虑。目前中药分析大多采用色谱法，如柱色谱法、薄层色谱法和纸色谱法，其中以柱色谱法最为常用。柱色谱法中常用的净化填料有中性氧化铝、硅藻土、硅胶、聚酰胺、大孔吸附树脂等。

例 10-7　薄层色谱法鉴别无比山药丸供试品溶液的制备：取本品 10g，研细，加甲醇 50ml，超声处理 30min，滤过，滤液回收溶剂至干，残渣加水 10ml，微热使溶解，通过 D101 型大孔吸附树脂柱（内径为 1.5cm，柱高为 12cm），先用水 100ml 洗脱，弃去洗脱液，再用 20% 乙醇溶液 100ml 洗脱，洗脱液备用，再用 50% 乙醇溶液 50ml 洗脱，收集洗脱液，蒸干，残渣加甲醇 2ml 使溶解，作为供试品溶液。

第二节　鉴　　别

中药的鉴别主要是根据其性状、组织学特征及所含化学成分的理化性质，采用一定的分析方法来判断真伪。一般可以通过确认其中所含药味的存在或某些特征成分的检出来达到鉴别的目的。中药的鉴别主要包括性状鉴别、显微鉴别和理化鉴别。各鉴别项目之间相互补充，相互佐证。《中国药典》2010 年版首次收录了中药材 DNA 分子标记鉴别。

中药鉴别药味的选择原则：①单味药材或制剂，直接选取单一药味进行鉴别；②复方制剂，应依组方原则的君、臣、佐、使依次选择药味，如药味较多，应首选君药、臣药、贵重药和毒剧药进行鉴别；③凡有原粉入药者，应进行显微鉴别，有显微鉴别的，可同时进行其他方法的鉴别；④原则上处方中的每一味药均应进行鉴别研究，选择尽量多的药味（不少于处方的 1/3 药味）制订在质量标准中，每一药味选择 1～2 个专属性较强的理化鉴别。

一、性状鉴别

性状鉴别是依据药材（药用部位）外观、形状及感官性质等特征作为真伪鉴别的依据，如药材的外形、大小、颜色、表面特征、质地、折断面特征及气味等。性状鉴别是药材鉴别的重要手段，药材制成制剂后性状鉴别的重要性不如原药材，但仍有一定的参考价值。中药制剂的性状鉴别也可参照药材的鉴别方法进行。

例 10-8　苦杏仁的鉴别：本品呈扁心形，长 1～1.9cm，宽 0.8～1.5cm，厚 0.5～0.8cm。表面黄棕色至深棕色，一端尖，另一端钝圆，肥厚，左右不对称，尖端一侧有短线形种脐，圆端合点处向上具多数深棕色的脉纹。种皮薄，子叶 2，乳白色，富油性。气微，味苦（图 10-1）。

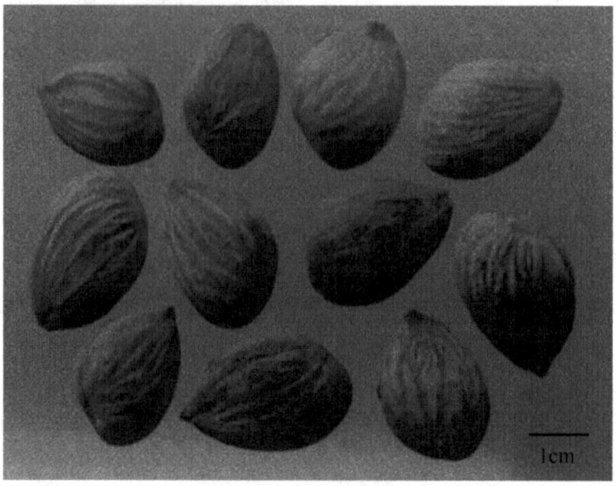

图 10-1　苦杏仁性状鉴别图

二、显微鉴别

显微鉴别是利用显微镜观察药材及含药材粉末的中药组织结构、细胞形状及化合物的特征，以鉴别中药的真伪。显微鉴别具有快速、简便的特点。显微鉴别包括显微组织鉴别和显微化学鉴别。

显微组织鉴别：系指用显微镜对药材（饮片）、切片、粉末、解离组织或表面制片及含药材粉末的中药制剂中相关药材的组织、细胞或内含物等特征进行鉴别的一种方法。鉴别特征包括薄壁细胞、木栓组织、分泌细胞和分泌腔、纤维及淀粉粒、花粉粒、碳酸钙结晶等。

显微化学鉴别：系指根据中药所含化学成分的理化性质，确定某些特殊化学成分的存在及其在组织中分布的一种鉴别的方法。

显微特征应明显、易查见，否则可能作出假阳性的判定。处方中的主要药味及化学成分不清楚或尚无化学鉴别方法的药味，应选择专属性的特征进行显微鉴别。处方中多味药物共同具有的显微特征不能作为鉴别的特征，而应选择专属性的特征进行鉴别。多来源的同一种药材应选择其共有的显微特征。例如，黄连有黄连、三角叶黄连、云连 3 个来源，其中前 2 种含有石细胞，云连不含，所以黄连的鉴别不能选石细胞，而选其黄色纤维束作为显微鉴别的特征。

显微鉴别除用光学显微镜外，也可用电子显微镜。用扫描电镜进行观察可获得更多的微观信息和形态特征。

例 10-9　八珍丸的鉴别：取本品，置显微镜下观察：不规则分枝状团块无色，遇水合氯醛试液溶化；菌丝无色或淡棕色，直径 4～6μm（茯苓）。联结乳管直径 12～15μm，含细小颗粒状物（党参）。草酸钙针晶细小，长 10～32μm，不规则地充塞于薄壁细胞中（炒白术）。草酸钙簇晶直径 18～32μm，存在于薄层细胞中，常排列成行，或一个细胞中含有数个簇晶（白芍）。纤维束周围薄壁细胞含草酸钙方晶，形成晶纤维（甘草）。薄壁细胞纺锤形，壁略厚，有极微细的斜向交错纹理（当归）。薄壁组织灰棕色至黑棕色，细胞多皱缩，内含棕色核状物（熟地黄）（图 10-2）。

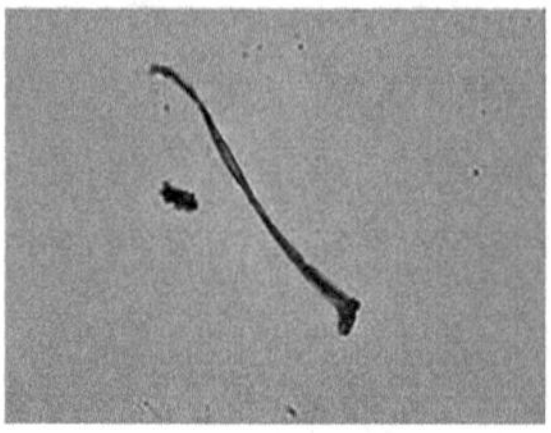

茯苓（茯苓菌丝）

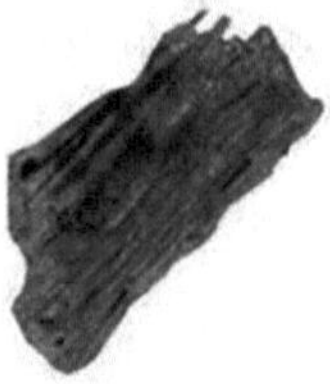

党参（乳管）

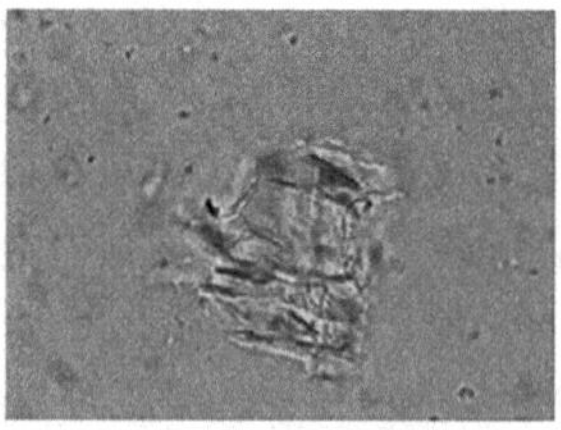

炒白术（草酸钙针晶）

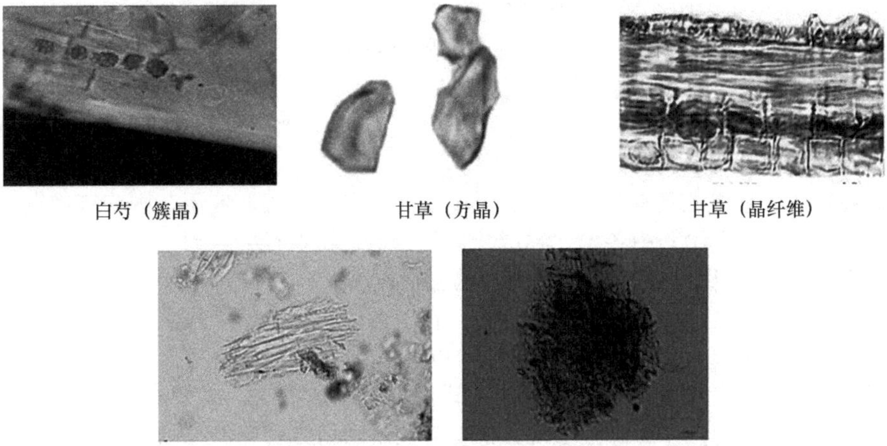

白芍（簇晶）　甘草（方晶）　甘草（晶纤维）

当归（薄壁细胞）　熟地黄（薄壁细胞）

图 10-2　八珍丸的显微鉴别图

三、理化鉴别

理化鉴别系根据中药所含主要化学成分的理化性质，采用物理、化学或物理化学的方法鉴别药物的真伪。理化鉴别包括物理、化学、光谱及色谱等鉴别方法。

鉴别成分应是已知的有效成分或其他特征成分，还应是处方中某一味药所单独含有的成分，如鞣质的明胶沉淀反应，氨基酸的茚三酮反应，糖类的苯酚–硫酸反应，黄酮类与盐酸镁粉的反应，强心苷的凯–凯（Keller-Kiliani，K-K）反应等。有的反应，如泡沫反应，与三氯化铁试液的反应等，是植物中很多成分都有的反应，专属性不强，不宜采用。为提高鉴别方法的专属性，应作阴性对照试验。阴性对照试验是取不含鉴别药味的制剂（阴性对照），在相同的条件下反应，若不显正反应，则说明其他药味和辅料不干扰鉴别。由于中药制剂组成复杂，一般不能直接取样品进行试验，供试品需经提取、纯化等预处理步骤，以排除干扰组分的干扰。

1. 微量升华法　是利用中药中所含的某些化学成分，在一定温度下能升华的性质，获得升华物，在显微镜下观察其结晶形状、颜色及化学反应，如大黄粉末升华物有黄色针状（低温时）、片状和羽状（高温时）结晶。

2. 显微化学反应法　是将中药的干粉、切片或浸出液少量，置于载玻片上，滴加某些化学试剂使产生沉淀或结晶，或产生特殊的颜色，在显微镜下观察。本法亦用于细胞壁和细胞内含物性质的鉴别。

3. 显色反应与沉淀反应法　利用特定的化学试剂与中药中特定的化学成分（或组分）发生反应，通过产生颜色的变化或生成沉淀等现象，判别中药中的某种存在成分。显色反应和沉淀反应易被植物药中众多的成分干扰，现一般被薄层色谱法代替，但在矿物药及一些特殊鉴别反应中仍有使用。

例 10-10　止咳橘红口服液的鉴别：取本品 2ml，加草酸铵试液 1ml，即生成白色沉淀，分离沉淀，所得沉淀不溶于乙酸，但溶于盐酸。

4. 光谱鉴别法　利用中药中组分的光谱特征，如紫外特征吸收峰或一定波长激发下呈现的不同颜色的荧光等进行中药的鉴别。对中药材及其制剂进行定性鉴别，主要有荧光法、紫外–可见分光光度法、红外分光光度法和近红外分光光度法。例如，黄连在紫外光灯下，显金黄色荧光，木质部尤为显著；秦皮的水浸出液在日光下显淡蓝色荧光。有的药材如附有地衣或有某些霉菌或霉菌毒素时，也会有荧光现象，应注意区别。一般观察荧光的紫外光波长为 365nm，如用短波 254～265nm 时，应加说明，因两者荧光现象不同。

例 10-11 人工牛黄中胆红素、胆固醇的鉴别

胆红素的鉴别：取含量测定项下溶液，照紫外–可见分光光度法（通则 0401），在 400～500nm 波长处，测定吸收曲线，并与胆红素对照品图谱比较，应一致。其最大吸收为 453nm。

胆固醇的鉴别：取本品 10mg，加三氯甲烷 1ml 使溶解，加硫酸 1ml，三氯甲烷层显血红色，硫酸层显绿色荧光。

5. 色谱鉴别法 色谱法具有分离度好、灵敏度高、专属性强、应用范围广等优点，特别适用于中药的鉴别。它是根据中药中各类化学成分在色谱中的保留行为，通过与对照物（对照品、对照药材和对照提取物）相比较，来判断其真伪的鉴别方法。

《中国药典》从 1977 年版开始收载色谱法，在以后的各版药典中应用比例迅速上升，目前色谱法已成为中药鉴别中不可缺少的常规而有效的方法，特别是对成分复杂的制剂，有着分离、分析双重的优势。常用的色谱鉴定方法有薄层色谱法、气相色谱法、高效液相色谱法、纸色谱法、凝胶电泳及毛细管电泳等技术。一些重现性好，确能反映组方药味特征的色谱指纹图谱也用于鉴别。其中薄层色谱法不需要特殊的仪器，操作简便，有多种专属的检出方法，几乎适用于所有的动、植物类药材的鉴定，是目前中药中应用最多的鉴别方法。最常用的是硅胶薄层色谱法。气相色谱法适宜于制剂中含挥发性成分或通过衍生化后能够气化的成分定性、定量分析，如冰片、麝香等，具有灵敏度高、分离效率高等优点，特别是气相色谱–质谱联用技术的发展，对于富含挥发油类药材的鉴别，气相色谱已经成为一种首选的方法。高效液相色谱法较少用于鉴别，若含量测定采用了高效液相色谱法，可同时用于鉴别。以下主要介绍薄层色谱法在鉴别中的应用。

薄层色谱法系将供试品溶液点于薄层板上，在展开容器内用展开剂展开，使供试品所含有成分分离，所得色谱图与适宜的对照物按同法所得的色谱图对比，并可用薄层扫描仪进行扫描，用于鉴别、检查或含量测定。为了保证试验的重现性、准确度及分离度，薄层色谱要进行规范化的操作。

薄层板的选择：薄层色谱法鉴别中使用最多的是硅胶 G 板，也可另加 0.2%～0.5% 的羧甲基纤维素钠水溶液作为黏合剂铺板，则板更结实均匀。生物碱类成分使用氧化铝板较多，鉴别黄酮类和酚类化合物可使用聚酰胺板，氨基酸可使用纤维素板。

展开剂的选择：展开剂一般为两种或两种以上混合有机溶剂，有利于极性的调整。一般可选择通用展开剂，如无水乙醇–苯（1∶4）、苯–三氯甲烷（1∶3）和丙酮–甲醇（1∶1）三个系统。

显色与检视：薄层鉴别法需用药材或有效成分对照品作对照。鉴别时，取供试品、对照药材或有效成分对照品，用相同方法制备试验溶液，分别取供试品溶液、对照药材溶液或对照品溶液适量，点于同一薄层板上，展开、检视，要求供试品溶液中应有与对照主斑点相应的斑点。特征斑点最好选择已知有效成分或特征成分的斑点，若有效成分未知或无法检出，也可以选择未知成分的特征斑点，但要求重现性好，斑点特征明显。供试品含有可见光下有颜色的成分可直接在日光下检视，也可用喷雾法或浸渍法以适宜的显色剂显色，或加热显色，在日光下检视。有荧光的物质或遇某些试剂可激发荧光的物质可在 365nm 紫外光灯下观察荧光色谱。对于可见光无色，但在紫外光下有吸收的成分可用带有荧光剂的硅胶板（如硅胶 GF_{254} 板），在 254nm 紫外光灯下观察荧光板上的荧光猝灭物质形成的色谱。由于中药制剂组成复杂，所以即使是色谱法也应注意其专属性。在建立方法时应取阴性对照与供试品和对照品在相同条件下试验，阴性对照中在鉴别特征斑点的位置应无斑点出现。此外阴性对照的色谱加上对照药材的色谱应大致等于供试品的色谱。对于多种植物来源的药材，应将原植物相对应的药材分别依法分析，应具有共同的斑点。若能区别混淆品、类似品、伪品，则方法专属性好。

不同中药制剂中同一药味，尽可能采用相同的薄层色谱条件；但是，如果有些处方由于某些药味干扰难以统一，或虽无干扰但在同一块薄层色谱板上可同时检测几味药，则可采用简便方法。以对照药材作对照时，应按处方比例制成一定量，以使色谱有可比性。薄层色谱法操作环境的相对湿度和温度等往往影响色谱质量。尽可能定量取样、定量溶解、定量点样，以进一步使真伪鉴

别有量化的评价。

此外，薄层–生物自显影技术（TLC-bioautography）与生物活性测定相结合，使薄层色谱分离得到的结果，除了鉴别真伪之外，还能知道其中哪些成分有生物活性。

例 10-12 吴茱萸的鉴别：取本品粉末 0.4g，加乙醇 10ml，静置 30min，超声处理 30min，滤过，取滤液作为供试品溶液。另取吴茱萸次碱对照品、吴茱萸碱对照品，加乙醇分别制成每 1ml 含 0.2mg 和 1.5mg 的溶液，作为对照品溶液。照薄层色谱法（通则 0502）试验，吸取上述三种溶液各 2μl，分别点于同一硅胶 G 薄层板上，以石油醚（60～90℃）–乙酸乙酯–三乙胺（7∶3∶0.1）为展开剂，展开，取出，晾干，置紫外光灯（365nm）下检视。供试品色谱中，在与对照品色谱相应的位置上，显相同颜色的荧光斑点（图 10-3）。

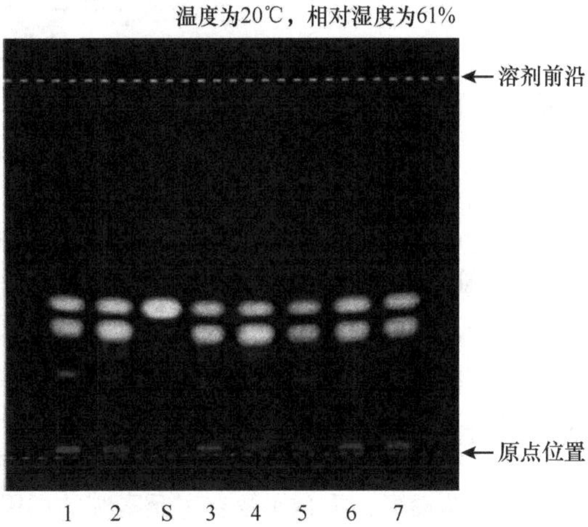

图 10-3 吴茱萸的薄层色谱鉴别图

S. 吴茱萸次碱；1. 吴茱萸（吴茱萸，产于浙江）；2. 吴茱萸（吴茱萸，产于贵州）；3，4. 吴茱萸（石虎，产于浙江）；5. 吴茱萸对照药材；6，7. 吴茱萸（疏毛吴茱萸，产于贵州）

6. DNA 分子标记鉴别 DNA 条形码分子鉴定方法是利用基因组中一段公认的、相对较短的 DNA 序列来进行物种鉴定的一种分子生物学技术，是传统形态鉴别的有效补充。由于 DNA 序列的每个位点都有腺嘌呤（A）、鸟嘌呤（G）、胞嘧啶（C）、胸腺嘧啶（T）4 种碱基之一可供选择，因此一定长度的 DNA 序列能够区分不同物种。

中药材 DNA 条形码分子鉴定方法实现以公认的 DNA 条形码序列进行物种鉴定，其中植物类中药材条形码选用 ITS2 序列为主体，psbA-trnH 为辅助，动物类中药材采用 COI 序列，符合中药材鉴定简单、精确的特点，有明确的判断标准，能够实现对中药材及其基原物种的准确鉴定。

该鉴定方法主要适用于中药（包括药材、药材粉末及部分药材饮片）及基原物种的鉴定。鉴定过程主要包括供试品处理、DNA 提取、PCR 扩增、测序、序列拼接及结果判定。

例 10-13 蕲蛇的鉴别

模板 DNA 提取 取本品 0.5g，置乳钵中，加液氮适量，充分研磨使成粉末，取 0.1g，置 1.5ml 离心管中，加入消化液 275μl[细胞核裂解液 200μl，0.5mol/L EDTA-2Na 溶液 50μl，蛋白酶 K（20mg/ml）20μl，RNA 酶溶液 5μl]，在 55℃水浴保温 1h，加入裂解缓冲液 250μl，混匀，加到 DNA 纯化柱中，离心（转速为每分钟 10 000 转）3min；弃去过滤液，加入洗脱液 800μl [5mol/L 乙酸钾溶液 26μl，1mol/L Tris-盐酸溶液（pH 7.5）18μl，0.5mol/L EDTA-2Na 溶液（pH 8.0）3μl，无水乙醇 480μl，灭菌双蒸水 273μl]，离心（转速为 10 000r/min）1min；弃去过滤液，用上述洗脱液反复洗脱 3 次，每次离心（转速为 10 000r/min）1min；弃去过滤液，再离心 2min，将 DNA 纯化柱转移入另一离心管中，加入无菌双蒸水 100μl，室温放置 2min 后，离心（转速为 10 000r/min）2min，取上清液，作为供试品溶液，置零下 20℃保存备用。另取蕲蛇对照药材 0.5g，同法制成对照药材模板 DNA 溶液。

PCR 反应鉴别引物：5′GGCAATTCACTACACAGCCAACATCAACT3′ 和 5′CCATAGTCAGGTGGTTAGTGATAC3′。PCR 反应体系：在 200μl 离心管中进行，反应总体积为 25μl，反应体系包括 10×PCR 缓冲液 2.5μl，dNTP（2.5mmol/L）2μl，鉴别引物（10μmol/L）各 0.5μl，高保真 TaqDNA 聚合酶（5U/μl）0.2μl，模板 0.5μl，无菌双蒸水 18.8μl。将离心管置 PCR 仪，PCR 反应参数：95℃预变性 5min，循环反应 30 次（95℃ 30s，63℃ 45s），延伸（72℃）5min。

电泳检测 照琼脂糖凝胶电泳法方法 2（通则 0541），胶浓度为 1%，胶中加入核酸凝胶染色剂 GelRed；供试品与对照药材 PCR 反应溶液的上样量分别为 8μl，DNA 分子量标记上样量为 2μl

(0.5μg/μl)。电泳结束后，取凝胶片在凝胶成像仪上或紫外透射仪上检视。供试品凝胶电泳图谱中，在与对照药材凝胶电泳图谱相应的位置上，在300～400bp应有单一DNA条带。

第三节 检 查

中药检查的对象是指药材及其制品在加工、生产和储藏过程中可能含有并需要控制的物质或其限度指标，内容包括安全性、有效性、均一性与纯度要求四个方面。

检查是保证药品安全性的重要措施，增加药品检查项目是为了进一步提高药品安全性。药材和饮片的检查主要包括水分、灰分、杂质、毒性成分、重金属及有害元素、二氧化硫残留、农药残留和黄曲霉毒素等。由药材引入的一些有毒的组分，如附子理中丸中的乌头碱等，也需要检查。《中国药典》中增加了检查重金属及有害元素、农药残留量和真菌毒素的药材品种。《中国药典》检查重金属及有害元素的中药品种有41个；检查二氧化硫残留的有10种药材；检查农药残留量的有5种药材和2种提取物；检查黄曲霉素的有24种药材；在毒性成分控制方面，颠茄流浸膏与颠茄浸膏增加了阿托品的检查，九味羌活丸、辛芩颗粒增加了马兜铃酸Ⅰ的限度检查。与化学药物相比，《中国药典》四部中药通则的修订主要是加强中药材外源性污染控制，如增加了对农药残留量、真菌毒素、重金属及有害元素等的通用要求。

一、中药主要检查项目

（一）杂质

药材中混存的杂质系指：①来源与规定相同，但其性状或部位与规定不符的物质；②来源与规定不同的物质；③无机杂质，如砂石、泥块、尘土等。应根据药材具体情况制定杂质限度，如山茱萸，果核、果柄不得超过3%；酸枣仁中的核壳不得超过5%；薄荷叶不得少于30%。

检查方法：①取规定量的供试品，摊开，用肉眼或放大镜（5～10倍）观察，将杂质拣出；如其中有可以筛分的杂质，则通过适当的筛，将杂质分出；②将各类杂质分别称重，计算其在供试品中的含量。实际操作中药材中混存的杂质如与正品相似，难以从外观鉴别时，可称取适量，进行显微、化学或物理鉴别试验，证明其为杂质后，计入杂质重量中。

制剂中混存的杂质除了由药材引入的一些有毒的组分外，还有鞣质、蛋白质、草酸盐、钾离子和树脂等。

例10-14 大黄中土大黄苷检查：取本品粉末0.1g，加甲醇10ml，超声处理20min，滤过，取滤液1ml，加甲醇至10ml，作为供试品溶液。另取土大黄苷对照品，加甲醇制成每1ml含10μg的溶液，作为对照品溶液（临用新制）。吸取上述两种溶液各5μl，分别点于同一聚酰胺薄膜上，以甲苯-甲酸乙酯-丙酮-甲醇-甲酸（30∶5∶5∶20∶0.1）为展开剂，展开，取出，晾干，置紫外光灯（365nm）下检视。供试品色谱中，在与对照品色谱相应的位置上，不得显相同的亮蓝色荧光斑点。

（二）水分

对贵重的或容易吸湿霉变的药材应规定水分检查。水分限度的制定，需考虑南北气候、温度、湿度，以及药材包装、储运等具体情况。例如，檀香中的水分按照甲苯法测定，不得超过12.0%。水分是丸剂、散剂、颗粒剂和胶囊剂等固体制剂的常规检查项目，因为水分含量过高，可引起制剂结块、霉变或有效成分的分解。因此，在制剂通则中规定有水分的限量。

《中国药典》四部限量检查法收载有水分测定法（通则0832）。

第一法（费休法）：本法是根据碘和二氧化硫在吡啶及甲醇溶液中与水定量反应的原理来测定水分。所用仪器应干燥，并能避免空气中水分的侵入；测定应在干燥处进行。

第二法（烘干法）：本法适用于不含或少含挥发性成分的药品。方法：取供试品2～5g，平铺于干燥至恒重的扁形称量瓶中，厚度不超过5mm，疏松供试品不超过10mm，精密称定，打开瓶盖在100～105℃干燥5h，将瓶盖盖好，移置干燥器中，冷却30min，精密称定，再在上述温度干燥1h，冷却，称重，至连续两次称重的差异不超过5mg为止。根据减失的重量，计算供试品中含水量（%）。

若供试品含水量较多，又含大量糖类，直接在105℃干燥时易发生熔化现象，使表面结成一层薄膜，阻碍水分的继续蒸发，则应先在低温下烘去大部分水分，再在规定温度下干燥至恒重。

第三法（减压干燥法）：减压干燥器：取直径12cm左右的培养皿，加入五氧化二磷干燥剂适量，铺成0.5～1cm的厚度，放入直径30cm的减压干燥器中。

测定法：取供试品2～4g，混合均匀，分别取0.5～1g，置已在供试品同样条件下干燥并称重的称量瓶中，精密称定，打开瓶盖，放入上述减压干燥器中，抽气减压至2.67kPa（20mmHg）以下，并持续抽气30min，室温放置24h。在减压干燥器出口连接无水氯化钙干燥管，打开活塞，待内外压一致，关闭活塞，打开干燥器，盖上瓶盖，取出称量瓶迅速精密称定重量，计算供试品中的含水量（%）。

本法适用于含有挥发性成分的贵重药品。中药测定用的供试品，一般先破碎并需通过二号筛。

第四法（甲苯法）：仪器装置如图10-4，“A”为500ml的短颈圆底烧瓶，“B”为接收器，“C”为直形冷凝管，外管长40cm。使用前，全部仪器应清洁，并置烘箱中烘干。

测定法：取供试品适量（相当于含水量1～4ml），精密称定，置圆底烧瓶中，加甲苯约200ml，必要时加入干燥、洁净的无釉小瓷片数片或玻璃珠数粒，连接仪器，自冷凝管顶端加入甲苯至充满B管的狭细部分。将圆底烧瓶置电热套中或用其他适宜方法缓缓加热，待甲苯开始沸腾时，调节温度，使每秒钟馏出2滴。待水分完全馏出，即测定管刻度部分的水量不再增加时，将冷凝管内部先用甲苯冲洗，再用饱蘸甲苯的长刷或其他适宜的方法，将管壁上附着的甲苯推下，继续蒸馏5min，放冷至室温，拆卸装置，如有水黏附在接收器的管壁上，可用蘸甲苯的铜丝推下，放置使水分与甲苯完全分离（可加亚甲蓝粉末少量，使水染成蓝色，以便分离观察）。检读水量，并计算供试品中的含水量（%）。

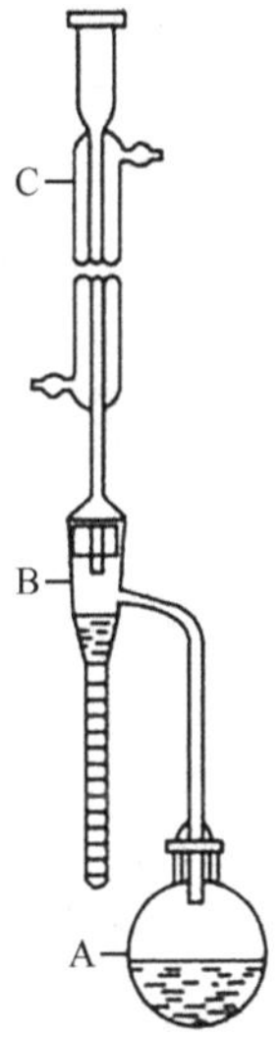

图10-4　甲苯法仪器装置图

附注：①测定用的甲苯须先加水少量充分振摇后放置，将水层分离弃去，经蒸馏后使用。②中药测定用的供试品，一般先破碎成直径不超过3mm的颗粒或碎片；直径和长度在3mm以下的可不破碎。

第五法（气相色谱法）：采用无水乙醇浸提供试品，提取出样品中的水分，以纯化水作对照，外标法计算供试品中的含水量，无论样品含水量从微量到常量，含不含挥发性成分都不影响测定，比较通用。

（三）灰分

总灰分（total ash）是指药材或制剂经加热炽灼灰化遗留的无机物。总灰分除包含药物本身所含无机盐（称为生理灰分）外，还包括泥土、砂石等药材外表黏附的无机杂质。因此，测定灰分的目的主要是控制药材中泥土、砂土的量，同时还可以反映药材生理灰分的量。对于保证中药的品质和洁净程度，有一定的意义。

各国药典均收载有植物药的总灰分检查，不能超过一定的量。有的中药生理灰分的差异较大，特别是组织中含草酸钙较多的药材，如大黄的总灰分含量由于生长条件不同，在8%～20%内。因此，此类药材的总灰分就不能说明外来杂质的量，需要测定酸不溶性灰分。例如，九味羌活丸规定其总灰分含量不得过7.0%；酸不溶性灰分含量不得过2.0%。《中国药典》四部收载有灰分测定法，分为总灰分测定法和酸不溶性灰分测定法。

1. 总灰分测定法 测定用的供试品须粉碎，使能通过二号筛，混合均匀后，取供试品 2～3g（如须测定酸不溶性灰分，可取供试品 3～5g），置炽灼至恒重的坩埚中，称定重量（准确至 0.01g），缓缓炽热，注意避免燃烧，至完全炭化时，逐渐升高温度至 500～600℃，使完全灰化并至恒重。根据残渣重量，计算供试品中总灰分的含量（%）。如供试品不易灰化，可将坩埚放冷，加热水或 10% 硝酸铵溶液 2ml，使残渣湿润，然后置水浴上蒸干，残渣照前法炽灼，至坩埚内容物完全灰化。

2. 酸不溶性灰分测定法 取上项所得的灰分，在坩埚中小心注意加入稀盐酸约 10ml，用表面皿覆盖坩埚，置水浴上加热 10min，表面皿用热水 5ml 冲洗，洗液并入坩埚中，用无灰滤纸滤过，坩埚内的残渣用水洗于滤纸上，并洗涤至洗液不显氯化物反应为止。滤渣连同滤纸移置同一坩埚中，干燥，炽灼至恒重。根据残渣重量，计算供试品中酸不溶性灰分的含量（%）。

加盐酸后加热，碳酸盐等生理灰分即能溶解，但泥土、砂石等硅酸盐则不能溶解，成为酸不溶性灰分，因此，酸不溶性灰分能更准确地反映外来杂质的量。

中药材检查以上项目的品种较多。中药制剂以合格的药材为原料，原则上可以不再检查。但对于某些以根、茎等原药材粉末为原料的制剂，为控制外来杂质的量，仍需检查。

3. 膨胀度 是衡量药品膨胀性质的指标，系指按干燥品计算，每克药品在水或其他规定溶剂中，在一定时间与温度条件下，膨胀后所占有的体积（ml），主要用于含黏液质、胶质和半纤维素类的天然药品。例如，车前子膨胀度检查：取本品 1g，称定重量，按照膨胀度测定法检查，应不低于 4.0。

4. 酸败度 酸败是指油脂或含油脂的种子类药材和饮片，在储藏过程中发生复杂的化学变化，生成游离脂肪酸、过氧化物和低分子醛类、酮类等产物，出现特异臭味，影响药材和饮片的感观和质量。故对这类药材应检查酸败度。

例 10-15 柏子仁酸败度检查：照酸败度测定法（通则 2303）测定。酸值不得过 40.0，羰基值不得过 30.0，过氧化值不得过 0.26。

5. 溶出度检查和含量均匀度检查 虽然目前中药制定含量均匀度和溶出度检查的品种较少，但却是中药制剂质量控制的发展方向。

例 10-16 消渴丸中格列本脲含量均匀度检查

色谱条件与系统适用性试验 以 ODS 为填充剂；以乙腈–0.05mol/L 磷酸二氢铵（48∶52）为流动相；检测波长为 228nm。

对照品溶液的制备 取格列本脲对照品适量，精密称定，加甲醇制成每 1ml 含 25mg 的溶液，即得。

供试品溶液的制备 取本品 5 丸，研细，全部移入具塞锥形瓶中，精密加入甲醇 50ml，密塞，称定重量，超声处理（功率 250W，频率 33kHz）40min，放冷，再称定重量，用甲醇补足减失的重量，摇匀，滤过，取续滤液，即得。

测定法 分别精密吸取对照品溶液与供试品溶液各 10μl，注入液相色谱仪，测定，即得。

计算每 5 丸的含量。限度为 ±25%，应符合规定（通则 0941）。

二、浸出物测定

浸出物系指用水或其他适宜的溶剂（如醇、乙醚等）对药材或制剂中的可溶性物质进行测定。适用于尚无法建立含量测定，或虽已建立含量测定但所测定成分与功效相关性差或含量低的药材和饮片，以便更好地控制质量。可结合用药习惯、药材质地和已知化学成分类别等，选择合适的溶剂进行浸出物测定。《中国药典》四部收载了水溶性浸出物测定法、醇溶性浸出物测定法和挥发性醚浸出物测定法。

（一）水溶性浸出物测定法

测定用的供试品需粉碎，使能通过二号筛，并混合均匀。

1. 冷浸法 取供试品约4g，精密称定，置250～300ml的锥形瓶中，精密加水100ml，密塞，冷浸，前6h内时时振摇，再静置18h，用干燥滤器迅速滤过，精密量取续滤液20ml，置已干燥至恒重的蒸发皿中，在水浴上蒸干后，于105℃干燥3h，置干燥器中冷却30min，迅速精密称定重量。除另有规定外，以干燥品计算供试品中水溶性浸出物的含量（%）。

2. 热浸法 取供试品2～4g，精密称定，置100～250ml的锥形瓶中，精密加水50～100ml，密塞，称定重量，静置1h后，连接回流冷凝管，加热至沸腾，并保持微沸1h。放冷后，取下锥形瓶，密塞，再称定重量，用水补足减失的重量，摇匀，用干燥滤器滤过，精密量取滤液25ml，置已干燥至恒重的蒸发皿中，在水浴上蒸干后，于105℃干燥3h，置干燥器中冷却30min，迅速精密称定重量。除另有规定外，以干燥品计算供试品中水溶性浸出物的含量（%）。

（二）醇溶性浸出物测定法

照水溶性浸出物测定法测定。除另有规定外，以各品种项下规定浓度的乙醇代替水为溶剂。

（三）挥发性醚浸出物测定法

方法：取供试品（过四号筛）2～5g，精密称定，置五氧化二磷干燥器中干燥12h，置索氏提取器中，加乙醚适量，除另有规定外，加热回流8h，取乙醚液，置干燥至恒重的蒸发皿中，放置，挥去乙醚，残渣置五氧化二磷干燥器中干燥18h，精密称定，缓缓加热至105℃，并于105℃干燥至恒重。其减失重量即为挥发性醚浸出物的重量。

例10-17 山菊降压片乙酸乙酯浸出物测定：取本品30片（小片）或18片（大片），精密称定，研细，取约3g，精密称定，精密加入乙酸乙酯50ml，照浸出物测定法（通则2201热浸法）测定。本品每片含乙酸乙酯浸出物，小片不得少于7.0mg；大片不得少于11.7mg。

三、中药安全性相关的质量控制项目

近年来中药的安全问题备受重视。由于马兜铃酸、小柴胡汤、鱼腥草注射剂等中药安全性事件不断发生，中药安全性问题引起了国内外普遍关注。建立规范的、系统的、科学的中药安全性评价体系，以确保中药的质量，保障临床用药安全、有效。与中药安全性相关的质量控制主要包括中药材重金属、农药残留及微生物污染（黄曲霉毒素），中药注射剂的安全性检查，中药中毒性成分的限量检查，以及中药掺伪掺假和非法添加的检查。

（一）重金属及有害元素

药材由于环境污染和使用农药等原因，容易引入重金属铅、汞、镉、铜等杂质和砷盐，对人体均有严重的毒害，所以中药材及制剂中重金属和砷盐的控制非常重要，特别是新研制的中药制剂和出口的中药制剂。《中国药典》规定含铅、镉、砷、汞、铜的限度分别为5ppm、0.3ppm、2ppm、0.2ppm、20ppm。WHO关于植物药质量控制的有关文件，要求将铅的含量控制在10ppm以下，镉控制在0.3ppm以下。矿物类及加工类药材、中药注射液等，可根据品种与生产工艺水平，检查重金属或砷盐。

《中国药典》四部除收载重金属检查（3种检查法）和砷盐检查（2种检查法）等限量检查法外，还专门收载了铅、镉、砷、汞、铜测定法，采用原子吸收分光光度法或电感耦合等离子体质谱法定量测定，严格限制毒性较大的五种重金属的限量。

《中国药典》根据常用中药材重金属及有害元素含量研究的结果，对部分海洋来源的中药材增加了限量检查，包括牡蛎、珍珠、蛤壳、昆布/海带等4种药材，规定铅不得过5mg/kg，镉不得过0.3mg/kg，砷不得过2mg/kg，汞不得过0.2mg/kg，铜不得过20mg/kg。

由于中药制剂组成复杂，部分制剂含药材粉末，在检查前必须对样品进行有机破坏。破坏的方法有干法破坏和湿法破坏两类。《中国药典》多采用碱融法破坏。对含糖量高的制剂，采用湿法破坏较为有利。供试品加硝酸、高氯酸或硫酸，加热使有机物破坏。JP 还收载加硝酸镁乙醇溶液破坏的方法，适用于中药制剂。若要选择性地测定制剂中的铅，可采用双硫腙比色法和原子吸收分光光度法。双硫腙比色法是利用铅离子与双硫腙在 pH 8.5～9.0 时，生成红色配位化合物，用三氯甲烷提取后于 510nm 处测定吸光度，用比色法测定。本法可通过加入柠檬酸、氰化钾、盐酸羟胺等掩蔽剂和调整 pH 消除铁离子、铜离子、锌离子等的干扰，方法灵敏，可测定 1～5μg 的铅。原子吸收分光光度法测定铅使用铅空心阴极灯，在 283.3nm 处进行测定。砷盐的检查采用原子吸收分光光度法时，用砷空心阴极灯，在 193.7nm 处检测，方法专属、灵敏，定量限可达百万分之 0.05。

例 10-18 郁金银屑片中重金属检查：取本品适量，除去包衣，置研钵中研细。取粉末 1g，精密称定，照炽灼残渣检查法炽灼至完全灰化。取遗留的残渣，依法（通则 0821 第二法）检查，含重金属不得过 30mg/kg。

例 10-19 甘露消毒丸中砷盐检查：取本品，研细，取 0.2g，加氢氧化钙 1g，加少量水，搅匀，烘干，用小火缓缓炽灼至炭化，再在 500～600℃炽灼至完全灰化（同时作空白，留做标准砷斑用），放冷，加盐酸 7ml 使溶解，再加水 21ml，依法检查（通则 0822 第一法），含砷盐不得过 10mg/kg。

（二）农药残留量

农药的残留性是指随着农药的使用，其中的物质及其转化产物残留于农作物和土壤中的情况。中药材农药残留污染问题对中药现代化和中药出口造成较大的影响，并且由于农药可以通过直接或间接的方式进入人体，对健康造成危害，因此必须严格控制药材乃至制剂中的农药残留量。常用的农药如下。

1. 有机氯类农药 包括六六六、DDT、五氯硝基苯、艾氏剂等。

2. 有机磷类农药 分为磷酸酯类（敌敌畏、美曲膦酯）、硫代磷酸酯类（对硫磷、马拉硫磷）、磷酰胺及硫代磷酰胺（甲胺磷）。

3. 拟除虫菊酯类农药 包括丙烯菊酯、氯菊酯、氯戊菊酯、氯氰菊酯、溴氰菊酯、氟氯氰菊酯、氟氰戊菊酯及氟氯菊酯等。

此外，还有氨基甲酸酯类如西维因，无机农药如磷化铝等。

检测药材中农药的残留量时，不仅要考虑农药的相关成分，而且要考虑农药成分在植物体内经转化生成的所有相关物质。大多数农药的残留期短，但有机氯类及少量有机磷能长期残留，需要严格控制。对于农药残留不明的中药样品，一般可采用测定总有机氯量和总有机磷量的方法；施用过已知农药的中药样品，农药的残留量的测定主要依赖于色谱方法。前者简便易行，适用于基层；后者灵敏度高，专属性强。

气相色谱法、液相色谱–质谱法等已用于测定一些药材及制剂的有机氯、有机磷、拟除虫菊酯类等农药的残留量。在人参、西洋参药材标准项下农药残留的检测种类增加到 16 种，并参照国际上对食品和农产品中农药残留的相关规定，制定限度为“含总六六六（α-BHC、β-BHC、γ-BHC、δ-BHC 之和）不得过 0.2mg/kg，总滴滴涕（pp′-DDE、pp′-DDD、op′-DDT、pp′-DDT 之和）不得过 0.2mg/kg，五氯硝基苯不得过 0.1mg/kg，六氯苯不得过 0.1mg/kg，七氯（七氯、环氧七氯之和）不得过 0.05mg/kg，艾氏剂不得过 0.05mg/kg，氯丹（顺式氯丹、反式氯丹、氧化氯丹之和）不得过 0.1mg/kg”。

（三）黄曲霉毒素

黄曲霉毒素（aflatoxin）是黄曲霉和寄生曲霉的代谢产物，分布范围很广，能引起人类及各种饲养动物的急性中毒死亡，还能致癌、致畸、致突变，因此对人类和家禽的健康威胁极大。黄曲霉毒素的基本结构为二呋喃和香豆素（即氧杂萘邻酮），目前已确定结构的有 10 多种，最重要的 6 种黄曲霉毒素为黄曲霉毒素 B_1、黄曲霉毒素 B_2、黄曲霉毒素 M_1、黄曲霉毒素 M_2、黄曲霉毒素 G_1 和黄曲霉毒素 G_2，其中以黄曲霉毒素 B_1 的致癌性最强。

我国地跨寒、温、热三带，气候条件多种多样，中药材在储存、运输过程中很容易霉变，污染黄曲霉毒素。黄曲霉毒素耐热，一般在制药加工的温度下很少被破坏，在 280℃时发生裂解，为了保证安全，应对中药中的黄曲霉毒素进行控制。测定方法有高效液相色谱–荧光检测法、酶联免疫吸附法和液相色谱–联用质谱（LC-MS/MS）法等。

对产地加工、储藏过程中易于霉变的果实类、种子类、动物类及少数其他类中药材制定了黄曲霉素的限量标准。例如，桃仁、酸枣仁、陈皮、胖大海、僵蚕等较易霉变，需要检查黄曲霉毒素。新增柏子仁、莲子、使君子、槟榔、麦芽、肉豆蔻、决明子、远志、薏苡仁、大枣、地龙、蜈蚣、水蛭及全蝎等 14 味药材及其饮片的“黄曲霉毒素”检查，限度为黄曲霉毒素 B_1 不得过 5μg/kg，黄曲霉毒素 B_1、黄曲霉毒素 B_2、黄曲霉毒素 G_1、黄曲霉毒素 G_2 总量不得过 10μg/kg。

例 10-20 高效液相色谱法测定黄曲霉毒素 B_1、黄曲霉毒素 B_2、黄曲霉毒素 G_1 和黄曲霉毒素 G_2 总量：本法系用高效液相色谱法（通则 0512）测定药材、饮片及中药制剂中的黄曲霉毒素（以黄曲霉毒素 B_1、黄曲霉毒素 B_2、黄曲霉毒素 G_1 和黄曲霉毒素 G_2 总量计），除另有规定外，按下列方法测定。

色谱条件与系统适用性试验 以 ODS 为填充剂；以甲醇–乙腈–水（40∶18∶42）为流动相；采用柱后衍生法检测。①碘衍生法：衍生溶液为 0.05% 的碘溶液（取碘 0.5g，加入甲醇 100ml 使溶解，用水稀释至 1000ml 制成），衍生化泵流速每分钟 0.3ml，衍生化温度 70℃。②光化学衍生法：光化学衍生器（254nm）；以荧光检测器检测，激发波长 λ_{ex}=360nm（或 365nm），发射波长 λ_{em}=450nm。两个相邻色谱峰的分离度应大于 1.5。

混合对照品溶液的制备 精密量取黄曲霉毒素混合对照品溶液（黄曲霉毒素 B_1、黄曲霉毒素 B_2、黄曲霉毒素 G_1 和黄曲霉毒素 G_2 标示浓度分别为 1.0μg/ml、0.3μg/ml、1.0μg/ml、0.3μg/ml）0.5ml，置 10ml 量瓶中，用甲醇稀释至刻度，作为储备溶液。精密量取储备液 1ml，置 25ml 量瓶中，用甲醇稀释至刻度，即得。

供试品溶液的制备 取供试品粉末约 15g（过二号筛），精密称定，置于均质瓶中，加入氯化钠 3g，精密加入 70% 甲醇溶液 75ml，高速搅拌 2min（搅拌速度大于 11 000r/min），离心 5min（离心速度 4000r/min），精密量取上清液 15ml，置 50ml 量瓶中，用水稀释至刻度，摇匀，离心 10min（离心速度 4000r/min），精密量取上清液 20ml，通过免疫亲和柱，流速每分钟 3ml，用水 20ml 洗脱（必要时可以先用淋洗缓冲液 10ml 洗脱，再用水 10ml 洗脱），弃去洗脱液，使空气进入柱子，将水挤出柱子，再用适量甲醇洗脱，收集洗脱液，置于 2ml 量瓶中，加甲醇稀释至刻度，摇匀，用微孔滤膜（0.22μm）滤过，取续滤液，即得。

测定法 分别精密吸取上述混合对照品溶液 5μl、10μl、15μl、20μl、25μl，注入液相色谱仪，测定峰面积，以峰面积为纵坐标，进样量为横坐标，绘制标准曲线。另精密吸取上述供试品溶液 20～50μl，注入液相色谱仪，测定峰面积，如图 10-5 所示，从标准曲线上读出供试品中相当于黄曲霉毒素 B_1、黄曲霉毒素 B_2、黄曲霉毒素 G_1、黄曲霉毒素 G_2 的量，计算，即得。

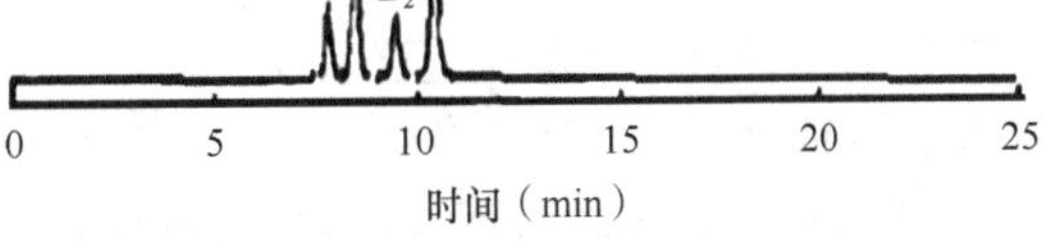

图 10-5 黄曲霉毒素 B_1、B_2、G_1、G_2 的高效液相色谱色谱图

注：①淋洗缓冲液的制备：称取 8.0g 氯化钠、1.2g 磷酸氢二钠、0.2g 磷酸二氢钾、0.2g 氯化钾，加水 990ml 使溶解，用盐酸调节 pH 至 7.0，加水稀释至 1000ml，即可。②黄曲霉毒素 B_1、

G_1 检出限应为 0.5μg/kg，定量限应为 1μg/kg；黄曲霉毒素 B_2、G_2 检出限 0.2μg/kg，定量限应为 0.4μg/kg。

（四）二氧化硫残留量

硫黄具有漂白、增艳、防虫等作用，某些中药材在加工过程中有用硫黄熏蒸的习惯，残留的二氧化硫可能影响人体健康。《中国药典》2005 年版开始规定，中药材如山药、大黄等在加工过程中不再允许使用硫黄熏蒸，并且要对某些中药材进行二氧化硫残留量的检测。《中国药典》采用酸碱滴定法、气相色谱法、离子色谱法分别作为第一法、第二法、第三法测定经硫黄熏蒸处理过的药材或饮片中二氧化硫的残留量。可根据具体品种情况选择适宜方法进行二氧化硫残留量测定。

例 10-21 山药中二氧化硫残留量检查：照二氧化硫残留量测定法（通则 2331）测定，毛山药和光山药不得过 400mg/kg；山药片不得过 10mg/kg。

（五）中药注射剂的检查

近年来中药注射剂的不良反应时有报道，主要原因在于中药注射液的有效成分不明，生产制备工艺复杂，添加剂、着色剂、增溶剂和赋形剂等的使用，因此必须加强中药注射剂的质量控制。目前，我国对中药注射剂的要求检查的项目已达 10 多个，如《中国药典》对注射用双黄连（冻干）规定了 pH、水分、蛋白质、鞣质、树脂、草酸盐、钾离子、重金属、砷盐、无菌、溶血与凝聚、热原等检查项目。

例 10-22 灯盏细辛注射液溶血与凝聚检查：

2% 红细胞混悬液的制备　取兔血数毫升，放入盛有玻璃珠的锥形瓶中，振摇 10min，除去纤维蛋白原使成脱纤血，再用生理氯化钠溶液洗涤 3～5 次，每次 5～10ml，摇匀，离心，弃去上清液，沉淀的红细胞再用生理氯化钠溶液洗至上清液不显红色时为止。将所得的红细胞用生理氯化钠溶液配成 2% 的混悬液，即得。

检验方法　取 7 支试管，按表 10-1 中的配比量依次加入 2% 红细胞混悬液和生理氯化钠溶液，混匀，于 37℃恒温水浴中，再按表 10-1 中的配比量分别加入供试品溶液，摇匀，置 37℃恒温水浴中，分别于 30min、60min、120min 和 180min 时进行观察。以 3 号试管为基准，以 6 号试管为阴性对照，以 7 号试管为阳性对照。本品 3h 内不得出现溶血或红细胞凝聚。

表 10-1　灯盏细辛注射液溶血与凝聚检测溶液配比

	试管编号						
	1	2	3	4	5	6	7
2% 红细胞混悬液（ml）	2.5	2.5	2.5	2.5	2.5	2.5	2.5
生理氯化钠溶液（ml）	2.4	2.3	2.2	2.1	2.0	2.5	蒸馏水 2.5ml
供试品溶液（ml）	0.1	0.2	0.3	0.4	0.5	0	0

（六）中药掺伪掺假和非法添加的检查

中药材伪劣品和混淆品时有报道，一些商贩通过造伪或掺伪牟利，如将白芍的根茎部分染色加工成川乌、草乌；用淀粉压模制成冬虫夏草；有些以地区习用药材充药典正品药材，或是有的地区习用药材名称与正品药材相近而造成误用，如以川黄芪充当黄芪；有的以相对价廉的其他种药材冒充贵重药材，如以人参伪充西洋参，以红芪充当黄芪；滥用硫黄熏蒸药材使其美观和防虫蛀等。针对掺伪掺假现象，可采用显微鉴别、色谱鉴别及一些有效成分的含量测定等来辨别真伪。

此外，在药品或保健品中非法添加化学药物成分是 20 世纪末出现的一种新型制假方式，如补肾壮阳类中成药中擅自添加西地那非、减肥类保健品中擅自添加西布曲明等。按照非法添加成分的药理作用或功能主治分类，目前已经发现的可能添加药物约有 14 类，60 多种化学结构类型，大约 120 多种化学药物成分。针对不同类的添加药物，已建立了一些快速筛查方法。

（七）中药中毒性成分的检查

中药中的毒性成分又称为内源性有害物质，分为两类：一类是具有治疗作用的，如牵牛子中的牵牛子苷，山慈菇中的秋水仙碱等，这些中药的治疗剂量与中毒剂量比较接近或相当，治疗用药时安全度小，易引起中毒反应；另一类是没有治疗作用的，如银杏叶及其提取物中的银杏酸，具有免疫毒性和胚胎毒性。为了提高用药的安全性，药典中对中药中的毒性成分规定了限量检查。例如，牛黄解毒片中含有雄黄，雄黄是含砷化合物，毒性较强，《中国药典》采用砷盐检查法第一法对三氧化二砷限量进行了规定；千里光药材中含有阿多尼弗林碱，具有肝毒性，《中国药典》采用液相色谱–质谱法检查并规定其限量不得过 0.004%；附子中的有效成分双酯型生物碱毒性很强，《中国药典》采用高效液相色谱法控制其限量，含双酯型生物碱以新乌头碱、次乌头碱和乌头碱的总量计，不得超过 0.020%。

第四节 含量测定

中药的含量测定是评价其质量优劣的重要手段。中药的含量测定与化学药物的含量测定有很大区别，化学药物的有效成分和杂质较明确、组成单一或相对简单，各国药典利用有效成分或杂质的含量测定来判定化学药物的质量优劣。然而中药组成复杂，加之大多数有效成分尚不十分清楚，其药效是多种成分、多靶点协同作用的结果，因此，检验其中任何一种或几种化学成分均不能体现复方制剂的整体疗效。但是，借鉴化学药物的质量评价模式，建立中药制剂中某一味或几味药物的某一种或几种成分的含量测定方法，对于规范、优化中药的生产工艺，控制中药的质量，提高中药质量水平，进而保证临床用药的安全、有效等具有十分重要的意义。如何客观评价中药质量一直是药学工作者致力解决的难题。

一、中药及制剂中化学成分的含量测定

中药含量测定药味的选定原则：①以中医药理论为指导，首选处方中的君药、贵重药、毒剧药制定含量测定项目；②若上述药味基础研究薄弱或无法进行含量测定时，也可依次选择臣药及其他药味进行测定。

测定药味选定以后，还应选择某一或某几个成分为定量指标，含量测定成分的选择原则如下。

1. 测定有效成分 对于有效成分清楚，其药理作用与该药味的功能主治相一致的成分，应为首选。

2. 测定毒性成分 含毒性药物，如马钱子、川乌、草乌、蟾酥、斑蝥等必须建立含量测定项目，作为重点进行研究。若含量太低无法测定时，则应在检查项下规定限度检查项（或制订含量限度范围）。

3. 测定总成分 有效成分类别清楚的，可测定某一类总成分的含量，如总黄酮、总生物碱、总皂苷、总有机酸和总挥发油等。

4. 有效成分不明确的中药制剂可采用以下几种方法 ①测定指标性成分：指标性成分专属性要强，其含量高低可代表药材在制剂的量。②浸出物测定：若确实无法进行含量测定的或含量限度低于万分之一者，可测定药物的总固体量；如水溶性浸出物、醇溶性浸出物和挥发性醚浸出物测定等，以间接控制其质量；溶剂的选择具有针对性，能达到控制质量的目的。

5. 测定易损失成分 测定在制备、储存过程中易损失的成分，如冰片易挥发损失，因此在含有冰片的中药制剂中要测定其含量。

6. 测定专属性成分 被测成分应归属于某一药味，若为两味或两味以上药材所共有的成分，则不应选为定量指标。例如，处方中有黄连和黄柏，最好不选小檗碱为定量指标。

7. 测定成分应尽量与中医理论相一致，与药理作用和功能主治一致 如制何首乌具有补肝肾、益精血、乌须发之功能，以蒽醌类成分中的大黄素为定量指标就不合适，应选择二苯乙烯苷

为定量指标。

8. 测定成分需考虑与生产工艺的关系 如含何首乌的制剂，以水提取工艺制成的制剂中大黄素的含量很低，以二苯乙烯苷为含量测定指标较好。

9. 其他 在建立化学成分的含量测定有困难时，也可建立生物测定等其他分析测定方法。

总之，要尽可能选用较简便易行的分析方法，以利于普及应用，并注意采用现代分析新技术与新方法。

二、中药化学成分含量测定的主要方法

目前，中药含量测定方法有化学分析法、紫外-可见分光光度法、薄层扫描法、气相色谱法和高效液相色谱法等，其中应用最广的是高效液相色谱法。

1. 化学分析法 化学分析法为经典的分析法，包括重量分析法和滴定分析法。该方法主要用于测定制剂中含量较高的一些有机成分及含矿物药制剂中的无机成分，如总生物碱、总皂苷、总有机酸及矿物药成分等。化学分析法结果重现性好、精密度及准确度高，但不如光谱法、色谱法等仪器分析方法灵敏、专属性强，操作烦琐，有的耗时较长，不适合于对微量或更低含量组分的测定。测定前一般都需要进行提取、纯化等处理，以排除干扰。

（1）重量分析法：采用适当的方法使待测组分从样品中分离出来，并转化为称量形式，根据称量形式的重量感，计算待测组分含量的方法。

昆明山海棠片为单方制剂，昆明山海棠的主要有效成分为生物碱，《中国药典》采用萃取重量法测定总生物碱含量。用回流提取法提取出待测组分，再用萃取法进行纯化，将纯化后的组分干燥至恒重，称定重量，即得供试品中总生物碱的含量。

例 10-23 昆明山海棠片含量测定：取本品 60 片，除去包衣，精密称定，研细，取约 7g，精密称定，置 200ml 锥形瓶中，加硅藻土 1.4g，混匀，加乙醇 70ml，加热回流 40min，放冷，滤过，滤渣加乙醇 50ml，加热回流 30min，放冷，滤过，滤液合并，置水浴上蒸干，残渣加盐酸溶液（1→100）30ml，置水浴上搅拌使溶解，放冷，滤过，残渣再用盐酸溶液（1→200）同法提取 3 次（20ml，15ml，15ml），合并滤液于分液漏斗中，加氨试液使溶液呈碱性，用乙醚振摇提取 4 次（40ml，30ml，25ml，20ml），合并乙醚液，用水振摇洗涤 2 次，每次 10ml，乙醚液滤过，滤液置已在 100℃干燥至恒重的蒸发皿中，在低温水浴上蒸去乙醚，残渣在 100℃干燥至恒重，称定重量，计算，即得。本品每片含总生物碱不得少于 1.0mg。

（2）滴定分析法：将已知准确浓度的标准溶液滴加到待测供试品溶液中，根据标准溶液和待测物完全反应时所消耗的体积，计算待测组分含量的方法。

万氏牛黄清心丸处方：牛黄 10g、朱砂 60g、黄连 200g、栀子 120g、郁金 80g、黄芩 120g。其中朱砂为矿物类药，主要成分为硫化汞，既是有效成分，又是毒性成分，需加以控制。样品加硫酸-硝酸盐湿法破坏后，加高锰酸钾除去分解产物，再加硫酸亚铁除去过量的高锰酸钾，用硫酸铁铵为指示剂，硫氰酸铵滴定测定含量。有机破坏时，必须注意防止汞的损失，应低温加热，最好安装回流冷凝管，切勿将样品溶液蒸干。

例 10-24 万氏牛黄清心丸含量测定：取重量差异项下的本品，剪碎，混匀，取约 5g，精密称定，置 250ml 凯氏烧瓶中，加硫酸 30ml 与硝酸钾 8g，加热俟溶液至近无色，放冷，转入 250ml 锥形瓶中，用水 50ml 分次洗涤烧瓶，洗液并入溶液中，加 1% 高锰酸钾溶液至显粉红色且 2min 内不消失，再滴加 2% 硫酸亚铁溶液至红色消失后，加硫酸铁铵指示液 2ml，用硫氰酸铵滴定液（0.1mol/L）滴定。每 1ml 硫氰酸铵滴定液（0.1mol/L）相当于 11.63mg 的硫化汞（HgS）。

本品每丸含朱砂以硫化汞（HgS）计，①应为 69～90mg；②应为 138～180mg。注：①每丸重 1.5g；②每丸重 3g。

2. 紫外-可见分光光度法 紫外-可见分光光度法简便、灵敏度高、操作简便、重复性好，常应用于中药质量分析。由于中药制剂成分复杂，不同组分的紫外吸收光谱往往彼此重叠、干扰，

因此在测定前必须经过提取、纯化等步骤，以排除干扰。同时应取阴性对照品在相同条件下测定，应无吸收。《中国药典》中，紫外-可见分光光度法主要用于吸收较强组分的含量测定，如小檗碱、芦丁、黄芩苷及丹皮酚等。此外，比色法在中药分析中也有应用，一般用于某一类成分总量的含量测定，如总黄酮、总生物碱和人参总皂苷等的含量测定等。由于紫外-可见分光光度法容易受到共存组分的干扰，所以其使用受到一定限制。

槐花的主要有效成分为黄酮类成分，《中国药典》槐花中总黄酮的提取采用连续回流提取法，先用乙醚脱脂，再用甲醇提取，操作简便、提取效率高。利用黄酮类成分与硝酸铝形成有色配位化合物，在500nm波长处有最大吸收，采用比色法中的标准曲线法测定含量。

例 10-25　槐花的含量测定

对照品溶液的制备　取芦丁对照品50mg，精密称定，置25ml量瓶中，加甲醇适量，置水浴上微热使溶解，放冷，加甲醇至刻度，摇匀。精密量取10ml，置100ml量瓶中，加水至刻度，摇匀，即得（每1ml中含芦丁0.2mg）。

标准曲线的制备　精密量取对照品溶液1ml、2ml、3ml、4ml、5ml与6ml，分别置25ml量瓶中，各加水至6.0ml，加5%亚硝酸钠溶液1ml，混匀，放置6min，加10%硝酸铝溶液1ml，摇匀，放置6min，加氢氧化钠试液10ml，再加水至刻度，摇匀，放置15min，以相应的试剂为空白，照紫外-可见分光光度法（通则0401），在500nm波长处测定吸光度，以吸光度为纵坐标，浓度为横坐标，绘制标准曲线。

测定法　取本品粗粉约1g，精密称定，置索氏提取器中，加乙醚适量，加热回流至提取液无色，放冷，弃去乙醚液。再加甲醇90ml，加热回流至提取液无色，转移至100ml量瓶中，用甲醇少量洗涤容器，洗液并入同一量瓶中，加甲醇至刻度，摇匀。精密量取10ml，置100ml量瓶中，加水至刻度，摇匀。精密量取3ml，置25ml量瓶中，照标准曲线制备项下的方法，自“加水至6.0ml”起，依法测定吸光度，从标准曲线上读出供试品溶液中含芦丁的重量（μg），计算，即得。

本品按干燥品计算，含总黄酮以芦丁（$C_{27}H_{30}O_{16}$）计，槐花不得少于8.0%，槐米不得少于20.0%。

3. 高效液相色谱法　高效液相色谱法分离效能高、选择性好、分析速度快、重现性和准确度高，应用范围广，是中药含量测定首选的方法。

（1）色谱条件的选择：中药分析中，多使用反相高效液相色谱法，多以ODS柱为固定相；甲醇-水或乙腈-水的混合溶剂作为流动相。使用反相色谱，中药中极性的附加剂及其他干扰组分先流出，不会停留在柱上污染色谱柱。若分离酸性组分，如丹参素、黄芩苷、甘草酸及绿原酸等，可采用离子抑制色谱法，在流动相中加入适量酸，如乙酸、磷酸，以抑制其离解；对酸性较强的组分，也可使用离子对色谱法，常用的反离子试剂如氢氧化四丁基铵等。若为碱性组分，如小檗碱、麻黄碱等，多采用反相离子对色谱法，在酸性流动相中加入烷基磺酸盐、有机酸盐，也可使用无机阴离子，如磷酸盐作为反离子。一般使用紫外检测器检测，紫外检测器灵敏、稳定。

由于目前仪器的进样重现性好，兼之中药成分复杂，满足要求的内标很难寻找，所以中药色谱法一般采用外标法。当采用蒸发光散射检测器时要采用两点法；另外，由于中药检测成分变化范围大，故标准曲线法也经常采用。

（2）含量测定方法：由于高效液相色谱法本身具有分离的功能，因此所用供试液一般经提取制得，不再需要纯化处理。但组成复杂的制剂，仍需采用提取、柱色谱等处理方法对供试品进行纯化处理。

中药多含有糖，制备供试品溶液时，宜使用高浓度的醇或其他有机溶剂提取测定组分，最好不使用水为溶剂，以免提取的糖类污染色谱柱，提取的方法视制剂的情况而定。由于中药组成复杂，分析时应在分析柱前加预柱。分析完毕后一般用低浓度的醇水先洗去糖等水溶性杂质，再用甲醇等有机溶剂将色谱柱冲洗干净。

例 10-26 伸筋活络丸中马钱子的含量测定

色谱条件与系统适用性试验 以 ODS 为填充剂；以乙腈–0.01mol/L 庚烷磺酸钠与 0.02mol/L 磷酸二氢钾等量混合溶液（用 10% 磷酸溶液调节至 pH 2.8）（21∶79）为流动相；检测波长为 260nm。理论板数按士的宁峰计算应不低于 5000。

对照品溶液的制备 取士的宁对照品、马钱子碱对照品适量，精密称定，分别加 0.5% 磷酸溶液制成每 1ml 含士的宁 60μg 的溶液和每 1ml 含马钱子碱 50μg 的溶液，即得。

供试品溶液的制备 取本品适量，研细，取约 0.5g，精密称定，置具塞锥形瓶中，精密加入 0.5% 磷酸溶液 50ml，密塞，称定重量，振摇，放置 2h，超声处理（功率 300W，频率 40kHz）40min，放冷，再称定重量，用 0.5% 磷酸溶液补足减失的重量，摇匀，滤过，取续滤液，即得。

测定法 分别精密吸取对照品溶液与供试品溶液各 5μl 注入液相色谱仪，测定，即得（图 10-6）。

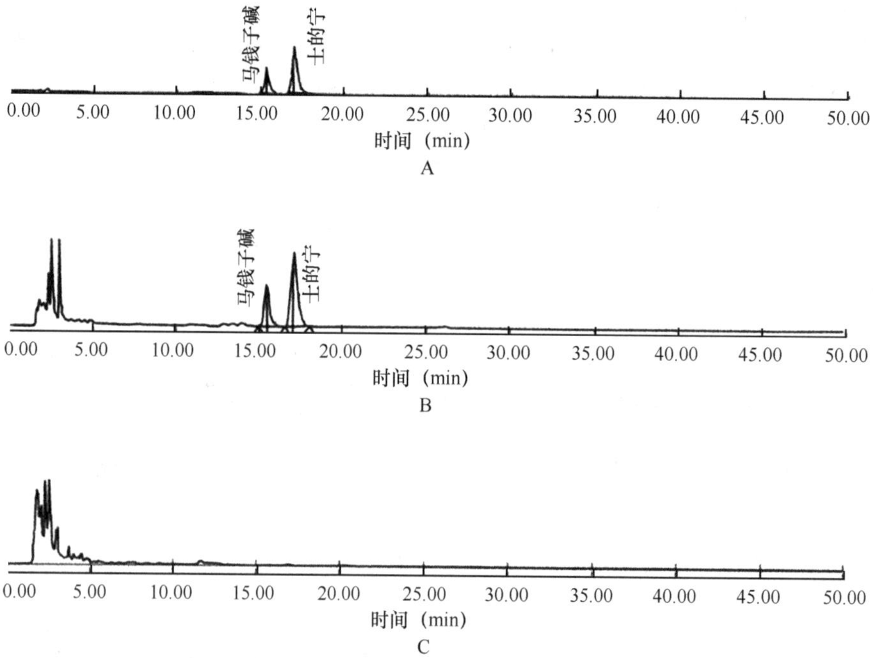

图 10-6 伸筋活络丸的高效液相色谱图

A. 士的宁和马钱子碱对照品；B. 伸筋活络丸样品；C. 阴性对照

本品每 1g 含马钱子以士的宁（$C_{21}H_{22}N_2O_2$）计，应为 4.5～7.1mg；以马钱子碱（$C_{23}H_{26}N_2O_4$）计，不得少于 2.6mg。

例 10-27 黄芪中黄芪甲苷的含量测定

色谱条件与系统适用性试验 以 ODS 为填充剂；以乙腈–水（32∶68）为流动相；蒸发光散射检测器检测。理论板数按黄芪甲苷峰计算应不低于 4000。

对照品溶液制备 取黄芪甲苷对照品适量，精密称定，加 80% 甲醇制成每 1ml 含 0.5mg 的溶液，即得。

供试品溶液的制备 取本品中粉（过四号筛）约 1g，精密称定，置具塞锥形瓶中，精密加入含 4% 浓氨试液的 80% 甲醇溶液（取浓氨试液 4ml，加 80% 甲醇至 100ml，摇匀）50ml，密塞，称定重量，加热回流 1h，放冷。再称定重量，用含 4% 浓氨试液的 80% 甲醇溶液补足减失的重量，摇匀，滤过，精密量取续滤液 25ml，蒸干，残渣用 80% 甲醇溶解，转移至 5ml 量瓶中，加 80% 甲醇至刻度，摇匀，滤过，取续滤液，即得。

测定法 分别精密吸取对照品溶液 2μl（或 5μl）、10μl，供试品溶液 10～20μl，注入液相色谱仪，测定，色谱图如图 10-7，以外标两点法对数方程计算，即得。

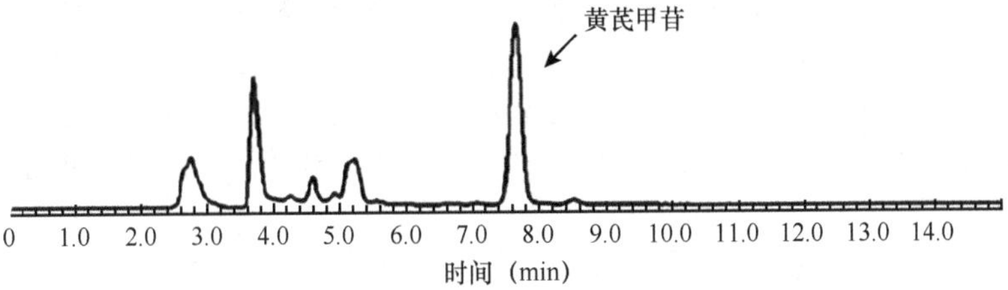

A

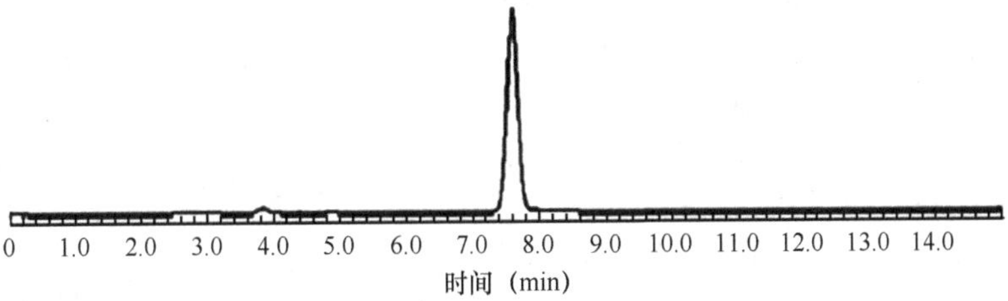

B

图 10-7　黄芪的高效液相色谱图

A. 黄芪药材供试品溶液；B. 黄芪甲苷对照品溶液

本品按干燥品计算，含黄芪甲苷（$C_{41}H_{68}O_{14}$）不得少于 0.080%。

4. 气相色谱法　气相色谱法在中药分析中主要用于测定药材、饮片和制剂中的挥发油及其他挥发性组分的含量，如薄荷醇、龙脑、茴香脑等；此外，还可用于中药提取物和中药制剂中含水量或含醇量的测定。

例 10-28　丁香中丁香酚的测定

色谱条件与系统适用性试验　以聚乙二醇 20M 为固定相，涂布浓度为 10%；柱温 190℃。理论板数按丁香酚峰计算应不低于 1500。

对照品溶液的制备　取丁香酚对照品适量，精密称定，加正己烷制成每 1ml 含 2mg 的溶液，即得。

供试品溶液的制备　取本品粉末（过二号筛）约 0.3g，精密称定，精密加入正己烷 20ml，称定重量，超声处理 15min，放置至室温，再称定重量，用正己烷补足减失的重量，摇匀，滤过，取续滤液，即得。

测定法　分别精密吸取对照品溶液与供试品溶液各 1μl，注入气相色谱仪，测定，即得。

本品含丁香酚（$C_{10}H_{12}O_2$）不得少于 11.0%。

5. 薄层扫描法　薄层扫描法是用一定波长的光照射在薄层板上，对薄层色谱中可吸收紫外光和可见光的斑点，或经激发后能发射出荧光的斑点进行扫描，将扫描得到的图谱及积分数据用于药品的鉴别、检查和含量测定的方法。由于薄层扫描法的精密度和准确度较差，现大多被高效液相色谱法取代。例如，《中国药典》2010 年版万氏牛黄清心丸中盐酸小檗碱的含量采用薄层扫描法测定，而自《中国药典》2015 版起万氏牛黄清心丸中盐酸小檗碱的含量采用高效液相色谱法测定。

三、一测多评法测定中药多指标成分的含量

中药的药效是由其中多种化学成分共同作用的结果，仅测定单一成分不能全面反映中药的质量，因此，在进行含量测定时应尽可能选择多个指标成分。此外，考虑到测定多指标成分需要多个对照品，不易获得，可应用一测多评法同时测定中药多指标成分的含量。

一测多评法，又称为相对校正因子法，同时测定中药中多指标成分的含量是基于中药中常含有具有相似母核结构的同一类成分，通过实验计算出各成分间稳定的相关数值，仅测定1个有对照品的目标成分，进而计算出其他同类成分的含量。该法适用于很难获得或没有对照品的情况下，同类成分的含量测定；所选择的质控指标应是药材中的有效成分或指标性成分，待测成分应有相对较高的含量；样品收集应选择有代表性的药材，样本数具有统计学意义；并进行各项分析方法学指标验证。

例 10-29 黄连中的表小檗碱、黄连碱、巴马汀及小檗碱含量测定

色谱条件与系统适用性试验 以ODS为填充剂；以乙腈-0.05mol/L磷酸二氢钾溶液（50∶50）（每100ml中加十二烷基硫酸钠0.4g，再以磷酸调节pH为4.0）为流动相；检测波长为345nm。理论板数按盐酸小檗碱峰计算应不低于5000。

对照品溶液的制备 取盐酸小檗碱对照品适量，精密称定，加甲醇制成每毫升含90.5μg的溶液，即得。

供试品溶液的制备 取本品粉末（过二号筛）约0.2g，精密称定，置具塞锥形瓶中，精密加入甲醇–盐酸（100∶1）的混合溶液50ml，密塞，称定重量，超声处理（功率250W，频率40kHz）30min，放冷，再称定重量，用甲醇补足减失的重量，摇匀，滤过，精密量取续滤液2ml，置10ml量瓶中，加甲醇至刻度，摇匀，滤过，取续滤液，即得。

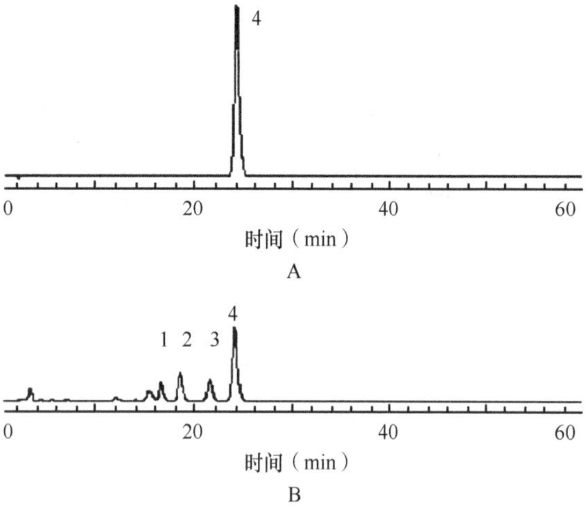

图 10-8 盐酸小檗碱及黄连药材的高效液相色谱图

A. 盐酸小檗碱对照品；B. 黄连样品；1. 表小檗碱；2. 黄连碱；3. 巴马汀；4. 小檗碱

测定法 分别精密吸取对照品溶液与供试品溶液各10μl，注入液相色谱仪，测定，以盐酸小檗碱对照品的峰面积为对照，分别计算小檗碱、表小檗碱、黄连碱和巴马汀的含量。用待测成分色谱峰与盐酸小檗碱色谱峰的相对保留时间确定表小檗碱、黄连碱、巴马汀和小檗碱的峰位，其相对保留时间分别为0.71、0.78、0.91和1.00，实验测定值应在规定值的±5%之内。本品按干燥品计算，以盐酸小檗碱计，含小檗碱（$C_{20}H_{17}NO_4$）不得少于5.5%，表小檗碱（$C_{20}H_{17}NO_4$）不得少于0.8%，黄连碱（$C_{19}H_{13}NO_4$）不得少于1.6%，巴马汀（$C_{21}H_{21}NO_4$）不得少于1.5%（图10-8）。

第五节 中药指纹图谱与特征图谱

银杏叶提取物指纹图谱——树立中医药整体观，严控中药掺伪行为

银杏叶提取物为银杏干燥叶经乙醇提取制得，对心血管疾病有独特疗效。银杏中约35种黄酮苷被水解后，主要得到槲皮素、山柰素、异鼠李素3种苷元，国内外质量标准均以检测三者水解后换算成总黄酮醇苷含量为有效成分指标，但无法反映产品整体特征成分，致使市场出现改变工艺、添加芦丁（水解后苷元为槲皮素）或槲皮素及掺入其他水解后能产生上述苷元的药材（如槐角）等方法来提高银杏叶制品中总黄酮醇苷含量的违法行为，制造出“合格”的非法产品，但产品中有效成分已与银杏叶提取物差异巨大，失去了原有多靶点所赋予的安全性，疗效也偏离了正常轨道。

中药指纹图谱是综合、可量化的质量控制手段，包括了对已知和未知成分的分析，可反映复杂中药体系中各种化学成分分布的整体状况。通过指纹图谱，对银杏叶提取物中整体特征成分与对照指纹图谱进行比较，是及时发现异常色谱峰的有效手段，从整体上研究中药质量，反

映出不同药材化学成分上的差异。整体观指导人们正确认识和处理局部与整体的关系，认为整体是由各个局部所构成，但并不等于各部分的简单总和。只有将各种研究思维有机融合，相互借鉴，扬长避短，才会有实质性的突破，找到中药质量评价的科学方法，才能真正把握中药质量内涵，从而科学评价中药优劣，实现中医药的长足发展。

中药不同来源的同种药材化学成分组成可能存在差异，影响药物临床疗效和质量。传统上对中药的质量控制多是模仿化学药品的质量控制模式，以测定某个有效成分、活性成分或指标成分进行鉴别和含量测定。这种方法很难全面地反映中药内在质量，导致许多中药的质控标准难以得到国际认可。中药指纹图谱技术是符合中药特色的评价中药真实性、稳定性、一致性和有效性的可行方法，在国内外已被广泛接受。我国已于2000年底颁布了《中药注射剂指纹图谱研究的技术要求（暂行）》，在中药注射剂领域推行指纹图谱作为质控标准。《中国药典》2015年版收载的药材和饮片、植物油脂和提取物、成方制剂和单味制剂的指纹（特征）图谱数量为55，如羌活药材、三七总皂苷、复方丹参滴丸等。《中国药典》2020年版收载的指纹（特征）图谱数量为73，2025年版收载的指纹（特征）图谱数量继续增加。中药指纹图谱（traditional Chinese medicine fingerprint）研究也已经从早期只对单一谱图进行简单评述的阶段，发展到利用计算机技术综合评价图谱信息的阶段，逐步形成了科学的理论体系和信息处理方法。

一、中药指纹图谱的概念

1. 中药指纹图谱的含义 指纹图谱是法医学上的一个概念。由于指纹具有人各不同，终身不变，触物留痕，可以认定人身的特点，指纹鉴定结论在侦查和审判中起着重要作用，被称为“物证之首”“证据之王”。借用这一概念，在系统研究中药成分的基础上，提出了“中药指纹图谱”的概念。药材、饮片、提取物或中药制剂等经适当处理后，采取一定的分析技术和方法得到的能够显现其化学的、生物学的或其他性质的图像、图形、光谱的图谱及其数据，称为中药指纹图谱。

2. 中药指纹图谱的研究意义 它可以较全面地反映中药所含化学成分的种类与数量，进而反映中药的质量和中医用药所体现的整体疗效；现阶段中药的有效成分大多尚未明确，中药指纹图谱的整体性和模糊性正好符合中药质控的要求，较之单一成分或指标成分的质控方法，更具有科学性和全面性。著名的银杏叶标准制剂Egb761标准，就是运用高效液相色谱指纹图谱技术作为质量控制指标的良好范例。

3. 中药指纹图谱的类别及特点 狭义的中药指纹图谱主要指中药的化学指纹图谱；广义而言，还包括中药生物指纹图谱，如中药材DNA指纹图谱、中药基因组和蛋白质组指纹图谱等。此外，按中医药的特点，指纹图谱研究可深化发展成为中医药的谱效学，即指纹特征和药效相关性研究的指纹图谱的生物等效性的研究，这也就是多维多息化学特征谱的研究。

中药的化学指纹图谱所采用的实验方法主要包括两类：色谱指纹图谱和光（波）谱指纹图谱。光谱（紫外光谱、红外光谱）和波谱（核磁共振、质谱）指纹图谱由于灵敏度和选择性的限制，所以不能表达中药混合体系中各种不同化学成分浓度分布的整体状况。由于色谱法具有分离和鉴别两种功能，加上量化的数据，提供的质量信息一般较光谱法要丰富，各种常用的色谱分析技术在中药指纹图谱研究中都有应用。一般色谱指纹图谱为首选方法，如薄层色谱法、气相色谱法、高效液相色谱法和高效毛细管电泳法等。

4. 中药特征图谱的含义 特征图谱是药材或复方经适当的方法处理后采用一定的分析手段和仪器检测得到，能标识其中各种组分群体特征的共有峰的图谱。

特征图谱研究方法与指纹图谱类似，建立的图谱也需要经精密度、重复性、稳定性方法学考察及相似度分析，不同之处在于特征图谱更加强调药材或复方中的特征性成分，主要对药物的某一部位或有效成分进行分析。指纹图谱是较全面反映药材或复方中所含化学成分，特征图谱只针对特征性较强的某一类组分，因此，在药物质量评价的过程中应根据不同的需求或实际情况选择不同的质量控制方法。

二、中药指纹图谱建立的原则和研究内容

1. 中药指纹图谱建立的原则 中药指纹图谱的建立，其目的是全面反映中药所含内在化学成分的种类与数量，进而反映中药的质量。因此，应以系统的化学成分研究和药理学研究为依托，并体现系统性、特征性、稳定性三个基本原则。

（1）系统性：是指指纹图谱所反映的化学成分，应包括中药有效部位所含大部分成分的种类，或指标成分的全部。例如，中药人参中所含的有效成分多为皂苷类化合物，则其指纹图谱应尽可能多地反映其中的皂苷成分；银杏叶的有效成分是黄酮和银杏内酯类，则其指纹图谱可采用两种方法针对这两类成分分别分析，以达到系统全面的目的。

（2）特征性：是指指纹图谱中反映的化学成分信息（具体表现为保留时间或位移值、峰面积）具有高度选择性的，这些信息的综合结果，将能特征地区分中药的真伪与优劣，成为中药自身的“化学条码”。例如，北五味子的高效液相色谱指纹图谱和薄层色谱指纹图谱，不仅包括多种已知的五味子木脂素类成分，而且还有许多未知成分，这些成分之间的顺序、比值在一定范围内是固定的，并且随药材品种不同，通过这些整体信息，可以很好地区分北五味子与南五味子及其他来源的五味子药材，判别药材的真伪与优劣。

（3）稳定性：指的是所建立的指纹图谱，在规定的方法与条件下，不同的操作者和不同的实验室应能作出相同的指纹图谱，其误差应在允许的范围内，这样才可以保证指纹图谱的使用具有通用性和实用性，也是作为标准方法所必备的特征之一。实现指纹图谱的稳定性，除在样品制备方法、分析过程、结果处理等环节规范操作外，还应建立相应的评价机构，对指纹图谱进行客观评价，并公布标准指纹图谱。实现中药指纹图谱的三原则，保证其标准化，做到统一规范，这样才可以使中药指纹图谱得以推广应用。

2. 中药指纹图谱的主要研究内容 主要研究内容：①规范化的中药特征总提物获取程序的研究及其指纹图谱的建立；②中药指纹图谱的解析研究；③各指纹图谱的相关性研究；④指纹图谱技术在各中药材和复方制剂质量控制中的推广应用。

三、中药指纹图谱建立的方法与步骤

中药指纹谱的建立方法，应当遵循系统性、特征性和稳定性的三原则。建立指纹谱的主要过程包括样品的收集、制备方法、分析方法及结果处理。

1. 样品的收集 稳定、质量可靠的中药材是建立指纹图谱的基础。然而，中药来源广泛，所含化学成分的种类及数量不仅因品种而异，也常与其生长环境（气温、土质、施肥及降水量等）、采收时间、炮制工艺与储存过程有关。因此，为了确保指纹图谱的系统性，样品的收集必须具有广泛代表性，尤其是对于不同产地、不同采收期及加工方式的样品收集。通常，在指纹图谱的研究过程中，需要收集来自不同产地、不同批号的样品 10 批以上，每批样品可能不止一份，同一样品可能处理成几份。只有保证了样品的代表性，才能保证指纹图谱的有效性。通过对具有不同代表性的大量样品的分析，可以从中提取出同种药材稳定的共有信息。将药理数据和化学数据结合起来进行处理，最终可以对中药材质量作出客观评价，得出产地固定、品种明确的优质中药材。

2. 样品制备方法 通过采用适宜的制备方法，将样品中的化学成分提取、富集，是保证指纹图谱分析的前提。一般选用有机溶剂或水提取不同的化学成分，再利用溶剂萃取、柱色谱纯化等手段，使目标成分富集或与其他成分分离。在建立制备方法时，一般要考察提取溶剂、粗分或精制过程，通过比较，选择可以避免干扰，同时又能全面反映成分信息的制备方法。必要时，针对不同种类的成分分别选用不同的制备方法，如黄芪中的黄酮成分和皂苷类成分的制备。

3. 分析方法 在中药指纹图谱的研究中，薄层色谱、高效液相色谱和气相色谱技术是常用的

分析手段。目前采用最多的是高效液相色谱法，尤其随着检测器种类的丰富，使得高效液相色谱的使用范围越来越广。没有紫外吸收的成分，通过选用不同类型的检测器，可以方便地检出，如蒸发光散射检测器（ELSD）、电化学检测器及质谱检测器等。应用高效液相色谱分析，一般采用梯度洗脱的方式，随着仪器可靠性的提高，梯度洗脱方式已经逐步发展起来。为了保证结果的可靠性，一般分析时间为1～2h。指纹图谱的色谱条件选择是整个研究检测方法过程中最重要的内容。以高效液相色谱法为例，色谱柱、流动相、检测器、柱温和进样量等均是影响指纹图谱建立的重要因素。此外，中药指纹图谱的测定方法应进行仪器精密度、方法重现性和样品稳定性等验证，以保证方法的可靠性、重复性和耐用性。

4. 结果处理

（1）指纹特征的选择：为了保证结果的准确性，液相色谱的指纹图谱中一般要加入内标物或指认某一对照品，采用相对保留时间和相对积分面积作为评价指纹图谱中色谱峰的参数，通过对大量样品的指纹图谱分析，提取出共有峰，并确定这些共有峰与内标物或对照品的相对保留时间和相对积分面积，利用数据处理，得出参数的变动范围。在结果处理过程中，各色谱峰实现良好的分离是保证结果高质量的前提，通过选择适宜的积分参数，保证主要的共有峰参数的良好稳定。实际上，确定共有峰需要综合考察各个色谱峰的情况。一般情况下，对于那些占总峰面积较大的色谱峰应当优先考察，这些峰往往可以代表样品的信息。中药材的供试品图谱中各共有峰面积的比值与指纹图谱各共有峰面积的比值比较，单峰面积占总峰面积大于或等于20%的共有峰，一般差值不宜大于±20%；单峰面积与总峰面积大于或等于10%，而小于20%的共有峰，其差值不应大于±25%；单峰面积占总峰面积小于10%的共有峰，峰面积比值无须要求，但必须标定相对保留时间。未达基线分离的共有峰，应计算该组峰的总峰面积作为峰面积，同时标定该组各峰的相对保留时间。各个样品指纹图谱中的非共有峰应当越少越好，由于中药的复杂性，非共有峰常常较多，一般地，非共有峰的峰面积不应超过总峰面积的10%。

（2）数据处理及评价：指纹图谱给出的有关质量的信息量远比任何单一成分或几个成分的测量所得的信息量要多。化学信息学的飞速发展，为人们评价不同的复杂系统和体系提供了很多有效的方法。

1）相似度评价方法：中药指纹图谱的相似度计算是将一张指纹图谱作为一个n维向量（x_1, x_2, x_3, …, x_n），两张指纹图谱之间的相似度系对两指纹图谱向量进行一定的运算所得。可供选择的相似度算法很多，包括相关系数法、夹角余弦法、距离方法（马氏距离、欧氏距离、明氏距离）和模糊相关法等。利用相似度来判定指纹图谱的相似情况，被认为符合指纹图谱的整体性和模糊性特征，是目前指纹图谱评价中的主流方法。中药的物质基础是化学成分，化学成分通过实验方法可以表征为色谱指纹图谱，图谱的峰可以代表相应的物质基础。若物质基础成分群相同，所表现的指纹图谱应该完全一致；若基本相同，应该相似；若差异大，相似度低，因此，相似度作为重要指标被确立。相似度作为中药指纹图谱评价指标，使研究针对的目标不再是图谱上的某个峰，而是将图谱所有峰（或所有信号点）作为一个向量来处理，全面反映指纹图谱之间的共性和个性差异，提高了指纹图谱的信息利用率。

同时，使用客观参数反映图谱间差异，改变了对图谱只能用像或不像进行直观描述的状况。国家药典委颁布的中药色谱指纹图谱相似度评价系统软件具有对指纹图谱的相关参数进行自动匹配、标定药材的共有指纹峰、给出对照指纹图谱、计算相似度等功能。

2）化学模式识别法：化学模式识别是根据物质所含的化学成分用计算机对其进行分类或描述。中药的指纹图谱相当复杂，人工采样难免影响结果的准确性，若将其与数理统计学、计算机图谱解析和识别技术结合起来，目前根据化学计量学的理论依据，一些新的定量评价中药化学特征指纹图谱的方法开始得到应用。方法主要有主成分分析法、非线性映照法、系统聚类分析、模糊聚类分析及人工神经网络识别系统。通常意义上的模式识别方法包括判别分析和聚类分析两种：使用一组已知类别的样本作为训练集对算法进行“训练”，进而建立分类标准（即判别模型）的方法称为判别分析；聚类分析则是利用同类样本相似度应该较大的原理，从输入样本中找出一些类，使类内样本间的相似度尽可能大，而类与类之间样本的相似度尽可能小，也就是找出样本比较密集的部分，每一个密集部分成为一类，称为聚类。与判别分析相比，聚类分析没有训练集和训练过程，称为无监督的模式识别方法，判别分析则称为有监督的模式识别方法。

例 10-30 夏桑菊颗粒的指纹图谱

色谱条件与系统适用性试验　以 ODS 为填充剂，以乙腈为流动相 A，以 1% 乙酸溶液为流动相 B，按表 10-2 中的规定进行梯度洗脱；流速为每分钟 0.9ml；柱温为 35℃；检测波长为 320nm。理论板数按迷迭香酸峰计算应不低于 20 000。

表 10-2　流动相梯度洗脱程序

时间（min）	流动相 A（%）	流动相 B（%）
0～50	8→33	92→67
50～51	33→8	67→92
51～60	8	92

参照物溶液的制备　取绿原酸对照品、迷迭香酸对照品和蒙花苷对照品适量，精密称定，分别加甲醇制成每 1ml 含绿原酸 25μg、迷迭香酸 15μg 和蒙花苷 25μg 的溶液，即得。

测定法　分别精密吸取参照物溶液和含量测定项下的供试品溶液各 10μl，注入液相色谱仪，测定，记录 60min 色谱图，即得。

供试品指纹图谱中，应分别呈现与参照物色谱保留时间相应的色谱峰。按中药色谱指纹图谱相似度评价系统计算 5～60min 的色谱峰，供试品指纹图谱与对照指纹图谱的相似度不得低于 0.90。

本章小结

本章在阐述中药分析特点的基础上，从中药分析的基本程序入手，针对样品处理方法、鉴别、检查、含量测定等方面进行质量分析。中药指纹图谱和特征图谱能够较好地表征中药成分和质量的整体特性，明确了中药指纹图谱定义、特点、建立方法和步骤，进一步掌握分析中药质量问题及处理对策。

（王焕芸）

思考题

1. 中药鉴别药味的选择原则是什么？
2. 简述中药杂质的种类并举例说明。
3. 中药含量测定药味及定量指标的选择原则是什么？
4. 简述一测多评法的原理。
5. 何为中药指纹图谱？中药指纹图谱分析样品如何收集？

第十一章　药用辅料及包材分析

学习要求

1. 掌握　药用辅料和包材的定义、类型及质量控制内容。

2. 熟悉　常用药用辅料分析的具体内容及其分析方法。

3. 了解　常用药包材的质量控制内容及方法。

药用辅料（pharmaceutical excipient）系指生产药品和调配处方时使用的赋形剂与附加剂；是除活性成分或前体以外，在安全性方面已进行了合理评估，一般包含在药物制剂中的物质。药用辅料是药物制剂的重要组成部分和保证制剂生产、使用的物质基础，具有赋形、充当载体、提高稳定性、增溶、助溶、缓控释等重要功能，决定药物制剂的性能及其安全性、有效性和稳定性。药用辅料可从来源、化学结构、用途、剂型和给药途径等进行分类，按来源可分为天然物、半合成物和全合成物；按用于制备的剂型可分为片剂、注射剂、胶囊剂、吸入制剂、凝胶剂、贴剂等；按用途可分为溶媒、填充剂、崩解剂、增溶剂、助溶剂、稳定剂、抑菌剂、润滑剂等；按给药途径可分为口服、注射、黏膜、经皮或局部给药、经鼻或吸入给药、眼部给药等。

药用辅料用于不同给药途径或用途时对质量的要求不同，在制定辅料标准时既要考虑辅料自身的安全性，也要考虑影响制剂生产、质量、安全性和有效性的性质。药用辅料质量标准的试验内容主要包括两部分：①与生产工艺及安全性有关的常规试验，如性状、鉴别、检查、含量测定等项目；②影响制剂性能的功能性指标，如黏度、粒度等。另外，根据不同的生产工艺及用途，药用辅料的残留溶剂、微生物限度或无菌应符合要求，注射用药用辅料的热原或细菌内毒素、无菌等应符合要求。目前，国内上市药品所执行的药用辅料标准既包括《中国药典》和国外药典，也包括执行注册审批制产生的国家、局部颁及地方的标准和法规等，如《药品管理法》《药用辅料生产质量管理规范》《药用辅料注册资料申报要求》等。自《中国药典》2015 年版起，药用辅料标准与通则类标准合并构成第四部，收载药用辅料总数为 270 种，首次收载了“药用辅料功能性指标研究指导原则”，推动药用辅料功能性相关指标的深入研究，为药物一致性评价及关联审评审批提供技术支撑；《中国药典》2020 年版四部药用辅料总数增加到 335 种，新增“动物来源药用辅料指导原则”和“预混与共处理药用辅料质量控制指导原则”，加强对动物来源辅料、预混合共处理辅料的全链条质量管理及风险防控；《中国药典》2025 年版四部药用辅料总数增加到 387 种，修订了《药用辅料》和《药用辅料功能性评价指导原则》，新增了增溶剂、抑菌剂、渗透压调节剂、经皮渗透促进剂、冷冻剂五个功能类别，将原“包衣剂或增塑剂”拆分为“包衣剂”和“增塑剂”两个功能类别，完善功能性控制项目和方法收载，为制剂使用药用辅料适用性评价提供技术支持。

药包材即直接与药品接触的包装材料和容器，系指药品生产企业生产的药品及医疗机构配制的制剂所使用的直接与药品接触的包装材料和容器。作为药品的一部分，药包材本身的质量、安全性、使用性能，以及药包材与药物之间的相容性对药品质量具有重要影响。药包材是由一种或多种材料制成的包装组件组合而成，应具有良好的安全性、适应性、稳定性、功能性、保护性和便利性，在药品的包装、储藏、运输和使用过程中起到保护药品质量、安全、有效、实现给药目的的作用。药包材可按材质、形制和用途等进行分类，按材质可分为塑料类、金属类、玻璃类、陶瓷类、橡胶类和其他类（如纸、干燥剂）等，也可由两种或以上的材料复合或组合而成（如复合膜、铝塑组合盖等）；按用途和形制可分为输液瓶（袋、膜及配件）、安瓿、药用（注射剂、口服或外用剂型）瓶（管、盖）、药用胶塞、药用预灌封注射器、药用滴眼（鼻、耳）剂瓶、药用软膏管（盒）、药用喷（气）雾剂泵（阀门、罐、筒）、药用干燥剂等。

药包材标准是为保证所包装药品的质量而制定的技术要求，药包材质量标准分为方法标准和产品标准。药包材产品标准的内容主要包括物理性能、化学性能和生物性能三部分。在制定药包材质量标准时既要考虑药包材自身的安全性，也要考虑药包材的配合性和药物对储藏、运输、质量、安全性及有效性的要求。不同给药途径的药包材，其规格和质量标准要求亦不相同，应根据实际情况在制剂规格范围内确定药用包材的规格，并根据制剂要求、使用方式制定相应的质量控制项目。国家药包材标准由国家颁布的药包材标准（YBB 标准）和产品注册标准组成。《中国药典》2015 年版四部首次以通则形式收录药包材，并首次收载了“药包材通用要求指导原则”和“药用玻璃材料和容器指导原则”，强化药包材及重要门类玻璃材料的总体要求。《中国药典》2020 年版四部新增药包材检测方法。《中国药典》2025 年版在原收载《药用玻璃材料和容器指导原则》基础上，根据药包材材质的分类新增了橡胶类、塑料类、金属材料类包材指导原则，基本涵盖了药物制剂常用药包材的基本要求；在原收载 16 个药包材检测方法的基础上，增订了 42 个药包材理化、生物学、微生物以及生物安全性检测方法，以满足药包材鉴别、理化特性、功能性测试以及相关安全性测试的需求。

根据药用辅料在常温下的物态，本章第一节至第三节将依次介绍固体、液体和半固体药用辅料的质量控制内容及其分析方法，第四节介绍药包材的质量控制内容及方法。

第一节　固体辅料分析

固体辅料在制备药物制剂中的用途广泛，既包括固体制剂的填充剂、润滑剂、黏合剂、崩解剂、增塑剂、着色剂、包衣材料、成膜材料、胶囊材料、包合物主体材料等，也包括液体制剂、半固体制剂、注射剂及无菌制剂的抗菌剂、稳定剂、抗氧剂、pH 调节剂等。本节以《中国药典》收载的固体辅料，如对羟基苯甲酸酯类抑菌剂、硬脂酸盐类润滑剂和淀粉类药用辅料为例，介绍固体辅料的质量控制内容及其分析方法。

一、对羟基苯甲酸酯类

药物制剂的处方设计中，调节 pH、添加抑菌剂是防范微生物污染的重要措施。抑菌剂的种类可分为四类：酸碱及其盐、中性化合物、有机汞化合物、季铵化合物。《中国药典》四部收载的酸碱及其盐类抑菌剂包括山梨酸及山梨酸钾、辛酸及辛酸钠、苯甲酸钠、苯甲醇、氯甲酚和对羟基苯甲酸酯类等，在液体制剂中应用较多。

对羟基苯甲酸酯类包括羟苯甲酯、羟苯乙酯、羟苯丙酯、羟苯丁酯、羟苯苄酯、羟苯甲酯钠及羟苯丙酯钠等。羟苯甲酯、羟苯乙酯、羟苯丙酯、羟苯丁酯和羟苯苄酯是由对羟基苯甲酸和相应的醇经过酯化反应制备，羟苯甲酯钠和羟苯丙酯钠则分别是由对羟基苯甲酸甲酯和对羟基苯甲酸丙酯在氢氧化钠水溶液中水解后精制而得。此类抑菌剂常温下呈固态，结构已知，其质量标准与一般的化学药物类似，均根据其结构特点和理化性质，选用物理和化学的方法对其进行鉴定，同时对其进行相应的检查，如有关物质、残留溶剂及砷盐、重金属、水分等一般杂质检查，选用高效液相色谱法对其进行含量测定。图 11-1 是对羟基苯甲酸酯类抑菌剂的结构式，表 11-1 是对羟基苯甲酸酸类抑菌剂的一般性质。

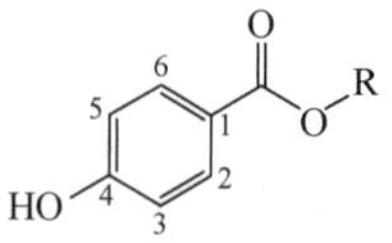

羟苯乙酯　R=CH_2CH_3
羟苯丁酯　R=$(CH_2)_3CH_3$
羟苯丙酯　R=$CH_2CH_2CH_3$
羟苯甲酯　R=CH_3
羟苯苄酯　R=$CH_2C_6H_5$

图 11-1　对羟基苯甲酸酯类抑菌剂的结构式

表 11-1　对羟基苯甲酸酯类抑菌剂的一般性质

辅料名称	结构式/分子式/分子量	物理性质
羟苯乙酯（ethylparaben）	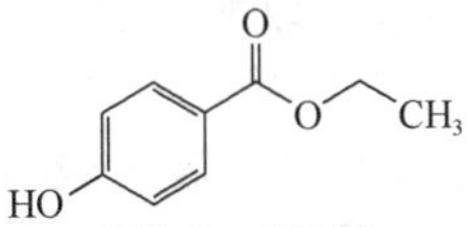 $C_9H_{10}O_3$　166.18	白色结晶性粉末；在甲醇、乙醇或乙醚中易溶，在甘油中微溶，在水中几乎不溶；熔点为 115～118℃
羟苯丁酯（butylparaben）	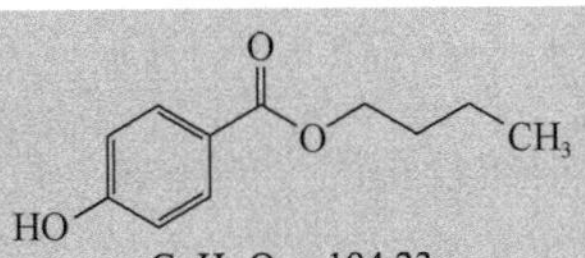 $C_{11}H_{14}O_3$　194.23	白色或类白色结晶或结晶性粉末；在乙醇、丙酮或乙醚中极易溶解，在热水中微溶，在水中几乎不溶；熔点为 68～71℃
羟苯丙酯（propylparaben）	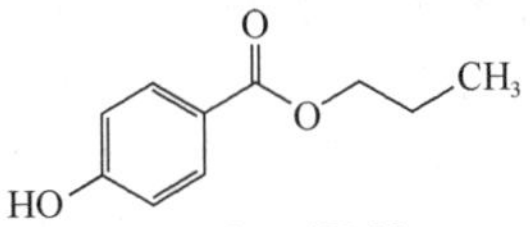 $C_{10}H_{12}O_3$　180.20	白色或类白色结晶或结晶性粉末；在甲醇、乙醇或乙醚中易溶，在热水中微溶，在水中几乎不溶；熔点为 96～99℃
羟苯丙酯钠（sodium propyl-parahydroxybenzoate）	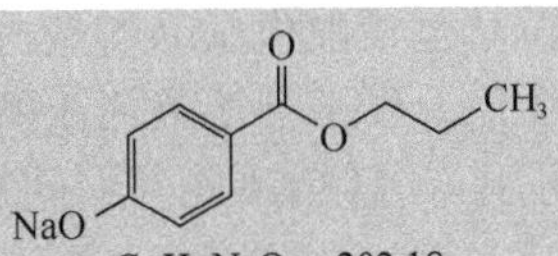 $C_{10}H_{11}NaO_3$　202.18	白色或类白色结晶性粉末；在水中易溶，在乙醇中微溶
羟苯甲酯（methylparaben）	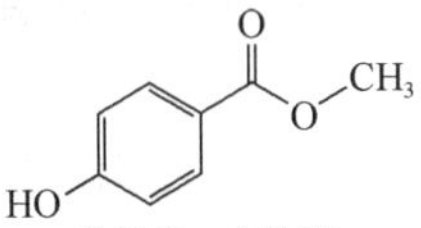 $C_8H_8O_3$　152.15	白色或类白色结晶或结晶性粉末；在甲醇、乙醇或乙醚中易溶，在热水中溶解，在水中微溶；熔点为 125～128℃
羟苯甲酯钠（sodium methyl-parahydroxybenzoate）	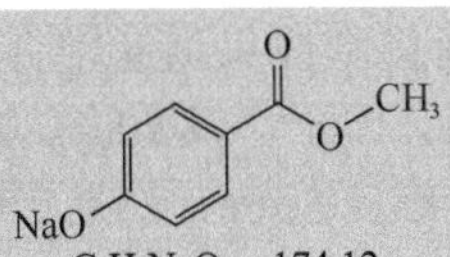 $C_8H_7NaO_3$　174.12	白色或类白色结晶性粉末；在水中易溶，在乙醇中微溶，在二氯甲烷中几乎不溶
羟苯苄酯（benzyl hydroxybenzoate）	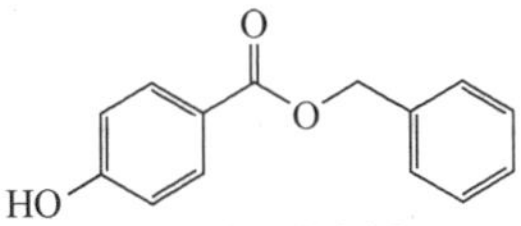 $C_{14}H_{12}O_3$　228.25	白色或乳白色结晶性粉末；在甲醇或乙醇中溶解，在水中几乎不溶；熔点为 111～113℃

（一）鉴别试验

1. 高效液相色谱法　本类辅料的含量测定均采用高效液相色谱法进行测定，可同时采用保留时间进行鉴别。

例 11-1　《中国药典》羟苯丁酯的鉴别：在含量测定项下记录的色谱图中，供试品溶液主峰的保留时间应与对照品溶液主峰的保留时间一致。

2. 分光光度法

（1）紫外分光光度法：本类辅料均含有苯环，在紫外区有特征吸收，可采用测定固定波长的吸收值进行鉴别。

例 11-2　《中国药典》羟苯丙酯的鉴别：取本品，加乙醇溶解并稀释制成每 1ml 中约含 5μg 溶液，照紫外–可见分光光度法（通则 0401）测定，在 258nm 的波长处有最大吸收。

（2）红外分光光度法：几乎所有的有机化合物在红外光区均有吸收，红外光吸收谱带波长位置是鉴定分子中官能团特征的有效依据。

例 11-3　《中国药典》羟苯丙酯的鉴别：本品的红外光吸收图谱应与对照图谱（《光谱集》852 图）一致。

3. 化学法 本类辅料含有苯酚结构，在碱性条件下可与4-氨基安替比林在氧化剂铁氰化钾作用下，生成红色的显色产物。《中国药典》选用比色法鉴别羟苯丙酯钠和羟苯甲酯钠。

例 11-4 《中国药典》羟苯丙酯钠的鉴别：取本品10mg，置试管中，加10.6%碳酸钠溶液1ml，加热煮沸30s，放冷，加0.1% 4-氨基安替比林的硼酸盐缓冲液（pH 9.0）（取含0.618%硼酸的0.1mol/L氯化钾溶液1000ml与0.1mol/L氢氧化钠溶液420ml混合，即得）5ml与5.3%铁氰化钾溶液1ml，混匀，溶液变为红色。

（二）检查

1. 高效液相色谱法 采用外标法、不加校正因子的主成分自身对照法对本类辅料中的有关物质进行检查。

例 11-5 《中国药典》羟苯丙酯的有关物质检查：取本品，加流动相溶解并稀释制成每1ml中含1mg的溶液，作为供试品溶液；精密量取1ml，置100ml量瓶中，加流动相稀释至刻度，摇匀，作为对照溶液。照高效液相色谱法（通则0512），用ODS为填充剂；以甲醇-1%冰醋酸（60∶40）为流动相，检测波长为254nm。取对照溶液20μl，注入液相色谱仪，调节检测灵敏度，使主成分峰的峰高约为满量程的25%；再精密量取供试品溶液与对照溶液各20μl，分别注入液相色谱仪，记录色谱图至主峰保留时间的4倍。供试品溶液色谱图中如显杂质峰，单个杂质峰面积不得大于对照溶液主峰面积的0.4倍（0.4%），各杂质峰面积的和不得大于对照溶液主峰面积0.8倍（0.8%）。

2. 气相色谱法 辅料生产过程中使用或产生的挥发性有机化学物质残留，可采用本法进行检查。

例 11-6 《中国药典》羟苯甲酯中甲醇的检查：取本品适量，精密称定，加*N,N*-二甲基甲酰胺适量，立即振摇使溶解并稀释制成每1ml中约含0.1g的溶液，作为供试品溶液；另精密称取甲醇适量，加*N,N*-二甲基甲酰胺溶解并稀释制成每1ml中含甲醇0.3mg的溶液，作为对照品溶液。照残留溶剂测定法（通则0861第三法）测定，以100%二甲基聚硅氧烷为固定液；起始温度40℃，以每分钟15℃的速率升温至80℃，维持5min，然后以每分钟6℃的速率升温至130℃，维持1min，再以每分钟40℃的速率升温至220℃，维持3min；进样口温度为200℃；检测器温度为250℃。取对照品溶液1μl。注入气相色谱仪，各成分峰间的分离度均应符合要求。精密量取供试品溶液与对照品溶液各1μl，分别注入气相色谱仪，记录色谱图，按外标法以峰面积计算，应不得过0.3%。

（三）含量测定

高效液相色谱法通过分离可以消除有关物质等的干扰，可以准确测定待测成分的含量。《中国药典》均采用本法进行本类辅料的含量测定。

例 11-7 《中国药典》羟苯丙酯的含量测定：照高效液相色谱法（通则0512）测定。

色谱条件与系统适用性试验　用ODS为填充剂；以甲醇-1%冰醋酸（60∶40）为流动相，检测波长为254nm。取对羟基苯甲酸、羟苯甲酯、羟苯乙酯与羟苯丙酯对照品各适量，加流动相溶解并稀释制成每1ml中各约含10μg的混合对照品溶液，取20μl注入液相色谱仪，记录色谱图，对羟基苯甲酸峰、羟苯甲酯峰、羟苯乙酯峰与羟苯丙酯峰的分离度均应符合要求，理论板数按羟苯丙酯峰计算不低于5000。

测定法　取本品适量，精密称定，加流动相溶解并定量稀释制成每1ml中约含羟苯丙酯0.1mg的溶液，作为供试品溶液，精密量取20μl注入液相色谱仪，记录色谱图；另取羟苯丙酯对照品适量，同法测定。按外标法以峰面积计算，即得。

二、硬脂酸盐类

润滑剂按作用不同分为润滑剂、助流剂、抗黏剂等，按水溶性可分为疏水性及水不溶性、水溶性、助流剂三类。水不溶性硬脂酸盐类是以硬脂酸盐和棕榈酸盐为主要成分的混合物，包括硬脂酸镁、硬脂酸钙和硬脂酸锌，主要用于片剂、胶囊剂等固体制剂，尤其以片剂中应用最常见。硬脂酸盐类为白色或类白色细粉；硬脂酸镁和硬脂酸钙在水、乙醇或乙醚中不溶，硬脂酸锌在水或无水乙醇中几乎不溶。

（一）鉴别

1. 高效液相色谱法　在硬脂酸与棕榈酸相对含量检查项下记录的色谱图中，以供试品溶液两主峰的保留时间分别与对照品溶液两主峰的保留时间是否一致作为鉴别依据。

例 11-8　《中国药典》硬脂酸镁的鉴别：在硬脂酸与棕榈酸相对含量检查项下记录的色谱图中，供试品溶液两主峰的保留时间分别与对照品溶液两主峰的保留时间一致。

2. 化学法　利用金属盐的反应鉴别。

例 11-9　《中国药典》硬脂酸锌的鉴别：取本品约 25g，加热水 200ml 和稀硫酸 60ml，加热，使脂肪酸成油层分出，备用；取水层加稀硫酸酸化，加 0.1% 硫酸铜溶液 1 滴与硫氰酸汞铵试液数滴，即生成紫色沉淀。

例 11-10　《中国药典》硬脂酸镁的鉴别：取本品 5.0g，置分液漏斗中，加入乙醚 50ml，摇匀，加入稀硝酸 20ml 与水 20ml，振摇至溶液完全溶解，放置分层，将水层移入另一分液漏斗中，用水提取乙醚层 2 次，每次 4ml，合并水层，用乙醚 15ml 清洗水层，将水层移至 50ml 量瓶中，加水稀释至刻度，摇匀，作为供试品溶液，应显镁盐的鉴别反应（通则 0301）。

3. 物理常数测定　测定加酸处理生成的有机酸的凝点进行鉴别。

例 11-11　硬脂酸钙的鉴别：取本品约 25g，加稀硫酸 60ml 与热水 200ml，加热并时时搅拌，使脂肪酸成油层分出，取油层用沸水洗涤至洗液不显硫酸盐的反应，收集油层于小烧杯中，在蒸气浴上温热至油层与水层完全分离，并呈透明状，放冷，弃去水层，加热使油层熔化，趁热滤过，置干燥烧杯中，在 105℃干燥 20min。依法测定（通则 0613），凝点不低于 54℃。

（二）检查

1. 原子吸收分光光度法　采用标准加入法测定镍、镉等特殊杂质；测定时一般需要进行高压消解，破坏有机物，将待测成分变成无机离子。

例 11-12　《中国药典》硬脂酸钙中镉的检查：取本品 0.05g 两份，分别置高压消解罐中，一份中加硝酸 2ml 消化后，定量转移至 100ml 量瓶中，用水稀释至刻度，摇匀，作为供试品溶液；另一份中精密加入标准镉溶液（精密量取镉单元素标准溶液适量，用水定量稀释制成每 1ml 中含镉 0.3μg 的溶液）0.5ml，同法操作，作为对照品溶液。照原子吸收分光光度法（通则 0406 第二法），在 228.8nm 的波长处分别测定，应符合规定（0.0003%）。

2. 气相色谱法　硬脂酸镁主要成分为硬脂酸镁和棕榈酸镁，将辅料中硬脂酸、棕榈酸及其他脂肪酸甲酯化后，用本法进行硬脂酸与棕榈酸相对含量的检查。

例 11-13　《中国药典》硬脂酸镁中硬脂酸与棕榈酸相对含量的检查：取本品 0.1g，精密称定，置锥形瓶中，加 14% 三氟化硼甲醇溶液 5ml，摇匀，加热回流 10min 使溶解，从冷凝管加正庚烷 4ml，再回流 10min，冷却后加饱和氯化钠溶液 20ml，振摇，静置使分层，将正庚烷层通过无水硫酸钠干燥，作为供试品溶液；分别称取棕榈酸甲酯与硬脂酸甲酯对照品适量，加正庚烷溶解并稀释制成每 1ml 中分别约含 15mg 与 10mg 的溶液，作为对照品溶液。照气相色谱法（通则 0521）试验，用聚乙二醇（或极性相近）为固定液的毛细管柱为色谱柱，起始温度 70℃，维持 2min，以每分钟 5℃的速率升温至 240℃，维持 5min；进样口温度为 220℃；检测器温度为 260℃。取对照品溶液 1μl 注入气相色谱仪，棕榈酸甲酯峰与硬脂酸甲酯峰的分离度应大于 3.0。精密量取供试品溶液 1ml，置 100ml 量瓶中，用正庚烷稀释至刻度，摇匀，取 1μl 注入气相色谱仪，棕榈酸甲酯峰与硬脂酸甲酯峰应能检出。再取供试品溶液 1μl 注入气相色谱仪，记录色谱图，按下式面积归一化法计算硬脂酸镁中硬脂酸在脂肪酸中的含量。

$$硬脂酸百分含量(\%)=\frac{A}{B}\times100\% \quad (11.1)$$

式中，A 为供试品中硬脂酸甲酯的峰面积；B 为供试品中所有脂肪酸酯的峰面积。

同法计算硬脂酸镁中棕榈酸在总脂肪酸的百分含量。硬脂酸相对含量不得低于 40%，硬脂酸与棕榈酸相对含量的总和不得低于 90%。

（三）含量测定

利用金属离子与 EDTA-2Na 反应生成配位化合物，采用 EDTA-2Na 为滴定液的配位滴定法测定硬脂酸盐类辅料的含量。

例 11-14 《中国药典》硬脂酸镁的含量测定：取本品约 0.2g，精密称定，加正丁醇–无水乙醇（1∶1）溶液 50ml，加浓氨溶液 5ml 与氨–氯化铵缓冲液（pH 10.0）3ml，再精密加入 EDTA-2Na 滴定液（0.05mol/L）25ml 与铬黑 T 指示剂少许，混匀，于 40～50℃水浴上加热至溶液澄清，用锌滴定液（0.05mol/L）滴定至溶液自蓝色变为紫色，并将滴定的结果用空白试验校正。每 1ml EDTA-2Na 滴定液（0.05mol/L）相当于 1.215mg 的 Mg。

$$镁的百分含量(\%)=\frac{(V_0-V_1)\times F\times1.215\times10^{-3}}{W}\times100\% \quad (11.2)$$

式中，V_0 和 V_1 分别为空白液和供试液消耗的锌滴定液的体积，ml；W 为供试品的重量，g；F 为浓度校正因子。

例 11-15 《中国药典》硬脂酸钙的含量测定：取本品约 1.2g，精密称定，置烧瓶中，加 0.05mol/L 硫酸溶液 50ml，加热约 3h 直至油层澄清（加热时盖上表面皿以防止溅出），必要时补充水至初始体积，放冷，滤过，用水洗涤滤器和烧瓶直至对蓝色石蕊试纸不呈酸性。再用氢氧化钠试液中和滤液至对蓝色石蕊试纸呈中性。在磁力搅拌器充分搅拌下，先加入 EDTA-2Na 滴定液（0.05mol/L）30ml，再加氢氧化钠试液 15ml 与羟基萘酚蓝指示剂 2mg，继续用 EDTA-2Na 滴定液滴定至溶液显纯蓝色。每 1ml EDTA-2Na 滴定液（0.05mol/L）相当于 2.804mg 的 CaO。

$$氧化钙的百分含量(\%)=\frac{V\times F\times2.804\times10^{-3}}{W}\times100\% \quad (11.3)$$

式中，V 为供试液消耗的滴定液的体积，ml；W 为供试品的重量，g；F 为浓度校正因子。

三、淀　粉　类

淀粉是一类常见的药用辅料，主要用作赋形剂和填充剂，来源广泛，种类较多。《中国药典》中收录的淀粉类药用辅料包括可溶性淀粉、马铃薯淀粉、木薯淀粉、羟丙基淀粉、豌豆淀粉、小麦淀粉、玉米淀粉、预胶化淀粉和预胶化羟丙基淀粉。

（一）鉴别

1. 显微镜观察　用甘油乙酸试液装片，在显微镜下观察形态。

例 11-16 《中国药典》木薯淀粉的鉴别：取本品适量，用甘油乙酸试液装片（通则 2001），在显微镜下观察：多维单粒，圆形或椭圆形，直径为 5～35μm，旁边有一凹处；脐点中心性，呈圆点状或线状，层纹不明显。在偏光显微镜下观察，呈现偏光十字，十字交叉位于颗粒脐点处。

2. 理化法　可溶性淀粉、马铃薯淀粉、木薯淀粉、豌豆淀粉、小麦淀粉和玉米淀粉均采用加水煮沸放冷后加碘试液显色的方法鉴别。预胶化淀粉和预胶化羟丙基淀粉采用加水煮沸成凝胶状物或直接加水后加碘试液显色的方法鉴别，预胶化羟丙基淀粉还可通过含量测定项下记录的色谱图中供试品溶液主峰的保留时间与对照品溶液主峰的保留时间一致进行鉴别。羟丙基淀粉的鉴别方法包括加水后直接加碘试液显色、加硫酸加热放冷后加茚三酮试液显色等。

例 11-17 《中国药典》玉米淀粉的鉴别：取本品约 1g，加水 15ml，煮沸后继续加热 1min，放冷，即成白色半透明的凝胶状物；加碘试液 1 滴，即显蓝色或蓝黑色，加热后逐渐褪色。

（二）检查

淀粉类药用辅料的主要检查项目包括酸度、外来物质、二氧化硫、氧化物质、干燥失重、炽灼残渣、铁盐、重金属和微生物限度。

1. 酸度　加水搅拌静置，依法检查（通则 0631 pH 测定法）。

2. 外来物质　用甘油乙酸试液装片并在显微镜下观察，不得有非淀粉颗粒，也不得有其他品种的淀粉颗粒。

3. 二氧化硫　取本品适量，依法检查（通则 2331 二氧化硫残留量测定法第一法：酸碱滴定法）。

4. 氧化物质

例 11-18　《中国药典》小麦淀粉的氧化物质检查：取本品 4.0g，置具塞锥形瓶中，加水 50.0ml，密塞，振摇 5min，转入具塞离心管中，离心至澄清，取上清液 30.0ml，置碘量瓶中，加冰醋酸 1ml 与碘化钾 1.0g，密塞，摇匀，置暗处放置 30min，加淀粉指示液 1ml，用硫代硫酸钠滴定液（0.002mol/L）滴定至蓝色消失，并将滴定的结果用空白试验校正。每 1ml 硫代硫酸钠滴定液（0.002mol/L）相当于 34μg 的氧化物质（以过氧化氢 H_2O_2 计），消耗的硫代硫酸钠滴定液（0.002mol/L）不得过 1.4ml（0.002%）。

例 11-19　《中国药典》预胶化淀粉的氧化物质检查：取本品 5.0g，加甲醇–水（1∶1）的混合液 20ml，再加 6mol/L 乙酸溶液 1ml，搅拌均匀，离心，精密加新制的饱和碘化钾溶液 0.5ml，放置 5min，上清液和沉淀物不得有明显的蓝色、棕色或紫色。

第二节　液体辅料分析

液体辅料按用途可分为溶剂（制药用水、制药用油、醇类）、pH 调节剂（硫酸、磷酸、丙酸、乙二胺）、润滑剂（二甲硅油）、调味剂（丁香酚）、乳化剂（三油酸山梨坦）等。本节以《中国药典》收载的制药用水、制药用油和醇类为例，介绍液体辅料的质量控制内容及其分析方法。

一、制药用水

《中国药典》收载的制药用水，按使用范围分为饮用水、纯化水（purified water）、注射用水（water for injection）和灭菌注射用水（sterile water for injection）等。制药用水的原水通常为饮用水，是天然水经过净化处理所得的水，其质量必须符合现行中华人民共和国国家标准《生活饮用水卫生标准》。

（一）纯化水

纯化水为饮用水经蒸馏法、离子交换法、反渗透法或其他适宜的方法制备的制药用水，不含任何附加剂。纯化水可作为配制普通药物制剂用的溶剂或试验用水，中药注射剂、滴眼剂等灭菌制剂所用饮片的提取溶剂，口服、外用制剂配制用溶剂或稀释剂，非灭菌制剂用器具的精洗用水，非灭菌制剂用饮片的提取溶剂。纯化水不得用于注射剂的配制与稀释。纯化水有多种制备方法，应严格监测各生产环节防止微生物污染。纯化水用作溶剂、稀释剂或精洗用水时，一般应临用前制备。纯化水的质量控制方法收载于《中国药典》二部正文，检查项目包括酸碱度、硝酸盐、亚硝酸盐、氨、电导率、总有机碳、易氧化物、不挥发物、重金属和微生物限度等，以上总有机碳和易氧化物两项可选择一项，以下简要介绍其中几项。

1. 电导率测定　本法是用于检查制药用水的电导率进而控制水中电解质总量的一种测定方法。

电导率是表征物体导电能力的物理量，其值为物体电阻率的倒数，单位是 S/cm 或 μS/cm。纯水中的水分子也会发生某种程度的电离而产生氢离子与氢氧根离子，所以纯水的导电能力尽管很弱，但也具有可测定的电导率。水的电导率与水的纯度密切相关，水的纯度越高，电导率越小，反之亦然。当空气中的二氧化碳等气体溶于水并与水相互作用后，便可形成相应的离子，从而使水的电导率增高。水中含有其他杂质离子时，也会使水的电导率增高。另外，水的电导率还与水的 pH 及温度有关。

仪器和操作参数：测定水的电导率必须使用精密的并经校正的电导率仪，电导率仪的电导池包括两个平行电极，这两个电极通常用玻璃管保护，也可以使用其他形式的电导池。根据仪器设计功能和使用程度，应对电导率仪定期进行校正，电导池常数可使用电导标准溶液直接进行校正，或间接进行仪器比对，其值必须在仪器规定数值的 ±2% 内。进行仪器校正时，电导率仪的每个量程都需要进行单独校正。仪器最小分辨率应达到 0.1μS/cm，仪器精度应达到 ±0.1μS/cm。

温度对样品的电导率测定值有较大影响，电导率仪可根据测定样品的温度自动补偿测定值并显示补偿后读数。水的电导率采用温度修正的计算方法所得数值误差较大，因此药典方法采用非温度补偿模式，温度测量的精确度应在 ±2℃以内。

测定法：可使用在线或离线电导率仪，记录测定温度。在表 11-2 中，测定温度对应的电导率值即为限度值。如测定温度未在表 11-2 中列出，则应采用线性内插法计算得到限度值。如测定的电导率值不大于限度值，则判为符合规定；测定的电导率值大于限度值，则判为不符合规定。

表 11-2　温度和电导率的限度（纯化水）

温度（℃）	电导率（μS/cm）	温度（℃）	电导率（μS/cm）
0	2.4	60	8.1
10	3.6	70	9.1
20	4.3	75	9.7
25	5.1	80	9.7
30	5.4	90	9.7
40	6.5	100	10.2
50	7.1		

内插法的计算公式为

$$\kappa = \left(\frac{T - T_0}{T_1 - T_0}\right) \times (\kappa_1 - \kappa_0) + \kappa_0 \tag{11.4}$$

式中，κ 为测定温度下的电导率限度值；κ_1 为表 11-2 中高于测定温度的最接近温度对应的电导率限度值；κ_0 为表 11-2 中低于测定温度的最接近温度对应的电导率限度值；T 为测定温度；T_1 为表 11-2 中高于测定温度的最接近温度；T_0 为表 11-2 中低于测定温度的最接近温度。

2. 硝酸盐　在酸性条件下，二苯胺被水中硝酸根离子氧化，生成呈蓝色的醌式联二苯胺，与一定量标准硝酸盐溶液同法处理后所呈颜色进行比较，不得更深。

方法：取本品 5ml 置试管中，于冰浴中冷却，加 10% 氯化钾溶液 0.4ml 与 0.1% 二苯胺硫酸溶液 0.1ml，摇匀，缓缓滴加硫酸 5ml，摇匀，将试管于 50℃水浴中放置 15min，溶液产生的蓝色与标准硝酸盐溶液［取硝酸钾 0.163g，加水溶解并稀释至 100ml，摇匀，精密量取 1ml，加水稀释成 100ml，再精密量取 10ml，加水稀释成 100ml，摇匀，即得（每 1ml 相当于 1μg NO_3）］0.3ml，加无硝酸盐的水 4.7ml，用同一方法处理后的颜色比较，不得更深（0.000 006%）。

注意事项：①加氯化钾可以使这个反应在常温下较快进行；②许多氧化剂（如溴酸盐），尤其是单电子转移类氧化剂（如高铁盐）都与二苯胺有类似的显色反应，会干扰检查结果；③硫酸应选用无氮硫酸，无硝酸盐的水应取无氨水或去离子水并照纯化水项下硝酸盐检查，不得显色。

3. 亚硝酸盐　水中的亚硝酸盐与对氨基苯磺酰胺发生重氮化反应，生成重氮盐，生成的重氮盐再与盐酸萘乙二胺偶合生成粉红色的偶氮化合物，与一定量标准亚硝酸盐溶液同法处理后所呈颜色进行比较，不得更深。

方法：取本品 10ml，置纳氏管中，对氨基苯磺酰胺的稀盐酸溶液（1→100）1ml 与盐酸萘乙二胺溶液（0.1→100）1ml，产生的粉红色，与标准亚硝酸盐溶液［取亚硝酸钠 0.750g（按干燥品计算），加水溶解，稀释至 100ml，摇匀，精密量取 1ml，加水稀释成 100ml，摇匀，再精密量取 1ml，加水稀释成 50ml，摇匀，即得（每 1ml 相当于 1μg NO_2）］0.2ml，加无亚硝酸盐的水 9.8ml，用同一方法处理后的颜色比较，不得更深（0.000 002%）。

4. 氨　在碱性条件下，氨与碘化汞钾生成橙黄色配位化合物，与一定量氯化铵溶液同法处理后所呈颜色进行比较，不得更深。

方法：取本品 50ml，加碱性碘化汞钾试液 2ml，放置 15min；如显色，与氯化铵溶液（取氯化铵 31.5mg，加无氨水适量使溶解并稀释成 1000ml）1.5ml，加无氨水 48ml 与碱性碘化汞钾试液 2ml 制成的对照液比较，不得更深（0.000 03%）。

5. 易氧化物　利用水中易氧化物在酸性条件下可与高锰酸钾反应，使高锰酸钾溶液褪色的原理进行检查。

方法：取本品 100ml，加稀硫酸 10ml，煮沸后，加高锰酸钾滴定液（0.02mol/L）0.10ml，再煮沸 10min，粉红色不得完全消失。

6. 总有机碳测定　本法用于检查制药用水中有机碳总量，用以间接控制水中的有机物总量。采用适宜方法将水样中有机物全部氧化成二氧化碳，可以很直接地用来表示有机物的总量。

有多种方法可用于测定总有机碳，按原理可分为燃烧氧化–非分散红外吸收法、电导法、气相色谱法等，只要符合下列条件均可用于水的总有机碳测定：①总有机碳测定技术应能区分无机碳（溶于水中的二氧化碳和碳酸氢盐分解所产生的二氧化碳）与有机碳（有机物氧化产生的二氧化碳），并能排除无机碳对有机碳测定的干扰；②应满足系统适用性试验的要求；③应具有足够的检测灵敏度（最低检出限为每升含碳等于或小于 0.05mg/L）。通常采用蔗糖作为易氧化的有机物、1,4-对苯醌作为难氧化的有机物，按规定制备各自的标准溶液，在总有机碳测定仪上分别测定相应的响应值，以考察采用技术的氧化能力和仪器的系统适用性。总有机碳检查用水应采用每升含总有机碳低于 0.10mg，电导率低于 1.0μS/cm（25℃）的高纯水。供试溶液检查可分为离线测定和在线测定。

7. 微生物限度　非无菌产品微生物限度检查采用微生物计数法。检查全过程必须严格遵守无菌操作，防止再污染，防止污染的措施不得影响供试品中微生物的检出。《中国药典》收载的微生物计数方法包括平皿法、薄膜过滤法和最可能数法，纯化水中微生物限度采用薄膜过滤法进行检查。

滤膜法微生物检测是将适当孔径的滤膜放入滤器，过滤样品，由于滤膜的作用而将微生物保留在膜的表面上。样品中微生物生长抑制剂可在过滤后用无菌水冲洗滤器而除去。然后，将滤膜放在培养基上培养，营养物和代谢物通过滤膜的微孔进行交换，在滤膜表面上培养出的菌落可以计数，并和样品量相关。薄膜过滤法所采用的滤膜孔应不大于 0.45μm，直径一般为 50mm。为发挥滤膜的最大过滤效率，应注意保持供试品溶液及冲洗液覆盖整个滤膜表面。

方法：取本品不少于 1ml，经薄膜过滤法处理，采用 R2A 琼脂培养基，30～35℃培养不少于 5 天，依法检查（通则 1105），1ml 供试品中需氧菌总数不得过 100cfu。

（二）注射用水

注射用水为纯化水经蒸馏所得的水，应符合细菌内毒素试验要求。注射用水必须在防止细菌内毒素产生的条件下生产、储藏及分装。其质量应符合药典中注射用水项下的规定。注射用水可作为配制注射剂、滴眼剂等的溶剂或稀释剂及用于容器的精洗。为保证注射用水的质量，应减少原水中细菌内毒素，必须随时监控蒸馏法制备注射用水的各生产环节，并防止微生物的污染。应定期清洗与消毒注射用水系统。注射用水的储存方式和静态储存期限应经过验证确保水质符合质量要求，一般应在无菌条件下，可以在80℃以上保温、70℃保温循环或4℃以下的状态下存放。

注射用水的质量控制方法收载于《中国药典》二部正文，检查项目包括pH、氨、硝酸盐、亚硝酸盐、电导率、总有机碳、易氧化物、不挥发物、重金属、细菌内毒素、微生物限度。硝酸盐与亚硝酸盐、电导率、总有机碳、不挥发物与重金属按照纯化水项下的方法检查，应符合规定。氨的检查与纯化水相似，但对照用氯化铵溶液改为1.0ml，规定限量为0.00002%；微生物限度检查采用薄膜过滤法处理后，依法检查（通则1105），100ml供试品中需氧菌总数不得过10cfu，要求比纯化水高，并同时增加了细菌内毒素检查项。

1. 电导率测定 注射用水电导率测定的仪器条件与操作方法与纯化水测定基本相似，但测定结果的判断方法不同：①可使用在线或离线电导率仪。在表11-3中，不大于测定温度的最接近温度值，对应的电导率值即为限度值。如测定的电导率值不大于限度值，则判为符合规定；如测定的电导率值大于限度值，则继续按②进行下一步测定。②取足够量的水样（不少于100ml），置适当容器中，搅拌，调节温度至25℃，剧烈搅拌，每隔5min测定电导率，当电导率值变化小于0.1μS/cm时，记录电导率值。如测定的电导率不大于2.1μS/cm，则判为符合规定；如测定的电导率大于2.1μS/cm，则继续按③进行下一步测定。③应在上一步测定后5min内进行，调节温度至25℃，在同一水样中加入饱和氯化钾溶液（每100ml水样中加入0.3ml），测定pH，精确至0.1pH单位（通则0631），在表11-4中找到对应的电导率限度，并与②中测得的电导率值比较。如在②中测得的电导率值不大于该限度值，则判为符合规定；如②中测得的电导率值超出该限度值或pH不在5.0～7.0内，则判为不符合规定。

表11-3 温度和电导率的限度（注射用水）

温度（℃）	电导率（μS/cm）	温度（℃）	电导率（μS/cm）
0	0.6	55	2.1
5	0.8	60	2.2
10	0.9	65	2.4
15	1.0	70	2.5
20	1.1	75	2.7
25	1.3	80	2.7
30	1.4	85	2.7
35	1.5	90	2.7
40	1.7	95	2.9
45	1.8	100	3.1
50	1.9		

表11-4 pH和电导率的限度（注射用水）

pH	电导率（μS/cm）	pH	电导率（μS/cm）
5.0	4.7	5.6	2.6
5.1	4.1	5.7	2.5
5.2	3.6	5.8	2.4
5.3	3.3	5.9	2.4
5.4	3.0	6.0	2.4
5.5	2.8	6.1	2.4

续表

pH	电导率（μS/cm）	pH	电导率（μS/cm）
6.2	2.5	6.7	2.6
6.3	2.4	6.8	3.1
6.4	2.3	6.9	3.8
6.5	2.2	7.0	4.6
6.6	2.1		

2. 细菌内毒素　细菌内毒素检查法系利用鲎试剂来检测或量化由革兰氏阴性菌产生的细菌内毒素，以判断供试品中细菌内毒素的限量是否符合规定的一种方法。细菌内毒素的量用内毒素单位（EU）表示。细菌内毒素检查包括两种方法，即凝胶法和光度测定法，后者包括浊度法和显色基质法。供试品检测时，可使用其中任何一种方法进行试验。当测定结果有争议时，除另有规定外，以凝胶限度试验结果为准。

方法：取本品，依法检查（通则 1143），每 1ml 中含内毒素的量应小于 0.25EU。

（三）灭菌注射用水

灭菌注射用水为注射用水照注射剂生产工艺制备所得，主要用于注射用灭菌粉末的溶剂或注射剂的稀释剂，其质量应符合药典中灭菌注射用水项下的规定。灭菌注射用水灌装规格应适应临床需要，避免大规格、多次使用造成的污染。

灭菌注射用水的质量控制方法收载于《中国药典》二部正文，检查项目包括 pH、氯化物、硫酸盐与钙盐、二氧化碳、易氧化物、硝酸盐、亚硝酸盐、氨、电导率、不挥发物、重金属、细菌内毒素。硝酸盐与亚硝酸盐、氨、电导率、不挥发物、重金属与细菌内毒素按照注射用水项下的方法检查，应符合规定。检查项与注射用水相比增加了氯化物、硫酸盐、钙盐、二氧化碳及易氧化物等五项，其中易氧化物的检查与纯化水相同。

1. 电导率测定　使用离线电导率仪测定灭菌注射用水的电导率，操作方法与纯化水测定基本相似，但测定结果的判断方法不同。标示装量为 10ml 或 10ml 以下时，电导率限度为 25μS/cm；标示装量为 10ml 以上时，电导率限度为 5μS/cm。测定的电导率值不大于限度值，则判为符合规定；如测定的电导率值大于限度值，则判为不符合规定。

2. 氯化物、硫酸盐与钙盐　利用氯化物与硝酸银、硫酸盐与氯化钡、钙盐与草酸铵在一定浓度条件下发生浑浊的原理进行检查，为灵敏度法。方法：取本品，分置三支试管中，每管各 50ml。第一管中加硝酸 5 滴与硝酸银试液 1ml，第二管中加氯化钡试液 5ml，第三管中加草酸铵试液 2ml，均不得发生浑浊。

3. 二氧化碳　利用水中二氧化碳可与氢氧化钙发生浑浊进行检查，为灵敏度法。方法：取本品 25ml，置 50ml 具塞量筒中，加氢氧化钙试液 25ml，密塞振摇，放置，1h 内不得发生浑浊。

二、制药用油

《中国药典》收载的制药用油包括大豆油、氢化大豆油、氢化蓖麻油、橄榄油、玉米油等。聚氧乙烯（35）蓖麻油为聚氧乙烯甘油三蓖麻酸酯，其中还含有少量聚乙二醇蓖麻酸酯、游离乙二醇，由 1mol 甘油蓖麻酸酯和 35mol 环氧乙烷反应得到，其质量控制与制药用油基本相同，在此一并介绍。大豆油、橄榄油和玉米油主要用作溶剂和分散剂，氢化大豆油主要用作润滑剂和释放阻滞剂，氢化蓖麻油主要用作乳化剂和软膏基质，聚氧乙烯（35）蓖麻油主要用作乳化剂和增溶剂等。表 11-5 为常用制药用油的主要性状指标。相对密度、折光率、酸值、碘值、过氧化值、皂化值是评价制药用油质量的重要指标；另外，还应检查制药用油中的不皂化物、脂肪酸组成、水分、碱性杂质和重金属等杂质。

表 11-5 常用制药用油的主要性状指标

性状	大豆油	氢化大豆油	氢化蓖麻油	橄榄油	玉米油	聚氧乙烯（35）蓖麻油
相对密度	0.916～0.922			0.908～0.915	0.915～0.923	1.05～1.06
熔点		66～72℃	85～88℃			
折光率	1.472～1.476				1.472～1.475	
酸值（不大于）	0.2	0.5	4.0	1.0	0.6	2.0
皂化值	188～200		176～182	186～194	187～195	65～70
碘值	126～140		≤5.0	79～88	108～128	25～35
羟值			150～165			65～78
过氧化值（不大于）	10.0	5.0			10.0	5

表 11-6 酸值对应的供试品称重质量

酸值	称重（g）
0.5	10
1	5
10	4
50	2
100	1
200	0.5
300	0.4

1. 酸值 酸值系指供试品 1g 中含有的游离脂肪酸所需氢氧化钾的重量（mg）。酸值表明油脂酸败程度，过高不仅影响药物稳定性，且有刺激作用。测定时可采用氢氧化钠滴定液（0.1mol/L）进行滴定。

方法：除另有规定外，按表 11-6 中规定的重量，精密称取供试品，置 250ml 锥形瓶中，加乙醇–乙醚（1∶1）混合液［临用前加酚酞指示液 1.0ml，用氢氧化钠滴定液（0.1mol/L）调至微显粉红色］50ml，振摇使完全溶解（如不易溶解，缓慢加热回流使溶解），用氢氧化钠滴定液（0.1mol/L）滴定，至粉红色持续 30s 不褪。照下式计算酸值：

$$\text{供试品的酸值}=\frac{A\times 5.61}{W} \tag{11.5}$$

式中，A 为消耗氢氧化钠滴定液的体积，ml；W 为供试品的重量，g；5.61= 氢氧化钾的分子量 × 氢氧化钠的浓度 =56.1×0.1。

注意：①滴定酸值在 10 以下的油脂时，可用 10ml 的半微量滴定管；②滴定宜稍快，以免油脂皂化带来影响；③氢氧化钠滴定液需要标定，计算酸值时进行浓度校正。

2. 皂化值 皂化值系指中和并皂化供试品 1g 中含有的游离酸类及酯类所需氢氧化钾的重量（mg）。皂化值表示游离脂肪酸和结合成酯的脂肪酸总量，过低表明油脂中脂肪酸分子量较大或含不皂化物（如胆固醇等）杂质较多；过高则脂肪酸分子量较小，亲水性较强，失去油脂的性质。

方法：除另有规定外，取供试品适量［其重量（g）约相当于 250/供试品的最大皂化值］，精密称定，置 250ml 回流瓶中，精密加入 0.5mol/L 氢氧化钾乙醇溶液 25ml，加热回流 30min，然后用乙醇 10ml 冲洗冷凝器的内部和塞的下部，加酚酞指示液 1.0ml，用盐酸滴定液（0.5mol/L）滴定剩余的氢氧化钾，至溶液的粉红色刚好褪去，加热至沸，如溶液又出现粉红色，再滴定至粉红色刚好褪去；同时做空白试验。照下式计算皂化值：

$$\text{供试品的皂化值}=\frac{(B-A)\times 28.05}{W} \tag{11.6}$$

式中，A 为供试品消耗盐酸滴定液的体积，ml；B 为空白试验消耗盐酸滴定液的体积，ml；W 为供试品的重量，g。

注意：盐酸滴定液需要标定，计算皂化值时需要进行浓度校正。

3. 羟值 羟值系指供试品 1g 中含有的羟基，经规定方法酰化后，所需氢氧化钾的重量（mg）。以对甲苯磺酸为催化剂，羟基与醋酐反应酰化，过量的醋酐水解为乙酸，可用氢氧化钾

（或氢氧化钠）滴定液进行滴定。同时用本品的酸值进行校正。

方法：除另有规定外，按表11-7中规定的重量，精密称取供试品，置250ml的干燥碘瓶中，精密加入酰化剂（取对甲苯磺酸14.4g，置500ml碘瓶中，加乙酸乙酯360ml，振摇溶解后，缓缓加入醋酐120ml，摇匀，放置3日后用）5ml，用吡啶少许湿润瓶塞，稍拧紧，轻轻摇动使完全溶解，置50℃±1℃水浴中25min（每10min轻轻摇动）后，放冷，加吡啶–水（3∶5）20ml，5min后加甲酚红–麝香草酚蓝混合指示液8～10滴，用氢氧化钾（或氢氧化钠）滴定液（1mol/L）滴定至溶液显灰蓝色或蓝色；同时做空白试验。照下式计算羟值：

表11-7　羟值测定时的取样量

羟值	称重（g）
10～100	2.0
100～150	1.5
150～200	1.0
200～250	0.75
250～300	0.60

$$供试品的羟值=\frac{(B-A)\times 56.1}{W}+D \tag{11.7}$$

式中，A为供试品消耗氢氧化钾（或氢氧化钠）滴定液的体积，ml；B为空白试验消耗氢氧化钾（或氢氧化钠）滴定液的体积，ml；W为供试品的重量，g；D为供试品的酸值。

4. 碘值　碘值系指当供试品100g充分卤化时所需的碘量（g）。碘值反映油脂中不饱和键的多寡，碘值越高，则含不饱和键越多，油易氧化酸败。同一油脂产品的碘值在一定范围，如果产品中掺有一些其他脂肪酸杂质，其碘值会发生改变，因此碘值可被用来表示产品的纯度。

方法：除另有规定外，取供试品适量［其重量（g）约相当于25/供试品的最大碘值］，精密称定，置250ml的干燥碘瓶中，加三氯甲烷10ml，溶解后，精密加入溴化碘溶液25ml，密塞，摇匀，在暗处放置30min。加入新制的碘化钾试液10ml与水100ml，摇匀，用硫代硫酸钠滴定液（0.1mol/L）滴定剩余的碘（剩余的溴化碘与碘化钾反应生成的碘），滴定时注意充分振摇，待混合液的棕色变为淡黄色，加淀粉指示液1ml，继续滴定至蓝色消失；同时做空白试验。照下式计算碘值：

$$供试品的碘值=\frac{(B-A)\times 1.269}{W} \tag{11.8}$$

式中，A为供试品消耗硫代硫酸钠滴定液的体积，ml；B为空白试验消耗硫代硫酸钠滴定液的体积，ml；W为供试品的重量，g；1.269为滴定度。

5. 过氧化值　过氧化值系指供试品1000g中含有的其氧化能力与一定量的氧相当的过氧化物量。过氧化值可以衡量油脂酸败程度，过氧化值越高其酸败就越严重。油脂氧化后生成过氧化物、醛、酮等，氧化能力较强，能将碘化钾氧化成游离碘，可用硫代硫酸钠来滴定。

油脂氧化酸败产生的一些小分子物质在体内对人体产生不良的影响，所以采用过氧化值对其进行控制。控制方法除测定过氧化值外，还可以规定一定量供试品消耗的硫代硫酸钠滴定液的体积不得超过限度（如橄榄油的过氧化物检查）。

方法：除另有规定外，取供试品5g，精密称定，置250ml碘瓶中，加三氯甲烷–冰醋酸（2∶3）混合液30ml，振摇溶解后，加入碘化钾试液0.5ml，准确振摇萃取1min，然后加水30ml，用硫代硫酸钠滴定液（0.01mol/L）滴定，滴定时，注意缓慢加入滴定液，并充分振摇至黄色几乎消失，加淀粉指示液5ml，继续滴定并充分振摇至蓝色消失，同时做空白试验。空白试验中硫代硫酸钠滴定液（0.01mol/L）的消耗量不得过0.1ml。照下式计算过氧化值：

$$供试品的过氧化值=\frac{10\times(A-B)}{W} \tag{11.9}$$

式中，A为供试品消耗硫代硫酸钠滴定液的体积，ml；B为空白试验消耗硫代硫酸钠滴定液的体积，ml；W为供试品的重量，g。

6. 不皂化物　不皂化物系指供试品中不能与氢氧化钠或氢氧化钾起皂化反应、能溶于乙醚等有机溶剂的物质。检查方法是先将供试品用氢氧化钾乙醇溶液加热皂化，用乙醚提取不皂化物，挥干乙醚，再用丙酮溶解残渣，挥干丙酮，进行常压或减压干燥，称量不皂化物的质量，用重量百分数表示检查结果。

例 11-20 《中国药典》橄榄油中不皂化物的检查：取本品 5.0g，精密称定，置 250ml 锥形瓶中，加氢氧化钾乙醇溶液（取氢氧化钾 12g，加水 10ml 溶解后，用乙醇稀释至 100ml，摇匀，即得）50ml，加热回流 1h，放冷至 25℃以下，转移至分液漏斗中，用水洗涤锥形瓶 2 次，每次 50ml，洗液并入分液漏斗中，用乙醚提取 3 次，每次 100ml；合并乙醚提取液，用水洗涤乙醚提取液 3 次，每次 40ml，静置分层，弃去水层；依次用 3% 氢氧化钾溶液与水洗涤乙醚层各 3 次，每次 40ml；再用水 40ml 反复洗涤乙醚层直至最后洗液中加入酚酞指示液 2 滴不显红色。转移乙醚提取液至已恒重的蒸发皿中，并用乙醚 10ml 洗涤分液漏斗，洗液并入蒸发皿中，置 50℃水浴上蒸去乙醚，用丙酮 6ml 溶解残渣，置空气流中挥去丙酮。在 105℃干燥至连续两次称重之差不超过 1mg，不皂化物不得过 1.5%。

用中性乙醇 20ml 溶解残渣，加酚酞指示液数滴，用乙醇制氢氧化钠滴定液（0.1mol/L）滴定至粉红色持续 30s 不褪色，如果消耗乙醇制氢氧化钠滴定液（0.1mol/L）超过 0.2ml，残渣总量不能当作不皂化物重量，试验必须重做。

7. 脂肪酸组成 脂肪酸系指一端含有一个羧基的长脂肪族碳氢链。脂肪酸是最简单的一种脂，植物油中富含单不饱和脂肪酸和多不饱和脂肪酸组成的脂肪，《中国药典》采用气相色谱法测定制药用油中脂肪酸组成及含量。脂肪酸极性较强，采用三氟化硼–甲醇法对其进行甲酯化，使其转化为相应的甲酯，然后采用气相色谱法进行测定。

例 11-21 《中国药典》橄榄油中脂肪酸组成的检查：取本品 0.1g，置 50ml 锥形瓶中，加 0.5mol/L 氢氧化钾甲醇溶液 2ml，在 65℃水浴中加热回流 30min，放冷，加 15% 三氟化硼甲醇溶液 2ml，在 65℃水浴中加热回流 30min，放冷，加正庚烷 4ml，继续在 65℃水浴中加热回流 5min 后，放冷，加饱和氯化钠溶液 10ml，摇匀，静置使分层，取上层液，用水洗涤 3 次，每次 2ml，经无水硫酸钠干燥，作为供试品溶液。分别取棕榈酸甲酯、棕榈油酸甲酯、硬脂酸甲酯、油酸甲酯、亚油酸甲酯、亚麻酸甲酯、花生酸甲酯、二十碳烯酸甲酯、山嵛酸甲酯与二十四烷酸甲酯对照品适量，加正庚烷溶解并稀释制成每 1ml 各约含 0.1mg 的溶液作为对照品溶液。照气相色谱法（通则 0521）试验，以聚乙二醇（或极性相近）为固定液的毛细管柱为色谱柱，起始温度为 230℃，维持 11min，以每分钟 5℃的速率升温为 250℃，维持 10min。进样口温度为 260℃，检测器温度为 270℃。取对照品溶液 1μl 注入气相色谱仪，记录色谱图，理论板数按油酸甲酯峰计算不低于 10 000，各色谱峰的分离度应符合要求。取供试品溶液 1μl 注入气相色谱仪，记录色谱图，按面积归一化法计算，含碳原子数少于 16 的饱和脂肪酸应不得过 0.1%，棕榈酸应为 7.5%～20.0%，棕榈油酸应不得过 3.5%，硬脂酸应为 0.5%～5.0%，油酸应为 56.0%～85.0%，亚油酸应为 3.5%～20.0%，亚麻酸应不得过 1.2%，花生酸应不得过 0.7%，二十碳烯酸应不得过 0.4%，山嵛酸与二十四烷酸均应不得过 0.2%。

8. 黏度 黏度系指流体对流动产生阻抗能力的性质，可用动力黏度、运动黏度或特性黏数表示。黏度测定可用于纯度检查。

动力黏度也称为黏度系数（η），系指液体以 1cm/s 的速度流动时，在每 1cm^2 平面上所需剪应力的大小，以 Pa · s 为单位。运动黏度（v）为牛顿流体的动力黏度与其在相同温度下密度的比值，常以 mm^2/s 为单位。高聚物稀溶液的相对黏度的对数值与其浓度的比值，称为特性黏数（η）。流体分牛顿流体和非牛顿流体两类。牛顿流体流动时所需剪应力不随流速的改变而改变，纯液体和低分子物质的溶液属于此类；非牛顿流体流动时所需剪应力随流速的改变而改变，高聚物的溶液、混悬液、乳剂分散液体和表面活性剂的溶液属于此类。

黏度的测定一般采用黏度计，《中国药典》采用三种测定方法：平氏毛细管黏度计（第一法）、乌氏毛细管黏度计（第二法）和旋转黏度计测定（第三法）。毛细管黏度计适用于牛顿流体运动黏度的测定；旋转黏度计适用于牛顿流体或非牛顿流体动力黏度的测定。

例 11-22 《中国药典》聚氧乙烯（35）蓖麻油的黏度测定：本品的运动黏度（通则 0633 第一法），在 25℃时（毛细管内径为 2.0mm 或适合的毛细管内径）为 570～710mm^2/s。

9. 棉籽油、芝麻油 大豆油和橄榄油中需检查是否掺杂有棉籽油与芝麻油。

例 11-23 《中国药典》大豆油中棉籽油的检查：系利用棉籽油中的棉籽酚与硫黄的二硫化碳吡啶溶液在水浴后生成红色物质的原理。方法：取本品 5ml，置试管中，加 1% 硫黄的二硫化碳溶液与戊醇的等容混合液 5ml，置饱和氯化钠水浴中，注意缓缓加热至泡沫停止（除去二硫化碳），继续加热 15min，不得显红色。

例 11-24 《中国药典》橄榄油中芝麻油的检查：系利用芝麻油中的芝麻酚与糠醛发生特征反应生成红色化合物的原理。方法：取本品 10ml，加盐酸 10ml，加新制的糠醛乙醇溶液（1→50）0.1ml，剧烈振摇 15s，酸液层应不出现粉红至深红的颜色。如有颜色，加水 10ml，再次剧烈振摇，酸液层颜色应消失。

10. 镍 氢化大豆油和氢化蓖麻油在氢化过程中使用了镍作为催化剂，镍的残留对人体有危害。《中国药典》采用原子吸收分光光度法进行供试品中残留镍的限量检查。

例 11-25 《中国药典》氢化大豆油中镍的检查：取镍标准溶液适量，用水稀释制成每 1ml 中含 0.1μg 的溶液，作为对照品溶液；取本品 5.0g，精密称定，置坩埚中，缓缓加热至炭化完全，在 600℃灼烧至成白色灰状物，放冷，加稀盐酸 4ml 溶解并定量转移至 25ml 量瓶中，加硝酸 0.3ml，用水稀释至刻度，摇匀，作为供试品溶液。精密量取对照品溶液 0ml、1.0ml、2.0ml、3.0ml，分别置 10ml 量瓶中，精密加供试品溶液 2.0ml，用水稀释至刻度，摇匀。取上述各溶液，照原子吸收分光光度法（通则 0406 第二法），在 232.0nm 波长处测定，按标准加入法计算，即得。含镍量不得过 0.0001%。

三、醇　类

《中国药典》中收录的醇类液体辅料主要包括苯氧乙醇、丙二醇、甘油、无水乙醇、乙醇和正丁醇等。

（一）鉴别

1. 红外分光光度法 红外光吸收图谱与对照品的图谱或对照图谱一致。

2. 气相色谱法 在丙二醇的含量检查项下记录的色谱图中，以供试品溶液主峰的保留时间与对照品溶液主峰的保留时间是否一致作为鉴别依据。

3. 理化法

例 11-26 《中国药典》乙醇的鉴别：取本品 1ml，加水 5ml 与氢氧化钠试液 1ml 后，缓缓滴加碘试液 2ml，即发生碘仿的臭气，并生成黄色沉淀。

（二）检查

根据来源和制备工艺，醇类液体辅料的检查项目各有不同。例如，甘油的主要检查项目包括酸碱度、颜色、氯化物、硫酸盐、醛与还原性物质、糖、脂肪酸与脂类、易炭化物、氯代化物、有关物质、水分、炽灼残渣、铵盐、钙盐、重金属和砷盐；丙二醇的主要检查项目包括酸度、氯化物、硫酸盐、有关物质、氧化性物质、还原性物质、水分、炽灼残渣、重金属和砷盐；乙醇的主要检查项目包括酸碱度、溶液的澄清度与颜色、吸光度、挥发性杂质和不挥发物。

例 11-27 《中国药典》甘油中醛与还原性物质的检查：取本品 1.0g，置 50ml 量瓶中，加水 25ml 溶解，加入 10% 盐酸甲基苯并噻唑酮腙溶液（用 0.02mol/L 氢氧化钠溶液调节 pH 至 4.0。临用新制）2ml，静置 30min，加新配制的 0.5% 三氯化铁溶液 5ml，摇匀，静置 5min，加甲醇稀释至刻度，摇匀。照紫外-可见分光光度法（通则 0401），在 655nm 的波长处测定吸光度，供试品溶液的吸光度不得大于对照品溶液［每 1ml 含甲醛（CH_2O）5.0μg］2.0ml 同法处理后的吸光度。

例 11-28 《中国药典》丙二醇的有关物质检查：取本品适量，精密称定，用无水乙醇定量稀释制成每 1ml 中约含 0.5g 的溶液，作为供试品溶液；另取一缩二乙二醇（二甘醇）、一缩二丙二醇、二缩三丙二醇与环氧丙烷对照品，精密称定，用无水乙醇稀释制成每 1ml 中各含 5μg、500μg、150μg 与 5μg 的混合溶液，作为对照品溶液。照气相色谱法（通则 0521）试验，以聚乙二醇 20M（或极性相近）为固定液的毛细管柱为色谱柱，起始温度为 80℃，维持 3min，以每分钟 15℃的速率升温至 220℃，维持 4min；进样口温度为 230℃；检测器温度为 250℃。各组分峰的分离度应符合要求。精密量取供试品溶液与对照品溶液各 1μl，分别注入气相色谱仪，按外标法以峰面积计算。含一缩二乙二醇（二甘醇）不得过 0.001%，一缩二丙二醇不得过 0.1%，二缩三丙二醇不得过 0.03%，环氧丙烷不得过 0.001%。

加强药用辅料管理，保证药品质量和人民健康

药品是治病救人的特殊商品，事关人民群众身体健康和生命安全。2006 年 4 月，某地医院重症肝炎患者先后突然出现急性肾衰竭症状。经气相色谱仪和红外光谱仪等仪器检测确证某药业生产的亮菌甲素注射液含有高达 30% 的二甘醇。二甘醇在体内会被氧化成草酸而引起肾损害，导致患者急性肾衰竭。经调查，生产亮菌甲素注射液所需要的溶剂丙二醇被工业原料二甘醇冒充药用辅料投入生产，制造出毒药“亮菌甲素注射液”并投入市场，最终导致多人死亡，部分人肾损害的惨剧。防控药用辅料的风险，加强药用辅料管理，必须充分关注辅料本身的质量，关注辅料的各种潜在风险，并严格控制。

（三）含量测定

例 11-29 《中国药典》甘油的含量测定：取本品 0.20g，精密称定，加水 90ml，混匀，精密加入 2.14%（g/ml）高碘酸钠溶液 50ml，摇匀，暗处放置 15min 后，加 50%（g/ml）乙二醇溶液 10ml，摇匀，暗处放置 20min，加酚酞指示液 0.5ml，用氢氧化钠滴定液（0.1mol/L）滴定至红色，30s 内不褪色，并将滴定的结果用空白试验校正。每 1ml 氢氧化钠滴定液（0.1mol/L）相当于 9.21mg 的 $C_3H_8O_3$。

例 11-30 《中国药典》丙二醇的含量测定：照气相色谱法（通则 0521）测定。

色谱条件与系统适用性试验　以聚乙二醇 20M（或极性相近）为固定液的毛细管柱为色谱柱；起始温度为 130℃，维持 1min，以每分钟 10℃的速率升温至 240℃，维持 3min；进样口温度为 230℃；检测器温度为 250℃。理论板数按丙二醇峰计算不低于 10 000。

测定法　取本品约 100mg，精密称定，置 100ml 量瓶中，精密加入内标溶液（每 1ml 中约含 1,3-丁二醇 10mg 的无水乙醇溶液）10ml，用无水乙醇稀释至刻度，摇匀，作为供试品溶液，精密量取 1μl 注入气相色谱仪，记录色谱图；另取丙二醇对照品，同法测定。按内标法以峰面积计算，即得。

第三节　半固体辅料分析

半固体辅料一般具有适宜的黏着性和涂展性，在药物制剂中主要用作软膏基质、润滑剂和乳化剂等。《中国药典》四部中收载的这类辅料包括羊毛脂、凡士林（vaselin）、聚乙二醇系列、聚山梨酯系列等。本节以凡士林和聚乙二醇为例，介绍半固体辅料的质量控制内容及其分析方法。

一、凡　士　林

凡士林作为软膏剂的基质和润滑剂，能与绝大多数药物配伍，尤其适用于抗生素等不稳定药物的基质。凡士林是从石油中得到的多种烃的半固体混合物，其中大部分属饱和烃，脂溶性强；但少量杂质在光照下被氧化，可影响其稳定性。凡士林分为黄凡士林和白凡士林，黄凡士林为淡黄色或黄色均匀的软膏状半固体，白凡士林由黄凡士林经脱色处理而得，为白色至微黄色均匀的软膏状物半固体。白凡士林和黄凡士林的质量控制项目包括滴点、锥入度、酸碱度、颜色、杂质吸光度、多环芳香烃、硫化物、有机酸、异性有机物与炽灼残渣、固定油、脂肪和松香等。其中滴点和锥入度是两个重要的功能性指标，在此仅介绍滴点和锥入度的测定方法。

（一）滴点

滴点系指在规定条件下达到一定流动性的最低温度，以℃表示。供试品随温度的升高而软化，记录仪器的脂杯中滴下第一滴时的温度。

例 11-31 《中国药典》白凡士林的滴点测定：取本品适量，加热至 120℃±2℃，搅拌均匀，然后冷却至 105℃±2℃；在烘箱中加热金属脂杯至 105℃±2℃，取出后放在洁净的平板或瓷砖上，迅速倒入足量已熔化的试样，使其完全充满金属脂杯；将金属脂杯在平板上冷却 30min，然后置于 25℃恒温 4h 以上，取出，用刀片向一个方向把试样表面削平，将金属脂杯推进滴点计中测定。测定值应在标示范围内。

（二）锥入度

锥入度系指利用自由落体运动，在 25℃下，将一定质量的锥体由锥入度仪向下释放，测定锥体释放后 5s 内刺入供试品的深度，1 个锥入度单位等于 0.1mm。锥入度测定法适用于软膏剂、眼膏剂及其常用基质材料（如凡士林、羊毛脂、蜂蜡）等半固体物质，以控制其软硬度和黏稠度等性质，避免影响药物的涂布延展性。

例 11-32 《中国药典》白凡士林的锥入度测定：取本品适量，在 85℃±2℃熔融，照锥入度测定法（通则 0983）测定，测定值应在标示范围内。

二、聚乙二醇系列

聚乙二醇为环氧乙烷和水缩聚而成的混合物。性状依分子量不同，从无色无臭黏稠液体至蜡状固体。分子量 200～600 者常温下是液体，分子量在 600 以上者逐渐变为半固体，随着平均分子量的不同，性质也有差异。聚乙二醇系列产品具有溶解范围宽、兼容性好等特点，主要用作溶剂、助溶剂、油/水型乳剂的稳定剂、水溶性软膏基质、栓剂基质、固体分散剂的载体及包衣材料等，广泛用于片剂、丸剂、滴丸剂、胶囊剂和微囊剂等的制备。《中国药典》收载的聚乙二醇品种有 7 种，其主要性状指标见表 11-8，其鉴别、检查项目和检查方法基本相似，包括平均分子量，酸度，乙二醇，二甘醇，三甘醇，环氧乙烷和二氧六环，甲醛等；其中供注射用的聚乙二醇 300 和聚乙二醇 400 还需要检查还原性物质、细菌内毒素以适应注射剂的要求，保证用药的安全。下面以《中国药典》收载的聚乙二醇 600 为例介绍主要检查项的原理和方法。

表 11-8　聚乙二醇系列产品的主要性能指标

项目	聚乙二醇 300	聚乙二醇 400	聚乙二醇 600	聚乙二醇 1000	聚乙二醇 1500	聚乙二醇 4000	聚乙二醇 6000
黏度（mm^2/s）	59～73	37～45	56～62	8.5～11.0	3.0～4.0	5.5～9.0	10.5～16.5
平均分子量	285～315	380～420	570～630	900～1100	1350～1650	3400～4200	5400～7800
酸度	4.5～7.5	4.0～7.0	4.0～7.0	4.0～7.0	4.0～7.0	4.0～7.0	4.0～7.0
环氧乙烷（不大于）	0.0001%	0.0001%	0.0001%	0.0001%	0.0001%	0.0001%	0.0001%
二氧六环（不大于）	0.001%	0.001%	0.001%	0.001%	0.001%	0.001%	0.001%
甲醛（不大于）	0.001%	0.003%	0.003%	0.003%	0.003%	0.003%	0.003%

（一）平均分子量

邻苯二甲酸酐与聚乙二醇在沸水中加热反应，羟基与溶解在吡啶中的邻苯二甲酸酐进行酯化反应生成酯，过量的邻苯二甲酸酐经水解转变为酸，用氢氧化钠滴定液滴定至终点。根据消耗的氢氧化钠滴定液的量（摩尔数）及供试品取样量计算平均分子量。

方法：取本品约 1.2g，精密称定，置干燥的 250ml 具塞锥形瓶中，精密加邻苯二甲酸酐的吡啶溶液（取邻苯二甲酸酐 14g，溶于无水吡啶 100ml 中，放置过夜，备用）25ml，摇匀，加少量无水吡啶于锥形瓶口边缘封口，置沸水浴中，加热 30min，取出冷却，精密加入氢氧化钠滴定液（0.5mol/L）50ml，以酚酞的吡啶溶液（1→100）为指示剂，用氢氧化钠滴定液（0.5mol/L）滴定至显红色，并将滴定的结果用空白试验校正。

$$平均分子量 = \frac{WF \times 4000}{(V_0 - V)} \tag{11.10}$$

式中，V 为供试品消耗氢氧化钠滴定液的体积，ml；V_0 为空白试验氢氧化钠滴定液的体积，ml；W 为供试品的取样量，g；F 为浓度校正因子；4000：聚乙二醇和氢氧化钠的反应摩尔比为 1∶2，氢氧化钠的浓度为 0.5mol/L，当换算为毫摩尔时乘以 1000，得到 4×1000=4000。供试品的平均分子量应为 570～630。

（二）乙二醇、二甘醇、三甘醇

采用气相色谱法对本类辅料中可能存在的降解产物乙二醇、二甘醇、三甘醇进行检查。

方法：取本品 4.0g，精密称定，置 100ml 量瓶中，精密加入内标溶液（取 1,3-丁二醇适量，用无水乙醇稀释成每 1ml 中约含 4mg 的溶液）1.0ml，加无水乙醇稀释至刻度，摇匀，作为供试品溶液；另取乙二醇、二甘醇和三甘醇对照品适量，精密称定，加无水乙醇稀释配制成每 1ml 含乙二醇、二甘醇、三甘醇各 4mg 的对照品储备液。再精密量取该溶液 1.0ml，置 100ml 量瓶中，精密加入内标溶液 1.0ml，加无水乙醇稀释至刻度，摇匀，作为对照品溶液。照气相色谱法（通则 0521）试验。以 50% 苯基-50% 甲基聚硅氧烷为固定液（30m×0.53μm，1μm），起始温度 60℃，维持 5min，以每分钟 5℃的速率升温至 110℃，维持 5min，再以每分钟 15℃的速率升温至 170℃，维持 5min，再以每分钟 35℃的速率升温至 280℃，维持 40min。进样口温度为 270℃，氢火焰离子化检测器温度为 290℃。量取供试品溶液与对照品溶液各 1μl，分别进样，记录色谱图。按内标法计算，含乙二醇、二甘醇与三甘醇均不得过 0.1%。

（三）环氧乙烷和二氧六环

采用气相色谱法对本类辅料中的残留溶剂和降解产物（环氧乙烷和二氧六环）进行检查，采用的标准加入法可以消除基质的影响。

方法：取本品 1g，精密称定，置顶空瓶中，精密加入水 1.0ml，密封，摇匀，作为供试品溶液。精密量取环氧乙烷水溶液对照品适量，用水稀释制成每 1ml 中约含 2μg 的溶液，作为环氧乙烷对照品溶液。另取二氧六环对照品适量，精密称定，用水制成每 1ml 中约含 20μg 的溶液，作为二氧六环对照品溶液。取本品 1g，精密称定，置顶空瓶中，精密加环氧乙烷对照品溶液与二氧六环对照品溶液各 0.5ml，密封，摇匀，作为对照溶液。精密量取环氧乙烷对照品溶液及二氧六环对照品溶液各 0.5ml，置顶空瓶中，加新配制的 0.001% 乙醛溶液 0.1ml，密封，摇匀，作为系统适用性（灵敏度）溶液。照气相色谱法（通则 0521）试验，以 5% 苯基-95% 甲基聚硅氧烷为固定液，起始温度为 35℃，维持 5min，以每分钟 5℃的速率升温至 180℃，然后以每分钟 30℃的速率升温至 250℃，维持 5min（根据分离情况调整时间）。进样口温度为 150℃，氢火焰离子化检测器温度为 250℃，顶空平衡温度为 70℃，平衡时间 45min。取系统适用性（灵敏度）溶液顶空进样，调节检测灵敏度使环氧乙烷和二氧六环峰高的信噪比均大于 5，乙醛峰和环氧乙烷峰的分离度不小于 2.0。分别取供试品溶液及对照溶液顶空进样，重复进样至少 3 次。环氧乙烷峰面积的相对标准偏差应不得过 15%，二氧六环峰面积的相对标准偏差应不得过 10%，按标准加入法计算，环氧乙烷不得过 0.0001%，二氧六环不得过 0.001%。

（四）甲醛

聚乙二醇类辅料可因氧化降解而产生醛类等过氧化物。甲醛在浓硫酸溶液中可与变色酸（1,8-二羟基萘-3,6-二磺酸）作用形成紫色化合物，该化合物最大吸收波长在567nm处，可用分光光度法（比色法）对醛类杂质进行限度测定。

方法：取本品1g，精密称定，加入0.6%变色酸钠溶液0.25ml，在冰水中冷却后，加硫酸5ml，摇匀，静置15min，缓慢定量转移至盛有10ml水的25ml量瓶中，放冷，缓慢加水至刻度，摇匀，作为供试品溶液。另取甲醛溶液适量，精密称定，置100ml量瓶中，加水稀释至刻度，制成每1ml含甲醛3mg的溶液，精密量取1ml，置100ml量瓶中，用水稀释至刻度；精密量取1ml，自“加0.6%变色酸钠溶液0.25ml”起，同法操作，作为对照溶液。取上述两种溶液，照紫外-可见分光光度法（通则0401），在567nm波长处测定吸光度，并用同法操作的空白溶液进行校正。供试品溶液的吸光度不得大于对照溶液的吸光度（0.003%）。

第四节　药用包装材料分析

《中国药典》四部共收载的药包材检测方法包括：121℃玻璃颗粒耐水性、包装材料红外光谱、玻璃内应力、剥离强度、拉伸性能、内表面耐水性、气体透过量、热合强度、三氧化二硼、水蒸气透过量、药包材急性全身毒性、药包材密度、药包材溶血检查、药包材细胞毒性、注射用胶塞、垫片的穿刺力与落屑等。本节依据药用玻璃国家药包材标准（YBB标准），以药用玻璃材料和容器中的中硼硅玻璃输液瓶、口服制剂的内包装用包材如铝箔及双层共挤输液用膜、袋为例，简单介绍包材的质量控制内容及其分析方法。

一、中硼硅玻璃输液瓶

药用玻璃材料和容器用于直接接触各类药物制剂的包装，是药品的组成部分。按化学成分和性能分类，药用玻璃国家药包材标准根据线热膨胀系数和三氧化二硼含量的不同，结合玻璃性能要求将药用玻璃分为高硼硅玻璃、中硼硅玻璃、低硼硅玻璃和钠钙玻璃四类。《中硼硅输液瓶》（YBB00022005—2—2015）的质量控制项目主要包括外观、鉴别、检查。

（一）外观

药用玻璃容器应清洁透明，以利于检查药液的可见异物、杂质及变质情况；应有足够的机械强度，能耐受热压灭菌时产生的高压力差，并避免在生产、运输和储存过程中所造成的破损。

方法：取本品适量，在自然光线明亮处，正视目测。应无色透明；表面应光洁、平整，不应有明显的玻璃缺陷；任何部位不得有裂纹。

（二）鉴别

根据包材的理化性质和组成，选择合适的项目如组成、物理常数等，采用相应的方法对包材进行鉴别。

1. 线热膨胀系数　平均线热膨胀系数系指在一定的温度间隔内，供试品的长度变化与温度间隔及供试品初始长度之比。《平均线热膨胀系数测定法》（YBB00202003—2015）适用于各种材料药用玻璃线热膨胀系数的测定。《线热膨胀系数测定法》（YBB00212003—2015）适用于测定与标准玻璃成分相近的药用玻璃容器的线热膨胀系数，将已知线热膨胀系数的标准玻璃与待测线热膨胀系数的玻璃叠烧在一起，拉成细丝，由于两种玻璃线热膨胀系数不同，细丝出现弯曲，根据丝的弯曲程度，可测出待测玻璃的平均线热膨胀系数。

2. 三氧化二硼含量　三氧化二硼是硅硼类药用玻璃的主要成分之一，通过三氧化二硼含量的测定，可对玻璃材料进行鉴别和分类。三氧化二硼含量测定法［《低硼硅玻璃模制注射剂瓶》（YBB00232003—2015），《中国药典》通则4009］适用于各类药用玻璃包装材料三氧化二硼的含量测定：将玻璃容器经碱熔融和酸反应后，再用碳酸钙使硼形成易溶于水的硼酸钙，并与其他元素分离；加入甘露醇使硼酸定量地转变醇硼酸，用氢氧化钠滴定液滴定醇硼酸，根据消耗的氢氧化钠滴定液的浓度和体积，计算玻璃及其容器所含的三氧化二硼含量。

方法：取供试品（取不带印字部位；若有污染，清理干净），粉碎，研磨至细粉（颗粒度应小于 100μm），于 105～110℃烘干 1h，置于干燥器中冷却 1h。取细粉约 0.5g，精密称定，至铂坩埚中，加入无水碳酸钠 4g 盖上坩埚盖，在 850～900℃约 20min 熔融，放冷，用少量热水浸出熔块并转移至烧杯中，加盐酸 20ml 分散熔块；再用不超过 15ml 盐酸溶液（1→2）分次清洗坩埚和盖，洗液合并于烧杯中。待熔块完全分散后用碳酸钙中和剩余的酸，并加入过量碳酸钙 4g，将烧杯在水浴中蒸煮约 30min 后，趁热用快速滤纸过滤，用热水分次洗涤烧杯及沉淀，总量不超过 150ml，滤液中加入 EDTA-2Na 约 1g，煮沸，取下冷却至室温，加 0.2% 甲基红指示剂 2 滴，用 0.1mol/L 氢氧化钠溶液和 0.1mol/L 盐酸溶液将溶液调成中性（呈亮黄色），加 0.1% 酚酞指示剂 1ml 和甘露醇 2～3g，用氢氧化钠滴定液（0.1mol/L）滴定至微红色，读取消耗的体积数；加入甘露醇约 1g，轻摇，如微红色褪去，再用氢氧化钠滴定液（0.1mol/L）滴定至微红色，如此反复直至加入甘露醇后微红色不褪为止，读取消耗的总体积数。取相同材质坩埚同法进行空白试验，并将滴定结果进行空白校正。每 1ml 氢氧化钠滴定液（0.1mol/L）相当于 3.481mg 的 B_2O_3。

（三）检查

中硼硅玻璃输液瓶需要进行合缝线、刻度线、字、标志、颗粒耐水性、内表面耐水性、热稳定性、耐热冲击、耐内压力、内应力、砷浸出量、锑浸出量、铅浸出量、镉浸出量等检查项目。下面以砷浸出量、锑浸出量、铅浸出量、镉浸出量测定为例介绍。

砷、锑一般作为澄清剂引入玻璃中，有些玻璃容器在印镀时可能带入铅、镉。砷、锑、铅、镉均为对人体有害的元素，所以需要对其进行控制。《砷、锑、铅、镉浸出量测定法》（YBB00372004—2015）适用于各类药用玻璃容器及管材中的砷、锑、铅、镉浸出量的测定。

供试品溶液的制备：供试品为容器时，将供试品清洗干净，并用 4% 乙酸溶液灌装至满口容量的 90%，98℃±1℃蒸煮 2h，冷却后取出，溶液即为供试品溶液。

1. 砷浸出量测定法 供试液中含有的高价砷被碘化钾、氯化亚锡还原为三价砷，然后与锌粒和酸反应产生新生态氢，生成砷化氢，经银盐溶液吸收后，形成红色胶态物，与标准曲线（第一法）或与规定限度（第二法）比较，测定其含量或控制其限度。

第一法（标准曲线测定法）：精密量取供试液 10ml、空白液 10ml、标准砷溶液（每 1ml 相当于 1μg 的 As）1ml、2ml、3ml、4ml、5ml（必要时可根据样品实际情况调整线性范围），分别置测砷瓶中，依法（通则 0822 第二法）测定，在 510nm 波长处测定吸收度。以浓度为 X 轴，以吸收度为 Y 轴，绘制标准曲线，与标准曲线比较确定供试品溶液的浓度。

第二法（限度检查法）：精密量取供试液 10ml、空白液 10ml、标准砷溶液（每 1ml 相当于 1μg 的 As）2ml 或 3.5ml，分别置测砷瓶中，依法（通则 0822 第二法）测定，在 510nm 波长处测定吸收度。供试品溶液的浓度不得高于标准砷溶液的吸收度。

2. 锑浸出量测定法 孔雀绿（$C_{23}H_{25}N_2Cl$）与五价锑离子形成绿色配位化合物，经甲苯萃取，提取有机相进行比色，与标准曲线（第一法）或与规定限度（第二法）比较，测定其含量或控制其限度。

第一法（标准曲线测定法）：精密量取供试液 10ml、空白液 10ml、标准锑溶液（每 1ml 相当于 1μg 的 Sb）0.5ml、1ml、1.5ml、2ml、2.5ml（必要时可根据样品实际情况调整线性范围），分别置于分液漏斗中，各加盐酸（1→2）10ml、10% 氯化亚锡–盐酸溶液 6 滴，摇匀，放置 1min，各加 14% 亚硝酸钠溶液（临用新制）1ml，摇匀，各加 50% 尿素溶液 1ml，振摇至气泡逸完。各加磷酸（1→2）1ml，水 10ml，甲苯 10ml，0.2% 孔雀绿溶液 0.5ml，摇振 1～2min，静置分层后，弃去水层，取甲苯层照紫外–可见分光光度法（通则 0401），在 634nm 的波长处测定吸收度。以

浓度为 X 轴，以吸收度为 Y 轴，绘制标准曲线，与标准曲线比较确定供试品的浓度。

第二法（限度检查法）：测定容器时，精密量取供试液 3ml、空白液 3ml、标准锑溶液（每 1ml 相当于 1μg 的 Sb）2ml，分别置于分液漏斗中。后续操作与第一法操作一致。供试品的吸收度不得高于标准锑溶液的吸光度。

3. 铅浸出量测定法　铅离子在一定酸度下，在原子吸收分光光度计中，经火焰原子化后，吸收 217.0nm 共振线，其吸收量与铅含量成正比，与标准系列比较确定其含量。

方法：取铅标准溶液（每 1ml 相当于 10μg 的铅，必要时可将该溶液稀释至每 1ml 相当于 0.01μg 的铅）作为对照品溶液，与上述供试品浴液，照原子吸收分光光度法（通则 0406 第一法），在 217.0nm 波长处测定，计算供试品溶液铅的浓度。

4. 镉浸出量测定法　镉离子在一定酸度下，在原子吸收分光光度计中，经火焰原子化后，吸收 228.8nm 共振线，其吸收量与镉含量成正比，与标准系列比较定其含量。

方法：取镉标准溶液（每 1ml 相当于 10μg 的镉，必要时可将该溶液稀释至每 1ml 相当于 0.01μg 的镉）作为对照品溶液，与上述供试品溶液，照原子吸收分光光度法（通则 0406 第一法），在 228.8nm 波长处测定，计算供试品溶液镉的浓度。

例 11-33　中硼硅玻璃输液瓶砷、锑、铅、镉的浸出量：取本品适量，照《砷、锑、铅、镉浸出量测定法》（YBB00372004—2015）测定，每升浸出液中砷不得过 0.2mg，锑不得过 0.7mg，铅不得过 1.0mg，镉不得过 0.25mg。

5. 121℃玻璃颗粒耐水性　系指玻璃材质耐受水浸蚀能力的表示方法。121℃玻璃颗粒耐水性测定法是指一定量规定尺寸的玻璃颗粒，在规定的容器内、规定的条件下，用规定量的水加热浸提后，通过滴定浸提液来测量玻璃颗粒受水浸蚀的程度。

6. 耐酸性　采用玻璃耐沸腾盐酸浸蚀性测定法测定。根据测定的原理和方法不同分为重量法和火焰光度法或原子吸收分光光度法。

第一法（重量法）：本法是将约为 100cm^2 的玻璃供试品，在沸腾的 6mol/L±0.2mol/L 盐酸溶液中浸蚀 6h，测定单位表面积损失的质量。

第二法（火焰光度法或原子吸收分光光度法）：本法是将 30～40cm^2 的供试品，在 100℃ 6mol/L±0.2mol/L 盐酸溶液中浸蚀 3h，测定单位表面积析出碱性氧化物的量。测量结果可用每平方分米玻璃析出氧化钠和氧化钾的质量表示。

例 11-34　中硼硅玻璃输液瓶的耐酸性：取本品适量，照《玻璃耐沸腾盐酸浸蚀性测定法》（YBB00342004—2015）第一法测定，应符合 1 级；或照《玻璃耐沸腾盐酸浸蚀性测定法》（YBB00342004—2015）第二法测定，碱性氧化物的浸出量不得过 100μg/dm^2。

二、铝箔和聚丙烯/聚丙烯/聚丙烯三层共挤输液用膜、袋

常用的固体制剂内包装用包材包括药用铝箔及聚丙烯/聚丙烯/聚丙烯三层共挤输液用膜、袋等。

（一）药用铝箔

铝箔是目前药品片剂、胶囊剂等固体剂型的最主要包装方式之一。其质量控制主要包括影响其对内容物起保护作用的针孔度、阻隔性能检查，影响其纯度的挥发物和溶出物试验，以及影响其安全性的微生物限度和异常毒性等。

1. 针孔度　药品包装用铝箔针孔度将直接影响最终包装对内容物的防护性，使药品受氧气、水蒸气或光线的影响。

方法：取长 400mm、宽 250mm（当宽小于 250mm 时，取卷幅宽）试样十片，逐张置于针孔检查台（800mm×600mm×300mm 或适当体积的木箱，木箱内安装 30W 日光灯，木箱上面放一块玻璃板，玻璃板衬黑纸并留有 400mm × 250mm 空间以检查试样的针孔）上，在暗处检查其针孔。

不应有密集的、连续性的、周期性的针孔；每一平方米中，直径大于0.3mm的针孔不允许有；直径为0.1～0.3mm的针孔数不得过1个。

2. 阻隔性能–水蒸气透过量 水蒸气透过量系指在规定的温度、相对湿度，一定的水蒸气压下，试样在一定时间内透过水蒸气的量。照《水蒸气透过量测定法》（YBB00092003—2015）第一法（杯式法）试验条件B或第二法（电解分析法）试验条件B或第四法（红外检测器法）试验条件测定。试验时热封面向低湿度侧，计算水蒸气透过量和水蒸气透过系数，不得过0.5g/（m^2·24h）。

3. 挥发物 取100mm×100mm试样二片，精密称定（质量m_a），130℃干燥20min后，置于干燥器中，放置30min，再精密称定（质量m_b），干燥前后试样质量之差（$m_a - m_b$）不得过4mg。

4. 溶出物试验 取本品内表面积300cm²，切成3cm×0.3cm的小片，水洗，室温干燥后，置于500ml的锥形瓶中，加水200ml，以适当的方法封口后，置高压蒸汽灭菌器内，110℃±2℃维持30min，放冷至室温，作为供试液；另取水同法操作，作为空白液，进行以下试验。

易氧化物：精密量取水浸液20ml，精密加入高锰酸钾液（0.002mol/L）20ml与稀硫酸1ml，煮沸3min，迅速冷却，加入碘化钾0.1g，在暗处放置5min，用硫代硫酸钠液（0.01mol/L）滴定，滴定至近终点时，加入淀粉指示液0.25ml，继续滴定至无色，另取水空白液同法操作，二者消耗滴定液之差不得过1.5ml。

重金属：精密量取试验液40ml，加乙酸盐缓冲液（pH3.5）2ml，依法（通则0821第一法）检查，含重金属不得过百万分之0.25。

5. 微生物限度 取本品，用开孔面积为20cm²的消毒过的金属板压在内层面上，将无菌棉签用氯化钠溶液稍沾湿，在板孔范围内擦抹5次，换1支棉签再擦抹5次，每个位置用2支棉签共擦抹10次，共擦抹5个位置100cm²。每支棉签抹完后立即剪断（或烧断），投入盛有30ml氯化钠注射液的锥形瓶（或大试管）中。全部擦抹棉签投入瓶中后，将瓶迅速摇晃1min，即得供试品溶液。供试品溶液进行薄膜过滤后，依法（通则1105、1106），细菌数不得过1000cfu/100cm²，霉菌、酵母菌数不得过100cfu/100cm²，大肠埃希菌不得检出。

6. 异常毒性 取本品500cm²（以内表面积计），剪成3cm×0.3cm的小片，加入氯化钠注射液50ml，置高压蒸汽灭菌器中，110℃保持30min后取出，冷却备用，静脉注射，依法测定（通则1141），应符合规定。

（二）聚丙烯/聚丙烯/聚丙烯三层共挤输液用膜、袋

聚丙烯/聚丙烯/聚丙烯三层共挤膜系指以聚丙烯为主体，采用共挤出工艺，不使用黏合剂所形成的三层输液用膜；袋系指由聚丙烯/聚丙烯/聚丙烯三层共挤输液用膜通过热合方法制成的输液袋。聚丙烯/聚丙烯/聚丙烯三层共挤输液用膜、袋的质量标准，主要包括外观、鉴别、灭菌适应性试验、使用适应性试验、物理性能、透光率、炽灼残渣、金属元素、溶出物试验、细菌内毒素和生物试验等。

1. 外观 取本品适量，在自然光线明亮处正视目测，应透明、光洁、无肉眼可见的异物。

2. 鉴别

（1）显微特征：取本品适量，切成适宜厚度，置显微镜下观察，横截面应显示清晰的三层。

（2）红外光谱：取本品适量，用切片器切成厚度适宜（小于50μm）的薄片，置于显微红外仪上观察样品横截面，照《包装材料红外光谱测定法》（YBB00262004）第五法测定，每一层应分别与对照图谱一致。

分别采用显微镜观察法和红外光谱法对材料的层数等显微特征及基团进行定性鉴别。

3. 灭菌适应性试验 取本品，加经0.45μm孔径滤膜过滤的注射用水至标示容量，封口。采用湿热灭菌法灭菌后，分别进行温度适应性、抗跌落、透明度及不溶性微粒个数检查，均应符合规定。

4. 使用适应性试验 取本品，分别进行（袋）穿刺力、穿刺器保持性和插入点不渗透性、注药点密封性和悬挂力等试验，均应符合规定。

5. 物理性能-水蒸气透过量 取本品，分别进行水蒸气透过量（膜）、氧气透过量（膜）、氮气透过量（膜）、拉伸强度（膜）和热合强度（袋）的检查，以考察膜（袋）材对水蒸气的阻隔能力、膜材对氧气和氮气的阻隔能力、膜材的物理机械强度及成品输液袋各封边的牢固度。

6. 溶出物试验 取本品平整部分内表面积 $600cm^2$，切成 5cm×0.5cm 的小块，水洗，室温干燥后，置于 500ml 的锥形瓶中，加水 200ml，密封，置高压灭菌器中，121℃加热 30min，放冷至室温，作为供试液；另取水同法操作，作为空白对照液，分别进行澄清度、颜色、pH、紫外吸收度、不挥发物、易氧化物、铵离子、钡离子、铜离子、镉离子、铅离子、锡离子、铬离子、铝离子、重金属、泡沫试验等检查，均应符合相应规定。溶出物试验主要控制膜（袋）材中可能混入的金属元素、表面活性剂成分等。

标准中还通过检查透光率、炽灼残渣、金属元素等控制其相应的杂质含量；采用细菌内毒素和生物试验包括细胞毒性、致敏试验、皮内刺激、急性全身毒性和溶血试验等来控制产品的安全性。

本章小结

药用辅料是药物制剂的重要组成部分和保证制剂生产、使用的物质基础，决定药物制剂的性能及其安全性、有效性和稳定性。药用辅料用于不同给药途径或用途时对质量的要求不同，在制定辅料标准时既要考虑辅料自身的安全性，也要考虑影响制剂生产、质量、安全性和有效性的性质。药用辅料质量标准的试验内容主要包括两部分：①与生产工艺及安全性有关的常规试验，如性状、鉴别、检查、含量测定等项目；②影响制剂性能的功能性指标，如黏度、粒度等。

药包材作为药品的一部分，药包材本身的质量、安全性、使用性能，以及药包材与药物之间的相容性对药品质量具有重要影响。药包材标准是为保证所包装药品的质量而制定的技术要求，药包材质量标准分为方法标准和产品标准。药包材产品标准的内容主要包括物理性能、化学性能和生物性能三部分。在制定药包材质量标准时既要考虑药包材自身的安全性，也要考虑药包材的配合性和影响药物的储藏、运输、质量、安全性及有效性的要求。不同给药途径的药包材，其规格和质量标准要求亦不相同，应根据实际情况在制剂规格范围内确定药用包材的规格，并根据制剂要求、使用方式制订相应的质量控制项目。

（程 妍）

思考题

1. 药用辅料质量标准主要包括哪些内容？

2. 药用辅料的生产过程中常用到含镍、铜、铅、铬、锡等金属催化剂，须严格控制辅料中金属残留量。简述药典收载的金属检测方法。

3. 简述药用玻璃容器中砷的测定原理。

4. 如何鉴别多层药包材的层数和基团？

第十二章 药物制剂分析

学习要求

1. 掌握 片剂、注射剂、软膏剂和喷雾剂等常用制剂的分析，包括常规检查项目、含量测定方法及结果的计算等。

2. 熟悉 溶出度和释放度、重量差异和含量均匀度之间的区别及检查法异同，常用辅料对药物含量测定的影响和排除方法的选择。

3. 了解 药物制剂分析的意义、特点及分类。

任何药物的原料药，即活性药物成分（active pharmaceutical ingredient，API）在供临床使用之前，都必须制成合适的药物剂型，以满足疾病诊疗和药品流通、储藏的需求。《中国药典》四部“制剂通则”中收载了包括“片剂、注射剂和煎膏剂”等38种化学药品、中药材及生物制品的药物剂型。由此可见，药物制剂分析是药物分析中的一个重要组成部分。

第一节 药物制剂分析的特点

药物制剂（pharmaceutical preparation）是能直接用于患者，以剂型体现药物的具体品种。与原料药相比，其组成复杂，除含有主药外，还包含辅料及制剂制备和储藏过程中引入的杂质。不同类型的药物制剂，其样品处理、剂型检查及含量测定方法亦各有异同。药物制剂的质量检验程序虽与原料药相仿，但还需考虑到辅料的干扰和排除。因此，药物制剂在性状分析、鉴别、杂质检查和含量测定方面都有其自身的特点。

一、药物制剂性状分析的特点

剂型（dosage form）是将药物制备成适合某种给药途径的适宜形式，是一类药物制剂的总称，每种剂型中又包含多种药物制剂。制剂的性状在一定程度上，是药品质量的最直观体现，如外形与颜色，臭与味等（表12-1）。性状是药物制剂质量控制中不可或缺的组成部分，在药品的临床使用和流通销售中，制剂的性状分析具有重要的意义。

表12-1 《中国药典》左氧氟沙星及其制剂的性状比较

	药品名称		
	左氧氟沙星	左氧氟沙星片	左氧氟沙星滴眼液
性状	类白色至淡黄色结晶性粉末，无臭	薄膜衣片，除去包衣后，显白色至淡黄色	微黄色至淡黄色或淡黄绿色的澄明液体

二、药物制剂鉴别试验的特点

药物制剂是由符合质量标准的原料药制备而成，当辅料不干扰药物的鉴别时，药物制剂的鉴别一般沿用相应原料药的鉴别方法。当药物制剂中的辅料对鉴别造成干扰时，则需要考虑排除辅料的干扰后再进行鉴别试验，如无法完成，也可取消此类鉴别，采用其他方法，如高效液相色谱法等。

例12-1 《中国药典》左旋多巴及其片剂的鉴别试验

左旋多巴：①取本品约5mg，加盐酸溶液（9→1000）5ml使溶解，加三氯化铁试液2滴，即显绿色。分取溶液2.5ml，加过量的稀氨溶液，即显紫色；剩余的溶液中加过量的氢氧化钠试液，即显红色。②取本品约5mg，加水5ml使溶解，加1%茚三酮溶液1ml，置水浴中加热，溶液渐显紫色。③本品的红外光吸收图谱应与对照的图谱（《光谱集》87图）一致。

左旋多巴片：①取本品细粉，照左旋多巴项下的鉴别①、②项试验，显相同的反应。②取本品细粉适量（约相当于左旋多巴750mg），加3mol/L盐酸溶液25ml，振摇使左旋多巴溶解，滤过，滤液中逐滴加入氨试液调节pH为4.0，搅拌，避光放置数小时使左旋多巴沉淀析出。滤过，沉淀用水洗涤，取沉淀置105℃干燥。沉淀的红外光吸收图谱应与对照的图谱（《光谱集》87图）一致。

示例中片剂的鉴别试验采用了与原料药相同的理化鉴别试验；试验②则对片剂进行了预处理，排除干扰得到左旋多巴后，再使用红外光谱法进行鉴别。

三、药物制剂检查的特点

与原料药相比，药物制剂除杂质检查外，为保证制剂的安全性、有效性和均一性，还需进行剂型检查和安全性检查。

（一）杂质检查

药物制剂中的杂质一般是指来源于制剂制备和储藏过程中产生的杂质。在原料药杂质检查中已经合格的项目，在制剂分析中一般不再重复检查。例如，《中国药典》布洛芬、布洛芬口服液与布洛芬片的检查，除布洛芬对氯化物、有关物质、重金属等进行检查外，其余制剂均只需进行相应的制剂检查，而不再重复以上项目的检查。但对于不稳定的药物，如阿司匹林，由于其在原料、制剂过程中易水解产生水杨酸，因此，在制剂分析中，亦需对游离水杨酸进行检查。与原料药相比，药物制剂杂质检查中，杂质限度的要求一般高于原料药，如《中国药典》对乙酰氨基酚片中对氨基酚的限量为标示量的0.1%，而其原料药则为0.005%。

（二）剂型和安全性检查

《中国药典》四部“制剂通则”项下对不同制剂的检查项目进行了严格规定。

例12-2 《中国药典》马来酸氯苯那敏及其片剂、注射液的检查

马来酸氯苯那敏检查项目：酸度、有关物质、残留溶剂、易碳化物、干燥失重和炽灼残渣。

马来酸氯苯那敏片检查项目：含量均匀度、溶出度和其他。

马来酸氯苯那敏注射液检查项目：pH、有关物质、细菌内毒素和其他。

示例中，与原料药相比，片剂增加了含量均匀度和溶出度的检查，保证片剂的均一性；注射液在剂型检查的同时，还增加了细菌内毒素的检查，保证注射液的安全性。

四、药物制剂含量测定的特点

为保证药物制剂的有效性，还需对制剂中的主药进行含量测定，与原料药不同，当辅料或复方制剂中多种有效成分对待测药物的含量测定造成影响时，药物制剂通常采用分离度和选择性更好的方法来排除干扰。目前，色谱法，如高效液相色谱法、气相色谱法等已成为药典中各类制剂含量测定的首选方法；另外，针对小剂量制剂的含量测定，除采用浓缩提取的预处理方法提高待测药物的浓度外，还可改用灵敏度更高的分析方法，伴随高效液相色谱-质谱、气相色谱-质谱及高效液相色谱-串联质谱等联用仪器的普及，也为药物制剂含量测定提供了更多的方法选择和技术平台。

药物制剂含量测定结果所采用的表示方法与原料药不同，通常以标示量的百分含量来表示。制剂的含量限度范围，一般根据主药含量的多少、测定方法误差、生产过程不可避免的偏差和储存期间可能产生降解的可接受程度而制订的，多数制剂的含量限度规定为标示量的95.0%～105.0%。

注射剂中“不起眼”的可见异物——细节彰显业界良心，人民利益不可辜负

2018年9月国家药品监督管理局公布了15批次药品不符合规定的通告，其中就包括因所生产的2批次紫杉醇注射液（A公司）经检查发现可见异物，而出现在通报名单中。《中国药典》记载在规定目视条件下能够观察到的不溶性物质，其粒径或长度通常大于50μm。若该项目不符合规定，可能造成过敏反应、微循环障碍及血管栓塞等用药安全风险。

此次事件对不符合规定的药品，相关药监部门立即采取了查封、扣押等控制措施，同时要求企业暂停销售使用、召回产品，并进行整改。该事件也再一次为人们敲响了警钟，医药产业作为与人民健康利益息息相关的良心产业，其中的任何环节都要能确保最终在老百姓手中的药品是安全、有效和稳定的，唯有把人民的利益摆在第一位，时刻心系百姓用药安全，企业才会有长远的发展。

第二节　固体制剂分析

固体制剂（solid preparation）是以固体状态存在的剂型总称。常用的固体制剂包括片剂、胶囊剂、散剂和颗粒剂等。已有药物中约70%的制剂为固体制剂，与液体制剂相比，其具有物理、化学稳定性好、生产成本低及携带方便等特点。在临床使用或新药开发中都属于首选剂型。本节内容主要介绍片剂和胶囊剂的制剂分析。

一、片剂分析

片剂（tablet）系指原料药物与适宜的辅料混匀压制成的圆形或异形的片状固体制剂。以口服普通片为主，还包括含片、口腔贴片、咀嚼片、泡腾片、缓释片、控释片和肠溶片等。常用辅料有淀粉、蔗糖和硬脂酸镁等。在片剂分析中，除常规检查外，还需进行必要的剂型检查。

（一）性状

片剂的外观应完整光洁，色泽均匀，硬度适宜，有一定的耐磨性，此外，不同药物的片剂还应符合各品种项下的性状描述。

（二）鉴别试验

片剂的鉴别试验，一般沿用相应原料药的鉴别方法；当辅料干扰药物的鉴别时，采用离心、过滤和提取分离等操作排除辅料的干扰后再进行试验，或选用选择性和分离度更好的色谱法（如高效液相色谱）来进行鉴别。参见示例12-1《中国药典》左旋多巴及其片剂的鉴别试验。

（三）剂型检查

《中国药典》四部“制剂通则”片剂项下规定，口服普通片应进行两项常规的剂型检查：重量差异和崩解时限。当原料药物与片剂辅料难以混合均匀时，应以含量均匀度替代重量差异；当片剂中的活性药物成分难溶于水时，应以溶出度替代崩解时限。

1. 重量差异和含量均匀度检查　重量差异（weight variation）和含量均匀度（content uniformity）是反映制剂中药物含量均匀程度的主要参数。当制剂中的主药与辅料均匀混合时，重量差异检查法是评价均匀度的主要方法，但在生产过程中，颗粒的均匀度和流动性相对较差、生产设备性能参差不齐等原因，会导致制剂中药物含量的均匀程度难以控制，此时，重（装）量差异无法满足制剂检查的要求。因此，对于小剂量和单剂量制剂，应对其进行含量均匀度检查。《中国药典》规定：每一个单剂标示量小于25mg或主药含量小于每一个单剂重量25%者，如其品种项下规定含量均匀度应符合要求的制剂，均应检查含量均匀度。多种维生素或微量元素一般不检查含量均匀度。

（1）重量差异检查：片剂的重量差异系指按规定称量方法称量片剂时，每片重量与平均片重之间的差异。具体检查方法如下：取供试品 20 片，精密称定总重量，求得平均片重后，再分别精密称定每片的重量，每片重量与平均片重比较（凡无含量测定的片剂或有标示片重的中药片剂，每片重量应与标示片重比较），按表 12-2 中的规定，超出重量差异限度的不得多于 2 片，并不得有 1 片超出限度 1 倍。

表 12-2 《中国药典》片剂的重量差异检查

平均片重或标示片重	重量差异限度
0.30g 以下	±7.5%
0.30g 及 0.30g 以上	±5%

糖衣片的片芯应检查重量差异并符合规定，包糖衣后不再检查重量差异。薄膜衣片应在包薄膜衣后检查重量差异并符合规定。

（2）含量均匀度检查：含量均匀度系指小剂量或单剂量的固体制剂、半固体制剂和非均相液体制剂的每片（个）含量符合标示量的程度。凡检查含量均匀度的制剂，一般不再检查重（装）量差异；当全部主成分均进行含量均匀度检查时，复方制剂一般亦不再检查重（装）量差异。

依据《中国药典》，含量均匀度检查法：除另有规定外，取供试品 10 个，照各品种项下规定的方法，分别测定每一个单剂以标示量为 100 的相对含量 x_i，求其均值 $\bar{X}$ 和标准差 S（$S=\sqrt{\dfrac{\sum_{i=1}^{n}\left(x_i-\bar{X}\right)^2}{n-1}}$）及标示量与均值之差的绝对值 A（$A=|100-\bar{X}|$）。若 $A+2.2S \leqslant L$，则供试品的含量均匀度符合规定；若 $A+S>L$，则不符合规定；若 $A+2.2S>L$，且 $A+S \leqslant L$，则应另取供试品 20 个复试。根据初、复试结果，计算 30 个单剂的均值 $\bar{X}$、标准差 S 和标示量与均值之差的绝对值 A。再按下述公式计算并判定。当 $A \leqslant 0.25L$ 时，若 $A^2+S^2 \leqslant 0.25L^2$，则供试品的含量均匀度符合规定；若 $A^2+S^2>0.25L^2$ 则不符合规定。当 $A>0.25L$ 时，若 $A+1.7S \leqslant L$，则供试品的含量均匀度符合规定；若 $A+1.7S>L$，则不符合规定。

上述公式中 L 为规定值。除另有规定外，L=15.0；单剂量包装的口服混悬液、内充非均相溶液的软胶囊、胶囊型或泡囊型粉雾剂、单剂量包装的眼用、耳用、鼻用混悬剂、固体或半固体制剂 L=20.0；透皮贴剂、栓剂 L=25.0。

如该品种项下规定含量均匀度的限度为 ±20% 或其他数值时，L=20.0 或其他相应的数值。

2. 崩解时限和溶出度检查　口服是固体制剂的主要给药方式，药物溶解后，才能透过胃肠道吸收进入血液循环，片剂和胶囊剂在生产过程中需要添加黏合剂、崩解剂等辅料并压缩制备而成。因此，口服后要先崩解成小块或细小颗粒，随后才能将药物分子释放溶解，为了使其在规定时间达到理想的碎裂速度，通常要对片剂和胶囊剂的崩解时限进行检查。但与此同时，某些药物的药理作用较为强烈，如溶出速度过快，亦会产生不良影响，此时，就应对药物的溶出速度进行控制，如果仅靠崩解时限来评价固体制剂在体内的吸收显然是不完善的，况且颗粒剂和散剂等制剂亦不需要经过崩解的过程，就可直接分散后释放进入体内，从而提高吸收速度。由此可见，固体制剂的崩解也只是药物溶解进入体内的最初过程，并不能客观反映药物溶解的全貌，与崩解时限相比，溶出度更能客观地体现药物进入体内的吸收速度。另外，药物溶解进入血液循环后，必须达到一定的浓度才能发挥药效作用，而药物溶出并溶解于血液则是前提条件，如药物溶出的速率低于其在体内的吸收速率或消除速度，则一定程度上限制了其生物利用度。因此，固体制剂溶出度的检查是反映制剂质量的客观指标和间接评价其生物利用度的有效手段。

（1）崩解时限检查：崩解时限（disintegration time）系指口服固体制剂在规定条件下全部崩解溶散或成碎粒，除不溶性包衣材料或破碎的胶囊壳外，应全部通过筛网。如有少量不能通过筛网，但已软化或轻质上漂且无硬心者，可作符合规定论（表 12-3）。

表 12-3 不同片剂的崩解时限

片剂	崩解介质	崩解时限规定
普通片	水（37℃±1℃）	15min 内全部崩解
中药浸膏（半浸膏）片、全粉片	水	全粉片 30min 全部崩解，浸膏（半浸膏）片 60min 全部崩解
薄膜衣片	水或盐酸（9→1000）	30min 全部崩解
糖衣片	水	60min 全部崩解
肠溶片	盐酸（9→1000） 磷酸盐缓冲液（pH 6.8）	盐酸中 120min 不崩解，磷酸盐缓冲液 60min 全部崩解
结肠定位肠溶片	盐酸（9→1000） 磷酸盐缓冲液（pH 6.8 和 pH 7.5～8.0）	盐酸和 pH 6.8 中不崩解，pH 7.5～8.0 60min 全部崩解
含片	水	10min 不应全部崩解
舌下片	水	5min 全部崩解
可溶片	水（20℃±5℃）	3min 全部崩解
泡腾片	取 1 片，置 250ml 烧杯（内有 200ml 温度为 20℃±5℃的水）中，即有许多气泡放出，当片剂或碎片周围的气体停止逸出，片剂应溶解或分散在水中，无聚集的颗粒剩留。同法检查 6 片，各片均应在 5min 内崩解	

《中国药典》崩解时限检查法：将吊篮通过上端的不锈钢轴悬挂于支架上，浸入 1000ml 烧杯中，并调节吊篮位置使其下降至低点时筛网距烧杯底部 25mm，烧杯内盛有温度为 37℃±1℃的水，调节水位高度使吊篮上升至高点时筛网在水面下 15mm 处，吊篮顶部不可浸没于溶液中。除另有规定外，取供试品 6 片，分别置上述吊篮的玻璃管中，启动崩解仪进行检查，各片均应在 15min 内全部崩解。如有 1 片不能完全崩解，应另取 6 片复试，均应符合规定。

口崩片的检查装置和方法与其他片剂不同，检查法为将不锈钢管固定于支架上，浸入 1000ml 杯中，杯内盛有温度为 37℃±1℃的水约 900ml，调节水位高度使不锈钢管最低位时筛网在水面下 15mm±1mm。取样品 1 片，置上述不锈钢管中进行检查，应在 1min 内全部崩解并通过筛网，如有少量轻质上漂或黏附于不锈钢管内壁或筛网，但无硬心者，可作符合规定论。重复测定 6 片，均应符合规定。

不同片剂所规定的崩解时限略有不同，具体见表 12-3。

（2）溶出度检查：溶出度（dissolution rate）系指活性药物成分从片剂、胶囊剂或颗粒剂等普通制剂中在规定条件下溶出的速率和程度，在缓释制剂、控释制剂、肠溶制剂及透皮贴剂等制剂中也称为释放度（releasing rate）。

除另有规定外，凡规定检查溶出度、释放度的制剂，不再进行崩解时限检查。

《中国药典》对溶出度检查的方法分为篮法、桨法、小杯法、桨碟法、转筒法、流池法和往复筒法。一般情况下，篮法适用于易漂浮药物和胶囊剂，对于崩解后颗粒易沉降的片剂也适用于此法；桨法适用于片剂；小杯法适用于小规格的制剂；而桨碟法和转筒法则适用于透皮贴剂的释放度测定。

1）篮法：普通制剂测定前，应对仪器装置进行必要的调试，使转篮底部距溶出杯的内底部 25mm±2mm。分别量取溶出介质置各溶出杯内，实际量取的体积与规定体积的偏差应在 ±1% 之内，待溶出介质温度恒定在 37℃±0.5℃后，取供试品 6 片（粒），分别投入 6 个干燥的转篮内，将转篮降入溶出杯中；注意避免供试品表面产生气泡，立即按各品种项下规定的转速启动仪器，计时；至规定的取样时间（实际取样时间与规定时间的差异不得过 ±2%），吸取溶出液适量（取样位置应在转篮顶端至液面的中点，距溶出杯内壁 10mm 处；需多次取样时，所量取溶出介质的体积之和应在溶出介质的 1% 之内，如超过总体积的 1% 时，应及时补充相同体积的温度为

37℃±0.5℃的溶出介质，或在计算时加以校正），立即用适当的微孔滤膜滤过，自取样至滤过应在30s内完成。取澄清滤液，照该品种项下规定的方法测定，计算每片（粒、袋）的溶出量。

2）桨法：将搅拌桨代替转篮，取供试品6片（粒），分别投入6个干燥的溶出杯内，当品种项下规定需要使用沉降篮时，可将胶囊剂先装入规定的沉降篮内；品种项下未规定使用沉降篮时，如胶囊剂浮于液面，可用一小段耐腐蚀的细金属丝轻绕于胶囊外壳。

3）小杯法：对仪器进行调试，使桨叶底部距溶出杯的内底部15mm±2mm。分别量取溶出介质置各溶出杯内，介质的体积150～250ml，胶囊如浮于水面，可与桨法操作相同处置。

结果判定：除另有规定外，符合下述条件之一者，可判为符合规定。①6片中，每片的溶出量按标示量计算，均不低于规定限度（Q）。②6片中，如有1～2片低于Q，但不低于Q–10%，且其平均溶出量不低于Q。③6片中，有1～2片低于Q，其中仅有1片低于Q–10%，但不低于Q–20%，且其平均溶出量不低于Q时，应另取6片复试；初、复试的12片中有1～3片低于Q，其中仅有1片低于Q–10%，但不低于Q–20%，且其平均溶出量不低于Q。以上结果判断中所示的10%、20%是指相对于标示量的百分率（%）。

（3）释放度检查：在缓释制剂、控释制剂、肠溶制剂和透皮贴剂等制剂中溶出度也称释放度。释放度的具体检查方法如下。

1）缓释制剂和控释制剂：仪器装置和操作方法同溶出度测定法，但至少采用三个取样时间点，在规定取样时间点，吸取溶液适量，及时补充相同体积的温度为37℃±0.5℃的溶出介质，滤过，自取样至滤过应在30s内完成。照各品种项下规定的方法测定，计算每片的溶出量。

结果判定：除另有规定外，符合下述条件之一，可判为符合规定。①6片中，每片在每个时间点测得的溶出量按标示量计算，均未超出规定范围。②6片中，在每个时间点测得的溶出量，如有1～2片超出规定范围，但未超出规定范围的10%，且在每个时间点测得的平均溶出量未超出规定范围。③6片中，在每个时间点测得的溶出量，如有1～2片超出规定范围，其中仅有1片超出规定范围的10%，但未超出规定范围的20%，且其平均溶出量未超出规定范围，应另取6片复试；初、复试的12片中，在每个时间点测得的溶出量，如有1～3片超出规定范围，其中仅有1片超出规定范围的10%，但未超出规定范围的20%，且其平均溶出量未超出规定范围。以上结果判断中所示超出规定范围的10%、20%是指相对于标示量的百分率（%），其中超出规定范围10%是指每个时间点测得的溶出量不低于低限的–10%，或不超过高限的+10%；每个时间点测得的溶出量应包括最终时间测得的溶出量。

2）肠溶制剂：方法1酸中溶出量：分别量取0.1mol/L盐酸溶液750ml置各溶出杯内，取供试品6片分别投入转篮或溶出杯中，2h后按规定取样。按各品种项下规定的方法测定计算每片的酸中溶出量。

缓冲液中溶出量：上述酸液中加入0.2mol/L磷酸钠溶液250ml（必要时用2mol/L盐酸溶液或2mol/L氢氧化钠溶液调节pH至6.8），继续运转45min，或按各品种项下规定的时间取样，计算每片的缓冲液中溶出量。

方法2酸中溶出量：除另有规定外，量取0.1mol/L盐酸溶液900ml，注入每个溶出杯中，照方法1酸中溶出量项下进行测定。

缓冲液中溶出量：弃去上述各溶出杯中酸液，立即加入温度为37℃±0.5℃的磷酸盐缓冲液（pH 6.8）（取0.1mol/L盐酸溶液和0.2mol/L磷酸钠溶液，按3∶1混合均匀，必要时用2mol/L盐酸溶液或2mol/L氢氧化钠溶液调节pH至6.8）900ml，或将每片转移入另一盛有磷酸盐缓冲液（pH 6.8）900ml的溶出杯中，照方法1缓冲液中溶出量项下进行测定。

结果判定：除另有规定外，符合下述条件之一者，可判为符合规定。酸中溶出量：①6片中，每片的溶出量均不大于标示量的10%；②6片中，有1～2片大于10%，但其平均溶出量不大于10%。缓冲液中溶出量：①6片中，每片的溶出量按标示量计算均不低于规定限度（Q），除另有规定外，Q应为标示量的70%。②6片中仅有1～2片低于Q，但不低于Q–10%，其平均溶

出量不低于 Q。③ 6 片中如有 1～2 片低于 Q，其中仅有 1 片低于 Q–10%，但不低于 Q–20%，且其平均溶出量不低于 Q 时，应另取 6 片复试；初、复试的 12 片中有 1～3 片低于 Q，其中仅有 1 片低于 Q–10%，但不低于 Q–20%，且其平均溶出量不低于 Q。

3）透皮贴剂：透皮贴剂的释放度常用桨碟法和转筒法测定，在桨碟法中，装置与桨法类似，但溶出介质温度为 32℃±0.5℃，并另用两层碟片固定贴剂，溶出面朝上，尽可能使其保持平整。再将网碟水平放置于溶出杯下部，并使网碟与桨底旋转面平行，两者相距 25mm±2mm。而在转筒法中，用转筒代替桨叶，并将贴剂无药物一面黏附于转筒上，保持转筒底部距溶出杯内底部 25mm±2mm。以上两种操作方法中，取样要求同缓释和控释制剂。

在以上溶出度和释放度测定方法中，如采用原位光纤实时测定时，辅料的干扰应可以忽略，或可以通过设定参比波长等方法消除；原位光纤实时测定主要适用于溶出曲线和缓释制剂溶出度的测定。

（4）溶出度检查注意事项

1）溶出度仪的适用性及性能确认试验：溶出仪的各项机械性能应符合规定，还应用溶出度标准片对仪器进行性能确认试验，按照标准片的说明书操作，试验结果应符合标准片的规定。

2）溶出介质：应使用各品种项下规定的溶出介质，除另有规定外，室温下体积为 900ml，并应新鲜配制和经脱气处理；如果溶出介质为缓冲液，当需要调节 pH 时，一般调节 pH 至规定 pH±0.05 内。

3）取样时间：应按照品种各论中规定的取样时间取样，自 6 杯中完成取样的时间应在 1min 内。

4）如胶囊壳对分析有干扰，应取不少于 6 粒胶囊，除尽内容物后，置一个溶出杯内，按该品种项下规定的分析方法测定空胶囊的平均值，作必要的校正。如校正值大于标示量的 25%，试验无效。如校正值不大于标示量的 2%，可忽略不计。

（5）溶出度检查的影响因素：在溶出度检查中，溶出仪的性能和试验操作的规范性是影响其结果的直接因素，另外，实验数据处理及药品质量标准的设置等也会对试验造成一定的影响。

在试验开始前，应对试验用的溶出仪的各项参数进行检查，如转速、温度控制、转轴和桨片的薄厚等是否准确，保证仪器的各项指标符合药典的要求。试验中溶出仪应放置于平稳的台面上，保证仪器运行时不产生明显的晃动；搅拌轴、桨叶和转篮之间的距离设置应符合药典规范，并不应有吸附反应从而干扰有效成分的测定。仪器使用一段时间或维修后，应使用校正片对仪器性能进行再验证。

溶出度的测定是待测药物在溶出介质中的释放，因此，溶出介质的类型、温度等都会影响试验的结果。

1）溶出介质的类型：溶出介质的种类一般根据待测药物的理化性质、溶解度及制剂规格来选择。通常，溶出介质首选新鲜脱气的纯化水，其次为 0.1mol/L 盐酸溶液、缓冲液（pH 3～8）、人工胃液和人工肠液等。需要在胃部溶出吸收的制剂或肠溶制剂，可选择酸性溶液或人工胃液进行溶出度检查，如《中国药典》中阿司匹林片以盐酸溶液（稀盐酸 24ml 加水至 1000ml，即得）500ml 为溶出介质；而奥美拉唑肠溶片，以氯化钠的盐酸溶液（取氯化钠 1g，加盐酸 3.5ml，加水至 500ml）500ml 为溶出介质，经 120min 时，立即将转篮升出液面，供试片均不得有变色、裂缝或崩解等现象。对于在肠道溶出的，可选择高 pH 范围缓冲液作为适宜介质，如奥美拉唑肠溶片，检查其在酸性介质中的溶出情况后，随机加入预热至 37℃的 0.235mol/L 磷酸氢二钠溶液 400ml 进行测定。对水溶性较差的药物，可选择添加适量表面活性剂或有机溶剂作为溶出介质，如《中国药典》中尼莫地平片以 0.1mol/L 盐酸溶液–乙醇（70∶30）900ml 为溶出介质。但对于缓释、控释制剂中的难溶性药物则不宜采用有机溶剂，可加少量表面活性剂（如十二烷基硫酸钠等）来进行溶出度的检查。

2）溶出介质的温度和体积：溶出介质的温度是根据体内环境的温度来设定的，《中国药典》

规定普通制剂溶出度检查的介质温度为37℃±0.5℃，贴剂为32℃±0.5℃。根据Noyes-Whiteney方程：

$$dm/dt=KS(C_{sat}-C_{sol}) \tag{12.1}$$

式中，dm/dt为溶出速度；K为溶出速率常数；S为固体表面积；C_{sat}为待测药物饱和溶液浓度；C_{sol}为任一时间待测药物浓度。只有当温度恒定时，溶出速率常数才是确定的。温度升高，药物的溶解度增大，扩散增强，溶出速度加快。温度每改变1℃，溶出速率的变化就可能超过5%。因此为保持介质的温度恒定，不仅需要维持水浴的温度至37℃±0.5℃（或32℃±0.5℃），而且通常溶出杯都会加盖，防止液体自然蒸发带来的温度影响。

除温度外，溶出度对于溶出介质的体积也有规定，上式方程中，为保证$C_{sat} \gg C_{sol}$，溶出介质体积应尽可能大，一般一个计量单位的溶出介质体积为900ml，根据药物规格不同，也略有区别，如《中国药典》中阿司匹林片50mg规格以500ml盐酸溶液为溶出介质，而0.1g、0.3g、0.5g规格的盐酸溶液体积为1000ml。另外，溶出介质体积在取样前后也应保持一致，以免对检查带来影响。《中国药典》规定需多次取样时，所量取溶出介质的体积之和应在溶出介质的1%之内，如超过总体积的1%时，应及时补充相同体积和温度的溶出介质。

3）溶出介质中的气体：溶出介质使用前都需要进行脱气，以确保不对待测药物的检查产生干扰，溶出介质中的气体主要存在有物理干扰和化学干扰。物理干扰：①气体减少药物与溶出介质的接触面积，影响药物的溶出；②气体易附着在崩解颗粒的表面，阻碍其进一步解离，影响溶出；③气体易附着于溶出杯壁、桨叶和转篮空隙等仪器表面，譬如转篮空隙中吸附的气泡由于张力会形成气体障碍，从而阻碍药物从转篮向溶出介质的扩散，使药物的溶出减慢。化学干扰：①气体中溶解的氧气，会使一些易氧化的药物发生氧化而对溶出度产生影响，对于易氧化的药物，脱气处理应更为严格，其次，还可通入N_2除去氧气后，再进行脱气处理来避免待测药物的氧化；②气体中的CO_2在溶出介质中会形成H^+和HCO_3^-，导致溶出介质的pH降低，溶解度受pH影响的药物，溶出度就会受到影响；另外，受pH影响的辅料也会因pH的改变，导致药物制剂崩解的时间发生变化，从而影响溶出度的检查。

试验操作对溶出度检查的影响因素还包括转速的设置、过滤方法、取样的位置、时间和次数等。溶出度的测定主要是模拟人体的内环境，如胃、小肠等来反映药物在体内的溶出情况，因此，在设置转速时，不能人为地降低或增加转速，使药物的溶出减慢或加快，从而得到理想的溶出曲线。大部分制剂中的难溶性辅料在溶出介质中会形成颗粒，混悬在样品中，必须过滤后才能测定，因此，滤器的材料应避免对待测样品产生吸附，通常可以选择取续滤液来进行测定，避免滤器干扰造成的测定误差。取样时应采用标准取样器，位置应在转篮或桨叶顶端至液面的中点，距溶出杯内壁10mm处；多次取样时，应及时补充相同体积和温度的溶出介质。

制剂通则的设置也会对溶出度的结果产生影响。例如，《中国药典》在溶出度测定第二法（桨法）中，对于药物制剂规定项下，不使用沉降篮的，如胶囊剂浮于液面，可用一小段耐腐蚀的细金属丝轻绕于胶囊外壳，帮助其沉降，这将对不同批次、不同厂家制剂的溶出度检查结果带来影响。

3. 微生物限度检查　《中国药典》对片剂的微生物限度检查也进行了规定，以动物、植物和矿物来源的非单体成分制成的片剂，生物制品片剂，以及黏膜或皮肤炎症或腔道等局部用片剂（如口腔贴片、外用可溶片、阴道片和阴道泡腾片等），照非无菌产品微生物限度检查：微生物计数法（通则1105）和控制菌检查法（通则1106）及非无菌药品微生物限度标准（通则1107）检查，应符合规定。规定检查杂菌的生物制品片剂，可不进行微生物限度检查。

4. 其他　除以上制剂检查项目外，阴道泡腾片需检查发泡量，分散片需检查分散均匀性，具体方法参照《中国药典》“制剂通则”。

（四）含量测定

片剂的含量测定主要是排除辅料对待测药物的干扰。

1. 糖类的干扰和排除 片剂制剂过程中使用的乳糖本身就具有还原性，而淀粉、蔗糖等辅料水解后也能产生还原性的葡萄糖，这些糖类物质均能干扰氧化还原滴定法的测定，尤其是当滴定反应使用强的氧化剂时干扰更易发生。因此，在选择滴定分析法时，应避免使用高锰酸钾、溴酸钾等强氧化性物质作为滴定剂。同时，可设置阴性对照试验来检查辅料对于滴定剂的消耗，如有干扰，可采用过滤法排除，或采用其他测定方法。

例 12-3 《中国药典》硫酸亚铁和硫酸亚铁片的含量测定：

硫酸亚铁：取本品约 0.5g，精密称定，加稀硫酸与新沸过的冷水各 15ml 溶解后，立即用高锰酸钾滴定液（0.02mol/L）滴定至溶液显持续的粉红色。每 1ml 高锰酸钾滴定液（0.02mol/L）相当于 27.80mg 的 $FeSO_4 \cdot 7H_2O$。

硫酸亚铁片：取本品 10 片，置 200ml 量瓶中，加稀硫酸 60ml 与新沸过的冷水适量，振摇使硫酸亚铁溶解，用新沸过的冷水稀释至刻度，摇匀，用干燥滤纸迅速滤过，精密量取续滤液 30ml，加邻二氮菲指示液数滴，立即用硫酸铈滴定液（0.1mol/L）滴定。每 1ml 硫酸铈滴定液（0.1mol/L）相当于 27.80mg 的 $FeSO_4 \cdot 7H_2O$。

示例中，硫酸亚铁采用高锰酸钾滴定液测定含量；但是，硫酸亚铁片需要过滤除去还原性辅料后，采用氧化性较弱的硫酸铈滴定液测定含量。

2. 硬脂酸镁的干扰和排除 硬脂酸镁（$C_{36}H_{70}MgO_4$）作为片剂中常用的润滑剂，会影响片剂的光滑性，过量的硬脂酸镁由于其疏水性还会影响药物的溶出度。在片剂含量测定中，硬脂酸镁还会干扰配位滴定法和非水滴定法的测定。

（1）配位滴定法：在 pH 10 左右，Mg^{2+} 可以和 EDTA 形成稳定的配位化合物（稳定常数 $\lg K_{MY}$ 为 8.64），如果金属离子与 EDTA 形成的配位化合物不如 Mg^{2+} 稳定，就会干扰其含量的测定，此时，可通过控制 pH 或加入掩蔽剂来排除 Mg^{2+} 的影响。例如，在《中国药典》氢氧化铝片的含量测定中，加乙酸–乙酸铵缓冲液（pH 6.0）10ml，再精密加 EDTA-2Na 滴定液进行含量测定，同时做空白对照。Mg^{2+} 与 EDTA 配位时的最低 pH 为 9.7，在 pH 6.0 条件下，只有 Al^{3+} 与 EDTA 形成配位化合物。另外，可在 pH 6.0～7.5 条件下，加入掩蔽剂酒石酸，与 Mg^{2+} 形成更稳定的配位化合物将其掩蔽。

（2）非水滴定法：硬脂酸根离子（$C_{17}H_{35}COO^-$）在冰醋酸中碱性增强，能够被高氯酸滴定从而干扰非水滴定法。片剂中主药含量高，硬脂酸镁含量低时，可忽略其影响。否则，硬脂酸镁就会使含量测定结果偏高。对于脂溶性药物，则可用适当有机溶剂提取后，再用非水滴定法进行测定；另外，由于硬脂酸镁无紫外吸收，如不能排除干扰，则可选择紫外分光光度法进行含量测定。

例 12-4 《中国药典》硫酸奎宁及其片剂的含量测定

硫酸奎宁：取本品约 0.2g，精密称定，加冰醋酸 10ml 溶解后，加醋酐 5ml 与结晶紫指示液 1～2 滴，用高氯酸滴定液（0.1mol/L）滴定至溶液显蓝绿色，并将滴定的结果用空白试验校正。每 1ml 高氯酸滴定液（0.1mol/L）相当于 24.90mg 的 $(C_{20}H_{24}N_2O_2)_2 \cdot H_2SO_4$。

硫酸奎宁片：取本品 20 片，除去包衣后，精密称定，研细，精密称取适量（约相当于硫酸奎宁 0.3g），置分液漏斗中，加氯化钠 0.5g 与 0.1mol/L 氢氧化钠溶液 10ml，混匀，精密加三氯甲烷 50ml，振摇 10min，静置，分取三氯甲烷液，用干燥滤纸滤过，精密量取续滤液 25ml，加醋酐 5ml 与二甲基黄指示液 2 滴，用高氯酸滴定液（0.1mol/L）滴定至溶液显玫瑰红色，并将滴定的结果用空白试验校正。每 1ml 高氯酸滴定液（0.1mol/L）相当于 19.57mg 的 $(C_{20}H_{24}N_2O_2)_2 \cdot H_2SO_4 \cdot 2H_2O$。

示例中，为排除辅料的干扰，硫酸奎宁片需要在氢氧化钠碱性条件下加氯化钠盐析，采用三氯甲烷提取过滤后，得到奎宁的三氯甲烷溶液，再用非水溶液滴定法进行测定。

《中国药典》中盐酸氯丙嗪及其片剂、盐酸去氯羟嗪及其片剂和盐酸吗啡及其片剂等，原料药无辅料干扰，均采用非水溶液滴定法，而片剂则采用紫外–可见分光光度法测定含量，硬脂酸镁因无紫外吸收，不干扰测定。

3. 滑石粉的干扰　滑石粉加入片剂中主要是改善颗粒的流动性，起到一定的助流作用。滑石粉在水中不易溶解，当采用紫外–可见分光光度法测定药物含量时就会产生干扰。药物是水溶性时，可溶解后过滤，除去滑石粉；如果药物是脂溶性，则可用有机溶剂提取后测定以排除干扰。

片剂含量测定的结果主要以标示量的百分含量来表示，《中国药典》中对盐酸吗啡片含量的描述：本品含盐酸吗啡（$C_{17}H_{19}NO_3 \cdot HCl \cdot 3H_2O$）应为标示量的 93.0%～107.0%。

二、胶囊剂分析

胶囊剂系指原料药物或与适宜辅料充填于空心胶囊或密封于软质囊材中制成的固体制剂，可分为硬胶囊、软胶囊（胶丸）。根据释放特性不同还有缓释胶囊、控释胶囊和肠溶胶囊，主要供口服用。

（一）性状

胶囊剂应整洁，不得有黏结、变形、渗漏或囊壳破裂等现象，并应无异臭，小剂量原料药物应混合均匀。其次还应符合各品种项下的性状描述。

（二）鉴别试验

胶囊剂的鉴别试验一般与原料药相同，辅料干扰鉴别时处置方法与片剂相同。

（三）制剂检查

1. 装量差异检查　取供试品 20 粒（中药取 10 粒），分别精密称定重量，倾出内容物（不得损失囊壳），硬胶囊囊壳用小刷或其他适宜的用具拭净；软胶囊或内容物为半固体或液体的硬胶囊囊壳用乙醚等易挥发性溶剂洗净，置通风处使溶剂挥尽，再分别精密称定囊壳重量，求出每粒内容物的装量与平均装量。每粒装量与平均装量相比较（有标示装量的胶囊剂，每粒装量应与标示装量比较），超出装量差异限度的不得多于 2 粒，并不得有 1 粒超出限度 1 倍，具体参数见表 12-4。凡规定检查含量均匀度的胶囊剂，一般不再进行装量差异的检查。

表 12-4 《中国药典》胶囊剂的装量差异检查

平均装量或标示装量	装量差异限度
0.30g 以下	±10%
0.30g 及 0.30g 以上	±7.5%（中药 ±10%）

2. 崩解时限检查　具体检查法见片剂分析，不同胶囊剂的崩解时间要求略有不同（表 12-5）。凡规定检查溶出度或释放度的胶囊剂，一般不再进行崩解时限的检查。

表 12-5　不同胶囊剂的崩解时限

胶囊剂	崩解介质	崩解时限规定
硬胶囊或软胶囊	水/人工胃液	硬胶囊 30min 全部崩解，软胶囊 1h 全部崩解
肠溶胶囊	盐酸溶液（9→1000） 人工肠液（含胰酶）（pH 6.8）	盐酸中 2h 不崩解，人工肠液中 1h 全部崩解
结肠肠溶胶囊	盐酸溶液（9→1000） 磷酸盐缓冲液（pH 6.8 或 pH 7.8）	盐酸中 2h 不崩解，pH 6.8 中 180min 不崩解，pH 7.8 中 1h 全部崩解

3. 含量均匀度和溶出度检查　方法参见本节片剂剂型检查。

4. 水分检查　中药硬胶囊应进行水分检查。取供试品内容物，照水分测定法测定，除另有规定外，不得超过 9.0%。硬胶囊内容物为液体或半固体者不检查水分。

5. 微生物限度检查　以动物、植物、矿物来源的非单体成分制成的胶囊剂，生物制品胶囊剂，照非无菌产品微生物限度检查，应符合规定。规定检查杂菌的生物制品胶囊剂，可不进行微生物限度检查。

（四）含量测定

检查装量差异的胶囊剂含量测定时不须另取样品，直接取装量差异项下的内容物研细，混合均匀，精密称取适量（约相当于规定称样量），按照规定方法进行含量测定；对含量均匀度进行检查的胶囊剂需重新取样20粒，精密称定，计算平均装量，来进行药物的含量测定。

第三节　液体制剂分析

液体制剂（liquid preparation）系指药物分散在适宜的分散介质中制成的可供内服或外用的液体形态的制剂。液体制剂品种多样，临床应用广泛，主要包括溶液型注射液、眼用液体制剂、糖浆剂、乳剂、混悬液、洗剂、搽剂、滴鼻剂和灌肠剂等。

一、液体制剂的特点和分类

（一）液体制剂的特点

与其他制剂相比，液体制剂具有以下优点：①药物以分子或微粒状态分散在介质中，分散度大、吸收快和起效迅速；②有效成分分散均匀，易于控制剂量，服用方便，如布洛芬混悬液更适用于儿童患者；③能够降低药物的刺激性，可以避免固体药物（如溴化物）造成的胃肠道刺激；④给药途径多样，可用于内服，也可用于皮肤、黏膜和腔道，还可注射给药。与此同时，液体制剂也存在有不足，譬如分散度大的同时，药物的化学稳定性较差，容易降解，降低药效；水溶性液体制剂容易霉变，非均相液体制剂粒子表面积大，物理稳定性较差；液体制剂对包装要求较高，同时体积较大，储藏、携带及运输都多有不便。

（二）液体制剂的分类

1. 按分散体系分类　见表12-6。

表12-6　液体制剂按分散体系分类

液体制剂				
均相液体制剂 （分子状态分散，热力学稳定）		非均相液体制剂 （微粒状态分散，热力学不稳定）		
低分子溶液剂 低分子药物 微粒＜1nm	高分子溶液剂 高分子化合物 微粒＜100nm	溶胶剂 不溶性药物 纳米粒分散 微粒＜100nm	乳剂 不溶性液体药物乳滴分散 微粒＞100nm	混悬剂 不溶性固体药物微粒分散 微粒＞500nm
溶液剂	胶体溶液剂（亲水和疏水）		乳剂	混悬剂

2. 按给药途径分类　液体制剂按给药途径主要分为内服液体制剂和外用液体制剂。内服液体制剂包括糖浆剂、乳剂和混悬液等；外用制剂包括洗剂、搽剂、滴鼻剂和灌肠剂等。

3. 按是否无菌分类　注射剂和眼用制剂也属于液体制剂的范畴，但两类制剂除了要做到工艺稳定、质量可控外，使用前必须始终处于无菌状态，又被称为无菌制剂。因此，本节内容将液体制剂分为无菌型液体制剂（注射剂、眼用制剂和冲洗剂等）和非无菌型液体制剂（混悬剂、糖浆剂、酊剂和肛肠剂等）两大类进行介绍。此处的“无菌”主要是根据《中国药典》“制剂通则”制剂检查项下是否需要进行“无菌”检查来划分的。

二、无菌型液体制剂的分析

无菌型液体制剂的分析主要阐述注射剂和眼用制剂的分析，其他无菌制剂，如冲洗剂、涂剂和涂膜剂（用于烧伤和严重创伤）等，制剂检查方法多有相似，则不再赘述。

（一）注射剂分析

注射剂（injection）系指原料药物或与适宜的辅料制成的供注入体内的无菌制剂。注射剂可分为注射液、注射用无菌粉末与注射用浓溶液等。注射液系指原料药物或与适宜的辅料制成的供注入人体内的无菌液体制剂，包括溶液型、乳状液型或混悬型等注射液，可用于皮下注射、皮内注射、肌内注射、静脉注射和静脉滴注等。本节主要对溶液型注射液的分析进行介绍。

1. 性状和鉴别 溶液型注射液应澄清，混悬型注射液中原料药物粒径应控制在15μm以下，若有可见沉淀，振摇时应容易分散均匀。乳状液型注射液，不得有相分离现象，其次，还应符合正文品种项下的性状。

溶液型注射液的鉴别一般选取原料药鉴别项下的试验1～2项，并添加色谱法、光谱法等项目组成一组鉴别试验。

例12-5 《中国药典》艾司唑仑及其注射液的鉴别

艾司唑仑：①取本品约10mg，加盐酸溶液（1→2）15ml，缓缓煮沸15min，放冷，溶液显芳香第一胺类的鉴别反应；②取本品约1mg，加稀硫酸1～2滴，置紫外光灯（365nm）下检视，显天蓝色荧光；③本品的红外光吸收图谱应与对照的图谱一致。

艾司唑仑注射液：①取本品适量（约相当于艾司唑仑1mg），加稀硫酸2滴，置紫外光灯（365nm）下检视，显天蓝色荧光；②在含量测定项下记录的色谱图中，供试品溶液主峰的保留时间应与对照品溶液主峰的保留时间一致。

示例中，艾司唑仑注射液选取原料药中的化学鉴别试验一项，另外添加含量测定色谱图中主峰保留时间与对照品的比对一项共同组成其鉴别试验。

2. 制剂检查

（1）装量：在注射液使用前，为保证注射液用量不少于标示量从而保证临床用药要求，注射液及注射浓溶液需检查装量。

检查法：供试品标示装量不大于2ml者，取供试品5支，2ml以上至50ml者，取供试品3支。开启时注意避免损失，将内容物分别用相应体积的干燥注射器及注射针头抽尽，然后缓慢连续地注入经标化的量入式量筒内（量筒的大小应使待测体积至少占其额定体积的40%，不排尽针头中的液体），在室温下检视。测定油溶液、乳状液或混悬液时，应先加温（如有必要）摇匀，再用干燥注射器及注射针头抽尽后，同前法操作，放冷（加温时），检视。每支的装量均不得少于其标示量。

生物制品多剂量供试品：取供试品1支，按上述步骤测定单次剂量，应不低于标示量。

标示装量为50ml以上的注射液及注射用浓溶液照最低装量检查法检查，应符合规定。

（2）渗透压摩尔浓度：溶剂通过半透膜（如人体的细胞膜或毛细血管壁）由低浓度向高浓度溶液扩散的现象称为渗透，阻止渗透所需要施加的压力，称为渗透压。在溶质扩散或生物膜液体转运过程中，渗透压都起着极其重要的作用。因此，在制备注射剂、眼用液体制剂等药物制剂时，必须关注其渗透压。处方中添加了渗透压调节剂的制剂，均应控制其渗透压摩尔浓度。通常以每千克溶剂中溶质的毫渗透压摩尔来表示，可按下列公式计算毫渗透压摩尔浓度（mOsmol/kg）：

$$\text{毫渗透压摩尔浓度}=\frac{\text{每千克溶剂中溶解的溶质克数}}{\text{分子量}}\times n\times 1000 \tag{12.2}$$

式中，n为一个溶质分子溶解或解离时形成的粒子数，如在理想溶液中，葡萄糖n=1，氯化钠或硫酸镁n=2，氯化钙n=3，枸橼酸钠n=4。

依据《中国药典》，渗透压摩尔浓度采取测定溶液的冰点下降来间接进行测定。

（3）可见异物：可见异物（foreign insoluble matter）系指存在于注射剂、眼用液体制剂和无菌原料药中，在规定条件下目视可以观测到的不溶性物质，其粒径或长度通常大于50μm。可见异物的检查一方面可以保证制剂的临床使用安全，避免其导致过敏反应、微循环障碍及血管栓塞等；另一方面，还可间接对制剂的容器处理、生产环境等进行控制，保证注射剂的生产质量。

注射剂、眼用液体制剂应在符合 GMP 的条件下生产，产品在出厂前应采用适宜的方法逐一检查并同时剔除不合格产品。临用前，需在自然光下目视检查（避免阳光直射），如有可见异物，不得使用。

实验室检测时应避免引入可见异物。供试品的容器不适于检查（如透明度不够、不规则形状容器等）需转移至适宜容器中时，均应在 100 级的洁净环境中（如层流净化台）进行。用于本试验的供试品，必须按规定随机抽样。

可见异物的检测方法主要有灯检法和光散射法。

1）灯检法：此法应在暗室中进行，检查人员远距离和近距离视力测验，均应为 4.9 及以上（矫正后视力应为 5.0 及以上），应无色盲。

检查法：取规定量注射液供试品 20 支（瓶），除去容器标签，擦净容器外壁，必要时将药液转移至洁净透明的适宜容器内，将供试品置遮光板边缘处，光照度应为 1000～1500lx，用透明塑料容器包装、棕色透明容器包装的供试品或有色供试品溶液，光照度应为 2000～3000lx；混悬型供试品或乳状液，光照度应增加至约 4000lx。在明视距离（指供试品至人眼的清晰观测距离，通常为 25cm），手持容器颈部，轻轻旋转和翻转容器（但应避免产生气泡），使药液中可能存在的可见异物悬浮，分别在黑色和白色背景下目视检查，重复观察，总检查时限为 20s。

供试品装量每支在 10ml 及 10ml 以下的，每次检查可手持 2 支，50ml 或 50ml 以上大容量注射液按直、横、倒三步法旋转检视。供试品溶液中有大量气泡产生影响观察时，需静置足够时间至气泡消失后检查。

结果判定：供试品中不得检出金属屑、玻璃屑、长度超过 2mm 的纤维、最大粒径超过 2mm 的块状物，静置一定时间后轻轻旋转时不得检出肉眼可见的烟雾状微粒沉积物、无法计数的微粒群或摇不散的沉淀，以及在规定时间内较难计数的蛋白质絮状物等明显可见异物。供试品中微细可见异物，包括点状物、2mm 以下的短纤维和块状物等，生化药品中半透明的小于约 1mm 的细小蛋白质絮状物等，应符合表 12-7。

表 12-7 细微可见异物限度结果判定

类别		细微可见异物限度	
		初试 20 支（瓶）	初、复试 40 支（瓶）
生物制品	注射液	装量≤50ml，≤3；装量>50ml，≤5	>2 支（瓶）超出，不符合规定
	滴眼剂	1 支（瓶）超出，符合规定 2 支（瓶）超出，复试 ≥3 支（瓶）超出，不符合规定	>3 支（瓶）超出，不符合规定
非生物制品	注射液		
	静脉	1 支（瓶）检出，复试 ≥2 支（瓶）检出，不符合规定	>1 支（瓶）检出，不符合规定
	非静脉	1～2 支（瓶）检出，复试 >2 支（瓶）检出，不符合规定	>2 支（瓶）检出，不符合规定
	滴眼剂	1 支（瓶）检出，符合规定 2～3 支（瓶）检出，复试 >3 支（瓶）检出，不符合规定	>3 支（瓶）检出，不符合规定

2）光散射法：当一束单色激光照射溶液时，溶液中存在的不溶性物质使入射光发生散射，散射的能量与不溶性物质的大小有关。光散射法即通过对溶液中不溶性物质引起的光散射能量的测量，并与规定的阈值比较，以检查可见异物。

检查法：取供试品 20 支，除去不透明标签，擦净容器外壁，置仪器检测装置上，从仪器提供的菜单中选择与供试品规格相应的测定参数，并根据供试品瓶体大小对参数进行适当调整后，启动仪器，将供试品检测 3 次并记录检测结果。凡仪器判定有 1 次不合格者，可用灯检法确认。用深色透明容器包装或液体色泽较深等灯检法检查困难的品种不用灯检法确认。

结果判定：同灯检法。

（4）不溶性微粒：不溶性微粒（particulate matter）是可见异物检查合格后，检查静脉用注射剂（溶液型注射液、注射用无菌粉末和注射用浓溶液）及供静脉注射用无菌原料药中不溶性微粒（＜50μm）的大小及数量。检查的方法包括光阻法和显微计数法。

当光阻法测定结果不符合规定或供试品不适于用光阻法测定时，应采用显微计数法进行测定，并以显微计数法的测定结果作为判定依据。光阻法不适用于黏度过高和易析出结晶的制剂，也不适用于进入传感器时容易产生气泡的注射剂。对于黏度过高，采用两种方法都无法直接测定的注射液，可用适宜的溶剂稀释后测定。

1）光阻法：光阻法仪器包括取样器、传感器和数据处理器三部分。当液体中的微粒通过一窄细检测通道时，与液体流向垂直的入射光，由于被微粒阻挡而减弱，因此由传感器输出的信号降低，这种信号变化与微粒的截面积大小相关。从而检测出待测样品中微粒的大小和数量。仪器测量粒径范围为 2～100μm，检测微粒浓度为 0～10 000 个/毫升。仪器每 6 个月至少校准一次。

标示装量 25ml 以上（包括 25ml）的静脉用注射液或注射用浓溶液，除另有规定外，取供试品至少 4 个，用水将容器外壁洗净，小心翻转 20 次，使溶液混合均匀，立即小心开启容器，先倒出部分供试品溶液冲洗开启口及取样杯，再将供试品溶液倒入取样杯中，静置 2min 或适当时间脱气泡，置于取样器上（或将供试品容器直接置于取样器上）。开启搅拌，使溶液混匀（避免气泡产生），每个供试品依法测定至少 3 次，每次取样应不少于 5ml，记录数据，弃第一次测定数据，取后续测定数据的平均值作为测定结果。

标示装量为 25ml 以下样品按上法混合均匀后直接静置 2min 或适当时间脱气泡，小心开启容器，直接将供试品容器置于取样器上，开启搅拌或以手缓缓转动，使溶液混匀（避免产生气泡），由仪器直接抽取适量溶液（以不吸入气泡为限），测定并记录数据。

结果判定：标示装量为 100ml 以上的静脉用注射液，除另有规定外，每 1ml 中含 10μm 及以上的微粒数不得过 25 粒，含 25μm 及以上的微粒数不得过 3 粒。标示装量为 100ml 以下的静脉用注射液、静脉注射用无菌粉末、注射用浓溶液及供注射用无菌原料药，除另有规定外，每个供试品容器中含 10μm 及以上的微粒数不得过 6000 粒，含 25μm 及以上的微粒数不得过 600 粒。

2）显微计数法：标示装量为 25ml 或 25ml 以上的静脉用注射液或注射用浓溶液，除另有规定外，取供试品至少 4 个，用水将容器外壁洗净，在洁净工作台上小心翻转 20 次，使溶液混合均匀，立即小心开启容器，用适宜的方法抽取或量取供试品溶液 25ml，沿滤器内壁缓缓注入经预处理的滤器（滤膜直径 25mm）中。静置 1min，缓缓抽滤至滤膜近干，再用微粒检查用水 25ml，沿滤器内壁缓缓注入，洗涤并抽滤至滤膜近干，然后用平头镊子将滤膜移置平皿上（必要时，可涂抹极薄层的甘油使滤膜平整），微启盖子使滤膜适当干燥后，将平皿闭合，置显微镜载物台上。调好入射光，放大 100 倍进行显微测量，分别测定有效滤过面积上最长粒径大于 10μm 和 25μm 的微粒数。

标示装量为 25ml 以下的静脉用注射液或注射用浓溶液，除另有规定外，操作同上，用适宜的方法直接抽取每个容器中的全部溶液，沿滤器内壁缓缓注入经预处理的滤器（滤膜直径 13mm）。

结果判定：标示装量为 100ml 以上的静脉用注射液，除另有规定外，每 1ml 中含 10μm 及以上的微粒数不得过 12 粒，含 25μm 及以上的微粒数不得过 2 粒。标示装量为 100ml 以下的静脉用注射液、静脉注射用无菌粉末、注射用浓溶液及供注射用无菌原料药，除另有规定外，每个供试品容器中含 10μm 及以上的微粒数不得过 3000 粒，含 25μm 及以上的微粒数不得过 300 粒。

（5）无菌：无菌检查法（sterility）系指用于检查药典要求无菌的药品、生物制品、医疗器具、原料、辅料及其他品种是否无菌的一种方法。若供试品符合无菌检查法的规定，仅表明供试品在该检验条件下未发现微生物污染。无菌检查应在无菌条件下进行，试验环境必须达到无菌检查的要求，检验全过程应严格遵守无菌操作，防止微生物污染，防止污染的措施不得影响供试品中微生物的检出。

无菌检查法包括薄膜过滤法和直接接种法两种。只要供试品性质允许，应采用薄膜过滤法。两种方法都应设置阳性对照和阴性对照。阳性对照 72h 内应生长良好，阴性对照不得有菌生长。

1）薄膜过滤法：薄膜过滤法一般应采用封闭式薄膜过滤器。无菌检查用的滤膜孔径应不大于 0.45μm，直径约为 50mm。根据供试品及其溶剂的特性选择滤膜材质。使用时，应保证滤膜在过滤前后的完整性。

水溶性供试液过滤前应先将少量的冲洗液过滤，以润湿滤膜，油类供试品，其滤膜和过滤器在使用前应充分干燥。为发挥滤膜的最大过滤效率，应注意保持供试品溶液及冲洗液覆盖整个滤膜表面。供试液经薄膜过滤后，若需要用冲洗液冲洗滤膜，每张滤膜每次冲洗量一般为 100ml，且总冲洗量不得超过 1000ml，以避免滤膜上的微生物受损伤。

水溶液供试品取规定量，直接过滤，或混合至含不少于 100ml 适宜稀释液的无菌容器中，混匀，立即过滤。如供试品具有抑菌作用，须用冲洗液冲洗滤膜，冲洗次数一般不少于三次，所用的冲洗量、冲洗方法同方法适用性试验。样品冲洗后，1 份滤器中加入 100ml 硫乙醇酸盐流体培养基，1 份滤器中加入 100ml 胰酪大豆胨液体培养基。

2）直接接种法：此法适用于无法用薄膜过滤法进行无菌检查的供试品，取规定量供试品分别等量接种至硫乙醇酸盐流体培养基和胰酪大豆胨液体培养基中。

结果判断：阳性对照管应生长良好，阴性对照管不得有菌生长。否则，试验无效。若供试品管均澄清，或虽显浑浊但经确证无菌生长，判供试品符合规定；若供试品管中任何一管显浑浊并确证有菌生长，判供试品不符合规定，除非能充分证明试验结果无效，即生长的微生物非供试品所含。当符合下列至少一个条件时方可判试验结果无效：无菌检查试验所用的设备及环境的微生物监控结果不符合无菌检查法的要求；回顾无菌试验过程，发现有可能引起微生物污染的因素；供试品管中生长的微生物经鉴定后，确证是因无菌试验中所使用的物品和（或）无菌操作技术不当引起的。

神奇的蓝色血液，鲎试剂——合理开发，保护资源

鲎是一种远古海生节肢动物，起源可以追溯到四亿多年前，问世至今仍保留其原始而古老的相貌，有“活化石”之称。鲎的血液当中含有铜离子，呈现出特有的蓝色。鲎试剂是由鲎的血液变形细胞溶解物制成的无菌冷冻干燥品，含有能被微量细菌内毒素和真菌葡聚糖激活的凝固酶原——凝固蛋白原，能够准确、快速地定性或定量检测样品中是否含有细菌内毒素和 (1,3)-β-葡聚糖。自 19 世纪人们发现鲎试剂的以上作用，鲎试剂在制药、临床及科研等领域的应用日益广泛，也因其简单、快速、灵敏、准确的特点，成为国际上检测内毒素最好的方法之一。

随着鲎试剂医用价值的开发，鲎的生存也开始面临巨大的挑战。幼鲎虫的生长周期较长，一般生长到成年鲎产卵期需要十余年，大量的成年鲎被捕杀后，导致鲎资源面临即将枯竭的边缘。近年来人们开始关注保护鲎资源的重要性，中华鲎也被列入中国国家二级保护动物。鲎试剂的开发虽然解决了细菌内毒素检查的难题，但人们也应该知道保护自然资源，保护物种多样性，也是人类不容推卸的责任，希望已经经历了数亿年的古老物种能够继续安稳地生存下去。

（6）细菌内毒素和热原

1）细菌内毒素：细菌内毒素（bacterial endotoxin）是革兰氏阴性菌细胞壁的组分，主要成分是脂多糖。本法的检查系指利用鲎试剂来检测或量化由革兰氏阴性菌产生的细菌内毒素，以判断供试品中细菌内毒素的限量是否符合规定的一种方法。细菌内毒素检查包括两种方法，即凝胶法和光度测定法，供试品检测时，可使用其中任何一种方法进行试验。当测定结果有争议时，除另有规定外，以凝胶限度试验结果为准。

凝胶法系通过鲎试剂与内毒素产生凝集反应的原理进行限度检测或半定量检测内毒素的方法。测定中需要确定内毒素的限值和最大稀释倍数。内毒素的限值（L）通过公式：$L=K/M$ 确定，其中 K 为人每千克体重每小时最大可接受的内毒素剂量，以 EU/(kg · h) 表示，如注射剂 K=5EU/(kg · h)。最大稀释倍数（MVD）系指在试验中供试品溶液被允许达到稀释的最大倍数，在不超过此稀释倍数的浓度下进行内毒素限值的检测。MVD=CL/λ，其中 C 为供试品溶液的浓度，λ 为凝胶法中鲎试剂的标示灵敏度（EU/ml）。

鲎试剂的灵敏度复核试验：取分装有 0.1ml 鲎试剂溶液的 10mm×75mm 试管 18 支，其中 16 管分别加入 0.1ml 不同浓度的内毒素标准溶液，每一个内毒素浓度（2λ、λ、0.5λ 和 0.25λ）平行做 4 管；另外取 2 管加入 0.1ml 细菌内毒素检查用水作为阴性对照。将试管中溶液轻轻混匀后，封闭管口，垂直放入 37℃±1℃恒温器中，保温 60min±2min。将试管从恒温器中轻轻取出，缓缓倒转 180°，若管内形成凝胶，并且凝胶不变形、不从管壁滑脱者为阳性；未形成凝胶或形成的凝胶不坚实、变形并从管壁滑脱者为阴性。保温和拿取试管过程应避免受到振动，造成假阴性结果。当最大浓度 2λ 管均为阳性，最低浓度 0.25λ 管均为阴性，阴性对照管为阴性，试验方为有效。按公式 $\lambda_c=\mathrm{antilg}(\sum X/4)$ 计算反应终点浓度的几何平均值，即为鲎试剂灵敏度的测定值 λ_c。X 为反应终点浓度的对数值。反应终点浓度是指系列递减的内毒素浓度中最后一个呈阳性结果的浓度。

凝胶限度试验方法：依据表 12-8 制备溶液 A、B、C 和 D。使用稀释倍数不超过 MVD 并且已经排除干扰的供试品溶液来制备溶液 A 和 B。按鲎试剂灵敏度复核试验项下操作。

表 12-8　凝胶限度试验溶液的制备

编号	内毒素浓度/配制内毒素溶液	平行管数
A	无/供试品溶液	2
B	2λ/供试品溶液	2
C	2λ/检查用水	2
D	无/检查用水	2

注：A 为供试品溶液；B 为供试品阳性对照；C 为阳性对照；D 为阴性对照

结果判定：保温 60min±2min 后观察结果。若阴性对照溶液 D 的平行管均为阴性，供试品阳性对照溶液 B 的平行管均为阳性，阳性对照溶液 C 的平行管均为阳性，试验有效。若溶液 A 的两个平行管均为阴性，判定供试品符合规定。若溶液 A 的两个平行管均为阳性，判定供试品不符合规定。若溶液 A 的两个平行管中的一管为阳性，另一管为阴性，需进行复试。复试时溶液 A 需做 4 支平行管，若所有平行管均为阴性，判定供试品符合规定，否则判定供试品不符合规定。

2）热原：热原（pyrogen）是指能引起恒温动物体温异常升高的致热物质。主要来源于革兰氏阴性菌细胞壁中所含的内毒素。当注射液受到热原污染进入人体后，会引起寒战、发热，严重时可导致昏迷、休克死亡。因此，在注射剂生产工艺中必须对热原进行检查。

热原检查法系将一定剂量的供试品，静脉注入家兔体内，在规定时间内，观察家兔体温升高的情况，以判定供试品中所含热原的限度是否符合规定。

检查法：试验前对试验用家兔进行准备，并严格控制环境温度和家兔体温。取适用的家兔 3 只，测定其正常体温后 15min 以内，自耳静脉缓缓注入规定剂量并温热至约 38℃的供试品溶液，然后每隔 30min 按前法测量其体温 1 次，共测 6 次，以 6 次体温中最高的一次减去正常体温，即为该兔体温的升高温度。如 3 只家兔中有 1 只体温升高 0.6℃或高于 0.6℃，或 3 只家兔体温升高的总和达 1.3℃或高于 1.3℃，应另取 5 只家兔复试，检查方法同上。

结果判断：在初试的 3 只家兔中，体温升高均低于 0.6℃，并且 3 只家兔体温升高总和低于 1.3℃；或在复试的 5 只家兔中，体温升高 0.6℃或高于 0.6℃的家兔不超过 1 只，并且初试、复试合并 8 只家兔的体温升高总和为 3.5℃或低于 3.5℃，均判定供试品的热原检查符合规定。在初试的 3 只家兔中，体温升高 0.6℃或高于 0.6℃的家兔超过 1 只；或在复试的 5 只家兔中，体温升高 0.6℃或高于 0.6℃的家兔超过 1 只；或在初试、复试合并 8 只家兔的体温升高总和超过 3.5℃，均判定供试品的热原检查不符合规定。当家兔升温为负值时，均以 0℃计。

3. 含量测定 注射剂在制剂过程中会加入溶剂（注射用水和注射用油等）和附加剂，后者包括渗透压调节剂、乳化剂、抗氧剂等，在含量测定时，上述物质如不产生干扰，则继续沿用原料药的含量测定方法，否则，需排除干扰后再测定。

（1）注射用油的干扰：脂溶性药物制备成注射液时会以大豆油或植物油等为溶剂，当含量测定时，此类溶剂就会对以水为溶剂的测定方法产生干扰，为排除其影响，常用的方法包括有机溶剂稀释法、有机溶剂提取法和柱色谱法。以下用甾体激素类药物注射液为例分别进行阐述。

例 12-6 《中国药典》己酸羟孕酮注射液、丙酸睾酮注射液的含量测定

己酸羟孕酮：用内容量移液管精密量取本品适量，加甲醇定量稀释制成每 1ml 中约含 20μg 的溶液，作为供试品溶液，精密量取 10μl，注入液相色谱仪，记录色谱图；另取己酸羟孕酮对照品，精密称定，加甲醇溶解并定量稀释制成每 1ml 中约含 20μg 的溶液，同法测定，按外标法以峰面积计算，即得。

丙酸睾酮：用内容量移液管精密量取本品适量（约相当于丙酸睾酮 100mg），置 100ml 量瓶中，用乙醚分数次洗涤移液管内壁，洗液并入量瓶中，用乙醚稀释至刻度，摇匀，精密量取 5ml，置具塞离心管中，在温水浴上使乙醚挥散，用甲醇振摇提取 4 次（5ml、5ml、5ml、3ml），每次振摇 10min 后离心 15min，合并甲醇提取液，置 25ml 量瓶中，用甲醇稀释至刻度，摇匀，作为供试品溶液，精密量取 10μl，照丙酸睾酮含量测定项下的方法测定。

示例中，己酸羟孕酮注射液采用甲醇定量稀释的方法排除溶剂油的影响；丙酸睾酮注射液用甲醇分次提取后，合并提取液，排除溶剂油的干扰；丙酸睾酮注射液（USP38-NF33）中采用了柱色谱的方法进行了提取，载体为硅烷化硅藻土，95% 乙醇饱和的正庚烷为固定液，正庚烷饱和的 95% 乙醇为流动相，提取后用紫外–可见分光光度法进行含量测定。

（2）抗氧剂的干扰：还原性药物制成注射剂，常需要加入抗氧剂增加其稳定性，常用的抗氧剂包括亚硫酸钠、亚硫酸氢钠、焦亚硫酸钠和维生素 C 等。含量测定时，这些抗氧剂就会消耗滴定剂从而使结果偏高，产生干扰。常用的排除方法包括加掩蔽剂，加酸分解和加弱氧化剂。

1）加掩蔽剂：当亚硫酸钠、亚硫酸氢钠和焦亚硫酸钠干扰测定时，常加入丙酮和甲醛进行掩蔽。例如，《中国药典》维生素 C 注射液含量测定，抗氧剂亚硫酸氢钠会优先消耗碘滴定液，测定时加入丙酮作为掩蔽剂，排除其干扰。

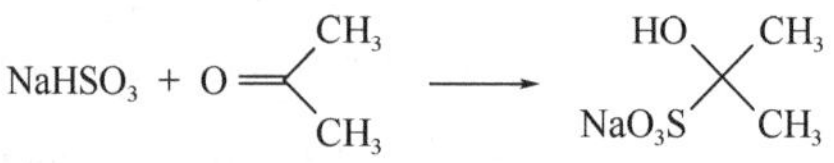

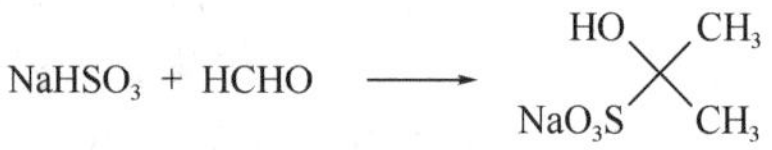

方法：精密量取本品适量（约相当于维生素 C 0.2g），加水 15ml 与丙酮 2ml，摇匀，放置 5min，加稀乙酸 4ml 与淀粉指示液 1ml，用碘滴定液（0.05mol/L）滴定，至溶液显蓝色并持续 30s 不褪。每 1ml 碘滴定液（0.05mol/L）相当于 8.806mg 的 $C_6H_8O_6$。

2）加酸分解：亚硫酸钠、亚硫酸氢钠等抗氧剂也可通过加酸分解的方式来排除干扰。《中国药典》盐酸普鲁卡因胺注射液含量测定时，采用加水 40ml 与盐酸溶液（1→2）10ml，迅速煮沸，立即冷却至室温的方法，来排除抗氧剂的影响。

$$Na_2SO_3+2HCl \longrightarrow 2NaCl+H_2O+SO_2\uparrow$$

$$NaHSO_3+HCl \longrightarrow NaCl+H_2O+SO_2\uparrow$$

$$Na_2S_2O_5+2HCl \longrightarrow 2NaCl+H_2O+2SO_2\uparrow$$

3）加弱氧化剂：当主药和抗氧剂的还原性有差异时，可加入弱氧化剂，在消耗抗氧剂的同时，不氧化药物也不消耗滴定剂来排除其影响。常用的弱氧化剂有双氧水和硝酸。

$$Na_2SO_3+H_2O_2 \longrightarrow Na_2SO_4+H_2O$$
$$NaHSO_3+H_2O_2 \longrightarrow NaHSO_4+H_2O$$
$$Na_2SO_3+2HNO_3 \longrightarrow Na_2SO_4+H_2O+2NO_2\uparrow$$
$$2NaHSO_3+4HNO_3 \longrightarrow Na_2SO_4+2H_2O+H_2SO_4+4NO_2\uparrow$$

注射剂含量测定结果以标示量的百分含量来表示。

（二）眼用制剂分析

眼用制剂（ophthalmic preparation）系指直接用于眼部发挥治疗作用的无菌制剂。眼用制剂可分为眼用液体制剂（滴眼剂、洗眼剂和眼内注射溶液等）、眼用固体制剂和眼用半固体制剂。

1. 眼用液体制剂的性状和鉴别 滴眼剂应与泪液等渗；混悬型滴眼剂的沉降物不应结块或聚集，经振摇应易再分散；洗眼剂属用量较大的眼用制剂，应尽可能与泪液等渗。其他应符合正文品种项下的性状。

眼用制剂的制备工艺中主要加入渗透压调节剂、抑菌剂和助悬剂等辅料，鉴别试验与原料药相近，一般选取原料药鉴别项下的试验1～2项，并添加色谱法（高效液相色谱）或光谱法（紫外分光光度法）等项目组成鉴别试验。例如，《中国药典》中马来酸噻吗洛尔滴眼液鉴别项下，与原料药相比，增加紫外–可见分光光度法鉴别项，具体鉴别内容：取含量测定项下的溶液，照紫外–可见分光光度法测定，在295nm的波长处有最大吸收。

2. 制剂检查

（1）装量：单剂量包装的眼用液体制剂，取供试品10个，将内容物分别倒入经标化的量入式量筒（或适宜容器）内，检视，每个装量与标示装量相比较，均不得少于其标示量。

多剂量包装的眼用制剂，照最低装量检查法检查，应符合规定。取供试品5个，开启时注意避免损失，将内容物转移至预经标化的干燥量入式量筒中（量具的大小应使待测体积至少占其额定体积的40%），黏稠液体倾出后，除另有规定外，将容器倒置15min，尽量倾净。2ml及以下者用预经标化的干燥量入式注射器抽尽。读出每个容器内容物的装量，并求其平均装量，20ml以下平均装量不应少于标示量，每个容器装量不少于平均装量的93%。如有1个容器装量不符合规定，则另取5个复试，应全部符合规定。平均装量与每个容器装量（按标示装量计算百分率），取三位有效数字进行结果判断。

（2）粒度：含饮片原粉的眼用制剂和混悬型眼用制剂粒度应符合规定。检查法：取液体型供试品强烈振摇，立即量取适量（或相当于主药10μg）置于载玻片上，共涂3片；照粒度和粒度分布测定法测定，每个涂片中大于50μm的粒子不得过2个（含饮片原粉的除外），且不得检出大于90μm的粒子。

（3）沉降体积比：混悬型滴眼剂沉降体积比不应低于0.90。用具塞量筒量取供试品50ml，密塞，用力振摇1min，记下混悬物的开始高度 H_0，静置3min，记下混悬物的最终高度 H，按下式计算：沉降体积比 $=H/H_0$。

（4）可见异物：取供试品20支（瓶），灯检法检查，结果判定依据表12-7。

（5）渗透压摩尔浓度：水溶液型滴眼剂、洗眼剂和眼内注射溶液按各品种项下的规定，照渗透压摩尔浓度测定法测定，应符合规定。测定方法见本节注射剂渗透压摩尔浓度测定。

3. 含量测定 含量测定方法在有辅料干扰的情况下，眼用制剂的含量测定一般选择光谱法（如紫外分光光度法）或色谱法（如高效液相色谱法）排除干扰进行测定。

例12-7 《中国药典》双氯芬酸钠、马来酸噻吗洛尔及其滴眼液的含量测定

（1）双氯芬酸钠：取本品约0.25g，精密称定，加冰醋酸40ml溶解，照电位滴定法，用高氯酸滴定液（0.1mol/L）滴定，并将滴定的结果用空白试验校正。每1ml高氯酸滴定液（0.1mol/L）

相当于 31.81mg 的 $C_{14}H_{10}Cl_2NNaO_2$。

双氯芬酸钠滴眼液：取本品 5 瓶，混合均匀，精密量取 5ml，置 25ml 量瓶中，用 70% 甲醇溶液稀释至刻度，摇匀，滤过，取续滤液作为供试品溶液。精密量取 10μl，注入液相色谱仪，记录色谱图；另取双氯芬酸钠对照品适量，精密称定，加 70% 甲醇溶液溶解并定量稀释制成每 1ml 中约含 0.2mg 的溶液，同法测定。按外标法以峰面积计算，即得。

（2）马来酸噻吗洛尔：取本品 0.3g，精密称定，加冰醋酸 10ml 溶解后，加醋酐 10ml 与结晶紫指示液 1 滴，用高氯酸滴定液（0.1mol/L）滴定至溶液显蓝色，并将滴定的结果用空白试验校正。每 1ml 高氯酸滴定液（0.1mol/L）相当于 43.25mg 的 $C_{13}H_{24}N_4O_3S \cdot C_4H_4O_4$。

马来酸噻吗洛尔滴眼液：精密量取本品适量，用盐酸溶液（9→1000）定量稀释成每 1ml 中含噻吗洛尔 20μg 的溶液，照紫外–可见分光光度法，在 295nm 的波长处测定吸光度，按 $C_{13}H_{24}N_4O_3S \cdot C_4H_4O_4$ 的百分吸收系数为 205 计算，并将结果与 0.7316 相乘，即为 $C_{13}H_{24}N_4O_3S$ 的含量。

示例中，双氯芬酸钠和马来酸噻吗洛尔原料药采用非水溶液滴定法进行含量测定，而其滴眼液分别选择了高效液相色谱法和紫外–可见分光光度法来测定制剂的含量。

三、非无菌型液体制剂的分析

此类液体制剂包括溶液剂、糖浆剂、混悬剂、搽剂、酊剂、肛肠剂等。

（一）口服溶液剂、混悬剂和乳剂的分析

1. 性状和鉴别 口服溶液剂（oral solution）系指原料药物溶解于适宜溶剂中制成的供口服的澄清液体制剂，为无色或有色澄清溶液。口服溶液剂因常用的分散介质为水，因此一般沿用原料药的鉴别方法，如《中国药典》盐酸氨溴索口服溶液，选取盐酸氨溴索鉴别项下的高效液相色谱法和紫外–可见分光光度法试验作为其鉴别依据。

口服混悬剂（oral suspension）系指难溶性固体原料药物分散在液体介质中制成的供口服的混悬液体制剂，也包括干混悬剂或浓混悬液。口服混悬液应分散均匀，放置后如有沉淀，经振摇易再分散。常用有机溶剂提取难溶药物后，参照主药的鉴别方法 1～2 项组成其鉴别试验，如《中国药典》棕榈氯霉素混悬液用三氯甲烷 20ml 提取后，分取三氯甲烷层后进行理化鉴别试验。

口服乳剂（oral emulsion）系指两种互不相溶的液体制成的供口服的水包油型液体制剂。口服乳剂外观应呈均匀的乳白色（以半径为 10cm 的离心机 4000r/min 的转速离心 15min，不应有分层现象），可能会有相分离的现象，振摇后应易再分散。乳剂的鉴别以《中国药典》鱼肝油为例，主要根据其中的维生素 A 和维生素 D 的鉴别为主，采用高效液相色谱法来进行鉴别。

口服液体制剂具有外观好，口感适宜、便于服用等特点，特别适用于儿童和老年患者。

2. 制剂检查

（1）装量：单剂量包装的口服溶液剂、口服混悬剂和口服乳剂，取供试品 10 个，将内容物分别倒入经标化的量入式量筒（或适宜容器）内，检视，每个装量与标示装量相比较，均不得少于其标示装量。

多剂量包装的上述制剂，照最低装量检查法检查（具体方法见眼用制剂），检查结果符合表 12-9 规定。

表 12-9 口服及外用液体制剂最低装量限度

标示装量	口服及外用液体；黏稠液体	
	平均装量	每个容器装量
20ml 以下	不少于标示装量	不少于标示装量的 93%
20～50ml	不少于标示装量	不少于标示装量的 95%

续表

标示装量	口服及外用液体；黏稠液体	
	平均装量	每个容器装量
50ml 以上	不少于标示装量	不少于标示装量的 97%

（2）相对密度：相对密度系指在相同的温度、压力条件下，某物质的密度与水的密度之比。除另有规定外，温度为 20℃。测定药品的相对密度，可以检查药品的纯杂程度。

相对密度的测定一般用比重瓶法。取洁净、干燥并精密称定重量的比重瓶，装满供试品（温度应低于 20℃或各品种项下规定的温度）后，装上温度计（瓶中应无气泡），置 20℃（或各品种项下规定的温度）的水浴中放置若干分钟，使内容物的温度达到 20℃（或各品种项下规定的温度），用滤纸除去溢出侧管的液体，立即盖上罩。然后将比重瓶自水浴中取出，再用滤纸将比重瓶的外面擦净，精密称定，减去比重瓶的重量，求得供试品的重量后，将供试品倾去，洗净比重瓶，装满新沸过的冷水，再照上法测得同一温度时水的重量，计算即得。

$$\text{相对密度} = \frac{\text{供试品重量}}{\text{水重量}} \tag{12.3}$$

（3）pH：口服液体制剂需控制溶液的 pH，常用测定方法为使用酸度计测定，以玻璃电极为指示电极，饱和甘汞电极或银–氯化银电极为参比电极进行测定。酸度计在测定前，应采用国家标准物质管理部门发放的标示 pH 准确至 0.01pH 单位的各种标准缓冲液校正仪器。

（4）沉降体积比：口服混悬剂需检查沉降体积比，方法参见眼用制剂分析。

（5）微生物限度：除另有规定外，照非无菌产品微生物限度检查：微生物计数法和控制菌检查法及非无菌药品微生物限度标准检查，应符合规定。

3. 含量测定　照规定方法测定，以标示量的百分含量来表示。

（二）糖浆剂的分析

糖浆剂（syrup）系指含有原料药物的浓蔗糖水溶液，供口服使用，其中含糖量不得低于 45%；主药可以是化学药物（如《中国药典》盐酸氨溴索糖浆），也可以是药材提取物（如《中国药典》小儿止咳糖浆）；若加入防腐剂，必须严格控制含量，例如苯甲酸用量不得超过 0.3%。

糖浆剂味甜，多为黏稠液体，允许有少量摇之易散的沉淀，不得有酸败、产气等变质现象。

糖浆剂的鉴别，主药为化学药物的，鉴别项目与原料药相同；主药为中药提取物的，除理化鉴别外，多使用薄层色谱法进行鉴别，如川贝枇杷糖浆的鉴别（例 12-8）。

糖浆剂的检查包括装量、相对密度及微生物限度等项目，方法参见口服溶液剂的分析。含量测定可用提取法、溶剂稀释法等方法排除糖类物质干扰后测定主药的含量。

例 12-8　《中国药典》川贝枇杷糖浆的鉴别：取本品 20ml，用水饱和的正丁醇振摇提取 3 次，每次 15ml，合并正丁醇液，蒸干，残渣加水 3～5ml 使溶解，放冷，通过 D101 型大孔吸附树脂柱（内径为 1.5cm，柱高为 8cm），以水 50ml 洗脱，弃去水洗脱液，再用稀乙醇洗脱至洗脱液无色，收集洗脱液，蒸干，残渣加甲醇 1ml 使溶解，作为供试品溶液。另取枇杷叶对照药材 2g，加水 100ml，煎煮 1h，滤过，滤液同法制成对照药材溶液。吸取上述两种溶液各 10～20μl，分别点于同一硅胶 G 薄层板上使成条状，以环己烷–乙酸乙酯–冰醋酸（8∶4∶0.1）为展开剂，展开，取出，晾干，喷以 5% 香草醛硫酸溶液，在 105℃加热至斑点显色清晰。供试品色谱中，在与对照药材色谱相应的位置上，显相同颜色的主斑点。

（三）酊剂的分析

酊剂（tincture）系指将原料药物用规定浓度的乙醇提取或溶解而制成的澄清液体制剂，也可用流浸膏稀释制成，供口服或外用。酊剂中乙醇的最低浓度为 30%（ml/ml）。

酊剂应澄清，久置允许有少量摇之易散的沉淀。

酊剂除检查装量和微生物限度外，还需检查乙醇量和甲醇量。乙醇含量的测定主要采用气相色谱法和蒸馏法，当二者结果不一致时，以气相色谱法测定结果为准。甲醇含量的测定主要采用气相色谱法。

1. 乙醇量 采用气相色谱法。

（1）毛细管柱法：精密量取恒温至20℃的供试品适量（相当于乙醇约5ml），置100ml量瓶中，精密加入恒温至20℃的正丙醇5ml，用水稀释至刻度，摇匀，精密量取该溶液1ml，置100ml量瓶中，用水稀释至刻度，摇匀（必要时可进一步稀释），作为供试品溶液。精密量取3ml，置10ml顶空进样瓶中，密封，顶空进样，测定峰面积，按内标法以峰面积计算（内标物为正丙醇）。色谱条件、系统适用性试验和校正因子的测定见《中国药典》四部通则0711“乙醇量测定法”。

（2）填充柱法：用直径为0.18～0.25mm的二乙烯苯–乙基乙烯苯型高分子多孔小球作为载体，精密量取恒温至20℃的供试品溶液适量（相当于乙醇约5ml），置100ml量瓶中，精密加入恒温至20℃的正丙醇5ml，用水稀释至刻度，摇匀（必要时可进一步稀释），取适量注入气相色谱仪，测定峰面积，按内标法以峰面积计算（内标物为正丙醇）。

2. 甲醇量 采用气相色谱法。

（1）毛细管柱法：取供试液作为供试品溶液。精密量取甲醇1ml，置100ml量瓶中，加水稀释至刻度，摇匀，精密量取5ml，置100ml量瓶中，加水稀释至刻度，摇匀，作为对照品溶液。分别精密量取对照品溶液与供试品溶液各3ml，置10ml顶空进样瓶中，密封，顶空进样。按外标法以峰面积计算。

（2）填充柱法：载体同乙醇含量测定柱色谱法，精密量取内标溶液1ml，置10ml量瓶中，加供试液至刻度，摇匀，作为供试品溶液，取1μl注入气相色谱仪，测定。除另有规定外，供试液含甲醇量不得过0.05%（ml/ml）。

第四节 半固体制剂分析

与固体制剂相比，半固体制剂（semisolid preparation）是指易于流动和变形，能够均匀涂布于皮肤、眼部、鼻腔和阴道等部位的外用制剂。根据基质的性质和给药的途径，主要包括软膏剂、乳膏剂、糊剂和凝胶剂等。

一、软膏剂、乳膏剂和凝胶剂的特点和性状

软膏剂（ointment）系指原料药物与油脂性或水溶性基质混合制成的均匀的半固体外用制剂。因原料药物在基质中分散状态不同，分为溶液型软膏剂和混悬型软膏剂。

乳膏剂（cream）系指原料药物溶解或分散于乳状液型基质中形成的均匀半固体制剂。乳膏剂由于基质不同，可分为水包油型乳膏剂和油包水型乳膏剂。

软膏剂和乳膏剂具有皮肤润滑、保护创面及局部治疗的作用，广泛应用于皮肤科疾病的治疗。其黏度应适当，应易于涂覆分散于皮肤，不融化，无变色、变质等现象；另外，还应符合正文品种项下的性状。

凝胶剂（gel）系指原料药物与能形成凝胶的辅料制成的具凝胶特性的稠厚液体或半固体制剂。除另有规定外，凝胶剂限局部用于皮肤及体腔，如鼻腔、阴道和直肠。凝胶剂常温为胶状，无干涸和液化现象，胶粒分散均匀，不下沉结块；其次，还应符合正文品种项下的性状。

二、鉴别试验

当软膏剂、乳膏剂和凝胶剂的基质不干扰鉴别反应时，可直接溶解样品，与主药采用相同的鉴别试验，如《中国药典》水杨酸软膏的鉴别试验；当基质干扰时，可过滤后再采用主药的鉴别

方法，如《中国药典》水杨酸二乙胺乳膏和对乙酰氨基酚凝胶的鉴别试验；也可用有机溶剂萃取后再鉴别，如《中国药典》吲哚美辛乳膏的鉴别试验。

三、制剂检查

软膏剂、乳膏剂和凝胶剂检查包括粒度、装量、无菌和微生物限度。

1. 粒度　制剂中药物颗粒太大，不但会影响治疗效果，还会对皮肤造成刺激。混悬型软膏剂、含饮片细粉的软膏剂需检查粒度，应符合规定。

检查法：取供试品，用力摇匀，黏度较大者可按各品种项下的规定加适量甘油溶液（1→2）稀释，置于载玻片上涂成薄层，薄层面积相当于盖玻片面积，覆以盖玻片，轻压使颗粒分布均匀，注意防止气泡混入，半固体可直接涂在载玻片上，立即在 50～100 倍显微镜下检视盖玻片全部视野，应无凝聚现象，再在 200～500 倍的显微镜下检视该剂型，均不得检出大于 180μm 的粒子，共涂 3 片。

2. 装量　取供试品 5 个（50g 以上者 3 个），除去外盖和标签，容器外壁用适宜的方法清洁并干燥，分别精密称定重量，除去内容物，容器用适宜的溶剂洗净并干燥，再分别精密称定空容器的重量，求出每个容器内容物的装量与平均装量，均应符合表 12-10 的有关规定。如有 1 个容器装量不符合规定，则另取 5 个（50g 以上者 3 个）复试，应全部符合规定。

表 12-10　半固体制剂最低装量限度

标示装量	半固体制剂	
	平均装量	每个容器装量
20g 以下	不少于标示装量	不少于标示装量的 93%
20g 至 50g	不少于标示装量	不少于标示装量的 95%
50g 以上	不少于标示装量	不少于标示装量的 97%

3. 微生物限度　除另有规定外，照非无菌产品微生物限度检查：微生物计数法和控制菌检查法及非无菌药品微生物限度标准检查，应符合规定。

用于烧伤的软膏剂和乳膏剂，须按照无菌检查法（具体方法见本章）检查，并符合规定。

四、含量测定

软膏剂、乳膏剂和凝胶剂等半固体制剂含有大量的基质，包括油脂性基质和乳状液型基质，而这些基质一般都会干扰其药物的鉴别和含量测定。因此，需采取一定的方法排除这些因素的影响。

1. 液化基质后测定　溶解基质和药物后，直接测定含量。

《中国药典》硼酸软膏含量测定：取本品约 2g，精密称定，加甘露醇 3g 与新沸过的冷水 20ml，置水浴上加热，搅拌使硼酸溶解，放冷，加酚酞指示液 3 滴，用氢氧化钠滴定液（0.1mol/L）滴定至显粉红色。每 1ml 氢氧化钠滴定液（0.1mol/L）相当于 6.183mg 的 H_3BO_3。

2. 溶解基质后测定　加入有机溶剂溶解基质后测定药物含量。

《中国药典》红霉素软膏含量测定：取本品适量，精密称定（约相当于红霉素 10mg），置分液漏斗中，加石油醚 20ml，缓缓振摇，使基质溶解，用磷酸盐缓冲液（pH 7.8～8.0）提取 4 次，每次约 25ml，合并提取液，置 100ml 量瓶中，用磷酸盐缓冲液（pH 7.8～8.0）稀释至刻度，摇匀，照红霉素项下的方法测定，即得。

3. 过滤基质后测定　利用基质遇热液化，遇冷重新凝固的特性，滤除基质后测定药物含量。

《中国药典》硫软膏含量测定：取本品约 0.5g，精密称定，加 5% 亚硫酸钠溶液 40ml，加热回流约 1.5h，使硫溶解，放冷，使基质凝固，取溶液滤过，遗留基质用热水 30ml 洗涤，放冷，滤过，同法洗涤数次，合并滤液及洗液，加甲醛试液 10ml 与乙酸 6ml，用水稀释至 150ml，加淀粉指示剂，用碘滴定液（0.05mol/L）滴定。每 1ml 碘滴定液（0.05mol/L）相当于 3.206mg 的硫（S）。

4. 溶解提取后测定 溶解基质后，用酸碱介质溶液提取后测定。以下用诺氟沙星软膏和乳膏为例说明。

《中国药典》诺氟沙星软膏含量测定：精密称取本品适量（约相当于诺氟沙星 5mg），置分液漏斗中，加三氯甲烷 15ml，振摇后，用 0.1mol/L 盐酸溶液 25ml、20ml、20ml、20ml 分次提取，合并提取液，置 200ml 量瓶中，加 0.1mol/L 盐酸溶液稀释至刻度，摇匀，作为供试品溶液，照诺氟沙星项下的方法用高效液相色谱法测定。

《中国药典》诺氟沙星乳膏含量测定：精密称取本品适量（约相当于诺氟沙星 5mg），置分液漏斗中，加三氯甲烷 15ml，振摇后，用氯化钠饱和的 0.1% 氢氧化钠溶液 25ml、20ml、20ml 和 10ml 分次提取，合并提取液，置 100ml 量瓶中，加 0.1% 氢氧化钠溶液稀释至刻度，摇匀，滤过，精密量取续滤液 10ml，用 0.4% 氢氧化钠溶液定量稀释制成每 1ml 中约含诺氟沙星 5μg 的溶液，照紫外–可见分光光度法，在 273nm 的波长处测定吸光度；另取诺氟沙星对照品适量，精密称定，加 0.4% 氢氧化钠溶液溶解并定量稀释制成每 1ml 中约含 5μg 的溶液，同法测定。

第五节　气体制剂分析

气体制剂主要系指以气体作为输送动力，将含药溶液、乳状液、混悬液或干粉，使其呈雾状释出，作用于肺部、皮肤和组织腔道黏膜等部位发挥局部或全身作用的制剂。气体制剂包括气雾剂、喷雾剂和粉雾剂等。本节内容将主要介绍气雾剂和喷雾剂的制剂分析特点。

一、气体制剂的特点

气体制剂使药物以雾化的方式，形成蒸气、气溶胶或雾状颗粒，通过皮肤、呼吸道等途径给药，作用于局部或全身发挥药效；具有起效快、生物利用度高等特点；近年来，越来越受到广泛的应用，如在婴幼儿呼吸道疾病的治疗中，雾化吸入给药方式越来越普遍。

肺部是人体血–气交换的主要场所，肺泡总表面积可达 70～100m^2，为体表面积的 25 倍，紧靠丰富的毛细血管网络（总表面积约 90m^2），并且肺泡细胞壁和毛细血管壁的厚度仅 0.5～1μm，因此，气体药物制剂通过肺部给药可以具备较快的吸收速度，药物沉积到肺泡即可迅速吸收，几乎与静脉注射相当。

气体制剂由于需要以气体为动力形成雾状形态，因此，一般都需要特殊的装置来进行雾化。不同剂型的雾化机制也略有不同。气雾剂是借助抛射剂产生压力将药物喷出；喷雾剂是借助机械泵；而粉雾剂则是由患者吸入。气体制剂雾化的粒子大小应适中（0.5～5μm），粗微粒黏附在呼吸道黏膜上，吸收减慢，微粒太小，又会随气体呼出体外。因此，抛射剂和雾化装置都会直接影响气体制剂的质量和吸收，为保证良好的雾化效果，除选择具有稳定性好、沸点低及毒性小的抛射剂外，不同吸入药物还应配置与之相应的雾化装置。

二、气雾剂的制剂分析

气雾剂（aerosol）系指原料药物或原料药物和附加剂与适宜的抛射剂共同装封于具有特制阀门系统的耐压容器中，使用时借助抛射剂的压力将内容物呈雾状物喷出，用于肺部吸入或直接喷至腔道黏膜、皮肤的制剂。按用药途径可分为吸入气雾剂、非吸入气雾剂。

（一）性状和鉴别

气雾剂液体应澄清、混悬液振摇后应能重悬，喷出后为雾状，还应符合正文品种项下的性状。

气雾剂由药物、抛射剂和附加剂所组成，鉴别时，要先将抛射剂排空，再选择方法进行鉴别试验。例如，《中国药典》丙酸倍氯米松吸入气雾剂的鉴别：取本品1瓶，在铝盖上钻一小孔，插入连有干燥橡皮管的注射针（勿与液面接触），橡皮管的一端通入水中放气，待抛射剂气化挥尽，除去铝盖，置水浴上除尽瓶内残留的抛射剂，加环己烷3ml洗涤内容物，静置后滤过。共洗涤3次，用同一滤纸滤过，瓶内和滤纸上的残留物用热风除去环己烷后，加无水乙醇50ml使溶解，滤过，精密量取续滤液适量（约相当于丙酸倍氯米松1mg），用无水乙醇稀释至50ml，照紫外–可见分光光度法测定，在239nm的波长处有最大吸收。

（二）制剂检查

1. 递送剂量均一性 取供试品1罐（瓶），振摇5s，按产品说明书规定，弃去若干揿次，将吸入装置插入适配器内，喷射1次，抽气5s，取下吸入装置。重复上述过程收集产品说明书中的临床最小推荐剂量。用适当溶剂清洗滤纸和收集管内部，合并清洗液并稀释至一定体积。分别测定标示总揿次前（初始3个剂量）、中（$n/2$揿次起连续测定4个剂量，n为标示总揿次）、后（最后3个剂量），共10个递送剂量。采用各品种项下规定的分析方法，测定各溶液中的药量。

对于含多个活性成分的吸入剂，各活性成分均应进行递送剂量均一性检测。

结果判定：符合下述条件之一者，可判为符合规定。① 10个测定结果中，若至少9个测定值在平均值的75%～125%内，且全部在平均值的65%～135%内。② 10个测定结果中，若2～3个测定值超出75%～125%，另取2罐（瓶）供试品测定。若30个测定结果中，超出75%～125%的测定值不多于3个，且全部在平均值的65%～135%。

2. 每瓶总揿次 定量气雾剂需检查每瓶的总揿数。检查法：取气雾剂1罐（瓶），揿压阀门，释放内容物到废弃池中，每次揿压间隔不少于5s。每罐（瓶）总揿次应不少于标示总揿次（此检查可与递送剂量均一性测试结合）。

3. 每揿喷量 定量气雾剂需检查每揿喷量。检查法：取供试品1罐，振摇5s，按产品说明书规定，弃去若干揿次，擦净，精密称定，揿压阀门喷射1次，擦净，再精密称定。前后两次重量之差为1个喷量。按上法连续测定3个喷量；揿压阀门连续喷射，每次间隔5s，弃去，至$n/2$次（n为标示总揿次）；再按上法连续测定4个喷量；继续揿压阀门连续喷射，弃去，再按上法测定最后3个喷量。计算每瓶10个喷量的平均值。再重复测定3罐。除另有规定外，应为标示喷量的80%～120%。

凡进行每揿递送剂量均一性检查的气雾剂，不再进行每揿喷量检查。

4. 每揿主药含量 定量气雾剂需检查每揿一次所含主药的含量。检查法：供试品1瓶，充分振摇，除去帽盖，按产品说明书规定，弃去若干揿次，用溶剂洗净套口，充分干燥后，倒置于已加入一定量吸收液的适宜烧杯中，将套口浸入吸收液液面下（至少25mm），喷射10次或20次（注意每次喷射间隔5s并缓缓振摇），取出供试品，用吸收液洗净套口内外，合并吸收液，转移至适宜量瓶中并稀释至刻度后，按各品种含量测定项下的方法测定，所得结果除以取样喷射次数，即为平均每揿主药含量。每揿主药含量应为每揿主药含量标示量的80%～120%。

5. 喷射速率 非定量气雾剂喷射速率应符合规定。检查法：取供试品4瓶，除去帽盖，分别喷射数秒后，擦净，精密称定，将其浸入恒温水浴（25℃±1℃）中30min，取出，擦干，除另有规定外，连续喷射5s，擦净，分别精密称重，然后放入恒温水浴（25℃±1℃）中，按上法重复操作3次，计算每瓶的平均喷射速率（g/s），均应符合各品种项下的规定。

6. 喷出总量 非定量气雾剂喷出总量应符合规定。检查法：取供试品4瓶，除去帽盖，精密称定，在通风橱内，分别连续喷射于已加入适量吸收液的容器中，直至喷尽为止，擦净，分别精密称定，每瓶喷出量均不得少于标示装量的85%。

7. 微细粒子剂量 微细粒子的剂量可以用于体外直观模拟有效部位的药物沉积量，根据装置不同，气雾剂、喷雾剂和粉雾剂的微细粒子剂量测定分别有三种方法，此处只阐述第一法及其装置（图12-1），其余方法参照《中国药典》“吸入制剂微细粒子空气动力学特性测定法”。

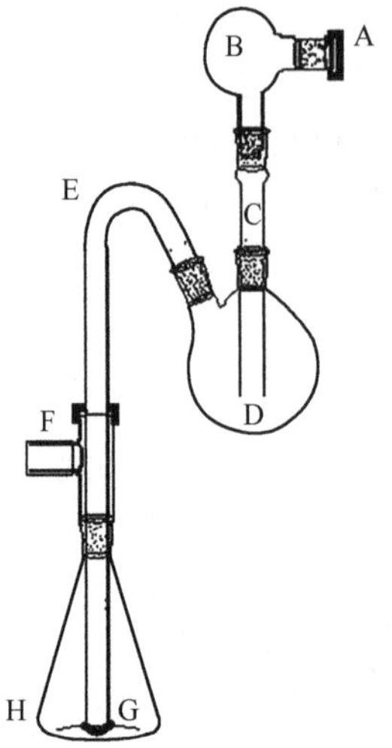

图 12-1 微细粒子测定装置示意图

检查法：将吸嘴适配器连接至喉部末端，驱动器插入后（深度约 10mm），驱动器吸嘴端应在喉部 B 的水平轴线上，驱动器另一端应朝上，且需与装置处于同一垂直面上。取供试品 1 罐，在 22℃±2℃至少放置 1h，充分振摇后，弃去数喷，将驱动器插入吸嘴适配器内，开启真空泵，振摇铝罐 5s，将铝罐插入驱动器内，立即喷射 1 次；取下铝罐后，振摇铝罐 5s，重新插入驱动器内，喷射第 2 次；除另有规定外，重复此过程，直至完成 10 次喷射。在最后一次喷射后，取下驱动器和铝罐，计时，等待 5s，关闭真空泵，拆除装置。

结果判定：用空白接受液清洗上述操作后的 F 接口和导入下部锥形瓶的导管内、外壁及喷头，洗液与二级分布瓶 H 中的接受液合并，定量稀释至一定体积后，按品种项下的方法测定，所得结果除以取样次数，即为微细粒子剂量（示例 12-9）。对供雾化器用的吸入喷雾剂，用空白接受液清洗上述操作后的一级分布瓶 D 的内壁，洗液与一级分布瓶 D 中的接受液合并，定量稀释至一定体积；用空白接受液清洗上述操作后泵前滤纸及与二级分布瓶 H 的连接部分、二级分布瓶 H 的内壁，洗液与二级分布瓶 H 中的接受液合并，定量稀释至一定体积。按品种项下的方法分别测定上述两部分溶液中活性物质的量，所得结果与两部分所收集活性物质总量相比。

例 12-9 《中国药典》丙酸倍氯米松吸入气雾剂微细粒子剂量检查：取本品，依法操作，下层锥形瓶中置 30ml 乙醇接受液，上层锥形瓶置 7ml 乙醇接受液。充分振摇，试喷 5 次，揿压喷射 20 次，用乙醇适量清洗规定部件，合并洗液与下层锥形瓶 H 中的接受液，置 50ml 量瓶中，用乙醇稀释至刻度，充分振摇，滤过，精密量取续滤液适量，用乙醇定量稀释制成每 1ml 中约含 10μg 的溶液。照含量测定项下的色谱条件，精密量取 50μl 注入液相色谱仪；另取丙酸倍氯米松对照品，同法测定。按外标法以峰面积计算，每揿含丙酸倍氯米松 50～100μg 的气雾剂，微细粒子药物量应不低于每揿标示量的 20%。

8. 粒度 除另有规定外，中药吸入用混悬型气雾剂若不进行微细粒子剂量测定，应作粒度检查。

检查法：取供试品 1 瓶，充分振摇，除去帽盖，试喷数次，擦干，取清洁干燥的载玻片一块，置距喷嘴垂直方向 5cm 处喷射 1 次，用约 2ml 四氯化碳小心冲洗载玻片上的喷射物，吸干多余的四氯化碳，待干燥，盖上盖玻片，移置具有测微尺的 400 倍显微镜下检视，上下左右移动，检查 25 个视野，计数，原料药物平均粒径应在 5μm 以下，粒径大于 10μm 的粒子不得过 10 粒。

9. 微生物限度 除另有规定外，照非无菌产品微生物限度检查：微生物计数法和控制菌检查法及非无菌药品微生物限度标准检查，应符合规定。

除上述检查项目外，用于烧伤、严重创伤或临床必须无菌的气雾剂，应按无菌检查法检查，应符合规定。

（三）含量测定

气雾剂的含量测定主要受到其中抛射剂的影响，测定药物含量时，可选择排尽抛射剂后，测定药物的含量，如《中国药典》二甲硅油气雾剂的含量测定，取样后，在铝盖上钻一小孔，插入连有橡皮管的注射针头（勿与药液面接触），橡皮管的另一端放入水中，待抛射剂缓缓排除后，可参照每揿主药含量项下方法处理后直接测定，计算结果。

例 12-10　反相高效液相色谱法测定硝酸甘油气雾剂有关物质和硝酸甘油含量：取本品 1 瓶，在铝盖上钻一小孔，插入连有干燥橡皮管的注射针头（勿与液面接触），橡皮管的一端通入盛有流动相 50ml 的 100ml 量瓶中，待抛射剂挥尽后，除去铝盖阀门，内容物移至上述量瓶中，用流动相洗涤铝盖、阀门与容器数次，合并洗液于量瓶中，用流动相稀释至刻度，摇匀，滤过，精密量取续滤液 5ml，置 50ml 量瓶中，加流动相稀释至刻度，摇匀，即得供试品溶液；按本法色谱条件测定，以外标法计算含量。

示例中，先以橡皮管排空瓶中抛射剂，然后再以有机溶剂稀释的方式制备样品进行含量测定。

三、喷雾剂的制剂分析

喷雾剂（spray）系指原料药物或与适宜辅料填充于特制的装置中，使用时借助手动泵的压力、高压气体、超声振动或其他方法将内容物呈雾状物释出，用于肺部吸入或直接喷至腔道。喷雾剂按内容物组成分为溶液型、乳状液型或混悬型。与气雾剂不同，其呈雾态的动力来自装置，而非抛射剂。

（一）性状和鉴别

溶液型喷雾剂的药液应澄清；乳状液型喷雾剂的液滴在液体介质中应分散均匀；混悬型喷雾剂应将原料药物细粉和附加剂充分混匀、研细，制成稳定的混悬液。另外，其应符合正文品种项下的性状。

喷雾剂的鉴别一般选择沿用主药的鉴别试验。

（二）制剂检查

与气雾剂类似，喷雾剂需检查每瓶总喷次、每喷剂量、每喷主药含量、递送剂量均一性、微细粒子剂量、无菌和微生物限度等项目。测定方法的操作略有区别。

1. 装量差异　单剂量喷雾剂应检查装量差异。检查法：除另有规定外，取供试品 20 个，照各品种项下规定的方法，求出每个内容物的装量与平均装量。每个的装量与平均装量相比较，超出装量差异限度的不得多于 2 个，并不得有 1 个超出限度 1 倍。平均装量 0.3g 以下的，限度为 ±10%，0.3g 及 0.3g 以上的，限度为 ±7.5%。

凡规定检查递送剂量均一性的单剂量喷雾剂，一般不再进行装量差异的检查。

2. 每喷主药含量　定量喷雾剂需检查每喷主药含量。检查法：除另有规定外，取供试品 1 瓶，照使用说明书操作，试喷 5 次，用溶剂洗净喷口，充分干燥后，喷射 10 次或 20 次（注意喷射每次间隔 5s 并缓缓振摇），收集于一定量的吸收溶剂中，转移至适宜量瓶中并稀释至刻度，摇匀，测定。所得结果除以 10 或 20，即为平均每喷主药含量，每喷主药含量应为标示含量的 80%～120%。

凡规定测定递送剂量均一性的喷雾剂，一般不再进行每喷主药含量的测定。

3. 微细粒子剂量　多剂量定量吸入喷雾剂应检查微细粒子剂量。检查法：除另有规定外，取供试品 1 瓶，吸入装置经适宜吸嘴适配器与装置模拟喉部 B 呈水平紧密相接。除另有规定外，按药品说明书中要求准备供试品，启动雾化装置喷射 1 个剂量，等待 5s 后，再启动雾化装置，除另有规定外，重复上述操作，共测定 10 剂量。

结果判断：用空白接受液清洗上述操作后的 F 接口和导入下部锥形瓶的导管内、外壁及喷头，洗液与第二级分布瓶 H 中的接受液合并，定量稀释至一定体积后，按品种项下的方法测定，所得结果除以取样次数，即为微细粒子剂量。

4. 其他 每瓶总喷次、每喷喷量、递送剂量均一性、无菌和微生物限度等项目的检查方法与气雾剂区别不大，此处不再继续阐述。

（三）含量测定

喷雾剂的含量测定一般无其他干扰，有机溶剂稀释后即可按原料药含量测定方法进行测定。

例如，《中国药典》盐酸布替萘芬喷雾剂含量测定：精密量取本品内容物适量，用甲醇定量稀释制成每 1ml 中约含盐酸布替萘芬 0.15mg 的溶液，作为供试品溶液，照盐酸布替萘芬含量测定项下的方法测定。

本章小结

各类药物依据其理化性质和适应证制备成相应的剂型与制剂，以便发挥其疗效，降低其不良反应，才能进入临床和商品流通，供人们服用。为了保证药物制剂的安全性、有效性和均一性，必须对其进行剂型检查，药物制剂分析是保证药品质量的必要环节。本章内容从固体制剂、液体制剂、半固体制剂及气体制剂四个类型对药物制剂的分析进行了阐述。重点强调了片剂、注射剂和气雾剂等剂型检查的主要项目，如含量均匀度、溶出度、可见异物、微细粒子剂量、灭菌和微生物限度等。此类检查项目不仅是控制制剂质量的重要指标和参数，而且对药物的生产和新剂型的开发具有重要的意义。

（常军民）

思考题

1. 试阐述药物制剂分析的特点和意义。
2. 什么是重量差异和含量均匀度？检查含量均匀度有何意义？
3. 什么是崩解时限和溶出度？检查溶出度有何意义？影响溶出的因素有哪些？
4. 片剂、胶囊剂、注射剂和口服溶液剂的常规检查项目有哪些？
5. 软膏剂、乳膏剂等半固体制剂的检查项目有哪些？含量测定如何排除基质的影响？
6. 气体制剂的特点和检查项目有哪些？

第十三章 药品质量标准的制定

学习要求

1. 掌握 药品质量标准的主要内容、药品的稳定性研究。

2. 熟悉 药品质量标准制定的目的、意义和原则。

3. 了解 药品质量标准的起草说明。

第一节 概 述

药品质量标准的研究制定，是新药研究的重要内容，也是对药品的质量（限度）、规格及检验方法所作的技术规定。其主要内容包括药品的性状、鉴别、检查、含量测定等，用以检测药品质量是否达到用药要求，并衡量药品质量是否稳定均一。

一、药品质量标准制定的目的和意义

贯彻统一的药品标准，能够加强对药品质量的控制与行政管理，保障人民群众用药安全；对我国的医药科学技术、生产管理、经济效益和社会效益产生良好的影响与促进作用；有利于促进药品国际技术交流和推动进出口贸易的发展。

制定药品质量标准，必须坚持质量第一、安全有效、技术先进、经济合理、不断完善。一个完整的、有科学性的药品质量标准的制定，应是药品各项研究工作的综合，需要各方面的协作和配合。在制定过程中，还要结合我国实际情况，制定出一个既符合中国国情又有较高水平的药品质量标准。

中药整体质量控制标准体系的建立，促进中医药现代化和国际化

传统中医药是我国有历史、有基础、有优势的领域之一，中药质量问题是目前影响中医药应用和发展的重要因素。必须从源头上控制中药质量，实现中药质量控制与标准现代化、国际化。果德安教授长期致力于中药的标准化研究，为中药标准国际化作出了开拓性贡献。以科技为支撑，以标准为引领，建立了中药复杂体系活性成分系统分析方法，构建了中药整体质量控制标准体系及指导原则，10 种中药 20 个标准被 USP、EP 收载，应用到注射用血栓通、银杏叶片等多个中成药质量标准提升和生产应用中，大大提升了复杂药品的质量可控性，荣获国家科学技术进步二等奖等诸多奖项。

二、药品质量标准制定的基础

药品质量研究与质量标准的制定，是新药研究的主要内容之一。药品的质量不仅受药物自身的理化与生物学特性的制约，也受到药物的来源、生产工艺及储藏运输过程中各个环节的影响。所以，质量标准的制定涉及新药研发的各个方面，只有对药品各个方面进行大量和全面的质量研究和考察，才能制定出保证药品安全有效的质量标准。通常研究和制定新药质量标准前应研究和考察的工作主要包括以下几个方面。

1. 文献资料的查阅与整理 制定新药质量标准之前，首先要查阅相关的国内外文献资料。对于结构全新的创新药物，要查阅大量的文献资料，来证实这个药物的确是全新的创新药物。虽然结构全新的创新药物没有直接的文献可供查阅，但可以查阅其结构相似化合物的文献资料作为参考。对于仿制药物，应系统地查阅其有关的文献资料，一方面供研究及制定质量标准时参考；另一方面将制定的新药质量标准（草案）上报国家药品监督管理局审批时，也要根据新药报批的要

求，把有关的文献资料一并上报备查。

2. 有关研究资料的了解

（1）化学结构和理化性质：查阅文献资料，深入分析待测药物或其类似物的化学结构，按照《中国药品通用名称》的命名原则对新药进行命名；利用现有知识，依据其理化性质，如溶解度、旋光性、pK_a、化学反应性、光谱性质等，设计鉴别、检查和含量测定项目及其相应检测方法。

（2）生产工艺：原料药合成工艺的差异可能得到不同的异构体、晶型和杂质，如合成过程中所用的起始原料、中间体、有机溶剂、反应条件及生产管道和器皿等。对于制剂而言，不同的处方、辅料、制剂工艺等也会对制剂安全性和有效性产生明显的影响。因此，制定药品标准必须以确定的生产工艺为前提。

同一药物的不同晶型，因其理化性质不同，其溶出度和生物利用度会不同，尤其是胃肠道难以吸收的药物，因此必须对这类药物的晶型进行研究，在制定的质量标准中对晶型进行限定。

杂质作为药物不良反应的主要来源，是药品质量标准制定过程中主要内容之一，如β-内酰胺抗生素中微量聚合物杂质可能导致过敏反应。在杂质研究中，不仅需要掌握杂质的来源、种类、结构和理化性质，还需要了解其生物学效应（特别是不良反应），才能合理地制定药品质量标准中杂质检验的项目和限度，确保药品的安全性。

（3）吸收、分布、代谢、排泄：药物的药效、毒理作用与药物的吸收、分布、代谢和排泄有直接关系，因此，药物吸收、分布、代谢、排泄的相关研究资料是制定科学合理药品质量标准的依据之一。

（4）稳定性：药品的稳定性直接影响药品的有效性和安全性。一般需要针对储藏过程中影响药物质量的因素，如温度、湿度、光线及包装等，采用加速试验和室温留样试验来考察药品稳定性特点，以确定药品的储藏条件和有效期。

（5）制剂：药品的剂型、辅料、其他添加剂等都可能对药物的生物利用度、稳定性和检测方法造成影响，需根据具体制剂的生产工艺及其质量控制的特点选择相应的检验项目和标准。如固体制剂需考虑含量的均一性、溶出特性等，注射剂需考虑热原、pH 等。

3. 药品质量标准的建立 药品质量标准主要由检测项目、限度和分析方法组成。通过查阅与整理文献资料、了解有关药物研究资料，充分考虑药品的安全性和有效性，以及生产、流通、使用各个环节的影响，确定控制药品质量的检测项目和限度，制订出合理的、可行的分析方法，能反映药品特征的和质量变化情况的质量标准，有效地控制药品批间质量的一致性及验证生产工艺的稳定性。药品质量标准的建立包括以下过程。

（1）质量研究内容：原料药和制剂质量研究的侧重点不同。原料药的质量研究在确证化学结构或组分的基础上进行，主要内容有外观、溶解性、物理常数、鉴别、杂质检查和含量测定；制剂质量研究的内容，应在原料药质量研究的基础上，结合剂型的特点、处方工艺及临床使用方法来确定，主要包括外观、鉴别、杂质检查（重点是降解产物）、制剂检查和含量测定。

（2）检测项目和限度：以药品质量的有效控制为目的，在充分的质量研究基础上，根据不同药物的特性确定药品质量标准的项目和限度。

质量标准项目既要包括通用性项目，又要包括针对药品自身特点的项目。原料药质量标准中的项目主要包括药品名称（通用名、汉语拼音名、英文名）、化学结构式、分子式、分子质量、化学名、CAS 编号，含量限度，性状、理化性质，鉴别，检查（纯度检查及与产品质量相关的检查项），含量（效价）测定，类别，储藏，制剂，标注，杂质信息。其中检查项主要包括酸碱度（主要对盐类及可溶性原料药）、溶液的澄清度与颜色、一般性杂质（氯化物、硫酸盐、重金属、炽灼残渣、砷盐等）、有关物质、有机溶剂残留、干燥失重或水分等。其他项目可根据具体产品的理化性质和质量控制的特点设置：①多晶型药物，如果试验结果显示不同晶型产品的生物活性不同，则需要考虑在质量标准中对晶型进行限定；②手性药物，需考虑对异构体杂质进行控制，对消旋体药物，若已有单一异构体上市，应进行旋光度或比旋度检查；③直接分装的无菌粉末，需考虑对原料药的无菌、细菌内毒素或热原、异常毒性、升压物质、降压物质等进行控制。制剂质量标准中的项目主要包括药品名称（通用名、汉语拼音名、英文名），含量限度，性状，鉴别，检查（与制剂生产工艺有关的及与剂型相关的检查项），含量（效价）测定，类别，规格，储藏。口服固体制剂的检查项目主要有溶出度、释放度等；注射剂的项目主要有pH、溶液的澄清度与颜色、有关物质、细菌内毒素或热原、无菌等。

质量标准限度的确定既要考虑安全性、有效性，又要考虑测定方法的误差、生产的可行性、产品研发与生产的一致性。质量标准中需要确定限度的项目主要包括主药含量、与安全性相关的项目（如残留溶剂、有关物质）、与纯度相关的项目（如旋光度、熔点）、与品质相关的项目（如溶液的澄清度与颜色、溶出度）。《中国药典》对一些常规检查项的限度已经进行了规定，如一般杂质（氯化物、硫酸盐、重金属、砷盐、炽灼残渣等）、溶出度、释放度等。有关物质的限度确定，需要有限度确定的试验数据、药典规定或文献，应考虑给药途径、给药剂量和临床使用情况等。对化学结构不清楚的或尚未完全弄清楚的杂质，在没有适宜的理化方法进行检查时，可采用《中国药典》通则规定的一些方法对其进行间接控制，限度按照药典规定及临床用药情况确定。

（3）分析方法：根据所选择的检测项目和试验目的选择试验方法。方法的选择要有依据，包括理论、文献、药典及试验数据。常规项目采用药典收载的方法，针对不同检测项目进行相应的方法学验证，满足当前各国药典对方法学验证的具体要求，以保证方法的可靠性。

（4）质量标准制定：根据已经确定的质量标准的项目和限度，参照现行药品质量标准的规范用语和格式，制定科学、合理、可行的质量标准。

（5）质量标准修订：随着分析技术的发展、生产质量和临床用药数据的积累、生产工艺的提高，质量标准应进行相应的修订。

三、药品质量标准制定的原则

1. 安全性与有效性　安全（不良反应小）与有效（疗效确切）是药品必须具备的两个基本条件，是药品质量优劣的充分体现。药品能够产生疗效，但药品本身和药品中的杂质也能够导致不良反应。凡影响药品安全性和有效性的因素，均应在制订时仔细研究，并纳入药品质量标准中。因此，进行新药研究时，除进行相关的药效学试验外，还需进行毒理学试验，以确认药品自身无严重不良反应，保证用药的安全；同时需对可能产生的杂质进行深入研究，对毒性较大的杂质严格控制，对生物利用度、临床疗效有较大影响的晶型及异构体着重研究，以确保药品的质量。

2. 权威性　药品质量标准是上市药品必须符合的，具有法律效力。药品生产企业必须严格按照既定药品质量标准进行生产和检验，不得任意变更生产工艺、原料及辅料等。药品质量标准保证了药品的正常生产、流通和使用，打击假冒伪劣，促进我国医药事业的健康发展。

3. 科学性　药品标准制定应充分考虑来源、生产、流通及使用等各个环节影响药品质量的因素，基于充分的科学依据基础上，有针对性地设置检测项目，建立可靠的检测方法，规定合理的判断标准。随着科学技术的发展、认识的进步，及时增加或修订药品质量标准品种、项目和参数，不断完善和提升药品标准。

4. 先进性　在制定药品质量标准时，要注意吸收国内外的最新科研成果，发挥先进技术的优势，促进科学研究与药品标准化工作的有效结合；侧重提高我国药品质量标准中自主创新技术含量，使我国医药领域的自主创新技术通过药品质量标准转化为实际生产力，提高我国药品的国际竞争力。

5. 实用性　在确保安全、有效和质量可控的前提下，倡导简便、实用、经济、环保。立足当前国内的实际条件，切实加强对药品内在质量的控制、检测项目中限度的制订，密切结合实际，保证药品在各个环节的质量，全面符合药品标准规定。

6. 规范性　制定药品质量标准，尤其是新药的质量标准，要按照国家药品监督管理局制订的基本原则、基本要求和一般的研究规则进行，做到药品质量标准的体例格式、名词术语、计量单位、数字符号及通用检测方法等统一规范。

总之，经过细致的药品质量研究工作，在确保人民用药安全有效的原则下，制定出既能确保药品质量，又能符合生产实际水平的药品质量标准。同时还应充分认识到，一个药品的质量标准，随着科学技术和生产水平的不断发展与提高，也将相应地提高。如原有的质量标准不足以控制药品质量时，可以修订某项指标、补充新的内容、增删某些项目，甚至可以改进一些检验技术。所以，一个药品的质量标准仅在某一历史阶段有效，而不是固定不变的，药品质量标准的制订是一项长期的不断完善的研究工作，它在新药的研制和对老药的再评价中均具有相当重要的意义。

第二节　药品质量标准研究的主要内容

药品质量标准研究的主要内容包括药品名称、性状、鉴别、检查、含量（效价）测定和储藏。现按顺序逐一介绍药品质量研究与质量标准制定的主要内容。

一、药品名称

药品名称包括中文名称、汉语拼音名、英文名称、有机药物的化学名称及中药的拉丁名称。药品的中文名称、英文名称均属于药品通用名称，用于商标注册的药品商品名称不能使用药品通用名称。新药名称的制订，原则上应先按 WHO 编订的国际非专有药名（INN）命名，确定命名后，再译成中文给出一个法定名称。具体要求有如下几点。

1. 药品名称应明确、简短、科学；词干已确定的译名应尽量采用，使同类药品能体现系统性；避免使用代号、容易混淆或夸大疗效的名称。

2. 对于沿用已久的药名，一般不轻易变动；如必须改动，应将其以曾用名作为过渡，以免造成混乱。

3. 外文名（英文名称或拉丁名称）应尽量采用国际非专有药名。没有 INN 英文名称的药物，可根据 INN 英文命名原则进行英文名称命名。外文名根据需要可制订一个新的词干。

4. 中文通用名称尽量与 INN 英文名称相对应，即音译、意译或音意合译，一般以音译为主，4 个左右的汉字命名为宜。国家药品标准（如《中国药典》）正文收载的药品通用名称为法定名称，中文名称系按照《中国药品通用名称》推荐的名称及其命名原则命名。

5. 有机药物化学名称应根据中国化学会编撰的《有机化合物命名原则》命名，母体的选定应与国际纯粹与应用化学联合会（international union of pure and applied chemistry，IUPAC）的命名系统一致。

6. 无机药物名称采用化学名称或通俗名称，一般选择常用、简单的名称。

7. 药物制剂名称，原料药名称列前，剂型名称列后；如有说明用途或特点等的形容词，其列于药品名称之前，如注射用头孢唑林钠（cefazolin sodium for injection）；复方制剂一般以主药加剂型命名，并在药名前加“复方”二字，如复方酮康唑软膏（compound ketoconazole cream），或以几个药名简缩并加剂型命名，如乙胺利福异烟片（ethambutol hydrochloride，rifampicin and isoniazid tablets）。

8. 中药或天然药物名称以其来源动、植或矿物的名称为基础来命名。中药材、中药饮片的名称一般采用动、植或矿物的名称，包括中文名称（附汉语拼音）和拉丁名称（属名 + 药用部位），并区分人工和天然制品，如青蒿（*Artemisiae annuae herba*）、合欢皮（*Albiziae cortex*）、人工牛黄（*Bovis calculus artifactus*）。中药材的原动、植或矿物的科名、属名、拉丁名称应参照 *Flora of China*、《中国植物志》和《中国高等植物》等。特殊管理的毒性药材，在原中药材前加上“生”字；净制、切制的生用中药饮片，按原中药材命名；鲜品中药饮片，在名称前加上“鲜”字；以炒、蒸、煅等方法炮制的中药饮片，在名称前冠以炮制方法；加酒、醋、蜜、姜等辅料炮制的中药饮片，应冠以辅料名。如（生）半夏（*Pinelliae rhizoma*）、甘草（*Glycyrrhizae radix et rhizoma*）、姜半夏（*Pinelliae rhizoma praeparatum cum zingibere et alumine*）。

中药提取物的名称，以中药材名称加提取物构成，同时给出英文名称，不设拉丁名称，如黄芩提取物（scutellaria extract）。已提纯至某一类成分的应以中药材名称加成分类别命名，如人参总皂苷（total ginsenoside ginseng root）。

中药或天然药物中提取的有效成分作为新药，其外文名根据其属种来源命名的，中文名称可结合其属种名称命名，如青蒿素（artemisinin）、大黄酚（chrysophanol）；外文名不结合属种来源命名的，中文名称可采用音译，如吗啡（morphine）、阿米卡星（amikacin）。

中成药的名称，不设英文名称、拉丁名称；单味制剂一般采用中药材、中药饮片或中药提取物加剂型命名，如黄连胶囊；复方制剂主要采用君药味的名称，或其成分、功能，结合剂型的命名方法，如银翘解毒片。

9. 生物药物名称应根据《中国药典》三部生物制品通则“生物制品通用名称命名原则”命名，一般采用 INN 名称；尚无 INN 名称的生物药物，以疾病、微生物、特定组成成分或材料等命名，如人免疫球蛋白（human immunoglobulin）、乙型肝炎人免疫球蛋白（human hepatitis B immunoglobulin）。

10. 放射性药品的药品名称，在核素后加直角方括号，标注核素符号及其左上角的质量数，如碘 [^{131}I] 化钠胶囊；若核素存在不同稳态异构体，应在质量数后注明相应稳态字母，m 表示 metastable 亚稳态，如锝 [^{99m}Tc] 焦磷酸盐注射液。

11. 药品化学结构式书写格式应采用 WHO 推荐的 *the Graphic Representation of Chemical Formulae in the Publications of International Nonproprietary Names for Pharmaceutical Substances*（药品化学结构式书写指南），进行书写。

二、性　　状

药品的性状是对药品的外观、臭、味、溶解度及物理常数等的规定，通常反映药品特有的物理性质，是药品质量的重要表征之一。在性状研究中，应考察和记载药品的外观，臭、味，溶解度及物理常数等。

1. 外观　是对药品的色泽和外表感观的规定。药品的外观包括色泽、聚集状态、晶型等，应予以考察；注意外观在空气中的稳定性、在储藏期内是否发生变化，如有药品遇光变色、易吸湿、风化、挥发等变化，应如实描述，并与储藏条件项相呼应。各国药典对本项目没有严格的检测方法和判断标准，因此仅用文字对正常的外观性状作一般性的描述。

一般药物色泽的描述可用“白色”（固体）、“无色”（气体或液体），有色药物应根据其应有的色泽加以叙述。为避免过渡颜色缺失而导致结果误判，当两个色阶相邻可用“或”来描述，如“类白色或微黄色”；当色阶之间相隔两个或两个以上，应采用“至”来描述，如“白色至微黄色”，尽量避免用特殊的形容词（如琥珀色或乳白色等）来描述。

晶型是药物的重要属性之一。同一种药物，由于其晶胞的大小和形状的不同，晶体结构不同，而出现同质多晶现象。药物的不同晶型可能有不同的物理化学性质（如溶解度、溶出速度、稳定性等），从而影响到药物生产、药物质量。

对于制剂的外观应重点考察其外形、颜色、内部（内容物）特征，如片剂的形状、颜色、除去包衣后片芯的颜色等。有的药品外观因生产条件的正常波动而略有差异，只要不影响药品质量、安全性和疗效，这些差异一般是允许的，但应在性状中有所体现。若药品的晶型、细度或制成溶液后的颜色对质量有较大影响而需要作严格控制时，应在检查项下另作具体规定。

2. 臭、味　臭是指药品本身所固有的气味，不包括因混有不应有的残留有机溶剂而带入的异臭。如药品出现不应有的异臭时，说明其质量有问题。

味或味觉是指药品在人的口腔内对味觉器官化学感受系统的刺激并产生的一种感觉，由酸、甜、苦、咸四种基本味觉组成。具有特有味觉的药品、天然药物或中药，应加以记述。毒、剧、麻药，大多数化学药物已不再记述味觉特征。

3. 溶解度 是在规定温度、压力下，某药品在该药品项下选用的部分溶剂及其在该溶剂中的溶解性能。溶解度是药物的一种物理性质，在一定程度上反映药物的纯度，可供精制或制备溶液时参考，对在特定溶剂中的溶解性能需做质量控制时，应在该药品检查项下另做具体规定。其详细内容见第三章。

4. 物理常数 是指药物固有的物理性质特征。《中国药典》收载的物理常数有相对密度、馏程、熔点、凝点、比旋度、折光率、黏度、吸收系数、酸值、羟值、碘值、过氧化值和皂化值等；其测定结果不仅对药物具有鉴别意义，也可在一定程度上反映药物的纯度，是评价药物质量的主要指标之一。在药品标准中规定的物理常数，应根据不同药品的特性或检定工作的需要、临床用药要求，有针对性地来选定。按照《中国药典》通则 0600 物理常数测定法进行测定。

三、鉴　　别

药物的鉴别是指用理化方法或生物学方法来证明已知药物的真伪，是药品质量控制的一个重要环节。鉴别试验只是反映已知药品的某些物理、化学或生物学等性质的特征，不是对该药品进行结构确证，也不是对未知物进行定性分析。药物的鉴别试验方法应具有专属性强、灵敏度高、重复性好、操作简便的特点。用于区分药物类别的鉴别试验称为"一般鉴别试验"，能够证实具体药物的鉴别试验称为"专属鉴别试验"。常用的鉴别方法有化学法、光谱法、色谱法、生物学方法等。现将常用鉴别方法及选择的基本原则讨论如下。

1. 常用鉴别方法的特点 化学鉴别法操作简便、快速，实验成本低，是药物鉴别常用的方法，但要选用反应明显、专属性较强的方法。化学鉴别法中，应对方法的取用量、操作和应观察到现象要有明确的叙述；若为《中国药典》通则中"一般鉴别反应"中收载的方法，可直接引用；若为同类药物的共同反应，则应增加一个能在同类药品中相互区别的反应；在制定方法时，应进行空白试验，以免出现假阳性结果；尽可能避免采用基于化学生成具有特臭的挥发性产物，依靠嗅觉进行鉴别，尤其是对生成有毒的挥发性物质，更不能采用。

常用于药物鉴别的光谱法主要有紫外–可见分光光度法和红外分光光度法。红外分光光度法特征性强，是结构明确的原料药最优选的方法。紫外–可见分光光度法因其光谱较为简单、平坦，用作鉴别的专属性不强。紫外–可见分光光度法应规定在规定溶剂中的最大吸收波长，必要时，规定最小吸收波长；或规定几个最大吸收波长处的吸光度比值或特定波长处的吸光度，以提高鉴别的专属性。

色谱法是采用与对照品或标准品，在相同条件下进行色谱分离并进行比较，要求其保留行为（如比移值、保留时间）和检测结果（如薄层色谱显色结果）都相互一致作为鉴别药品的方法，常用的有薄层色谱法、高效液相色谱法、气相色谱法等。在药物的鉴别试验中，由于薄层色谱法操作简便、实验成本低，是色谱法中应用最广的一种方法；若药物的杂质检查或含量测定采用气相色谱法或高效液相色谱法，则可同时用于药物的鉴别。高效液相色谱法鉴别在药典中收载率大幅度上升。选用色谱法进行鉴别试验时，必须进行系统适用性试验。

生物学方法是利用微生物或实验动物进行鉴别的方法。一般来源于生物体或发酵提取制得的酶类、激素类药品，因其结果复杂，但具有明显的与临床疗效相关的生物学反应，可用体内或体外的生物学方法进行鉴别。由于其特殊性、局限性，应用相对较少。

2. 鉴别法选用的基本原则 在药品质量标准的制定中，可用作鉴别试验的方法很多，选择什么方法，选用哪几种方法，可参考以下的基本原则。

（1）选用的方法要有一定的专属性、灵敏度，且便于推广。

（2）一般需要选用 2～4 种不同类别方法进行鉴别，相互取长补短。

（3）尽可能采用药典中收载的方法。

（4）专属性较强的红外分光光度法鉴别、设置 2～3 个特定波长处的吸光度比值（如峰值与峰值比、峰值与峰谷值比）的紫外分光光度法鉴别是常用的光谱鉴别法。

（5）原料药应侧重于具有指纹性的光谱学方法，制剂应侧重于抗干扰的专属性色谱方法。

（6）制剂的鉴别，在具备专属性的前提下，通常尽可能采用与原料药相同的方法。一般至少采用两种以上不同类别的方法，如化学法和色谱法等。由于制剂中辅料的干扰和影响，不宜用原料药性状项下的物理常数作为鉴别；制剂的鉴别通常需要把主药提取出来以后再选用适当的方法进行鉴别。采用化学法进行鉴别时，不仅应考虑辅料对鉴别的干扰，还应考虑制定能与同类药物或化学结构相近药物相区别的鉴别试验；采用红外分光光度法鉴别时，应明确规定供试品的处理方法。

四、检　　查

药品的检查是从药品的安全性、有效性、均一性和纯度四个方面进行的实验分析。对药品标准中检查项目进行类别归类，检查可以具体分为两类：杂质检查和剂型检查。药品标准中检查项目常包括：有关物质、限度、干燥失重、炽灼残渣、重金属、水分、残留溶剂、酸度或碱度或pH、溶出度、含量均匀度、细菌内毒素、溶液的澄清度等。

药品的检查项目是按照药品批准的来源、处方、生产工艺、储藏运输条件等所制定的质量控制指标。因此，药品的检查项目要结合生产工艺、供应和使用过程中可能的变化，有的放矢、全面研究，将能够反映药品质量稳定均一、有利于药品质量控制的项目和指标纳入药品质量标准，以保障药品的安全和有效。

（一）安全性检查

安全性检查系指在正常的用法和用量下，药品是否会引起与用药目的无关和意外的严重不良反应的检查。安全性检查包括无菌、细菌内毒素或热原、异常毒性、升压或降压物质、微生物限度、过敏反应等方面的检查。一般来源于植物、动物的脏器或微生物发酵提取物，供直接分装注射用制剂的原料药，易污染热原、内毒素，均需要进行安全性检查。安全性检查一般均按现行版药典通则中方法进行试验。

在药物研究开发中，需要进行药物的急性毒性、长期毒性、致畸、致癌、致突变等安全性试验考察。这些药物安全性特征须在药品上市销售前进行系统的研究确定，并在临床使用过程中注意跟踪考察和完善，确保用药安全。药物研究开发进行的安全性内容不是药品质量分析检验时安全性检查控制的项目。

（二）有效性检查

有效性检查系指在规定的适应证、用法和用量的条件下，药品是否能满足预防、治疗、诊断人的疾病，有目的地调节人的生理功能要求的检查。有效性与药物疗效相关，但是药品质量标准中鉴别、纯度检查和含量测定项目不能有效反映药品有效性检查。

药品内在的有效性大多数情况下均是以动物实验为基础，并最终以临床疗效来评价。与药品内在的有效性不同，药品质量控制的有效性则是指研究建立的药品质量标准所使用的分析检测方法必须有效地满足药品质量检定的专属灵敏、准确可靠的要求，所设置的项目和指标限度必须达到对药品的特定临床使用目标的有效控制。

药品的有效性大都通过各种形式的药物制剂来实现，剂型检查是药品有效性检查的重要手段。制剂的有效性可以通过药典通则中有关的检查项目进行控制，如崩解时限、融变时限、溶出度、释放度、最低装量、贴剂黏附力等检查。

（三）均一性检查

均一性检查系指药物及其制剂按照批准的来源、处方、生产工艺、储藏运输条件等所生产的各批次的产品，是否都符合其质量标准的规定、满足用药的安全性和有效性要求的检查。均一性检查主要是对制剂均匀程度的检查，如片剂等固体制剂的重量差异、含量均匀度、溶出度等。

原料药的均一性主要体现为产品的纯杂组成不变、程度可控、质量恒定。药物制剂的均一性主要体现为各单位制剂之间的均匀程度。由于临床用药都是按单位剂量进行，制剂均一性不合格则有可能造成患者用药物达不到目的，甚至危及生命安全。所以制剂的均一性检查是保障用药安全的重要措施。

药物制剂质量的一致性评价是药物研究开发中的常见检查项目。药物的吸收取决于药物从制剂中的溶出或释放、药物在生理条件下的溶解及在胃肠道的渗透。各种药物制剂受其原料药的特性、制剂处方工艺等因素的作用，对临床药效行为具有显著影响。药物的体外溶出度试验对于指导药物制剂的研发，评价制剂批间、批内质量的一致性，以及评价药品处方工艺变更前后质量和疗效的一致性等，具有重要价值。药物制剂质量的一致性评价，一般采用试验制剂与参比制剂在不同溶出介质中的溶出度一致性进行评价。采用非模型依赖法中的相似因子法计算试验制剂与参比制剂溶出曲线相似性，相似因子数值不小于 50，可认为具有相似性。

（四）纯度检查

纯度检查系指对药品中所含的杂质进行检查和控制，以使药品达到一定的纯净程度而满足用药要求的检查，纯度检查也称为杂质检查。纯度是指药物的纯净程度。药品中的杂质无治疗作用，直接影响到药品的安全性、有效性和纯度要求，是影响药物纯度的主要因素。药品质量标准中的纯度是检查项下的主要内容，是对药物中的杂质进行检查。这些杂质是在按照经国家药品监督管理部门依法审查批准的规定工艺和规定原辅料生产的药品中，由其生产工艺或原辅料带入的杂质，或在储存过程中产生的杂质。

任何影响药品纯度的物质均称为杂质，如果药物中所含杂质超过药品质量标准规定的限量，就有可能使药物的外观性状、物理常数发生变化，甚至影响药物的稳定性，降低活性，增加不良反应。因此，药物中杂质的检查是药品质量标准检查项目中的一项重要内容。它包括选择合适的分析方法，准确地测定杂质的含量并综合药学、毒理及临床研究的结果确定杂质的合理限度。

药物中的杂质按照与药物分子结构的相似程度，可以分为一般杂质或信号杂质、特殊杂质或有关物质。按照理化性质，杂质可以分为有机杂质、无机杂质，其中有机杂质可以进一步分为挥发性有机杂质、非挥发性有机杂质、残留溶剂。按照毒性分类，杂质又可以分为毒性杂质、非毒性杂质。按照产生途径分类，杂质还可以分为工艺杂质、降解杂质、外来杂质。研究者应结合实际制定出能真实反映药品质量的杂质控制项目，以确保临床用药的安全和有效。

杂质的检查法应专属、灵敏，满足杂质限度检查的要求。在杂质分析过程中，已知杂质和毒性杂质应使用杂质对照品；无法获得杂质对照品的杂质可用相对保留值进行定位、加校正因子或不加校正因子的主成分自身对照法进行定量（加不加校正因子依据杂质对主成分的相对响应因子是否在 0.9～1.1）。特殊杂质常用色谱法进行检查。药物研究中发现的杂质应进行分离纯化制备或合成制备，以供进行安全性和质量研究。没有研究的杂质应在药品申报注册资料和质量标准起草说明中明确依据。杂质检查分析方法的建立应按相关要求进行方法验证。

1. 一般杂质检查 一般杂质包括绝大部分的无机杂质，如试剂、配位体、催化剂、重金属、无机盐及过滤介质、活性炭等。具体制定一般杂质的检查时，应根据药品的生产工艺、起始原料情况确定检查项目，但对于无机毒性杂质，一般应在其质量标准中规定其检查项。无机杂质检查方法般均按现行版《中国药典》通则中方法进行试验，并要求说明选用方法的理由和实验中产生的现象及解决办法。操作中注意事项可参照《中国药品检验标准操作规范》。对无机杂质除制定限度外，在试验时，还应配制不同浓度的系列杂质对照溶液，考察多批产品所含杂质数据，确定所含杂质的范围。

残留溶剂是指生产工艺中使用的有机溶剂，如苯、三氯甲烷、甲醇、乙酸乙酯、丙酮等。由于某些有机溶剂具有致癌、致突变、有害健康及危害环境等特性，且残留溶剂亦在一定程度上反映精制等后处理工艺的可行性，故应对生产工艺中使用的有机溶剂在药物中的残留量进行研究。

残留溶剂的检查方法一般采用气相色谱法。限度一般应符合《中国药典》通则的规定，如有特殊要求，应在标准中说明。

杂质限度的制定应当以安全、稳定为前提，综合考虑杂质的安全性、生产的可行性与产品的稳定性。一般杂质或信号杂质，以工艺的先进性和稳定性为前提。在用合格原料、先进生产工艺和严格操作规程下生产时，以共生杂质或难以消除杂质的综合水平来确定杂质的限度。对于毒性杂质，以安全性为前提。严格控制与主成分有不同药理活性或有毒性的杂质，应当综合考虑毒理学研究结果、用药人群、给药途径和日给药剂量来确定杂质的限度。对于降解杂质，以稳定性为前提。根据室温留样的稳定性考察结果和可接受的降解程度为依据来确定杂质的限度。在保证安全有效的前提下，还应考虑药品生产成本和消费者对药品价格的承受力、不同生产工艺的情况、生产批间的差异、测定方法的灵敏度与测定误差等因素。

2. 特殊杂质检查　特殊杂质或有关物质，一般包括合成中未反应完全的反应物、中间体、副产物、催化剂、降解产物等，这类杂质的化学结构与活性成分的结构类似或具渊源关系。特殊杂质检查是药品质量标准的重要内容之一，也是难点之一，下面对特殊物质检查进行详细介绍。

（1）特殊杂质的研究规范：根据 ICH 的要求，创新药物原料药和新制剂中的杂质，表观含量等于或大于 0.1%（或者等于或高于 ICH 所制定的鉴定限度）的杂质，以及表观含量小于 0.1% 但具强烈生物作用的杂质或毒性杂质，均要求进行定性分析、结构鉴定。

对于仿制药品，在其研制和生产过程中，也必须研究其杂质谱与原研药品的一致性。如出现新增杂质，应按上述 ICH 的基本要求进行全面研究，制订适宜的检查控制项目。

对于多组分药物中共存的异构体或抗生素多组分，一般不作为杂质检查项目。必要时，这些共存物质可在质量标准中规定其比例，以保证原料药的质量一致性。但当共存物质为毒性杂质时，该物质就不再认为是共存物质。例如，单一对映体药物中，可能共存的其他对映体，应作为杂质检查，并设置“比旋度”或“光学异构体”检查项目；对消旋体药物的质量标准，必要时，应设置旋光度检查项目。

（2）特殊杂质研究的基本策略：由于药品中不同的杂质可能具有完全不同的生理活性，从而可能导致不同的不良反应。因此，理想的杂质控制理念应是针对药品中的每一个杂质，依据生理活性或不良反应逐一制定其质控限度。在此理念的基础上，全球药品研发皆提出了“杂质谱研究”，来控制药品中的杂质。

药品中所有杂质的种类与含量被总称为杂质谱（impurity profile）。杂质谱控制药品杂质的基本策略如图 13-1 所示，主要内容包括特殊杂质的来源分析、特殊杂质的结构鉴定、特殊杂质的控制限度、特殊杂质的质控方法建立与验证。

（3）特殊杂质的来源分析：特殊杂质来源分析的目的是结合药品生产具体工艺、药品自身特点等来分析药品中可能产生的杂质及其来源等。特殊杂质来源分析的一般途径如下。

1）对于原料药，依据其合成工艺来分析药品中可能产生的杂质。基于产品的结构特征来分析可能产生的降解产物。例如，依那普利结构中含有羧酸乙酯基，易发生水解反应，生成羧基，产生杂质依那普利拉；依那普利结构中含有个羧基和一个氨基，易发生酰化反应生成内酰胺结构，产生杂质依那普利二酮哌嗪。

2）对于制剂，可以通过主药与辅料/包材的相容性研究来分析产生的降解产物。

3）采用强制降解试验来分析药品中潜在的降解产物，即考查样品在一定的酸、碱、高温、光照、氧化等因素影响下的降解产物。强制降解试验中，需要注意物料平衡的计算。一般强制降解试验条件见表 13-1。

4）考察样品在确定的实际储藏条件下所产生的降解产物。即依据药品性质，确定适宜的储藏条件，在加速和长期稳定性研究中，考察药品在一定温度、湿度、光线等储藏过程中随时间产生的降解产物。

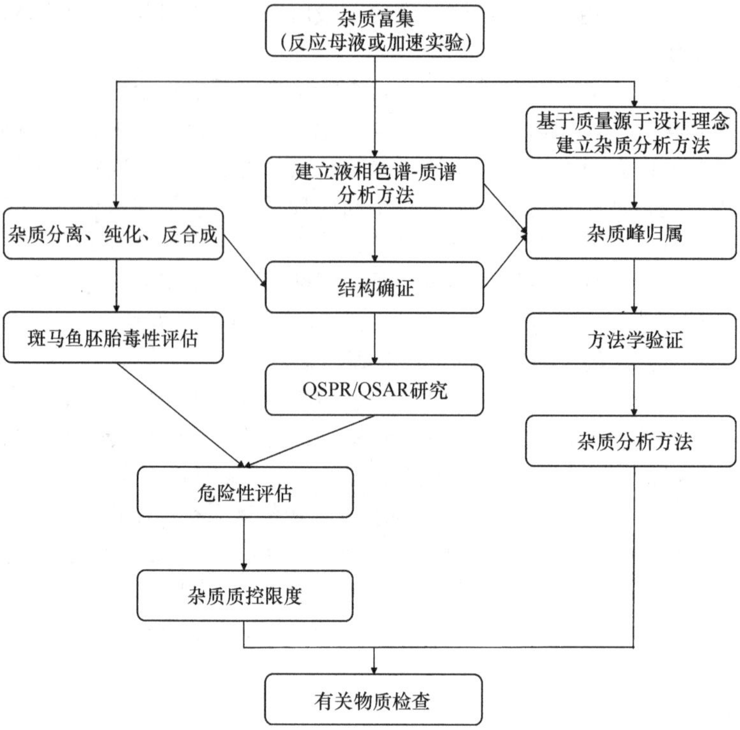

图 13-1 特殊杂质研究的基本策略

表 13-1 常见的强制降解试验项目与试验条件

强制降解类型	强制降解条件
酸降解	0.1mol/L 盐酸溶液，室温～100℃，4h
碱降解	0.1mol/L 氢氧化钠溶液，室温～100℃，4h
氧化降解	1%～3% 过氧化氢溶液，室温，4h
高温降解	H_2O，100℃，4h
光照降解	紫外光和可见光，光照强度 4500lx±500lx，15h

（4）特殊杂质的结构鉴定：在杂质谱分析的基础上，对于超过 ICH 相关指导原则中规定的鉴定限度的特殊杂质进行结构确证。特殊杂质鉴定通常有以下两种策略。

1）分离制备杂质对照品：利用合成过程的反应母液或加速试验对杂质进行富集，采用适当的方法如柱色谱法、半制备或制备高效液相色谱法等分离纯化得到杂质单体；然后，采用核磁共振法和质谱法等确证杂质的结构。该方法是杂质结构确证的经典方法。

2）合成杂质对照品：采用液相色谱–质谱、液相色谱–核磁共振等定性分析方法，或者按照质量源于设计的理念，根据药品的生产工艺、反应条件和各种起始物、中间体和终产物的理化性质，推测药品中可能出现的各种杂质结构；随后依据推测的结构，合成可能产生的杂质，并采用核磁共振法和质谱法等确证杂质的结构。

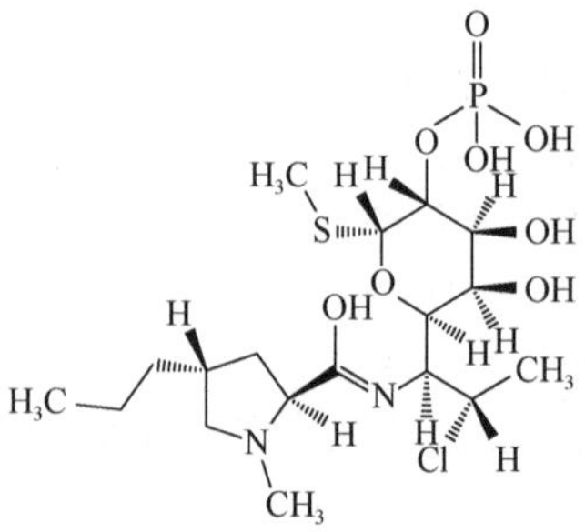

图 13-2 克林霉素磷酸酯结构式

例 13-1 克林霉素磷酸酯原料药杂质的分离和结构鉴定：克林霉素磷酸酯（clindamycin phosphate），化学名为 7-氯-6,7,8-三脱氧-6-(1-甲基–反-4-丙基-*L*-2-吡咯烷甲酰氨基)-1-硫代-*L*-苏式-*α*-*D*-吡喃半乳辛糖甲苷-2-二氢磷酸酯（图 13-2），为化学半合成的克林霉素衍生物。

克林霉素磷酸酯原料药的液相色谱–质谱分析：由克林霉素磷酸酯原料药的液相色谱–质谱总离子流色谱图（图 13-3）可知，主峰的保留时间为 18.94min，原料药中质谱检测出 6 个杂质。其中保留时间 4.27min 和 31.32min 处的杂质经验证为盐酸林可霉素和克林霉素。其余的 4 个杂质的保留时间分别为 8.42min、11.32min、15.62min 和 16.95min，依次定义为杂质 1、2、3 和 4。本例中只讲述杂质 1 的鉴别。

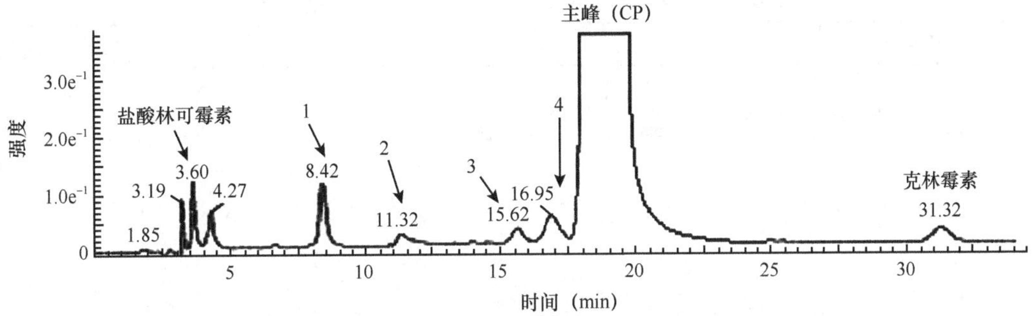

图 13-3　克林霉素磷酸酯原料药的液相色谱–质谱总离子流色谱图

杂质 1 的分离制备：色谱柱为 Waters Bondapak ODS（300mm×7.8mm，5μm）；流动相为乙腈–水-氨水（20∶80∶0.1）混合溶液；甲酸调至 pH 4.00；流速为 1.0ml/min；检测波长为 210nm。粗品用流动相溶解至 100mg/ml，过滤，进样 100μl。收集相对保留时间为 8.42min 的峰富集杂质 1。采用大孔吸附树脂除去杂质中的缓冲盐。

杂质 1 的结构鉴定：经高效液相色谱检测验证的杂质 1 纯品，高分辨率质谱（电喷雾离子源）（HR-ESI-MS）测定 $[M+H]^+$ 质荷比为 491.16（图 13-4），确定杂质 1 元素组成为 $C_{17}H_{33}N_2O_8PSCl$。根据核磁共振二维谱相关峰，对其 ^{1}H-NMR 谱和 ^{13}C-NMR 谱进行归属，并对照克林霉素磷酸酯核磁共振谱，杂质 1 谱图显示少了一个 CH_2。^{1}H-NMR δ1.69 和 δ1.10 为乙基的特征信号。异核多键相关谱（HMBC）表明 C-3′ 与 H-2′、H-4′、H-6′、H-7′ 有相关峰，由此鉴定杂质 1 为克林霉素-B-磷酸酯（图 13-5）。

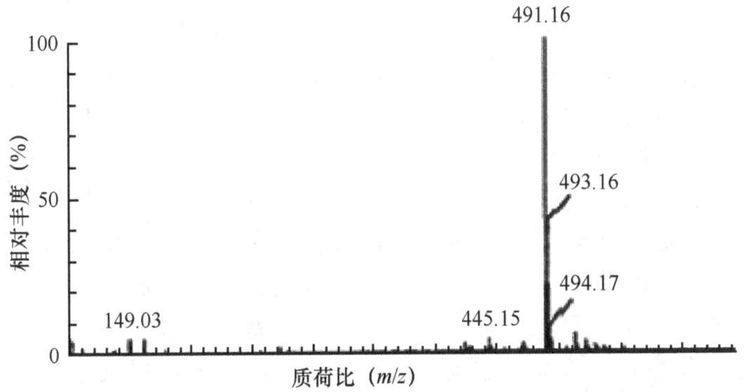

图 13-4　克林霉素磷酸酯原料药中杂质 1 的质谱图

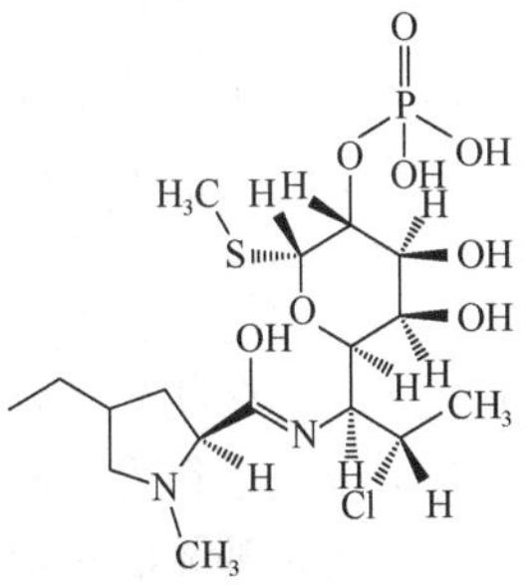

图 13-5　克林霉素-B-磷酸酯结构式

杂质 1 的来源：杂质 1 产生的原因为生产工艺中克林霉素中含有杂质克林霉素 B。

（5）特殊杂质的控制限度：药物中杂质可能会降低药物的疗效、影响药物的稳定性，甚至可能对人体健康产生危害或产生其他副作用。因此，凡是影响到药品安全、有效的因素均应进行详细规定，对来源于原材料中、药品在储藏与运输过程中降解的杂质更要进行科学、严谨的分析与研究，应特别注意对临床有毒理作用的杂质进行控制。特殊杂质控制限度设置可参考 ICHQ3A 的原则制定（表 13-2 和表 13-3）。

表 13-2 ICH 制定的化学原料药中有关物质的报告限度、鉴定限度和质控限度

最大日剂量	报告限度	鉴定限度	质控限度
≤2g	0.05%	0.10% 或 1.0mg（取低值）	0.15% 或 1.0mg（取低值）
＞2g	0.03%	0.05%	0.05%

表 13-3 ICH 制定的化学药制剂中有关物质的报告限度、鉴定限度和质控限度

最大日剂量	报告限度	鉴定限度	质控限度
≤1g	0.10%	N/A	N/A
＞1g	0.05%	N/A	N/A
＜1mg	N/A	1.0% 或 5μg（取低值）	N/A
1～10mg	N/A	0.5% 或 20μg（取低值）	N/A
＞10mg～2g	N/A	0.2% 或 2mg（取低值）	N/A
＜10mg	N/A	N/A	1.0% 或 50μg（取低值）
10～100mg	N/A	N/A	0.5% 或 200μg（取低值）
＞100mg～2g	N/A	N/A	0.2% 或 3mg（取低值）
＞2g	N/A	0.10%	0.15%

注：报告限度. reporting thresbhold，超出此限度的杂质均应在检测报告中报告，并应报告具体的检测数据；鉴定限度. identification threshold，超出此限度的杂质均应进行定性分析，确定其化学结构；质控限度. qualification threshold，质量标准中一般允许的杂质限度，如制定的限度高于此限度，则应有充分的依据

特殊杂质控制限度论证：对一定限度的杂质的生物安全性进行研究和评估，建立杂质的可接受限度并提供包括安全性考虑在内的依据。如果杂质在样品测试中的实际观察值较高，需要设置一个高于 ICH 论证限的控制限度时，则必须提供一个充分合理的论证来说明所设的控制限度是合理的。杂质控制限度论证可参照 ICHQ3A 中的决策树。

特殊杂质控制限度的论证方法：特殊杂质控制限度的论证方法有对比分析法、科学文献法、遗传毒性法。对比分析法：仿制药的杂质可以采用相同的已验证的分析方法与 FDA 已批准的同品种人用制剂（参照药品）进行对比研究。如果无法获得参照药品，也可对含有相同原料药，以及相同给药途径和特征的不同药物制剂（如片剂对胶囊剂）的杂质含量进行研究。如果仿制药中已鉴别杂质的水平与相应已获准上市人用药物的杂质水平相当，则可以认为该杂质得到了合理控制。科学文献法：如果科学文献已经证明某一水平的杂质在安全性方面没有问题，那么根据这一水平建立该杂质的限度就无须进一步论证。如果科学文献证明某杂质本身也是原料药在体内代谢的主要代谢物，其安全性是显而易见的，因而即使对该杂质设置高于 ICH 论证限的控制限度，通常也可以认为该杂质已得到合理控制。遗传毒性研究法：由于遗传毒性试验费时间、成本高昂，此法一般是在前两种都无法对杂质合理研究论证的情况下才采取的方法。这项研究可以采用含该杂质的制剂或原料药直接进行研究，但实际上采用已分离的杂质进行研究可能更为恰当。

（6）特殊杂质质控分析方法的建立及验证：特殊杂质检查分析方法应专属、灵敏、简便，应尽量采用现代分离分析手段，使主成分与杂质、降解产物均能分开，其检测限应满足限度检查的要求，对于需作定量检查的杂质，方法的定量限应满足相应的要求。特殊杂质的检查方法首选色谱法，如薄层色谱、高效液相色谱、气相色谱、分子排阻色谱法。

杂质检查可分为限度检查和定量测定两种情况。用于限度检查的分析方法验证侧重于专属性、检测限和耐用性；用于杂质定量测定的方法验证包括专属性、定量限、线性、范围、准确性、精密度、耐用性。

总之，在新药质量标准的研究阶段，检查的项目应尽可能全面考察，但在制定该药品质量

标准时应合理地确定其检查项目。例如，砷为毒性杂质，在进行新药研制的研究阶段，是肯定要进行检查的项目。但实际上许多药品的检查项下并没有砷盐的检查，是因为其含量极低（如小于百万分之一）或不含砷。对于此种药物，砷盐的检查项以不列入质量指标更为合理。

五、含量（效价）测定

含量（效价）测定系指采用药品标准中规定的试验方法，对药品（原料药或制剂）中有效成分的含量或效价进行测定。药物的含量测定是评价药品质量，保证药品疗效的重要手段。含量测定必须在鉴别无误、杂质检查合格的基础上进行。药物的含量（效价）测定可分为两类：基于化学或物理学方法对药品中特定成分的绝对质量进行测定的“含量测定”；基于生物学或酶化学方法对药品中特定成分的生物活性（效力）进行测定的“效价测定”。

药物的含量测定方法包括滴定分析法、光谱分析法和色谱分析法。药物的效价测定方法包括生物检定法、微生物检定法和酶法。无论采用何种方法对药物进行含量测定，为确保其分析结果的可靠性，要求分析方法应准确、稳定、耐用。所以，需要对所建立的分析方法进行方法学验证。

化学原料药一般纯度要求高，含量限度控制严格，因此对测定方法与结果的要求是准确度高，重复性与精密度好，一般首选滴定分析法。容量分析测定过程中，应采用现行药典术语，依操作次序，准确叙述每一操作步骤。尽可能采用药典通则中收载的各种试剂、试液、缓冲液、指示液、滴定液等。

药物制剂的含量测定要求采用具有良好专属性和准确性的方法，其含量测定首选色谱法。在色谱法中采用率最高的是高效液相色谱法，而气相色谱法、薄层色谱法应用较少。当药物制剂中辅料不干扰测定时，也可选用紫外分光光度法。同时还应充分考虑辅料、共存物质和降解产物等对测定结果的干扰。当药物制剂中主药含量很低或无较强的发色团、杂质影响紫外分光光度法测定时，可考虑选择显色较灵敏、专属性和稳定性较好的比色法或荧光分光光度法。

六、储　　藏

药品的质量和有效期限直接受其储藏条件的影响。药品标准中的储藏要求是为保障药品在生产后至临床使用前的质量稳定，而对药品存放和保管所作的基本要求。药品不同，其理化和稳定性特征也不同，受储藏过程中的温度、湿度、光线、容器包装等的影响也存在差异。所以，对药品质量受到上述因素的影响和变化规律应进行药品稳定性研究，为储藏要求提供依据，以避免或减缓药品在正常的储存期限内的质量变化。

药品的通常储藏要求如下：①易吸潮、风化或有挥发性的药品、遇湿会引起质量变化的药品，均须“密封”储藏。②供直接制备成注射用无菌粉末的原料药、需要减压或充氮气保存的药品，均用“熔封或严封”储藏。③已有熔封或严封独立包装的注射液、注射用药品或溶液制剂，均要“密闭”储藏。④遇光易变质的药品，要求“遮光”储藏。⑤遇空气易氧化变质的药品，要求充氮气储藏。⑥对温度或湿度敏感的药品，应明确储藏的场所要求。

常用储藏条件见《中国药典》凡例中的规定。除另有规定外，储藏项下未规定储藏温度的一般系指常温。

遮光　系指用不透光的容器包装，例如棕色容器或黑色包装材料包裹的无色透明、半透明容器。

避光　系指避免日光直射。

密闭　系指将容器密闭，以防止尘土及异物进入。

密封　系指将容器密封，以防止风化、吸潮、挥发或异物进入。

熔封或严封　系指将容器熔封或用适宜的材料严封，以防止空气与水分的侵入并防止污染。

阴凉处　系指≤20℃。
凉暗处　系指避光并≤20℃。
冷处　系指2～10℃。
常温（室温）　系指10～30℃。

第三节　药品稳定性研究

药品稳定性是指原料药或制剂保持理化性质和生物学特性不变的能力。若药品的稳定性差，发生分解或降解而引起药品质量变化，影响药品使用的安全性和有效性。

药品稳定性可分为化学稳定性、物理稳定性和生物学稳定性。化学稳定性是指药品受外界因素的影响而发生化学性能的变化程度。其涉及药品组分的水解、氧化、还原、光解等化学降解反应。物理稳定性是指药品受外界因素的影响而发生物理性能的变化程度。其主要针对制剂的剂型考察项目，如混悬剂中药物颗粒结块、结晶生长，乳剂的乳析、破裂，片剂崩解度改变，包衣畸形或脱落，软膏剂分层等。生物学稳定性是指药品受微生物的污染而使产品变质、腐败的变化程度。

药品稳定性试验的目的是考察原料药或制剂在温度、湿度、光线的影响下随时间变化的规律，为药品的生产、包装、储存、运输条件提供科学依据，同时通过试验建立药品的有效期。药品稳定性试验按照《中国药典》四部指导原则9001原料药与制剂稳定性试验指导原则进行。药品稳定性研究始于药品研发的初期，并贯穿于药品研究与开发的全过程。

药品稳定性试验包括影响因素试验、加速试验与长期试验。其涉及原料药稳定性试验、药物制剂稳定性试验。

一、原　料　药

（一）影响因素试验

影响因素试验是将药品置于比加速试验更激烈的条件下进行的稳定性考察。影响因素试验的目的是探讨药物的固有稳定性，了解影响其稳定性的因素及可能的降解途径与降解产物，为制剂生产工艺、包装、储存条件和建立降解产物分析方法提供科学依据。将供试品置适宜的开口容器中（如称量瓶或培养皿），分散放置，厚度不超过3mm（疏松原料药可略厚）。当试验结果发现降解产物有明显的变化，应考虑其潜在的危害性，必要时应对降解产物进行定性或定量分析。

高温试验：供试品开口置适宜的恒温设备中，设置温度一般高于加速试验温度10℃以上，考察时间点应基于原料药本身的稳定性及影响因素试验条件下稳定性的变化趋势设置。通常可设定为0天、5天、10天、30天等取样，按稳定性重点考察项目进行检测。若供试品质量有明显变化，则适当降低温度试验。

高湿试验：供试品开口置恒湿密闭容器中，在25℃分别于相对湿度90%±5%条件下放置10天，于第5天和第10天取样，按稳定性重点考察项目要求检测，同时准确称量试验前后供试品的重量，以考察供试品的吸湿潮解性能。若吸湿增重5%以上，则在相对湿度75%±5%条件下，同法进行试验；若吸湿增重5%以下，其他考察项目符合要求，则不再进行此项试验。恒湿条件可在密闭容器，如干燥器下部放置饱和盐溶液，根据不同相对湿度的要求，可以选择NaCl饱和溶液（相对湿度75%±1%，15.5～60℃），KNO_3饱和溶液（相对湿度92.5%，25℃）。

强光照射试验：供试品开口放在光照箱或其他适宜的光照装置内，可选择输出相似于D65/ID65发射标准的光源，或同时暴露于冷白荧光灯和近紫外线灯下，在照度为4500lx±500lx的条件下，且光源总照度应不低于1.2×10^6lux·h、近紫外线灯能量不低于200W·h/m^2，于适宜时间取样，按稳定性重点考察项目进行检测，特别要注意供试品的外观变化。

此外，根据药物的性质，必要时可设计破坏试验条件，探讨pH、氧等条件对药品稳定性的影响，并建立分降解产物的分析方法，对分降解产物的性质进行必要的分析。

（二）加速试验

加速试验是在加速条件下进行的稳定性考察。加速试验的目的是通过加速药物的化学或物理变化，探讨药物的稳定性，为制剂设计、包装、运输、储存提供必要的资料。供试品在温度 40℃±2℃、相对湿度 75%±5% 的条件下放置 6 个月。所用设备应能控制温度 ±2℃、相对湿度 ±5%，并能对真实温度与湿度进行监测。在至少包括初始和末次等的 3 个时间点（如 0 个月、3 个月、6 个月）取样，按稳定性重点考察项目检测。例如，在 25℃±2℃、相对湿度 60%±5% 条件下进行长期试验，当加速试验 6 个月中任何时间点的质量发生了显著变化，则应进行中间条件试验。中间条件为 30℃±2℃、相对湿度 65%±5%，建议的考察时间为 12 个月，应包括所有的稳定性重点考察项目，检测至少包括初始和末次等的 4 个时间点（如 0 个月、6 个月、9 个月、12 个月）。

对温度特别敏感的药物，预计只能在冰箱中（5℃±3℃）保存，此种药物的加速试验，可在温度 25℃±2℃、相对湿度 60%±5% 的条件下进行，时间为 6 个月。

对拟冷冻储藏的药物，应对一批样品在 5℃±3℃或 25℃±2℃条件下放置适当的时间进行试验，以了解短期偏离标签储藏条件（如运输或搬运时）对药物的影响。

（三）长期试验

长期试验是在接近药物的实际储存条件下进行的稳定性考察，目的是为制定药物的有效期提供依据。供试品在温度 25℃±2℃，相对湿度 60%±5% 的条件下放置 12 个月，或在温度 30℃±2℃、相对湿度 65%±5% 的条件下放置 12 个月，这是从我国南方与北方气候的差异考虑的，至于上述两种条件选择哪一种由研究者确定。每 3 个月取样一次，分别于 0 个月、3 个月、6 个月、9 个月、12 个月取样，按稳定性重点考察项目进行检测。12 个月以后，仍需继续考察的，根据产品特性，分别于 18 个月、24 个月、36 个月等，取样进行检测。将结果与 0 个月比较，以确定药物的有效期。由于实验数据的分散性，一般应按 95% 可信限进行统计分析，得出合理的有效期。如 3 批统计分析结果差别较小，则取其平均值为有效期，若差别较大则取其最短的为有效期。如果数据表明，测定结果变化很小，说明药物是很稳定的，则不作统计分析。

对温度特别敏感的药物，长期试验可在温度 5℃±3℃的条件下放置 12 个月，按上述时间要求进行检测，12 个月以后，仍需按规定继续考察，制订在低温储存条件下的有效期。

对拟冷冻储藏的药物，长期试验可在温度 –20℃±5℃的条件下至少放置 12 个月进行考察。

长期试验采用的温度是根据国际气候带（表 13-4）制定的。中国总体来说属亚热带，部分地区属湿热带，故长期试验采用温度为 25℃±2℃、相对湿度为 60%±5%，或温度 30℃±2℃、相对湿度 65%±5%，与美、日、欧国际协调委员会（ICH）采用条件基本是一致的。

表 13-4　国际气候带

气候带	计算数据			推算数据	
	记录温度（℃）	平均动力学温度（℃）	相对湿度（%）	温度（℃）	相对湿度（%）
Ⅰ温带	20.0	20.0	42	21	45
Ⅱ地中海气候、亚热带	21.6	22.0	52	25	60
Ⅲ干热带	26.4	27.9	35	30	35
Ⅳ湿热带	26.7	27.4	76	30	70

二、药物制剂

药物制剂稳定性试验应以原料药稳定性试验的结果为基础，了解温度、湿度、光线对原料药稳定性的影响，并在处方筛选、工艺设计、包装选择的过程中，根据主药与辅料的性质，参考原料药的试验方法，进行影响因素试验、加速试验与长期试验。

（一）影响因素试验

药物制剂影响因素试验的目的是考察制剂处方、生产工艺和包装条件的合理性。供试品用 1 批进行，将供试品如片剂、胶囊剂、注射剂（注射用无菌粉末如为西林瓶装，不能打开瓶盖，以保持严封的完整性），除去外包装，并根据试验目的和产品特性考虑是否除去内包装，置适宜的开口容器中，进行高温试验、高湿试验与强光照射试验，试验条件、方法、取样时间与原料药相同，重点考察项目见表 13-5。对于需冷冻保存的中间产物或药物制剂，应验证其在多次反复冻融条件下产品质量的变化情况。

表 13-5 原料药及制剂稳定性重点考察项目参考表

剂型	稳定性重点考察项目
原料药	性状、熔点、含量、有关物质、吸湿性及根据品种性质选定的考察项目
片剂	性状、含量、有关物质、崩解时限或溶出度或释放度
胶囊剂	性状、含量、有关物质、崩解时限或溶出度或释放度、水分，软胶囊要检查内容物有无沉淀
注射剂	性状、含量、pH、可见异物、不溶性微粒、有关物质，应考察无菌
栓剂	性状、含量、融变时限、有关物质
软膏剂	性状、均匀性、含量、粒度、有关物质
乳膏剂	性状、均匀性、含量、粒度、有关物质、分层现象
糊剂	性状、均匀性、含量、粒度、有关物质
凝胶剂	性状、均匀性、含量、有关物质、粒度，乳胶剂应检查分层现象
眼用制剂	如为溶液，应考察性状、可见异物、含量、pH、有关物质；如为混悬液，还应考察粒度、再分散性；洗眼剂还应考察无菌；眼丸剂应考察粒度与无菌
丸剂	性状、含量、有关物质、溶散时限
糖浆剂	性状、含量、澄清度、相对密度、有关物质、pH
口服溶液剂	性状、含量、澄清度、有关物质
口服乳剂	性状、含量、分层现象、有关物质
口服混悬剂	性状、含量、沉降体积比、有关物质、再分散性
散剂	性状、含量、粒度、有关物质、外观均匀度
气雾剂（非定量）	不同放置方位（正、倒、水平）有关物质、揿射速率、揿出总量、泄漏率
气雾剂（定量）	不同放置方位（正、倒、水平）有关物质、递送剂量均一性、泄漏率
喷雾剂	不同放置方位（正、水平）有关物质、每喷主药含量、递送剂量均一性（混悬型和乳液型定量鼻用喷雾剂）
吸入气雾剂	不同放置方位（正、倒、水平）有关物质、微细粒子剂量、递送剂量均一性、泄漏率
吸入喷雾剂	不同放置方位（正、水平）有关物质、微细粒子剂量、递送剂量均一性、pH、应考察无菌
吸入粉雾剂	有关物质、微细粒子剂量、递送剂量均一性、水分
吸入液体制剂	有关物质、微细粒子剂量、递送速率及递送总量、pH、含量、应考察无菌
颗粒剂	性状、含量、粒度、有关物质、溶化性或溶出度或释放度
贴剂（透皮贴剂）	性状、含量、有关物质、释放度、黏附力
冲洗剂、洗剂、灌肠剂	性状、含量、有关物质、分层现象（乳状型）、分散性（混悬型），冲洗剂应考察无菌
搽剂、涂剂、涂膜剂	性状、含量、有关物质、分层现象（乳状型）、分散性（混悬型），涂膜剂还应考察成膜性

续表

剂型	稳定性重点考察项目
耳用制剂	性状、含量、有关物质，耳用散剂、喷雾剂与半固体制剂分别按相关剂型要求检查
鼻用制剂	性状、pH、含量、有关物质，鼻用散剂、喷雾剂与半固体制剂分别按相关剂型要求检查

注：有关物质（含降解产物及其他变化所生成的产物）应说明其生成产物的数目及量的变化，如有可能应说明有关物质中何者为原料中的中间体，何者为降解产物，稳定性试验重点考察降解产物

（二）加速试验

药物制剂加速试验的目的是通过加速药物制剂的化学或物理变化，探讨药物制剂的稳定性，为处方设计、工艺改进、质量研究、包装改进、运输、储存提供必要的依据。试验条件、方法、取样时间与原料药相同。

（三）长期试验

药物制剂长期试验的目的是为制订药品的有效期提供依据。试验条件、方法、取样时间与原料药相同。

对于所有制剂，应充分考虑运输路线、交通工具、距离、时间、条件（温度、湿度、振动情况等）、产品包装（外包装、内包装等）、产品放置和温度监控情况（监控器的数量、位置等）等对产品质量的影响。

（四）配伍稳定性试验

对于临床使用时，需要临时配制成溶液再使用的药物制剂，应考察临用时配制、配伍或稀释，使用过程中，特殊环境（如高原低压）使用的稳定性，以防发生沉淀、分解变质等反应，为说明书或标签上的配制、储藏条件、配制或稀释后的使用期限、临床安全用药提供依据。

原料药与制剂稳定性试验的内容和侧重点略有不同，原料药及制剂稳定性重点考察项目见表 13-5。表中未列入的考察项目及剂型，根据剂型的特点合理设置。例如，对于缓释和控释制剂、肠溶制剂等应考察释放度，微粒制剂应考察粒径、包封率、泄漏率。

三、药品稳定性试验的基本要求及注意事项

稳定性试验样品应具有代表性。影响因素试验用 1 批原料药或 1 批制剂进行；如果试验结果不明确，则应加试 2 个批次样品；生物制品应使用 3 个批次。加速试验与长期试验要求用 3 批供试品。

原料药供试品应是一定规模生产的，供试品量相当于制剂稳定性试验所要求的批量，原料药合成工艺路线、方法、步骤均应与大生产一致。药物制剂供试品应是放大试验的产品，其处方与工艺应与大生产一致。每批放大试验的规模，至少是中试规模。大体积包装的制剂，如静脉输液等，每批放大规模的数量通常应为各项试验所需总量的 10 倍。特殊品种、特殊剂型所需数量，根据情况另定。

加速试验与长期试验所用供试品的包装应与拟上市产品一致。

药物稳定性研究要采用专属性强、准确、精密、灵敏的药物分析方法与有关物质（含降解产物及其他变化所生成的产物）的检查方法，并对方法进行验证，以保证药物稳定性试验结果的可靠性。在稳定性试验中，应重视降解产物的检查。

若放大试验比规模生产的数量小，申报者应承诺在获得批准后，从放大试验转入规模生产时，对最初通过生产验证的 3 批规模生产的产品仍需进行加速试验与长期稳定性试验。

对包装在有通透性容器内的药物制剂应当考虑药物的湿敏感性或可能的溶剂损失。而对包装在非通透容器内的药物制剂，其稳定性研究可在任何湿度下进行。

制剂质量的“显著变化”通常定义如下。①含量与初始值相差 5%；或采用生物或免疫法测定时效价不符合规定。②降解产物超过标准限度要求。③外观、物理常数、功能试验（如颜色、

相分离、再分散性、黏结、硬度、每揿剂量）等不符合标准要求。④某些制剂的 pH 不符合规定。⑤ 12 个制剂单位的溶出度不符合标准的规定。

第四节　药品质量标准的起草说明

在制定新药质量标准时，应编写起草说明。药品质量标准的起草说明是对新药质量标准的详细注释，其内容应充分反映质量标准的制定过程，并用实验数据和结果说明新药质量标准里确定的检测项目与限度的合理性及各种分析方法的可靠性。起草说明在新药申报时，作为行政审批部门的参考，还是今后执行和修订药品质量标准的重要参考资料。

（一）原料药质量标准起草说明的内容

1. 基本概述　说明药品的临床用途，我国投产的历史，有关工艺改革及重大科研成就，国外药典收载情况及目前国内生产情况和质量水平。

2. 生产工艺　包括工艺流程和化学反应式、起始原料和有机溶媒、反应条件（温度、压力、时间、催化剂等）和操作步骤、精制方法、主要理化常数、阶段性的数据积累结果及可能引入成品中的杂质等。如国内生产厂家存在有不同的工艺路线或精制方法，应分别列出，并尽可能注明厂家。

3. 标准制定的意见或理由　按标准内容依次说明，包括产品质量的具体数据或生产厂家检验结果的统计。对未载入药典通则的鉴别、检查和含量测定的方法，要根据现有资料说明其原理。特别是操作中的注意事项应加以详细说明。所用试药、试液、滴定液、缓冲液等，应当采用现行版《中国药典》收载的品种及浓度，有不同的，也应详细说明。提供的标准品或对照品应另附资料，说明其来源、理化常数、纯度、含量及其测定方法和数据。对个别进行过方法学研究的项目，要另附专题研究报告。

4. 质量标准的对比　与国外药典或原标准进行对比，并对本标准的水平进行评价。

5. 起草单位和复核单位的意见　质量标准起草单位和复核单位对本标准内容和尚存在的问题提出建议，以及今后的改进意见。

6. 主要参考文献　列出药品质量标准研究中的主要参考文献。

（二）新增制剂标准起草说明的内容

1. 制剂处方及工艺研究资料　包括起始物料、处方筛选、生产工艺及验证资料。要列出药用辅料的品名、用量，简要的制备方法。如国内生产厂有多种处方时，也应尽可能分别列出，并进行比较。

2. 药用辅料的质量标准　包括与生产工艺及安全性有关的常规试验，如性状、鉴别、检查、含量测定等项目；影响制剂性能的功能性试验，如黏度等。根据不同的生产工艺及用途，药用辅料的残留溶剂、微生物限度或无菌应符合要求；注射用药用辅料的细菌内毒素或热原、无菌等应符合要求。

3. 标准制定的意见和理由　除与新增原料药要求相同外，还应特别注意对制剂的稳定性考察，提供相应材料及提出对有效期建议的说明。

（三）质量标准修订的说明

对修订部分，根据下列情况分别予以说明。

1. 对药典通则方法有实质性修改的项目，应说明参照新通则对药品进行考核的结果，并列出具体数据。

2. 对原标准中检验方法进行过修改的项目，或新增的检验项目，要说明增修订的理由、方法的来源，并列出药品的检验数据。含量测定方法的修改要另附专题研究材料。

3. 对原项目限度的修改，要说明理由并提供当时药品的检验数据，以及与国外药典本项目的比较。对于不修订部分，要写出综合材料说明不修订的理由。

值得强调的是，起草说明中应阐明曾经做过的有关实验，包括不成熟的、尚待完善的或失败的，暂未或不能收载于正文的检定方法的理由，并提供相关的实验资料，以便有关部门审查其实验设计是否合理，以确定为主观或客观原因，从而判定是否需要做进一步的实验。起草说明的书写格式应按质量标准项目依次予以说明，与研究报告不同，不能以综述性讨论代替。

第五节　药品质量标准及其起草说明示例

马来酸替加色罗是生物碱类药物，主要用于女性便秘型肠易激综合征及患者缓解症状的短期治疗。按化学药物二类新药注册申报。以下介绍马来酸替加色罗原料药质量标准（草案）及其起草说明。

（一）马来酸替加色罗原料药质量标准（草案）

马来酸替加色罗

Malaisuan Tijiaseluo

Tegaserod Maleate

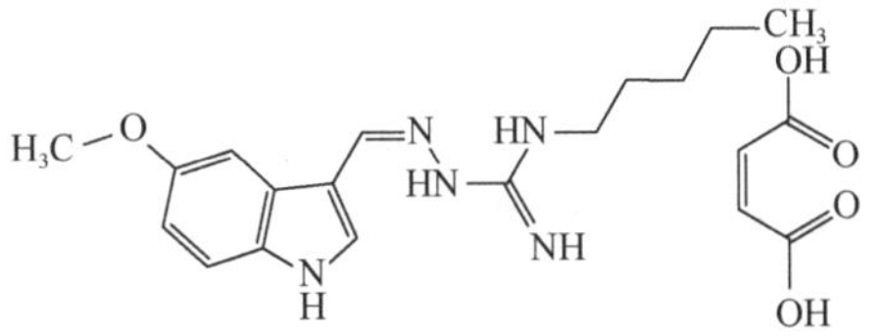

$C_{16}H_{23}N_5O \cdot C_4H_4O_4$ 417.46

本品为 *N*- 正戊基-*N'*-[(5- 甲氧基吲哚-3)- 亚甲基氨基] 胍马来酸盐，按无水物计算，含 $C_{16}H_{23}N_5O \cdot C_4H_4O_4$ 不得少于 98.5%。

【性状】本品为淡黄色结晶性粉末，无臭无味。

本品在二甲基亚砜中易溶，在甲醇、乙醇和丙酮等有机溶剂中微溶，在水、稀盐酸、氢氧化钠试液和三氯甲烷中不溶。

熔点　本品的熔点（通则 0661 差示扫描量热法）为 189～191℃。

【鉴别】

（1）取本品约 2mg，加甲醇 2ml 使溶解，加水 2ml，混匀，加入高锰酸钾试液 1 滴，振摇后溶液显黄棕色。将此溶液置 40℃水浴中加热 5min，产生棕色沉淀。

（2）取本品约 2mg，加甲醇 2ml 使溶解，加水 2ml，混匀，加入硫酸铜铵试液 2 滴，振摇后溶液显黄绿色，并产生浑浊；静置后，可见大量土黄色絮状沉淀。

（3）本品红外光吸收图谱应与对照品的图谱一致。

【检查】氯化物　取本品 0.5g，依法检查（通则 0801），与标准氯化钠溶液 2.0ml 制成的对照液比较，不得更浓（0.02%）。

有关物质　照高效液相色谱法（通则 0512）测定。

色谱条件与系统适用性试验　用 ODS 为填充剂；乙腈-1% 十二烷基硫酸钠（含 0.95% 冰醋酸）溶液（56∶44）为流动相；检测波长为 314nm。理论板数按替加色罗峰计算应不低于 5000，替加色罗峰与相邻色谱峰的分离度应符合要求。

测定法　取本品适量，加甲醇溶解并定量稀释制成每 1ml 中含 2mg 的溶液，作为供试品溶液；精密量取适量，用甲醇定量稀释制成每 1ml 中含 10μg 的溶液，作为对照溶液。进样前，取供试品溶液和对照溶液各适量，分别用流动相稀释制成每 1ml 中含 0.2mg 和 1μg 的溶液，取上述两种溶液各 20μl 注入液相色谱仪，记录色谱图至主成分峰保留时间的 2 倍。供试品溶液色谱图中如显杂质峰，各杂质峰面积的和不得大于对照品溶液主峰的面积（0.5%）。

干燥失重　取本品 0.5g，在 105℃干燥至恒重，减失重量不得过 1.0%（通则 0831）。

炽灼残渣　取本品 0.5g，依法检查（通则 0841），遗留残渣不得过 0.1%。

重金属　取本品 0.5g，依法检查（通则 0821），含重金属不得过百万分之五。

砷盐　取本品 0.5g，加氢氧化钙 1g，混合，加水少量，搅拌均匀，先以小火加热，再在

500～600℃炽灼至完全灰化（呈灰白色），放冷，残渣加盐酸5ml与水23ml使溶解，依法检查（通则0822），应符合规定（百万分之二）。

【含量测定】 取本品约0.2g，精密称定，加二甲基亚砜7ml，振摇使溶解，加冰醋酸21ml，照电位滴定法（通则0701），用高氯酸滴定液（0.1mol/L）滴定，并将滴定的结果用空白试验校正，即得。每1ml高氯酸滴定液（0.1mol/L）相当于41.75mg的$C_{16}H_{23}N_5O \cdot C_4H_4O_4$。

【类别】 胃肠道用药。

【储藏】 密封保存。

【制剂】 马来酸替加色罗片

（二）马来酸替加色罗原料药质量标准（草案）起草说明

1. 命名　根据本品INN名称Tegaserod，意译为替加色罗，因本品为马来酸盐，故中文名称确定为马来酸替加色罗。根据替加色罗结构，将母体定为胍，将中文化学名译为*N*-正戊基-*N'*-[(5-甲氧基吲哚-3)-亚甲基氨基]胍马来酸盐。

2. 性状　依据三批样品的外观性状，确定为淡黄色结晶性粉末。

（1）溶解度：根据《中国药典》二部凡例十五（2）的要求，根据对本品在几种不同极性的溶剂中的溶解度试验结果，确定本品的溶解度。

（2）熔点：因为本品在熔融时即分解呈深褐色油状液体，照熔点测定法（通则0612）测定时，不易准确观察判断是否全熔，故采用热分析方法的差示扫描量热法（通则0661）测定熔点。

3. 鉴别

（1）利用马来酸的还原性，可使高锰酸钾还原变色，并同时产生二氧化锰棕色沉淀。

（2）利用替加色罗分子中的胍基与硫酸铜铵发生显色、沉淀反应，进行鉴别。

（3）利用本品分子结构中含苯环、胍基、羧基等基团，有典型的红外光吸收谱图，通过供试品与对照品的红外光谱图比较进行鉴别。

4. 检查

（1）一般杂质：氯化物、炽灼残渣、重金属和砷盐应依法检查，均符合规定。

（2）有关物质：采用反相高效液相色谱法。经试验，马来酸替加色罗及其有关物质获得良好分离，方法专属性强（色谱图见图13-6），可用于“有关物质”的检查。由于本品为生物碱的马

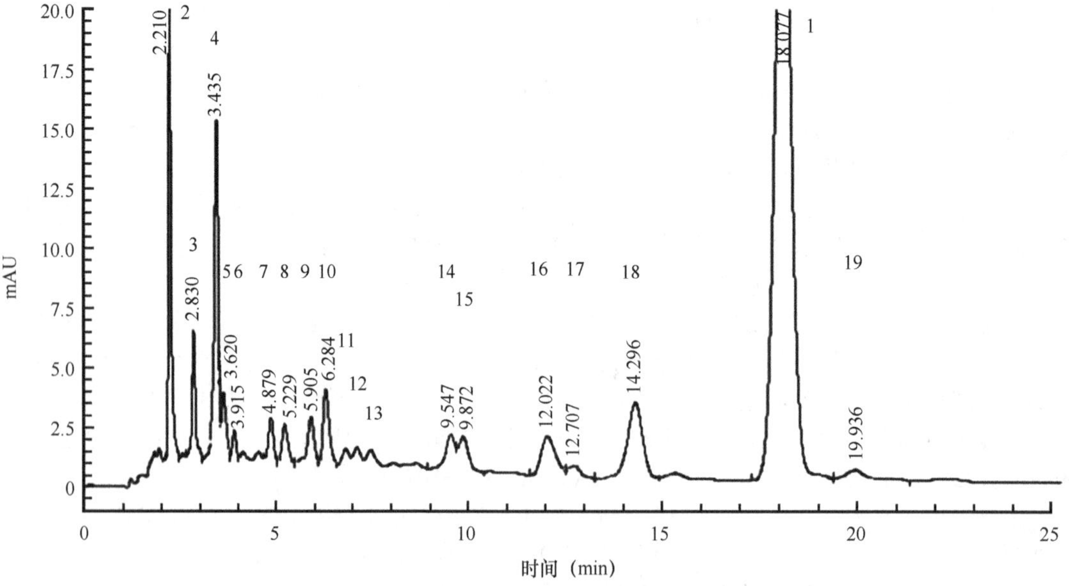

图13-6　马来酸替加色罗高温破坏产物色谱图

1. 替加色罗；2～19. 高温分解产物

来酸盐，用常规流动相分离时替加色罗主峰拖尾严重，所以使用离子对色谱法，可得到良好而稳定的色谱峰及分离效果，且主峰峰形良好（拖尾因子 0.95）、并有适宜的保留时间。经对三批样品检查，本法适用于马来酸替加色罗有关物质检查（色谱图见图 13-7）。

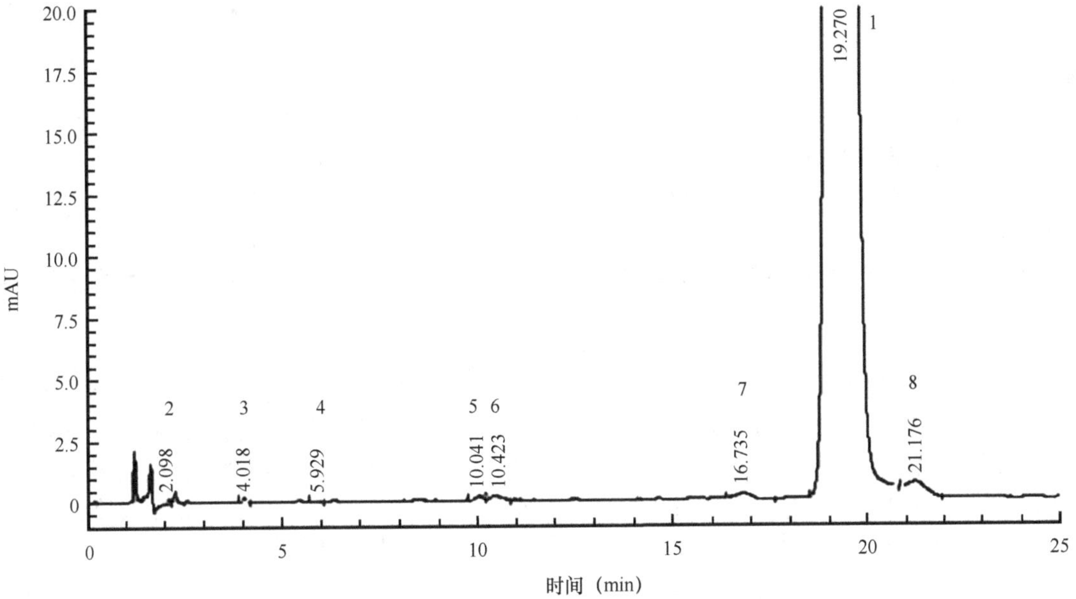

图 13-7　马来酸替加色罗有关物质检查色谱图

1. 替加色罗；2～8. 有关物质

（3）残留溶剂：本品在合成过程中使用了甲醇、二甲基甲酰胺、乙醇等有机溶剂，照气相色谱法（通则 0521）测定。经对三批样品检查，有机溶剂残留量远低于规定限度（甲醇 0.3%、乙醇 0.5%、二甲基甲酰胺 0.088%），故不列入正文标准。

5. 含量测定　据质量研究资料，在对本品原料药进行含量测定时，采用了测定生物碱类常用的滴定分析法，即用非水滴定法测定含量。但因指示剂变色不易准确判断，故使用电位滴定法指示终点。经试验，本法准确度和精密度均符合要求。

本章小结

药品质量标准是新药研究的重要内容，也是对药品的质量（限度）、规格及检验方法所作的技术规定。药品质量标准制定必须遵循安全性与有效性、权威性、科学性、先进性、实用性、规范性等原则。药品质量标准研究的主要内容包括药品名称、性状（外观、嗅、味、溶解度和物理常数）、鉴别、检查（安全性检查、有效性检查、均一性检查和纯度检查）、含量（效价）测定和储藏。药品质量标准的起草说明是对新药质量标准的详细注释，其内容应充分反映质量标准的制定过程，并用实验数据和结果说明新药质量标准里确定的检测项目和限度的合理性及各种分析方法的可靠性。药品稳定性研究包括影响因素试验、加速试验、长期试验和配伍稳定性试验，必要时可设计破坏性试验。

（周　威）

思考题

1. 药品质量标准的主要内容有哪些？
2. 药品稳定性试验的试验方法和考察项目有哪些？

第十四章 新药研发中的药物分析

学习要求

1. 掌握 活性化合物成药性评价的内容和方法，药动学研究方法和参数，生物利用度与生物等效性的定义、内容和研究方法。

2. 熟悉 药物分析在新药研发中的任务，活性化合物的结构确证，药物代谢酶和转运体的定义及其特点。

3. 了解 现代药物分析技术在新药研发中的应用，药物筛选模型与技术，新药研发中的药物代谢研究。

伴随着人类基因组、蛋白质组和代谢组等计划的顺利实施，药物研发进入了各学科交叉融合，相互支撑的快速发展时期。基于新兴技术的现代药物分析能对新药研发全过程实施监测，实时评价各环节数据可靠性，已成为新药研发的支撑学科和核心技术。药物分析在推动新药研发进程的同时，也丰富了自身内涵，实现了跨越式发展，除了在药品生产、经营、使用及监督过程中发挥着全面的质量控制作用外，在药物发现与开发过程中也发挥了重要作用。

第一节 概　　述

一、药物分析在新药研发中的任务

药物发现与开发（drug discovery and development）是药学学科的重要任务，其过程主要包括新药发现、临床前研究、临床研究和上市后再评价（图 14-1），需要药学、化学、生物学、临床医学、材料学和行政管理等众多学科共同参与和紧密合作。

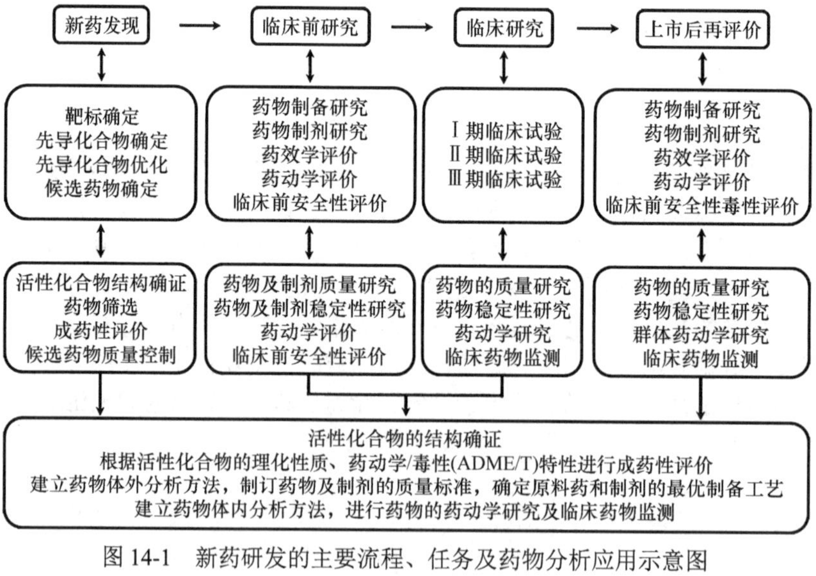

图 14-1　新药研发的主要流程、任务及药物分析应用示意图

作为新药研发的重要组成部分，药物分析是药物发现与开发过程中各学科技术互相衔接与紧密合作的桥梁和纽带。药物分析通过对活性化合物（active compounds）进行理化性质测试和结构鉴定，为新药发现提供苗头化合物；对活性化合物生物药剂学特性，即药动学/毒性（absorption, distribution，metabolism，excretion/toxicity，ADME/T）特性进行研究，为药物筛选、成药性评价提供技术支持；对原料药及制剂进行质量研究和稳定性研究，确定原料药、制剂的最佳制备工艺并确保新药稳定和质量可控；对新药进行体内分析研究，揭示新药在体内的吸收、分布、代谢、排泄特征和机制，保障临床用药安全、有效。

二、现代药物分析技术在新药研发中的应用

药物分析的发展史也是药物分析技术的发展史，分析技术随着医药技术的整体进步而不断发展。随着色谱–质谱等现代联用技术、纳米技术及计算机科学的发展与应用，药物分析技术进一步向自动化、智能化、微型化、多功能化、高灵敏度、高通量的方向发展，为新药研发提供了强有力的技术支撑。

（一）联用技术

随着现代制药工业的迅猛发展，药物分析技术面临的挑战日益凸显，越来越多的产业问题难以用传统的单一分析技术解决，迫切需要各种分析技术的相互配合和联合应用，从而推动了联用技术的快速发展。联用技术能集成各种分析技术的优点，弥补其不足，在保证灵敏、快速、微量的前提下，进行分离、结构鉴定、定量并提供多元化的药物信息。联用技术不是各技术的简单组合，需要专门的接口技术实现不同样品形态和检测信号的在线转换和同步采集。由于接口技术的限制，目前广泛应用于药物研发的联用技术，主要包括高效液相色谱–质谱（HPLC-MS）、高效液相色谱–核磁共振谱（HPLC-NMR），气相色谱–质谱（GC-MS）、毛细管电泳–质谱（CE-MS）、毛细管电泳–核磁共振波谱（CE-NMR）、高效液相色谱–核磁共振谱–质谱（LC-NMR-MS）。

色谱–质谱联用技术在线集成了色谱技术复杂样品高效分离能力和质谱高灵敏结构鉴定能力，具有分离效率高、灵敏、快速和高通量的特点，是药物研发的重要技术支撑。与气相色谱–质谱相比，高效液相色谱–质谱可以分析的化合物范围更为广泛，已成为最突出、最具应用价值的药物分析技术之一，成功应用于药物体内外代谢研究、药物及代谢物的高通量分析（high-throughput analysis，HTA）、药品质量控制（包括药物中微量杂质、手性杂质、降解产物、药物生物转化产物的分析鉴定）等。

高效液相色谱–核磁共振集色谱分离功能和核磁共振强大的结构解析功能于一体，在复杂样品目标成分的定性分析方面具有潜在优势。由于传统核磁共振灵敏度一般较低，高效液相色谱–核磁共振往往通过在线固相萃取技术对目标物质进行富集，应用于药物杂质、降解产物、体内外代谢产物、化合物库的分离和结构鉴定等研究领域，逐渐发展成为药物研发最具价值的分析技术之一。

（二）高通量分析技术

HTA 是一般指基于某一仪器设备或在某一实验室，一天内能完成数以百计，甚至数千个样品分析的技术。近年来，随着分子生物学、人类基因组学和功能基因组学的发展，针对多种药物靶点的 HTA 技术在平行化学、组合化学和庞大化合物库的分析方面得到了广泛的应用，降低了药物开发成本，缩短了候选新药的研发周期，已成为现代药物研发的重要组成部分。

HTA 在药物早期筛选过程具有重要的作用，能对化合物库进行定性、定量药效学评价。在新药发现、临床前研究和临床研究中，HTA 能对候选药物进行 ADME/T 等生物学评价。HTA 的广泛应用有助于早期剔除低成药性化合物，降低候选药物在后期临床研发的风险和损耗率，减少新药开发成本。目前，HTA 技术主要应用在三个领域：结构分析、纯度分析及定量分析。HTA 在自身发展过程中逐渐形成了自动化、微型化技术和多种技术联用的特点和趋势。表 14-1 列举了一些常用的 HTA 技术。

表 14-1 新药研究中常用的 HTA 技术

分析技术	相对通量	结构分析	纯度分析	定量分析
FIA/DI-MS	+++	+	+	+
MALDI-FT-MS	+	++	N/A	N/A
DI-NMR	++	+++	++	N/A
HPLC-UV	++	N/A	++	N/A
HPLC-UV/MS	++	+	++	N/A
HPLC-ELSD	++	N/A	++	++
HPLC-NMR	+	+++	++	+
FIA-CLND	+++	N/A	N/A	+
HPLC-CLND	++	N/A	N/A	+++
SFC-UV	++	N/A	++	N/A
SFC-MS	++	+	++	N/A
ESI-FT-ICR-MS	+	++	N/A	N/A

注：FIA. flow injection analysis，流动注射分析；DI. direct injection，直接进样；MALDI. matrix-assisted laser desorption/ionization，基质辅助激光解吸/电离；FT. Fourier transform，傅里叶变换；ELSD. evaporative light scattering detection，蒸发光散射检测器；CLND. chemiluminescent nitrogen detection，氮化学发光检测器；ICR. ion cyclotron resonance，离子回旋共振；SFC. supercritical fluid chromatography，超临界流体色谱；N/A. 不适用

（三）化学统计学

化学统计学广泛应用于计算机辅助药物开发。在药物研发的早期阶段，通过理论模拟计算能有效识别具有良好药效学、生物药剂学特性（ADME/T）的化合物分子。表 14-2 列举了新药研发中药物分析领域的一些化学统计学模型。

表 14-2 新药研发中药物分析常用的化学统计学模型

化学统计学	模型应用
药物转运过程的结构特征模型	根据药物转运特性对候选药物进行筛选和检测
寡肽的膜分配结构特征模型	肽类药物研发
基于药物分子三维结构的血脑屏障定量模型	候选药物血脑屏障渗透性预测
口服药物吸收的计算机模型	根据药物的吸收特性对候选药物进行筛选

（四）微型化技术

微型化、自动化、集成化与便携化是分析仪器发展的方向，也是药物分析技术解决新药研究各环节定性定量问题的行业需求。20 世纪 90 年代，Manz 等提出了微全分析系统（miniaturized-total analysis system，μ-TAS）概念，即微流控芯片（microfluidic chip）或芯片实验室（lab on a chip），开拓了分析或生物分析过程微型化的研究新领域。μ-TAS 将样品制备、反应、分离、检测、细胞培养、分选和裂解等基本操作单元集成到一块几平方厘米（甚至更小）的芯片上，以可控流体贯穿整个微通道网络系统，建立集成化微型技术平台，取代常规化学或生物实验室的各种功能，具有样品和试剂消耗量少、分析速度快、效率高、操作模式灵活，以及可在生理环境或接近生理环境下运行等优点，在当今高通量的药物研发过程具有潜在的应用前景。

基于 μ-TAS 概念的人体器官芯片技术是近年来新兴的药物分析研究领域。该技术一般通过干细胞、生物材料、纳米加工等多种技术的交叉集成和微型化，在体外构建器官微生理系统集成芯片，模拟人体不同器官组织的主要结构特征、核心功能和复杂的器官间交互对话及联系。人体器

官芯片技术能预测人体对药物或外界不同刺激产生的反应，提供较为准确的药效学测试数据，在药物筛选、疾病模型构建、活性化合物早期评价和个性化医疗等领域有着较为广泛的应用前景。

（五）纳米技术

纳米技术（nanotechnology），也称毫微技术，是在原子、分子和超分子水平研究纳米尺度材料（1～100nm）性质及应用的新兴技术与研究领域。纳米技术不仅将加工和测量精度从微米级提升到纳米级，而且从宏观领域进入到微观领域，从微米层次深入到分子、原子尺度，已在表面科学、有机化学、分子生物学和生物工程等领域得到了广泛的应用。在新药研发过程中，纳米技术的建立与发展不仅加快了候选化合物发现与评价环节的进程，而且广泛深入药物分析各个领域，见表 14-3。

表 14-3 药物分析中常见的纳米技术

纳米技术	应用
单细胞分析	定性分析、新配体的识别、微容量分析物的分析
微型设备	采用纳米材料的分子印记技术可根据特定作用位及形状识别药物分子；采用纳米生物传感器、抗体、酶或受体可对药物（如皮质醇、茶碱、地西泮、吗啡、*S*-普萘洛尔等）进行分析测定
联用技术	纳米级液相色谱–质谱可用于 DNA 加成物的检测
其他	生物纳米管膜是特异的对映体识别剂，可用于手性药物的分离；DNA 纳米材料可用于样品特异性富集；量子点可用于提高样品检测灵敏度

第二节 活性化合物筛选

一、药物筛选模型与技术

（一）药物筛选模型

药物筛选模型（drug screening model）是用于证明某种物质具有药理活性的模型，是寻找和发现药物的主要手段之一。药物筛选新模型的建立及应用对于缩短药物发现等过程具有重要意义，已成为新药研究过程中的重要内容。目前，应用于药物筛选的模型有多种，根据所选用的材料、药物作用的对象及技术特点，可以将现有模型大致分为三类：整体动物水平模型、组织器官水平模型和细胞分子水平模型。

1. 整体动物水平模型 应用整体动物的疾病模型，是现代药物筛选最常用的模型之一，也是长期以来备受重视的方法。单纯从新药筛选的角度分析，整体动物筛选模型不仅能从整体水平直观反映药物的治疗作用，而且能评价药物不良反应及毒性作用，具有研究结构生物学意义大的优点。然而，人类目前在实验动物身上复制出的病理模型还十分有限，而且筛选过程对研究人员的技术水平要求较高，加之动物实验样品用量大，使得整体动物模型在新药筛选方面存在周期长、效率低和成本高等不足。理想的整体动物模型应具备的基本条件是病理机制与人类疾病的相似性、病理表现的稳定性、药物作用的可观察性和作用指标的可检测性。在选择动物模型时，应选择最适于观察药理作用、与人体的生理或病理状况接近的动物，如用豚鼠作为抗过敏药物筛选的动物模型；把人体肿瘤移植到小鼠体内制备的各种肿瘤模型；采用转基因技术制备的各种遗传性动物模型，如高血压大鼠、糖尿病大鼠和小鼠、肥胖症小鼠、心肌病大鼠。

2. 组织器官水平模型 随着现代医学和现代药理学的发展，采用动物组织、器官制备的药物筛选模型越来越多，如体外血管试验、心脏灌流试验、组织培养试验等方法。通过观察药物对特定组织或器官的作用，可以分析药物作用原理和可能具有的药理作用。与整体动物水平模型相比，组织器官水平模型降低了筛选样品的用量，样品用量一般仅需整体动物的 1/10 或更少；降低劳动强度，扩大筛选规模，提高了筛选效率，降低了筛选成本。其主要的缺点是规模小、效率低、反映药物作用有限、人工操作技术要求高、对样品的需求量仍然较大，不易实现一药多筛。尽管如此，组织器官水平模型在深入筛选或对目标化合物进行活性方面仍然具有不可替代的价值。

3. 细胞分子水平模型 细胞水平的筛选模型是通过观察被筛选样品对细胞生长及功能的影响，发现活性化合物的一种技术。目前，可用于药物筛选的细胞模型包括各种正常细胞、病理细胞，如肿瘤细胞、基因敲除细胞和病毒感染细胞等经过不同手段模拟的细胞。由于多种细胞筛选模型的检测指标都是细胞的生殖状态，因此，在药物筛选方面应用最广泛的细胞模型是观察化合物样品的细胞毒性，如各种肿瘤细胞、流感病毒感染的 MDCK 细胞、单纯疱疹病毒感染的 Vero 细胞等已经被广泛用于体外相关药物筛选和药物研究中。与整体动物和组织器官水平的筛选模型相比，细胞水平的药物筛选模型具有样品用量少、药物作用机制比较明确，可实现大样本、高通量的筛选的特点。然而，由于细胞对溶剂的限制，大多数被筛选样品需要溶解于水溶液或二甲基亚砜中，对二甲基亚砜的耐受性限制了筛选的化合物的最大浓度。对多数细胞系来说，1% 的二甲基亚砜明显干扰了筛选分析。对于需要长时间孵育（24～48h）的筛选，细胞间生长状态的不同可能产生信号漂移，降低了筛选的成功率。

药物产生药理活性与生物体内特异性的酶、受体、DNA、RNA 和蛋白质等密切相关，使得将酶和受体等作为指标，进行药物筛选的分子水平方法在药物发现过程得到了较为广泛的应用。迄今为止，利用分子水平的筛选技术已发现和鉴定了多种靶向药物，形成了药物筛选的特色趋势。与传统的动物模型和细胞模型相比，尽管酶和受体模型具有快速、经济、高灵敏度和高选择性等特点，但仍存在不适合于复杂样品药物筛选；对于分子量低于 200 的活性化合物不能进行高灵敏度检测和对低结合力药物的活性测定效果不佳等不足。

青蒿素——继承传统，不忘初心

疟疾是人类历史上极为凶险的疾病之一，寻找抗疟药也是新药研发的重要课题，早在 20 世纪 40 年代，中国天然药物化学家张吕绍等就对中药中的抗疟化学成分进行过研究与探索。直至 1971 年，中国女科学家屠呦呦从青蒿中发现了抗疟药物青蒿素。青蒿素的发现是一条十分艰难的探索之路。在发现青蒿素之前，屠呦呦收集了 2000 多种药方，筛查了 200 多种中草药，研究了 380 多种提取物，实验失败了 190 次。最终，通过低温化学萃取得到了青蒿乙醚中性提取物，即标号 190# 样品，青蒿素。1986 年青蒿素抗疟药获得我国实施新药审批办法以来的第一个新药证书。2015 年，屠呦呦因发现抗疟药物青蒿素，拯救了数百万计患者的生命，获得诺贝尔生理学或医学奖，开创了中国科学家在本土进行科学研究获得诺贝尔奖的先河。这一奖项是中国科学界迄今为止获得的最高奖项，也是中医药成果的最高奖项。这是我国药学人勇于担当，把自己的命运和祖国的发展、强盛相连，把爱国情、强国志、报国行自觉融入为建设社会主义现代化强国、实现中华民族伟大复兴的奋斗之中。

（二）药物筛选中的分析技术

1. 高通量筛选（high throughput screening，HTS）与高内涵筛选（high content screening，HCS） HTS 是一种针对化合物库的快速筛选技术。传统的 HTS 技术一般以分子水平和细胞水平的研究方法为基础，以多孔微板为主要研究形式，以自动化操作系统执行研究过程，通过高灵敏检测仪器快速采集研究数据，通过计算机辅助技术对研究数据进行分析，能在同一时间检测数以千万种的单体化合物样品，具有微量、快速、灵敏和准确度高等特点。目前，HTS 一般通过检测放射活性、化学发光和荧光等光学信号的变化，测定受体结合能力、酶学反应和细胞功能状态（钙流、pH 和膜电位等），实现药物快速筛选。放射活性检测技术主要包括亲近闪烁检测、FlashPlate TM 闪烁检测方法和 LEADseeker 均相成像检测方法。尽管该类检测技术具有特异性强和灵敏度高的特点，是较早应用于药物 HTS 的技术之一，但由于筛选过程需要使用放射性配体等原因，存在污染较大等问题，一定程度上限制了该技术在现代药物研发中的推广和应用。化学发光技术和荧光检测技术由于灵敏度高和污染低等特点，一直是药物 HTS 的重要技术和方法。化学发光检测技术主要包括电化学发光检测方法、萤光素酶报告基因检测方法及 Alpha 筛选检测方法。荧光检测技术主要包括荧光强度检测方法、荧光偏振检测方法、荧光共振能传递检测方法、均相时间依赖荧光检测方法或均相时间依赖荧光共振能传递检测方法、共聚焦荧光显微镜、荧光成像分析方法和荧光报告基因检测方法。

尽管已有研究应用高通量技术成功研发了部分创新药物，但频繁出现的假阳性结果依然是难以克服的重要问题。例如，荧光酶检测技术利用生物荧光酶测定实验中 ATP 浓度，判断酶的活性高低，对化合物库进行筛选。如果不提前进行有效鉴别，荧光酶类抑制剂作为假阳性化合物会成为后续药物研究的潜在威胁。白藜芦醇是一类在癌症、糖尿病和阿尔茨海默病患者中显示出有潜在治疗价值的活性化合物。然而在 2006 年，白藜芦醇被确定为是一种 FLuc 抑制剂（K_i=2μmol/L），使得此前以 FLuc 荧光酶作为检测手段，浓度为微摩尔级别以上白藜芦醇活性筛选结果的真实性面临严重质疑。高通量技术产生假阳性筛选结果的主要原因在于：化合物聚集干扰其与靶蛋白相互作用；化合物本身对蛋白质具有反应活性；化合物直接干扰检测信号。因此，采用高通量技术进行药物活性成分筛选时，建议结合泛筛选干扰化合物（pan assay interference compounds，PAINS）规则，对筛选结果进行综合分析，以排除“频繁命中化合物”产生的假阳性筛选结果。

HTS 技术是现代药物筛选的重要手段，但大量研究发现一些化合物在不同类型靶点筛选中均表现出阳性结果，这类化合物称为“频繁命中化合物”（frequent hitters）。根据筛选结果在后期药学研究中的有效性，可将频繁命中化合物分为两类：一是能与许多不同类型靶点成键结合的混乱化合物（promiscuous compound）；二是干扰实验条件，在多种 HTS 技术中呈现出阳性结果的假阳性化合物（false positive）。尽管混乱化合物具有成为多靶点药物潜在价值，但由于选择性低，易与非靶蛋白发生反应产生潜在不良反应，因此一般不作为目标化合物进行后续药物研发。与混乱化合物不同，假阳性化合物产生机制相对复杂，报道较多的类型包括胶体聚集化合物、自荧光化合物、荧光酶抑制剂和化学易反应化合物。

2010 年，Baell 等基于 6 个不同靶点 HTS 实验结果，将其中频繁出现（≥4 次）的化合物和相关典型结构片段总结为包含 480 个子结构的筛选规则，定义其为泛筛选干扰化合物规则。此后，PAINS 规则成为假阳性化合物筛选的主要规则之一。药学领域权威杂志 *Journal of Medicinal Chemistry* 要求作者在提交论文时必须附带研究分子通过 PAINS 筛选规则的结果，对于含有 PAINS 子结构的化合物需要提供实验数据证明该化合物不是频繁命中化合物。2017 年，Aldrich 等九名美国化学学会杂志主编联名在 *ACS Central Science* 杂志发表文章“The Ecstasy and Agony of Assay Interference Compounds”，再次强调了实验干扰引起的假阳性化合物的危害，建议对阳性筛选结果真实性反复确认，对潜在的假阳性结果提高警惕。

HTS 技术单指标的筛选方法已经不能满足药物发现的需要，同时也不利于对化合物活性的综合评价。因此，以多指标、多靶点为主要特点的药物 HCS 技术应运而生。HCS 的仪器一般由白色连续光源、多通道滤光片（适于常用的荧光染料）、显微镜模块和高速高分辨率 CCD 照相机模块组成，同时还可以配备细胞培养和自动加样模块进行长时间全自动实验分析。HCS 模型主要建立在细胞水平，观察样品对固定或动态细胞形态、生长、分化、迁移、凋亡、代谢及信号转导等多个功能的影响，多角度分析样品潜在作用，最终确定样品的活性和可能的毒性，其涉及的靶点主要包括细胞膜受体、胞内成分、细胞器等。图 14-2 为 HTS 和 HCS 两种方法筛选流程示意图。从实验载体方面分析，HCS 与 HTS 无显著区别，均在微孔板上进行，两者的样品消耗量一致，实验操作同样简单可行、具有自动化程度高的特点。从测得参数角度分析，HTS 参数比较单一，通常只获得每个样品孔的最终读数；而 HCS 的实验参数多样化，除每个样品孔的最终读数外，还可测得细胞计数、细胞形态学分析、细胞空间结构分析、细胞成像等多种参数结果。

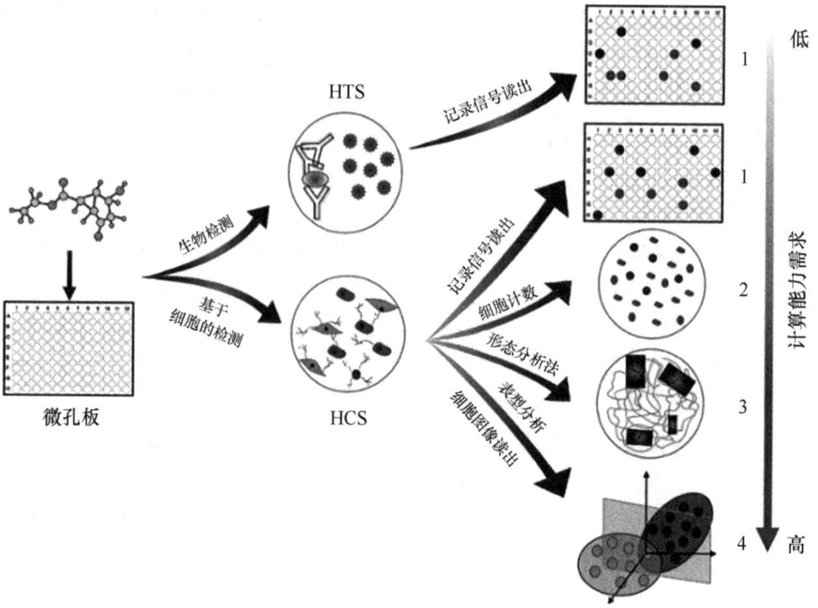

图 14-2　HTS 和 HCS 的比较

2. 亲和色谱法（affinity chromatography） 是一种利用样品分子与固定相间亲和力差异分离样品的色谱方法。在亲和色谱中，将能与潜在药物（配体）特异结合的物质（配基）固定于色谱载体表面，制备色谱柱，混合物经过色谱柱时，与固定相具有特异亲和作用的分子在色谱柱保留较强，而与固定相无特异性作用的分子在色谱柱上基本不保留，从而可快速区分特异性作用成分。亲和色谱可与紫外分光光度法、质谱、核磁共振等多种检测器联用，实现在线筛选并鉴定活性成分，现已成为一种 HTS 方法，广泛应用于各种活性化合物的筛选。各种亲和色谱技术在药物筛选、模式建立、分离机制等方面的特色不尽相同，在药物发现和鉴定等领域的应用不断拓展，为药物的发现与开发提供了极具优势的筛选技术平台。

（1）酶为亲和配基的色谱筛选：酶是生物体新陈代谢过程的催化剂，参与体内众多生化反应。酶的催化效率极高并具有高度的专一性，寻找靶向酶的抑制剂或激动剂是药物筛选的一个重要方向。固定化酶技术的出现与发展不仅解决了酶对环境敏感、无法重复利用等问题，而且提高了酶活性，推动了酶在药物活性筛选领域的应用和发展。该技术通过吸附、共价键结合、交联、包埋等方法将酶固定于色谱载体表面作为固定相，成功应用于各种酶抑制剂的筛选，如 α-糖苷酶、酪氨酸酶、胰蛋白酶、胆碱酯酶、血管紧张素转化酶等，为多种疾病如糖尿病、黑斑病、肿瘤、高血压及神经退行性疾病等的治疗提供了潜在的候选药物。

（2）受体色谱（receptor chromatography，RC）筛选：跨膜蛋白尤其是 G-蛋白偶联受体作为已上市药物最为主要的作用靶点，其与药物分子的结合过程是药物发挥药效的首要环节和关键步骤。该过程较强的特异性使得以受体为配基的受体色谱在药物活性成分筛选方面具有选择性强和作用机制明确等特点。受体色谱一般将脱卤素酶、DNA-甲基转移酶和表皮生长因子酪氨酸激酶活性域作为标签重组至目标受体蛋白非活性末端获得融合受体蛋白，用标签特异性底物修饰色谱载体，利用融合受体蛋白标签与底物间生物正交反应将目标受体共价固定在色谱载体表面制备色谱固定相，然后用于复杂样品药物活性成分筛选。目前，已报道的受体色谱涉及的靶点蛋白主要包括 β_2-肾上腺素受体、血管紧张素受体、内皮素受体、5-羟色胺受体和乙酰胆碱受体等，筛选对象不仅包括单味药材，而且包括多个中药复方，为明确中药功效物质基础、研发创新药物提供了方法借鉴。

（3）细胞膜色谱（cell membrane chromatography，CMC）筛选：药物吸收需经过细胞膜的扩散或转运，并与细胞膜上特异性受体或酶结合而发挥药效。因此，药物分子的活性与细胞膜的通透性及其与细胞膜的亲和力密切相关。细胞膜色谱是将细胞膜固定在色谱载体表面作为固定相，用液相色谱的方法研究药物与细胞膜、膜受体的相互作用，动态模拟药物在体内的作用过程。不同种类及人体不同部位的细胞膜上存在着不同的受体、离子通道、酶等效应靶点，使用不同部位的细胞膜可用于不同药理活性的药物筛选。血管细胞膜、心肌细胞膜、胰岛B细胞膜、红细胞膜已成功用于筛选治疗心血管疾病、糖尿病等药物的活性成分；此外，随着细胞膜色谱新固定相的出现，如鼠腹腔巨噬细胞膜、人牙周膜细胞膜、肿瘤细胞膜等，使得更多药理活性药物得以筛选。

（4）分子印记技术（molecular imprinting technique）：是指合成对模板分子或其他目标分子（活性成分）具有特异性识别能力的分子印记聚合物的新型仿生技术。分子印记聚合物（molecularly imprinted polymer，MIP）是一种人工合成的高分子材料，其特点是对目标分子具有类似于抗原与抗体、酶与底物之间的立体选择性。分子印记技术通过选取特定的活性成分为模板，用于已知成分或其类似物的富集分离、鉴定与筛选。相比于生物亲和色谱，MIP稳定性大大提高，聚合物性质稳定，耐酸碱、耐高温、耐高压等，且与高效液相色谱有更好的兼容性；流动相不受限，与紫外分光光度法、质谱等检测器匹配程度增加。MIP耐压可以承受较高的流速，大大缩短了分离时间。例如，以没食子酸丙酯为模板，从中药丹参粗提物中筛选出抗血小板聚集活性的物质原儿茶酸。

（5）其他亲和配基：随着对于药物作用原理及特点的深入研究，除了上述亲和色谱筛选模型，更多亲和色谱模型将已被用于药物活性成分筛选，如以蛋白质或DNA为配基的亲和色谱、脂筏色谱、免疫亲和色谱、金属螯合离子亲和色谱及核酸适配体亲和色谱等。

二、活性化合物的结构确证

活性化合物结构确证是药物研发的基础，其主要任务是证明所评价的新药具有所预测的化学结构、确认所制备的新药结构正确性，是保证药学其他方面研究（如药动学、药效学、毒理学及临床研究）能否顺利进行的决定性因素。在结构确证研究中，测试样品的纯度需要进行控制，只有使用纯度符合要求的测试品进行结构研究，才能获得药物正确的结构信息。一般情况下，供试样品的纯度应大于99.0%，杂质含量应小于0.5%。

（一）活性化合物结构确证研究的一般过程

随着新药研发的不断深入，药物来源日趋广泛，其结构呈现多样性，药物结构确证的方法也不尽相同。结构确证的一般过程主要包括化合物名称、样品制备、理化常数、样品测试及综合解析等。结构确证常用的分析测试方法：紫外分光光度、红外分光光度、核磁共振波谱、质谱、比旋度、X-射线衍射技术（XRD）、DSC和TGA等。

（二）活性化合物结构确证研究的一般内容

1. 一般药物的结构确证　采用常规方法，如元素分析（必要时采用高分辨质谱）、紫外分光光度、红外分光光度、核磁共振波谱、质谱、热分析（差热或热重）和X-射线衍射技术等即可确证药物的结构。对于结构比较特殊的药物，也可采用制备衍生物的方法间接证明药物的结构。对于存在顺反异构的药物，在一般结构确证的基础上，应增加顺反结构研究。

（1）药物元素组成：通常采用元素分析法。这种方法可获得组成药物的元素种类及含量，经比较测试结果与理论结果差值的大小（一般要求误差不超过0.3%），即可初步判定供试品与目标物的分子组成是否一致。对于因药物自身结构特征而难以进行元素分析时，在保证高纯度情况下可采用高分辨质谱方法获得药物元素组成的准确信息。

（2）紫外分光光度：通过对药物溶液在紫外–可见光区内不同波长处吸收度的测定和吸收系数的计算，以及对主要吸收谱带进行归属（如K带、R带、E带、B带），可获得药物结构中可能含有的发色团、助色团种类及初步的连接方式等信息，同时对药物的鉴别亦有指导意义。对于发色团存在酸性或碱性基团的药物，通过在酸或碱溶液（常用0.1mol/L盐酸溶液或0.1mol/L氢氧化钠溶液）中测试最大吸收波长，观察其紫移或红移现象，可为鉴定上述酸性或碱性基团提供进一步的数据支持。

（3）红外分光光度：通过对药物进行红外吸收光谱测试，可推测出药物中可能存在的化学键、所含官能团及其初步的连接方式，亦可给出药物的几何构型、晶型、立体构象等信息。固态药物红外测试可分为压片法、糊法和薄膜法，液态药物可采用液膜法测试，气态药物则可采用气体池测定。部分含多晶型药物在研磨和压片过程中，其晶型可能发生变化，可改用糊法测定，同时应根据药物的结构特点对糊剂的种类进行选择。盐酸盐药物在采用 KBr 压片时可能会发生离子交换现象，应分别对 KCl 压片法和 KBr 压片法测得的结果进行比较，并根据结果选择适宜的压片基质。

（4）核磁共振波谱：可获得药物组成元素（一般为 H 元素和 C 元素）在分子中的类型、数目、相互连接方式、周围化学环境甚至空间排列等信息，进而推测出化合物相应官能团的连接状况及其初步结构。核磁共振波谱按照测定对象可分为 ^{1}H-NMR 谱（测定对象为氢原子核）、^{13}C-NMR 谱及氟谱、磷谱、氮谱等，测试的重要参数包括化学位移（δ）、偶合常数（J 值）、峰形、积分面积等。溶剂峰或部分溶剂中的溶剂化水峰可能会对药物结构中部分信号有干扰，因此测试时应选择适宜的溶剂和方法，以采集到药物所有信号。

（5）质谱：是以检测气态离子质荷比、测定药物分子分子量的定性或定量分析方法，重要信号有分子离子峰、碎片峰、丰度等。分子离子峰是确证药物分子式的有力证据，在测试时应选择适宜的离子源和电离能量，以尽可能获得分子离子峰，同时采集相对强度较大、可反映出药物结构特征的碎片离子峰。对含有同位素元素的药物，利用分子离子峰及其相关峰丰度间比例关系，可以判断药物中部分组成元素（如 Cl、Br 等）的种类和数量。高分辨质谱尽管可通过精确测定分子量确定药物分子式，但不能反映药物的纯度和结晶水、结晶溶剂、残留溶剂等。随着联用技术的发展，气相色谱–质谱、液相色谱–质谱和多级质谱技术逐渐应用于药物结构确证研究，为从多角度对药物分子结构进行确证提供了可能。

（6）X-射线衍射技术：是测定药物成分、内部原子或分子结构或形态等信息的有力工具，可用于固态单一化合物的鉴别与晶型确定，晶态与非晶态物质的判定，多种化合物组成的多组分体系中的组分分析（定性或定量），原料药（晶型）的稳定性研究等。

2. 手性药物的结构确证 手性药物或其衍生物的结构确证应在上述研究的基础上，对其绝对构型进行确证。常用方法有单晶 X-射线衍射技术、圆二色谱法、旋光光谱、二维磁共振波谱［如同核位移相关谱（NOESY 谱）］等。其中单晶 X-射线衍射技术为直接方法，其余为间接方法。

（1）单晶 X-射线衍射技术：可获得药物晶型相关信息、药物相对或绝对构型、药物结晶水或溶剂及其含量等一系列信息。普通的单晶 X-射线衍射技术不能区分对映体，仅能推导出在原子空间的相对位置和药物的相对构型。采用单晶 X-射线四元衍射仪，CuKα 靶，衍射实验 θ 角不低于 57°，可进行手性药物绝对构型测试。

（2）旋光光谱：通过比较相关药物的旋光性，可得到手性药物相对构型信息。如能得知药物旋光的可测范围，则在一系列反应后，药物绝对构型可从用于制备该药物的底物构型推导得到。在采用该方法测定药物绝对构型时，要在相同的溶剂中以相同的浓度和温度测定旋光，以保证比较的可靠性。

（3）圆二色谱法：是推断非对称药物分子构型和构象（Cotton 效应）的一种旋光光谱。通过测定直线偏振光透过旋光性药物分子时产生偏转的现象，获得药物结构中发色团周围环境的立体化学信息，并与一个绝对构型已知的且与待测药物结构相似药物测定结果相比较，即可能推导出待测物的绝对构型。此外，对于一般具有刚性结构的环体系羰基药物，通过比较其 Cotton 效应符号，结合经验规则“八区律”，亦可能预测某些羰基药物的绝对构型。

（4）NOESY 谱：在核磁共振中，两个（组）不同类型的质子若空间距离接近，照射其中一个（组）质子会使另一个（组）质子的信号强度增强。这种现象称为核奥弗豪泽（Overhauser）效应（简称 NOE）。NOE 通常以照射后信号增强的百分率表示，与核空间距离的 6 次方成反比，故其数值大小直接反映了相关质子的空间距离，可据此确定分子中某些基团的空间相对位置、立体构型及优势构象，进而可获得药物构型信息。

3. 药物晶型的研究　在药物研发过程中，多晶型现象是普遍存在的。部分药物不同的晶型具有不同的生物利用度和（或）生物活性，特别是水溶性差的口服固体药物。对于创新药物，应对其在不同结晶条件下（溶剂、温度、结晶速率等）的晶型进行研究；通过研究不同晶型对药物活性和毒性等性质的影响，可为其临床应用晶型的选择提供依据。

药物晶型测定方法通常有X-射线衍射技术、红外分光光度法、热分析、熔点、光学显微镜法等。X-射线衍射技术是判断药物晶型的首选方法。结构相同但晶型不同的药物其红外吸收光谱、熔点、热分析图谱可能存在一定差异，可以用于晶型研究。但应注意在研磨、压片时可能会发生药物晶型的改变。

4. 药物结晶水或结晶溶剂的分析　对于含有结晶水或结晶溶剂的药物，应对药物中的水或溶剂进行分析。常用分析方法为TGA、DTA、干燥失重、水分测定、磁共振波谱及单晶X-射线衍射技术。这些分析方法各有其优缺点，在药物结构确证研究中应根据药物的结构特征，选择适宜的方法，同时也可利用不同方法所得结果进行相互补充、佐证，以确定药物中存在的水或溶剂种类、数量和形式。

5. 其他具有特殊结构药物的结构确证　结构中含有金属离子及F、P等元素的药物，可进行相应金属原子吸收及F、P等元素测定。

第三节　活性化合物成药性评价

成药性（drugability），按照里宾斯基（Lipinski）定义，是指化合物具有可被人体接受的吸收、分布、代谢和排泄等性质，以及可以容许的不良反应，从而能够进入临床Ⅰ期研究阶段。成药性涵盖的内容非常广泛，包括物理化学性质、生物化学性质、药动学性质及产生不良反应、毒性作用性质。其中，物理化学性质是成药性的第一要素，即将化合物置于某种（些）物理环境中，可产生该环境下的外在性质，如放入水或缓冲液中，表现出溶解度的大小；在脂相中的行为体现为脂溶性；在脂水两相系统中表现为分配性，并在一定程度上反映了药物对细胞膜的渗透性；在空气、水或其他介质中的化学稳定性反映了药物分子中某种（些）结构或片段的化学反应性能。

里宾斯基五规则（Lipinski's rule of five），即成药性或类药性五规则，是里宾斯基在1997年提出的筛选类药分子的基本法则，符合里宾斯基五规则的化合物一般具有较佳的药动学性质，在生物体内代谢过程中会有更高的生物利用度，因此更有可能成为口服药物。其基本内容：分子量小于500；氢键供体数目小于5；氢键受体数目小于10；脂水分配系数小于5；可旋转键数量不超过10。由于该规则是根据优秀口服药物归纳总结出的经验型规律，且具有简单易行的特点，已成为小分子药物设计广泛采用的有效指导原则。

值得注意的是，药物研发是一个相互矛盾不断试验求证过程，单从化合物结构预测成药可能性的可靠性比较有限，实际过程中也有很多优秀药物违背里宾斯基五规则。例如，天然产物是口服药物的主要来源，但源于天然产物的药物大多都不符合里宾斯基五规则。与合成化合物库的小分子相比，天然产物一般具有较大的分子量、较多的可旋转键（sp^3碳原子和氧原子）、较多的氢键受体和供体、较高的分子刚性、较少的氮原子和氯原子和较低的脂水分配系数。此外，近20年批准的口服药物也呈现出分子量逐渐增加，偏离里宾斯基五规则的特点。因此，现代药物研发尤其是天然产物活性成分筛选在成药性评价方面应主要对溶解性、分配性、晶型、渗透性和代谢稳定性等基本药物性质进行试验研究，而不是过度依赖预测结果。

一、溶　解　性

（一）意义

水溶解性是药物最重要的理化性质之一，对体外筛选和体内活性都非常重要。水溶解性是物质在水介质中呈分子分散状态的程度。

1. 评价化合物的体外活性需要化合物具有溶解性 如果化合物的溶解度低，就不能成为高度分散的溶解状态，不容易准确地测定其活性，或者难以重复，结果不可靠。用于体外筛选所配制的溶液应当是真溶液。然而，由于多数被筛的物质水溶性较低，常先用可与水混溶的有机溶剂（如乙醇、二甲基亚砜等）溶解，用水逐渐稀释到所需的浓度，有时配制的虽是透明溶液，但若溶质分子具有较强的亲脂性，容易发生聚集作用，形成聚集体。聚集体可与靶蛋白发生相互作用，而单个分子却没有活性，因而出现假阳性结果。因此，为了避免这种现象发生，应保证筛选溶液呈单个分子状态。在实际分析过程中，可通过测定化合物在两相溶剂中的平衡常数，确定溶质的分散状态。此外，有些化合物在体外筛选的溶液中会析出沉淀，结果是溶液中化合物的实际浓度低于所设定的浓度，将本来有活性的化合物误认为没有活性，产生假阴性结果。所以，物理溶解性质影响了生物活性数据准确性和可靠性。

2. 药物的水溶解性是口服药物透膜吸收、注射给药的前提 口服药物的生物利用度主要取决于其在胃肠道中的溶解度及细胞膜渗透性，药物需先溶解后透膜吸收。药物水溶性差会延迟或限制其吸收。对于注射剂，有关药物溶解度的认识则更为重要，因为注射剂通常需要将药物制成溶液给药。若药物的溶解度差，在后续研发中可能会增加处方的难度。

3. 其他 化合物溶解度数据也用于估计其在体内的吸收、分布、代谢、排泄和毒性等临床前试验参数和预期临床的前景。

（二）要求

药物的水溶解度是在一定压力和温度下在一定量水中溶解的最高量。低水溶性的药物溶解度通常界定为＜10μg/ml，中等溶解度为 10～50μg/ml，高溶解度为＞50μg/ml。在对目标化合物进行成药性评价时，通常要求溶解度＞10ng/ml。对于难溶性物质，如果溶出度在 15min 内有 85% 的药物溶解于 0.1mol/L 盐酸溶液时，称作快溶出药物。

（三）实验方法

需要测定化合物在生理 pH 条件下的溶解度。化合物的 pH-溶解性曲线需在 pH 为 1.0～7.5，温度 37℃±1℃的水溶性介质中测定。介质的 pH 取决于被测药物的电离性质。例如，某种药物的 pK_a 为 3～5，那么其溶解度应在 pH=pK_a、pH=pK_a+1、pH=pK_a–1、pH=1.0 及 pH=7.5 的条件下测定。在每一个 pH 条件至少要平行测定三次，为保证溶解度数据准确可靠，可能还需要更多次地重复测定。USP 中的标准缓冲溶液可用于溶解度试验，如因化合物的理化因素不能使用这些缓冲溶液，可以用其他缓冲溶液代替。在溶液体系达到平衡后，需要测定溶液的 pH。传统的摇瓶法能准确测定药物的溶解度，是最经典的、最常用的方法。此外，也可以使用酸碱滴定法、稳定性指示分析法及其他方法，但应证明所用方法的合理性，并且有方法学数据的支持。如果药物的单次最大给药剂量可以在 pH 1.0～7.5 内溶解于 250ml 或更少体积水溶液中，则认为该药物是高溶解性的。

溶解度测定的各种方法基本上包括两个部分：制备药物的饱和溶液，以及测定饱和状态下单位溶剂中所含溶质的量。

在摇瓶法试验中，首先需要在水溶液中添加过量的药物并且振摇 24h 或更长时间，以保证达到溶解平衡。平衡时间的确定需要通过抽样测定，取样间隔取决于药物的溶出速率。为了减少取样量，取样间隔可以逐渐加倍，即如果第一次取样为试验开始后 2h 进行，那么第二次取样可以在第一次取样后 4h 进行，第三次取样可以在第二次取样后 8h 进行，以此类推。直至最后两个取样点测得的溶解度相同。饱和状态也可以通过溶液和过量药物一起加热，然后冷却至设定的温度实现。饱和溶液缓慢冷却容易发生过饱和现象，对于盐的超饱和溶液应避免缓慢冷却和连续振荡。

此外，分离得到溶解相后，可以用色谱法、紫外–可见吸收分光光度法和重量分析法等测定药物的浓度。在药物开发的早期阶段，当溶剂、降解产物或一些未知杂质等可能对测定产生干扰时，色谱法等分离技术可以提高试验的专属性，应用广泛。紫外–可见分光光度法因其简便、准确和快速等优点也经常被采用。重量分析法简单易行，成本也较低，主要通过物理或化学方法将溶剂蒸发，使溶质形成沉淀再进行测定；但由于灵敏度、选择性和实用性等原因，应用范围受到限制。

二、脂溶性和分配性

（一）意义

药物的脂溶性（liposolubility）是指药物对脂介质的亲和力。脂溶性对药物的影响可分为以下三个方面。①对药效学的影响：主要体现在药物的亲脂性基团或片段参与同受体的脂质性腔穴或裂隙的疏水–疏水相互作用，促进了药物与靶标的结合。②在生物药剂学上：分子的整体亲脂性可影响膜通透性、与血浆蛋白的结合能力、组织中的分布、穿越血脑屏障能力及代谢的特征和稳定性。③在药剂学上：药物的亲脂性可影响药物分子在剂型中的溶出速率、分散度及制剂的稳定性等。

脂溶性通常是用化合物在正辛醇和水相中分配或分布达到热力学平衡时的浓度比表示。分配系数是药物在正辛醇的浓度与在水相中浓度的比值，通常用 $\lg P$ 表示；分布系数是所有形态的药物分子在正辛醇中浓度总和与所有形态的药物分子在水相中浓度总和的比值，通常用 $\lg D$ 表示。

药物的吸收、分布及排泄过程是在水相和脂相间多次分配中实现的，因此要求药物分子既有脂溶性又有水溶性。理想的药物应具有亲水性和亲脂性的良好平衡；生物膜的脂质性质要求药物分子具有一定的亲脂性，以保障穿越细胞膜，但又应有足够的亲水性确保药物分子在水相的分配；同时，这也是药物在水相–脂相间多次分配的充分和必要条件，能确保药物在体内的吸收和转运。

（二）要求

虽然普遍认为亲脂性药物分子易于吸收，但并不意味着亲脂性越强，吸收越好。药物分子在跨肠上皮细胞膜吸收时，首先要进入顶端细胞膜，然后穿过细胞质，再从基底外侧膜释放。如果一个化合物的亲脂性极强，那么可能由于与顶端膜的结合力太高而无法进入水溶性细胞质区域，也就无法从基底外侧膜释放出来进入水溶性黏膜固有层。根据里宾斯基五规则，药物油水分配系数应为正数，且小于 100 000∶1（或 $\lg P<5$）。另一项统计研究表明，$\lg P<3$ 时为最佳。

（三）实验方法

分配系数测定通常是在恒温、恒压和一定 pH 条件下进行。化合物在正辛醇–水两相介质中，通过一定时间的连续振摇，使化合物在两相间的分配达到平衡，测定平衡时两相中化合物的浓度，其比值为化合物的分配系数，以 P 表示。P 无量纲，通常用以 10 为底的对数（$\lg P$）表示。对于可能发生解离的弱酸、弱碱化合物，应采用适当的缓冲溶液。对于自由酸，缓冲液的 pH 至少为 $\mathrm{p}K_a-1$；对于自由碱，缓冲液的 pH 至少为 $\mathrm{p}K_a+1$，以确保化合物呈分子状态。表面活性剂类化合物的分配系数可采用其在水中和在正辛醇中的溶解度来计算。

在实际测定过程中需要注意以下几点。①试验前，正辛醇与水需经预饱和处理，即在试验温度下，用两个大储液瓶，分别装入正辛醇与足量的水，水与足量的正辛醇，置于恒温振荡器中振摇 24h 后，静置足够长的时间使两相完全分离，以分别得到水饱和的正辛醇和正辛醇饱和的水。②试验温度为 20～25℃，温度变化 ±1℃。③正辛醇与水的体积比和化合物加入量的确定应考虑下列因素。分配系数的估算值，化合物在两相中的最低浓度满足分析测试要求，化合物在两相中的最高浓度为 0.01mol/L。④需进行 3 次试验，以获取准确的分配系数。其中，第一次试验采用估算体积比；第二次试验采用 2 倍估算体积比；第三次试验采用 1/2 估算体积比。三次试验中，分别设置两个平行处理组。应使用相同的容器，并准确测量两种溶剂的体积与储备溶液的加入量。⑤分配平衡的建立：两相系统应充满整个试验容器，以防止化合物因挥发造成的损失。然后将其置于恒温振荡器上振摇 24h，当采用离心管作为试验容器时，建议使用水平转子的离心机，转速约为 100r/5min。⑥两相分离通过离心来完成，最好在试验温度下进行。若离心机无温度控制功能，则将离心管于试验温度下静置平衡 1h 后再进行离心处理。否则，静置足够时间以使两相完全分离。⑦为尽可能避免水相样品中含有痕量的正辛醇，取样时建议采用注射器。先让注射器充满空气，当通过正辛醇层时，轻轻地排出空气，抽取适当体积的水溶液，然后快速抽出注射器并拆去针头。⑧采用紫外-可见分光光度法、气相色谱法或高效液相色谱法等分析方法测定两相中化合物的浓度，计算两相中化合物的总量，并与加入量进行比较。

三、多　晶　型

（一）意义

大多数原料药在常温下是固体形态。固体物质可以晶态或非晶形式存在。晶体是由于组成药物的分子、原子或离子在三维空间呈有序的周期性排列；非晶体物质是无序堆积而成。组成相同、晶体构型不同的物质称为多晶型物（polymorph），晶型之间可通过相变而彼此转变。

大多数有机药物晶体是分子晶体，多晶型现象极为普遍。药物晶型不同，晶格能和晶体的表面积不同，物理性质如外观、密度、熔点、硬度、溶解度、溶出速率、流动性等方面都有差异，并可能对生物利用度和稳定性产生影响。

在一定温度与压力下，多晶型中通常只有一种是稳定型，其化学稳定性好，但溶解度最小；其他晶型为亚稳定型，它们最终可转变为稳定型。一般而言，亚稳定型的生物利用度高，为有效晶型，而稳定型往往低效甚至无效。因此，对固体药物多晶型的研究已经成为成药性评价不可缺少的重要组成部分。

（二）多晶型筛选和稳定型筛选

1. 多晶型筛选　主要是为了发现固体物质（大部分为多晶型）所有可能的晶型，也包括寻找水合物和溶剂化物，最终筛选出适合生产、生物利用度高、利于制剂的优势药物晶型。发现晶型常用的方法如下。

（1）通过溶液溶解或熔化改变原始固体的结晶性，然后在一系列条件（如温度、溶剂、过饱和度、添加物等）下重新结晶，观察是否有其他晶型形成。

（2）检查热、湿度、机械压力等导致的固体-固体转变。

2. 稳定型筛选　对于某一化合物，虽然发现和筛选所有晶型是有意义的，但发现最稳定的晶型也是多晶型筛选中一项非常重要的工作。混悬液/浆体及溶液介导的相转变法是发现稳定型晶型的常用方法，具体流程如下。

（1）重结晶：确保固体完全溶解，去除原始晶型的晶种；采用较宽的最终温度范围，低速下（冷却速度低或溶剂蒸发速度低）重结晶。需要注意的是，如果采用冷却结晶法，诱导时间和亚稳定相向稳定相转变的速率随温度变化而变化。

（2）重结晶后，混悬液中加入少量原始晶型，搅拌不同的时间，定期检查固相。时间长短取决于所考察化合物的稳定性。如果在溶液中化合物的稳定性良好，则时间越长越好。

（3）使用一系列溶剂开展研究，要求溶剂氢键、介电常数和溶解度等性质有明显差异。

总之，对于多晶型药物，应在药物开发的初期确定合适的晶型，尤其是对于开发风险较高的化合物，合适晶型的早期筛选有助于降低其后期研发风险。

（三）研究方法

最常用的晶型研究方法有以下三种。

1. 热分析法　包括 DTA、DSC 及 TGA 等，化合物晶型不同，在加热（或放热）过程中，吸（或放）热峰会出现差异，因此可以根据吸（或放）热峰的不同来确定不同的晶型。

2. 红外分光光度法　同一物质的不同晶型，由于分子内共价键的电环境不同，共价键强度也会有变化，红外吸收光谱是共价键运动能级跃迁的结果，因此必然导致多晶型红外光谱的改变。红外分光光度法是简便而快速的方法。但是，由于图谱的差异也可能来自其他方面的原因，如样品的纯度、晶体的大小、压片过程中的晶型转变等，因此红外光谱的指纹区差异不是区分不同晶型的特异性标志。

3. X-射线粉末衍射法　采用单波长多角度对样品粉末照射，仪器记录衍射强度 I/I_0 对 2θ（θ

为入射角）的变化曲线，不同晶型的晶胞参数，如晶面距、晶面夹角等不同，所得到的衍射光谱也必然不一样，所以是确定晶型的重要方法。

近年来，又发展了一些新的技术，如拉曼光谱法、固态核磁共振波谱法、近红外分光光度法、热气压测量法等。

四、渗 透 性

（一）意义

药物渗透性（permeability）是指药物溶解后透过细胞膜的能力。药物渗透性对药物吸收、生物利用度影响重大，且药物的药效、分布、排泄、毒性等过程都取决于膜渗透性。此外，研究还表明早期已经上市的低渗透性口服药物制剂的个体差异很大。因此，渗透性研究已成为化合物成药性评价的一个重要组成部分。

（二）要求

化合物的溶解性（亲水性）与渗透性（亲脂性）是既对立又统一的两种性质，根据这两种性质的不同组合，形成了生物药剂学分类系统（biopharmaceutical classification system，BCS），用于区分药物的生物药剂学性质。BCS 将药物分成四类：Ⅰ类是高溶解性、高渗透性（high solubility-high permeability）；Ⅱ类是低溶解性、高渗透性（low solubility-high permeability）；Ⅲ类是高溶解性、低渗透性（high solubility-low permeability）；Ⅳ类是低溶解性、低渗透性（low solubility-low permeability）。Ⅰ类化合物是两亲性分子，体内吸收取决于胃排空；Ⅱ类化合物属于亲脂性分子，体内吸收取决于溶出速率；Ⅲ类化合物是水溶性分子，前药设计可克服该缺点；Ⅳ类化合物是疏液性分子，成功率很低。

以甘露醇为标准，凡是比甘露醇渗透性高 100 倍以上的化合物称为高渗透性物质，低于甘露醇渗透性 1/10 的物质为低渗透性物质。表 14-4 列出了 FDA 根据药物剂量、水溶性和渗透性对新化合物的分类，并预测了不同类别的药物可开发前景和特点。

表 14-4 FDA 对新化合物的分类

BCS 分类	水溶性	渗透性	低剂量	高剂量
Ⅰ	高	高	吸收：不依赖于剂量和溶出度；不依赖于剂型	吸收：不依赖于剂量和溶出度；不依赖于剂型；胃中留存时间和剂量是重要的因素
Ⅱ	低	高	溶出速率是限速步骤，剂型的重要性——形成盐和颗粒大小是重要的因素	溶出速率是限速步骤，剂型的重要性——形成盐、颗粒大小和多晶性是重要的因素
Ⅲ	高	低	吸收：不依赖于剂量和溶出度；胃中留存时间和剂量是重要的因素；不依赖于剂型；食物的存在可能有影响	吸收：不依赖于剂量和溶出度；胃中留存时间和剂量是重要的因素；不依赖于剂型；食物的存在可能有影响
Ⅳ	低	低	开发成药非常困难，大概率成不了药	开发成药非常困难，不是药物

（三）实验方法

常用体外方法模拟体内生物膜来检测不同药物的跨膜能力，评价药物渗透性。一种方法是药物平行人工膜渗透性试验（parallel artificial membrane permeability assay，PAMPA），利用人工模拟的磷脂膜来测试。PAMPA 具有药物消耗量小、费用低的特点，但这种模拟膜的组成成分是单纯的脂类，不含有生物膜所表达的一些转运体和酶，仅代表了药物分子在磷脂膜上的被动扩散，因此无法真正模拟体内情况，与体内药物渗透性的相关性较低。另一种方法则利用真正的细胞单层，如 Caco-2 细胞、MDCK-MDR 细胞、TC-7 细胞等，这些方法与体内药物的渗透性具有较高的相关性。

Caco-2 细胞模型是检测药物渗透性最常用、最成熟的细胞模型。20 世纪 70 年代首次从人结肠腺癌中分离得到 Caco-2 细胞系。Caco-2 细胞的生长过程分为增殖、融合及分化三个阶段。使用半透膜在标准条件下培养后，完全分化的 Caco-2 细胞在形态上与正常的肠细胞十分相似，两者都具有紧密连接，并且能形成具有顶侧和基底外侧结构，以及刷状缘的细胞骨架。由于药物对 Caco-2 单层细胞的渗透性与其对人肠道黏膜的渗透性具有良好的相关性，因此可以用 Caco-2 细胞预测口服药物在人体内的吸收情况，可在细胞水平上提供药物分子透过小肠黏膜的吸收、分布、代谢、转运及毒性等综合信息，已成为评价药物渗透性的重要检测工具。

Caco-2 细胞通常置于 T 形瓶内，并放置在温度为 37℃，CO_2 浓度为 5% 的培养箱中培养，在相对湿度为 90% 的环境下进行。培养基为改良伊格尔培养基（Dulbecco's modified Eagle medium，DMEM），并辅以 0.1% 的非必需氨基酸，100U/ml 青霉素、0.1g/ml 链霉素、10mmol/L 碳酸氢钠及 10% 胎牛血清。当 70%～80% 的细胞融合连接成膜时，1∶3～1∶5 稀释传代。进行药物渗透试验时，使用胰蛋白酶-EDTA 消化和收集细胞，并以 75 000 个细胞/cm^2 的密度种植于 Transwell 细胞培养皿的聚碳酸酯膜上（孔径 0.4μm，面积 1.13cm^2），见图 14-3。每隔 24～48h 更换一次培养基。Caco-2 细胞一般需要在体外培养 21 日，以形成紧密的细胞单层，且此时转运体（如细胞载体能帮助药物的扩散，还有阻止药物进入的糖蛋白 P-gp 等）和酶［如影响药物代谢的细胞色素 P450（CYP450）等］的表达最高。药物加入 Caco-2 细胞单层后，可能通过多种方式与细胞相作用而被肠道吸收，如被动扩散、细胞间隙通透、载体运输、细胞内吞、细胞外排（主要通过转运体，如 P-gp 等而不能进入细胞）。最后，药物跨膜的渗透程度可通过荧光检测方法等得到。

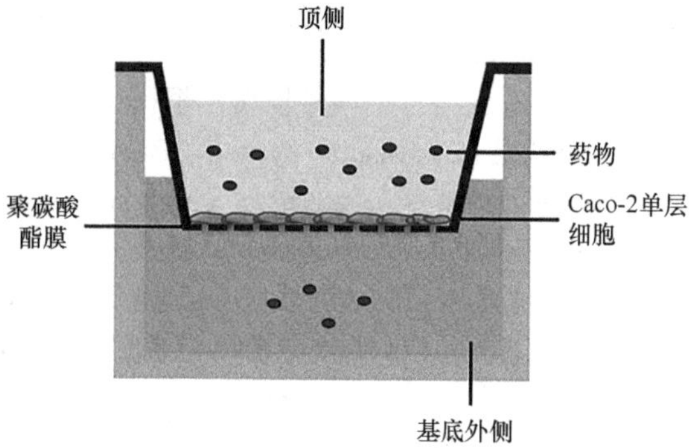

图 14-3 Caco-2 细胞模型试验典型装置示意图

五、稳 定 性

药物的稳定性直接影响到药物的质量和治疗效果，是保证药物安全性、有效性的重要参数。稳定性包括三个方面：物理稳定性、化学稳定性和代谢稳定性。物理稳定性是指药物原料及其制剂在给定的时间和条件下，保持物理形态稳定不变，特别是晶型和分散状态不变。化学稳定性要求药物原料及其制剂在制备、运输、存放和货架期间化学结构与性质保持稳定不变，以确保药物及其制剂的治疗效果。代谢稳定性表示药物在体内保持原型药物的化学结构不变，较少或不被机体的酶催化发生代谢转化，确保以原型分子发挥药效（前药不在此列）。

（一）物理稳定性

物理稳定性是指药物的物理形态发生变化的程度，其主要变化：无定形转变成结晶形态，或不同晶型之间的转变；溶剂化状态的改变；药物在空气中的潮解等。这些物理形态的变化过程并没有改变药物的主要化学组成，但可引起药物溶解和分配性能改变，导致药物溶解度、溶出度等参数变化。例如，HIV 蛋白酶抑制剂利托那韦（ritonavir）在开发初期测定溶出度时，不同批号得到不同的结果，究其原因是该药物存在多种无定形态。其中，Ⅱ型无定形物的热力学比较稳定，但溶解度较差；而稳定性差的Ⅰ型无定形物溶解度较高，是Ⅱ型的 2 倍。

呈亚稳态的固体药物可转变成热力学稳定的形态，因此从药物物理稳定性角度考虑，新药研发宜选用热力学最稳定的固体形态，以避免发生形态转变。如果存在有稳定型的晶种，常会引发或加速亚稳定状态转化为稳定态。此外，溶剂的存在（如水）与固体药物发生水合作用，对物理化学性质也有显著的影响。反之，药物的去溶剂化也会影响物化性质。难溶物质的多态性对药物的物化性质有重要的影响。在确定候选药物时，应综合生物活性和晶型的稳定性慎重选择合适的晶型进行研究。

（二）化学稳定性

候选药物应具有化学稳定性，包括体内和体外的稳定性。口服经胃肠道吸收的药物需经历胃的酸性环境，空腹时胃的 pH 为 1～2，在酸性环境下不稳定的药物应避免与胃液直接接触，如奥美拉唑遇酸会发生分子重排而失效，需要制成耐酸的制剂。药物在体外应对空气、光和潮湿环境有稳定性，以确保原料药及其制剂在制备、运输、存放和货架期间不发生化学变化。药物的化学稳定性不仅能保障有足够的药物治疗量，也避免降解产物引起的不良反应。

在新药研发的早期阶段，需要明确候选药物的化学稳定性，从而评价化学稳定性对该药后续开发过程中的影响，并尽可能设计出可以提高不稳定化合物稳定性的方法。化学降解是化学稳定性中最主要的内容。尽管候选药物的种类很多，但药物降解却有共同的途径。通过分析药物分子的结构特征，可以在一定程度上预测其可能的降解途径和降解产物，有助于对降解途径进行设计和研究。药物降解的共同途径包括热降解反应、氧化降解反应和光降解反应等。温度对各种降解途径均有影响，空气中的水分、氧气和光照是影响药物化学稳定性的主要因素，制剂的 pH 也会影响药物的稳定性。因此，在选择候选药物时，要避免设计对水、氧、光和 pH 变化敏感的基团和化合物。

1. 热降解反应　是指由热或高温引起的降解反应，通常遵从阿伦尼乌斯（Arrhenius）关系式。如果升高温度可以提高某个反应的速率，这种降解反应均可认为是热降解反应。

（1）水解反应：是最为常见的药物降解途径。许多药物分子的官能团是由结合力较弱的键合基团（如羧基）衍生而来的。这类衍生物（如酯类、酰胺）可以在溶液中水解，也能在有水存在的固相中水解，特别是当有氢离子或氢氧根离子存在时会催化水解反应发生。如果醇类、胺类或酯类物质作为溶剂或溶剂残留物，或作为辅料或杂质存在，那么羧酸衍生物可能会发生降解，如醇解或酯交换（如阿司匹林–对乙酰氨基酚的反应）反应，这些反应的机制与水解反应类似。

（2）其他热降解反应：包括酯/胺的形成、重排反应、异构化/差向异构化、环化反应、脱羧反应、水合反应/脱水反应、二聚反应/聚合反应等。比如，含有双键的分子可能发生构型异构化，如康普瑞汀（combretastatin A-4）的顺式二苯乙烯可转变成稳定的反式构型而失去活性，这是因为反式双键是热力学更加稳定的构型（图 14-4）。

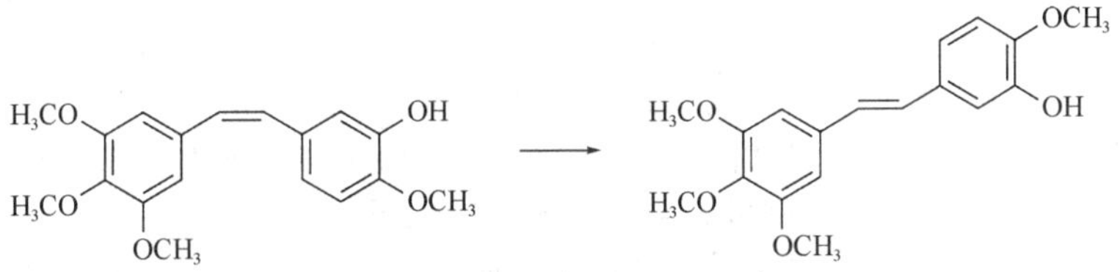

图 14-4　康普瑞汀结构中顺式二苯乙烯转为反式构型

2. 氧化降解反应　是药物降解的一个重要途径，其重要性仅次于水解反应。易发生氧化反应的官能团有如下几种。

（1）胺类：很容易发生氧化反应。伯胺和仲胺被氧化成羟胺后，可以发生脱水反应生成亚胺，或进一步被氧化生成肟。芳香胺通常被氧化成芳香羟胺，然后进一步氧化生成芳香亚硝基化合物。叔胺也会发生氧化反应生成 *N*-氧化物。质子化的胺发生氧化反应的可能性降低，但在药物的长期储存中可能无法通过胺的质子化来有效降低其被氧化的程度。

（2）腈类：在弱酸性条件下，腈类很容易被过氧化物氧化。乙腈会被氧化成不稳定（并且具有氧化性）的过氧羧酰亚胺酸。因此，如果把乙腈作为共溶剂，会增加有机化合物被过氧化物氧化的可能性。

（3）醇类：可以被氧化成相应的醛、羧酸；酚类和其他芳香羟基化合物也很容易发生氧化反应，因为苯环的存在增大了氧原子上的电子云密度。

（4）吡咯类：与过氧化物反应可以生成吡咯烷酮，而含有不饱和双键的化合物可以被氧化成环氧化物。

（5）硫醇类和硫醚类：硫醇类可以在不同的条件下被氧化成二硫化物、次磺酸、亚磺酸及磺酸，如亲核反应（过氧化）、自氧化反应及电子转移反应。由于硫醇类与过渡金属之间具有亲核性，大多数硫醇可以通过金属催化的电子转移过程被氧化。硫醚类可以被氧化成亚砜，再进一步被氧化成砜，这个过程也可以被过渡金属催化。

3. 光降解反应 较热反应更为复杂，光的强度、波长、容器的组成、种类、形状、与光线的距离等均对光降解反应的速度有影响。光的波长越短，能量越大，能激发许多药物的氧化反应。药物的化学结构也直接决定药物对光线的敏感性。酚类药物（如苯酚、吗啡、肾上腺素、可待因、水杨酸等），以及分子中含双键的药物（如维生素 A、维生素 D、维生素 B_{12} 等）都能在光的作用下发生氧化反应。光敏感药物还包含氯丙嗪、异丙嗪、氢化可的松、泼尼松、叶酸、辅酶 Q 等。对于因光线而易氧化变质的药物，在生产、储存甚至临床使用过程中都应避免光线的照射，必要时使用有色遮光容器。

4. 其他降解途径 如在双键存在的条件下可发生水合反应、手性中心的外消旋化、重排反应（如奥美拉唑在酸性条件下发生分子重排等）、单甲基化反应和多甲基化反应（如氨苄西林等 β-内酰胺类抗菌药物）等。

（三）代谢稳定性

代谢稳定性是指药物在体内发生化学结构的变化。体内的 CYP450、葡糖醛酸苷酶、酯酶、过氧化酶、酰胺酶等是催化药物在体内发生代谢最常见的酶系。药物代谢的方式大体可分为两类：Ⅰ相代谢，产生或暴露出极性的连接基团；Ⅱ相代谢，与体内的强极性物质发生结合反应。药物代谢的目的是增强极性和水溶性，有利于药物在体内的清除。由于代谢作用缩短了药物在体内的存留时间，降低了药物的生物利用度，选择的候选药物应是代谢稳定的物质（前药除外）。

用体外的生化试验可初步研究候选药物的稳定性，如与血浆、肝微粒体、肝细胞或切片温孵，或与重组的人 CYP450 温孵，可获得药物在体内的生物转化信息。多数情况下，发生代谢失活作用时，生成的中间体或产物可能产生毒性。

为了增加药物的代谢稳定性，结构中要避免含有代谢敏感和脆弱的基团或片段，如无取代的苯环可能在羟化过程中，生成中间体和酚化合物而产生毒性。酚羟基容易在首过效应被葡糖醛酸苷化而降低生物利用度，邻位或对位二酚羟基被代谢氧化成邻醌或对醌，对位氨苯亚甲基代谢成次亚甲基–醌成为强亲电基团，产生毒性。巯基氧化成二硫醚，硫醚氧化成亚砜或砜，改变了活性，增加了研发的复杂性。孤立双键可氧化成环氧化物，为强亲电性基团。

为增加药物的代谢稳定性，在结构变换时应注意避免Ⅰ相代谢、Ⅱ相代谢和血浆的水解酶代谢。

第四节 药动学研究

一、药 动 学

（一）概念

药动学也称药物动力学、药代动力学或药物代谢动力学，是应用动力学原理与数学处理方法研究各种途径（如口服、静脉滴注、静脉注射等）给药后，药物在生物体内含量随时间动态变化规律，获得药物基本药动学参数，阐明药物吸收、分布、代谢和排泄（ADME）过程和特征的一门学科。

药动学研究在新药研发的评价过程中发挥着重要作用。在药物化学中，药动学研究能够揭示药物化学结构对其体内过程的影响，从而为新药的结构设计和修饰提供理论指导。在药效学、毒理学评价中，药物或活性代谢产物浓度数据及其药动学参数是产生、决定或阐明药效或毒性大小的基础，可提供药物对靶器官效应（药效或毒性）的依据。在药物制剂学中，药动学研究能够为药物剂型和处方工艺的设计、优化提供实验依据，已经成为新药研发时评价药物制剂的主要内容。在临床药学实践中，药动学研究是全面认识人体与药物间相互作用不可或缺的重要组成部分，也是临床制订合理用药方案的依据。

（二）研究项目

1. 血药浓度–时间曲线　在药动学研究中，先将所研究的药物制剂通过适当的给药方式给予受试对象（动物或人），然后按照预先设计的采样点采集血样，采用恰当的分析方法测定血样中的药物浓度，即为血药浓度。以血药浓度对时间作图，获得其随时间变化的曲线，称为血药浓度–时间曲线，简称药–时曲线（plasma concentrations-time curves）。静脉注射给药的血药浓度–时间曲线（单室模型药物）一般为双曲线的一部分（图 14-5A），而血管外给药的血药浓度–时间曲线（单室模型药物）通常为抛物线（图 14-5B）。

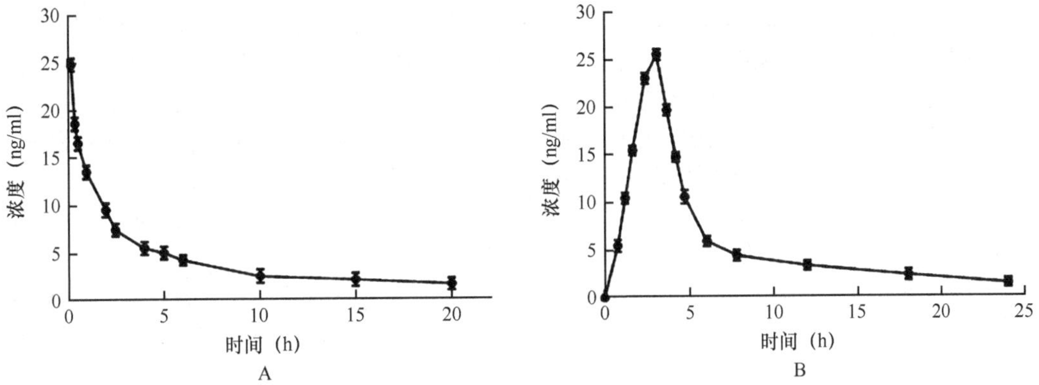

图 14-5　静脉注射给药和血管外给药的血药浓度–时间曲线

A. 静脉给药的血药浓度–时间曲线；B. 血管外给药的血药浓度–时间曲线

血药浓度–时间曲线能够直观地反映药物在体内的动态变化规律，通常可以分为若干个时相，如单室模型药物血管外给药一般存在吸收相、平衡相和消除相（图 14-5B）。药物的体内作用通常包括四个过程：吸收、分布、代谢与排泄。吸收为药物从给药部位进入血液循环的过程，吸收过程中血药浓度逐渐增大。代谢主要是药物在体内酶系统的作用下发生化学结构改变的过程，排泄为药物及其代谢物通过肾脏和胆汁等排出体外的过程，代谢和排泄统称消除，消除过程中血药浓度逐渐减小。分布为药物从血液循环转运到组织器官的过程，在初期大量药物由血液循环分布到组织器官，也可使血药浓度下降；但在血液中的药物浓度与组织器官中的药物浓度达到动态平衡后，分布对血药浓度变化的影响不大。体内某一时刻的血药浓度即为上述四个过程综合作用的结果。在血管外给药后的初始阶段，药物首先被迅速吸收，同时，吸收后的部分药物也逐渐地被消除，但药物的吸收占主导地位，吸收速度远远大于消除速度，血药浓度迅速上升，这一阶段成为吸收相。经过一段时间后，药物的吸收过程逐渐减弱，而消除过程逐渐增强，两者逐渐趋于平衡，达到动态平衡时的血药浓度变化相对较小，形成抛物线的“峰”，这一阶段称为平衡相（多室模型此时还包含分布相）。曲线下降的部分称为消除相，这一阶段药物的消除占主导地位，消除速度大于吸收速度。

采样点的设定对药动学研究结果有重大影响，若采样点过少或选择不当，得到的血药浓度–时间曲线可能与药物在体内作用的真实情况产生较大差异。为获得一个完整的血药浓度–时间曲线，采样时间点的设计应兼顾药物的吸收相、平衡相和消除相。一般在吸收相至少需要 2～3 个采样点，在峰浓度（C_{max}）附近至少需要 3 个采样点；消除相需要 4～6 个采样点。整个采样时间至少应持续到 3～5 个半衰期，或持续到血药浓度为 C_{max} 的 1/20～1/10。为保证最佳的采样点，建议在正式试验前进行预试验工作，然后根据预试验的结果，审核并修正原设计的采样点。

根据试验中测得的各受试对象的血药浓度–时间数据绘制各受试者的血药浓度–时间曲线及平均血药浓度–时间曲线，采用适宜的房室模型或非房室模型方法进行数据处理，进行药动学参数估算，求得药物主要药动学参数，以全面反映药物在体内吸收、分布和消除特点。主要药动学参数有 C_{max}、达峰时间（t_{max}）、血药浓度–时间曲线下面积（area under the concentration-time curve,

AUC）、消除速率常数（k）、半衰期（$t_{1/2}$）、表观分布容积（V_d）和清除率（CL）等。

2. 吸收 对血管外给药的药物制剂而言，吸收是药物发挥全身作用的必要条件，对吸收过程的研究有助于药物的结构设计、处方筛选、工艺优化等，尤其是缓控释制剂与速释制剂，其吸收的速度与程度几乎成为制剂的最主要特征。

在新药研发过程中，研究血管外给药药物制剂的吸收，应先进行体外细胞试验（如 Caco-2 细胞模型、MDCK-MDR 细胞等）、体外肠道吸收试验（如外翻肠囊法、外翻环法）或在体肠道吸收试验（如肠灌流法、肠襻法等）等，以阐述药物的吸收特性，然后通过整体动物实验来进行评价，通过测定血药浓度–时间曲线来了解药物在体内的吸收速度和程度，同时进行血管内给药试验，以测定绝对生物利用度。建议采用非啮齿类动物（如犬或猴等）自身交叉试验设计，用同一受试动物比较生物利用度。在新药临床试验中，可用血药浓度–时间曲线来评估药物吸收的速度和程度。

3. 分布 一般选用大鼠或小鼠进行组织分布试验，但必要时也可在非啮齿类动物（如犬）中进行。通常选择一个剂量（一般以有效剂量为宜）给药后，至少测定药物及主要代谢产物在心脏、肝、脾、肺、肾、胃肠道、生殖腺、脑、体脂、骨骼肌等组织的浓度，以了解药物在体内的主要分布组织和器官。特别注意药物浓度高、蓄积时间长的组织和器官，以及在药效靶组织或毒性靶组织的分布（如对造血系统有影响的药物，应考察在骨髓的分布）。必要时建立和说明血药浓度与靶组织药物浓度的关系。参考血药浓度–时间曲线的变化趋势，选择至少 3 个时间点（分别代表吸收相、平衡相和消除相）进行药物分布的研究。若某组织的药物或代谢产物浓度较高，应增加观测点，进一步研究该组织中药物消除的情况。每个时间点，一般应有 6 个动物（雌雄各半）的数据。

以下情况可考虑进行多次给药后特定组织的药物浓度研究。

（1）药物/代谢产物在组织中的半衰期明显超过其血浆消除半衰期，并超过毒性研究给药间隔的两倍。

（2）在短期毒性研究、单次给药的组织分布研究或其他药理学研究中观察到未预料的，而且对安全性评价有重要意义的组织病理学改变。

（3）定位靶向释放的药物。

进行组织分布试验，必须注意取样的代表性和一致性。

4. 血浆蛋白结合率 一般情况下，药物与血浆蛋白结合后很难通过血管壁，只有游离型药物才能通过脂膜向组织扩散，被肾小管滤过或被肝代谢，因此药物与血浆蛋白的结合会明显影响药物分布与消除的动力学过程，并降低药物在靶部位的浓度。药物与血浆蛋白结合对药物在体内分布、转运、药效和毒性均有重要影响。因此，药物血浆蛋白结合率（plasma protein binding rate）的测定是新药研发的一个重要工作。根据药理毒理研究所采用的动物种属，进行动物与人血浆蛋白结合率比较试验，以预测和解释动物与人在药效和毒性反应方面的相关性。

药物与血浆蛋白结合率可采用多种方法测定，如平衡透析法（equilibrium dialysis）、超滤法（ultrafiltration）、凝胶过滤法（gel filtration）、色谱法等。药物通常是小分子，血浆蛋白是大分子，平衡透析法、超滤法、分配平衡法和凝胶过滤法的原理都是根据分子量将结合型药物与游离型药物分离。在平衡透析法实验中，常选择合适的透析袋，透析袋为半透膜，半透膜能允许小分子药物自由通过，而大分子的血浆蛋白、与血浆蛋白结合的结合型药物则不能通过。将血浆或血清放入透析袋中，置于含有药物的缓冲液中，37℃恒温振荡。一部分药物由于和血浆蛋白结合会被截留在透析袋中，当游离型的药物在半透膜两侧达到平衡后测量两室（血浆室和缓冲液室）的药物浓度，即可计算出药物与血浆蛋白的结合率。

$$\text{血浆蛋白的结合率} = (C_2 - C_1)/C_1 \times 100\% \tag{14.1}$$

式中，C_1 为缓冲液室的药物浓度；C_2 为血浆室的药物总浓度。

根据药物的理化性质及实验室条件，可选择使用一种方法进行至少 3 个浓度（包括有效浓度）的血浆蛋白结合试验，每个浓度至少重复试验 3 次，以明确药物与血浆蛋白结合率，可能存在的浓度依赖性和血浆蛋白结合率的种属差异。对血浆蛋白结合率高，且安全范围窄的药物，建议开展体外药物竞争结合试验，即选择临床上有可能合并使用的高蛋白结合率药物，考察其对目标药物蛋白结合率的影响。

5. 代谢　主要在肝中进行，也可发生在其他器官，如肠、肾、肺、血液和皮肤等。需要指出的是，药物在体内不一定都发生代谢，有些药物在体内不代谢，以原型的形式随尿液和粪便直接排出体外，有些药物仅部分发生代谢，再以原型和代谢物的形式随尿液和粪便排出体外。药物代谢不仅直接影响药物作用的强弱和持续时间的长短，还会影响药物治疗的安全性。因此，药物代谢规律对于设计合理的给药途径、给药方法、给药剂量，以及对制剂处方设计、工艺改革和指导临床制订用药方案均有重要意义。

药物在体内的代谢反应是一个非常复杂的生物化学反应过程，通常分为Ⅰ相反应和Ⅱ相反应两大类。Ⅰ相反应包括氧化反应、还原反应和水解反应，参与反应的代谢酶分别为氧化酶、还原酶和水解酶，这些酶主要为肝微粒体中的 CYP450 酶，通常是脂溶性较强的药物通过Ⅰ相反应生成极性基团。由 CYP450 酶系所催化的Ⅰ相反应是药物在体内代谢的关键性步骤，通常也是药物从体内清除的限速步骤，对药物多种药动学特性均有影响，如药物的半衰期、清除率和生物利用度等。Ⅱ相反应即结合（加合）反应，参与该反应的药物代谢酶为各种不同类型的转移酶（如葡糖醛酸转移酶、谷胱甘肽-*S*-转移酶、磺基转移酶和乙酰基转移酶等），通常是药物或Ⅰ相反应生成的代谢产物结构中极性基团与机体内源性物质（如葡糖醛酸、甘氨酸、硫酸等）结合或经甲基化或乙酰化后排出体外。

6. 排泄　药物及其代谢物从体内排出体外的过程，称为排泄。肾排泄和胆汁排泄是最重要的排泄途径，此外肺、乳汁、唾液、汗腺和毛发等也参与某些药物的排泄。β-内酰胺类、氨基糖苷类抗菌药物等主要通过肾脏排泄，β-胆固醇类药物、水飞蓟宾、吲哚美辛等药物主要通过胆汁排泄。吸入性麻醉剂、乙醇、二甲基亚砜及挥发性药物可随肺呼气而排出体外。红霉素、地西泮、卡马西平、茶碱等药物从乳汁中排泄的量较大。盐类（主要是氯化物）、磺胺类、水杨酸、苯甲酸及尿素等可通过汗液分泌向外界排泄。

药物的排泄与药效、药效维持时间及不良反应等密切相关。当药物的排泄速度减慢时，血药浓度增高，对于治疗窗比较窄的药物容易出现药物中毒；当药物的排泄速度增大时，血药浓度降低，药效降低甚至不能产生药效。因此，在临床用药实践中，应根据患者的肝肾功能的实际情况，并结合药物的排泄情况，制订恰当的用药方案。

药物肾排泄、胆汁排泄可用以下方法研究。

（1）尿和粪的药物排泄：对象是动物（通常选用大鼠、小鼠啮齿类动物，或犬等非啮齿类动物）或人，通常是选定一个有效剂量给药后，按一定的时间间隔分段收集尿的全部样品，直至收集到的样品中药物和主要代谢产物低于定量下限或小于给药量的 1%。取样点的确定应包括开始排泄时间、排泄高峰及排泄基本结束的全过程。取部分尿样品进行药物和主要代谢产物浓度测定或代谢产物谱（metabolite profile）分析，测定尿药浓度，计算药物和主要代谢产物经肾排泄的速率、累积排泄量和排泄分数。

（2）胆汁排泄：一般在大鼠麻醉下状态下，胆管插管引流，待动物清醒且手术完全恢复后给药，并以合适的时间间隔分段收集胆汁至药物排泄完全（总时长一般不超过 3 日）。记录胆汁体积，测定胆汁中药物及其主要代谢物的浓度，计算药物和主要代谢产物的胆汁排泄速率、累积排泄量和排泄分数。

二、药物代谢

自 20 世纪 80 年代起，药物代谢研究受到高度重视，并越来越早地介入药物设计、筛选和评价中，成为新药设计和开发各个阶段的关键组成部分，使新药开发阶段由于药动学原因导致的失败率从近 40% 降至 10% 左右，提高了新药研发的成功率，并降低了成本。药物代谢酶和转运体是影响体内药物消除的两大生物体系，是药物体内过程的核心机制之一。新药研发时应重点关注药物主要消除途径、测定代谢酶和转运体对药物处置相对贡献、评估代谢酶或转运体对药物–药物相互作用的影响等。

（一）药物代谢酶

1. 药物代谢酶的特征

（1）选择性：药物代谢酶通常属于多基因家族，这些家族通常是很复杂的，如CYP450。各个底物和反应的选择性受到蛋白质性质和氨基酸序列的影响，酶反应的选择性是新药开发中一个非常重要的问题。在某些情况下，对代谢酶亚型的选择是非常严格的，如只有CYP2D6可以催化异喹胍4-羟基化反应。

（2）遗传多态性：酶反应选择性的进一步延伸使所有这些酶（实际上是基因）都具有遗传多态性，多态性能影响酶的表达水平、稳定性和催化性能，而每个等位基因变种就是一个特定的酶。大多数编码序列的多态性并不影响酶的催化性能；但是在某些情况下，药物的治疗窗很窄，催化活性的明显变化可以显著影响治疗作用，如CYP2C9的多态基因R144C和I359L能显著影响华法林的治疗作用。

（3）诱导作用与抑制作用：许多代谢酶是可被诱导的，这可能是自身代谢或其他药物作用的结果，也可能是食物或吸烟影响的结果。大多数酶也可能被抑制。与新药相关的问题之一是新药可能会抑制其他药物的代谢，从而导致不良（和不可预见）药物相互作用。

2. 常见的药物代谢酶

（1）氧化酶：主要有CYP450酶、黄素单氧化酶（FMO）和单胺氧化酶（MAO）等。

1）CYP450酶：是在哺乳动物细胞内质网上表达的膜蛋白，在肝细胞中的丰度最高。在CYP450酶作用下，侧链（或杂原子上）的烷基被氧化成醇或酸；醛（酮）基被氧化成羧酸；伯胺、仲胺、芳胺及芳基酰胺中的氮原子发生*N*-羟基化反应；硫原子氧化成砜或亚砜类化合物。已知人类基因组存在50种以上CYP450酶，但是在肝中有足够表达量，且在外源性物质代谢过程中发挥作用的酶却不足10个。对人类而言，参与药物代谢的最重要的5个CYP450酶是CYP1A2、CYP2C9、CYP2C19、CYP2D6和CYP3A4；近期研究表明CYP2B6、CYP2C8和CYP3A5也在某些药物的代谢过程中发挥作用，而CYP2A6和CYP2E1在外源性物质代谢过程中的作用很小。CYP3A4、CYP2C9和CYP2D6构成了CYP450酶蛋白总量的约50%，代谢近80%的临床药物。

2）黄素单氧化酶：存在于内质网上的黄素单氧化酶所介导的氧化反应底物范围很有限，底物一般是弱亲核剂，几乎都是N、S、P和Se等杂原子的化合物。

3）单胺氧化酶：氧化单胺类化合物，特别是作为神经递质的生物胺类，如肾上腺素、去甲肾上腺素、多巴胺及5-羟色胺等。

（2）还原酶：参与还原反应的酶包括醛、酮还原酶、羰基还原酶、醌还原酶、脱氢酶和消化道细菌产生的还原酶，广泛分布于生物体的肝、肠、肾等组织中。

（3）水解酶：水解反应主要是将含有酯键、酰胺和酰肼等结构的药物，通过代谢作用使其生成羧酸，或将杂环水解开环。

1）酯酶和酰胺酶：是仅次于CYP450酶、尿苷二磷酸–葡糖醛酸转移酶的第三大药物代谢酶，在体内多种组织器官中共存（如肝和血浆），可以水解多肽类、酰胺、卤化物及羧酸酯和磷酸酯等，典型的代表包括乙酰胆碱酯酶、丁基胆碱酯酶和脂肪酶。很多药物可通过制备酯类衍生物前药的方式来改善药物的溶解度、生物利用度、体内稳定性或延长药物在体内的作用时间。从临床应用的角度来看，酯类水解酶具有重要的意义。

2）环氧化物水解酶：催化将水分子简单加和至环氧化物上。主要的环氧水解酶是微粒体酶，在肝和许多其他组织中的丰度较高，因此该酶通常简称为微粒体环氧水解酶。

（4）结合酶：体内常见的参与结合反应的内源性物质主要有葡糖醛酸、硫酸、谷胱甘肽、乙酰辅酶A、甘氨酸和*S*-腺苷甲硫氨酸等，参与结合反应的代谢酶统称转移酶。

1）尿苷二磷酸–葡糖醛酸转移酶（UGT）：又称为葡糖醛酸结合酶，是一种以尿苷二磷酸–葡糖醛酸（UDPGA）为糖基供体与底物反应的酶。在UGT的作用下，UDPGA能与多种官能团（如醇类、酚类、胺类、叔胺、杂环胺类、酰胺类、硫醇和酸性碳原子等）发生加合（结合）反应。化合物可以直接与葡糖醛酸结合，也可以经氧化代谢后再与葡糖醛酸结合（Ⅱ相代谢）。

与CYP450酶多基因家族相似，UGT酶的两大类基因家族中各有几种不同的同工酶；此外，酶的诱导与抑制可引起许多药物–药物相互作用（drug-drug interaction，DDI）。

2）磺基转移酶（SULT）：是机体催化多种内源性和外源性物质硫酸化代谢的关键酶。SULT由SULT1和SULT2两个亚家族组成。SULT1主要参与酚类物质的反应，在肝中有很高的表达量，SULT2主要参与胆固醇的反应，主要存在于肾上腺皮质、肝及肾。

3. 各类酶在药物代谢中的贡献　药物代谢酶的数目非常大，参与某个新药代谢的酶种类也可能很多。在参与药物代谢的各类酶中，占主导地位的是CYP450酶（75%），其次是UGT和酯酶。这3类酶介导的代谢反应占药物代谢的95%。

（二）转运体

转运体通过调控药物在肠上皮细胞、肝细胞和（或）肾小管上皮细胞的进出而影响药物在小肠的吸收及在肝和（或）肾的消除，转运体也能限制或促进药物在脑、胎盘、肿瘤、T细胞及其他细胞的通透而影响药物在体内的分布。转运体主要分为溶液载体蛋白家族（SLC）和ATP结合盒（ABC）转运体超家族两大类。摄入转运体（SLC家族）和外排转运体（ABC家族）通过动态相互作用，参与细胞内药物或内源性物质的蓄积和转运。

1. SLC转运体　SLC转运体的功能是协助摄取底物进入细胞内，该家族由46个亚家族共360个转运体组成。SLC转运体可分为辅助转运体和主动转运体两类，具有重要临床意义的摄入转运体主要包括OATP1B1、OATP1B3、OAT1、OAT3和OCT2等。

2. ABC转运体　ABC转运体直接与ATP酶偶联，通过ATP水解提供能量将底物泵出细胞。具有重要临床意义的外排转运体主要包括P-糖蛋白（P-gp）、多药耐药蛋白（MRP）和乳腺癌抵抗蛋白（BCRP）。

转运体在药物吸收、分布、代谢、排泄和毒性（ADME/T）及药物–药物相互作用方面均有重要作用。例如，药物经吸收进入小肠上皮细胞、肝细胞和（或）肾小管上皮细胞，经CYP3A代谢后又被P-gp泵出细胞外，这个过程使得CYP3A反复地与药物分子接触，从而导致CYP3A底物的低生物利用度、细胞内原型化合物的蓄积减少及代谢产物大量生成。此外，大多数药物的葡糖醛酸结合物是MRP2和（或）BCRP的底物，而大多数硫酸结合物是BCRP的底物。

转运体的功能抑制或缺失将改变药物在组织中的暴露情况，并可能导致药效降低或毒性增加。最经典的例子之一是抗寄生虫药物除虫菌素，它在P-gp缺陷的CF-1小鼠上能导致神经毒性。对药物作为转运体的底物或抑制剂的亲和力筛查是药物发现和开发阶段ADME研究中的一个标准项目。应用转运体基因敲除或基因缺陷的动物，或在动物和人体上用转运体抑制剂能对转运体在药物处置中的作用及药物–药物（或食物）相互作用等进行评估。

（三）药物发现与开发中的药物代谢研究

通过药物代谢研究，可以确定候选药物在体内的主要代谢类型、代谢途径、可能涉及的代谢酶表型及代谢产物。在此基础上，对原型药物及其代谢产物的活性、毒性进行比较研究，有助于阐明药效和毒性产生的物质基础。近年来，许多体外代谢模型的建立使得在新药研发早期对药物进行高通量代谢筛选成为可能，大大加快了新药研发的进程。

宋振玉——我国药物代谢研究事业开拓者

20世纪50年代，锑剂作为治疗血吸虫病疗效显著的主打药品被广泛使用，当时刚回国的宋振玉原想继续进行吗啡类药物的研究，但因我国正在开展血吸虫病的防治工作，他主动将研究课题转向了血吸虫病防治药物，领导工作人员开展了锑剂毒性和吸收、分布、排泄的研究，并于1957年发表了我国药物代谢研究领域的第一篇论文《三价葡萄糖酸锑铵和酒石酸锑钾的毒性及注射后锑的吸收、分布和排泄》，奠定了我国开展药物代谢研究的基础。30多年来，他领导工作人员采用了比色、放射性同位素示踪、荧光、纸层析、薄层层析、薄层扫描、高效液相色谱、放射免疫、气相色谱质谱联用等方法进行药物代谢研究，涉及抗血吸虫、抗肿瘤、利尿、抗疟、拟胆碱、抗肝炎、强心等药物，发表论文百余篇。在他古稀之年，主持编写了《药物代谢研究》，全面阐述了药物代谢研究的意义、方法和应用，是一部极有参考价值的专著。他开创了我国药物代谢研究的事业，并始终站在发展前列，作出了卓有成效的贡献。

1. 代谢清除 经常采用体外（如动物和人肝组织匀浆、原代肝细胞、肝S9、肝微粒体等）代谢试验和体内（如胆管插管动物模型、门静脉插管动物模型等）试验相结合的方式研究候选药物的代谢清除。对主要在体内以代谢消除为主的药物（原型药物排泄<50%），代谢研究可分阶段进行：临床前可先采用色谱方法或放射性同位素标记方法分析和分离可能存在的代谢产物，并用色谱-质谱联用等方法初步推测其结构。如果临床研究提示其在有效性和安全性方面有开发前景，需进一步研究并阐明主要代谢产物的结构、代谢途径及酶催化机制。当多种结果提示可能存在有较强活性或毒性的代谢产物时，应尽早开展活性或毒性代谢产物的研究，以确定开展代谢产物动力学试验的必要性。尽早考察药效和毒性试验所用的实验动物与人体的代谢差异。代谢差异有两种情况：一是量的差异，即动物与人的代谢产物是一致的，但各代谢产物含量差异；二是质的差异，即动物与人的代谢产物不一致，这时应考虑这种代谢的种属差异是否会影响到其药效和毒性，并以此作为药效和毒性试验动物选择的依据。

2. 代谢物谱 液相色谱-多级质谱在药物代谢产物鉴定方面的逐步应用，显著提高了非放射标记方法研究药物代谢物谱的可靠性。尤其是新型高灵敏三重四级和离子阱质谱仪采用中性丢失和产物离子扫描技术，能够实现复杂基质中代谢物的日常检测。然而，对于药物的完整代谢物谱而言，依然缺乏高灵敏非标记定量分析方法。因此，使用放射标记材料进行严格测定，获得药物代谢物谱依然是药物发现和开发所有阶段的“金标准”。

体外代谢物谱实验设计通常用来评价代谢模式的物种差异，为毒理学研究提供背景信息。在体内试验中，放射标记药物的主要用途之一是获得代谢物谱。其研究结果与毒理学和致癌实验相配合，可用于考察血浆、尿、粪（或胆汁）中代谢模式的物种差异，或在人体ADME试验中用于确定代谢物谱。

3. 代谢表型 是指特定代谢酶对候选药物代谢相对贡献的测算，能在一定程度上预测药物-药物相互作用及人体清除率的多态性。尽早确定对一个候选药物代谢清除起主要作用的酶极为重要。在完成人体ADME实验并确定代谢清除率对总清除率贡献之前，测定每个酶对候选药物清除率的实际贡献难度很大。因此，在新药研发早期阶段，代谢表型分析的主要目标是在代谢率超过20%前提下，对药物主要依赖于单一酶代谢的可能性进行预测。

体外试验体系是评价药物代谢酶作用机制的有力手段，应结合体内试验，综合评价药物的处置过程。非临床ADME研究应主要采用人源化材料（如人肝微粒体、肝S9、原代肝细胞及CYP450重组酶等），鉴定药物是否是代谢酶的底物、诱导剂或抑制剂。CYP450同工酶之外的药物代谢酶，如葡糖醛酸结合酶、硫酸转移酶等，也应该在适当的情况下进行评估。

对CYP450同工酶（CYP1A2、CYP2B6、CYP2C8、CYP2C9、CYP2C19、CYP2D6、CYP3A4等）抑制作用的考察一般通过使用类药性探针底物（drug-like probe substrate）完成。抑制试验应该在酶动力学线性范围进行，即探针底物药物的浓度≤米氏常数（K_m），抑制强弱通过IC_{50}或K_i判断。CYP450同工酶抑制试验的思路与方法适用于其他药物代谢酶和转运体的研究评价。对CYP450酶的诱导作用一般主要评估药物对人CYP3A4及CYP1A2、CYP2B6的影响。体外诱导试验可运用人肝细胞多次给药后相关mRNA表达和（或）酶活性的变化进行评价。

创新药物非临床 ADME 研究还应该考虑到代谢酶与转运体之间的相互影响及潜在的相互作用、人特异性代谢产物的评估等。

4. 评价代谢物的潜在毒性 如果某种代谢产物仅在人体中出现而在受试动物种属中不存在，或者在人体暴露比例水平高于标准毒理学试验受试动物种属时，就有必要关注代谢产物的安全性，进行代谢产物的非临床安全性评价。如果人体中代谢产物的水平高于稳态时体内药物总暴露量的10% 时，往往会引起安全性问题。

药物代谢的反应性中间体与细胞组分共价结合是某些药物产生急性毒性或特异反应的基本假设。通常认为，反应中间体是 CYP450 酶氧化药物所产生的高能量中间体。这些中间体包括环氧化物、环氧乙烯类、芳烃环氧化物及醌类化合物。

（1）反应性代谢物体外研究：反应性代谢产物一般可分为亲电子物质和自由基两大类，其体外主要研究内容包括测定与细胞组分大分子亲核位点的共价结合情况；测定与亲核诱捕试剂如巯基形成稳定加合物的情况、鉴定反应性亲电子试剂的蛋白结合位点和鉴定靶点蛋白等。

（2）反应性代谢物体内研究：候选药物与蛋白质共价结合生成代谢物的研究可以通过体内试验进行，其本质上与体外试验相似。动物实验常集中于将肝蛋白作为药物结合靶点，而人体试验由于明显的伦理学限制，通常集中于血液组分。

5. 评价代谢物的潜在活性 多数情况下，代谢使药物失去活性或者活性降低；部分案例提示代谢可能使药理作用激活或者增强。虽然氧化与结合反应都可能产生药理活性代谢物，但由 CYP450 酶介导的氧化代谢导致的生物活化更为常见。活性代谢物可能具有比母体分子更优越的药理学、药动学和安全性性质。将已上市药物的活性代谢物成功开发为新药的例子包括对乙酰氨基酚、羟基保泰松、西替利嗪、非索非那定和地氯雷他定。

三、生物利用度与生物等效性

（一）基本概念

生物利用度（bioavailability）是指药物从制剂中释放并被吸收后，在作用部位可利用的速度和程度。生物利用度能反映药物进入人体循环的药量比例，描述口服药物由胃肠道吸收，经过肝脏而到达体循环血液中的药量占口服剂量的百分比，一般可用血药浓度–时间曲线进行测定。对于口服固体制剂而言，通过比较其生物利用度数据与溶液、混悬剂或静脉剂型的差异，能预估药物吸收进入系统循环的相对分数。此外，生物利用度试验也能提供关于分布和消除、食物对药物吸收的影响、剂量比例关系、活性物质及某些情况下非活性物质药动学的线性等其他药动学信息。

如果含有相同活性物质的两种药品药剂学等效或药剂学可替代，并且它们在相同剂量下给药后，生物利用度（速度和程度）在预定的可接受限度内，则认为生物等效（bioequivalence）。生物等效性能保证不同制剂中药物具有相当的体内行为，即两种制剂具有相似的安全和有效性。在具体研究中，一般根据选定的药动学参数和预设的接受限，通过比较受试药品和参比药品的相对生物利用度，对两者的生物等效性进行评价。AUC 反映药物的血浆暴露程度，C_{max}、t_{max} 是受吸收速度影响的参数。

药剂学等效并不一定意味着生物等效，因为辅料的不同或生产工艺差异等可能会导致药物溶出或吸收行为发生改变。如果两制剂中所用的辅料本身并不会导致有效性和安全性问题，生物等效性研究是证实两制剂治疗等效性最合适的办法。如果药物吸收速度与临床疗效无关，吸收程度相同但吸收速度不同的药物也可能达到治疗等效。

（二）生物利用度与生物等效性研究在新药开发中的作用

生物利用度与生物等效性均是评价制剂质量的重要指标，生物利用度强调药物活性成分到达体内循环的相对量和速度，是新药研究过程中选择合适给药方案（如给药剂量、给药途径、给药间隔）的重要依据之一。生物等效性是仿制药品申请的基础，其重点在于以预先确定的等效标准和限度进行生物利用度对比研究，目的是证明仿制药品和一个参比药品生物等效，以桥接与参比药品相关的临床前试验和临床试验。生物利用度与生物等效性研究在药品研发的不同阶段有不同作用。

在新药研究阶段，为了确定新药处方、工艺合理性，通常需要测定改变上述因素后制剂是否能达到预期的生物利用度；开发新剂型，要对拟上市剂型进行生物利用度研究以确定剂型的合理性，通过与原剂型生物利用度进行比较研究确定新剂型的给药剂量，也可通过生物等效性研究证实新剂型与原剂型是否等效；在临床试验过程中，可通过生物等效性研究验证同一药品不同时期制剂的前后一致性，如早期和晚期临床试验用药品、临床试验用药品（尤其是用于确定剂量的试验药品）与拟上市药品等。

在仿制生产已有国家标准药品时，可通过生物等效性研究证明仿制药品与原创药是否具有生物等效性，是否可与原创药替换使用。

药品批准上市后，如处方组成成分、比例及工艺等出现一定程度的变更时，需要根据药品制剂变化程度确定是否进行生物等效性研究，以考察变更后和变更前药品是否具有生物等效性。以提高生物利用度为目的研发的新制剂，需要进行生物利用度研究，明确变更前后生物利用度的变化。

（三）生物利用度与生物等效性研究的试验原则及方法

以药动学参数为终点指标的研究方法是目前普遍采用的生物利用度与生物等效性研究方法。在不能用药物浓度证明生物等效性的情况下，少数个例可能需要药效学或临床终点试验。

1. 试验设计 试验的数目和试验设计依赖于药物的物理化学特性、药动学性质及组成比例，因此必须说明相应的理由。特别是可能需要说明线性药动学、需要进行餐后和空腹状态试验、需要进行对映体选择性分析及对额外剂量的生物豁免。设计试验的方式应该能够从其他影响因素中区分出制剂的影响。

（1）标准设计：如果比较两种制剂，则推荐随机、双周期、双顺序的单剂量交叉试验。应通过洗净期分开给药周期，洗净期应足以确保在所有受试者第二周期开始时药物浓度低于生物分析定量下限。通常达到这一要求至少需要 7 个消除半衰期。

（2）备选设计：在某些情况下，只要试验设计和统计分析足够完善，可以考虑备选的良好试验设计，如对于半衰期非常长的药物采用平行试验，对药动学性质高度变异的药物采用多次给药试验。

当由于耐受性原因不能对健康受试者进行单剂量试验，并且对患者不适于进行单剂量试验时，可以接受对患者进行多剂量试验。

2. 参比药品和受试药品 对于仿制药品申请，受试药品通常与市售参比药品相应的剂型比较。该药品已有多个上市剂型时，如果能在市场上获得，推荐使用该药品最初批准的剂型（它被用于临床药效学和安全性试验）作为参比药品。选择用于生物等效性试验的参比药品应该基于含量分析和溶出度数据。除非另外说明理由，用于受试药品的批号测得含量不应与使用的参比药品相差 5% 以上。试验用的受试药品应具有对将上市药品的代表性，应为符合临床应用质量标准的中试或生产规模的产品。

3. 受试者

（1）受试者数目：应该根据适当的样本量计算法，确定受试者数目。在一项生物等效性试验中，可评价的受试者数目不应少于 18 名。对于目前的统计方法，18～24 例可满足大多数药物对样本量的要求，但对某些变异性大的药物可能需要适当增加例数。

（2）受试者选择：受试者通常是健康志愿者，年龄不应小于 18 岁，体重指数一般在 19～26kg/m^2。受试者可以是任何性别，但应该考虑可能妊娠的风险。如果考察的活性物质已知有不良反应，且认为药理学效应或风险对健康志愿者不可接受，则须用患者取代，并在适当的预防和监护下进行。

4. 给药剂量与方法 进行药物制剂生物利用度和生物等效性研究时，给药剂量一般应与临床单次用药剂量一致，不得超过临床推荐的单次最大剂量或已经证明的安全剂量。受试药品和参比药品一般应服用相等剂量。一般情况下普通制剂仅进行单剂量给药研究即可，但在某些情况下可能需要考虑进行多次给药研究：①受试药单次服用后原型药物或活性代谢物浓度很低，难以用相应分析方法精密测定血药浓度；②受试药的生物利用度有较大个体差异；③药物吸收程度相差不大，但吸收速度有较大差异；④缓控释制剂。进行多次给药研究应按临床推荐的给药方案给药，至少连续3次测定谷浓度确定血药浓度达稳态，在最后一次给药后，采集一系列血样进行测定，并据此计算生物利用度。

检查条件应该标准化，使除受试药品外其他因素的变异最小。因此，推荐标准化的餐食、液体摄入和运动。除非另外说明理由，受试者在给药前应禁食至少8h（空腹条件测制剂间潜在差别最敏感的条件）。由于摄入液体可能影响口服剂型的胃排空，所以受试和参比药品应该用标准体积液体服用（一般为200ml）。推荐除给药前1h至给药后1h外，任意饮水，并且给药后至少4h不进食。给药后用餐在组成和时间上应该标准化，持续足够长时间（如12h）。在餐后条件下进行试验时，应根据药品说明书的规定进餐。推荐受试者在给药前30min开始进餐，在30min内进餐完毕。

5. 采样时间　采样方案也应覆盖血药浓度–时间曲线足够长时间，以可靠地估计暴露程度。为达此目的，需要 $AUC_{(0\to t)}$ 至少覆盖 $AUC_{(0\to\infty)}$ 的80%。但对于任何普通剂型的生物等效性试验，无论药物的半衰期多长，采样周期都不必长于72h。

6. 试验中的医学监护　新药的生物利用度试验方案须经伦理委员会审批通过方可进行试验。试验工作应在Ⅰ期临床试验观察室进行。受试者应得到医护人员的监护。受试期间发生的任何不良反应，均应及时处理和记录，必要时停止试验，并通报新药开发研究单位和药品监督管理部门。

7. 生物样本分析　参考第十六章的相关内容。

8. 数据处理及统计分析

（1）数据表达：所有受试者各个时间点参比药品、受试药品的血药浓度数据、每一时间点的平均值及标准差和相对标准差，并绘制每个受试者的血药浓度–时间曲线和平均血药浓度–时间曲线及各个时间点的标准差。不能随意剔除任何数据，脱落者的数据一般不可用其他数据替代血药浓度数据。从统计分析中排除一个受试者的决定必须在生物分析之前做出，在一个特定周期中排除一名受试者结果的理由包括呕吐和腹泻，可能使血药浓度–时间曲线不可靠。在例外情况下，使用其他药物可能成为排除一名受试者的理由。

（2）药动学参数的计算：一般采用非房室模型来估算药动学参数。单次给药，提供所有受试者服用参比药品和受试药品的 $AUC_{0\to t}$、$AUC_{0\to\infty}$、C_{max}、t_{max}、清除率、表观分布容积、相对生物利用度（F）等参数及其平均值和标准差。其中 C_{max}、t_{max} 以实测值表示，$AUC_{0\to t}$ 采用梯形法计算，$AUC_{t\to\infty}$ 采用 C_t/k 计算（C_t 为末端血药浓度；k 为消除速率常数，可以通过末端浓度时间数据，用对数血药浓度对时间回归所得直线的斜率求得）。以各个受试者受试制剂（T）和参比制剂（R）的 $AUC_{0\to t}$ 按下式分别计算其 F 值，当受试制剂和参比制剂剂量相同时：

$$F(\%)=\frac{AUC_T}{AUC_R}\times 100\% \tag{14.2}$$

受试制剂和参比制剂剂量不同时，若受试制剂具备线性药动学特征，可按下式对剂量予以校正：

$$F(\%)=\frac{AUC_T\times D_R}{AUC_R\times D_T}\times 100\% \tag{14.3}$$

式中，D_R、D_T 分别为受试制剂和参比制剂的剂量。多次给药，提供受试制剂和参比制剂的三次谷浓度（C_{min}）数据、稳态血药浓度–时间曲线下面积（AUC_{ss}）、稳态峰浓度（$C_{ss,\,max}$）、稳态谷浓度（$C_{ss,\,min}$）、稳态平均血药浓度（$\bar{C}_{ss}$）、稳态达峰时间（$T_{ss,\,max}$）、半衰期、F、DF等参数。当受试制剂与参比制剂剂量相等时，F 按下式计算：$F=AUC_{ss,\,T}/AUC_{ss,\,R}\times 100\%$（式中 $AUC_{ss,\,T}$ 和 $AUC_{ss,\,R}$ 分别为受试制剂和参比制剂稳态条件下的AUC）。

（3）统计分析：生物等效性的评价是基于受试/参比制剂有关参数的群体几何均值比的90%

置信区间。该方法相当于双向单侧检验，其零假设是在5%显著性水平的生物不等效。应采用方差分析法考察药动学参数。将主要药动学参数进行对数转换后以多因素方差分析（ANOVA）进行显著性检验，然后用双单侧 t 检验和计算90%置信区间的统计分析方法来评价与判断药物间的生物等效性。

1）方差分析：方差检验是显著性检验，用来评价受试制剂组与参比制剂组的组内和组间差异，即个体间、试验周期间和制剂间的差异，设定的无效假设是两药无差异，检验方式为是与否，在 $P<0.05$ 时认为两者差异有统计意义，但不一定不等效；$P>0.05$ 时认为两药差异无统计意义，但 $P>0.05$ 并不能认为两者相等或相近。在生物等效性试验中，采用多因素方差分析（ANOVA）进行统计分析，以判断药物制剂间、个体间、周期间和服药顺序间的差异。方差分析中通常将把握度（$1-\alpha$）设为80%，$\alpha=0.2$，显著性水平为0.05。方差分析可提示误差来源，为双单 t 检验计算提供了误差值。

2）双向单侧 t 检验：双向单侧 t 检验及（$1-2\alpha$）%置信区间法是目前生物等效检验的唯一标准。双向单侧 t 检验是等效性检验，设定的无效假设是两药不等效，受试制剂在参比制剂一定范围之外，在 $P<0.05$ 时说明受试制剂没有超过规定的参比制剂的高限和低限，拒绝无效假设，可认为两药等效。

（$1-2\alpha$）%置信区间是双单侧 t 检验另一种表达方式，按照上述检验的统计量，设定 α 为0.05，计算受试制剂和参比制剂药动学参数比值的90%置信区间。其基本原理是在高、低2个方向对受试制剂的参数均值与高低界值之间的差异分别作单侧 t 检验，若受试制剂均数在高方向没有大于等于参比制剂均数的125%（$P<0.05$），且在低方向也没有小于等于参比制剂均数的80%（$P<0.05$），即在两个方向的单侧 t 检验，都能以95%的置信区间确认没有超出规定范围，则可认为受试制剂与参比制剂生物等效。

依据国家药品监督管理局药审中心发布的《化学药物制剂人体生物利用度和生物等效性研究技术指导原则》，对于AUC，参比制剂与受试制剂的生物等效标准一般要求90%可信区间在80%～125%范围内。对于治疗窗窄的药物，这个范围可能应适当缩小，而在极少数情况下，如果经临床证实合理的情况下，也可以适当放宽范围。对 C_{max} 也是如此。而对于 T_{max}，一般在释放速率与临床疗效和安全性密切相关时需要统计评价，其等效范围可根据临床要求来确定。

本章小结

本章主要介绍了现代药物分析技术在新药研发各环节中的应用，包括活性化合物筛选技术、活性化合物结构确证技术、活性化合物成药性评价研究方法、先导化合物药动学及药物代谢研究方法和生物利用度与生物等效性研究方法等方面的具体应用，并对各部分内容进行了详细描述。在新药发现阶段，药物分析通过对活性化合物进行理化性质测试和结构鉴定，提供活性化合物；对活性化合物ADME/T特性进行研究，为药物筛选、成药性评价提供技术支持。在临床前研究阶段，药物分析可对原料药及制剂进行质量和稳定性研究，确定原料药、制剂的最佳制备工艺，确保新药质量稳定可控；对新药进行体内分析研究，能够揭示新药在体内的吸收、分布、代谢、排泄特征和机制，保障临床用药安全、有效。在临床研究和上市后研究阶段，药物分析可通过对药物质量、稳定性及药动学进行研究，以监测临床用药安全。

（赵新锋）

思考题

1. 如何进行候选化合物的成药性评价？
2. 应从哪些方面进行候选药物的药动学研究？研究参数有哪些？
3. 药物筛选模型与技术有哪些？其基本原理和应用有哪些？
4. 生物利用度与生物等效性研究的异同有哪些？

第十五章　制药过程分析

学习要求

1. 掌握　制药过程分析的定义、类型、特点和意义，常见的在线分析方法及抗生素发酵生产过程的检测方法。

2. 熟悉　制药过程工业排放物的类型及其分析方法。

3. 了解　制药过程在线分析系统及抗生素发酵生产过程的控制系统。

制药过程是对原辅料进行适当处理，采用一定的生产工艺制备符合规定质量标准药品的过程。由于药品的特殊性，制药行业必须严格控制制药过程，保证所生产药品的安全和有效。只对生产出来的药品进行检测和控制，而忽略生产过程的控制已远远不能满足现代化药品生产的要求，对药品生产各环节中的分析及控制对于保证药品质量至关重要。GMP 要求重点加强药品生产质量控制，即是通过强化生产过程控制来提高药品质量。近年来，过程分析技术（process analytical technology，PAT）的发展及其在药品生产中的应用为药品质量保证提供了新的发展方向，同时也成为药物分析主要研究领域之一。

第一节　概　　述

一、制药过程分析的含义

制药过程分析是 PAT 在药品生产中的具体应用。PAT 是对加工过程的关键环节进行在线测量，以便对生产过程进行反馈和控制，可实现产品的全检验，确保产品质量。PAT 中的分析是一个综合行为，该行为涵盖了化学、物理学、微生物学、数学和风险分析。对于一个特定的工艺过程，PAT 旨在应用多变量数据采集与分析系统同时对若干个过程分析变量进行监控。利用工艺过程分析仪对原料、中间产物及产品进行现场、在线、原位或者无接触分析，结合统计分析、理论模拟预测和化学计量分析的结果，分析各种变量之间的相关联系及各变量对产品质量的影响，从而确定所需要的操作状态。此外，还通过持续改进和完善知识管理系统，用数据来支持和决定所作出的过程调节和变量改动，从而实现以所需要的产品属性、要求及规格而不是时间等工艺参数作为终点，对全过程和产品质量进行实时控制。

2002 年 FDA 正式推出 PAT 计划，支持将 PAT 作为现行药品生产质量管理规范更广泛的组成部分，认为在生产过程中使用 PAT，可提高对生产过程和产品的理解及控制，从而使产品质量得到保障。FDA 把制药过程分析定义成一个体系，即通过对原材料、工艺过程中间体及工艺过程中关键质量、性能参数进行实时监测，来设计、分析和控制生产过程的系统，用以确保最终产品质量。

二、制药过程分析的类型

根据采样分析的场所和手段，制药过程分析可分为离线分析（off line）、现场分析（at line）和在线分析（on line）。离线分析是从生产现场采样后带到实验室进行分析和检验。现场分析也称近线分析，指在生产现场采样并在生产现场及时进行分析以提供比离线分析更为及时的信息反馈。在线分析是依靠自动采样系统直接从生产流程中采样并自动输入分析仪器进行及时的动态监测。

在线分析又可分类如下。①间歇式在线分析：在工艺主流程中引出一个支线，通过取样系统，定时将部分样品送入测量系统，直接进行检测。②连续式在线分析：让样品经过取样专用支线连续通过测量系统连续进行检测。③直接在线分析：也称为原位（in situ）分析或内线（in line）分析，将传感器直接安装在工艺主流程中实时进行检测。④非接触在线分析：探测器不与样品接触，而是靠敏感元件把被测介质的物理性质与化学性质转换为电信号进行检测，该方法是一种理想的分析形式，特别适用于远距离连续监测。

离线分析和现场分析属于传统的分析方法，在时间上有滞后性，得到的是历史性分析数据，通常用于产品（包括中间产品）质量的检验。在线分析得到的是实时分析数据，能真实地反映生产过程的动态变化，通过反馈回路，可用于生产过程的控制和优化。在线分析体现的是所有工序中分析过程的自动化、动态化和实时化，充分运用在线测量与控制系统可以缩短生产周期，减少次品和废料产生，保障操作人员安全，提高整体生产效率，是生产过程控制分析的发展方向，也是本章第二节讨论的重点。

三、制药过程分析的特点

制药过程分析是通过监测整个生产过程，寻找引起产品质量变动的主要因素，然后通过操控系统对原料、工艺参数、生产环境和其他条件等进行调控，优化整个生产过程，使药品质量的相关属性能够得到精确、可靠预测，从而确保药品质量。与传统的药物质量分析相比，制药过程分析有下列特点。

1. 分析快速性 制药过程分析是对生产状态中的物料进行快速分析，监测药物生产工艺过程是否顺利进行及产品质量状况，并将结果及时反馈，以便控制生产过程。因此，制药过程分析最重要的要求是分析方法速度快，在线分析就成为首选。同样，取样和预处理过程也应具备简单、快速、有效等特点，需要对特定样品进行设计，制订有高度针对性的取样和预处理方法并配备专门的设备。

2. 对象多样性和复杂性 制药过程分析的对象可能是原辅料，提取分离过程、浓缩干燥过程、粉碎过程、混合过程、发酵过程、结晶过程或包装过程等的中间产品或成品等。样品可能是单一成分，也可能是生产过程中产生的动态的复杂样品；可能是化学物质、中药材，也可能是生物制品等。样品的物理状态可能是液态、固态、气态，或多态共存。因此，制药过程分析的对象具有多样性和复杂性。

3. 样品条件苛刻性 生产流程中的物料环境条件苛刻，如原料药生产过程中可能酸碱度大、温度高，制剂生产过程中可能压力大、黏度大、运动速度高，有些生产过程需密封等，这些复杂或苛刻的环境条件均会给过程分析带来极大的难度。

4. 样品不均匀性 制剂生产过程中，原辅料不仅数量大，而且组分多。在制剂单元操作中，如固体制剂的粉碎、混合等，往往具有不均匀性，分析时选取少量样品可能具有不均匀性。因此，在过程分析中应采取多点取样，提高测定结果的准确性。

四、制药过程分析的意义

1. 提高药品质量和安全性 过程分析是对制药生产过程的关键环节进行在线监测，以便对生产过程进行反馈和控制，实现产品的全检，提高产品的可靠性，减少不合格品、破损、整批报废、系统缺陷，从而确保药品的质量。过程分析还能防止与毒性物质接触的事故发生，避免差错、混淆的发生，提高药品安全性。

2. 有效降低运行成本 过程分析的实施能够实现实时数据监管，反馈控制和结果控制，改进生产过程连续性，缩短生产周期；能够按照计划进行生产，排除异常现象的干扰，防止废品、破损或者返工造成的损失，从而减少运行成本。

3. 提高生产安全性，加强环境保护 过程分析的实施能够提高自动化水平和操作安全性，减少人为误差；能够减少生产过程中废水、废物、废料的产生，确保经环保设施处理后的排放物都在法规规定的范围内，加强环境保护。

4. 利于药品监督管理　适应药品审批及监管部门逐步提高的标准要求，越来越多的药品研究和生产过程控制信息被纳入申报资料和生产资料之中，有助于减轻药品监管部门的工作量，并为监管提供科学的数据和评价基础。

第二节　制药过程在线分析方法与仪器

一、制药过程在线分析系统

制药过程在线分析是在药品生产流程线上，以在线检测仪器为核心，并与一系列相关软、硬件高度集成的监测控制平台，用以对药品生产过程进行实时监控。在线分析系统是实现制药过程在线分析的必要设备，也是生产过程自动化的理想手段，许多先进的自动化技术和手段都已经广泛在此系统中应用。在线分析系统的常见组成模式如图 15-1 所示。

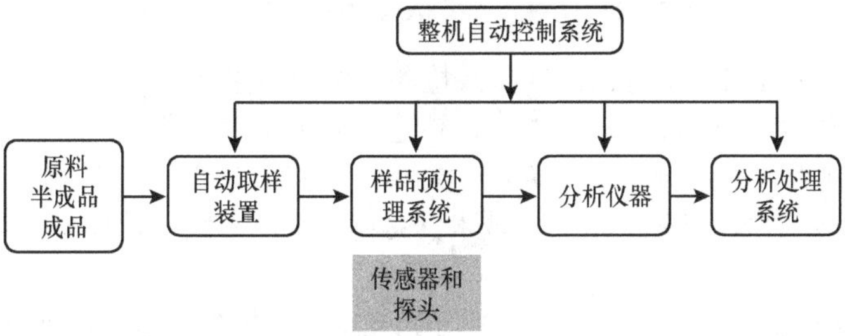

图 15-1　常见在线分析系统示意图

1. 自动取样系统　对药品生产线上具有代表性的分析试样（原料、半成品/中间体、产品）进行实时采集。

2. 预处理系统　依据自动取样系统采集样品的属性，对不同物态的复杂样品进行过滤、粉碎、研磨、冷却、干燥、定容、稀释、富集、纯化等操作，使相关待检测样品能够达到被在线检测仪器直接分析的要求。

3. 传感器与探头　为满足制药过程分析实时监测的要求，在过程分析中常采用传感器技术。传感器是一种检测装置，能感受到被测量的信息，并能将其按一定规律变换成为电信号或其他所需形式的信息输出。它是实现自动检测和自动控制的首要环节，是在分析仪器与分析样品之间实时传递选择性信息的界面。药物生产过程中监控温度、压力、流量和密度的传感器一般采用物理传感器，而药物在线分析传感器，则常采用化学传感器选择性地将样品的化学性质、化学组成和浓度等连续地转变为分析仪器易测量的物理信号。近年来，随着半导体激光、光导纤维和光学技术的发展，利用光学原理的光化学传感器在制药过程分析中应用越来越多，尤以光纤传感器引人注目。光纤与待测物质接触的一端常做成探头，直接或间接地与待测物质作用后，光的性质或强度发生变化，从而达到检测目的。光纤探头采样的引入简化了传统光谱测量的光学系统，光纤的长度可根据实际情况选择，使非接触、远距离、实时快速的在线检测成为了可能。目前已出现多种商品化的光纤探头。图 15-2 为一种常见在线光谱分析的反射式光纤及探头组成示意图，使用浸入型光纤探头或流动样品池均可在线进行吸光度测量，从而完成相关的含量分析。光纤的应用使光谱仪器从实验室走向生产现场，通过在线分析实现对制药过程的优化控制，在过程控制的近红外和拉曼光谱等分析法中应用广泛。

4. 在线分析仪器　在线分析仪器是在线分析系统的心脏，是将分析仪器的检测器或者整机置于生产流程线上，并与被测对象直接或间接接触的实时分析模式，是在生产流程上自动地测量物质的成分和性质的仪器仪表。作为自动控制生产过程的在线分析仪器，一般都要求测量速度快，即响应时间短；同时应对复杂或恶劣现场环境的能力强；此外，最好结构简单，部件通用性强，易于维护，价格低廉。

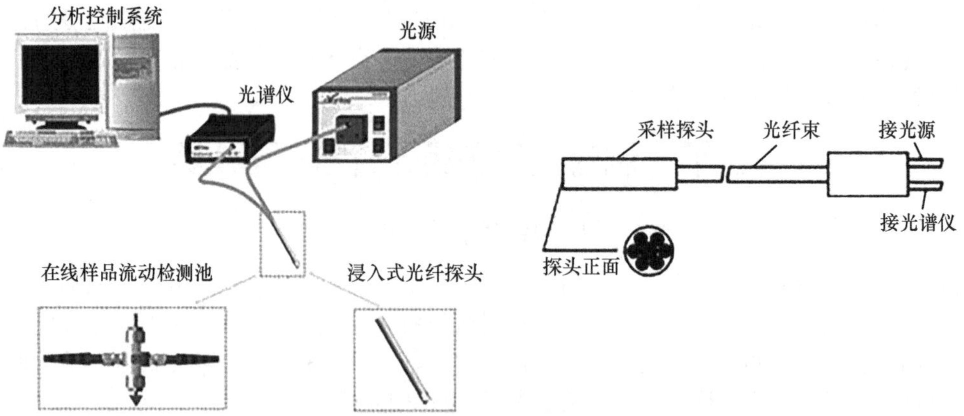

图 15-2 反射式光纤探头组成及放大示意图

制药生产过程在线检测仪器包括工艺参数检测系统及质量参数在线检测系统等。工艺参数检测系统主要用以测量温度、压力、pH、液位、转速、冲击压力等参数；对不能直接在线测量的关键工艺参数和质量参数（如水分含量、密度、黏度、粒径、硬度、内容物含量、药品包衣厚度、液体制剂有效成分含量等），可采用软测量技术。总体看来，在线分析仪器一般可按测量原理分为如下几种。

（1）吸收式光谱分析仪器，如（近）红外分光光度计、拉曼光谱仪、紫外–可见光谱仪等。

（2）色谱分析仪器，如液相色谱仪和气相色谱仪。

（3）电化学仪器，如酸度计、离子浓度计、电化学式有毒性气体检测器等。

（4）热学仪器，如热导式分析器等。

（5）磁学仪器，如磁式氧分析仪等。

（6）射线或辐射式仪器，如 X-射线分析仪、微波分析仪等。

（7）物性分析仪，如水分计、黏度计、密度计等。

（8）其他，如质谱仪、声谱共振仪、生物传感器等。

5. 信息分析处理系统 对分析仪器所提供的微弱电信号进行放大、模数转换、数学运算、线性补偿等信息进行工作，主要由分析软件、工作站、数据处理、专家系统来完成。

近年来，化学计量学相关方法在在线分析过程中所起的作用越来越重要，已成为过程分析技术的重要基础。多数过程分析方法的专属性受到一定的限制，同时由于分析速度的要求，在分析系统中又不太可能设置复杂、费时的样品预处理装置，所以对检测信号进行解析，提取有效信息就显得非常重要。另外，为了监测过程的状态，需要建立相应状态的模型。化学计量学是信号的提取和解析、化学建模的有力工具。例如，在线光谱分析中，尤其是在近红外或拉曼区域，其吸收到最高点将会出现强烈的误差与重叠。因此，用最简单的最高点作为评估值是不确切的，这就需借助化学计量模拟，可使用标准软件来分析模拟的信号。

6. 整机自动控制系统 控制各部分自动、协调的运转工作，每次测量时自动调零、校准，有故障时显示警报或自动处理故障。目前，集散控制系统（distributed control system，DCS）、现场总线控制系统（fieldbus control system，FCS）、可编程控制器（programmable logic controller，PLC）与工业计算机是控制装置的主流，微处理器和计算机技术相结合所构成的自诊断与自适应系统及相关软件已成为现代化在线分析仪的开发热点。

随着科学技术的迅猛发展，药物质量的控制方法有了质的飞跃。现代分析技术由过去的单一、离线分析向联用型、智能型、多维化和在线分析方向发展。过程分析技术的发展与完善将使药物制备的各个环节真正实现动态的在线监测与控制，为控制和提高药物的最终产品质量起到重要作用。

二、在线近红外分光光度技术

近红外光是介于可见光和中红外光之间的电磁辐射波，光谱区域为780～2500nm（波数为12 800～4000cm^{-1}）。由于该区域谱带宽，重叠较严重，而且吸收信号弱，信息解析复杂，使近红外分光光度（near infrared spectrum，NIRS）技术几十年来一直没有在理论上和应用上受到重视。随着20世纪70年代化学计量学在光谱分析中的成功应用及80年代后期计算机技术的迅速发展，NIRS在工业领域中的应用得以全面展开，成为发展最快、最引人注目的光谱技术之一。

（一）基本原理

NIRS是分子的振动频谱，记录的主要是含氢基团O—H、N—H、C—H、S—H等振动的倍频和合频吸收。在NIRS中，不同基团（如甲基、亚甲基、苯环等）或同一基团在不同化学环境中的近红外吸收波长与强度均有明显差别。但是，NIRS的吸收强度远低于中红外光谱（4000～400cm^{-1}）的基频振动；由于有不同级别的倍频谱带及不同形式组合的合频吸收，使得谱带复杂化，信息相当丰富，吸收峰重叠严重；另外，NIRS还受被测试物质颗粒大小、多态、残留试剂和湿度等多种因素的影响。所以，NIRS这种弱强度和多影响因素的特征，使其无法像中红外技术那样采用常规的分析方法对被测物质进行定性、定量分析。NIRS技术是通过测定被测物质在近红外谱区的特征光谱数据并利用适宜的化学计量学方法提取相关信息后，对被测物质进行定性、定量分析的一种分析技术。

（二）测定方式

根据NIRS的获得方式，NIRS测定方式主要有透射（transmittance）、漫反射（diffuse reflectance）和透反射（transflectance）三种。

近红外透射光谱测定主要适用于均匀透明的真溶液或固体样品，待测样品置于光源与检测器之间，检测器所检测到的分析光是作用光通过样品体与样品分子相互作用后的光，分析光与光程及样品的浓度之间遵从朗伯–比尔定律。对于固体透光率的测量要选择合适的采样附件。

近红外漫反射光谱测定一般用于固体和半固体样品，将样品置于适宜的装置中，近红外光进入物质内部一定距离，一部分光被样品的倍频及合频振动所吸收，未被吸收的光由样品反射回检测器。典型的近红外漫反射光谱可以通过计算，并以lg(1/R)对波长或波数作图得到。漫反射光强度A与反射率R的关系为

$$A = \lg(1/R) = \lg(I_r/I) \tag{15.1}$$

式中，I为从样品漫反射回的光强度；I_r为从背景或参考物质表面反射回的光强度。

近红外透反射光谱测定是近红外透射光谱与漫反射光谱的组合运用，一般适用于透明液体或混悬液体样品，将检测器与光源置于待测样品的同一侧，光源发出的作用光穿过样品物体后，由镜面反射并再次穿过样品，检测器所检测到的分析光包括透反射光和漫反射光。

（三）分析过程

NIRS技术是综合光谱学、化学计量学和计算机等多学科知识的现代分析技术，其分析过程包括收集训练样本、光谱图扫描、光谱预处理、建立模型、模型验证和样品分析。

1. 收集训练样本 选择一定数量有代表性的训练集样本测定NIRS，用于建立模型。训练集应尽量包括具有充分代表性的样品，样品组分、浓度及样品的理化性质等应能涵盖未来要分析的样品范围，使建立的模型具有广泛的应用范围。样品的分析背景（如水分、pH和辅料等）应与实际样品尽量一致，否则实测时背景干扰将非常严重，导致模型适用性变差甚至无法使用。样品数量的多少影响分析结果的准确性，数量太少不足以反映被测样本群体的常态分布规律；数量太多，则增加工作量。NIRS分析的准确度取决于模型准确与否，而模型的准确度很大程度上取决于对照方法测量结果的准确性。故应选择公认的方法作为对照分析方法。

2. 光谱图扫描 对收集的训练样本进行 NIRS 扫描，得到训练样本的谱图。为了克服测定不稳定性的困难，必须严格控制测量条件，包括制样、装样、测试条件、仪器参数等；利用该校正样品集建立的数学模型，也只能适用于按这个的测量条件所测量光谱的样品。

3. 光谱预处理 针对样品的要求对光谱进行适当处理，最大限度地减弱各种非目标因素对光谱的影响，净化图谱信息，为建立校正模型及预测未知样品做好前期准备。NIRS 分析中产生的误差主要来自高频随机噪声、基线漂移、信号本底、样品不均匀与光散射等。为克服各种干扰，从光谱中充分提取有效特征信息，筛选用于建立校正模型的波数范围，必须对光谱进行预处理。常用的预处理方法有平滑处理，基线校正，归一化处理等。

（1）平滑处理：主要去掉高频噪声对信号的干扰，常用方法有傅里叶变换、奇异值分解及萨维茨基（Savitzky）和戈莱（Golay）提出的卷积平滑法等。

（2）基线校正：扣除仪器背景或漂移对信号的影响，最常用的是对光谱进行一阶或二阶微分处理。

（3）归一化处理：消除光程的变化或者样品的稀释等变化对光谱响应产生的影响。标准归一化处理（standard normal variate，SNV）是消除光程变化较理想的方法，而多元散射校正技术（multiplicative scatter correction，MSC）则是消除样品粒径不均匀或测量容器不一致对光谱响应发生影响的有效手段。

4. 建立模型 建立模型是将红外谱图与组分的化学测定值相关联建立定量分析模型。在 NIRS 技术中，定量模型可分为线性模型和非线性模型。线性模型中常用的建模方法有多元线性回归（multiple linear regression，MLR）、主成分回归（principal component regression，PCR）、偏最小二乘法回归（partial least squares regression，PLSR）等。非线性模型常用的建模方法有人工神经网络（artificial neural network，ANN）、支持向量回归（support vector regression，SVR）、非线性回归（nonlinear regression model，NRM）等。

一般来说，模型所适用的范围越宽越好，但是模型的范围大小与建立模型所使用的校正方法有关，与待测的性质数据有关，还与测量所要求达到的分析精度范围有关。

5. 模型验证 模型验证是采用一定数量的验证集样本（参考数据已知），测定 NIRS，然后采用建立好的模型对验证集样本的性质进行预测，并和已知的参考数据进行比较，通过相关系数、交叉验证误差均方根和预测误差均方根来评价模型的质量。

相关系数（correlation coefficient，R^2），计算公式为

$$R^2 = 1 - \frac{\sum (C_i - \hat{C}_i)^2}{\sum (C_i - C_m)^2} \tag{15.2}$$

R^2 越接近 1，则模型的预测值与参考值之间的相关性越好。

交叉验证误差均方根（root mean square error of cross validation，RMSECV），计算公式为

$$\mathrm{RMSECV} = \sqrt{\frac{\sum (\hat{C}_i - C_i)^2}{n - p}} \tag{15.3}$$

预测误差均方根（root mean square error of prediction，RMSEP），计算公式为

$$\mathrm{RMSEP} = \sqrt{\frac{\sum (\hat{C}_i - C_i)^2}{m}} \tag{15.4}$$

相对预测误差（relative suspected error，RSE），计算公式为

$$\mathrm{RSE}\ (\%) = \sqrt{\frac{\sum (\hat{C}_i - C_i)^2}{\sum C_i^2}} \times 100\% \tag{15.5}$$

式中，C_i 为参考值；$\hat{C}_i$ 为通过 NIRS 测量及数学模型预测的预测值；C_m 为包括训练集和预测集所

有样本参考值；*n* 为建立模型用的训练集样本数；*p* 为模型所采用的因子数；*m* 为用于检验模型的预测集样本数。

6. 样品分析　样品分析是对未知样品进行 NIRS 测定，然后采用建立好的模型对未知样品的性质进行预测。若模型的预测精度可满足使用要求，则可将所建方法推广用于实际过程。

（四）方法特点

NIRS 技术在分析测定中具有其独特的优越性。

1. 分析简便、快速　样品可不经前处理直接进行测定，方便快捷；一般样品取得光谱数据后，光谱信息由计算机进行数据处理及统计分析，可以立刻得到定性或定量分析结果，整个过程可以在 2min 内完成，分析速度快。

2. 应用范围广　既可对药品的活性成分、辅料、制剂、中间产物、化学原料及包装材料进行定性鉴别，如粒度、物料混合均匀程度的测定，片剂厚度、溶出行为、崩解模式、硬度的测定，薄膜包衣性质的测定，也可进行定量测定药品活性成分、辅料、溶剂、水分，甚至可用于已包装药品中活性成分的测定，还可在一些常规分析方法无法即时检测的环境，如高温、高压、剧毒、易爆等条件的样品，通过接入近红外光纤，方便地实现在线监测。

3. 同时测定多组分　信息量大，可同时测定多组分。

4. 可实现远程分析检测　NIRS 测量信号可以用光纤远距离传输和分析；采用光纤多路转换器，可实现 1 台近红外光谱仪连接多条（2～6 条）光纤同时在线测定生产线上多个质量控制点，从而提高分析效率；亦可通过计算机控制，依次切换不同管线物料进入分析器来实现多物流分析。

5. 经济环保　NIRS 分析只是取得样品的光谱信号，有时甚至可以在原容器内直接测量，因而样品不需要预处理，也不需要其他试剂，费用低，也不产生任何污染。

但是，NIRS 技术也有其局限性，如建立模型需要大量有代表性且化学值已知的样品；近红外测定精度与参比分析精度直接相关，在参比方法精度不够的情况下，无法得到满意结果；不适合痕量分析及分散性样品的分析。

（五）应用

现在，NIRS 技术在制药工业中已经广泛应用，包括中药制剂过程（提取、浓缩、醇沉和纯化等）、原辅料投放前质量分析、原料药化学反应在线检测、制剂生产过程（混合、干燥、压片、包衣等）在线检测、生化药发酵过程中实时检测发酵罐中各种营养成分和发酵产物的变化。现以固体制剂生产过程中 NIRS 的作用为例，如图 15-3 所示。

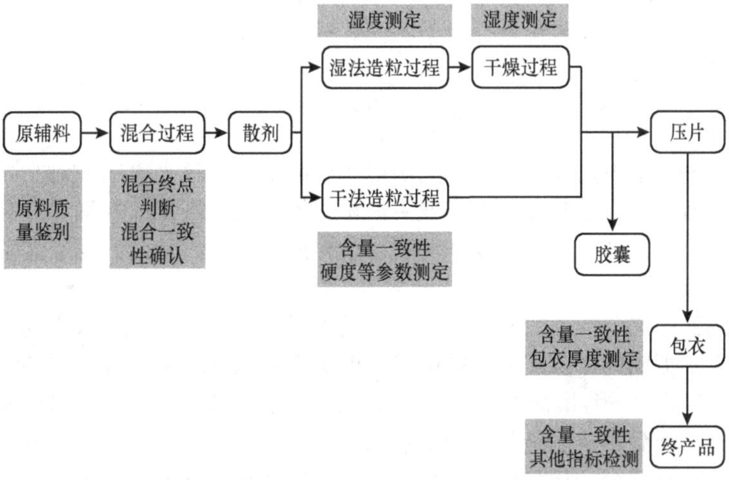

图 15-3　NIRS 在线分析在固体制剂生产过程中的应用

1. 原辅料检验 在固体制剂生产过程中，原辅料药投放生产前对各项指标（如鉴别、纯度、颗粒大小等）进行快速检验，通过与控制系统的集成，保证只有合格的原辅料能够被投入生产。NIRS 技术的应用使得原辅料检验工作可在不须打开样品内包装的情况下进行，分析时间只需几秒钟，检验结果可自动显示，不需要人为判断。

2. 固体制剂生产过程实时监控 固体制剂生产过程由混合、造粒、干燥、压片、包衣等一系列操作单元组成，每一单元工艺参数的变化都会影响制剂的质量。NIRS 技术提供了有效的过程检测手段，实现了这些单元设备的数字化和定量化运行。

（1）混合过程：混合的目的是保证原料药与辅料均匀分布，保证制剂含量的一致性，是影响药品质量的关键单元之一。为了避免混合不均匀，传统的方法是按照经验值混合一段时间后，停下混合器，抽样到实验室进行分析，这种方法费时费力。而将 NIRS 技术应用于混合过程中，即可实现混合过程的在线检测。目前，已经有商品化的近红外在线混合过程分析仪，将仪器直接安装于混合器顶部，随混合器一起转动，自动采集混合过程中物料的光谱数据，采用软件计算光谱间的标准偏差，并实时显示物料均匀度动态变化趋势图，判断混合终点。另外，通过建立校正模型也可以对特定指标含量随时间的变化进行在线检测。

（2）干燥过程：干燥过程中最关键指标是湿度，通常采用化学方法在干燥终点对物料进行湿度检测。NIRS 技术适用于对流化床干燥过程中物料湿度的变化情况在线检测，便于控制干燥过程中的关键工艺参数，如温度、时间等。

（3）其他过程检测：在压片、包衣过程中，NIRS 技术可用于测定固体制剂的物化常数（如硬度、包衣厚度等）和含量一致性等，便于控制压片的压力、时间及包衣过程的温度、喷雾速度、进风量等工艺参数。

3. 成品质量检验 成品检验是药品出厂前的最后一道质量控制工序，传统检验是进行随机抽样检查，而检查方法必须对样品进行破坏性的前处理，且检测速度慢。NIRS 技术能够快速、无损地对成品进行快速质量检验。例如，商品化近红外分析仪的药片分析系统能够在不破坏药片的前提下同时测定漫反射光谱和透射光谱，只需一次扫描，即可同时得到药片包衣信息和活性成分含量一致性检测报告。

三、在线拉曼光谱技术

拉曼光谱（Raman spectra）是通过拉曼散射效应来研究分子振动和转动信息，获得分子结构的一种非弹性散射光谱分析技术，1928 年由印度科学家拉曼（Raman）发现。随着科学技术的不断发展，尤其是 60 年代以后激光技术的发展，拉曼光谱在物理、化学、医药、工业等各个领域得到了广泛的应用。近年来，随着化学计量学、光纤样品探头及计算机等技术的提高，拉曼光谱在过程分析中的应用也全面展开。

（一）基本原理

拉曼散射是一种光散射现象，当单色光照射到样品上，单色光束的入射光光子与样品分子相互作用发生非弹性碰撞，光子与分子之间发生能量交换，光子不仅改变运动方向，同时光子的一部分能量传递给分子，或者分子的振动和转动能量传递给光子，从而改变了光子的频率，这种散射过程就称为拉曼散射。

从能级之间的跃迁来分析，如图 15-4 所示。样品分子处于电子能级和振动能级的基态，当入射光子的能量远大于振动能级跃迁所需的能量，但又不足以将分子激发到电子能级激发态时，样品分子与光子作用后到达一种准激发态（又称虚能态），处于虚能态的样品分子不稳定，将回到电子能级基态。若分子回到电子能级基态中的振动能级基态，则光子的能量未发生改变，称为瑞利（Rayleigh）散射。若样品分子回到较高的振动能级即某些振动激发态，则散射的光子能量小于入射光子的能量，称为 Stokes 散射。若样品分子在与入射光子作用之前的瞬间不是处于电子能级基态的振动能级基态，而是处于电子能级基态中的某个振动能级激发态，则入射光光子作用使之跃迁到虚能态之后，该分子退激回到电子能级基态的振动能级基态，则散射的光子能量大于入射光子的能量，称为反 Stokes 散射。

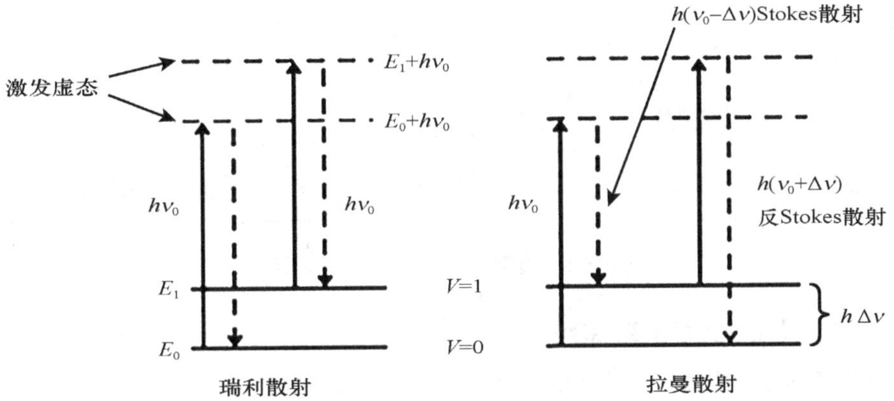

图 15-4　瑞利散射和拉曼散射能级跃迁示意图

Stokes 散射产生的反射光波长大于入射光，在瑞利散射谱线较低频率的一侧将出现一条拉曼散射谱线，称为 Stokes 线。反 Stokes 散射产生的反射光波长小于入射光，其谱线位于瑞利散射谱线的高频侧，称为反 Stokes 线。Stokes 线和反 Stokes 线统称为拉曼谱线（图 15-5）。根据玻尔兹曼定律，在室温下，分子绝大多数处于振动能级基态，所以 Stokes 线的强度远远强于反 Stokes 线。拉曼光谱仪一般记录的都只是 Stokes 线。

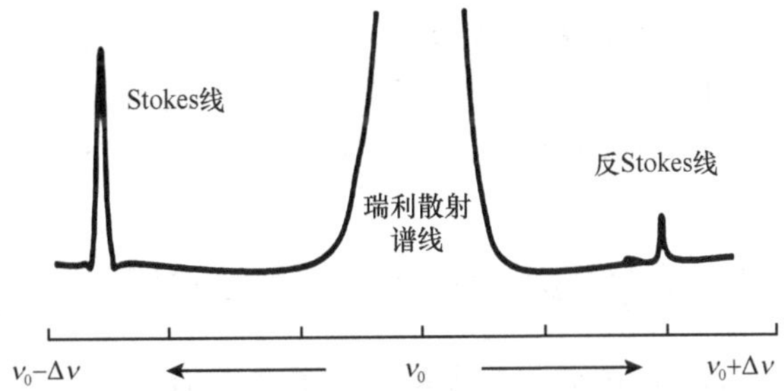

图 15-5　Stokes 线和反 Stokes 线示意图

拉曼光谱是以拉曼位移为横坐标，拉曼光强为纵坐标的光谱图。拉曼位移是指散射光频率与激发光频之差，它只取决于散射分子的结构，与激发光无关。所以，拉曼光谱可以作为分子振动和转动能级的指纹光谱。在拉曼光谱中，拉曼谱线的数目、位移值的大小和谱带的强度等都与物质分子的振动及转动有关，这些信息反映分子的构象及其所处的环境，是其定性与定量的依据。

相对于红外光谱，拉曼光谱技术具有以下特点：红外光谱是吸收光谱，适合于具有一定极性的分子或基团（也就是说分子或基团内具有电偶极矩），拉曼光谱是散射光谱，特别适合于没有极性的对称分子或基团；一般来说，拉曼光谱和红外光谱大多数时候都是互相补充的；拉曼光谱低波数方向的测定范围宽，有利于提供重原子的振动信息；对于结构的变化，拉曼光谱有可能比红外光谱更敏感；特别适合于研究水溶液体系；比红外光谱有更好的分辨率；固体样品可直接测定，无需制样。

（二）在线拉曼光谱分析系统

在线拉曼光谱分析系统一般包含以下组件：激光器、在线拉曼探头、采样系统、探测器信号光路（将拉曼散射信号引向光谱仪）、光谱仪和用于光谱分析的计算机。图 15-6 为典型的在线拉曼光谱分析系统，其工作原理：激光器产生单色光经过在线拉曼探头与视窗直接照射采样管内的样品，激发样品产生拉曼散射，在收集拉曼散射光时探头中的滤光片将瑞利散射滤除，然后使用光谱仪和检测器获得拉曼光谱，最终由计算机光谱分析软件进行分析得到结果。

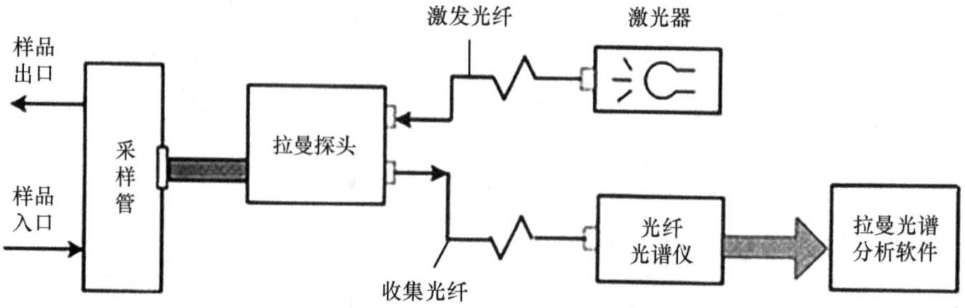

图 15-6 典型在线拉曼光谱分析系统

（三）在线拉曼光谱分析系统特点

1. 可测量多种形态样品 拉曼光谱可以测量的样品形态包括固态、液态、气态，如悬浮液、凝胶。样品可以高黏度、透明或不透明。

2. 灵活的采样方式 拉曼光谱的采集方式可以根据被测物具体情况设计。在光纤式拉曼系统中，光纤将测量点与主机分离，一台主机可以对多个测量点同时或按顺序测量。在具体采样时，可以是非浸入式或者浸入式。非浸入式或非接触式采样意味着在探头前端和被测量物仍有一定距离，这对测量高危险、放射性或强腐蚀性等物质具有很高的应用价值。

3. 样品无须预处理 拉曼光谱采样具有无须样本预处理的优势，其分析过程也对样本没有损耗，大幅降低分析成本。

4. 不受强极性溶剂干扰 水在拉曼光谱中的信号极其微弱，因此拉曼光谱可以实现对水溶液的直接测量而无须预处理。通常情况下，在强极性溶剂中，被测物质的红外吸收峰易被溶剂吸收峰覆盖，从而不能得到高质量的红外光谱。相反，拉曼光谱由于对强极性溶剂不敏感，可避免测量过程中溶剂的干扰。

第三节 抗生素发酵生产过程的检测与控制

目前，抗生素的生产主要是由微生物发酵法进行生物合成，其生产过程：菌种→孢子制备→种子制备→发酵→发酵液预处理→提取及精制→成品包装。其中，抗生素发酵是指抗生素产生菌在一定条件下吸取营养物质，合成其自身菌体细胞，同时产生抗生素和其他代谢产物的过程，该过程是抗生素生产中决定抗生素产量和质量的主要过程。因此，在抗生素生产中，对发酵过程各种参数进行检测和控制是抗生素发酵生产过程分析的重要一环。发酵过程的检测和控制最好是能够插入发酵罐内，实时测定相关参数而又不致染菌。目前除了温度、压力、pH、溶氧等自动检测元件应用外，不少化学和生物参数仍需通过定时取样方法在罐外进行分析测定。

一、发酵检测

发酵过程中需要检测的参数包括物理参数（如温度、压力、空气流量、搅拌转速、搅拌功率、装量、密度、泡沫、黏度等）、化学参数（如 pH、溶氧溶度、氧化还原电位、气体 CO_2 浓度、培养基基质、前体物质和产物浓度等）和生物学参数（如生物量、细胞形态、产物浓度等）。对于具体产品的发酵过程而言，根据该产品的特点和可能条件，有选择地检测上述部分参数，可提供反映环境和细胞代谢生理变化的许多重要信息，作为研究和控制发酵过程的基础。

（一）发酵传感器

为了达到发酵过程控制的目的，发酵过程参数变化的信息应通过安装在发酵罐内的传感器检测，然后由变送器把非电信号转变为标准电信号，由仪表显示、记录或传送给电子计算机处理。

1. 传感器的要求　用于发酵过程的传感器，一般应满足以下要求。

（1）可靠性：是传感器最重要的特征，包括物理强度、故障频率及故障发生的方式。提高传感器的可靠性可通过良好的工程质量管理规范（good engineering practice，GEP）来实现。

（2）准确性：是测量值与已知值或实际值之差的量度，一般以一段时间内（一批或一天）测量值的平均值与已知值之差，或测量值与已知值之间的标准差来表示。为提高测量的准确性．传感器必须定期进行校准。

（3）精确度：是重复测量的概率，一般以实际值不发生变化的某一段时间内测量值的标准差来表示。它受测量方法、所用仪器、操作人员、实验室条件等因素的影响。

（4）灵敏度：一般是指传感器所能反映的最小测量单位。

（5）测量范围：是指传感器所能感受的最大值与最小值之差，但在实际应用中，一般只取测量范围的一部分，称为设计跨度。

（6）特异性：是指传感器只感知被测变量的变化而不受过程中其他变量和周围环境条件变化影响的能力。

（7）分辨能力：又称识别能力，是指测量过程中所能分辨的最小变化值。对于模拟量，它主要是一个刻度的观察问题；对于数字量，是有意义的最小数字的单位变化。

（8）响应时间：在测量位点，有指示值与真值之间的时间滞后，它由反应滞后与传递滞后所造成。响应时间一般以达到真值 90% 或 95% 所需的时间表示。

（9）可维修性：是指传感器发生故障或失效后进行修理和校准的可能性及难易程度。

（10）其他特殊要求：如灭菌问题，一般要求传感器能与发酵液同时进行高压蒸汽灭菌，不能耐受蒸汽灭菌的传感器可在罐外采用其他方法灭菌后无菌装入；传感器沾污问题，可以通过设计时选用不易沾污的材料（如聚四氟乙烯或抛光的不锈钢），避免与发酵液的接触面存有容易包藏污垢的死角，选用便于清洗的形状和结构等来克服。

2. 传感器的分类　按测试方式可分为离线传感器、在线传感器和原位传感器。

（1）离线传感器：传感器不安装在发酵罐内，由人工取样进行手动或自动测量操作，测量数据通过人机对话输入计算机。这种传感器不能直接作为控制回路的一部分，但测量精度一般较高，可用来对同类在线传感器进行校准。

（2）在线传感器：传感器与自动取样系统相连，对过程变量连续、自动测定，如用于对发酵液成分进行测定的 FIA 系统和高效液相色谱系统、对尾气成分进行测定的气体分析仪等。

（3）原位传感器：传感器安装在发酵罐内，直接与发酵液接触，可给出连续测量信号，如温度、压力、pH、溶氧等。

3. 常见的在线传感器

（1）pH 测定传感器：发酵液 pH 可以反映抗生素发酵过程中抗生素产生菌的细胞生长及产物或副产物生成的情况，是发酵过程最重要的参数之一，因此，发酵生产中对 pH 的检测及控制极为重要。

目前，发酵液 pH 常采用可原位蒸汽灭菌的复合 pH 传感器进行检测。该传感器包括一支玻璃电极和一支通过侧面多孔塞与培养基连通的参比电极（如银–氯化银参比电极）。这种 pH 传感器安装在不锈钢保护套内，能维持电极内部压力高于发酵液压力，防止罐压使物料流入多孔塞中。同时，这种保护套还可以在带压状态下使传感器自由插入或退出，便于在罐外灭菌，以延长其寿命。

使用时应注意：pH 传感器均具有温度补偿系统，电极内容物会随使用时间或高温灭菌而不断变化，因而在每批发酵灭菌操作前后均需要进行标定；pH 传感器参比电极的电解液会通过多孔塞慢慢地流失，因而 pH 电极探头需经常地填充或填满电解液；发酵液中的物质常会污染多孔塞，造成 pH 探头恶化，须经常清洗以保持清洁；pH 传感器玻璃电极电缆接头易受潮，故应当使接头密封，并在密封盒中加入干燥剂以保持干燥。

（2）溶氧测定传感器：发酵液中溶氧是需氧微生物生长所必需，溶氧浓度（dissolved oxygen，DO）既影响细胞的生长，也影响产物的生成，是一个非常重要的发酵参数。

溶氧浓度最常用的检测方法是使用可蒸汽灭菌的复膜式氧电极测定法。复膜式氧电极有由置于碱性电解质中的银阴极和铅阳极组成的原电池型，以及由管状银阳极、铂丝阳极、氯化钾电解液及极化电源组成的极谱型。这两种电极探头均用膜将电化学电池与发酵液隔开，其膜仅对 O_2 有渗透性，而其他可能干扰检测的化学成分则不能通过。O_2 通过渗透性膜从发酵液扩散到检测器的电化学电池，O_2 在阴极被还原时产生可检测到的电流或电压，与 O_2 到达阴极的速率成比例，从而使电极测得的电信号与液体中的溶氧浓度成正比。测定时，将可灭菌的探头直接插入反应器的水溶液中就可实现溶氧浓度的检测。覆膜式氧电极实际测量的是氧的分压而非氧的绝对浓度，一般测定时显示的读数为饱和浓度分数。

极谱型电极由于其阴极面积很小，电流输出也相应小，且需外加电压，故需配套仪表，通常还配有温度补偿，整套仪器价格较高，但其最大优点莫过于它的输出不受电极表面液流的影响。原电池型电极暴露在空气中时其电流输出为 5～30μA（主要取决于阴极的表面积和测试温度），可以不用配套仪表，经电位器接到电位差记录仪上便可直接使用。

覆膜式氧电极测定法具有安装方便、可实现溶氧浓度的在线连续测定、有利于发酵过程的优化和控制、性能稳定、耐高温和使用寿命长等优点。

（3）氧化还原电位测定传感器：氧化还原电位测定传感器是一种由铂电极和 Ag/AgCl 参比电极组合成的复合电极与具有 mV 读数的 pH 计连接而成，很容易测量出氧化还原电位。它随发酵液中氧化成分与还原成分之比的对数而改变，与 pH 成线性关系，并受温度与溶氧压的影响。当发酵液中溶氧压很低时（如厌氧或氧限制发酵），以致超出溶氧探头的测量下限时，氧化还原电位的测量可以弥补这一信息源的缺失。

（4）溶二氧化碳传感器：发酵液中溶解 CO_2 的水平对菌体细胞的生理学性质有重要影响，对微生物生长和发酵具有刺激或抑制作用。因此，溶解 CO_2 分压的测量十分重要，可采用可原位校准的双探头溶 CO_2 传感器。其工作原理是 CO_2 通过透气性膜进入碳酸氢钠缓冲液中，扩散速率与跨膜的浓度驱动力成正比。碳酸氢钠缓冲液与被测发酵液中的 CO_2 分压保持平衡，缓冲液的 pH 变化反映为电极的 pH 变化，可间接表示发酵液中的 CO_2 分压，从而通过 pH 的检测来实现对溶解 CO_2 的检测。

（5）离子传感器：离子传感器是对某种离子呈特异反应的电化学传感器，由一种离子选择膜、一种连通介质和一个内部参比电极组成，形成原电池的一半，而另一半是外部参比电极。

离子选择电极按照所用的膜材料不同可以分成玻璃膜电极、固体膜电极、液体离子交换膜电极、天然载体液膜电极、气体敏感膜电极和离子选择场效应管。一般来说，这些电极都有较高的灵敏度（检出限为 ppm 到 ppb，ppb 为 10^{-9}）和较广的测量范围（一般可达 60 倍摩尔浓度）。缺点是不能蒸汽灭菌，而且膜易被发酵液中的蛋白质和细胞堵塞，一般难以在线应用。

（6）生物传感器：生物传感器是用生物活性材料（如酶、蛋白质、DNA、抗体、抗原、生物膜等）与物理化学换能器有机结合的一种先进的检测方法与监控方法，也是物质分子水平的快速微量分析方法。

生物传感器由以下三部分组成：①由单酶、多酶系统、抗体、细胞器、细菌、哺乳动物或植物的细胞或组织片段等生物学材料通过表面共价结合、物理吸附或包埋而固定化的生物学元件；②电位计、安培计、量热计、光度计等能感知生物学元件与被检测物质特异作用造成的物化环境改变并转化成电信号的转换器；③可以远离生物学元件和转换器安装的信号及数据处理电路与装置。

生物传感器的特点：采用固定化生物活性物质作催化剂，价值昂贵的试剂可以重复多次使用，克服过去酶法分析试剂费用高和化学分析烦琐复杂的缺点；专一性强，只对特定的底物起反应，而且不受颜色、浊度的影响；分析速度快，可以在1min得到结果；准确度高，一般相对误差可以达到1%；操作系统简单，容易实现自动分析；有的生物传感器能够可靠地指示微生物培养系统内的供氧状况和副产物的产生。

生物传感器的分类：按照其感受器中所采用的生命物质分类，可分为微生物传感器、免疫传感器、组织传感器、细胞传感器、酶传感器、DNA传感器等；按照传感器器件检测的原理分类，可分为热敏生物传感器、场效应管生物传感器、压电生物传感器、光学生物传感器、声波道生物传感器、酶电极生物传感器、介体生物传感器等；按照生物敏感物质相互作用的类型分类，可分为亲和型和代谢型两种。

（二）其他检测技术

在发酵过程检测中，除了使用上述传感器外，还引入了其他一些现代分析技术，其中最重要的是生物量、发酵液成分和尾气成分检测。

1. 生物量　生物量是发酵过程中极其重要的一个变量，其在线检测目前尚难以在抗生素发酵生产中普遍实现。目前，其检测方法主要有干重法、沉降量或压缩细胞体积法、浊度法和荧光法等。

（1）干重法：取一定量发酵液，通过过滤或离心分离，收集菌体细胞，然后采用适宜的干燥方法将其干燥至恒重，称量。该方法比较费时，不能在线连续测定，一般作为其他测定方法的参比方法。

（2）沉降量或压缩细胞体积法：将一定量的发酵液用自然静置或离心的方法，不经干燥，直接测定沉降量或压缩细胞的体积，可作为生物量的粗略估计。

（3）浊度法：用于澄清的培养液中低浓度非丝状菌的测量，测得的光密度（OD）在一定范围（0.05～0.3）内与细胞浓度成线性关系。对于600～700nm的入射光，一个吸光率单位大约相当于1.5g（细胞干重）/L。可使用分光光度计或光电比色计进行浊度测定，波长一般采用420～660nm。吸光率要求控制在0.3～0.5，故较浓的样品应进行稀释使之在这一范围内。基于光密度测定原理的流通式浊度计可用于全细胞浓度的测定，且实现细胞浓度的在线检测。

（4）荧光法：细胞内呼吸链上的NADH在用366nm波长的紫外光照射时，可激发出在460nm波长处检出的特征性荧光。由于NADH与生物细胞的同化、异化和呼吸功能有密切关系，这一荧光反应可用来定量细胞的活性。在一定的培养条件下，抗生素发酵液中荧光信号的对数与细胞浓度的对数呈线性关系，但其他一些细胞材料如核酸、维生素、激素、氨基酸等也可以产生荧光反应，加上受到培养基成分、溶氧浓度和pH、温度的波动的影响，使荧光信号检测在定量细胞活性和细胞浓度的应用方面受到一些限制。不过，由于荧光测量快速（大于90%的响应时间不足0.5s），灵敏度高，反映的信息面广，因此，荧光测定与其他在线测定如pH、温度、溶氧等联合应用时，可以为抗生素发酵过程的细胞生长与代谢状况提供一种高水平的监测手段。荧光探头可装入发酵罐的标准探头内，可原位蒸汽灭菌。

2. 发酵液成分　发酵液成分的分析对于了解和控制抗生素发酵过程也是十分重要的，目前的检测技术有生物传感器技术、FIA系统和高效液相色谱系统。

（1）葡萄糖在线检测生物传感器：由于葡萄糖在遇到葡萄糖氧化酶（glucose oxidase，GOD）且同时有氧存在时，将迅速被催化氧化成为葡萄糖酸，同时消耗氧而生成过氧化氢，反应如下：

$$\text{葡萄糖} + O_2 + H_2O \xrightarrow{GOD} \text{葡萄糖酸} + H_2O_2$$

氧气的消耗可以采用生物传感器测出，然后进一步确定葡萄糖的浓度。这种生物传感器放入待测溶液时，溶液中的葡萄糖和溶解氧可透过半透膜与GOD接触，然后进行酶反应，导致氧含量减少。溶氧电极可测量氧气从液体穿过溶氧电极膜到达阴极（氧气在此被还原）的流速。由于GOD反应，消耗了氧，氧气到达电极的流速下降，与GOD转化葡萄糖为葡萄糖酸时葡萄糖的消耗速率相等。这一速率与溶液中葡萄糖浓度成正比，因此溶氧电极读数的下降与所测的葡萄糖浓度成正比。若反应中产生的葡萄糖酸没有及时除去，将影响葡萄糖传感器的使用寿命。可将传感器转化为流通式系统，使酶液连续通过电极以去除葡萄糖酸，从而延长传感器的使用寿命。

（2）FIA：该系统包括3个组成部分，采样单元、传感单元和数据处理单元。该系统的工作原理：首先把发酵液从发酵罐中经过滤器分离出来，取出清洁的发酵液，通过定量泵以一定的流速注入装有探测头的探测器中，探测器将发酵液中的不同物质的浓度变化转换为可用光学系统测定的光信号，或者是pH的变化，或用离子敏感电极，或用微生物电极、热敏电阻等形式进行测量。虽然FIA仪并不是连续工作方式，但由于其取样频率高（可达$100h^{-1}$以上），因此，一般应用时，可认为是连续形式。FIA易于满足检测过程的有效性的需求。FIA已用于葡萄糖的在线测定，直接估计生物量，或通过扩展卡尔曼滤波器间接地估计生物量，也用于检测氨基酸、酶或肽、抗生素等代谢产物。

（3）高效液相色谱系统：该方法具有分辨率高、灵敏度好、测量范围广、快速及系统特异性强等优点，目前已成为实验室分析的主导方法，与适当的自动取样系统连接，高效液相色谱可对发酵液进行在线分析。但进行分析前必须选择适当的色谱柱、溶剂系统、梯度条件和操作温度等，而且样品要经过亚微米级过滤处理。

3. 尾气成分 抗生素发酵为需氧通气发酵，发酵尾气中O_2的减少和CO_2的增加是培养基中营养物质好氧代谢的结果，通过这两种气体的在线分析所获得的耗氧率（OUR）和CO_2释放率（CER）是微生物代谢活性的有效指示值。

（1）尾气氧分压的检测：测量发酵尾气中氧分压（浓度）可采用质谱法、极谱电位法和磁氧分析。广泛使用的磁氧分析仪的工作原理是基于氧的顺磁性质，即两个中空玻璃球组成的哑铃被悬垂在恒温气样室磁场中，当气样中含氧时，由于氧的顺磁特性使磁场发生变化，迫使哑铃偏转，转矩与磁场力平衡，因而可根据偏转位置确定气样中氧的含量。由于氧是唯一顺磁的普通气体，故测量是特异的。

（2）尾气CO_2分压的检测：发酵工业中尾气CO_2分压（浓度）的检测，主要采用红外线CO_2测定仪，它的检测原理是在近红外波段CO_2气体的吸收造成光强度的衰减，其衰减量遵循朗伯-比尔定律，从而通过衰减程度的检测确定气样中的CO_2分压（浓度）。红外分析仪应用中的主要问题是它的非特异性：所用入射光的谱带较宽，而落入其他成分特别是水的吸收区。因此，对样品气流必须进行除湿处理，从而使响应时间延长。另外，仪器容易发生漂移故必须经常进行校准。

另外在抗生素发酵工业中，也可以利用质谱仪、色谱仪等分析尾气中的O_2、CO_2及N_2、H_2、CH_4、H_2S和乙醇、杂醇等成分，以便于全面监控发酵过程，提高发酵水平。

二、发酵过程控制

生产过程控制有两种方式：人工控制和自动控制。人工控制主要是凭经验用人工去控制生产过程。生产过程中的关键参数靠人工观察，生产过程的操作也靠人工去执行。自动控制是利用控制装置及信息技术完成控制任务。自动控制不仅代替人的观察、判断、决策和操纵，而且还能完成一般人工控制难以完成的工作，如复杂的运算和逻辑判断等。现代工业生产离不开自动控制技术。

发酵自控系统由传感器、变送器与过程接口、执行机构和转换器、监控计算机组成。

1. 传感器 用于发酵过程检测的常用传感器已在本节前面讨论过。但除了直接测量过程变量的传感器外，一些根据直接测量数据对不可测变量进行估计的变量估计器也可以称为传感器，这种广义传感器称为“网间”传感器或“算法”传感器。

2. 变送器与过程接口 变送器是把传感器的输出信号转变为可被控制器识别的信号（或将传感器输入的非电量转换成电信号同时放大以便供远方测量和控制的信号源）的装置。传感器和变送器有时安装在同一个装置内，为了使传感器与控制器的连接具有灵活性和机动性，一般采用标准输出信号。为了避免接地，信号应当隔离输出，二进制编码十进制输出信号应当用标准 RS232、RS423 或 IEEE488 接口及其通信协议传送。

用处理机连接发酵装置对变量进行监测和控制需要数据接口，传递的信号是二进制编码十进数。广泛使用 RS232 和 RS423 是标准化的系列传送接口，它们的传送距离较远而传送速度较慢。IEEE488 是字节定向的平行传送接口，它的传送速度相当快，但传送距离有限（15m）。

3. 执行机构和转换器　执行机构是直接实施控制动作的元件，如电磁阀、气动控制阀、电动控制阀、变速机、正位移泵等。它反应于控制器输出信号或操作者手动干预而改变控制变量值，执行机构可以连续动作（如控制阀的开启位置，马达或泵的转速），也可以间歇动作（如阀的开、关，泵或马达的开、停等）。与反应器物料直接接触的执行机构要求无渗漏、无死角，能耐受高温蒸汽灭菌，便于精确计量等。

控制器的输入信号就是反应器的输出信号。对于常规电子控制器，连续的模拟输出信号可以直接和控制器连接，当涉及计算机时，控制器输入信号必须转换成数字当量。而与执行机构连接的模拟输出信号必须由数字当量产生。因此，对于计算机控制系统，须使用 A/D 转换器和 D/A 转换器。当控制器的输入信号为离散信号时，可直接使用数字输入和数字输出。

4. 监控计算机　在工业发酵过程的监测和控制中，简单的控制装置是条形记录仪和模拟控制器。条形记录仪用于描绘发酵过程中各变量如温度、pH、溶氧、尾气成分等变化的曲线，这些变量的变化往往与所需产物的生物合成相关。确定这种相关关系后，就可以用模拟控制器将这些变量控制在合适的变化范围内，以利于产物的生成。

但是，对于一些不能直接测量的变量如氧消耗率、基质消耗率、比生长率等，条形记录仪和模拟控制器就不适用了，而这些由几个直接测量信号估算的参数，可能与产物合成速率更加密切相关。计算机和某些数字化仪表的应用，使这些间接参数的估计和监控成为可能，从而在发酵过程的发展中起着重要的作用。

过程监控计算机在发酵自控中的作用：①自发酵过程中采集和存储数据；②用图形和列表方式显示存储的数据；③对存储的数据进行各种处理和分析；④与检测仪表及其他计算机系统进行通讯；⑤对模型及其参数进行辨识；⑥实施复杂的控制算法。

第四节　制药过程工业排放物分析

制药企业在对药品生产过程和最终产品进行质量控制的同时，必须对由生产过程所产生的废气、废水和废渣等排放物进行分析与监控，以保障排放达标，使制药企业科学发展。因此，制药工业排放物分析是药物分析重要的组成部分。

一、制药过程工业排放物及其主要控制指标

制药工业的排放物主要指制药企业在生产过程中所产生的废气、废水和废渣等排放物。

（一）废气

制药行业的废气主要来自锅炉烟气中的二氧化硫和烟尘、蒸发的溶剂、发酵尾气、药粉尘（如中药饮片切制、粉碎等工序产生的药物粉尘和炮制过程中产生的药烟、粉针生产与分装过程中的粉尘）及恶臭气体等。

废气中大气污染物主要有三类：颗粒污染物、气态污染物和二次污染物。

1. 颗粒污染物　燃料和其他物质燃烧、合成、分解及各种物料在处理中所产生的悬浮于排放气体与烟气中的固体和液体颗粒状物质，粒径＞75μm 为尘粒；粒径＜75μm 为粉尘，其中粒径＞10μm 为降尘，粒径＜10μm 为飘尘；粒径＜1μm 为烟尘；雾尘是粒径＜10μm 的粉尘与大气中的水蒸气形成水雾，可与 SO_2、NO_2 和水形成酸雾，亦可与碱性气体形成碱雾，还可与油粒形成油雾等；煤尘是燃烧过程中未被燃烧的煤粉尘，以及煤场、煤码头的煤扬尘等。

2. 气态污染物 以气体状态分散在烟气中的各种污染物，有硫化物，主要是 SO_2、SO_3、H_2S 等，其中 SO_2 危害最大；氮化物，主要是 NO、NO_2、NH_3 等；碳化物，主要是 CO_2、CO；碳氢化物，主要是烃（烷、烯、炔、芳烃、环烃）、醇、醛、酸、酮、酯、胺等有机化合物；卤化物，主要是含氟、氯的化合物，如 HF、HCl、SiF_4 等。

3. 二次污染物 某些污染物在大气中经过一定物理、化学变化后进一步造成更严重污染的物质，主要有如下几种类型。①伦敦型烟雾：烟尘、煤尘、SO_2 等与大气中的水汽起化学作用所形成的烟雾，也称为硫酸烟雾。②洛杉矶型烟雾：汽车尾气、工厂有机废气中的氮氧化物与碳氢化物，经光化学作用所形成的烟雾，也称为光化学烟雾。③工业型光化学烟雾：氮肥厂、炼油厂、化工厂排放的碳氢化物，经光化学作用形成的光化学烟雾。

制药工业废气污染物控制指标有二氧化硫、烟尘、恶臭、颗粒物（PM）、氯化氢、丙酮、乙醚、甲醇、挥发性有机化合物（VOCs）等。

（二）废水

制药行业的废水主要来自生产工艺过程的用水、机械设备用水、设备与场地洗涤水等。例如，中药制剂的生产废水主要来自于设备清洗水、药材的清洗和浸泡水、提取或炮制工段废水及辅助工段的清洗水与生活污水。抗生素类生物制药工业的废水主要来自于提取工艺的结晶废母液（即采用沉淀法、萃取法、离子交换法等工艺提取抗生素后的废母液、废流出液等高浓度有机废水）、各种设备的洗涤水和冲洗水及冷却水。化学合成类制药废水主要是指用化学合成方法生产药物和制药中间体时产生的废水。

制药工业废水污染物控制指标：总有机碳（total organic carbon，TOC）、化学需氧量（chemical oxygen demand，COD）、生化需氧量（biochemical oxygen demand，BOD）、总固体量（total solid，TS）、pH、氨氮、总磷、动植物油、色度等；特征污染物，如总锌、总氰化物、甲醇、丙酮、乙腈、乙酸乙酯、鱼类急性毒性等。

（三）废渣

制药工业的废渣是指制药过程中的固体废物，如锅炉炉渣、药材废渣、生产过程中废料、生产包装过程或储存药品过程中产生的废旧包装材料和报废过期药品、生物制药过程的釜残液等。

二、废气中污染物分析

（一）采样

制药企业所排出的废气通常属于固定污染源有组织排放，应按照《固定源废气监测技术规范》（HJ/T 397—2007）进行采样。

1. 采样位置 理想情况下，烟道中尘粒或排气筒中的烟尘或颗粒物浓度分布是均匀的，但实际上污染源废气流量及废气中待测成分的浓度一般随工况而变化，所以必须在生产设备处于正常运行状态下进行采样。考虑到废气在排气筒中的物理运动，采样位置应优先选择垂直烟道或垂直管段，垂直烟道中尘粒浓度分布均匀性比水平烟道的好，且距弯头、阀门或变径管段下游方向不小于 6 倍直径处，在其上游方向不小于 3 倍直径处。对矩形烟道，其当量直径 $D=2AB/(A+B)$，式中 A、B 为矩形边长。采样断面的气流速度最好在 5m/s 以上。对于气态污染物，由于混合比较均匀，其采样位置不受上述规定限制，但应避开涡流区，如果同时测定排气流量，则需按照上述规定采样。

2. 采样孔与采样点 在选定的位置上开设采样孔，采样孔的内径不小于 80mm，采样孔管长应不大于 50mm。烟道内同一断面各点的气流速度和烟尘浓度分布通常是不均匀的，应按一定的规定在同一断面内进行多点测量，对圆形烟道，采样孔应设在包括各测点在内的互相垂直的直径线上。对矩形或方形烟道，采样孔应设在包括各测点在内的延长线上。不使用采样孔时应用盖板、管堵或管帽封闭。采样点选在预期浓度变化最大的一条直径线上的测点处。

3. 采样时间和频次 采样时间和频次应注意掌握废气排放变化的周期性，采样的时间跨度与排放周期对应。应确定监测结果是为了获取待测污染成分的动态变化值、极值，还是周期内的平均值，从而安排合理的采样时间、频率。污染源废气中待测污染成分（如 SO_2、NO_x、HF、CO 等）的排放速度和排放浓度有可能是稳定的，也有可能不稳定，应根据排放情况确定采用等流量采样还是等比例采样。

4. 采样方法 制药工业企业的废气的排放大多是有组织排放，有组织排放的污染物的采集通常是用采样管从烟道或管道中抽取一定体积的烟气，通过捕集装置将污染物捕集下来后测定。气体污染源的样品采集方法按污染物在废气中存在的状态和浓度水平及所用的分析方法，分为气态污染物采集法和颗粒态污染物采集法。

（1）气体污染物采集法：气态或蒸气态有害物质分子在烟道内分布一般是均匀的，不需要多点采样，可在靠近烟道中心位置采样。采样方法有化学采样法和仪器直接测试法。化学采样法是通过采样管将样品抽到装有吸收液的吸收瓶或装有固体吸附剂的吸附管、真空瓶、注射器或气袋中，然后采用适当的方法进行分析。仪器直接测试法是通过采样管和除湿器，用抽气泵将样气送入分析仪器中，直接指示被测气态污染物的含量。

（2）颗粒污染物采集法：将烟尘采样管由采样孔插入烟道中，使采样嘴置于测定点上，正对气流，按颗粒物等速采样原理，抽取一定量的含尘气体，根据采样管滤筒上所捕集到的颗粒物量和同时抽取的气体量，计算出排气中颗粒物的浓度。维持等速采样的方法有普通型采样管法和平行采样法。

普通型采样管法（预测流速法）在采样前先测出采样点处的烟气温度、压力、含湿量等气体状态参数和采样点的气流速度，根据测得的气体状态参数和气流速度，结合选用的采样嘴直径，算出等速条件下各采样点所需的采样流量，然后按流量进行采样。

平行采样法与普通型采样管法基本相同，不同之处在于测定流速和采样几乎同时进行，这就减少了由于烟道流速改变而带来的采样误差。具体方法是将 S 形皮托管和采样管固定在一起，插入烟道中的采样点处，利用预先绘制的皮托管动压和等速采样流量关系计算图，当与皮托管相连的微压计指示动压后，立即算出等速采样流量，及时调整流速进行采样。

（二）废气排放参数的测定

废气排放参数有排气温度、排气中水分含量、排气流量和流速。

1. 排气温度 将热电偶或温度计插入测点处，封闭测孔，待温度稳定后读数。热电偶或电阻温度计的示值误差应不大于 ±3℃；水银玻璃温度计，精确度应不低于 2.5%，最小精度值应不大于 2℃。注意不可将温度计抽出烟道外读数。

2. 排气中水分含量 测定方法有干湿球法、冷凝法和重量法。干湿球法的原理是使气体在一定流速下，流经干、湿球温度计，根据干、湿球温度计的读数和测点处排气的压力，计算出排气的水分含量。冷凝法的原理是由烟道中抽取一定体积的排气使之通过冷凝器，根据冷凝出来的水量，加上从冷凝器排出的饱和气体含有的水蒸气量，计算排气中的水分含量。重量法原理是自烟道中抽取一定体积的排气，使之通过装有吸湿剂的吸湿管，排气中的水分被吸湿剂吸收，吸湿管的增重即为已知体积排气中含有的水分量。

3. 排气流量和流速 排气的流速与其动压力平方根成正比，在选定的测量位置和测点上用微压计或流速测定仪测定某点处的动压、静压及温度等参数，便可计算出测点气流速度。

（三）颗粒物的测定

固定污染源排气中颗粒物的测定主要采用重量法。原理：按颗粒物等速采样原理，将烟尘取样管由采样孔插入烟道中，抽取一定量的含尘气体，根据采样管滤筒上所抽集到的颗粒物量和同时抽取的气体量，计算出排气中颗粒物浓度。采用普通型采样管法（预测流速型）进行样品的采集。

（四）CO、CO_2、O_2 等气体成分的测定

CO、CO_2、O_2 等气体成分的测定主要采用奥氏气体分析仪法，其原理是用不同的吸收液分别对排气的各成分逐一进行吸收，根据吸收前、后排气体积的变化，计算出该成分在排气中所占的体积百分数。用氢氧化钾溶液吸收 CO_2，铜氨络离子溶液吸收 CO，焦性没食子酸碱溶液吸收 O_2。

O_2 的测定还可采用电化学法、热磁式氧分仪法和氧化锆氧分仪法。

（五）二氧化硫的测定

二氧化硫的测定方法有碘量法［《固定污染源排气中二氧化硫的测定 碘量法》（HJ/T 56—2000）］、定点位电解法［《固定污染源排气 二氧化硫的测定 定电位电解法》（HJ 57—2017）］、溶液电导率法，非分散红外吸收光谱法和紫外吸收光谱法等，以下简介碘量法和定电位电解法。

1. 碘量法 烟气中的二氧化硫被氨基磺酸铵和硫酸铵的混合溶液吸收，用碘滴定液滴定，按消耗碘滴定液的量计算二氧化硫浓度。该法适用于固定污染源排气中二氧化硫的浓度在 100～6000mg/m^3 内的样品测定。

采样方法：用两个 75ml 多孔玻板吸收瓶串连采样，每瓶各加入 30～40ml 吸收液，以 0.5L/min 流量采样。采样时间取决于烟气中二氧化硫的浓度，当烟气中二氧化硫浓度低于 1000mg/m^3 时，采样时间在 20～30min，当烟气中二氧化硫浓度高于 1000mg/m^3 时，采样时间在 13～15min，同一工况下应连续测定 3 次，取平均值。

操作步骤：将两吸收瓶中的样品全部转移至碘量瓶中，用少量吸收液分别洗涤吸收瓶 2 次，洗涤液并入碘量瓶，摇匀。加淀粉指示剂 5.0ml，用 0.010mol/L 碘滴定液滴定至蓝色。另取同体积吸收液，同法进行空白滴定。

2. 定电位电解法 该法采用定电位电解传感器测定二氧化硫，仪器主要由电解槽、电解液和电极组成。烟气中二氧化硫扩散通过传感器渗透膜，进入电解槽，在恒电位工作电极上发生氧化反应，产生极限扩散电流，在一定范围内，电流的大小与二氧化硫浓度成正比。该法适用于固定污染源排气中二氧化硫的测定检出限为 3mg/m^3，测定下限为 12mg/m^3。

测定步骤：将仪器的采样管插入烟道中，即可启动仪器抽气泵，抽取烟气进行测定，待仪器读数稳定后即可读数。同一工况下应连续测定 3 次，取平均值作为测量结果。

注意事项：氟化氢和硫化氢对二氧化硫的测定有干扰。

（六）硫化氢、甲硫醇、甲硫醚、二甲二硫的测定

硫化氢、甲硫醇、甲硫醚、二甲二硫的测定主要采用气相色谱法［《空气质量 硫化氢、甲硫醇、甲硫醚和二甲二硫的测定 气相色谱法》（GB/T 14678—93）］。

色谱条件：载体 Chromsorb-G（60～80 目），固定液为 25% β,β-氧二丙腈；火焰光度检测器，气化室温度 150℃，检测器温度 200℃，柱温 70℃，程序升温初始温度 70℃至甲硫醚出完峰，以 20℃ /min 升温至 90℃，二甲二硫出完峰后返回初始温度；载气为氮气，流速 70ml/min，空气 50ml/min，氢气 60ml/min。

操作步骤：取采集的气体样品 1～2ml 进样测定。取硫化氢、甲硫醇、甲硫醚、二甲二硫制备成标准气体样品进样测定标准曲线。以外标法计算样品气体的含量。

（七）氮氧化物的测定

氮氧化物的测定主要采用盐酸萘乙二胺分光光度法［《环境空气 氮氧化物（一氧化氮和二氧化氮）的测定 盐酸萘乙二胺分光光度法》（HJ 479—2009）］。

原理：采样时，气体中的一氧化氮等低价氧化物可以被氧化瓶中的酸性高锰酸钾溶液氧化成二氧化氮，二氧化氮被吸收液吸收后，生成亚硝酸和硝酸，其中亚硝酸与对氨基苯磺酸发生重氮化反应，再与盐酸萘乙二胺偶合，呈玫瑰红色，然后进行比色测定。吸收液组成为对氨基苯磺酸、乙酸、盐酸萘乙二胺。

样品的采集与保存：将一个空的多孔玻板吸收瓶，一个氧化瓶和两个各装75ml吸收液的多孔玻板吸收瓶串联在采样系统中，氧化瓶在两个吸收瓶之间，以0.4L/min流量采集气体4～24L，或以0.2L/min流量采集气体288L。样品应低温暗处存放。

操作步骤：采样后，分别取两个吸收瓶中的吸收液，避开直射光，放置15min，以水为参比，在540nm处测定吸光度，并测定空白吸收液的吸光度。用亚硝酸钠标准工作液系列建立标准曲线的回归方程。

（八）氨的测定

氨的监测采用纳氏试剂分光光度法［《环境空气和废气 氨的测定 纳氏试剂分光光度法》（HJ 533—2009）］。

原理：用稀硫酸吸收废气中的氨，生成的铵离子可与纳氏试剂反应生成黄棕色的配位化合物，在420nm处测定其吸光度，便可对氨定量。

纳氏试剂的组成：氢氧化钠、二氯化汞和碘化钾。

操作步骤：取样品溶液适量，置于10ml比色管中，加吸收液至10ml，加入0.50ml酒石酸钾钠溶液，摇匀，再加入纳氏试剂，摇匀，放置10min，以水为参比，在420nm处测定溶液的吸光度。同法测定吸收液空白和采样全程空白。

（九）氯化氢的测定

氯化氢的测定方法有离子色谱法［《环境空气和废气 氯化氢的测定 离子色谱法》（HJ 549—2016）］、硫氰酸汞分光光度法［《固定污染物排气中氯化氢的测定 硫氰酸汞分光光度法》（HJ/T 27—1999）］和硝酸银法［《固定污染源废气 氯化氢的测定 硝酸银容量法》（HJ 548—2016）］。

1. 离子色谱法 用氢氧化钾-碳酸钠溶液吸收氯化氢气体生成氯化物后，采用离子色谱法分离出氯离子，以其响应值定量。

色谱条件：阴离子色谱柱，淋洗液为吸收液（氢氧化钾-碳酸钠溶液）-水（1∶49），流速为1.00ml/min，电导检测器，进样体积100μl，柱温不低于18℃。

操作步骤：分别将两个吸收瓶的样品溶液置于50ml具塞比色管中，用水稀释至刻度，摇匀，分别取10.00ml置于另一50ml具塞比色管中，用水稀释至刻度，摇匀，用微孔滤膜滤过，取适量进样测定。以氯化钾标准系列同法测定标准曲线。

2. 硝酸银容量法 用氢氧化钠溶液吸收氯化氢气体生成氯化物后，在中性条件下，用硝酸银滴定液滴定，使铬酸钾指示剂产生浅砖红色的铬酸银沉淀即为滴定终点。

操作步骤：将样品溶液转移至白瓷皿中，加酚酞指示剂1滴，滴加0.1mol/L硝酸溶液至红色刚刚消失。加铬酸钾指示剂1.0ml，不断搅拌，用0.01mol/L硝酸银滴定液滴定至产生浅砖红色沉淀。同法滴定空白溶液。

3. 硫氰酸汞分光光度法 用氢氧化钠溶液吸收氯化氢，吸收液中的氯离子与硫氰酸汞反应，生成难电离的二氯化汞，置换出的硫氰酸根与三价铁离子反应，生成橙红色的硫氰酸铁络离子，于波长460nm处测定吸光度，采用标准曲线法定量。此法适用于固定污染源有组织排放和无组织排放的氯化氢的测定。

操作步骤：将样品溶液分别移入两个50ml量瓶中，用少量氢氧化钠吸收液（0.05mol/L）洗涤吸收瓶，洗涤溶液并入量瓶中，用吸收液定容，摇匀，取适量溶液置于10ml比色管中，加吸收液至5.00ml，加入3.0%硫酸铁铵溶液2.00ml，混匀，加0.4mg/ml硫氰酸汞1.00ml，混匀，在室温下放置20～30min，以水为参比，于460nm处测定吸光度。同法用氯化钾测定标准曲线。

（十）甲苯、二甲苯和苯乙烯的测定

甲苯、二甲苯和苯乙烯的测定主要采用气相色谱法。测定前，需将采样时所吸附的样品进行解吸附，解吸附的方法有二硫化碳解吸附和热脱附法［《环境空气 苯系物的测定 固体吸附/热脱附-气相色谱法》（HJ 583—2010）］。

1. 活性炭吸附二硫化碳解吸气相色谱法 该方法使用分析苯系物的毛细管柱或填充柱。毛细管柱一般为非极性或弱极性柱，如固定液为DB-1、BD-5、SE-54；液膜厚度为0.25～1.5μm；柱规格为30m×0.32mm、30m×0.25mm。进样口温度200℃，检测器为FID，温度为250℃，柱温采用程序升温，40℃，维持5min，以10℃/min升温速度升至80℃，载气为氮气，流速为40ml/min，氢气流速46ml/min，空气流速400ml/min。

测定方法：将采样管中活性炭的前段和后段分别转移至量瓶中，加入1.0ml经提纯的二硫化碳，放置30min，进样分析。以保留时间定性，以峰高或峰面积按标准曲线法定量。

2. 热脱附进样气相色谱法 用充填了Tenax-GC的采样管，在常温条件下，富集空气或工业废气中的甲苯、二甲苯和苯乙烯，采样管连入气相色谱分析系统后，经加热将吸附组分全量导入色谱仪中进行测定。以同时处理但未经采样的采样管与经采样的采样管同批分析，作空白试验。

色谱条件：色谱柱为填充柱，载体Chromosorb G，固定液为有机皂土-34（最高使用温度200℃），或邻苯二甲酸二壬酯（最高使用温度160℃），规格4mm×2m；气化室温度150℃，柱温75℃，检测器温度150℃，载气为氮气，流速85～95ml/min，氢气流速60ml/min，空气流速500ml/min。

（十一）硝基苯类化合物的测定

硝基苯类化合物的测定主要采用锌还原–盐酸萘乙二胺分光光度法［《空气质量 硝基苯类（一硝基和二硝基化合物）的测定 锌还原–盐酸萘乙二胺 分光光度法》（GB/T 15501—1995）］。

原理：金属锌与酸生成新生态的氢，将吸收液中的硝基苯还原为苯胺，经重氮化后，与*N*-盐酸萘乙二胺发生偶合反应，生成紫红色偶氮染料，于550nm波长处测定有色溶液的吸光度，用标准曲线法计算硝基苯类化合物的含量。

操作步骤：用稀乙醇溶液吸收硝基苯，将吸收后的样品溶液转移至50ml量瓶中，用吸收液定容，摇匀，取2～8ml置于10ml比色管中，加2%硫酸铜溶液1滴，（1+1）盐酸溶液1.0ml，用10%乙醇溶液稀释至10.0ml，加0.2～0.3g锌粉，颠倒混匀。打开管塞放置30min，过滤，取2.0ml续滤液于25.0ml比色管中，用水稀释至10.0ml，pH约为2。将比色管置于15～20℃水浴中，加入2.5mg/ml亚硝酸钠溶液0.5ml，摇匀放置10min，再加入25mg/ml氨基磺酸铵溶液0.5ml，摇匀振摇两次，放置10min，驱尽气泡后加入7.5g/ml盐酸萘乙二胺1.0ml，摇匀放置45min，从水浴中取出于室温平衡，在550nm波长处，以水为参比，测定样品溶液的吸光度。用现场未采样的空白吸收管同法做空白测定。用硝基苯标准系列溶液按上法测定标准曲线。

（十二）甲醛的测定

甲醛的测定主要采用乙酰丙酮分光光度法［《空气质量 甲醛的测定 乙酰丙酮分光光度法》（GB/T 15516—1995）］。

原理：甲醛气体经水吸收后，在pH 6的乙酸–乙酸铵缓冲溶液中，与乙酰丙酮作用，在沸水浴条件下，迅速生成稳定的黄色化合物，在波长413nm处测定。

操作步骤：将吸收后的样品溶液移入50ml或100ml量瓶中，用水稀释定容，取少于10ml试样（吸取量视浓度而定），于25ml比色管中，用水定容至10.0ml，加0.25%乙酰丙酮溶液2.0ml，混匀，置于沸水浴加热3min，取出冷却至室温，以水为参比，于413nm处测定吸光度。用现场未采样的空白吸收管的吸收液进行空白测定。用甲醛标准系列溶液测定标准曲线。

（十三）镍的测定

镍的测定方法主要有原子吸收分光光度法和丁二酮肟–正丁醇萃取分光光度法，本文主要介绍火焰原子吸收分光光度法［《大气固定污染源 镍的测定 火焰原子吸收分光光度法》（HJ/T 63.1—2001）］。

原理：用玻璃纤维滤筒或过氯乙烯滤膜采集的样品，经硝酸–高氯酸溶液加热浸取制备成样品溶液。将样品溶液喷入空气–乙炔贫燃火焰中，于232nm处测定吸光值，根据特征谱线强度，采用标准曲线法确定样品溶液中镍的浓度。本法适用于大气固定污染源有组织和无组织排放中镍及其化合物的测定。

工作条件：波长232nm，灯电流10mA，火焰类型为贫燃型，乙炔流量2.2L/min，狭缝0.09nm，火焰高度7.5mm，空气流量9.51L/min。

样品溶液与空白溶液的制备方法如下所示。

滤筒样品：将滤筒剪碎，置于锥形瓶中，用少量水润湿，加30ml硝酸和5ml高氯酸，瓶口插入一短径玻璃漏斗，在电热板上加热至沸腾，蒸至近干时取下冷却。再加10ml硝酸，继续加热至近干。稍冷，加少量水过滤，每次转移洗涤液时用玻璃棒将絮状纤维挤压干净，浓缩滤液至近干。冷却后，转移到25ml量瓶中，用水稀释至刻度，即可。

滤膜样品：将滤膜剪碎，置于锥形瓶中，加10ml硝酸浸泡过夜。再加2ml高氯酸，从“瓶口插入一短径玻璃漏斗”起，按滤筒样品的方法处理，所用酸量减半。

空白溶液：取同批号空白滤筒或滤膜（每种至少两个），按样品溶液的制备方法，制备空白溶液。

三、废水中污染物分析

（一）采样

工业废水的采样必须考虑废水的性质和每个采样点所处的位置，按照《水质采样方案设计技术规定》（HJ 495—2009）和《水质采样技术指导》（HJ 494—2009）中的规定进行。

1. 采样点的选择　通常，采样点可选在工业废水的排放口。①第一类污染物，不分行业和污水排放方式，也不分受纳水体的功能类别，一律在车间或车间处理设施排放口采样，第二类污染物，在排污单位排放口。②工业企业内部监测时，应在工厂的总排放口，车间或工段的排放口，工序或设备的排水点。③为了解污水处理厂的总处理效果，应分别采集总进水点和总出水点的水样。④从工厂排出的废水中可能含有生活污水，采样时应予以考虑所选采样点要避开这类污水。⑤当监测排出液对水体产生影响时，就要在排放点的上、下游同时采样。

2. 采样频率　根据监测目的不同，采样频率也不同。监督性监测由环保部门每年监测1次，对于重点排污单位每年监测2～4次。企业自我监测应按生产周期和生产特点确定监测频率，一般每个生产日至少3次。为了确认自行监测的采样频率，应按生产周期确定检测频率。污染出现的周期与采样频率要一致，采样频率比污染物出现的频率要高得多，生产周期在8h以内的，每小时采样一次；生产周期大于8h的，每2h采样一次。根据监测结果绘制污水污染物排放曲线（浓度–时间，流量–时间，总量–时间），据此确定采样频率。水污染排放总量检测时，尽可能实现流量与污染物浓度的同步连续检测，不能实现连续检测的，采样及测流时间、频次应视生产周期和排污规律而定。采样的同时测定流量。

在厂区内采样，排放点容易接近，有时必须使用专门采样工具通过很深的入孔采样。为了安全起见，最好把入孔设计成无须人进入的采样点。

3. 采样方法

（1）手动采样：当废水排放到公共水域时，应设置适当的堰，用容器或长柄采水勺从堰溢流中直接采样。在排污管道或渠道中采样时，应在液体流动部位采样。当在废水或污水处理池中采样时，使用深水采样器。每采一次样，采样人员就得到现场一次。

（2）自动采样：利用自动采样器或连续自动定时采样器采集样品。当污水排放量较稳定时，可采用时间等比例采样，否则必须采样流量等比例采样。

4. 水质样品的保存　当采集水样不能在现场分析时，需要对水样进行保护，防止其变质和被污染。水样的保存应按《水质采样样品的保存和管理技术规定》（HJ493—2009）中的规定进行。

（二）样品前处理

由于工业废水中污染物种类繁多，存在形态各异，含量极微，且还共存干扰物，难以直接测定，通常要根据测定的目的和所采用的测定方法，进行样品的预处理，以达到排除分析过程干扰、富集样品及满足测定要求的目的。

1. 样品的消解 在测定水样中的无机组分，尤其是金属元素时，如存在有机物的干扰，通常需要对样品进行消解处理，以破坏或分解有机物、溶解颗粒物、使金属元素氧化成单一价态或无机态。常用的消解方法有湿法消解法和干法灰化法。

（1）湿法消解法：湿法消解法有硝酸消解法、硝酸–硫酸消解法和硝酸–高氯酸消解法。硝酸消解法适用于较清洁的水样的消解。硝酸–硫酸消解法中，两种酸均具有很强的氧化性，硫酸可以大大提高消解液的温度，对于不同的样品，两种酸的配比不同，硫酸∶硝酸可以为5∶100～1∶1，通常采用2∶5的比例，该法适用范围广。硝酸–高氯酸消解法需注意高氯酸与含羟基的有机物反应非常剧烈，有发生爆炸的危险，故应先加入硝酸，将含羟基的有机物（如醇或糖）氧化后，稍冷后再加入高氯酸。

（2）干法灰化法：该法适用于含有大量有机物的水样。一般先将水样蒸干，然后置于马弗炉中，于450～550℃灼烧成白灰，使有机物完全分解除去。

2. 样品的分离与富集 样品的分离与富集方法有挥发法、沉淀法、高速离心法、液–液萃取法（LLE）、固相萃取法（SPE）和固相微萃取法（SPME）等。挥发法是最为简单方便且普遍采用的方法；LLE是传统的水样预处理技术，已作为许多有机污染物的标准预处理方法，但其萃取时间长，操作步骤烦琐，有机溶剂用量大，容易造成二次污染；SPE技术以其高效、可靠、溶剂用量少等优点，在许多领域得到了快速发展；SMPE技术无须有机溶剂，具有简单、快速、方便等优点，是目前水样预处理技术中的研究热点。

挥发法是将气体及易挥发组分从液体或固体样品中转移至气相的过程，它包括扩散、蒸发、蒸馏、升华等方式。在水质分析中，利用水溶液中欲分离组分的蒸气压的差异来进行分离，可以除去干扰物，也可以用于使被测组分定量分离或富集。

蒸发浓缩法：利用外加热源使样品的待测组分或基体加速挥发的过程被称为蒸发浓缩法。在水质分析中，蒸发多用来减少或除去溶剂，浓缩待测组分。可将水样置于表面皿、烧杯或坩埚中加热，要注意防止空气中的灰尘污染样品，必要时应在超净间或清洁实验室的超净台上操作。

蒸馏浓缩法：利用水样中各组分的沸点的不同，即蒸气压大小的不同来实现分离。加热时，较易挥发的组分富集在蒸气相，当蒸气被冷凝时，挥发性组分在馏出液中富集得到。蒸馏主要有常压蒸馏和减压蒸馏两类。常压蒸馏适合于沸点在40～150℃的化合物的分离。减压蒸馏适合于沸点在高于150℃或在150℃以下易于分解的化合物的分离。

测定工业废水中的氨时，为了消除干扰，先将氨蒸馏出来，然后再测定。方法：调解水样的pH在6.0～7.4内，加入适量的氧化镁使呈微碱性，蒸馏出的氨被硼酸溶液或硫酸溶液吸收后，采用比色法或滴定法测定。

LLE、SPE、SMPE、沉淀分离法等在第六章有详细讲解。

（三）水样的物理性质检验

水的物理性质一般包括水温、外观、颜色、臭、浊度、透明度、pH、残渣、矿化度、电导率、氧化还原电位、固体物质等，以下简要介绍颜色、固体物质、pH。

1. 颜色 水样颜色深浅采用色度量度，测定方法采用稀释倍数法［《水质色度的测定》（GB 11903—89）］。该法主要用于生活污水和工业废水颜色的测定。工业废水的颜色可用文字描述，如深蓝色、淡黄色等。为了定量说明工业废水色度的大小，将工业废水按一定的稀释倍数，用水稀释到接近无色时，记录稀释倍数，以此表示该水样的色度，单位是“倍”。

测定方法：在测定前，水样应静置至澄清，或离心，或经孔径为0.45μm的滤膜滤过。取澄清水样和光学纯水于具塞比色管中，充至标线，将具塞比色管放在白色表面上，具塞比色管与该表面应成合适的角度，使光线被反射自具塞比色管底部向上通过液柱。垂直向下观察液柱，比较样品和光学纯水，描述样品呈现的色度和色调。

将澄清水样用光学纯水逐级稀释成不同倍数，分别置于具塞比色管并充至标线。将具塞比色管放在白色表面上，用上述相同的方法与光学纯水进行比较。将试料稀释至刚好与光学纯水无法区别为止，记下此时的稀释倍数值。

稀释的方法：试料的色度在 50 倍以上时，用移液管计量吸取试料于量瓶中，用光学纯水稀释至标线，每次取大的稀释比，使稀释后色度在 50 倍之内。试料的色度在 50 倍以下时，在具塞比色管中取试料 25ml，用光学纯水稀释至标线，每次稀释倍数为 2。试料或试料经稀释至色度很低时，应自具塞比色管倒至量筒适量试料并计量，然后用光学纯水稀释至标线，每次稀释倍数小于 2。记下各次稀释倍数值。

结果：将逐级稀释的各次倍数相乘，所得之积取整数值，以此表达样品的色度。同时用文字描述样品的颜色深浅、色调。

2. 固体物质　固体污染物分为不同的种类，能透过孔径 3～10μm 滤膜的固体称溶解性固体；不能透过孔径大于 10μm 滤膜的固体称悬浮固体；两者合称为总固体。水中固体物质的多少是水体受污染的一个标志，也是水处理一项重要的考核指标。水中固体物的测定常采用重量法［《水质 悬浮物的测定 重量法》（GB 11901—89）］，单位是“mg/L”。

总固体：将水样混合均匀，置于已干燥至恒重的蒸发皿中，于蒸汽浴或水浴上蒸干，放在 103～105℃烘箱内烘至恒重。该法适用于所取水样体积含 10～200mg 固体。

总悬浮固体用滤膜过滤水样，经 103～105℃烘干后，得到总悬浮固体的含量。

3. pH　pH 表示水的酸碱性的强弱，是最常用和最重要的检验项目之一，通常采用玻璃电极法［《水质 pH 值的测定 玻璃电极法》（GB 6920—86）］。

（四）水中有机物的测定

废水中有机污染物种类繁多、组成复杂，并且含量较低，因此废水中有机污染物分别测定非常困难，常用综合指标来间接测定。水中有机物测定的综合指标有 COD、BOD、TOC 等。

1. COD　是指在一定条件下用氧化剂处理水样时所消耗氧化剂与等量氧相当的量（mg/L）。由于废水中有机物的数量远多于无机物，所以 COD 是表示水中还原性污染物，主要是有机物污染物的指标。COD 采用快速消解分光光度法［《水质 化学需氧量的测定 快速消解分光光度法》（HJ/T 399—2007）］测定。

原理：用 $K_2Cr_2O_7$ 作氧化剂，H_2SO_4-Ag_2SO_4 作催化剂将水样加热消解，使定量水样中还原性物质（包括有机物和无机物）充分氧化，$K_2Cr_2O_7$ 被还原成三价铬，在 600nm±20nm 处测定三价铬的吸光度，或在 400nm±20nm 处测定未被还原的六价铬和三价铬总吸光度，水样中的 COD 值与三价铬的吸光度成正比关系。

操作步骤：消解管中分别加入预装混合试剂和经稀释的水样，混匀，放入温度为 165℃±2℃加热器的加热孔中，加热 15min，放冷至约 60℃时，混匀管内溶液；静置至室温，以水为空白，在 600nm±20nm 或 400nm±20nm 处测定吸光度。同法测定 COD 标准系列溶液的吸光度，计算水样 COD 值。

注意事项：氯离子的存在对该法有干扰，氯离子能被重铬酸钾氧化，还可与硫酸银作用生成沉淀。利用硫酸汞与氯离子的络合反应来消除干扰。重铬酸钾对直链脂肪烃类化合物有较强的氧化作用，但对苯、多环芳烃及含氮杂环化合物难以氧化。

2. BOD　是指在规定的条件下，水中有机物和无机物在生物氧化作用下所消耗的溶解氧（以质量浓度表示）。由于生物氧化过程进行的时间很长，所以国内外普遍规定用五日生化需氧量（biochemical oxygen demand after 5days，BOD_5）表示。BOD 能定性表示废水可被生物降解的性质。一般认为 BOD_5/COD 值大于 0.3 是可生化的。BOD_5 的测定可采用稀释与接种法［《水质 五日生化需氧量（BOD_5）的测定 稀释与接种法》（HJ 505—2009）］。

原理：水样密封于培养瓶中，应不透气，在 20℃±1℃培养 5 天，分别测定样品培养前后的溶解氧，二者之差即为 BOD_5 值，以氧的 mg/L 表示。工业废水因含较多的有机物，需要稀释后再培养测定，以降低其浓度和保证有充足的溶解氧。对于酸性、碱性工业废水、高温或经过氯化处理的工业废水，需先进行接种，引入能分解废水中有机物的微生物后再测定。

3. TOC 是以碳的含量表示水体中有机物的含量，是水体中有机物质总量的综合指标，它对有机污染物的排放实施总量控制具有重要意义。TOC 的分析方法通常是先将有机物氧化为 CO_2，再测定生成的 CO_2。CO_2 可以直接用非色散红外分光光度法、电导法、化学滴定法进行测定，也可以把 CO_2 还原为甲烷后用气相色谱法测定。有机物氧化主要有燃烧氧化法、紫外催化氧化法和过硫酸钾湿式氧化法。下面主要介绍燃烧氧化–非分散红外吸收法［《水质 总有机碳的测定 燃烧氧化-非分散红外吸收法》（HJ 501—2009）］。

原理：在 900℃高温下，使水样汽化燃烧，测定气体中的 CO_2 的增量，从而确定水样中总的含碳量。由于 TOC 的测定采用燃烧，因此能将有机物全部氧化，它比 BOD_5 或 CDD 更能直接表示有机物的总量。因此常常被用来评价水体中有机物污染的程度。该法分为差减法和直接法。

差减法：将一定体积的水样连同净化氧气或空气（干燥并除去 CO_2）分别导入高温燃烧管（900℃）和低温反应管（160℃）中，水样中的有机物在高温燃烧管中以铂作催化剂，被氧化成 CO_2，在低温反应管中水样被酸化，水样中的碳酸盐分解成 CO_2。CO_2 可选择性地吸收一定波长的红外线，在一定浓度范围内，吸收强度与 CO_2 浓度成正比，从而依次定量地测定水样中总碳量（total carbon，TC）和无机碳的量（inorganic carbon，IC）。本法适用于水样中易挥发性有机物含量较大的情况。

直接法：将水样酸化后曝气，无机碳酸盐分解生成的 CO_2 而被除去，然后水样进入高温燃烧管中，直接测定总有机碳。其操作：取酸化的水样约 25ml 置于 50ml 烧杯中，在电磁搅拌器上剧烈搅拌数分钟，或通入无二氧化碳的氮气，以除去无机碳，吸取 20μL，注入非色散红外吸收 TOC 分析仪的总燃烧管，测量吸收峰的峰高。本法适用于水样中无机碳含量过高的情况。

（五）溶解氧的测定

溶解氧指溶解在水中的分子态氧。工业废水中溶解氧的含量较低，污染严重的水体溶解氧的含量几乎为零，因为工业废水中的有机或无机还原性污染物在氧化过程中消耗溶解氧，所以通过测定溶解氧可以评价水质。测定溶解氧的标准方法有碘量法［《水质 溶解氧的测定 碘量法》（GB 7489—87）］和电化学探头法［《水质 溶解氧的测定 电化学探头法》（GB 11913—89）］。

1. 碘量法 水样中加入硫酸锰和碱性碘化物–叠氮化物试剂（由氢氧化钠或氢氧化钾、碘化钾和叠氮化钠组成），二价锰在碱性碘化钾溶液中，先产生白色 $Mn(OH)_2$ 沉淀，水中的溶解氧立即将 $Mn(OH)_2$ 氧化成棕色高价锰化合物 $[MnO(OH)_2]$ 沉淀，此过程称为氧的固定。酸化后沉淀溶解，使碘离子氧化成碘，游离碘用 $Na_2S_2O_3$ 溶液滴定，由所消耗的 $Na_2S_2O_3$ 体积求出溶解氧的含量。在没有干扰的情况下，此方法适用于各种溶解氧浓度大于 0.2mg/L 和小于氧的饱和浓度 2 倍（约 20mg/L）的水样。

2. 电化学探头法 极谱型探头由银–氯化银作阳极，金作为阴极，电解质溶液、具选择性的聚四氟乙烯薄膜及塑料壳体组成。薄膜将水样与电化学电池隔开，当探头插入水样后，只有水样中的氧气和其他气体能穿过薄膜，水和其他物质不能透过。穿过的氧在外加电压下，发生电极反应，产生扩散电流，在一定温度下，扩散电流与水样中溶解氧的浓度成正比。电极反应如下：

阴极：$O_2 + 2H_2O + 4e \longrightarrow 4OH^-$

阳极：$4Ag + 4Cl^- \longrightarrow 4AgCl + 4e$

$4Ag^+ + 4OH^- \longrightarrow 4AgOH$

当水样中有干扰碘量法的组分存在时，可采用此法。

（六）氨氮的测定

污水中的含氮有机化合物在微生物的作用下分解成氨氮，氨氮以游离氨和铵盐的形式存在于水中，二者在合适的 pH 条件下可以相互转换，氨在氧的作用下还可以转换成亚硝酸盐，进一步还可以变成硝酸盐。人长期饮用含高浓度氨氮的水，亚硝酸盐在体内与蛋白质结合成具有强致癌作用的亚硝胺。水中的氨可使鱼类产生毒血症。监测水中的氨氮可采用纳氏试剂分光光度法［《水质 氨氮的测定 纳氏试剂分光光度法》（HJ 535—2009）］、水杨酸分光光度法［《水质 氨氮的测定 水杨酸分光光度法》（HJ 536—2009）］和蒸馏–中和滴定法［《水质 氨氮的测定 蒸馏–中和滴定法》（HJ 537—2009）］三个方法。

1. 纳氏试剂分光光度法 水样中的氨和铵离子可与纳氏试剂反应，产生棕红色的配位化合物，在 420nm 处有最大吸收，测定棕红色的配位化合物的吸光度对氨氮进行定量。

操作步骤：取水样用硫代硫酸钠进行除氯处理后，预蒸馏（蒸馏出氨），取蒸馏液 200ml 加水稀释至 250ml。取 50ml 加 1.0ml 酒石酸钾钠溶液，摇匀，加纳氏试剂（组成：二氯化汞、碘化钾、氢氧化钾或氢氧化钠）1.5ml，摇匀，放置 10min，于 420nm 处以水为空白，用 2cm 的比色池测定。同法测定氨氮标准系列溶液，建立标准曲线回归方程，计算水样中氨氮的浓度以氮计。

水样中余氯会干扰测定，故须除去。水样浑浊或有色，可用预蒸馏法处理。

2. 水杨酸分光光度法 在碱性介质中（pH 11.7）和亚硝基铁氰化钠存在下，水样中的氨和铵离子可与水杨酸和次氯酸离子反应，产生蓝色的化合物，在 697nm 处有最大吸收，测定蓝色化合物的吸光度对氨氮进行定量。

操作步骤：取水样或水样经过预蒸馏的馏出液 8.0ml，置于 10ml 比色管中，加入 1.0ml 显色剂（水杨酸–酒石酸钾钠溶液）和 2 滴亚硝基铁氰化钠溶液，混匀，再滴入次氯酸钠溶液，混匀，用水稀释至刻度，混匀。放置 60min，于 697nm 处以水为空白，用 1cm 或 3cm 的比色池测定。同法测定氨氮标准系列溶液，建立标准曲线回归方程，计算水样中氨氮的浓度以氮计。

3. 蒸馏–中和滴定法 水样经碱化，使得氨氮均以氨的形式存在，蒸馏出的氨用硼酸溶液吸收，以甲基红–亚甲蓝为指示剂，用盐酸滴定液滴定至终点，以消耗滴定液的体积计算水样中氨氮的浓度以氮计。

氨氮测定中所用的水应是无氨的水。无氨水的制备可采用离子交换法、蒸馏法或纯水器法。空白试验是用无氨水做的。

（七）水中有毒、有害物质的测定

水中有毒、有害物质分为三大类：化学性有毒、有害物质，物理性有毒、有害物质，生物性有毒、有害物质（致病微生物、病原菌、病毒）。化学性有毒、有害物质包括金属（重金属的盐类和配位化合物）、非金属（如砷、氰化物等）和有机物（如酚类、多环芳烃、硝基化合物、多氯联苯等）三类有毒、有害物质，主要来自于工业污染。下面主要介绍一些化学性有毒、有害物质的测定。

1. 六价铬与总铬 水中的铬主要是三价铬和六价铬，对于人类，六价铬的毒性比三价铬高约 100 倍，易被人体吸收和蓄积，导致肝癌；对于鱼类，三价铬的毒性比六价铬高。六价铬的测定方法有二苯碳酰二肼分光光度法，总铬的测定方法有高锰酸钾氧化–二苯碳酰二肼分光光度法［《水质 总铬的测定》（GB 7466—87）］、二苯碳酰二肼分光光度法［《水质 六价铬的测定 二苯碳酰二肼分光光度法》（GB 7467—87）］及原子吸收分光光度法。

（1）二苯碳酰二肼分光光度法：在酸性条件下，水样中的六价铬与二苯碳酰二肼反应生成紫红色化合物，于 540nm 处测定吸光度，按标准曲线法计算六价铬的含量。

操作步骤：取适量（含六价铬少于 50μg）无色透明水样，置于 50ml 比色管中，用水稀释至标线，加入（1+1）的硫酸溶液 0.5ml 和（1+1）的磷酸溶液 0.5ml，摇匀，加入显色剂，摇匀，

5～10min 后，在 540nm 处测定吸光度，同时测定空白溶液的吸光度。

（2）高锰酸钾氧化–二苯碳酰二肼分光光度法：在酸性溶液中，水样中的三价铬被高锰酸钾氧化成六价铬，然后再用二苯碳酰二肼分光光度法测定总铬的浓度。过量的高锰酸钾可用亚硝酸钠分解，过量的亚硝酸钠可用尿素分解。

采集水样时用玻璃瓶，并用硝酸调节水样的 pH 小于 2。采集后应尽快测定，如放置，不得超过 24h。

2. 总氰化物 总氰化物包括无机氰化物和有机氰化物，如 KCN、NaCN、NH_4CN、$[Zn(CN)_4]^{2-}$、$[Cd(CN)_4]^{2-}$ 和 $[Cu(CN)_4]^{2-}$ 等。制药工业中的氰化物可来自于维生素和咖啡因车间。

测定氰化物时，一般是将各种形式的氰化物转变成简单氰化物测定其总量，但有时需要分别测定单氰化物和络合氰化物，这就要在测定前对样品进行预蒸馏。预蒸馏的方法为向水样中加入磷酸和 EDTA-2Na，在 pH 小于 2 的条件下，加热蒸馏，利用金属离子与 EDTA 络合能力比与氰离子强的特性，使氰离子从络合氰化物中离解出来，以氰化氢形式被蒸馏出，用氢氧化钠溶液吸收后采用《水质 氰化物的测定 第一部分 总氰化物的测定》（GB 7486—87）中硝酸银滴定法、异烟酸–吡唑啉酮比色法和吡啶–巴比妥酸比色法测定。

（1）硝酸银滴定法：氰离子与硝酸银作用生成可溶性的银氰络离子，以试银灵（对二甲氨基亚苄基罗丹宁）为指示剂，化学计量点时，溶液的颜色由黄色变为橙红色。此法的最低检测浓度为 0.25mg/L。

（2）异烟酸–吡唑啉酮比色法：在中性条件下，氰化物与氯胺 T 中的活泼氯反应生成氯化氰，再与异烟酸作用，经水解后生成戊烯二醛，最后与吡唑啉酮缩合生成蓝色染料，在 638nm 处测定吸光度，用标准曲线法定量。此法的最低检测浓度为 0.004mg/L。

（3）吡啶–巴比妥酸比色法：在中性条件下，氰化物与氯胺 T 中的活泼氯反应生成氯化氰，氯化氰与吡啶作用，生成戊烯二醛，戊烯二醛再与巴比妥酸缩合生成红紫色染料，在波长 580nm 处测定吸光度，用标准曲线法定量。此法的最低检测浓度为 0.002mg/L。

3. 挥发酚 挥发酚通常是一元酚，如苯酚、甲酚。酚类化合物是一种原型质毒物，对一切生物个体都有毒杀作用，其水溶液很易通过皮肤引起全身中毒；其蒸气由呼吸道吸入，对神经系统损害很大，可导致神经中枢麻痹。酚的慢性中毒常见有呕吐、腹泻、食欲缺乏、头晕、贫血和各种神经系统病症。水中的酚主要来自工业污染。挥发酚监测方法有 4-氨基安替比林分光光度法［《水质 挥发酚的测定 蒸馏后 4-氨基安替比林分光光度法》（GB 7490—87）］和蒸馏后溴化滴定法［《水质 挥发酚的测定 蒸馏后溴化容量法》（GB 7491—87）］。

（1）蒸馏后 4-氨基安替比林分光光度法：水样中的酚在 pH 4 的条件下被蒸出，馏出液中的酚类化合物于 pH 10.0±0.2 的介质中，在铁氰化钾存在下，与 4-氨基安替比林反应，生成橙红色的染料，在波长为 460nm 处测定染料的吸光度，以标准曲线法定量。如果水样中酚的浓度高于 0.1mg/L 时，可直接测定；如果水样中酚的浓度低于 0.1mg/L 时，可用三氯甲烷将橙红色的染料萃取后测定。

（2）蒸馏后溴代滴定法：用蒸馏出的挥发酚与定量过量的溴反应，生成三溴酚，进一步反应生成溴代三溴酚，剩余的溴与碘化钾作用，将碘离子氧化成单质碘的同时，碘化钾与溴代三溴酚作用生成三溴酚和游离碘，游离碘被硫代硫酸钠溶液滴定，根据消耗滴定液的体积计算挥发酚的含量。

本章小结

本章主要介绍了制药过程分析、制药过程在线分析方法和仪器、抗生素发酵生产过程的检测和控制及制药过程工业排放物分析。常见的在线分析方法包括在线近红外分光光度技术、在线拉曼光谱技术等。抗生素发酵生产过程的发酵检测包括发酵传感器（如 pH 测定传感器、溶氧测定传感器、溶二氧化碳传感器、生物传感器等）及生物量、发酵液成分和尾气成分检测。制药过程工业排放物分析包括废气、废水和废渣分析。废气中污染物分析包括颗粒物的测定，CO、CO_2、O_2 等气体成分的测定，二氧化硫的测定，硫化氢、甲硫醇、甲硫醚、二甲二硫的测定，氮氧化物的测定，甲苯、二甲苯和苯乙烯的测定等。废水中污染物分析有水样的物理性质检验，水中有机物的测定（COD、BOD、TOC 等），溶解氧的测定，氨氮的测定及有毒、有害物质的测定等。

（曹纪亮）

思 考 题

1. 制药过程分析对我国制药行业的影响和发展趋势有什么？
2. 制药过程分析中，常见的在线分析方法有哪些？其基本原理和应用是什么？
3. 抗生素发酵生产过程中的在线分析方法有哪些？其优缺点是什么？
4. 常见的制药过程工业排放物及其分析方法有哪些？

第十六章　临床药物分析

学习要求

1. 掌握　生物样品的采集与前处理、生物样品的分析方法与方法验证环节等临床药物分析基本手段与方法。

2. 熟悉　生物样品的种类及生物样品预处理的目的和方法，临床药物分析方法设计的原则与一般步骤。

3. 了解　血药浓度的临床意义与测定方法。

临床药物分析是随着临床药学、临床药理学的发展和需要建立起来的一门研究生物机体中药物及其代谢物或内源性物质质与量变化规律的新兴学科，它是药物分析的重要分支。生物样品内药物及其制剂化学成分的分析直接关系到药物的研制、临床医疗、药物作用机制探讨、药物质量评价、药物临床安全监控及药物毒物滥用等相关工作，在探求科学用药规律，保证临床用药安全、有效、合理等方面具有重要的作用。

第一节　生物样品的采集与前处理

一、生物样品种类、采集与储存

临床药物分析采用的生物样品一般包括血液、尿液、唾液、毛发、粪便、脏器组织等，根据特定分析要求也可以选用乳汁、泪液、汗液、羊水、精液、脑脊液等，另外还包括细胞悬液、微粒体孵育液、器官灌流液等体内外试验中应用的各种生物介质。但是最常用的生物样品是血浆和血清，因为它们能够较好地反映药物浓度和治疗作用之间的关系。尿液样品常用于生物利用度、尿药排泄量等指标的测定。当人体服用一些代谢快速型的药物时，由于其代谢速度过快，大量排泄到尿中，在血样中不易检出，而通常以代谢物的形式在尿液中被检测。唾液中的药物浓度被认为可以代表卡马西平、苯妥英等药物在血浆中的游离型药物浓度。头发作为生物样品可用来监测滥用药物及用于微量元素的测定，具有明显的依时性。粪便样品是评价药物经胆汁从消化道排泄浓度的重要生物样本。在进行动物实验研究药物体内吸收、分布状态及由于过量服用药物中毒死亡欲测定药物浓度时，常采用肝、胃、肾、肺、脑、肌肉等作为生物样品。如果怀疑药物能大量跨越血脑屏障，偶尔也对脑脊液中的药物浓度进行测定。

（一）血液

1. 血样的采集　供测定的血样应代表整个血药浓度，因而血样采集应于药物在血液中分布均匀后进行，直接从动脉或心脏中取血是最为理想的取样方式，但这种方式不能用于人体，只用于动物实验。目前使用较多的血样采集方法是静脉取血，根据具体试验动物、血中药物浓度及分析方法灵敏度的要求进行采集，一般每次采血 1～5ml；动物实验时，采血量不宜超过动物总血量的 1/10。一般情况下，静脉采血需直接将注射器针头插入静脉内抽取，且抽取的血液移至试管或其他容器时，不能用力压出，而是取下针头后轻轻推出，这样可以避免血球破裂使血浆或血清带有血色素。有些情况下需从毛细管采血（成人多从手指或耳垂取血，小儿多从脚趾取血）用于临床化验。

血样系由损伤性采样方式获得，因此取样量受到一定限制；且血样采集比较麻烦，需要由护士专门进行；间隔时间较短的多次采血，患者或受试者因疼痛而依从性不高。上述都是血样采集存在的缺点。

2. 血样的制备　血中药物的浓度（血药浓度），通常是指血浆（plasma）或血清（serum）中的药物浓度，而不是指全血（除非特殊情况下使用全血）。全血中含有血球，药物在血球内与血浆中的浓度比由于受各种因素的影响而变化；且红细胞中的血红蛋白（hemoglobin）会妨碍药物浓度的测定，因此全血不宜作为血药浓度研究的可靠样品。

当药物在体内达到稳态血药浓度时，血浆中药物浓度被认为与药物在作用部位的浓度紧密相关，即血浆中的药物浓度可以反映药物在体内（靶器官）的状况。血浆和血清的化学成分均与组织液相近，内含药物直接与组织液接触并达到平衡，测定血浆或血清中的药物浓度比全血更能反映作用部位药物浓度的变化，与药物的临床作用有较好的对应关系。因而，最常采用血浆或血清作为临床药物浓度研究的样本，其中选用血浆最多。

（1）血浆：是指采集的静脉血液在含有抗凝剂的试管中混合后，经 2500～3000r/min 离心 5～10min 后所得到的淡黄色上清液。

肝素是血样采集最常用的抗凝剂，它是一种含硫酸的黏多糖，常为钠盐或钾盐。其抗凝血机制为阻止凝血酶原转化为凝血酶，从而抑制纤维蛋白原转化为纤维蛋白。肝素是体内正常生理成分，因此它的加入不会改变血样的化学组成或引起药物的变化，一般不会干扰药物测定。通常 1ml 血液需用约 20IU 肝素，但在实际应用时，操作者无须准确控制肝素的加入量，一般是在取血前将少量肝素钠溶液置于试管等容器内，旋转，使肝素钠溶液均匀分布在试管等容器内壁上，60～70℃烘干后加入血样，立即轻轻振摇。其他抗凝剂（如 EDTA、枸橼酸盐、氟化钠、草酸）大多是能与血液中的 Ca^{2+} 结合的试剂，它们可能引起待测组分发生变化或干扰某些药物的测定，因此并不常使用。

（2）血清：是指将采集的静脉血液放置在没有涂抹抗凝剂的试管中 30～60min，经 2500～3000r/min 离心 5～10min，所得上层澄清的淡黄色液体。

血清的获取经过“凝血”过程，主要的蛋白质（如白蛋白、球蛋白）的含量及其他成分均与血浆基本相同，只是相比于血浆，血清不含纤维蛋白原，但是这种血纤维蛋白几乎不与药物结合。因此，血清与血浆中的药物浓度通常是相同的。目前，测定血药浓度时，血浆和血清均可选用，并且测定药物浓度的分析方法也可相互通用。但无论是采用血浆还是血清，现有的文献、资料所列的血药浓度，在没有明确说明下，都是指血浆或血清中的药物总浓度即游离型药物浓度和与血浆蛋白结合药物浓度的总和。

血浆、血清的分离速度均较快，但血浆量为全血的 50%～60%，而血清量仅为全血的 20%～40%，因此多数研究者常用血浆进行分析测定。但是若血浆中含有的抗凝剂对药物浓度测定有影响时，则应使用血清样品。血浆和血清均应在采血后及时分离，短期保存需放置于 4℃冰箱中，长期保存需置于冰箱（–20℃）中冷冻备用。

（3）全血：放置在含有抗凝剂的试管中且不经离心操作的血液，称为全血，其特点是血浆和血细胞处于均相。

全血样品可直接分析，也可冷冻、冷藏储存。全血样品放置或自储存处取出恢复室温之后，可明显分为上、下两层，上层为血浆，下层为血细胞，但轻微摇动即可混匀。

若需专门测定平均分布于血细胞内、外的药物浓度，则应使用全血样品；某些情况下由于血浆内药物浓度波动太大，且又难以控制，或因血浆药物浓度很低而影响测定，也应考虑使用全血样品。例如，氯噻酮可与红细胞结合，在血球中的药物浓度比血浆中药物浓度大 50～100 倍，因此可用全血样品，尤其适用于低灵敏度的仪器测定。

（二）尿液

体内药物的清除主要是通过尿液排出，药物以原型或代谢物形式排出。尿药测定目的与血液、唾液不同，它主要用于药物的剂量回收、尿清除率研究，并用于推断患者是否违反医嘱用药。

同时，当血液中药物浓度过低难以准确测定时，尿药测定亦用于药物制剂的生物利用度研究，以及根据药物剂量回收研究可以预测药物的代谢过程及测定药物的代谢类型等。

相比于血样，尿液具有如下优点：尿液中药物浓度较高，收集量可以很大，收集方便，属于非损伤性采样方法。但由于易受食物种类、饮水多少、排汗情况等影响，常使尿药浓度变化较大，所以应测定一定时间内排入尿中药物的总量，这就要同时测定在规定时间内的尿量（体积）及尿药浓度。

然而，尿液中药物浓度的改变不能直接反映血药浓度，即与血药浓度相关性差；患者或受试者的肾功能正常与否直接影响药物排泄，因而肾功能不良者不宜采用尿样；婴儿的排尿时间难于掌握，尿液不易采集完全并不易保存。这些是尿样的缺点。

健康人排出的尿液是淡黄色或黄褐色的（不含蛋白质），成人一日排尿量为 1.5L。尿液相对密度一般稳定在 1.005～1.020，pH 在 4.8～8.0，其成分主要包括水、尿素及盐类。尿液是一种良好的细菌培养基，因而需立即冷藏或防腐处理，否则细菌会很快增殖而引起尿素分解。

尿液的采集采取自然排尿的方式，包括随时尿、晨尿、白天尿、夜间尿及时间尿。因尿药浓度变化较大，所以应测定一定时间内从尿液中排泄的药物总量，而不是只测某次排尿的尿药浓度。采集 24h 内的尿液时，一般在上午 8:00 让患者排尿并弃去，立即服药，收集自服药时起至次日上午 8:00 排出的全部尿液并储存于干净的容器中，待测。采集一定时间段（如 12h，24h 等）尿液时，常用涂蜡的一次性纸杯或玻璃杯，用量筒准确测量体积后放入储尿瓶，并做好记录。

（三）唾液

唾液的采集也是无损伤性的。某些药物的唾液浓度与血浆游离型药物浓度密切相关，因此在临床药物监测工作中也有可能利用测定唾液浓度代替血浆游离型药物浓度。

唾液样品易于采集，与血样采集相比，是一种非伤害性生物样品采集方式，而且唾液的采集可以不受时间、地点限制，可以将一般灵敏度较高的血药浓度测定方法直接或稍加改进后用于唾液药物浓度的测定。

1. 唾液的组成 唾液是由唾液腺分泌汇集而成的混合液体，含有钠、钾、氯化物、碳酸氢盐、蛋白质和少量其他物质。唾液 pH 为 6.2～7.4，当分泌增加时，其内碳酸氢盐含量增高，pH 会更高。唾液中蛋白质的总量仅为血浆蛋白质含量的 1/10，但这个值也会根据人体的生理病理情况发生变化。

2. 唾液的采集 唾液的采集应尽可能在刺激少的安静状态下进行，一般在采集前 15min 漱口，除去口腔中的食物残渣，用插有漏斗的试管接收口腔内自然流出的唾液，采集时间至少 10min。

在某些情况下，采样前常采用一些方法刺激唾液分泌，即可采用物理的方法，如嚼石蜡片、聚四氟乙烯或橡胶块、纱布球等；也可采用化学的方法，如将柠檬酸或维生素 C 放于舌尖上，弃去开始时的唾液后再取样。

3. 唾液样品的制备 唾液样品采集后，应立即除去泡沫部分，并测量其体积，放置一定时间，待其分为泡沫部分、透明部分及乳白色沉淀部分三层后，再以 3000r/min 离心 10min。所得上清液可作为药物浓度测定的样品，此样品可供直接测定或冷冻保存。

（四）头发

头发样品可用于体内微量元素的含量测定、用药史的估计、临床用药物和非法滥用药物的甄别、毒性药物的检测等。头发作为一种生物样品，取样方便、无害、受试者顺应性好，且掺伪可能性低，并且可以多次获得。对某些特定的代谢物进行测定时，能将滥用药物和临床药物相区别；能得到数月至数年中人体用药的情况。但分析对象的含量低，需要精密仪器测定，预处理复杂、干扰多。

1. 头发的采集与洗涤 头发样品的采集：一般是先用梳子充分梳理后采集，采集的部位均为枕部。采集的方式国内外略有不同，国外一般在枕部取 6～10 缕不同部位的发丝，用线系住，从发根部剪断，然后将超过 12cm 长的发丝均按 12cm 剪取，剩余末端作单独处理；国内则多数取枕后部离发根约 1cm 处剪取 0.5～1g 的头发，也有采集理发后随机收集的短发作为分析样品。

头发样品的洗涤：头发表面会被汗液、染发剂、香水、香皂、发油、发蜡及环境尘垢等物质污染，测定前应先将头发清洗干净。洗涤用的试剂及洗涤方法如下。①丙酮、水、丙酮洗涤法：丙酮浸泡、搅拌 10min，用自来水漂洗 3 次，再用丙酮浸泡、搅拌 10min，再用自来水、蒸馏水各洗 3 次。②丙酮、洗涤剂：丙酮预洗，然后用 5% 洗洁精洗涤数次或用洗衣粉浸泡 1h（无须搅拌），再用自来水、蒸馏水各漂洗数次。③其他有机溶剂或表面活性剂，如甲醇、二氯甲烷、0.05%～0.1% SDS 溶液等。

对清洗方法的考察：先对空白头发进行人为的污染，然后将样品平均分成 2 份，取其中一份用要考察的方法清洗，另一份用标准方法清洗，在平行条件下处理 2 份样品，并进行测定，以测定结果判断清洗方法的可行性。

2. 头发样品的制备 头发中药物的提取常用的方法有甲醇提取法、酸水解法（0.1mol/L 盐酸溶液）、碱水解法（1mol/L 氢氧化钠溶液）及酶水解法（β-葡糖苷酸酶/芳基硫酸酯酶）。以上四种方法各有特点：甲醇提取法简单、省时、省力，但由于甲醇的强溶解能力，会引入许多干扰物使检测的背景增加；碱水解法及酶水解法基本上使头发全部溶解，在形成均一溶液后提取，所以可采用与尿液样品相同的方法进行提取，但头发中基质及黑色素等的干扰在应用时也应考虑在内，且碱水解对于一些在碱性下不稳定的药物也不适用，因而酸水解是最常用的方法。

（五）脏器组织

在药物的动物实验或临床上由于过量服用药物而引起的中毒死亡时，药物在脏器的储存情况可为药物的吸收、分布、代谢、排泄等体内过程提供重要信息，常需要采集肝、胃、肾、肺、脑、肌肉等脏器及其他组织进行药物检测。

这些脏器组织样品在测定之前，首先需均匀化制成匀浆液，然后再用适当方法萃取药物。脏器组织样品处理的一般方法如下。

1. 匀浆法 将待测组织样品置于匀浆机中，加入定量的水或缓冲液，匀浆，使待测药物释放、溶解，取所得上清液供萃取用。该法操作简单、快捷，但对大多数药物（或毒物）的回收率低。

2. 沉淀蛋白法 向组织匀浆液中加入待测药物检测所需的蛋白质沉淀剂，待其沉淀完全后取上清液供后续分析。常用的蛋白质沉淀剂有甲醇、乙腈、高氯酸、三氯乙酸等。该法亦较为简单，但对有些药物（或毒物）回收率低。

3. 酸水解或碱水解 在组织匀浆过程中加入一定量的酸或碱，并水浴加热，待组织液化后，过滤或离心，所得上清液供萃取用。酸或碱水解只分别适合在热酸或热碱条件下稳定的少数药物（或毒物）的测定。

4. 酶水解法 向组织匀浆液中加入一定量酶和缓冲液，在一定温度下水解一定时间，使其液化，过滤或离心。一般先向待测组织中加入 Tris 缓冲液（pH 10.5），使其具有酶所需的环境，然后加入酶，60℃培育 1h 后，用玻璃棉过滤，所得澄清溶液供药物提取用。

蛋白水解酶中的枯草菌溶素是脏器组织酶水解法中最常用的酶。它是一种细菌性碱性蛋白分解酶，可在较宽的 pH 范围（pH 7.0～11.0）内使蛋白质的肽键降解，且于 50～60℃具有最大活性，可使组织溶解，药物释出。

酶解法的优点：可避免某些药物在酸及高温下降解；对与蛋白质结合紧密的药物（如保泰松、苯妥英钠），可显著提高回收率；可用有机溶剂直接提取酶解液而无乳化现象生成；当采用高效液相色谱法检测时，无须进行过多的净化操作。酶解法的主要缺点是不适用于碱性条件下易水解的药物。

（六）其他液体生物样品

1. 乳汁 乳汁的药物浓度与服药母亲的血药浓度成比例。母亲服药后药物分布到乳汁中，则摄取乳汁的新生儿或婴儿也摄取了药物。因为新生儿或婴儿的代谢及排泄功能尚未成熟，所以有可能出现药物对婴幼儿的影响。

分娩后的初乳（分娩后1～7日）很少，成乳（分娩7～10日以后）1日可分泌1～1.5L，初乳和成乳的比重、pH、蛋白质、乳糖量等均不相同。由于脂肪量的个体差异大，因此采集乳汁时应用市售的吸奶器。必须指出，在样品保存时，乳汁容易变性，即在保存过程中有细菌增殖、自然氧化、成分的分解变质等情况发生，一般要在–20℃以下冷冻，用于长期保存，且测定时需用流水缓缓解冻。在家用冰箱（5℃）中，乳汁也只能保存1～2日。将原乳汁以3000r/min离心分离15～30min后，分为上、中、下三层，上层是黄白色的脂肪，中间层是浅白色浑浊的脱脂乳，下层是白细胞及其他细残渣等少量沉淀。在脱脂乳层中含有酪蛋白和约0.2%以下的脂肪。为了除去酪蛋白及脂肪，还必须将脱脂乳层进一步超速离心分离。注意，若乳汁中含有大量酪蛋白和脂肪时，必须经多次操作除去。

2. 精液 精液由精子和精浆组成。正常人一次射精量为1～6ml，平均为2.6ml，采集时使用小广口瓶。采集到的精液用10ml灭菌注射器测量采集量。正常精液的pH为7.05～7.50，但放置后由于精子的降解作用，一定时间后呈酸性。精液的保存和进行人工授精时长期保存一样，须冷冻保存。

3. 其他体液 在研究药物的吸收、分布及中毒状态下的药物浓度时，有时采用动物（家兔）的泪液、房水、玻璃体、脑脊液等生物样品进行测定。可用滤纸采集活兔的泪液；从被处死的或给药后中毒死亡的家兔的脑、眼抽取脑脊液、房水、玻璃体等。根据待测药物的性质，应用有机溶媒萃取，或衍生化后用有机溶媒萃取或除去蛋白质后制成供试液测定。

二、生物样品预处理方法

生物样品除了少数情况将体液简单处理后直接测定外，大多数需在测定之前采用样品预处理技术，即分离、净化、浓集、化学衍生，从而为样品的测定做好准备。

样品的预处理是进行体内药物分析时必不可少的步骤，也是分析工作中最困难、最繁复的工作。由于药物在体内的存在形式不同、待测药物浓度高低不同、生物介质组成复杂、待测药物类型众多、理化性质各异等原因，生物样品的预处理很难规定固定的程序和方式，必须结合测定实际和要求，采取恰当的分离、净化、浓集、化学衍生化等技术去解决面临的问题。

（一）生物样品预处理的目的

1. 使待测药物或代谢产物游离 药物进入体内经吸收、分布、代谢、排泄过程，除了游离型（原型）药物外，还有Ⅰ相代谢产物，Ⅱ相代谢产物（Ⅰ相代谢产物与内源性物质葡萄糖醛酸或硫酸等结合而成的缀合物），以及药物原型、Ⅰ相代谢产物、Ⅱ相代谢产物与蛋白质的结合物等多种存在形式，因此要使药物或代谢物从蛋白结合物中释放出来，或使代谢产物从缀合物中释放出来，必须采用合理的预处理方法，以便测定药物或代谢物的总浓度。

2. 满足测定方法对分析样品的要求 生物样品介质组成复杂，干扰多，而待测物组分浓度低，如血液、尿、组织、唾液、头发等中药物含量一般为μg或ng水平。生物样品中干扰成分组成复杂、干扰多，如血清中既含有高分子的蛋白质和低分子的糖、脂肪、尿素等有机物，也含有Na^+、K^+、Cl^-等无机物；尿液中含有尿素、肌酸、尿囊素、氨、Na^+、K^+、Cl^-等。故样品必须先经预处理，使其纯化、富集，满足测定方法对分析样品的要求。

3. 保护仪器性能、改善分析条件 生物介质中脂肪、蛋白质、不溶性微粒等内源性物质可污染分析仪器，为了防止分析仪器的污染、劣化，同时提高测定结果的灵敏度、准确度、精密度等，生物样品预处理是其必不可少的一步。例如，采用高效液相色谱仪进行测定工作前至少需要除去血清中蛋白质，防止其在色谱柱上的沉积、堵塞，重现性下降等。预处理可除去固体物质，延长色谱柱的寿命；可改善分析结果的准确度与精密度；可排除一些生物介质的干扰，提高选择性；可使待测组分衍生化，改善组分分离。

（二）样品制备时应考虑的问题

样品制备时，操作人员应预先考虑测定目的，待测组分的理化性质、体内存在形式、蛋白结合率和浓度范围，生物样品种类，介质干扰类型，预处理方法的复杂程度，所选用的分析方法的专属性、是否具有分离能力及检测灵敏度的要求等。当然，这些要考虑的问题是相互依存的，预处理时需要综合考察，才能得到满意的效果。现就须考虑的问题重点分述如下。

1. 药物的理化性质和存在形式　药物的理化性质、未电离分子的亲脂性、挥发性等均可能影响到药物的提取（提取方法、溶剂等）、是否有挥发损失及能否采用气相色谱法分析测定；药物的光谱特性及官能团性质涉及分析仪器的选择和是否需要进行化学衍生化与应用特殊检测器的可能性；药物的化学稳定性也涉及样品处理条件的选择；应注意药物的体内存在形式及血浆蛋白结合率，以便采取适宜的预处理方法。

2. 待测药物的浓度范围　在体内药物分析中不同待测药物在样品中的浓度相差极为悬殊，如地高辛的治疗血药浓度为1～2ng/ml，而水杨酸盐的治疗血药浓度为20～100μg/ml。显然，浓度大的样品预处理要求稍低，而浓度越低则样品制备的要求越高。

3. 药物测定的目的　样品预处理要求的高低基于其测定目的。对急性中毒病例，要求快速鉴定所怀疑的药物，并且在尽可能短的时间内获得其浓度的数据，对样品预处理的要求可稍低；如果测定药物及代谢物，要求使代谢物从缀合物中释放出来并在不同pH介质中分离获得酸性、中性或碱性代谢物，对样品预处理的要求就应考虑得全面、细致。

4. 生物样品类型　样品预处理方法应根据所选用的待测生物样品的类型来选择。例如，血浆、血清常需去除蛋白质后再提取；唾液样品主要采用离心除去黏蛋白沉淀，取上清液测定药物浓度；当测定尿液样品时，则常需采用酸或酶法使蛋白结合物水解；若要测定头发中微量元素时则需要将头发进行有机破坏，或水解使微量元素释放出来，然后萃取、浓集用于测定等。

5. 样品预处理与分析技术的关系　样品预处理和需要净化的程度与所用分析方法是否专属、是否具有分离能力、检测系统对杂质污染的耐受程度等有关。

（三）常用的生物样品预处理技术

常用的生物样品预处理方法大致分为有机破坏法、去除蛋白质法、净化与富集法、缀合物水解法、化学衍生化法及浓集法等（表16-1）。

表16-1　常用的生物样品预处理法

预处理方法	预处理目的	分类	具体方法
有机破坏法	将药物分子中的有机结构完全破坏，使与之结合的待测原子转变为可测定的无机形式	湿法破坏	电热消化器法
			电热板消化法
			烘箱消化法
		干法破坏	高温电阻炉灰化法
			低温等离子灰化法
		氧瓶燃烧法	
去除蛋白质法	减轻复杂的含蛋白基质对分析条件的干扰；使结合型的药物释放出来	溶剂沉淀法	
		中性盐析法	
		强酸沉淀法	
		加入含锌盐或铜盐的沉淀剂	

续表

预处理方法	预处理目的	分类	具体方法
去除蛋白质法	减轻复杂的含蛋白基质对分析条件的干扰；使结合型的药物释放出来	超滤法	
		酶水解法	
		加热法	
净化与富集法	除去生物介质中内源性及外源性干扰物质，选择性提取出低浓度的待测药物或代谢产物	液–液萃取法	
		固相萃取法	
		固相微萃取法	
		液相微萃取法	
		微透析	
缀合物水解法	将缀合物中的药物释出	酸水解法	
		酶水解法	
化学衍生化法	特异性引入利于分析的功能基团后再进行分析	硅烷化	
		酰化	
		烷基化	
		紫外衍生化	
		荧光衍生化	
		电化学衍生化	
		生成非对映异构体衍生化	
浓集法	使待测组分的量达到检测灵敏度要求	自然挥散	
		气流吹蒸	
		减压蒸发	

1. 有机破坏法 有机破坏法一般包括湿法破坏、干法破坏及氧瓶燃烧法三种方法。

（1）湿法破坏法：本法以硝酸（或以硝酸为主的混酸）为消解液，与生物样品共热，生物介质被氧化破坏从而游离出待测组分。本法适用于血、尿、组织等各种生物样品的破坏，但主要用于头发样品的金属元素测定。经本法破坏后，所得的无机金属离子一般为高价态。

关于此法样品的取用量，一般来说，脏器组织取样量为10g、血样10ml、尿样50ml、发样0.2g。含金属元素量在10～100μg内时，如果测定方法灵敏度高，取样量可相应减少。

根据所用试剂的不同，湿法破坏可分为以下几种，以发样消解为例。

1）电热消化器法：精密称取头发0.2g，置25ml具塞试管中，加硝酸2ml，放置过夜，次日晨置电热消化器内，70℃保温1h，泡沫消失后，升温至100℃，3h后再升温至150℃，保持3h，待酸剩余约1ml，溶液呈淡黄色取下，放冷、定容，即可。

2）电热板消化法：精密称取头发0.2g，置50ml具塞锥形瓶中，加硝酸–高氯酸（2∶1，*V*/*V*）混合液5ml，密塞，放置过夜，次日晨置电热板上加热至透明，再继续高温（＞200℃）加热蒸发至近干，出现白色残渣，取下冷至室温，蒸馏水溶解，定容，即可。

3）烘箱消化法：取头发0.1g，置聚四氟乙烯罐内，加入硝酸1ml，套上不锈钢外套，拧紧，置烘箱中加热（＞160℃）2h，取出，放冷，溶液呈黄色，定容，即可。

（2）干法破坏法：本法系将生物样品经高温炽灼，使生物介质被灰化，然后用水或酸溶解后测定。本法亦适用于血、尿、组织等各种生物样品的破坏，但主要用于头发样品中的金属元素测定。

根据加热源的不同，本法可分为高温电阻炉灰化法和低温等离子灰化法，以发样消解为例。

1）高温电阻炉灰化法：取发样，置石英坩埚中，于高温电阻炉（马弗炉）中300℃炭化6h，取出放冷至室温，加硝酸，红外灯下烘干；再于马弗炉中450℃灰化15h，取出放冷至室温，加适当浓度的盐酸，定容，即可。

2）低温等离子灰化法：取发样，置烧杯中，于低温等离子灰化盘内灰化48h。待样品呈灰白色粉末，关机后取出，定容，即可。

（3）氧瓶燃烧法：本法是快速分解有机物的最简单方法，它不需要复杂设备就能使有机化合物中的待测元素定量分解成离子型。本法适合血样、头发或组织等生物样品的破坏。氧瓶燃烧的仪器装置及操作方法可参见《中国药典》（通则0703）。

用该法对血浆进行处理时，取血浆1ml，分次点于无灰滤纸上，60℃烘干，按规定折叠并固定于铂丝下端的螺旋处。用该法对头发进行处理时，可将洗涤干净并烘干（60～80℃）的头发剪碎，称取0.1～0.3g，置无灰滤中心，按规定折叠并固定于铂丝下端的螺旋处。当发样＜100mg时，一次燃烧完全、彻底；若发样在100～300mg时，则可采用两次燃烧的方法使之燃烧完全。

氧瓶燃烧吸收液的选择，应根据待测物质的种类及所用分析方法来选择合适的吸收液，具体参见《中国药典》（通则0703）。

2. 去除蛋白质法 去除蛋白质是使结合型的药物释放出来，以便测定药物的总浓度；可预防提取过程中蛋白质发泡，减少乳化的形成；也可保护仪器性能，延长仪器使用期限。常用去除蛋白法有以下几种。

（1）溶剂沉淀法：加入与水相混溶的有机溶剂，即亲水性有机溶剂，可使溶液的介电常数下降，蛋白质分子间的静电引力增加而聚集。同时亲水性有机溶剂的水合作用能使蛋白质水化膜脱水而析出沉降，并使与蛋白质结合的药物释放出来。

常用的水溶性有机溶剂有乙腈、甲醇、乙醇、丙醇、丙酮及四氢呋喃等。当有机溶剂的体积为含药血浆或血清的1～3倍时，即可将90%以上的蛋白质除去。水溶性有机溶剂的种类不同时，析出的蛋白质形状亦不同，并且所得上清液的pH也稍有差别。如用乙腈或甲醇时，上清液pH为8.5～9.5；用乙醇或丙酮时，上清液pH为9～10。操作时，将水溶性有机溶剂与血浆或血清按一定比例混合后离心分离，取上清液作为待分析样品。

通常用于分离血浆或血清的离心机（≤4000r/min）不能将蛋白质完全沉淀，而采用高速离心机（10 000r/min）离心1～2min便可将析出的蛋白质完全沉淀。离心时间不宜过长，否则样品溶液温度升高，蛋白质的溶解度增加。离心时应用高速离心机专用的尖底EP管，可使析出的蛋白质牢固地粘在管底，便于吸取上清液。

例16-1 采用液相色谱–质谱联用法检测MAFLD模型大鼠血清中茯苓药源性成分

生物样品的处理：各组大鼠处死后，用采血管收集其血液样本，所有样本在3500r/min离心10min分离血清，分别取200μl样本加入600μl甲醇，涡旋振荡30s，在4℃静置20min；所有样本在4℃下15 000r/min离心15min，取上清液于离心管中，温和氮气吹干后，残渣用100μl流动相溶解后15 000r/min离心5min，取上清10μl用于LC-MS/MS分析。

分析条件：Agilent UPLC/Q-TOF系统。超高效液相色谱条件：色谱柱为Agilent Zorbax SB-ODS（1.8μm，2.1×50mm，827700-902）。溶剂系统为A-乙腈，B-水，梯度洗脱：0～5min，A 0%～5%；5～10min，A 5%～10%；10～20min，A 10%～15%；20～30min，A 15%～25%；30～40min，A 25%～45%；40～50min，A 45%～70%；50～60min，A 70%～100%；70～70.1min，A 100%～5%。流速0.3ml/min；进样量5μl；质谱采用负离子扫描模式检测；离子源为ESI；温度为350℃；碰撞气体和干燥气体流速为8L/min；毛细管电压为3.5kV；雾化压力为30psi（$1psi=6.89476\times10^3Pa$）；质量范围m/z为100～1200ppm；碰撞能量为10ms、20ms、30ms、40ms、50ms。

结果：在大鼠含药血清中鉴定茯苓原型成分，与参考文献进行比对：在负离子监测模式下，以母离子525.34、子离子465.15鉴定为去氢茯苓酸；以母离子483.34、子离子421.30鉴定为3-表去氢土莫酸；以母离子467.31、子离子455.12鉴定为去氢土莫酸；以母离子481.33、子离子435.35鉴定为猪苓酸C；以母离子527.37、子离子467.20鉴定为茯苓酸。样品分析结果见图16-1。

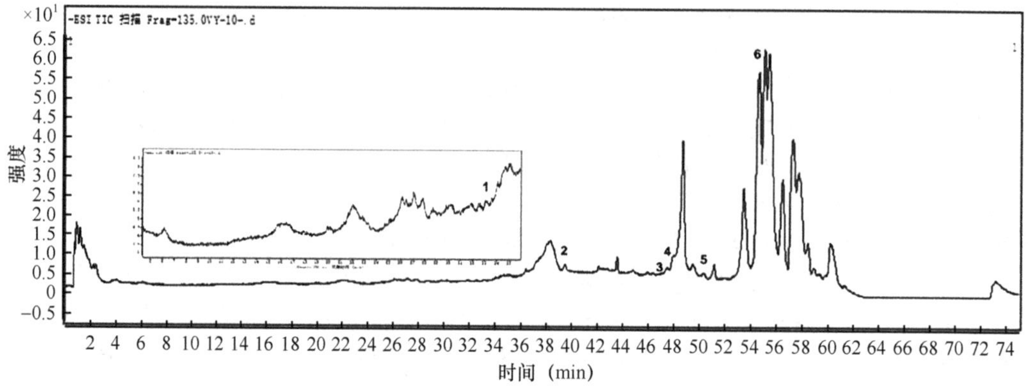

图16-1　MAFLD模型大鼠血清中茯苓药源性成分的色谱图

1. 去氢茯苓酸；2. 3-表去氢土莫酸；3. 去氢土莫酸；4. 土莫酸；5. 猪苓酸C；6. 茯苓酸

（2）中性盐析法：加入中性盐，溶液的离子强度发生变化，部分蛋白质的电性被中和，蛋白质因分子间电排斥作用减弱而凝聚；同时中性盐的亲水性使蛋白质水化膜脱水而析出沉降。

常用的中性盐有饱和硫酸铵、硫酸钠、硫酸镁、氯化钠及磷酸钠等。操作时，按血清与饱和硫酸铵溶液的比例为1∶2混合，离心（1000r/min）1～2min，即可除去90%以上的蛋白质，所得上清液的pH为7.0～7.7。

（3）强酸沉淀法：当溶液pH低于蛋白质的等电点时，蛋白质以阳离子形式存在，可与酸根阴离子形成不溶性盐而沉淀。

常用的强酸有10%三氯乙酸、6%高氯酸、5%偏磷酸及硫酸–钨酸混合液等。含药血清与强酸的比例为1∶0.6混合，离心（10 000r/min）1～2min，就可除去90%以上的蛋白质。

因加入了强酸，上清液呈酸性（pH 0～4），在酸性条件下分解的药物不宜用本法除蛋白质。过量的三氯乙酸可经煮沸分解为三氯甲烷和二氧化碳而被除去，或用乙醚提取的方法除去；过量的高氯酸可用碳酸钾、乙酸钾或氢氧化钠等中和后加乙醇使产生的高氯酸钾（钠）沉淀而被除去，偏磷酸及硫酸–钨酸可用同法除去。

（4）加入含锌盐及铜盐的沉淀剂：当pH高于蛋白质的等电点时，蛋白质分子中带有负电荷的羧基与金属离子形成不溶性盐而沉淀。

常用的沉淀剂有$CuSO_4$-Na_2WO_4、$ZnSO_4$-NaOH等。含药血清与沉淀剂的比例为1∶（1～3）时，可将90%以上蛋白质除去。离心分离后所得的上清液pH分别为5.7～7.3和6.5～7.5。

（5）超滤法：是利用半透膜原理，以多孔性半透膜–超滤膜作为分离介质的一种膜分离技术。通过选用不同孔径的不对称性微孔膜，按照截留分子量的大小，可分离30～1000kDa的可溶性生物大分子物质。与通常的分离方法相比，超滤法不需要加热、不需要添加化学试剂、操作条件温和、没有相态变化，具有破坏有效成分的可能性小、能量消耗少、工艺流程短等优点。

血液中游离型药物的测定可采用分子量截留值约5万的超滤膜，用加压（2kg/cm^2）过滤法或高速离心法将血浆或血清中游离型药物与分子量大的血浆蛋白及结合了药物的血浆蛋白分离，从超滤液或离心液中得到游离型药物，然后可直接或经浓缩后测定其浓度。

超滤膜是超滤技术的关键。大多数超滤膜是一种具有不对称结构的多孔膜，膜的正面有一层起分离作用的较为紧密的薄层，称为有效层，其厚度只占总厚度的几百分之一，其余部分则是孔径较大的多孔支撑层。在超滤时，由于超滤膜上存在极小的筛孔，能将大于孔径的物质阻留在膜前面而让溶剂和小分子溶质通过，从而起到分离不同分子量物质的效果。

可选用的超滤装置多种多样，但基本构造相同。超滤装置主要包括样品管、超滤膜支垫和滤液收集管。半透膜将超滤装置分为上、下两部分，膜上为储样室，用于定量装入含药血浆样品；膜下为收集管，用于收集透过半透膜的滤液。操作时将含药血浆样品定量加入样品管，再将整个装置放入专用离心机离心，调节离心力的大小与离心时间，使游离型药物随血浆中的水分及其他小分子物质按比例通过半透膜，而分子量大的血浆蛋白及结合了药物的血浆蛋白，则被截留在膜上方的样品管中。选用合适的分析方法测定滤液中的药物浓度，即为血浆样品的游离型药物浓度。

本法简便快捷，从样本处理到测定结束耗时 1～1.5h，且结果稳定、可靠，已成为游离型药物分析的首选方法。因所需血样量极少，尤其适合临床药物监测的血样分析。

（6）酶水解法：见本章第一节。

（7）加热法：当待测组分热稳定性好时，可采用加热的方法将一些热变性蛋白质沉淀。加热温度视待测组分的热稳定性而定，通常可加热至 90℃，蛋白质沉淀后可用离心或过滤法除去，这种方法最简单，但只能除去热变性蛋白。

3. 净化与富集法 生物样品中生物介质复杂，待测药物或代谢物浓度低。因此，不管分析目的是什么，其选择性分离是相当重要的。净化及富集是为了除去生物介质中含有的大量内源性及外源性干扰物质，选择性提取出低浓度的待测药物或代谢产物。常用的净化与富集方法有以下几种。

（1）液–液萃取法：液–液萃取（liquid-liquid extraction，LLE）是经典的分离纯化方法。因大多数药物是亲脂性的，在适当有机溶剂中的溶解度大于水相中的溶解度，而血样或尿样中含有的大多数内源性杂质是强极性的水溶性物质，所以用有机溶剂提取一次即可除去大部分杂质。方法原理和操作参见相关章节。

（2）固相萃取法：固相萃取（solid-phase extraction，SPE）是以液相色谱分离原理为基础建立起来的分离纯化方法。它的应用可大大缩短样品处理时间，同时可避免乳化，且便于自动化，因此装有不同填料的 SPE 小柱现在已被广泛用于生物样品的预处理。方法原理和操作参见相关章节。

（3）固相微萃取：固相微萃取（solid-phase microextraction，SPME）是在固相萃取技术上发展起来的一种微萃取分离技术，是一种集采样、萃取、浓缩和进样于一体的无溶剂样品微萃取新技术，能够与气相或液相色谱仪等联用而实现自动化。它用一个类似于气相色谱微量进样器的萃取装置在样品中萃取出待测物后直接与气相色谱或高效液相色谱联用，在进样口将萃取的组分解吸后进行色谱分离与分析检测。SPME 技术具有操作时间短、样品量小、无萃取溶剂、适用范围广（适用于挥发性及非挥发性物质的分析）、重现性好等优点。

萃取过程：将萃取器针头插入样品瓶内，压下活塞，使具有吸附涂层的萃取纤维暴露在样品中进行萃取，经一段时间后，拉起活塞，使萃取纤维回缩至起保护作用的不锈钢针头中，然后拔出针头完成萃取过程。萃取方法可分为直接固相微萃取和顶空固相微萃取：①直接固相微萃取法（direct-SPME）是将涂有高分子固相液膜的石英纤维直接插入样品溶液或气样中，对待测物进行萃取，经过一定时间达到分配平衡，即可取出进行色谱分析；②顶空固相微萃取法（head-space SPME，HS-SPME）与 direct-SPME 不同之处在于石英纤维停放在样品溶液上方进行顶空萃取，不与样品基体接触，可避免基体干扰。

解吸过程：在气相色谱分析中采用热解吸法来解吸萃取物质。将已完成萃取过程的萃取器针头插入气相色谱进样装置的气化室内，压下活塞，使萃取纤维暴露在高温载气中，并使萃取物不断被解吸下来，进入后续的气相色谱分析。

固相微萃取联用技术如下所示。① SPME-GC 技术：SPME 从发展初期就一直与气相色谱联用，SPME 熔融石英纤维涂层从样品或顶空中直接吸附萃取待测物，利用气相色谱进样口高温充分解吸后，进入色谱柱，达到分离检测的目的；SPME-GC 联用不仅可实现完全在线联用，而且操作过程简便。② SPME-HPLC 技术：由于气相色谱本身的缺陷，难以满足多种物质尤其是不易挥发或高极性物质的分析要求，SPME 的研制者开发了 SPME 与高效液相色谱的联用技术；SPME 与高效液相色谱联用系统由三部分组成，包括 SPME 装置、接口及高效液相色谱系统。

例 16-2 采用 SPME 技术同时检测唾液样本中的 12 种滥用药物：Nadia Fucci 等采用 SPME 和气相色谱–质谱联用技术对唾液样本中的可卡因、安非他明、脱氧麻黄碱等 12 种滥用药物进行检测。结果发现 SPME 对 12 种滥用药物具有良好的重现性，12 种滥用药物的线性范围在 10～1000ng/ml，且直接固相微萃取方法的灵敏度高于顶空固相微萃取方法。

（4）液相微萃取：液相微萃取（liquid-phase microextraction，LPME）技术由达斯古普塔（Dasgupta）和坎特韦尔（Cantwell）两个课题组在 20 世纪 90 年代中期首先提出，并正在迅速发展的一种新型样品前处理技术。LPME 可提供与经典液–液萃取相媲美的灵敏度，甚至更佳的富集效果；该技术集采样、分离、纯化、浓缩、进样于一体，并能适应复杂介质、痕量成分、特殊性质成分的分析；操作简单、快捷，无须特殊仪器设备；萃取方式多，可选用的有机溶剂种类多且用量少（约几至几十微升），为优化 LPME 的条件提供了很大的空间。在构建资源节约型和环境友好型社会的今天，使用绿色环保、有机溶剂用量小且价廉的样品前处理方法具有重要意义。LPME 的萃取相可直接进行紫外–可见分光光度法、荧光分光光度法、原子吸收分光光度法测定，也可进入气相色谱仪、高效液相色谱仪、高效毛细管电泳仪、色谱–质谱联用仪或毛细管电泳–质谱联用仪等现代仪器进行分析。LPME 技术已在环境、食品、药物、中药活性成分分析等领域得到了广泛应用。

根据中空纤维空腔内的溶液性质，LPME 分为两种模式。若空腔内的溶液为有机溶剂则构成两相 LPME 模式；若空腔内盛载的是水溶液，则形成三相 LPME 萃取模式。两相模式多与气相色谱、气相色谱/质谱联用，三相模式常与液相色谱、液相色谱/质谱联用。

两相 LPME 模式：LPME 是微型化的液–液萃取，其原理与常规液–液萃取一样，为“相似相溶”原理，根据萃取剂对物质的高溶解性，将给出相（样品溶液）中待测物萃取到有机相中。对于亲水性较强的物质，有机溶剂无法萃取，富集样品中的待测物，常在给出相中加入表面活性剂或离子对试剂，与待测物生成疏水性复合物，再被萃取到有机溶剂中；对于易挥发物质，多利用扩散原理，用顶空式 LPME 萃取富集待测物，待测物首先通过搅拌或加热的方式扩散到给出相上空，再进入悬于给出相上空的有机溶剂中去。如康绍英等建立了 LPME 与高效液相色谱联用技术分析尿样中利多卡因的方法，通过 LPME 后，能有效地除去尿样中的干扰物质，获得了较高的选择性。

三相 LPME 模式：三相 LPME 多与高效液相色谱、液相色谱/质谱、毛细管电泳等分析仪器联用，给出相中的待测物先被萃取到有机相中，再被反萃取到接收相中，萃取后取接收相进样测定。这种萃取模型主要用来分析可离子化的物质，利用质子化–去质子化作用，通过调节接受相和给出相的 pH，将给出相中的待测物先以分子形式萃取到有机溶剂中，再以离子形式反萃取到接收相中。

例 16-3 LPME-HPLC 法测定尿样中的利多卡因

色谱条件：Sperisorb C_8 柱（200mm×4.6mm，5μm）；检测波长 254nm；进样量 5μl；流动相：400ml 0.025mol/L 三乙胺（磷酸调 pH=3）与 100ml 乙腈混匀。

LPME 方法：在称量瓶中加入搅拌磁子和 6ml pH 为 12.0 的分析液，用 25μl 微量进样器抽取 5μl 有机溶剂，将针尖浸入到料液中，按下微量进样器的活塞，使萃取溶剂形成一个小液滴悬挂在针尖上，溶液搅拌 80r/min，萃取 40min 后，拉回活塞，直接进样分析。

分析方法的线性范围、检出限和精密度：在优化条件下，对浓度为 0.2mg/L、0.3mg/L、0.5mg/L、1.0mg/L、2.0mg/L、3.0mg/L、4.0mg/L 和 5.0mg/L 的系列利多卡因对照品溶液萃取后进样分析。结果表明，利多卡因的色谱峰面积在所测浓度范围内与浓度成良好的线性关系，回归方程为 $y=30543.58x+586.72$，相关系数为 0.9967；检出限为 0.1mg/L；RSD 小于 6.3%（$n=5$）。对于浓度为 0.4mg/L 和 0.8mg/L 的两个样品的回收率进行了考察，其回收率分别为 98.5% 和 97.0%。

实际尿样的检测：取 5μl 未萃取空白尿样和 20μl 10mg/L 利多卡因对照品溶液进样分析，图 16-2 表明，未萃取尿样在利多卡因的出峰位置有干扰峰。空白尿样和含利多卡因 2mg/L 尿样的萃取后色谱图见图 16-3。图 16-3 显示尿样中的干扰成分不会被萃取到有机液滴中，而且该 LPME 技术可选择性地、高效地富集尿样中的利多卡因。测得样品的回收率为 90.2%。

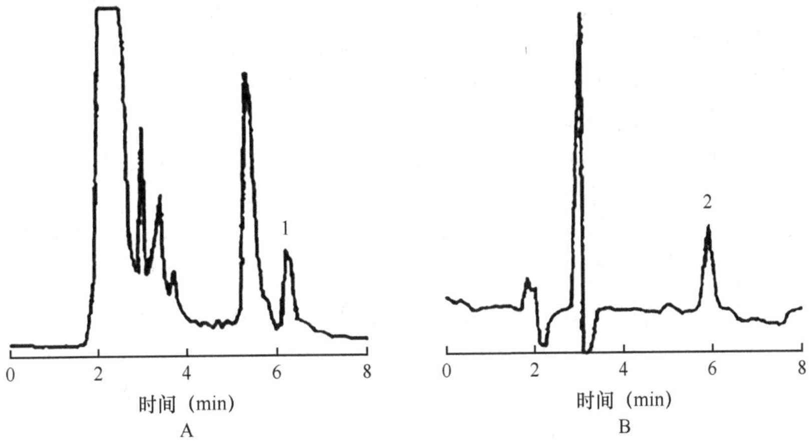

图 16-2　空白尿液和对照品的色谱图

A. 空白尿液；B. 对照品溶液；1. 干扰峰；2. 利多卡因

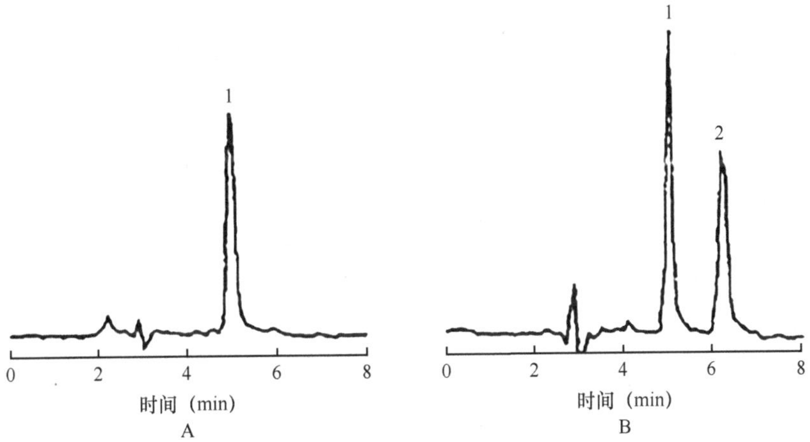

图 16-3　空白尿液和含利多卡因尿样的液相微萃取色谱图

A. 空白尿液的液相微萃取；B. 含利多卡因尿样的液相微萃取；1. 溶剂峰；2. 利多卡因

（5）微透析：微透析技术（microdialysis，MD）实质上是一种膜分离技术，是一种利用膜透析原理，微量地对细胞液进行流动性连续采样的新型采样和色谱制备技术。目前膜微透析技术在用色谱分析，特别是用毛细管电泳分析生物样品时得到了广泛的推广和应用。由于微透析探针很细，可在不破坏生物体内环境的情况下，直接插到生物活体内采样进行原位测定且不影响生物体的生命特征，所以微透析技术可用来研究生物体在活动时体液组成的变化情况。

1）原理：微透析是一种在不破坏（或很少破坏）生物体内环境的前提下，对生物体细胞液的内源性或外源性物质进行连续取样和分析的新技术。微透析系统是将由膜制成的微透析探针植于需要取样的部位，用与细胞间液非常接近的生理溶液以慢速度（0.5～5μl/min）灌注探针，由于膜内外待测组分的浓度差而使得膜外的体内待测组分进入膜内，并被灌注液带到体外，进入仪器（如毛细管电泳、微柱高效液相色谱等）进行分析。控制取样条件恒定、灌注液的组成和流速恒定，则微透析的回收率保持一定。

微透析系统的关键部件是微透析探针，它是由膜、导管及套管等部分组成，探针的长度一般在 0.5～10mm，膜材料常用纤维素膜、聚丙烯腈膜和碳酸酪膜，这些膜完全不具有化学选择性，小分子进出膜完全由膜孔大小所决定。

2）特点：与传统体内药物分析取样方法（如取血或组织匀浆法等）相比，微透析取样技术具有以下显著优势：①直接在作用部位取样，提供作用部位的药物浓度及代谢变化等信息；②根据待测物质的分子量选择不同规格的透析膜，从而使样品不含蛋白质、酶等大分子物质，只含游离的药物，样品无须复杂的分离净化处理；③无体液损失，组织损伤小，不破坏机体完整性；④可进行持续进样，在单个动物中研究药物的整个经时代谢变化过程，从而能在减少动物数量的基础上获得有关药物代谢中间过程的信息；⑤可在同一脏器的不同区域或多个脏器同时取样，研究药物在同一个脏器中不同区域或不同脏器的分布和代谢；⑥可在清醒、自由活动的动物个体上取样，在接近正常生理条件下得到实验结果，更有科学性和实际意义；⑦微透析技术除了可为色谱分析（如 HPCE、高效液相色谱等）进行采样和制备样品外，还能与多种分析仪器（如高效液相色谱、HPCE、气相色谱等）联用，实现在线持续分析。

例 16-4 微透析联用高效液相色谱对大鼠皮肤葛根素的药代动力学研究

色谱条件：Hypersil ODS 色谱柱（250mm×4.6mm，5μm）；流动相为甲醇-0.1% 乙酸水溶液（30∶70）；流速为 1.0ml/min；柱温为 25℃；检测波长为 221nm；进样量为 10μl。在选定色谱条件下，色谱图见图 16-4。可见葛根素色谱峰与其他色谱峰分离良好，保留时间为 5min。

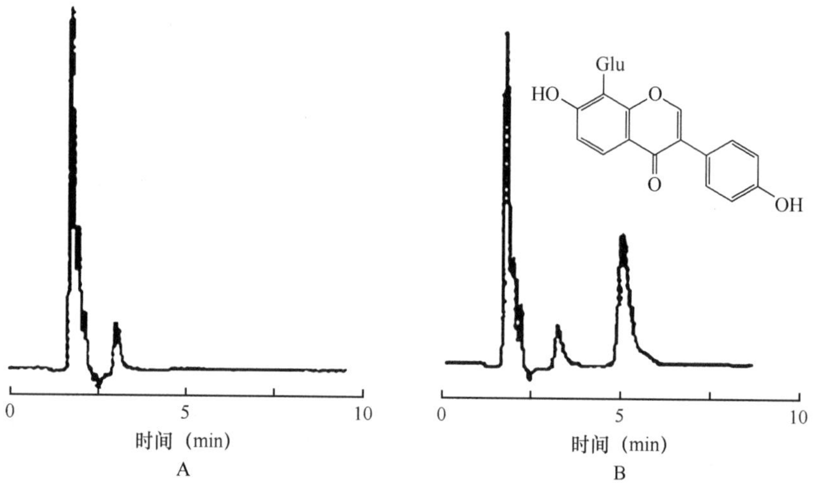

图 16-4 体内空白透析液和含葛根素透析液的色谱图

A. 体内空白透析液色谱图；B. 含葛根素透析液色谱图

将大鼠腹部朝上固定于保温垫上，使其体温保持在 37.5℃左右；然后将线性微透析探针用 18G 穿刺针引导平行植入皮下后，引导针抽回而微透析探针膜管留于大鼠皮下组织中，然后将线性微透析探针与微透析装置相连。

以磷酸盐缓冲液（PBS）为灌流液，平衡 1.5h 后接样，为空白透析液，然后再分别以不同浓度的药物作为灌流液，收集的样品在以上所建立的色谱条件下测定透析液中药物的含量。

结果表明，渗析探针的在体回收率为 33.15%±2.41%（n=12），其 AUC 为 2335.14，半衰期为 230.515min，消除速率常数（k_c）为 0.003，C_{max} 为 4.622 77g/L，与 C_{max} 所对应的时间 t_{max} 为 460min。因此，该方法可用于大鼠皮肤葛根素的药动学研究。

4. 缀合物水解法 药物或其代谢物与体内的内源性物质结合生成的产物称为缀合物。内源性物质有葡萄糖醛酸、硫酸、甘氨酸、谷胱甘肽和乙酸等，特别是前两种为最重要的内源性物质。一些含羟基、羧基和氨基的药物，可与内源性物质葡萄糖醛酸形成葡萄糖醛酸缀合物；还有一些含酚羟基、芳胺及醇类药物与内源性物质硫酸形成硫酸酯缀合物。尿中药物多数呈缀合状态，如非那西丁在体内受肝微粒体酶的作用，脱烷基氧化成对乙酰氨基酚，后者与内源性葡萄糖醛酸或硫酸结合，生成缀合物–对乙酰氨基酚葡萄糖醛酸苷和对乙酰氨基酚硫酸酯。

由于缀合物较原型药物具有很大的极性，不宜被有机溶剂提取。为了测定尿液中药物总量，无论是直接测定或萃取分离之前，都需要进行水解，将缀合物中的药物释出。主要的水解法包括酸水解、酶水解及溶剂解。

酸水解时，可加入适量的盐酸溶液，至于酸的用量和浓度、反应时间及温度等条件随药物的不同而异，这些条件应通过实验来确定。该法较简便快速，但有些药物在缀合物水解过程中会发生水解；与酶水解法相比，其专一性较差。

对于遇酸及受热不稳定的药物，可采用酶水解法，常用葡萄糖醛酸苷酶，或硫酸酯酶。前者可专一地水解药物的葡萄糖醛酸苷缀合物，后者水解药物的硫酸酯缀合物。而实际应用中最常用的是葡萄糖醛酸苷酶–硫酸酯酶的混合酶。一般控制 pH 为 4.5～5.5，37℃孵育数小时进行水解。在尿液中采用酶水解，应事先除去尿中能抑制酶活性的阳离子。酶水解比酸水解温和，一般不会引起待测物分解，且酶水解专属性强。其缺点是酶水解时间稍长、试验费用大及酶制剂可能带入的黏蛋白导致乳化或色谱柱阻塞。尽管如此，酶水解仍被优先选用。

缀合物（主要是硫酸酯）往往可通过加入的溶剂在萃取过程中被分解，称作溶剂解，如尿中的甾体硫酸酯在 pH 为 1.0 时加乙酸乙酯提取，产生溶剂解，此时的条件也较温和。

值得注意的是目前对缀合物的分析，逐渐趋向于直接测定缀合物的含量（如采用高效液相色谱和 RIA），以获得在体内以缀合物形式存在的量，以及当排出体外时，缀合物占所有排出药物总量的比率，从而为了解药物代谢情况提供更多信息。

5. 化学衍生化法 生物样品分析时，可根据待测物的化学结构和检测方法的要求，通过化学衍生化方法，特异性地引入功能基团后再进行分析。目前衍生化处理在气相色谱法中应用最为广泛，在高效液相色谱法中亦采用柱前或柱后衍生化。此外，采用荧光分光光度法测定生物样品中不具备天然荧光的药物或代谢物时，也可使用荧光试剂进行衍生化后再测定。具体衍生化方法参见第六章第四节。

6. 浓集法 生物样品经提取和净化后，虽然待测组分得到了纯化，但因微量的组分分布在较大体积（数毫升）的提取溶剂中，提取液往往不能直接供分析用。一些分析方法，如气相色谱法和高效液相色谱法等都受进样量的限制，若将提取液直接注入仪器，待测组分的量可能达不到检测灵敏度要求。因此，生物样品预处理过程中，在末次提取时加入的提取液要尽量少，使待测组分提取到小体积溶剂中，然后直接取出适量供测定。如提取液体积较大，待测组分的量达不到检测灵敏度要求，常需将待测组分浓集后再进行测定。常见的浓集方式如下。

（1）自然挥散：适于小体积提取液或挥发性强的溶剂，且待测组分不易挥发的样品，如乙醚、石油醚提取液在自然条件下即可挥干而无须加热。

（2）气流吹蒸：利用空气或氮气流将溶剂带出样品，一般在加热条件下进行，常用于少量溶液的浓集。由于氮气流可防止待测组分被氧化，所以氮吹法特别适合于易氧化、结构不稳定的化合物的浓集。

（3）减压蒸发：常用装置为真空离心浓缩仪或旋转蒸发器，具有温度低、速度快的特点，适于易随气流挥发或遇热不稳定的药物。

第二节 生物样品分析方法与方法验证

一、分析方法设计的原则

建立准确、可靠的生物样品分析方法是进行体内药物分析的基础。生物样品分析方法的建立，应充分利用现代科学技术的发展成就和前人的研究成果。在系统检索国内外相关文献的基础上，对待测药物在生物体内的存在状况、药动学参数及检测技术的应用等相关资料或数据进行分析和研究，以供借鉴。对于未见文献报道的药物，亦可参考同类药物的相关文献。但值得注意的是，在生物样品分析中影响分析结果的因素较多，文献报道的方法常由于所使用的仪器设备、试剂及分析条件的差异造成分析结果不易重复。

生物样品分析方法的建立主要依据待测药物与生物介质，但尚需考虑体内分析的目的并兼顾实验室仪器设备情况。

（一）待测药物与生物介质

生物样品一般来自全血、血浆、血清、尿液或其他生物介质，他们取样量少且构成复杂、存在诸多的内源性与外源性干扰物，如激素、维生素、胆汁及同服的其他药物等。在这复杂的生物介质中测定痕量的药物或其特定代谢物的浓度，干扰严重。另外，一些药物或其特定代谢物还可与血浆蛋白结合形成结合物或与内源性物质结合形成缀合物。因此，在进行分析检测之前必须对生物样品进行处理，且在选择生物样品预处理方法时，首先应考虑待测药物及其特定代谢物的结构和理化性质、供分析用的生物介质及待测药物在生物介质中的预期浓度范围。

1. 待测药物结构与理化性质 待测药物的化学结构、酸碱性、亲脂性、在水与有机溶剂中的溶解度及分配系数等特性，将决定生物样品的制备方法和条件。例如，某些有机碱性药物遇高氯酸可生成不溶性高氯酸盐，则不宜使用高氯酸沉淀蛋白后直接高效液相色谱测定，但如其具有一定的亲脂性可根据其 pK_a 值选择在适当的 pH 下用溶剂萃取；强极性或亲水性药物常难以采用溶剂萃取，则可采用沉淀蛋白、固相萃取（极性填料）、离子对萃取或衍生化后萃取等技术。药物是否具有挥发性，涉及能否采用气相色谱测定；药物的紫外、荧光等光谱学特性或电化学特性则决定了检测方法的应用。另外，药物的稳定性同样决定生物样品的萃取浓集技术，对酸碱不稳定的药物，应注意避免使用强酸或强碱性溶剂；对热不稳定的药物，则在萃取液浓集时应注意避免高温蒸发。

2. 生物介质的种类与待测药物的形式 生物介质的种类及待测药物在介质中的存在状况，也直接影响生物样品制备方法的选择。例如，以含药血浆作为分析样品，可选用蛋白质沉淀和（或）溶剂萃取技术制备待测试样，但当药物或特定代谢物与血浆蛋白结合较强时，则不宜直接采用溶剂萃取，甚至需要使用酶分解法使蛋白质分解而释出药物；当进行尿样中药物或特定代谢物分析时，常因待测物多以结合物形式存在而需对生物样品进行酸水解或酶水解处理使之游离；而在测定发样中金属元素时，宜选用强酸有机破坏或氧瓶燃烧法制备样品。

3. 待测药物的预期浓度范围 待测药物在生物样品中的预期浓度范围（如地高辛临床治疗血药浓度为 1～2ng/ml，而水杨酸盐则为 0.15～0.3mg/ml）及代谢产物的存在与否，对生物样品的分离纯化方法和样品的分析检测技术选用起着重要作用。当待测药物浓度较低尤其是有代谢产物共存时，常需考虑代谢产物的干扰或原型药物与特定代谢产物的同时测定，则宜采用萃取–浓缩的样品制备模式和高灵敏度、高特异性的分析检测技术，如液相色谱–质谱联用技术。

（二）体内分析的目的

体内药物分析的目的也间接影响着分析方法的应用。例如，药动学研究主要阐明药物在体内的吸收、分布、代谢和排泄的处置过程与特点，通常是研究药物在人或动物体内（一般是在血浆中）的浓度随时间的变化和药物的代谢途径与代谢产物。所以，在药动学研究中常需要同时测定原型药物和代谢产物，要求方法具有较高的特异性和灵敏度（10^{-9}g/ml 以下）；同时还要考虑到待测物的预期浓度范围（C_{max} 的 1/20～C_{max}）较大的特点，要求检测方法具有较宽的定量范围。大多采用色谱及其联用技术，如高效液相色谱、液相色谱–质谱或液相色谱–串联质谱等。而在临床 TDM 中，通常只测定原型药物且待测药物的预期浓度在有效治疗浓度范围内，所以分析方法简便、易操作，如紫外–可见分光光度法、酶免疫分析法（EIA）或 FIA 等，以适用于长期、批量样品的测定。另外，在药物滥用或中毒患者的临床抢救中，通常药物浓度极高，不必强调方法的灵敏度，但需快速确证中毒药物，因而应特别强调方法的特异性和分析速度，如气相色谱–质谱、EIA 或 FIA 等。

（三）实验室的设备条件

在设计生物样品分析方法时，还应充分考虑到实验室现有的或可能在其他实验室使用的仪器设备条件，合理设计可行的分析方法。例如，使用液相色谱–质谱检测要求测试样品“清洁”，可采用蛋白质沉淀–溶剂萃取的生物样品制备方法；而采用免疫分析法（IA）分析时，生物样品的制备方法可相对粗放，如经过简单的蛋白质沉淀或溶剂萃取，甚至可不经过任何预处理而直接测定。

二、分析方法建立的一般步骤

（一）分析方法的选择

如上所述，生物样品分析方法的设计受到多种因素的影响。但一般而言，生物样品总待测物的预期浓度范围是决定生物样品检测方法的首要因素。无论从动物或人体内获得的生物样品，其所含药物或其特定代谢产物的浓度大多较低（10^{-6}～10^{-10}g/ml），且样品量通常很少，并且难以通过增加生物样品量提高方法灵敏度。因而在建立生物样品分析方法时必须首先考虑选择适宜的检测方法。

目前，在生物样品中常用的检测方法主要有色谱分析法、免疫分析法和生物学方法。各方法的特点及适用对象如下。

1. 色谱分析法　色谱分析法主要气相色谱、高效液相色谱、液相色谱–质谱、气相色谱–质谱等，可用于大多数小分子药物的药动学及代谢产物研究，或基于药动学原理的生物利用度、生物等效性或 TDM 等临床药学或临床药理学研究。近年来，随着液相色谱–飞行时间质谱联用（LC-TOF-MS）技术与设备的普及，液相色谱–质谱已逐步应用于蛋白质、多肽等生物大分子类药物或内源性物质的检测与分析。

2. 免疫分析法　免疫分析法主要有 RIA、EIA、FIA 等，多用于蛋白质、多肽等生物大分子类物质的检测。本法具有一定的特异性、灵敏度高，但原型药物与其代谢产物或内源性物质常有交叉反应。故本法不适用于小分子药物代谢研究或特定代谢产物的测定，主要应用于临床 TDM 及生物大分子类物质的药动学及其相关研究。

3. 生物学方法　生物学方法（如微生物学方法）常能反映药效学的本质，可用于抗生素类药物的体内分析，如生物利用度、生物等效性或临床 TDM 等生物样品的测定。但生物学方法一般特异性较差，常需采用特异性高的方法（如色谱分析法）进行平行监测。而对于体内抗生素存在多组分活性代谢产物的药动学及代谢产物研究宜用色谱分析法。

综上所述，由于色谱分析法具有较高的灵敏度、特异性和准确性，目前用于大多数药物的检测。同时随着色谱联用技术的完善与仪器的普及，色谱分析法，尤其是高效液相色谱和液相色谱–质谱已成为生物样品中药物及其代谢产物分析检测的首选方法。而免疫分析法与生物学方法主要用于生物大分子和抗生素类药物的生物利用度测定与临床 TDM。药物滥用或中毒患者的样品分析，尤其是在县区医院的临床药学工作中，分光光度法或薄层色谱法等仍不失为简便、可行的分析方法。表 16-2 为常用生物样品分析方法的特点。

表 16-2　常用生物样品分析方法的特点

分析方法	检测限度（$\times10^{-9}$g）	分离能力（选择性）
紫外分光光度法（UV）	100	–
荧光分光光度法（Fluor）	10	±
原子吸收光度法（AA）	1	+
电化学分析法（ECA）		
电位法（Potent）	10	+
伏安法（Voltam）	0.1	+

续表

分析方法	检测限度（×10^{-9}g）	分离能力（选择性）
薄层扫描法（TLS）		
紫外检测器（UVD）	10	++
荧光检测器（FD）	1	++
气相色谱法（GC）		
氢火焰离子化检测器（FID）	1	++
氮磷检测器（NPD）	0.1	+++
电子捕获检测器（ECD）	0.01	+++
质谱检测器（MSD）	0.001	++++
高效液相色谱法（HPLC）		
紫外检测器（UVD）	1	++
荧光检测器（FD）	0.1	+++
电化学分析法（ECA）	0.01	+++
质谱检测器（MSD）	0.001	++++
免疫分析法（IA）		
放射免疫分析法（RIA）	0.001	++
酶免疫分析法（EIA）	0.001	++
荧光免疫分析法（FIA）	0.001	++
微生物学测定法（MA）	0.1	±

（二）分析方法的建立

分析方法初步拟定后，需进行一系列的实验工作，以选择最佳的分析条件，并对分析方法进行方法学验证，以确认是否适用于实际生物样品的分析。分析方法的建立和验证过程系同步进行的，是不能截然划分的。为便于讨论，本节将以色谱分析法为例分别叙述。首先分步讨论分析方法的建立过程。

1. 色谱条件的筛选 取待测药物及其特定的活性代谢产物、内标物质（必要时）的标准物质（对照品或标准品，或符合标准的原料药，或已知纯度化合物），照拟定的分析方法（不包括生物样品的预处理步骤）进行测定，并通过调整色谱柱的型号（填料的性状、粒径、柱长度等）、流动相（组分及其配比）及其流速、柱温、进样量、内标物质的浓度及其加入量等条件，使待测药物与内标物质具有良好的色谱参数［理论板数（n）、分离度（R）、拖尾因子（T）］及峰面积比值，并具有适当的保留时间（t_R）以避开内源性物质的干扰；选择适当的检测器，以获得足够的方法灵敏度（LOQ）。

2. 色谱条件的优化

（1）试剂与溶剂试验：取待测药物的非生物介质溶液（通常为水溶液），按照拟定的分析方法进行衍生化反应、萃取分离等样品预处理（反应试剂、衍生化试剂、萃取溶剂等）后，进样分析以考查反应试剂对测定的干扰（方法特异性）。通过改变反应条件、萃取方法或萃取条件（萃取溶剂的极性、混合溶剂的配比，固相萃取填料性质，冲洗剂与洗脱剂及其用量等），使空白试剂色谱峰不干扰药物的测定（分离度>1.5）。

本步骤主要考查需经化学反应的预处理过程，若预处理过程仅为生物样品的提取分离，则可不进行该步骤，直接进行空白生物介质试验。

（2）生物介质试验：取空白生物介质，如空白血浆，按照拟定的生物样品预处理与样品分析方法操作。考察生物介质中的内源性物质对测定的干扰（方法特异性），在待测药物、特定的活性代谢产物、内标物质等的“信号窗”（色谱峰附近的有限范围）内不应出现内源性物质信号。

（3）质控样品试验：取空白生物介质，按照实际生物样品中药物的预期浓度范围，加入待测药物的标准物质制成质控（quality control，QC）样品，照“生物介质试验”项下方法试验，建立分析方法的定量范围与标准曲线，并进行方法的精密度与准确度、灵敏度、提取回收率，以及样品与溶液的稳定性等各项参数的验证和介质效应的评估；同时进一步验证待测药物、内标物质与内源性物质或其他药物的分离效能。如色谱峰的 t_R、n 和 T 是否与水溶液的一致，色谱峰是否为单一成分，标准曲线的截距是否显著偏离零点等，均可说明内源性物质是否对待测药物或内标物质构成干扰。

3. 实际样品的测试 通过空白生物介质和质控样品试验，所建立的分析方法及其条件尚不能完全确定是否适合于实际样品的测定。因为药物在体内可能与内源性物质结合（如与血浆蛋白结合），或经历各相代谢生成数个代谢产物及其进一步的结合物或缀合物使得从体内获得的实际生物样品变得更为复杂。所以，在分析方法建立后，尚需进行实际生物样品的测试，考察代谢产物对药物、内标物质的干扰情况，以进一步验证方法的可行性。

所以，在分析方法建立之前应充分了解待测药物在体内的代谢动力学过程，从而使拟定的分析方法尽可能地避免受到代谢产物的干扰和适用于实际生物样品的测定。若待测药物的体内代谢情况及其代谢动力学参数尚无文献报道，可通过比较质控样品和实际生物样品的检测信号，如高效液相色谱图谱中被测药物色谱峰的 t_R、n 和 T 是否一致，确证该色谱峰是否受到代谢产物的干扰，必要时可通过二极管阵列检测（DAD）或质谱检测（MS）确证被测色谱峰的同一性。

三、分析方法验证的规范及内容

建立可靠和可重复的定量分析方法是进行生物样品分析的基础。为保证分析方法的可行性与可靠性，生物样品分析方法在用于实际样品的分析之前，必须对方法进行充分的方法学验证（validation）。方法验证通常采用 QC 样品和用药后的实际生物样品进行，具体的验证指标及其基本要求如下。

（一）特异性

特异性（specificity），又称为专属性或选择性（selectivity），系指在生物样品中所含内源性和外源性物质及相应代谢物质同时存在时，所用的方法能准确测定待测物质的能力，通常表示所检测的相应信号应属于待测成分所特有。如果有几个分析物，应保证每个分析物都不被干扰。

考察一个分析方法是否具有特异性应着重考虑内源性物质、代谢产物、配伍用药物等的干扰。

通过比较待测药物或其活性代谢产物的对照品（或标准品）、空白生物基质、QC 样品的检测信号，如比较高效液相色谱图谱中该待测药物或其活性代谢产物色谱峰的保留时间（t_R）、理论塔板数（n）和拖尾因子（T）是否一致，以及与内源性物质的分离度（R），确保内源性物质对分析方法没有干扰。对于质谱法则应考虑分析过程中的介质效应，对于结构一致的化合物测定，必要时可通过 DAD 或质谱法确证被测定色谱峰的单纯性和同一性；对于结构未知的代谢物的测定，可采用液相色谱–核磁共振法进行结构的初步推测后，考察其干扰情况。

如果大于 10% 的空白样品显示大的干扰，应另取一组空白样品重试，如果仍有 10% 以上的空白样品仍显示大的干扰，则应改变拟定的方法，以消除干扰。

（二）标准曲线与线性范围

标准曲线（standard curve）系指生物样品中所测定药物的浓度与响应值（如高效液相色谱峰面积）的相关性，通常用回归分析方法获得标准曲线，提供回归方程和相关系数。除免疫分析法等少数分析方法外，标准曲线通常为线性模式。标准曲线的最高与最低浓度的区间为线性范围（linear range），待测药物浓度在线性范围内的模拟生物样品的测定结果应可达到试验要求的精密度和准确度。当线性范围较宽时，最好采用加权的方法对标准曲线进行计算，以使低浓度点计算结果较准确。

标准曲线的建立必须用至少 5 个浓度的 QC 样品，其线性范围（不包括零点）应能覆盖全部待测生物样品中的药物浓度，不能使用线性范围外推的方法计算未知生物样品中的药物浓度。

标准曲线的相关系数要求 $r \geqslant 0.99$（色谱法）或 $r \geqslant 0.98$（生物学方法）。另外，标准曲线各浓度点的实测值与标示值之间的偏差［偏差 =（实测值 – 标示值）/标示值 ×100%］在可接受范围之内时，可判定标准曲线合格。可接受范围一般规定为最低浓度点的偏差在 ±20% 之内，其余各浓度点的偏差在 ±15% 以内。

（三）定量下限

定量下限（lower limit of quantification，LLOQ）是指标准曲线上的最低浓度点，表示方法的灵敏度，即测定样品中符合准确度和精密度要求的最低浓度点。取同一生物介质，制备至少 5 个独立的标准样品，其浓度应使信噪比（S/N）大于 10，依法进行精密度和准确度验证。其准确度应在标示浓度的 80%～120% 内，RSD 应小于 20%。在药动学与生物利用度研究中，LLOQ 能满足测定 3～5 个半衰期时样品中的药物浓度或能检出 C_{max} 的 1/20～1/10 时的药物浓度。

（四）准确度

准确度（accuracy）是指用该方法测得的生物样品中待测药物的浓度与其真实浓度的接近程度。理论上，准确度的测定应使用人或动物给药后的实际生物样品，但实际生物样品的浓度是未知的，故实际上采用 QC 样品来测定，测得的浓度与添加的理论浓度比较得到。一般采用相对回收率（relative recovery，RR）或相对误差（relative error，RE）来表示。测定结果用随行的标准曲线的回归方程计算样品浓度，并以测定值 M 的平均值 $\bar{M}$ 与配制的理论浓度（加入值）A 比较，计算相对回收率或相对误差，如下所示。

$$\mathrm{RR}\ (\%) = \frac{\bar{M}}{A} \times 100\% \tag{16.1}$$

$$\mathrm{RE}\ (\%) = \frac{\bar{M} - A}{A} \times 100\% \tag{16.2}$$

一般选用 3 个浓度的 QC 样品考察准确度，与随行的标准曲线同法操作。低浓度选择在 LLOQ 附近，其浓度在 LLOQ 的 3 倍以内；高浓度接近于标准曲线的上限；中间浓度选几何平均浓度（以几何级数排列的标准曲线的中部）附近。一般要求相对回收率在 85%～115% 内（RE 不超过 ±15%），在 LLOQ 附近应在 80%～120% 范围内（RE 不超过 ±20%）。

（五）精密度

精密度是指在确定的分析条件下相同生物介质中相同浓度样品的一系列测量值的分散程度。一般用标准偏差或 RSD 表示。

体内药物分析中，除要考察批内（within-batch，within-run 或 intra-assay）RSD 外，同时还应考察批间（between-batch，between-run 或 inter-assay）RSD。

批内精密度系指在同一分析批内（同一条标准曲线在相同的实验条件下）的测定结果之间的 RSD。一个分析批同时在一天内完成，所以批内精密度又称为“日内精密度”。批间精密度系指在不同分析批的测定结果之间的 RSD，因不同分析批通常是在不同日期内完成，所以批间精密度又称为“日间精密度”。

一般选用低、中、高 3 个浓度的 QC 样品考察精密度（浓度选择同准确度考察），与随行的标准曲线同法操作。测定批内 RSD 时，每一浓度至少制备并测定 5 个样品；测定批间 RSD 时，应在不同天（每天 1 个分析批）连续制备并测定，至少有连续 3 个分析批，不少于 45 个样品的分析结果。精密度一般要求 RSD 不超过 15%，在 LLOQ 附近 RSD 应不超过 20%。

（六）稳定性

稳定性（stability）是储存条件、药物的化学性质、空白生物样品和容器系统的函数。体内药物分析中，生物样品量较大，通常在一个工作日内难以完成全部生物样品分析，需在多个工作日内分析。因此保证生物样品及其预处理后的残渣或溶液的稳定性尤为重要。生物样品中待测物的稳定性包括长期储存、短期储存及冻融–解冻循环过程中的稳定性，另外还包括标准储备液的稳定性。

1. 长期稳定性 时间应超过收集第一个样品值至最后一个样品分析所需的时间。储存温度一般为 –20℃或 –80℃。要求高、中、低浓度至少分别测定 3 次，并分别与第一天测定结果进行比较。

2. 短期室温稳定性 根据实际操作在室温中需维持的时间，将样品于室温下放置 4～24h，在不同时间点取样，进行分析，与 0h 测定结果进行比较。

3. 冻融稳定性 取高、中、低浓度样品至少各 3 份，于 –20℃储存 24h，取出置于室温使其自然融化，之后取样，进行分析。然后再把样品冷冻 12～24h，如此反复冻融循环两次以上，然后比较各次分析结果。

4. 储备液稳定性 药物与内标的储备液的稳定性应对其在室温下至少 6h 的稳定性进行考察，然后将其冷藏或冷冻 7～14 天后进行分析，所得的仪器响应值与新鲜配制的溶液所得的值进行比较。

（七）提取回收率

提取回收率又称为绝对回收率（absolute recovery），主要考查生物样品在制备过程中造成的待测成分的损失程度。在体内药物分析中，对生物样品的制备、提取通常是采用一次提取，而常规药物分析一般是多次提取，故生物样品中待测药物常常不能完全提取，其提取回收率≥70% 时一般被认为具有较好的提取回收率。

要求高、中、低 3 个浓度的 QC 样品考察提取回收率，每一浓度至少 5 个样品，每个样品分析一次。另取等量的相同 3 个浓度的标准溶液，用溶解 QC 样品经处理后的残渣的溶剂稀释至同体积，同法测定。将 QC 样品的检测信号与未经处理的相应浓度的标准溶液的检测信号比较，计算提取回收率，如下所示。

$$R(\%)=\frac{A_{\mathrm{T}}}{A_{\mathrm{S}}}\times 100\% \tag{16.3}$$

$$R(\%)=\frac{R_{\mathrm{T}}}{R_{\mathrm{S}}}\times 100\% \tag{16.4}$$

式中，R 为提取回收率；A_{T} 为 QC 样品制备处理后的检测信号（如高效液相色谱峰面积或峰高）；A_{S} 为未经制备处理的相应浓度的标准溶液的检测信号；R_{T} 为经制备处理后的检测信号的相对值（如内标法中高效液相色谱峰面积比或峰高比）；R_{S} 为未经制备处理的相应浓度的标准溶液的检测信号的相对值。

在药动学、生物利用度研究或临床 TDM 中，高、中、低 3 个浓度的待测药物的提取回收率均应≥50%；且高、中浓度的 RSD 应≤15%，低浓度的 RSD 应≥20%。内标法使用的内标物质的提取回收率应≥50%（RSD≤15%）。

（八）基质效应

基质常对分析物的分析过程有显著的干扰，并影响分析结果的准确性，这些影响和干扰被称为基质效应（matrix effect）。目前最常用的去除基质效应的方法是通过已知分析物浓度的标准样品，同时尽可能保持样品中基质不变，建立一个校正曲线。

比较简单的基质效应采用相对响应值法测定，即基质效应（%）=*B*/*A*×100%。式中，*A* 为在纯溶剂中分析物的响应值；*B* 为样品基质中添加相同含量分析物的响应值。

比较复杂的基质效应采用标准曲线测定法，即配制 3 组标准曲线。第 1 组用有机溶剂配制成含系列浓度待测组分和内标的标准曲线，可以做 5 个重复。第 2 组标准曲线是将 5 种不同来源或不同品种的空白样品经提取后加入与第 1 组相同系列浓度的待测组分和内标后制得。第 3 组标准曲线采用与第 2 组相同的空白样品在提取前加入与第 1 组相同系列浓度的待测组分和内标后再经提取后制得。通过比较 3 组标准曲线待测组分的绝对响应值、待测组分与内标的响应值比值和标准曲线的斜率，可以确定基质效应对定量的影响。第 1 组测定结果可评价整个系统的重复性。第 2 组测定结果同第 1 组测定结果相比，若待测组分响应值的 RSD 明显增加，表明存在基质效应的影响。对第 3 组测定结果，若待测组分响应值的 RSD 明显增加，表明存在基质效应和提取回收率因样品来源不同而产生的共同影响。

（九）分析过程的质量控制

未知生物样品的测定，应在分析方法确定完成之后进行。在实际生物样品的测定过程中应对分析数据的质量进行必要的监控。QC 样品用于分析全程的质量控制，包括分析方法的精密度、准确度、提取回收率及样品稳定性等测定与分析数据的质量控制。一般配成低、中、高三个浓度的 QC 样品。

每个未知样品一般只测定 1 次，必要时（有充分理由证实该测定结果异常时）可重复测定。每个分析批样品测定的同时应建立相应的标准曲线，并随行间隔测定高、中、低至少 3 个浓度的 QC 样品。QC 样品应以低至高或高至低的顺序以一定间隔均匀地穿插于整个分析批，与生物样品同时测定，根据 QC 样品的测定结果，评判该分析批的数据是否可被接受或拒绝。

每一个分析批内，应随机穿插分析至少 6 个 QC 样品，若未知样品数目较多时，应增加各浓度 QC 样品数，使其数目大于未知样品总数的 5%。QC 样品的测定结果的偏差一般应不大于 ±15%，低浓度点偏差一般应不大于 ±20%，最多允许 1/3 不在同一浓度质控样品结果超限。若 QC 样品的测定结果不符合上述要求，则该分析批样品测试结果作废。浓度高于定量上限的样品，应采用相应的空白介质稀释后重新测定；对于浓度低于定量限的样品应以零值计算。

例 16-5 超高效液相色谱–串联质谱法测定比格犬血浆中硝苯地平的浓度

1. 液相色谱–质谱条件 色谱柱为 Shim-pack XR-ODS（75mm×3.0mm，2.2μm）；流动相为甲醇（B）-0.05% 甲酸水溶液（A）。洗脱梯度：0～2.00min，80%B～95% B；2.01～2.20min，95% B；2.21～3.50min，80% B。流速为 0.4ml/min；柱温为 40℃；进样量为 5μl。

离子源为电喷雾离子源（ESI）；离子喷射电压为 5.5kV；温度为 500℃；气帘气为 137.9kPa；碰撞气压力为 137.9kPa；源内气体 1（GAS1，N_2）为 344.75kPa；源内气体 2（GAS2，N_2）为 275.8kPa；正离子检测方式；扫描方式为多反应离子监测（MRM）。用于定量分析的离子及条件：硝苯地平，*m/z* 347.0→*m/z* 315.0，DP 为 58V，CE 为 10V，CXP 为 21V；地西泮（内标），*m/z* 285.0 →*m/z* 193.1，DP 为 80V，CE 为 43V，CXP 为 20V。

2. 溶液配制 对照品溶液：精密称取硝苯地平对照品 1.00mg，置 100ml 量瓶中，用甲醇溶解并稀释至刻度，混匀，配制成浓度为 10.0μg/ml 的硝苯地平储备液。用甲醇稀释储备液，配制硝苯地平浓度分别为 500ng/ml、400ng/ml、250ng/ml、50ng/ml、30ng/ml、25ng/ml、5ng/ml、2.5ng/ml、2ng/ml、1.5ng/ml 的系列对照品溶液。

内标溶液：精密称取地西泮对照品 1.00mg，置 100ml 量瓶中，用甲醇溶解并稀释至刻度，混合均匀，配制成浓度为 10.0μg/ml 的内标储备液，精密量取内标储备液 1.0ml，置 100ml 量瓶中，用甲醇稀释至刻度，混合均匀，配制成浓度为 100ng/ml 的内标溶液。

3. 血浆样品的处理方法 血浆（–20℃保存）融化后，涡旋混合 30s。取血 500μl 至 5ml 试管中，加入内标溶液 50μl，甲醇 50μl，涡旋 1min，加入 1.00mol/L 氢氧化钠溶液 100μl，涡旋 1min，加入 2ml 正己烷–乙醚（1∶2）萃取 3min，在 4℃下，12 000r/min 离心 5min，取上清液至 5ml 试管中，氮气流下吹干，残留物于 50μl 甲醇中复溶，涡旋 1min，超声处理 3min，12 000r/min 离心 5min，取 5μl 上清液进样分析。

4. 药动学实验　6 只雄性比格犬禁食 12h 后，单次口服硝苯地平缓释片 1 片（20mg），于给药前及给药后 0.5h、1h、2h、3h、4h、5h、6h、7h、8h、10h、12h、16h、24h、30h、36h、48h 前肢静脉采血 3.00ml，置于肝素化试管中，离心 5min 后分离血浆，置 –20℃保存待测。在比格犬洗净 2 周后，6 只雄性比格犬禁食 12h 后，单次口服硝苯地平普通片 4 片（20mg），在给药前及给药后 0.25h、0.5h、0.75h、1h、1.5h、2h、3h、4h、5h、6h、7h、8h、10h、12h、16h、24h、30h、36h、48h 前肢静脉采血 3.00ml，置于肝素化试管中，离心 5min 后分离血浆，置 –20℃保存待测。

5. 方法学考察

（1）质谱分析：取 100ng/ml 硝苯地平对照品溶液和 100ng/ml 地西泮内标溶液分别进液相色谱–质谱进行二级全扫描，结果见图 16-5。

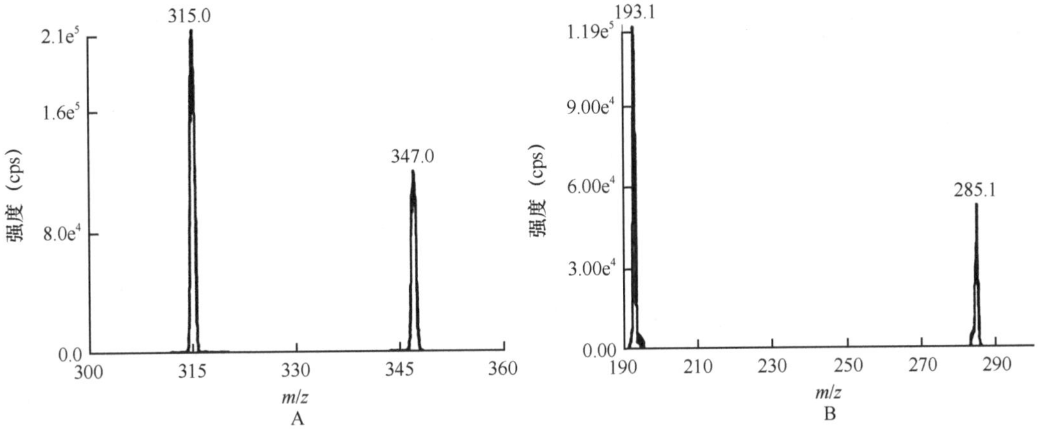

图 16-5　硝苯地平（A）及内标地西泮（B）的二级全扫描图

（2）专属性：在本实验条件下，测得空白血浆、空白血浆中加入对照品和内标及实测血浆样品的色谱图见图 16-6。硝苯地平和地西泮的保留时间分别为 1.70min 和 2.23min，结果表明，空白血浆中内源性物质不干扰硝苯地平和内标的测定。

（3）标准曲线与线性范围：精密量取空白血浆 500μl，分别加入不同浓度的硝苯地平系列对照品溶液各 50μl，配制成血浆中硝苯地平浓度分别为 0.15ng/ml、0.25ng/ml、0.50ng/ml、2.50ng/ml、5.00ng/ml、25.00ng/ml、50.00ng/ml 的标准血浆样品，按“3”项下血浆样品处理方法操作，以待测物浓度为横坐标，待测物与内标物的峰面积比值为纵坐标，用加权最小二乘法（权重系

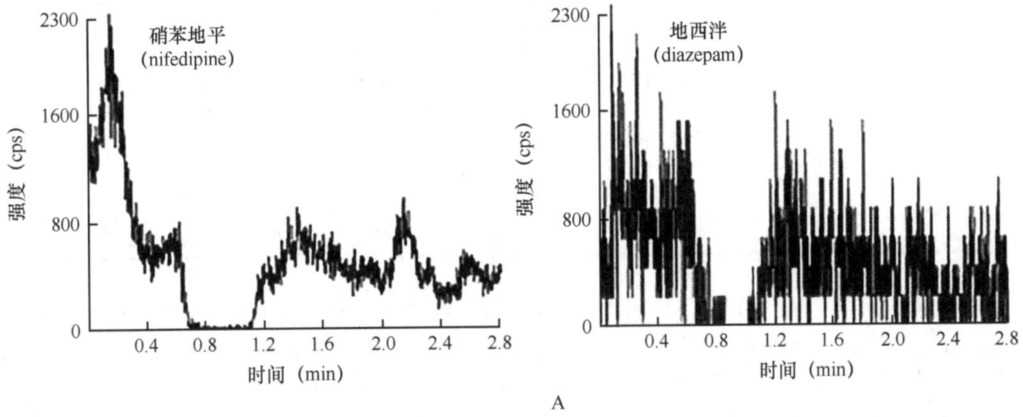

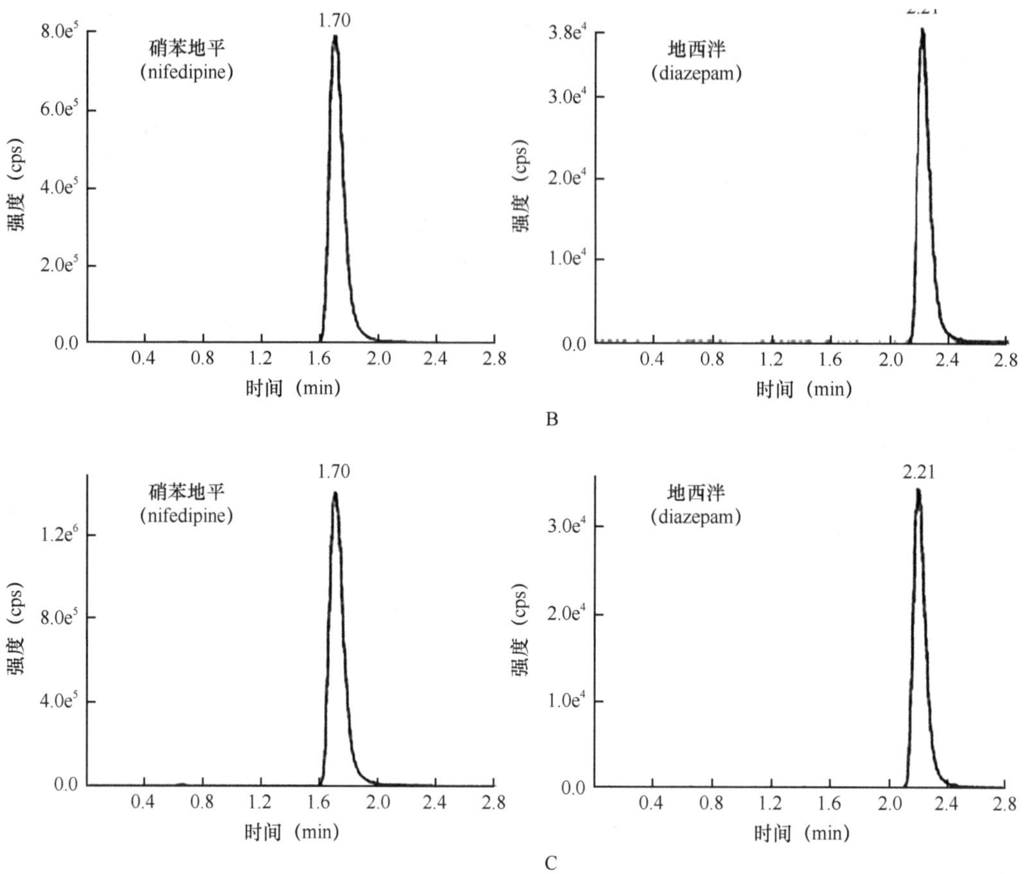

图 16-6　比格犬血浆中硝苯地平典型色谱图

A. 空白血浆；B. 空白血浆加入对照品和内标；C. 比格犬口服硝苯地平缓释片 2h 血浆样品

数：$W=1/X^2$）计算线性回归方程：$y=0.6692x+0.0211$，$r=0.9983$。结果表明，硝苯地平浓度在 0.15～50.00ng/ml 内线性关系良好，定量下限为 0.15ng/ml。

（4）精密度与准确度：精密量取空白血浆 500μl，分别加入不同浓度的对照品溶液各 50μl，配制成定量下限及低、中、高 3 种浓度（0.15ng/ml、0.20ng/ml、3.00ng/ml、40.00ng/ml）的 QC 样品，按“3”项下血浆样品处理方法操作，连续测定 3 批，计算方法的精密度与准确度，结果见表 16-3。结果表明，本试验所建方法的精密度与准确度均达到实验要求。

表 16-3　定量下限和 QC 样品的精密度与准确度

血浆样品浓度（ng/ml）	RSD（%）		RE（%）
	日内	日间	
0.15	10.8	10.9	4.6
0.20	6.1	4.3	4.3
3.00	4.0	12.9	–0.4
40.00	6.6	13.8	–3.3

（5）提取回收率和基质效应。①提取回收率：精密量取低、中、高浓度（0.20ng/ml、3.00ng/ml、40.00ng/ml）的对照品溶液各 50μl，加入内标溶液 50μl，涡旋混合 30s，按“3”项下自氮气流下吹干起同法操作，得峰面积 A_1，以精密度与准确度试验中所对应浓度的峰面积为 A_2，以 A_2 与 A_1 比值求得绝对提取回收率。②基质效应：精密量取 6 个不同来源的空白血浆 500μl，除不加对照

品溶液和内标溶液外，按“3”项下自加入1.00mol/L氢氧化钠溶液100μl起同法操作至取上清液至5ml试管中，上清液中依次加入低、中、高浓度（0.20ng/ml、3.00ng/ml、40.00ng/ml）的对照品溶液各50μl，内标溶液100μl，混合均匀，自氮气流下吹干起同法操作，得到峰面积A_3，以A_3与A_1比值求得基质效应。结果显示低、中、高3个浓度的绝对提取回收率分别为68.3%、64.4%、63.1%，内标为58.7%，且各浓度的RSD均小于15%；基质效应的RSD分别为7.5%、3.0%、2.9%。

（6）稳定性：按“3”项下制备0.20ng/ml和40.00ng/ml 2个浓度的标准血浆样品，将血浆样品在避光条件下室温放置8h，自动进样器放置8h，–20℃冷冻放置24h，–20℃反复冻融循环3次以及–20℃保存40天条件下测定样品浓度，RSD值均在±15%内，表明血浆中硝苯地平在上述条件下稳定性均良好。

6. 药动学结果　根据所测硝苯地平血药浓度–时间数据，利用《DAS实用药代动力学程序》进行非房室模型的拟合，血药浓度–时间曲线见图16-7。

6只比格犬口服硝苯地平缓释片后的主要药动学参数：t_{max}为4.58h±1.39h，C_{max}为30.53ng/ml±7.38ng/ml，半衰期为8.69h±3.42h，$AUC_{0\text{-}t}$为185.9ng·h/ml±113.3ng·h/ml，$AUC_{0\text{-}\infty}$为188.8ng·h/ml±113.6ng·h/ml。

6只比格犬口服硝苯地平普通片后的主要药动学参数：t_{max}为1.58h±1.71h，C_{max}为30.33ng/ml±9.80ng/ml，半衰期为5.35h±2.88h，$AUC_{0\text{-}t}$为122.2ng·h/ml±45.3ng·h/ml，$AUC_{0\text{-}\infty}$为137.4ng·h/ml±48.6ng·h/ml。

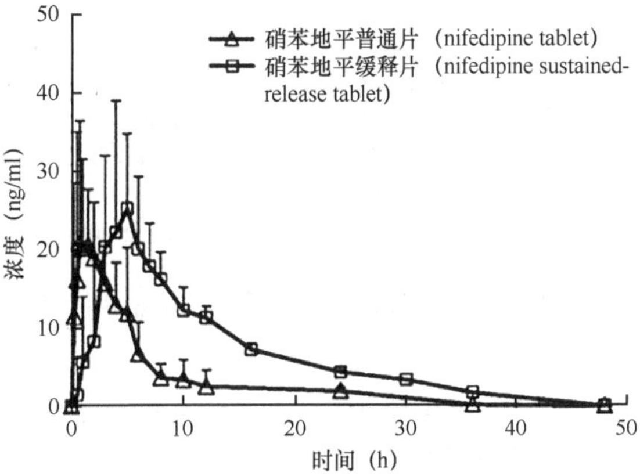

图16-7　6只比格犬单次口服硝苯地平缓释片和硝苯地平普通片20mg后的血药浓度–时间曲线（n=6）

第三节　血药浓度与临床药物监测

一、血药浓度的临床意义

（一）血药浓度与药理作用强度

近代药理学研究表明，大多数药物的药理作用是体内药物与特异性受体相互作用的结果。然而，欲直接测定人体组织中受体部位的药物浓度，一方面会受到微量分析技术的限制而难以实现；另一方面则有违医学伦理的道德规范。近代随着药物体内过程研究的深入，已知进入人体的药物由血液运送至靶器官的作用部位，血液中的游离型药物通过跨生物膜进入细胞外液，进而扩散至细胞与受体结合。血液中的药物浓度与细胞外液及细胞内的药物浓度形成可逆的动态平衡，因此血药浓度间接地反映了药物在受体部位的浓度。现代的体内药物浓度分析技术，已能准确地定量测定血液中的药物总浓度及游离型药物浓度，使血药浓度成为药物体内过程及作用规律的重要参数。由不同时间的血药浓度绘制的血药浓度–时间曲线和获得的药动学参数，已经成为TDM的理论基础。

从图16-8还可看到，影响血药浓度的许多因素及因此引起的血药浓度的变化，都与阐述药物的体内作用规律密切相关，由此构成了当前临床药理学研究的各个重要领域。衡量药物制剂优劣的生物利用度，主要研究生物体对药物的利用强度；药动学，则主要研究药物体内过程对药理作用强度的影响；药效学，重点研究受体对药理作用强度的影响；而TDM，则主要关注血药浓度与临床疗效和安全性的关系。这些临床药理学研究的重要领域，将血药浓度及其相关的体液药物浓度作为观察的重要指标。这也是近20年来，利用体内药物分析的手段获得的血药浓度及其相关体液药物浓度，在评价临床用药的安全性和有效性、阐述药物体内作用机制等方面扮演越来越重要角色的原因。

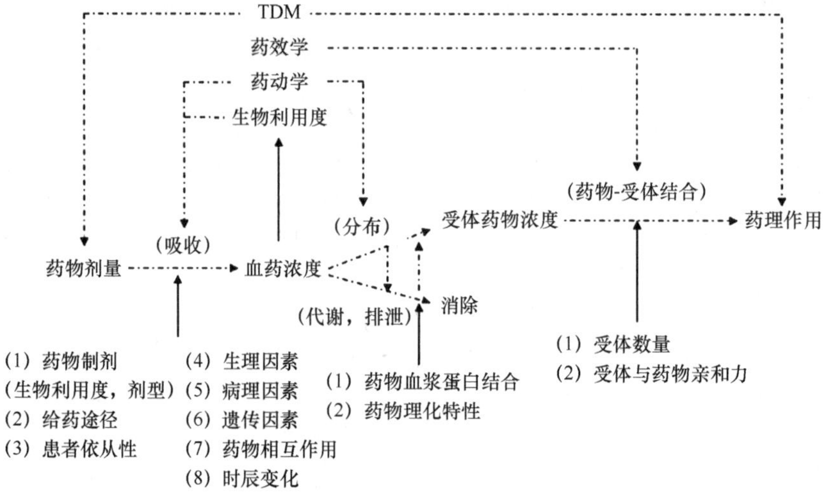

图 16-8 影响血药浓度及药理效应的因素

（二）血药浓度与药动学参数

血药浓度在临床药动学研究方面的应用最为广泛，而由不同时间的血药浓度绘制的血药浓度–时间曲线和模拟计算的药动学参数，更是日益广泛地用于阐述药物在体内的作用规律，成为评价临床合理用药的重要手段。

1. 血药浓度–时间曲线 以时间为横坐标，以药物的一些特征数量（如体内药量、血药浓度、尿药排泄速度、累计尿药量等）为纵坐标绘制的曲线，称为血药浓度–时间曲线。如图 16-9 所示，血药浓度–时间曲线动态地反映了药物的吸收、分布、代谢和排泄的体内过程，通过用数学模型进行曲线的模拟可获得相关的药动学参数。在药动学研究中，大多数通过血样或尿样中药物浓度的测定来绘制血药浓度–时间曲线，形象地表示某药的药动学特征。

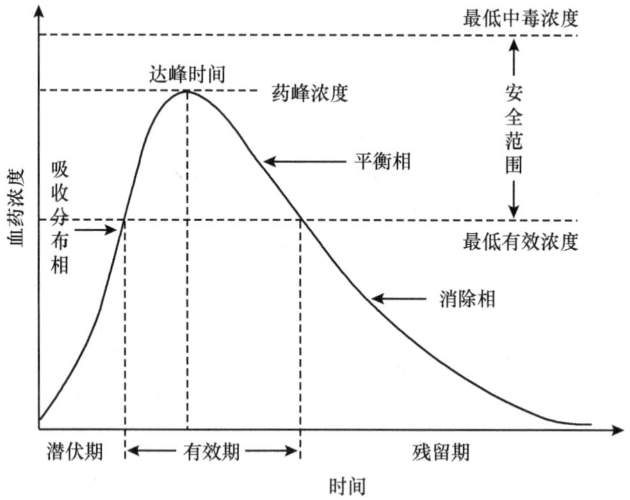

图 16-9 单次口服给药后血药浓度–时间曲线

2. AUC AUC 代表单次给药后机体对药物的吸收总量，反映药物的吸收程度。一般通过统计矩积分法或药动学参数公式法求算 AUC。试验药品的 AUC 值可用于评价药品的生物利用度。

3. C_{max} 血管外给药后血浆最高药物浓度为 C_{max}。C_{max} 常用于阐述血药浓度水平与毒性反应之间的关系。

4. t_{max}　血管外给药时，达到 C_{max} 时的时间为 t_{max}。t_{max} 常用于判断血管外给药后机体对药物吸收的快慢。

5. 生物利用度　生物利用度是药物吸收速度与程度的一种量度。不同的药物剂型或相同的药物剂型即使所含主药相等，也并不能保证机体对该药的吸收速度和吸收量相等，因而造成治疗效果的差异。故常常通过比较两种制剂的生物利用度，即对血药浓度–时间曲线的 AUC、C_{max} 和 t_{max} 进行统计学分析，判断两种制剂被机体利用是否具有生物等效。

6. 表观分布容积　表观分布容积是 t 时体内药物总量与血药浓度的比值（V_d=D_t/C_t），意为体内药物按血浆中同样浓度分布时所需的体液总容积，并不代表具体的生理空间。表观分布容积用于推测药物在体液中分布的广泛程度和组织对药物的摄取量。

7. 半衰期　药物半衰期是指血药浓度降低一半所需的时间，或药物在体内消除一半所需的时间，即消除半衰期，计算公式如下。

$$t_{1/2} = \frac{0.693}{k} \tag{16.5}$$

药物半衰期是判断药物在体内残留量的重要药动学参数。当体内药物经过 3.32 个、6.64 个、9.96 个消除半衰期时，药物在体内消除分别达总量的 90%、99% 和 99.9%。同样，药物的吸收半衰期分别为药物吸收一半及分布一半所需时间。

8. C_{ss}　临床用药绝大多数都是多剂量给药，若以一定的时间间隔，用相同的剂量多次给药，则在给药过程中血药浓度将逐次叠加。当药物的吸收速率与消除速率达到平衡时，血药浓度可维持在一定水平内上下波动，该波动范围定义为 C_{ss}。C_{ss} 有 $C_{ss,\ max}$ 和 $C_{ss,\ min}$。稳态血药浓度常用于判断 TDM 时血样的采集时间、不良反应和疗效。

二、血药浓度的临床应用

（一）根据血药浓度选择适当的药物

在 TDM 的实施过程中，常常会遇到这样的情形，即血药浓度测定结果在治疗窗范围内，但患者的临床疗效不明显或无法控制病情。此时，若有多种药物可供临床治疗选择时，就可以根据血药浓度监测的结果与临床疗效的相关性，选择安全性和有效性最佳的药物用于临床治疗。

（二）根据血药浓度选择适当的给药途径

临床给药途径可分为两大类：静脉给药途径和血管外给药途径。从药物体内处置过程分析，这两类给药途径的最大差异是静脉给药较血管外给药少了药物的吸收过程。因此，两类给药途径的血药浓度–时间曲线迥然不同，如图 16-10。了解和掌握这两类给药途径的血药浓度–时间曲线变化规律，有助于我们通过测定血药浓度来选择适当的给药途径。

静脉给药途径的瞬时血药浓度高，然后迅速分布到组织和靶器官，再从体内消除。所以静脉给药后血药浓度的下降主要受分布和消除的影响。静脉给药可以保证所有药物进入血液循环。其中，快速注射可迅速达到较高的血药浓度，特别适用于急症的缓解；持续滴注或恒速泵推注可维持相对稳定的血药浓度，适于住院危重患者的治疗。静脉给药后，随着药物分布入组织，药物在血浆与组织间开始建立动态平衡，此后血药浓度的下降主要是由于药物从体内消除所致，其限速因素是消除半衰期。半衰期长的药物，血药浓度下降缓慢；半衰期短的药物，血药浓度下降迅速。单次静脉给药经过 7 个半衰期，血药浓度基本清除完毕（>99%）。综上所述，静脉给药初期需侧重预防不良反应，后期则要重点观察是否能维持疗效，这些都可通过测定血药浓度来选择是否采用静脉给药途径。

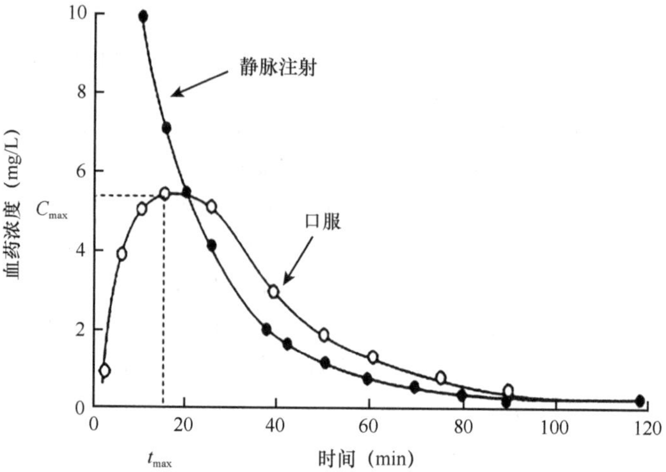

图 16-10　静脉注射和口服药物后的血药浓度–时间曲线比较

药物经血管外途径给药后，其吸收过程是产生疗效的基本前提。与静脉给药相比，血管外给药常见吸收延迟和 C_{max} 下降，其血药浓度的变化是吸收速率和消除速率综合作用的结果。若某药的吸收过程为一级过程，给药初始，所有药物集中于吸收部位，体内无任何药物，此时吸收速率最大，而消除速率为零。此后，随着药物的逐渐吸收，吸收速率下降，同时消除速率上升，两速率之间的差异缩小。但只要吸收速率仍大于消除速率，血药浓度则呈上升趋势。当血药浓度达到最大（即 C_{max}）时，消除速率与吸收速率相等，该点时间为 t_{max}。随后，消除速率逐渐超过吸收速率，血药浓度随之下降。

血管外给药的 C_{max} 始终低于同一剂量静脉给药的 C_{max}，因为前者达到 C_{max} 时，仍有部分药物残留在吸收部位，且同时已有部分药物被消除；而静脉给药时，全部药物几乎同时进入体内。达 C_{max} 后，血管外给药的血药浓度又高于同剂量的静脉给药，因前者仍有药物不断被吸收。以上血药浓度–时间曲线的差异，都可以通过测定血药浓度结合临床疗效反应，作为选择合适给药途径的依据。对于血管外给药的血药浓度–时间曲线，其上升段可定义为吸收相，下降段称为消除相。在消除相的末段采血测定血药浓度（如下次给药前采血测定的谷浓度），基本代表了药物在作用部位或靶器官的浓度，这对选择何种给药途径往往具有重要的临床参考价值。

就血管外口服给药途径而言，所选药物是否具有首过效应也是值得重视的问题。由于药物首过效应使进入血液循环的药物部分减少，势必使血药浓度及分布到作用部位的药物浓度降低，通过血药浓度监测，可为选择其他血管外给药途径以避免首过效应提供依据。此外，连续口服给药达到 C_{ss} 的时间长短（一般需要 6.64 个半衰期的时间），对临床疗效的判断也至关重要。对于半衰期长的药物，可考虑首剂给予负荷剂量，使血药浓度迅速升至较高水平，以避免达到 C_{ss} 的时间过长而贻误病情。给予首剂负荷剂量时，应该同时检测 C_{max}，以免血药浓度过高引起严重不良反应。

（三）根据血药浓度指导药物剂量的选择

以群体药动学参数设计临床给药方案，给药后监测血药浓度，可用于计算个体药动学参数，再用一定的公式计算调整给药剂量，这个过程是治疗监测在个体化给药方案设计中应用的一个重要方面。从某种意义上讲，血药浓度在给药剂量与药理作用之间起着桥梁的作用，它既和给药剂量之间有一定相关性，也是分布到作用部位的药物浓度的来源。所以，血药浓度是目前间接反映大多数药物药理作用的理想指标，通过血药浓度指导选择药物剂量，往往易于达到期望的临床治疗目标。

（四）根据血药浓度的半衰期确定给药次数

许多疾病要求治疗药物在人体内的血药浓度波动在一个最佳的治疗范围内，过高会导致不良反应增加，甚至引起死亡；过低又不能达到较好的治疗作用。为获得满意的临床疗效，需要确定个体给药方案。其中，通过消除半衰期这个重要的药动学参数确定合理的给药次数（即给药间隔），是确定个体化给药方案的重要方面。

综上所述，血药浓度是临床应用的核心，是实现临床给药方案个体化的重中之重，包括如何根据血药浓度选择合适的药物、正确的给药途径、适宜的剂量及给药间隔。如我们掌握了临床用药的这些关键环节，就能基本做到临床合理用药。如果临床用药时还能根据血药浓度结合患者的生理病理状况，以及临床的药效学指标和不良反应表现，运用药动学的相关参数进行综合分析和评价，则临床用药就达到了相当高的个体化用药水平。

三、治疗药物监测与临床给药方案个体化

药品作为一种特殊的商品，是用来治疗、预防和诊断人的疾病的产品，与人民的身体健康和人身安全息息相关。我们务必要坚守道德底线，遵守相关法律法规，严格规则意识。

TDM 为近 30 年在治疗医学领域内崛起的一门新的边缘学科，是应用现代先进的体内药物分析技术，测定血液或其他体液中药物浓度，利用计算机手段在临床药动学原理的指导下，使临床给药方案个体化，以提高疗效、避免或减少不良反应。TDM 对临床药物治疗的指导，主要是指设计或调整合理的给药方案，同时为用药过量中毒的诊断和处理提供有价值的实验依据。近年来国外又将其统称为临床药动学监测（clincial pharmacokinetic mornitoring，CPM）。

TDM 对保障药物临床安全使用至关重要，开展科学、严谨、细致的 TDM 也是药物分析工作者践行职业与社会责任的重要体现。例如，地高辛是临床最常用的强心苷类药物，能加强心肌收缩力，减慢心率，抑制心率传导，主要用于治疗充血性心力衰竭和心房颤动。地高辛疗效确切，但治疗用药安全窗狭窄，有效血药浓度为 0.5～2μg/L，而且个体差异大，少数易感患者即使给予常规剂量治疗，也可能引起中毒。故监测患者地高辛血药浓度，探讨影响地高辛血药浓度的基本因素，实行个体用药很有必要。

近年来，TDM 在体液药物浓度测定方法学及临床药动学应用方面的研究取得了具有临床应用价值的成果，促进了遗传药理学和受体药理学的发展，对分析仪器和自动化分析试剂盒的研制甚至计算机应用软件的开发均起了积极推动作用。

（一）给药方案个体化

临床给药方案通常包括确定药物的剂型、给药途径、剂量、给药间隔、给药时间及疗程等。所谓给药方案个体化，是指根据不同患者的生理、病理状况，调整适合的剂量及给药间隔，使临床用药更安全有效。在确定给药方案时，虽然有些医生习惯于使用给药方案来处置个体，但大多数临床医师在临床实践中都下意识地实施着个体化给药方案，只不过其特点是通过监视患者的疗效和不良反应来调整剂量与给药间隔。例如，对于心脏换瓣手术患者，术后常需通过反复测定凝血酶原时间，以调整每个患者服用华法林的剂量，这是以药效学指征作为监测指标；至于用水杨酸治疗风湿病，一般先将剂量递增到出现耳鸣、恶心，然后采用略低于此的剂量，则是以毒性症状作为监测指标。利用临床药效学指标的观察实施个体化给药方案，是临床上最习惯采用且行之有效的方法，如监测血压来控制抗高血压药物剂量，测定血糖以调节降血糖药的用量。

（二）血药浓度监测在给药方案个体化的地位

许多药物的血药浓度与药理作用之间的关系，比剂量与药效之间的关系更为密切。当我们讨论临床具体患者的处方剂量和药效之间的关系时，必须考虑到下面 6 个问题。

（1）医生开了处方，但患者是否按医嘱中的给药方案用药？

（2）会不会使用了不同厂家和不同批号的产品，由于产品的生物利用度不同而影响疗效？

（3）是否由于每个患者的药动学特点存在个体差异造成血药浓度的个体差异，从而影响疗效？

（4）虽已按医生的愿望调整并建立了一定的血浆药物浓度，但能否反映作用部位的药物浓度？

（5）即使控制了作用部位的药物浓度，是否一定能保证满意的疗效？

（6）是否考虑了由于其他药物的存在而出现药效协同或拮抗作用？

针对上述6个环节透彻分析，可以明确血药浓度在给药方案个体化中的地位。第1、2两个环节，在一定程度上能通过监测血药浓度，发现患者是否按医嘱用药或制剂质量问题而造成处方剂量和药效关系的不一致，并予以纠正。对第3个环节的药动学的个体差异造成药效的个体差异，正好在血药浓度水平上得以充分反映，可以检测血药浓度并予以发现和调整。由于大多数药物的血药浓度能间接地反映作用部位的药物浓度，血药浓度监测在解决第4个环节方面常常给临床提供有价值的参考依据。第5个环节涉及药效学的研究范畴，但仍可从血药浓度数据中发现相关的信息。至于发生在第6个环节的药物相互作用方面的问题，可以测定合并用药血药浓度的变化及单独用药血药浓度，对药酶诱导或抑制及竞争，血浆蛋白结合反应所造成的药理作用强度的差异进行监控。因此，测定血药浓度已成为指导制订合理给药方案和监测某些药物疗效的重要手段。

（三）血药浓度监测实现给药方案个体化的要素

实现给药方案个体化，需要血药浓度监测实验室与临床医师的密切配合，应当重视下面两方面的工作。

1. 获得正确的血药浓度监测数据

（1）血药浓度测定方法可靠：为获得正确的血药浓度测定数据，首先要求实验室应用的测定方法在特异性、灵敏度和准确度等方面达到规定的水平。

（2）血药浓度数据报告及时：血药浓度监测实验室还必须注意及时测定，及时报告，使有关血药浓度的信息具有更大的利用价值。

（3）血样采集方案正确：掌握正确的采样时间和采样方法对获得正确的血药浓度测定结果极其重要。可以根据下列原则掌握采样时间：多剂量服药达到 C_{ss}（即多次服相同剂量超过6.64个半衰期）后采血；达到 C_{ss} 后，若评价疗效，采谷值血样，若判断中毒，采峰值血样；对于急症患者，可以首剂给负荷剂量后再采峰值血样；口服给药在消除相取样，血浆药物浓度可以反映作用部位的药物浓度；当怀疑患者出现中毒反应或急救时，可随时采血。

2. 对血药浓度测定数据作出正确的解释和合理的评价 根据血药浓度调整剂量时，首先要密切联系临床用药各方面的因素，对测定结果作出合理解释后方可决策。一般建议从以下方面加以分析。

（1）给药途径：如静脉给药途径较血管外给药途径省去了吸收因素的影响，在剂量调整时要有别于口服、肌内注射等血管外给药途径。又如，充血性心力衰竭患者口服药物后吸收较差，应考虑改用其他给药途径。

（2）药物剂型：口服制剂通常有普通剂型、速释剂型和缓释（或控释）剂型三类，其血药浓度-时间曲线存在显著性差异，尤其表现在 C_{max} 和 t_{max} 上的差异往往很大。在调整剂量时，应当充分考虑三种剂型的药动学特点，才能对药效及安全性作出判断，如对测得茶碱血浓度谷值的分析，就应联系患者所服药物的剂型（缓释剂型或速释剂型）进行考虑。

（3）患者的依从性：患者不按医嘱用药（所谓“非依从性”，non-compliance）是临床常见的现象。有报道称，国外50%以上的患者不按医嘱用药，从而导致治疗失败。在对血药浓度进行分析时考虑到患者依从性的问题，不但可以防止得出错误结论，而且使测定结果成为判断患者依从性的依据。因此，当血药浓度结果难以得到合理解释时，应当考虑询问患者是否遵医嘱用药。

（4）采血样时间：如前所述。

（5）患者生理和病理因素对药物处置的影响：生理因素应重视年龄的影响，一些重要的药动学参数（如表观分布容积、半衰期等）均表现出年龄相关性。对于特殊病人群体，如老年人、儿童、婴儿、新生儿、孕妇等，均有其特殊的药动学变异，更需加以注意。病理因素则应着重考虑对药物体内处置起重要作用的器官病变的影响，如胃肠道疾病影响药物的吸收，肝病影响药物的代谢，肾病影响药物的消除。这些因素有时对血药浓度测定结果影响巨大，在调整剂量时不容忽视。

（6）食物或合并用药的影响：食物可以通过影响胃排空、胃肠蠕动或血流速率而改变药物的吸收。药物间的相互作用则通过改变药动学性质及竞争血浆蛋白结合反应，使血药浓度，甚至游离型药物浓度的变化“异常”。在依据血药浓度调整剂量时，应当重视这方面的影响。

（四）个体化给药方案的调整

设计或依据血药浓度监测结果调整给药方案，首先必须明确目标血药浓度范围及药动学参数的来源。

1. 目标血药浓度范围　一般以文献报道或临床治疗指南确定的安全有效血药浓度范围为目标浓度范围。特殊患者可根据临床观察药物的有效性和不良反应来确定。

2. 药动学参数的确定　可采用文献或手册报道的群体药动学参数。特殊患者需测定及求算其个体化参数，但应在临床药理学家和临床药师的协助下完成。

个体化给药方案设计还有另外一些方法，在临床药理学和临床药动学等专著中均有详尽阐述，可以参阅。

（五）进行治疗药物监测的原则与监测的药物种类

1. 进行 TDM 的原则　用于临床的药物种类很多，成千上万，并非所有的药物任何情况下都需要进行 TDM。首先，当药物本身具有客观而简便的效应指标时，就不必进行血药浓度监测。血药浓度虽然是药效的间接指标，但良好的临床指标显然优于 TDM，如血压监控相对于抗高血压药，血糖测定相对于降血糖药，监测凝血酶原时间相对于抗凝血药等均不须测定药物浓度。其次，血药浓度不能预测药理作用强度时，TDM 便毫无临床意义。如前所述，TDM 是建立在血药浓度与药理效应之间存在相关性的基础上的，如果没有这一基础，血药浓度就不能成为评价指标。再次，有些药物的有效血药浓度范围宽，可允许的治疗范围亦很大，凭临床医生的经验给药即可达到安全有效的治疗目的，也不需要 TDM。

在血药浓度与药理效应关系已经确立的前提下，下列情况通常需要进行 TDM。

（1）药物有效血药浓度范围狭窄，血药浓度稍高则出现不良反应，稍低则无疗效。代表性药物有地高辛、奎尼丁等。

（2）药物剂量小、毒性大。代表性药物有利多卡因、地高辛等。

（3）药物体内过程个体差异大，具有非线性药动学特性，难于通过剂量控制来计算给药后的血药浓度。代表性药物有苯妥英钠、茶碱、水杨酸等。

（4）某些疾病，如胃肠道疾病影响药物的吸收，肝病影响药物的代谢，肾病影响药物的排泄，在上述病理状况下，应用药物治疗时，有必要监测血药浓度。

（5）合并用药有相互作用而影响疗效或有中毒危险时，要监测血药浓度。

（6）一些药物的不良反应表现与某些疾病本身的症状相似，怀疑患者药物中毒而临床又不能明确辨别时，应当监测血药浓度，代表性药物如地高辛、呋塞米等。

（7）长期用药的患者，依从性差；或者长期使用某些药物后产生耐药性；或诱导和抑制肝药酶的活性而引起药效降低和升高，以及原因不明的药效变化时，可考虑监测血药浓度。

（8）常规剂量下出现严重毒性反应；诊断和处理用药过量中毒；为药物引起的医疗事故提供法律依据时，需要监测血药浓度。

2. 监测药物的种类 经过TDM工作在临床治疗中的大量应用，国内外已筛选出明确需要进行TDM的药物，按其作用类别分为强心苷类药物、抗心律失常药物、抗癫痫药物、三环类抗抑郁药、抗狂躁药、抗哮喘药、氨基糖苷类及其他抗生素、抗肿瘤药、免疫抑制剂及抗风湿药等。相关的TDM手册对这些药物进行监测的采血时间、相关药动学参数、有效血药浓度范围、潜在的中毒浓度、不良反应等，均有详尽的收载，可供TDM实践时参考。

（六）治疗药物监测的发展与展望

随着药代动力学的基础知识及基本理论在临床治疗上的广泛应用、分析技术的发展、计算机的普及和程序软件的研发，TDM必将不断发展。近年来TDM的进展，主要体现在以下几个方面。

1. 分析技术的不断推陈出新 分析技术的不断推陈出新，使TDM的应用范围进一步拓展，分析方法更加灵敏、简便、快速、可靠。目前使用的体内药物分析方法在TDM中获得广泛采用，极大地方便了TDM工作。

（1）高效液相色谱相关分析技术的进展：①固相萃取法在体液样品预处理中得到更广泛的应用。②在线柱切换技术在TDM中的应用，使色谱法将样品预处理与分析定量一体化，大大缩短了分析时间，抗干扰能力亦增强。③高效液相色谱多种药物分析系统的开发：通过多通道切换阀更换流动相，紫外可变波长检测器改变检测波长，使一台高效液相色谱仪可测定几种到几十种药物；同一类药物商品化专用柱和流动相的开发，如某公司销售的产品可同时分析苯二氮䓬类中的地西泮、氟西泮、氟硝西泮、去甲西泮、地莫西泮、去烷氟西泮6种药物，三环类抗抑郁药分析系统可同时分析多塞平、去甲多塞平、丙米嗪、去甲丙米嗪、阿米替林、去甲替林、三甲丙米嗪7种药物。

（2）免疫分析技术的进展：20世纪70年代初RIA的应用促进了TDM的开展；70年代后期EIA成为常规测定方法，克服了RIA的同位素污染问题；80年代后荧光免疫法又提高了免疫学方法的稳定性，尤其是荧光偏振免疫分析技术的应用不断更新，既提高了测定灵敏度，又使TDM真正成为常规化的工作。例如，FDA批准上市的新型免疫抑制剂普乐可复（Tacrolimus，FK506）用于临床不久，国外仪器公司即根据其生理活性更强、用药剂量小但个体差异大、需要监测临床血药浓度的特点，迅速推出在全自动免疫分析仪IMX上应用的全新分析试剂盒，满足了临床个体化用药的需求。

2. 游离型药物浓度的监测成为TDM今后的主要研究方向 研究表明，有些药物的血浆蛋白结合率存在明显个体差异，如奎尼丁的血浆蛋白结合率为50%～90%，不同个体间游离型药物浓度差可达10倍。此外，疾病可改变血浆蛋白结合率，如肝硬化患者奎尼丁的游离型药物浓度几乎增加3倍；肾病时，苯妥英、水杨酸、安妥明等的血浆蛋白结合率则明显下降。因此，游离型药物浓度的监测越来越受到体内药物分析工作者的重视。目前已经可以监测游离型浓度的药物有抗癫痫药物（苯妥英、卡马西平、丙戊酸）和抗心律失常药物（利多卡因、双异丙吡胺）。

3. 药物活性代谢物的监测已引起广泛重视 常见的已经监测的活性代谢物有乙胺碘呋酮及*N*-去乙胺碘呋酮，利多卡因及GX、MEGX，奎尼丁及3-羟基奎尼丁，扑痫酮及苯巴比妥，普鲁卡因胺及NAPA，普萘洛尔及4-羟普萘洛尔。

4. 手性药物浓度监测领域的扩展 众所周知，立体异构体药物的药动学特性和药效学均存在差异，这是由于药物的吸收、分布、生物转化和排泄都存在着立体选择性，导致手性药物的*S*-和*R*-对映体的血药浓度及药理作用强度产生显著性差异，其血药浓度监测已引起临床治疗的关注。此外，世界范围内手性药物的开发比例已占开发新药总数的50%左右。到2005年全球上市化学合成新药中约60%为单一异构体药物，这些都使手性药物血药浓度监测面临新的机遇和挑战。目前，手性药物血药浓度测定的研究，集中体现在对映体的高效液相色谱法研究上，主要应用化学结合手性固定相、在流动相中加入手性复合物或用手性化合物衍生化等方法，分离消旋体中的对映体。例如，手性固定相柱已广泛用于分离阿托品、丙吡胺、布洛芬、酮洛芬、美多洛尔、喷他佐辛、普萘洛尔、托卡因、特布他林等酸性和碱性药物。其次是对映体选择放射性免疫测定法的研究，现已有氚标记的戊巴比妥、华法林和己巴比妥的药盒问世。

5. 群体药动学研究的进展 群体药动学的研究使零散的常规血药浓度监测结果可用于群体参数值的估算，使临床应用更为简便。而计算机的普及和个体化用药程序软件的应用使复杂的公式和计算简单化，更适于临床个体化给药方案的运用。

总之，虽然TDM的适用范围尚有一定的局限性，如国内外公认需要进行血药浓度监测的药物只有几十种，很多药物的有效血药浓度范围尚需研究确定。但TDM作为新的实验室手段在保障临床合理用药、减少药物不良反应、提高患者医疗质量方面的贡献已达成共识。随着临床个体化用药意识的加强和现代医学的不断进展，TDM将得到进一步的普及和发展。

例 16-6 110例心力衰竭患者的地高辛血药浓度监测：地高辛是临床上广泛用于治疗心力衰竭和快速性心房颤动和房扑的药物。由于其治疗指数低，个体差异大，不良反应强，血药浓度易受机体各种因素及合并用药等的影响，因此，有必要对其血药浓度进行监测，以便及时调整给药剂量，做到个体化给药。

监测对象：各种心脏病患者110例（男41例，女69例），年龄在62.2岁±15.7岁，均继发心功能不全（按NYHA分级，心功能Ⅱ～Ⅳ级）。

给药剂量：维持量0.125～0.5mg/d。

心力衰竭缓解：心功能改善至Ⅰ级或以上。

中毒反应判断依据：服药过程中出现其他原因不能解释的恶心、呕吐、厌食等消化道症状，中枢神经系统症状及视觉障碍，心律失常等，后经停药或减量后消失或减轻。

监测方法：荧光偏振免疫法（fluorescence polarization immunoassay）。采用TDX快速血药浓度监测仪（线性范围：0～5.0ng/ml，灵敏度0.2ng/ml），相应的地高辛试剂盒，严格按仪器操作规程测定。所有病例给药周期均达5个半衰期以上，于末次给药后8h采血，分离血清，24h内完成测定。

结果：监测结果如下表16-4，以0.8～2.0ng/ml为地高辛有效血药浓度范围。

表 16-4 地高辛血药浓度监测结果

血药浓度范围	例数（例）	百分率（%）	中毒例数（例）	中毒发生率（%）
＜0.8ng/ml	16	14.5	0	0
0.8～2.0ng/ml	65	59.1	3	4.6
＞2.0ng/ml	29	26.4	19	65.5

例 16-7 高效液相色谱测定血清中苯妥英钠、苯妥英、卡马西平、氯硝西泮的浓度：苯妥英钠（PB）、苯妥英（PT）、卡马西平（CBZ）、氯硝西泮（CNZP）是临床最常用的抗癫痫药物，对其进行临床药物浓度监测有助于保障临床合理用药、减少药物不良反应等好处。

实验用溶液配制：精密称取PB、PT、CBZ、CNZP各适量，分别用甲醇溶解并定容至PB 0.1mg/ml、PT 1.0mg/ml、CBZ 0.5mg/ml、CNZP 3.2μg/ml的标准储备液。精密称取PB、PT储备液各适量，分别用甲醇稀释10倍作内标液，置4℃冰箱保存。精密称取磷酸二氢钾27.22g，加水使溶解成1000ml；取50ml，加0.2mol/L氢氧化钠溶液42.4ml，再加水稀释至200ml，作为磷酸盐缓冲溶液（pH 7.6）。

色谱条件：色谱柱为ODS-Hypersil柱（4.6mm×100mm，5μm）；流动相为甲醇–水–β-环糊精（45∶55∶0.01）混合溶液；流速为0.8ml/min；检测波长为254nm；纸速为5；进样量为20μl。

样品预处理：取待测血清200μl，加入100μg/ml内标液（测定PB、CBZ、CNZP时，以PT为内标，测定PT时，以PB为内标）20μl，加缓冲液400μl，混匀，加入二氯甲烷2ml，漩涡振荡 5min，3500r/min 离心 10min，移取有机相至尖底带盖塑料管中，50℃水浴蒸干，用 100μl 流动相复溶，取 20μl 进样。

监测对象：病例 1，男，17 岁，CBZ 0.15g，每日 3 次，口服，症状控制不佳，仍每周睡时抽搐 1 次，测得 CBZ 血药浓度为 4.27μg/ml。嘱改 0.2g，每日 3 次，症状控制良好。病例 2，16 岁，原先服 PB 45mg，每日 3 次，仍有癫痫发作，后改 60mg，每日 3 次，口服，症状控制较好，测得 PB 血药浓度为 27.31μg/ml。病例 3，女，14 岁，CNZP 2mg，每日 2 次，口服，症状控制不佳，仍 1 月癫痫发作 1～2 次，测得 CNZP 血药浓度 27.63ng/ml；嘱改 CNZP 3mg，癫痫症状完全控制。

本章小结

临床药物分析是一门研究生物机体中药物及其代谢物或内源性物质质与量变化规律的新兴学科。临床药物分析采用的生物样品一般包括血液、尿液、唾液、毛发、粪便、脏器组织等，其中最常用的生物样品是血浆和血清。通过分离、净化、浓集、化学衍生等预处理生物样品能使待测药物或代谢产物游离，满足测定方法对分析样品的要求，改善分析条件或保护仪器性能。建立准确、可靠的生物样品分析方法是进行体内药物分析的基础。

血药浓度是药物体内过程及作用规律的重要参数，体内药物浓度分析技术可准确定量测定血液中的药物总浓度及游离型药物浓度，为 TDM 提供理论基础。体内药物分析在评价临床用药的安全性和有效性、阐述药物体内作用机制等方面具有重要作用。可根据血药浓度选择适当的药物、选择适当的给药途径、指导药物剂量的选择并根据半衰期确定给药次数。TDM 可通过测定血液或其他体液中药物浓度，在临床药动学原理的指导下，使临床给药方案个体化，以提高疗效、避免或减少不良反应。

（俞 捷 王 皎）

思 考 题

1. 去除生物样品中蛋白质的方法有哪几种？各有哪些优缺点？
2. 固相萃取法的操作步骤是什么？所用的固定相有哪几种类型？
3. 生物样品分析方法验证与常规药物分析方法验证有哪些异同？
4. 临床上哪些情况下需要进行 TDM？

第十七章 药品质量监督管理

学习要求

1. 熟悉 药品质量监督的基本概念、性质和原则及药品质量监督管理的机构，化学原料药、药物制剂和中药及其制剂在生产过程中的质量监督。

2. 了解 药品的质量安全形势，药品在流通过程中质量监督的主要内容，药品在临床应用过程中质量监督的主要内容。

仿制药一致性评价——提升药品质量，保障人民健康

我国是仿制药大国，约95%以上化学药品为仿制药。由于历史、技术、观念等原因，过去批准上市的仿制药没有与原研药一致性评价的强制性要求，致使某些仿制药的质量、疗效与原研药存在一定的差距。

创新药重“新”、仿制药求“同”。仿制药一致性评价也是一个国际惯例，是补课，也是纠偏。1966年美国实施药效研究实施方案（drug efficacy study implementation，DESI）项目，将仿制药一致性评价由简单的“化学成分类似”升级为“生物等效”，淘汰约6000种不合格药品。1998年，日本启动“药品品质再评价工程”，至2001年，706品种的1362个制剂完成再评价，生产企业由1300多家减少到100多家。1975年，英国重新审查评价1968年药品法出台前上市的3万多种药品。

仿制药的质量和疗效关乎民生问题，提高仿制药的质量是完善我国医疗保障体系建设的重要基础和保证。2012年2月，国务院印发《国家药品安全“十二五”规划》，首次以文件形式提出开展仿制药质量一致性评价促进全面提高仿制药质量的重要任务。在这之后的十数年间，随着仿制药一致性评价政策的推进，越来越多的药企开展一致性评价，过评药品数量不断增加。最新数据显示，截至2023年3月中旬，国家药品监督管理局药品审评中心累计受理一致性评价申请4703件，包括口服固体制剂2264件、注射剂2439件；累计通过一致性评价申请3121件，包括口服固体制剂1608件、注射剂1517件。截至2024年4月，累计通过和视同通过一致性评价品种已达1167个，进一步满足了公众对高质量仿制药的迫切需求，减轻了公众的用药负担。

药品作为人类战胜疾病、维护健康的特殊商品，其质量直接关系到人民群众的健康与生命安全。因此，能否对药品质量实施有效监管，关系到公众生命健康权益的维护和保障，也影响着社会的稳定和政府的公信力。

第一节 概 述

一、药品的质量安全形势

随着我国社会经济发展的不断深入，人民群众生活水平的不断提升，社会及人民群众对于药品质量安全性的期望日益增强。面对市场经济的活跃、药品高利润的诱惑、城市发展水平的不平衡，药品质量安全迎来了更加严峻的考验。同时医药新兴产业的发展、医药高端技术的创新，也给药品监管带来了新的挑战。

在当今的移动互联网和自媒体快速传播媒介下，如果某个地方出现药品安全问题，将会迅速在国内外引起巨大反响，如“山东非法疫苗案”“长春长生疫苗事件”等药害事件发生以后，对社会公众的影响刺激很大。为有效地评价我国药品整体质量状况，国务院药品监督管理部门和省级药品监督管理部门每年制订药品质量抽查检验计划，开展药品质量抽查检验，并在国家药品监督管理局网站上予以公示，如2024年按照国家抽检计划抽检20 604万批次，不合格118批次，总不合格率为0.57%（表17-1）。检验结果按药品分类，化学药品、中成药、中药材、中药饮片和生物制品均有不同程度的不合格率。按抽验环节分类，生产环节、经营环节、使用环节亦出现不同程度的不合格率（表17-2）。这反映了我国药品质量问题仍时有发生，诸多问题与环节亟须解决与规范，同时，也给了监督部门一个应当不断加强药品质量监管的重要警示。

表17-1　2024年国家各类药品抽检情况

类别	抽检品种	抽检批次	不合格品种	不合格批次	批次不合格率（%）
化学药品	73	11 474	14	46	0.40
中成药	48	6 684	8	9	0.13
中药饮片	10	2 192	/	63	2.87
生物制品	5	254	0	0	0.00
合计	136	20 604	/	118	0.57

注：“/”表示未获得具体数据

表17-2　2024年国家药品各环节抽检情况

类别	环节	抽检批次	不合格批次	批次不合格率（%）
化学药品	生产环节	2 657	6	0.23
	经营环节	8 076	39	0.48
	使用环节	741	1	0.13
中成药	生产环节	1 089	3	0.28
	经营环节	5 548	6	0.11
	使用环节	47	0	0.00
生物制品	生产环节	82	0	0.00
	经营环节	149	0	0.00
	使用环节	23	0	0.00

二、药品质量监督管理的性质、原则和意义

无论我国还是国外都将药品质量的监督管理提到了极高的地位。我国的药品质量监督管理起步较晚，改革开放之前并没有专业性的药品质量监督管理机构，直至1978年，为了更好地对药品安全进行专业监督管理，国务院成立了国家医药管理总局。1984年，中华人民共和国第一部药品监督管理的专门法律《药品管理法》获人大审议通过，从此药品安全监管工作有法可依。1998年的大部制机构改革之后，首次组建国家药品监督管理局，专门负责药品安全监督管理，为国务院直属机构。2003年，我国借鉴美国的药品安全监督管理体制，组建国家食品药品监督管理局，统一负责食品、药品、保健品、化妆品和医疗器械的监督管理。2008年，国家药品监督管理机构成为国家卫生部下属部门，由卫生部负责管辖权。2013年机构改革，国务院经过部门之间职能整合之后成立了国家食品药品监督管理总局，第一次正式上升为正部级的国务院直属机构。进入2018年，国务院组建国家市场监督管理总局，统一负责市场环节的监管职能，撤销原国家食品药品监督管理总局，因为考虑到药品监管的特殊性和专业性，单独组建国家药品监督管理局，由国家市场监督管理总局管理，只在各省设立省药品监督管理局，各省级药品监管局负责药品生产和批发环节的监管，各市县市场监督管理局负责药品经营销售等行为的监管，至此，形成了大市场监管格局下的药品单列监管模式。

（一）药品质量及药品质量监督管理的含义

药品质量指药品能满足规定要求和需要的特征的总和。它具体涵盖安全性（safety）、有效性（effectiveness）、稳定性（stability）、均一性（uniformity）和经济性（economy）五个特性。

1. 安全性 指合格药品，在正常的用法和用量下，不引起与用药目的无关和意外的严重不良反应。俗语道“是药三分毒”，大多数药品均有不同程度的不良反应，当有效性大于不良反应的情况下方可使用。某些物质对人体的某种疾病能起到防治作用，有疗效，但同时对人体有致畸、致癌、致突变等严重损害，甚至致人死亡，就不可作为药品。

2. 有效性 指在规定的适应证、用法和用量的条件下，能满足预防、治疗、诊断人的疾病，有目的地调节人的生理功能的性能。有效性是药品的最基本特征。药品若对人们防病治病没有效果也就不能成为药品。

3. 稳定性 指药品在规定的条件下保持其理化性质和生物学特性不变的能力。规定的条件包括药品的有效期及药品生产、储存、运输和使用的要求。若药品在某种条件下极易变质，则不可作为药品。

4. 均一性 指药物及其制剂按照批准的来源、处方、生产工艺、储藏运输条件等所生产的每一批次的产品，都符合其质量标准的规定，满足用药的安全性和有效性要求。一般而言，人们的用药剂量与药品的单位产品密切关联，特别是有效成分在单位产品中含量很少的药品。若不均匀就可能会因为用量过少而无效，或用量过大而中毒甚至致死。

5. 经济性 指药品生产、流通过程中形成的价格水平。药品价格与药品的价值相联系，过高或过低均会对消费者或生产企业产生影响。

药品质量的监督管理是指国家药品监督管理部门依据法律授予的职权及法定的药品标准、法律、行政法规、制度和政策，对研制、生产、经营、使用的药品质量（包括进出口药品质量），以及影响药品质量的工作质量、保证体系的质量进行的质量监督。国家通过对药品质量及相关的工作质量和保证体系质量的监管，实现促进新药研发、规范药品市场、提升制药企业的竞争力及保证人们合理用药等目标，从经济和道德意义上实现药品安全有效，维护人们的健康的理想追求。

我国药品安全监督管理体系主要由四个部分组成，分别为行政监督、技术监督、用户监督和自我监督。其中行政监督包括注册审批、执业药师制度、药品上市许可持有人制度、GSP 认证和 GLP 认证等；技术监督主要包括检验检测和不良反应监测；用户监督是指针对药品质量，药品使用者所提出的反映和投诉；自我监督是指企业主动监督、分析和评价自身产品。四大监督体系中，行政监督及技术监督已较为完善，并努力朝国际水平发展，而用户监督和自我监督仍处于初始状态，是我国需要进一步加强的重要内容。

（二）药品质量监督管理的性质

药品质量监督管理是宏观范畴的质量管理，是政府为了保证和控制药品质量所进行的监督管理活动，是国家通过制定、颁布药品管理法律、法规和药品标准，强制推行对药品质量和药事机构的质量保证体系进行监督管理。具体来说，我国药品质量监督管理具有预防性、完善性、促进性、情报性及教育性等性质。

1. 预防性 加强药品质量监督管理可以预防有害事件的发生，防患于未然，达到维护人民健康之目的。当前，我国医药产业集中度低，企业多、小、散的格局尚没有彻底改变；流通环节过多、经营费用高，低价药品生产难以为继，市场恶性竞争时有发生；企业自主创新技术和能力严重不足；有的企业责任意识、质量意识和守法经营意识淡漠，忽视质量管理和产品安全，污染环境，破坏生态平衡；有的企业为追求经济利益，违规发布药品广告，严重误导群众。为有效预防和制止各种不健康和不道德现象，杜绝“药害”事件的发生，需要强化药品质量监督管理水平，在多个环节及早杜绝违法违规现象，严格检查，严格执法，充分体现药品质量监督管理的预防性。

2. 完善性 随着国家药品监督管理体制改革的不断深入，国家药品监督管理局负责对药品

（包括中药材、中药饮片、中成药、化学原料药及其制剂、抗生素、生化药品、生物制品、诊断药品、放射性药品、麻醉药品、毒性药品、精神药品、医疗器械、卫生材料、医药包装材料等）的研制、生产、流通、使用进行行政监督和技术监督。注册药品，拟订、修订和颁布国家药品标准；制定处方药和非处方药分类管理制度；建立和完善药品不良反应监测报告制度与药物警戒制度；负责药品再评价、淘汰药品的审核和制定国家基本药物目录。药品质量监督管理的完善性体现在通过监督，对国家基本药物进行遴选，并随着药学的发展和防病治病的需要，对处方药和非处方药的分类不断完善，确保药品质量，保证人民用药安全、有效。此外，通过制定国家药品标准，使各项技术指标不断完善，以达到通过监督不断完善药品质量标准体系的目标。

3. 促进性 药品质量监督管理的促进性主要表现在通过对药品质量的监督促进制药工业和医药商业的健康发展。药品质量好坏是衡量国家制药技术水平高低的重要标志，同时药品质量对药品生产、经营企业而言也是其能否存在和发展的关键。一方面通过对药品生产企业的全部生产过程及产品质量的监督，发现问题并及时指出进行整改，可以促进企业的技术改造、技术革新及提高经营管理水平；另一方面通过临床药物合理使用过程的监督、对药物不良反应监测，还可以促进人们合理用药，减少药源性疾病的发生。所谓药源性疾病，即药物引起人体的不良反应，并由此产生各种症状的疾病。药物的应用是治疗疾病的一种手段，若使用不当，就可以产生与治疗无关的不良反应，导致药源性疾病。药物制剂中含有添加剂、增溶剂、稳定剂、着色剂和赋型剂等，这些物质或多或少也具有化学活性，均可以成为药源性疾病的诱因，使药源性疾病的数量和种类大大增加，严重影响人类健康。药品监督可以建立药物不良反应报告系统，及时淘汰不良反应大的药物，以促进合理用药，保证人们用药安全。实施药品电子监管是近年的新措施。中国药品电子监管网是药品监督管理部门对药品从生产、经营进行全程监管的应用平台，通过药品与监管码的一一对应关系可以进行药品的流向追溯和召回。监管网政府端包含有入网管理、药品信息管理、企业信息管理、药品召回、预警管理、统计报表、特药计划管理、运输信息管理、消息中心、药品流向和追溯、数字证书密码管理等多种功能。通过这些技术手段的监管，促进药品生产企业和经营企业完善管理，保证药品质量。

4. 情报性 是指药品质量监督管理通过对药物不良反应的监测报告为企业生产及民众用药提供信息情报。对一些产品质量不好，存在严重不良反应的药品，国家药品质量监督管理部门及时发布信息，使企业及早了解和掌握信息后不再重复研制、生产以避免造成损失。同时对质量不合格，有严重不良反应的药品，告诫民众注意用药安全，特别严重的，国家发布信息在临床上淘汰。这些举措的根本目的在于确保人们的用药安全，维护民众的健康。

随着国家对药品不良反应监测的重视，信息发布功能越加突出。我国规定，国家药品监督管理局是药品不良反应信息发布的唯一权威机构。由此，客观上决定了药品质量监督管理的信息情报性质。

5. 教育性 药品质量监督管理的基本要求是“监、帮、促”。“监”就是科学公正，依法监督，保证人民用药安全；“帮”就是帮助企业技术进步和技术创新，提高药品的研究、生产、流通、使用和管理水平；“促”就是促进人民健康素质的提高，促进医药事业的健康发展。依据我国药品质量监督管理的特色，教育性体现在三个方面：①通过执法人员严格执法监督，帮助医药生产企业及医药人员提高知法、懂法、守法的自觉性，自觉杜绝违法现象发生；②通过开展药品质量监督及有关知识的宣传教育活动，可以提高和增强服务对象对医药产品知识及使用方面的相关知识的了解和接受，使患者、服务对象掌握合理用药的基本知识，积极维护自身健康；③通过药品质量监督管理，还可以帮助患者、服务对象树立起维护自身合法权益的观念，懂得用法律武器保护自己，发现假药、劣药及时举报，以及早杜绝假药、劣药危害人民的健康。据WHO报告，全球死亡人数中有近1/7的患者是死于不合理用药，而据统计，在国内住院患者中药品不良反应的发生率约为20%，其中1/4是抗生素所致。加强药品质量监督管理对药物不良反应的监测和报告，对提高民众合理用药的认识具有教育作用。

（三）药品质量监督管理的原则

我国药品质量监督管理的原则包括以下四点。

1. 以社会效益为最高原则　药品是人们防病治病的物质基础，保证人体的用药安全、有效，维护人民用药的合法权益是药品质量监督管理工作的宗旨，也是药品生产、经营活动的直接目的。因此，药品质量监督管理也必须以社会效益为最高原则，当企业的经营利益与社会效益、人民利益发生矛盾时，坚持社会效益为第一位。例如，目前的廉价药断档是困扰民众用药的一大难题。要有效解决这个问题，一方面需要医药企业在生产中以社会效益为上；另一方面也需要政府部门制定科学、连续、合理的相关医药政策，需要药品质量监督管理工作的正确导向和必要推动。对于人民急需的药品，要给予政策性的鼓励和优惠；对民众健康有害的假、劣药品要坚决打击，决不手软。

2. 质量第一原则　基于药品是一种特殊的商品，因此必须将药品质量放在至关重要的位置，只有符合质量要求的药品才能保证疗效，否则将会给人民健康带来严重后果。在药品质量监督管理中始终将质量合格放在首位，以确保药品安全、有效。药品质量监督管理始终坚持药品质量第一的原则，对确保人民的生命和健康意义十分重大。

3. 坚持法治化与科学化的高度统一　药品质量监督管理必须依法进行，严格执行药事法规要求，执行 GMP、GSP 及其他药事法规，做到执法必严，违法必究。同时还要推广现代科学技术来促进药品监督管理工作，包括监督过程中先进技术手段的采用，药品质量检验过程中科学方法、先进精密仪器的使用等，以此提高药品质量监督管理的水平。

4. 坚持专业监督管理与群众性监督管理相统一　在我国，为了加强对药品质量监督管理，国家组建了三支队伍：一是国家药品监督管理机构，由专人负责药品监督管理工作；二是药品生产企业和医疗机构设立了药品质检科室，进行药品质检；三是设有群众性药品监督员、检查员开展监督工作。这三支队伍相互协调、相互补充，保证了我国药品监督管理工作的实施。

（四）药品质量监督管理的意义

药品质量的好坏直接影响到消费者的健康与安全，药品质量水平的高低是制药企业生存竞争的基础，同时新药研究开发也是高风险、高利润的高科技活动。所以，加强政府对药品质量监督管理的意义在于以下几点。

1. 保证药品安全有效　药品是防病治病不可缺少的物质，其质量好坏消费者难以辨别，只有加强政府对药品质量的监督管理才能确保临床用药的安全有效。

2. 促进新药研究开发　只有确定科学的新药审评程序和注册标准，规范新药研制活动基本准则，才能保证研究的新药更加安全有效。

3. 提高制药企业竞争力　只有坚持质量第一，才能确保产品质量，提高制药企业的市场竞争力。

4. 保证药品市场供应　只有加强药品流通过程中的监督管理，规范药品市场，反对不正当竞争，打击扰乱药品市场秩序的违法犯罪活动，才能保证供应合格的药品。

5. 保障临床合理用药　政府和药学行业协会不断强化对药品质量和药学实践的监督管理，对防止药害与不合理用药起到积极的作用。

三、药品质量监督管理的机构

我国对药品质量安全的监督以国家相关监督机构为主，依照相应的法律、法规、规章、文件等对药品的质量安全实施监督管理与违法行为的制裁。我国在实施药品质量安全监督方面的主要机构包括国家药品监督管理局、中国食品药品检定研究院、国家药品不良反应监测中心、国家市场监督管理总局、法院、检察院及地方相应的各级监管部门等，相关的监督机构在药品质量安全监督中都发挥着其应有的作用，监管药品的质量安全，查处药品违法案件，为药品质量的监督管理和保证公众用药安全方面提供了关键的支持。

（一）药品质量监督管理的行政机构

1. 国家药品监督管理局 为国务院直属机构，由国家市场监督管理总局管辖，负责对药品（包括中药、化学药、生物制品、放射性与毒麻和精神类药品、医疗器械及医药包装材料等）的研制、生产、流通、使用进行行政监督和技术监督。

2. 省级药品监督管理局 省、自治区、直辖市药品监督管理局隶属各省、自治区和直辖市人民政府领导，是对省级以下药品监督管理系统实行垂直领导，履行法定的药品监督管理职能。下设各省、自治区、直辖市药品检验院或所，负责对辖区内的食品药品质量进行监督检查与管理工作。

3. 市、县级药品监督管理局 根据工作需要设置药品监督管理分局，并加挂食品药品检验机构牌子，是上一级药品监督管理机构的派出机构。下设各市、县级等食品药品检验所，同样负责对辖区内的食品药品质量进行监督检查与管理工作。

（二）药品质量监督管理的技术机构

《药品管理法》第十一条规定："药品监督管理部门设置或者指定的药品专业技术机构，承担依法实施药品监督管理所需的审评、检验、核查、监测与评价等工作。"国家药品监督管理局下设国家级药品检验的技术机构是中国食品药品检定研究院（National Institute for Food and Drug Control），各省、直辖市、自治区药品检验院或所等，均承担辖区内的药品检验工作，隶属于国家药品监督管理局。

1. 国家药典委员会 负责组织编撰《中国药典》及制定、修订国家药品标准，是法定的国家药品标准工作专业管理机构。国家药典委员会的主要职责如下所示。

1）组织编制、修订和编译《中国药典》及配套标准。

2）组织制定修订国家药品标准，参与拟订有关药品标准管理制度和工作机制。

3）组织《中国药典》收载品种的医学和药学遴选工作，负责药品通用名称命名。

4）组织评估《中国药典》和国家药品标准执行情况。

5）开展药品标准发展战略、管理政策和技术法规研究，承担药品标准信息化建设工作。

6）开展药品标准国际（地区）协调和技术交流，参与国际（地区）间药品标准适用性认证合作工作。

7）组织开展《中国药典》和国家药品标准宣传培训与技术咨询，负责《中国药品标准》等刊物编辑出版工作。

8）负责药典委员会各专业委员会的组织协调及服务保障工作。

9）承办国家局交办的其他事项。

2. 中国食品药品检定研究院 是国家药品监督管理局的直属单位，是国家检验药品生物制品质量的法定机构和最高技术仲裁机构。其主要职责如下所示。

1）承担食品、药品、医疗器械、化妆品及有关药用辅料、包装材料与容器（以下统称为食品药品）的检验检测工作；组织开展药品、医疗器械、化妆品抽验和质量分析工作；负责相关复验、技术仲裁；组织开展进口药品注册检验及上市后有关数据收集分析等工作。

2）承担药品、医疗器械、化妆品的质量标准、技术规范、技术要求、检验检测方法的制修订及技术复核工作；组织开展检验检测新技术、新方法、新标准研究；承担相关产品严重不良反应、严重不良事件原因的实验研究工作。

3）负责医疗器械标准管理相关工作。

4）承担生物制品批签发相关工作。

5）承担化妆品安全技术评价工作。

6）组织开展有关国家标准物质的规划、计划、研究、制备、标定、分发和管理工作。

7）负责生产用菌毒种、细胞株的检定工作，承担医用标准菌毒种、细胞株的收集、鉴定、保存、分发和管理工作。

8）承担实验动物饲育、保种、供应和实验动物及相关产品的质量检测工作。

9）承担食品药品检验检测机构实验室间比对及能力验证、考核与评价等技术工作。

10）负责研究生教育培养工作，组织开展对食品药品相关单位质量检验检测工作的培训和技术指导。

11）开展食品药品检验检测国际（地区）交流与合作。

12）完成国家局交办的其他事项。

第二节　生产过程中的质量监督管理

药品的产品质量与药品研发、生产过程密切相关。基于现今国际上普遍认可的药品质量控制理念——质量源于设计，我们知道影响质量好坏的真正原因，主要在于设计和制造。其中设计质量是先天性的，它决定质量的等级或水平；而制造则是实现设计质量，是一种符合性质量。

很多质量问题在最终的产品检验中很难检验出来，因为最终产品检验是按已制订的质量标准进行检验，只是检验已知的项目，一些过程中带入的异物或有害物质很难在最终产品中检验出来。最终产品的检验一般采用抽检的方式，也不可能对每件产品都一一检验。而且检验一般都是破坏性的，一经检验，该样品即报废，因此抽检存在很大的局限性。如果单从最终产品的检验来判断产品的质量，是很难保证产品质量的。药物和剂型的品种、操作规模、复杂程度及所采用的工艺与设备，各个厂家是不相同的。药品的制备经常包括一系列上下承接的操作工序，而每一操作工序都可能对成品的质量产生一些影响。从接收原材料开始，经过制备和包装的各个不同阶段直至最后验收产品，在任何时间内，都可能发生严重的错误。处方中所用的原料数越多，工艺越复杂，操作规模越大，则错误的危险性就越大。为了把危害减少到最低限度和消灭这些危害，需要有物料控制、GMP、包装控制、自动化和统计抽样方案。这就需要对药品的质量进行有效的过程控制和监督。

一、药品生产

药品生产（drug production）是将原料加工制成能供医疗使用药品的全过程，包括由原料加工成原料药，再由原料药加工制备成药物制剂的生产过程。一般前者称为原料药生产（drug raw material production），后者称为药物制剂生产（drug preparation production）。随着药品生产技术的不断发展，中药及其制剂的生产、生化药物及基因工程药物的生产也逐渐成熟起来。由于药品是高科技产品，同时又是一种特殊的商品，所以，药品生产需要在相关的法律法规、环境条件和科技水平等基本保障的前提下，经过规范的药品生产过程，完善的过程控制体系，有效的产品检验体系，才能获得合格的药品。

（一）药品生产过程

药品生产过程（drug production process）一般包括生产准备过程、基本生产过程、辅助生产过程和生产服务过程。在每个过程内部和各过程之间，均有严格的技术规范要求和质量指标要求，并实行系统的过程管理。

药品的基本生产过程（basic production process for drug）是指对药品的原料直接进行加工，将原材料转变成为原料药，或将原料药转变成为药品的过程。一般前者称为原料药生产过程，如以有机化合物为原料，经过全合成或半合成法生产化学原料药的过程；后者称为药物制剂生产过程，如以化学原料药为原料，经过各工序加工、包装成为一定剂型产品的过程。药品的基本生产过程还包括中药及其制剂的生产、生化药物原料及其制剂、基因工程药物的生产等。

（二）药品生产过程质量控制

在药品生产中，需要研究和应用分析技术，解决过程控制的检测问题。目前，药品生产过程控制已从过去的间歇、离线控制，逐步发展到生产设备运行的动态监测和设备间的协调控制，特别加强生产过程优化控制、生产状态监控、产品质量在线监控等，从而极大地提高了生产过程的自动化水平、生产效率和产品质量。

提高药品质量关键需要从药品的生产质量来考核，而药品生产质量是依靠“生产过程”来保证的。事实上药品生产的每个环节都将影响药品的质量更何况不同种类的药品又有不同的“生产过程”。所以，结合药品生产的特殊性、多样性和复杂性，如何有效地应用分析技术控制“生产过程”，就成为保证药品生产质量的重要方面。

药品生产从原材料到中间体再到产品的全过程中，可以分别同时应用离线质量检验、在线过程检测、全线自动监控等分析方法和技术手段，全面、有效地控制生产过程，达到药品生产质量，保证药品临床使用的安全性和有效性。但是，由于技术水平、管理水平和发展水平的差异，难以实现药品生产的有效“过程”控制，使药品质量有时未能达到药品质量标准。另外，随着社会的发展，在保证药品生产质量的同时，还需要更多地关注环境与生态的“质量”，从而增加了药品生产过程控制的难度。

（三）药品产品检验

药品生产过程中所涉及的起始原料、中间体、终端产品，均需按照其质量标准要求进行检验，只有检验合格后，才能进入正常药品生产程序。同时，对生产过程中产生的废气、废水、废渣也需进行检验，只有达到排放要求才能排放。

二、药品生产质量管理规范

GMP 是现今世界各国普遍采用的药品生产管理方式，适用于药品制剂生产的全过程和原料药生产中影响成品质量的关键工序，GMP 是对药品生产企业生产与质量管理中人员与组织、硬件、软件与工作过程（现场）的合理性、适用性和生产操作的精确性、规范性提出强制性标准。

GMP 作为质量管理体系的一部分，是药品生产管理和质量控制的基本要求，旨在最大限度地降低药品生产过程中污染、交叉污染及混淆、差错等风险，确保持续稳定地生产出符合预定用途和注册要求的药品。我国现行的 GMP（2010 年修订）于 2011 年 3 月 1 日起施行。

GMP 的指导思想：任何药品的质量形成是生产出来的，而不是检验出来的。所以，在实施 GMP 中，重点是加强药品生产质量控制，即在质量保证前提下，对“生产过程”进行全面质量控制，对影响药品质量的因素加强管理。同时，GMP 的各项条款具有目标管理特征，即各条款明确了药品生产要求的目标，而达到目标的解决办法需要制药企业结合生产实际具体制订；GMP 各条款具有时效性，即 GMP 条款要依据国家和地区现有的一般水平而制订，对目前可行的、有实际意义的方面做出规定。

从管理专业的角度，GMP 应分为质量控制（quality control，QC）和质量保证（quality assurance，QA）两部分。我国新版 GMP 第十一条规定：“质量控制包括相应的组织机构、文件系统以及取样、检验等，确保物料或产品在放行前完成必要的检验，确认其质量符合要求。”第八条规定：“质量保证是质量管理体系的一部分。企业必须建立质量保证系统，同时建立完整的文件体系，以保证系统有效运行。”

（一）质量控制

QC 就是为达到质量标准所采取的作业技术和活动。QC 贯穿于产品形成的三个阶段：质量设计监测、生产过程监测与生产产品监测（检验）。其基本内容包括根据药品及相关的技术质量标准，应用控制与分析方法和技术，在药品生产过程中对原材料、中间体、产品的质量进行检验，对生产过程进行质量控制，并随之产生的一系列工作质量管理规范。

1. 技术质量标准 建立健全一套科学、有效和全面的技术标准，是保证药品质量的必要条件。药品标准是国家对药品质量、规格和检验方法所作的技术规定，是药品生产、供应、使用、检验和药品行政管理部门共同遵循的法定依据。我国现行的药品标准为国家药品标准，与药品生产相关的其他技术标准还包括原料、辅料标准、水的标准等。一般已批准的技术质量标准可以在《中国药典》或有关资料中查询。

（1）国家药品标准：国务院药品监督管理部门颁布的《中国药典》和药品标准为国家药品标准。原料药是直接加工制备成药品的活性药物成分，已属于药品范畴。大部分原料药已收入《中国药典》，是《中国药典》的重要组成部分。未收入《中国药典》的原料药，可参考其他药典标准如 USP、EP、BP 和 JP 等。制订符合药用要求的标准，须经国务院药品监督管理部门批准。另外，中药制剂中使用的药材，大部分已收入《中国药典》，未收入《中国药典》的药材，应符合国务院药品监督管理部门或省、自治区、直辖市的有关规定。

（2）原料、辅料标准：药品生产中使用的原料主要是指生产原料药的初级化学产品和溶媒。《中国药典》只收入部分原料，未收入《中国药典》的大部分原料，其标准可根据化工原料标准制定，如参考《中国无机化工产品质量标准全书》等，对合成原料药使用的试剂级原料，其标准可参考《化学试剂标准大全》或其他化学试剂标准制定。

药品生产中大部分常用辅料已收入《中国药典》，如《中国药典》2025 年版第四部共收录常用的药用辅料 387 种。未收入《中国药典》的辅料，可参考其他药典标准和《药用辅料手册》。对暂无药用标准的辅料，可参考常用食品标准等，制定符合药用要求的标准，并须经国务院药品监督管理部门批准。

（3）水的标准：药品生产中使用水标准，应严格按照现行《中国药典》执行。药品生产用的水源，其技术标准应符合中华人民共和国国家标准《生活饮用水卫生标准》（GB 5749—2022）。药品生产中使用的纯化水、注射用水和灭菌注射用水等，均应遵照《中国药典》的有关规定执行。

通常情况下，《中国药典》标准与其他原料、辅料标准、水的标准等只是在药品生产中必须满足的最低标准，药品生产企业还应根据实际条件和生产要求，制订出更为严格、合理的内控标准，以保证药品生产质量。

2. 药品生产过程质量控制与分析技术 药品生产质量控制的主要方法是在药品生产的全过程中，运用现代化学分析和仪器分析技术对原料药、中间体、产品的质量进行检测，使最终生产的药品符合国家药品标准要求。而更重要的是对从原材料到中间体（原料药），从中间体到产品（制剂）的生产过程进行有效监督、分析和控制，并实现生产过程的程序化和自动化。

所以，保证药品质量的关键是利用现代分析技术，实现生产过程的有效控制。但是，由于受分析科学和检测技术的水平与普及程度，以及计算机科学和自动控制技术水平等因素影响，目前分析技术还难以达到对药品“生产过程”进行“全面”控制的程度，基本处于一种“热力学”的状态控制阶段。要实现“动力学”的过程控制，主要涉及工业过程控制的理论和方法，应属于工业生产过程范畴，而工业药物分析的重点内容之一，就是为制药工业过程控制提供有效分析技术。以下只简要介绍几种生产过程控制中常用的分析技术。

（1）动态检测技术：制药工业生产过程中，需要对生产状态进行监控，对产品质量进行在线监控。随着计算机技术的发展，可以对药品生产过程进行自动控制。这样的工业过程控制必然涉及分析技术的应用，主要是适合于进行在线、动态和连续的检测技术，如 FIA、近红外分光光度测定技术等。

（2）样品检测技术：常用的样品检测方法和技术包括化学分析与仪器分析两大类，如重量分析、滴定分析、光谱分析、色谱分析、电化学分析和热量分析等，均在药品生产质量控制中广泛应用，并随时代的发展与进步而逐步提高。化学分析是利用化学反应的结果，对供试样品中被测组分进行定性鉴别或定量测定的方法。目前经典的常量分析用得较多，如沉淀滴定法、酸碱滴定法、络合滴定法和氧化还原滴定法等。在药品生产中，化学分析主要用于原材料、原料药和制剂的含量测定。化学分析方法准确度和精密度较高，但一般所需样品量较大，耗费时间较长，手工操作和自动化程度较低。同时，一般为离线的取样分析，难以应用于生产过程分析。

仪器分析是利用被测物质的某种理化性质，通过应用仪器的手段，对供试样品中被测组分进行定性鉴别或定量测定的方法。目前已是常量分析、微量分析和痕量分析常用的有效的方法，也是生产过程分析与控制的有效方法。仪器分析方法的发展趋势是将分离与分析技术相结合，如各种色谱与光谱联用分析仪、色谱与质谱联用分析仪、色谱与核磁共振联用分析仪等。同时有些仪器分析技术能够应用于在线与动态分析、连续与自动分析之中。所以，仪器分析一般具有准确、灵敏、快速、自动化程度高等特点。

在药品生产的质量控制中，为了确保分析结果的准确度和精密度，所使用的分析仪器应按国家计量检定规程，进行定期校正。

（二）质量保证

QA 释义源于 ISO 标准，即为使产品或服务符合规定的质量要求，并提供足够的置信度所必须进行的一切有计划的、系统的活动，简言之，QA 就是一个包括制造企业各个部门的、保证生产高质量产品的系统。对于药品生产企业而言，QA 可以认为是在药品的生产过程中保证药品按生产工艺的正确执行，即物料来源合法、生产过程规范、质量控制严格，从而保证放行到市场上的产品是符合预定用途和注册要求的。

从理论上来看，质量保证分为内部质量保证和外部质量保证。内部质量保证是质量管理部门要提供充分的证据，使本企业负责人确信，产品质量符合标准。而外部质量保证是指生产企业质量管理部门向药监部门等提供充分的证据，产品质量符合标准。

QA、GMP 和 QC 三者关系密切，如图 17-1 所示。QC 是 QA 完成必要测量工作的助手。就质量管理的本质而言，QA 涵盖了 QC，QC 的职责是为 QA 提供技术支持，没有 QC，QA 就成了无本之木；反之，QA 是 QC 做好工作的标杆，没有 QA 的指导，QC 的工作就失去了准星。GMP 是 QA 必须贯彻的标准之一，对于药品生产企业而言，GMP 是 QA 必须贯彻的主要标准，当然，QA 必须用 GMP 的标准贯彻到 QC 活动的方方面面，QC 也可以成为贯彻 GMP 的必要工具。因此，从本质上看，QA、GMP、QC 实际上也都是以预防为主要手段的产品质量管理方式，三者“你中有我，我中有你”，互为因果，密不可分。

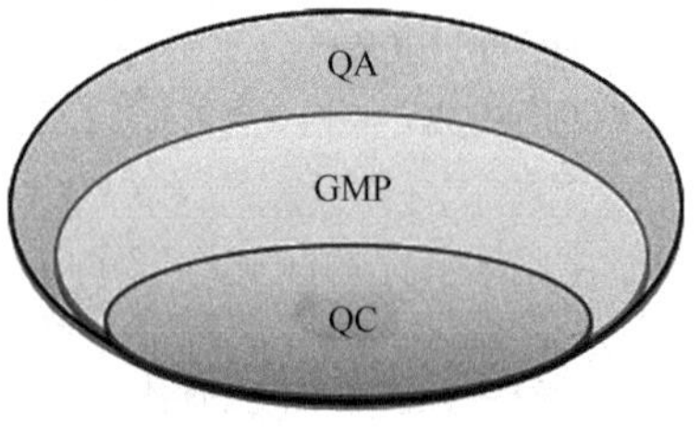

图 17-1　QA、GMP 和 QC 三者的关系

三、化学原料药生产过程中的质量控制

药物制剂是药品的临床应用形式，而原料药是各类药物制剂的活性药物成分，原料药质量好坏，直接影响药品的质量，因此，保证原料药的质量是保证药品质量最重要的前提条件。国家药品监督管理局所发布的《药品注册管理办法》中，对原料药有着明确的规定，要求将药品制剂质量当作核心，将原辅包（原料药、辅料、药包材）当作质量的基础，建立原辅包和制剂共同的审评审批制度。

同时，原料药生产实际上是化工生产，或者是精细化工产品的生产，它和制剂生产有很大的区别。制剂生产涉及物理过程，主要活性成分的质量控制比较简单，因为化合物分子在一定的条件下是稳定的，而且在规定的存储条件下可以保持长时间的质量稳定。而原料药生产中，过程控制十分重要，因为过程控制的目的是使经过培训的操作人员按照验证过的工艺作业，可以得到合格产品和达到规定的收率。分析中间体质量时，杂质和相关物质都很重要，它们涉及合成物质的质量，甚至在临床上有很大的影响。目前，在我国相关企业对原料药开展商业化、规模化的生产与销售前，不再要求获取药品的 GMP 证书，但还要通过 GMP 符合性检查，保证企业在药品的生产中具备良好的软硬件能力。

药品在临床应用前无法做到百分之百接受检查。因此，必须充分强调原料药整个生产过程（重点是精制、干燥、包装工序）的质量控制，如生产环境、设备、工艺和原辅料等。使生产的原料药符合质量标准的概率达到最大程度，也就是尽最大努力生产出优质产品。

（一）原料药的分析

化学原料药是以一定的原料为出发点，按照设定的路线合成出具有药物功能的目标化合物。在各种化学原料药的生产中，相同的化学原料药可以通过不同的合成路线、不同的工艺获得，所以就会采用不同的原材料，而且，某一路线中的起始原料在另一路线中也可能就是中间产物。因此，作为合成原料药物的原材料，其种类纷繁复杂，很难归类。鉴于此种情况，本章中将原料药定义为那些专门用来生产药品的关键原料，即药物中间体，如6-氨基青霉烷酸（6-APA）、7-氨基头孢菌烷酸（7-ACA），各种头孢菌素侧链化合物是用来生产头孢菌素的关键中间体。

通常情况下，原料药都是已知的化合物，都具有明确的化学组成和含量表示，因此，可根据其结构和性质的不同，选择合适的分析方法。无论是定性分析还是定量分析，化学分析法和仪器分析法都可采用。一般只需进行熔点测定或薄层展开即可判断其纯度。对于具有手性的化合物，还需依靠旋光度来判断其纯度。就含量测定的方法而言，滴定分析法是常用、经典的分析方法；随着分析仪器的迅速普及和方法的不断成熟，紫外分光光度法、薄层色谱法、气相色谱法和高效液相色谱法也已成为目前常用的分析方法。

在所有的合成过程中，无一避免地要使用有机溶剂，而且很多有机溶剂是有毒、有害的，并且在后续的合成、精制过程中很难除去，因此必须对这些溶剂进行检查并控制限量。对于有机溶剂的分析，气相色谱法具有独特的优越性，样品无须任何预处理，分析快速易行，因而被广泛地应用于原料药中残留溶剂的分析。但是，气相色谱法常要求组分易于气化，对于沸点较高且热不稳定的样品，应用时会受到限制。

相比而言，高效液相色谱法允许样品在室温条件下进行分析，所以在原材料的分析方面具有更为广泛的应用。特别值得一提的是，对于对映体纯度的测定，高效液相色谱法已经开发出许多有效的分离分析方法。

近年来，新技术和新方法的发展极为迅速，色谱–质谱联用，包括气相色谱–质谱、液相色谱–质谱，由于其集高分离能力、高灵敏度和定性专属特异性于一体，能使样品的分离、鉴定和定量一次完成，正日益受到分析工作者的广泛关注，成为目前最为活跃、应用最为成功的热门技术，对于药物分析发展起到了促进作用。

（二）原料药的生产过程质量检测

由于中间体是在原料药合成过程中产生的，一般情况下中间体会或多或少地被带入到产物中去，而且中间体常会具有和产物相同或类似的基团或特征。例如，阿司匹林的合成过程中，可能带入未反应的酚类，同时生成副产物苯酚、乙酸苯酯、水杨酸苯酯和乙酰水杨酸苯酯等。

1. 分离与鉴别　与原材料分析类似，中间体的鉴别是以其理化性质为依据的，比较常用的是熔点数据。如果具有手性中心，则需进行旋光度测定。红外光谱数据常是定性鉴别的有力证据。但当中间体中混有较多杂质时，分离和鉴别能同时进行的当属色谱法，可以采用薄层色谱法和高效液相色谱法。薄层色谱法是根据斑点的位置和数目来进行判别，方法操作方便、无须特殊装置，成本低廉，但灵敏度和定量精度较差。气相色谱法、高效液相色谱法由于其分离效率高、准确、快速，是反应中间体控制和产品质量控制的有效手段。

2. 含量测定　对于中间体的含量测定，经典的方法通常是采用滴定分析。根据其所含基团的不同，可选择不同的滴定剂，通过滴定剂和被测物之间的计量关系求出中间体的含量。但当中间体含量比较低时，需采用灵敏度较高的仪器分析的方法，其中色谱法更是广泛地应用在各类中间体的含量测定中。

四、药物制剂生产过程中的质量控制

药物制剂的发展已有几千年的历史。我国自有文字之后，就有汤、酒、膏、丹、丸和散的记载。欧洲的盖仑制剂（Galenic formulation）也有很长的历史。18 世纪西方的工业革命，促进了医药学的发展，以 1847 年德国药师莫尔（Mohr）总结药剂成果，出版第一本药剂学著作《药剂工艺学》为标志，片剂、胶囊剂、注射剂、橡胶硬膏等近代制剂开始发展。20 世纪中叶后，药剂学的发展进入了在现代理论指导下应用现代技术开展剂型研究、制造工艺研究和应用研究的阶段。其标志就是工业药剂学、物理药剂学、生物药剂学、药动学、药用高分子材料学等分支学科的发展。它们对于现代药剂学的发展具有重要的意义，特别是正在快速发展的药物递送系统（drug delivery system，DDS）。每一个剂型的出现都包含着科技的进步、生产设备的改进创新及新型材料的应用。即使是那些古老的剂型，也因为现代科技的应用，无论是内在质量还是外观等方面都有大大改观。

药物制剂由于是主药加附加剂制备而成，因此，在测定时必然要考虑附加剂对主药的影响。往往需对样品进行一些预处理，如滤过、萃取、色谱分离等，以消除附加剂对主药的干扰。此外，制剂中药物含量的差异也是很大的，对于药物含量低的制剂，应选择更灵敏的方法来测定。总之，在进行药物制剂生产的质量控制时，应根据药物的剂型、附加剂的种类、药物的理化性质及含量的多少等因素，选择适当的方法。

与原料药一样，药物制剂也要进行鉴别、检查和含量测定。药物制剂的鉴别以原料药的鉴别方法为基础，并需考虑辅料的干扰，从而选择合适的方法。由于制剂是用符合要求的原料药和辅料制备而成的，因此制剂的杂质检查一般不需完全重复原料药的检查项目。制剂的杂质检查，主要是检查在制剂的制备和储藏过程中可能产生的杂质。制剂的检查项下，除杂质的检查外，还有制剂方面的检查，如“含量均匀度”“溶出度”测定等。由于药物制剂的组成比较复杂，在选择含量测定方法时，应根据药物的性质、含量的多少及辅料对测定是否有干扰来确定。对药物含量较低的制剂，应选择灵敏度高的方法来测定；当辅料对测定有干扰时，则应选择专属性较强的方法。

（一）药物制剂生产物料的准备

需要准备的物料包括药物、辅料、包装材料及印刷品等。为了正确地验收、测试和储藏有效成分、辅料、包装材料和成品，必须建立适当的制度。对所有存货的存放和隔离必须建立适当的程序，并有次序地和正确地从一处转移到另一处。还必须制定周转存货的措施，以及把不符合规格的存货妥善地分开。在制备和加工药品过程中所用的物料，不管是否在成品中出现，均需要经鉴定、储藏、检查、试验、盘存、搬运和其他控制。关于物料来源、验收、试验和处置情况，关于其符合鉴定、纯度、质量、强度和效价等标准的情况，以及应用时有无被污染，都应保持适当的记录。物料在长期储存后为了保证质量，必须对储存原料（活性与非活性物质）确定复查的日期。

1. 药物 原料药在用作药物制剂的生产前须经检验，并应符合质量、纯度、鉴别及含量测定各项要求。没有绝对纯的物质，任何物质都可能含有微量的合成时的副产品或降解产物。现在，药物纯度的概念甚至扩展至药物光学异构体或其结晶形态。为了确定原料药物是否符合药典的要求，其中的杂质是否符合限度，还可以应用物理学、化学或生物学的方法对原料药物进行检测。

2. 辅料 指生产药品和调配处方时使用的赋形剂与附加剂，是除活性成分或前体以外，在安全性方面已进行合理的评估，一般包含在药物制剂中的物质。在作为非活性物质时，药用辅料除了赋性、充当载体、提高稳定性外，还具有增溶、助溶、调节释放等重要功能，是可能影响到制剂的质量、安全性和有效性的重要成分。因此，应关注药用辅料本身的安全性，以及药物辅料相互作用及其安全性。

药品生产企业选择辅料供应商，应重视供应者的质量信用，购买合规产品，并于清洁、密封容器储藏。此外，还应尽可能了解该辅料的制备和生产过程，这有助于完善其辅料检验质量标准和使用注意事项。

辅料在进入生产车间前要在实验室进行必需的检查。质量检查员需核实标签是否与货物型号一致，容器上是否有正确的批号，辅料是否储藏于合适的容器并在运输中没有明显的损坏。辅料的外观检查项目包括与说明书中所列的规格的比较，各容器之间产品的均一性及有无明显的污染情况，特别是在抽样及其他常规试验中很有可能漏掉的明显的杂质污染。不但要检查辅料的表面部分，而且要检查其内部和底部。在外观检查后，按照书面规定的抽样方法，随机抽取样品进行其他项目的检查。

3. 包装和印制材料　包装材料包括容器、容器配件（如瓶塞）及标签、纸盒等。按法定定义，标签是与产品配套的经书写、印刷或图解说明的材料。因此，标签、纸盒、说明书和包装箱均作为印制供应品考虑，要检查图表有无错误，是否符合货物类型和级别，印刷质量和尺寸大小等。FDA 登记的召回产品中，50% 以上是由不适当的标签造成的。

药品生产企业应派专业人员定期考察包装和印刷材料生产厂商设备、质量控制情况，并要求其提供特定包装材料的试验结果（壁厚度、抗碰撞强度、光透射度）。

（二）药物制剂的生产质量控制

一般来说，一种药物可以制备多种剂型。常用剂型有几十种，分类方法也有多种，可以按给药途径分类、按分散系统分类、按制法分类和按形态分类等。《中国药典》通则中已收载的药物制剂有片剂、注射剂、酊剂、栓剂、胶囊剂、软膏剂、眼膏剂、丸剂、滴眼剂、糖浆剂、气雾剂（喷雾剂）、膜剂、颗粒剂、口服溶液剂（混悬剂和乳剂）、散剂、滴耳剂、滴鼻剂、洗剂、搽剂、凝胶剂和透皮贴剂等，其中片剂和注射剂是应用最广泛的两种制剂。

药物制剂的生产质量控制包括附加剂对测定的干扰与排除等内容，相关内容详见第十二章药物制剂分析。

五、中药及其制剂生产过程中的质量控制

随着医药科学技术的不断发展和中国加入 WTO，中药现代化、国际化的热潮一浪高过一浪，中药新药研究与开发也进入一个新的历史时期。传统中药质量控制方法的落后已经成为阻碍中药走出国门、与世界接轨的严重阻碍，实现中药质量控制的突破已经成为中药生存与发展的迫切需要。

（一）中药及其制剂质量控制存在的问题

中药质量控制是个系统工程，包括对药材植物的种植、采收、储藏和制剂生产工艺的规范化。对于新药开发工作，还涉及临床试验与实验室工作规范。目前，我国的中药及其制剂生产中存在的质量问题包括中药原材料的质量参差不齐、中药材炮制工艺的落后、中药质量控制方法有待提高等。

1. 中药材质量低下　由于生态环境的日益恶化和过度开发，许多野生中药材资源不能满足人们日益增长的需求，甚至濒临灭绝，如野生人参、天麻、三七、冬虫夏草等。人工种植的中药材因药农缺乏药学知识，随意使用化肥，不进行适时采收及适宜的产地加工，而出现种质混杂、品种退化及重金属、农药残留量超标等质量问题。此外，不适当引种也使许多药材不具备道地性，如牛膝和野牛膝等。作为中药饮片和中成药原料的中药材质量明显下滑。

2. 中药饮片研究滞后　中药饮片是中药材的炮制加工品，其质量优劣直接影响到患者用药的安全与疗效。现行中药炮制方法基本上还是以传统的经验控制为主，靠眼看、口尝、鼻闻和手摸，以鉴别其性状、色泽、质地和气味等。人的经验不同，所得结论很难一致。我国中药饮片产业整体水平低下，绝大多数的中药饮片生产企业为作坊式的加工点，其生产条件简陋、规模小、效益差，生产工艺、设备落后，技术开发和创新能力弱，管理不规范，现代经营管理经验及专业技术

人才缺乏，生产过程中药材的有效成分易流失，饮片质量难以保证，目前亟待完善有明确定性定量的药材炮制标准。

3. 中药质量控制方法有待提高 近几十年来，中药在化学成分、作用机制、物质基础研究方面取得了许多成果和重要进展。但是，整体来讲，中药的作用机制和物质基础研究还比较薄弱。现行的中药质量控制还局限于研究制剂中某一成分或某些成分存在与否、含量高低，所制定的质量标准只能作为生产和质量控制部门检验产品一致性与真伪优劣的依据，无法对中药的有效性进行评价，从根本上说是违背了中医药学的整体观念和思维体系，同时也无法表征中药制剂的物质基础和化学成分群的整体性和复杂性。因此，一个理想的中药质量标准应该能够说明质量与疗效，即疗效与化学成分的关系。在中药控制体系研究中，应从中医药整体观出发，以中医药研究成果为基础，采用整体表征与局部表征相结合、宏观整体控制与多成分量化相结合、化学物质基础指标与有效性生物信息相结合，尽快建立符合中药特点的质量控制体系和标准。

中药质量标志物研究——传承精华，守正创新

为促进中医药产业健康发展，完善质量标准体系，健全以《中国药典》为核心的国家药品标准体系，提升中药及产品质量标准，在研究现有质量评价与控制方法及存在问题的基础上，2016 年中国工程院刘昌孝院士及其研究团队在实践基础上，以“传承精华，守正创新”的科学精神，首次提出中药质量标志物（quality marker，Q-Marker）的新概念、新理论。

中药 Q-Marker 是存在于中药材和中药产品（如中药饮片、中药煎剂、中药提取物、中成药制剂）中固有的或加工制备过程中形成的、与中药的功能属性密切相关的化学物质，作为反映中药安全性和有效性的标志性物质进行质量控制。中药 Q-Marker 重点开展五要素的研究，即指纹成分–工艺过程可重现性、生物学–有效性、安全性、中药功效–作用机制关联性、质量物质可测性和质量标准稳定性研究。

多年实践证明，以中药 Q-Marker 为抓手，形成质量和风险控制的“药材–饮片–成药”全过程质量追溯系统，形成具有国家和国际影响的中药新制剂，建立全新的质量管理体系具有实践应用价值。此外，Q-Marker 理论应用于中药研究在国内外学术期刊已发表中英文学术论文千余篇，其必定会在中药现代化和国际学术交流中产生积极影响。

（二）中药及其制剂在生产中的质量控制方法

1. 多环节全程控制 中药生产涉及多个环节，中药材资源–中药饮片（包括炮制）-中药方剂组成–中药制剂–中成药。其中任何一个环节控制不好，都会最终影响产品的质量和临床疗效的有效性与安全性。因此，中药的质量也必然涉及一系列的环节（土壤、种质、炮制、储存、制剂过程等），所以，中药的质量控制要布局到中药的各个环节中。

（1）明确品种：中药品种的正确使用是中药质量控制不容忽视的首要环节。中药的质量控制研究先要认定品种，在此基础上才能开展有效的工作，否则将事倍功半。对于某一物种而言，种质资源包括栽培品种、野生种、近缘野生种在内的所有可利用的遗传材料。种质资源是药材生产的源头，种质的优劣对药材的产量和质量有决定性的影响。种质资源在药材优良品种形成过程中起着关键性的作用，是培育优良物种的基础。尤其是野生近缘植物和古老的地方种是长期自然选择与人工选择的产物，具有独特的优良性状和抵御自然灾害的特性，是品质改良的源泉。因此，生产用的药材基源必须进行鉴定，明确到种、变种、生态型、居群或栽培品种（严格意义上的农业品种）。实践证实，经鉴定确认的正品中药是栽培、采收、加工和生产优质药材的保证，是中药定性与定量标准建立的前提，是中药作用物质基础研究的保证，是中药炮制品和中成药的质量保证。

（2）规范种植：没有质量稳定的中药材，难以生产出质量稳定的中成药。中药活性成分大部分为生物体内次级代谢产物，少数为初级代谢产物。生物体由于受产地、气候、生态环境、栽培或养殖技术等因素影响，相同种类的生物体，其体内的代谢产物往往有一定的区别，有些有明显的差异。对药材生产应从种质、环境、栽培方式、施肥、田间管理、采收加工、储存运输等各方面进行规范和控制，从而生产出质量均一、高效、可控的优质药材。具体衡量指标就是植物的生物学特性、药材性状、解剖特征和化学成分等方面的主要指标稳定可控。因此，在进行药材的品质形成研究时，对能引起中药材品质变化的各种因素都必须进行考察，以确定各因素对药材品质的影响程度，从中优化出最佳的药材种质、种植地区、土壤条件、栽培工艺、肥水管理、采收时间、加工方法和繁殖方式等。

（3）科学炮制：中药材炮制的主要目的是增效减毒。所使用的一系列方法是从长期临床实践积累总结而来，是中医药宝库的重要组成部分，有其深刻的理论基础。但是与化学药物相比，尚缺乏科学系统的实验数据支持，尤其是中药材因来源、产地和采收期等不同，有效成分或有毒成分含量变化较大，一成不变的炮制加工方法不能保证临床有效与安全。应用科学方法提供的客观数据研究炮制前后的中药药性成分和药理作用，阐明中药炮制的基本原理，才能更好地掌握药性和提高临床用药的准确性。

（4）在线检测：对药品的质量控制必然要以对生产工艺过程的控制为本。对中成药生产实行在线检测实际上是对整个中成药生产过程进行监控，过程的监控做得越好，在线制造的产品质量越有保证，这是主动的质量控制方法，可以从根本上避免不合格的产品在生产过程中发生。在线检测不仅包括原料、物料、中间产品、半成品和成品等，还包括各种生产工艺、工程参数的检测，如温度、压力、液位、时间、浓度、溶剂比和液体的相对密度等。先进的检测技术能得到实时的检测数据用以消除对生产控制的滞后性。因此，应用现代分析新技术，对中药制剂工艺过程进行严格的全程在线监控检测是保证产品质量的有效手段。

2. 多组分整体研究 中医理论强调中药的整体效应，重视诸个成分在药效上的协同作用。因此，仅以中药内 1～2 个有效成分作为定性、定量指标远不能从整体上反映中药的内在质量，建立从整体上综合评价中药质量的方法很有必要。中药的质量控制方法必须能对起效的全成分（包括有机成分、无机成分和配位化合物成分等）进行控制。近年来，随着我国中药科技和检测仪器、技术的发展，中药的有效成分研究、中药的质量评价体系已由单一有效成分或指标性成分检测体系，向与药效和毒性相关的多指标、多组分检测体系发展。中药指纹图谱是一个广泛的概念，它包括采用色谱、光谱或其他分析方法建立的表征化学成分特征的指纹谱，还包括中药材 DNA、基因组和蛋白质组等中药生物指纹谱。“整体性”和“模糊性”构成了中药指纹图谱的两大基本属性。另外，指纹图谱技术的特色还在于其具有极大的包容性。虽然中药指纹图谱尚处于摸索阶段，在诸多问题，如操作条件标准化、化学谱与药效活性的相关性、指纹谱的相似度判别等方面研究刚刚起步，但是由于其在评价中药质量方面的优越性，已越来越为国际社会所接受。目前被国际上认为是植物药和中草药质量控制的最有效的方法，我国已在中药注射剂中首先实施。同时随着中药材和中药制剂及中成药的指纹图谱研究的深入与完善，其已被逐步收入国家标准。采用指纹图谱质控技术，有望显著改善中药现代化的内涵，提高中药生产的现代化程度。中药质量标准的升级必然要求并导致中药各个方面、各个环节的升级。可以预见，如同当年中成药卫生标准引发了中成药产业的全面进步一样，中药质控指纹图谱的研究和应用在推进中药现代化上必然起到更深更广的导向作用。

六、生化药品与生物制品生产过程中的质量控制

生化药品一般是利用生物体组织、器官等为原料，通过化学方法进行提取、精制或者用化工合成方法制成的生物活性成分，如 ATP、辅酶、抗生素、激素、氨基酸等。生物制品是以微生物、细胞、动物或人源组织和体液为起始原料，用生物技术制成，用于预防、治疗、诊断用的制剂，如疫苗、血液制品、生物技术药物、微生态制剂、免疫调节剂、诊断制品等。生化药品与生物制品不同于一般药品，具有结构不确定性、分子不均一性及与内源性物质相似等特点，这些特点使

其定量分析受到诸多限制，因此，对此类产品的质量控制尚无成熟的经验和方法，在生产和质量控制方面生产企业必须严格遵守已批准的GMP标准，对生产全过程进行全程监控；要求高素质的人员，设施完备的厂房，先进的仪器设备和与之相适应的各项验证、管理制度；有完善的制造检定规程和与各生产工序相适应的检定方法、标准操作规程（standard operation procedure，SOP）及能切实反映生产检定全过程的批记录文本；有生产和质量管理文件，卫生管理制度，产品销售制度和原辅料、包装材料管理制度及其他与药品质量相关的文件和管理制度。只有在这些软件和硬件管理制度得到认真执行的情况下，才能保证产品的质量。

鉴于生化药和生物制品结构、成分复杂，生产、制备工艺繁杂，与化学药品质量控制不同，不能仅用物质的含量来描述其效力，而应采用生物活性（效价）研究标示，此外，还要注意对本类药物定性分析及影响药物纯度的杂质检查。

（一）生物活性测定

生化药品与生物制品大多是多肽或蛋白质药物，其生物活性用效价表示。效价测定必须采用国际上通用的方法，测定结果必须用国际或国家标准品进行校正，以国际单位表示。根据产品的性质、药效学特点，活性测定可分为体外测定法、体内测定法、酶促反应测定法和免疫学活性测定方法。

（二）蛋白质纯度检查

蛋白质纯度检查是重组蛋白质药物的重要指标之一。按WHO规定必须用高效液相色谱和非还原SDS-PAGE两种方法测定，其纯度都应达到95%以上才能合格。某些重组药物的纯度要求更高，要达到99%以上。纯度的检测通常在原液中进行。

（三）蛋白质含量测定

在质量标准中设定此项目主要用于原液比活性计算和成品规格的控制。蛋白质含量可根据它们的物理化学性质采用Folin-酚试剂法（Lowry法）、染色法（Bradford法）、双缩脲法、紫外吸收法、高效液相色谱法和凯氏定氮法等方法测定。其中Lowry法和Bradford法是在质量检定中经常使用的方法。

（四）蛋白质药物理化性质的鉴定

蛋白质药物理化性质的鉴定主要包括特异性鉴别试验（确定蛋白质的抗原性）、分子量测定、等电点测定、肽图分析、吸收光谱、氨基酸组成分析、N端和C端氨基酸测序及二硫键分析等内容。

（五）残余杂质检测

对残余杂质进行限制的意义是残余杂质可能具有毒性，引起安全性问题；可能影响产品的生物学活性和药理作用，或使产品变质；也反映产品生产工艺的稳定性。因此，除了对生物技术产品本身进行广泛的定性检查之外，还有必要检查终产品中可能潜在的危险污染物。

（六）安全性及其他检测

安全性及其他检测内容包括无菌试验、热原试验、异常毒性试验、免疫原性检查、水分、装量和pH检测等。

第三节　流通过程中的质量监督管理

药品流通环节作为企业药品生产和消费者药品使用之间的纽带，既是药品安全生产过程的延续，又是药品质量保证的延续。因此，将质量监督覆盖药品采购、储存、销售、运输等流通环节的全过程并严格执行的重要性越发突出，其中任何一个环节的疏漏都可能会导致药品质量问题的出现。2016 年 3 月，山东省济南市公安局查获一起毒疫苗案件。2010 年以来，犯罪嫌疑人山东济南庞某及其女儿非法购进 25 种儿童、成人用二类疫苗，未经严格冷链存储运输销往 24 个省市，初步估算 5 年间共 200 万支，涉案金额 5.7 亿元，严重危害疫苗安全，同时，事件造成严重的不良社会影响。此事件提示我们在关注药品安全生产和加强药品安全监督管理要求的同时，也要关注流通环节中的药品质量问题和质量监督管理工作。

从传统意义上来说，药品质量监督管理往往只是药品生产环节的责任，通常会忽视了药品流通环节的质量监督工作，而且，传统的药品质量监督是被动的、滞后的，一旦发生了药品不良反应事件，基本都由药品生产企业承担责任，企业为此付出的成本巨大，有时会对企业产生灭顶之灾。目前我国药品流通存在企业数量多、经营规模小、管理水平低、运营机制僵化、经济效益差、管理秩序混乱、经营不规范等主要问题。在药品流通过程中的采购、入库验收、储存养护、出库运输、销售及售后服务等环节也存在诸多问题。直调药品、特殊药品、冷链药品等特殊药品的流通也存在一定的质量安全隐患，这些都需要加强质量监督管理。

GSP 是药品经营企业从事经营活动和质量管理的基本准则，是控制药物流通环节所有可能发生质量事故的因素，从而防止质量事故发生的一整套管理程序。除药品经营企业外，药品生产企业销售药品、药品流通过程中其他涉及储存与运输药品的，也应当符合 GSP 相关要求。我国最新修订的 GSP 于 2024 年 1 月 1 日由国家市场监督管理总局公布施行。

一、药品在流通过程中的质量监督原则

（一）实行全过程的质量管理

药品经营批发企业的经营活动可分为售前、售中、售后工作三个过程，还可再细分为市场调研、计划、采购、运输、验收、储存养护、洽谈业务、介绍药品、用药指导、包扎或装箱送货、质量查询、药品退调等过程。这些工作是环环相连、紧密相关的，药品质量综合反映了所有这些工作环节质量管理的状况和效果。例如，只注意药品销售工作而忽视市场调研和采购工作，不需要的药品就会积压，时间长了就会影响药品质量；只注意售后服务而放松药品质量把关和储存养护，药品因质量退货就会越来越多。流通环节是药品安全生产过程的延续，作为联系生产环节与消费者之间的桥梁，更是药品质量安全保证的延续。所以，质量管理要渗透到经营活动的每一个环节中去，形成全过程的质量管理。

（二）实行全员参与的质量管理

处在药品流通环节中的有关单位的各部门、各岗位人员对质量管理都不能置身事外，质量管理工作要靠人来做。企业全体员工的工作都和质量管理有关，从企业经理到销售代表，从化验员到仓库保养员，全体都要参加质量管理。只有通过全体职工的共同努力，协同配合，企业的质量管理工作才有扎实的基础。要实现全员的质量管理，必须抓好质量意识教育，同时实现规范化管理，明确相应的岗位职责、赋予相应的质量管理权限，尤其是对直接负责药品质量的人员，更是要全程参与，严格考核。在此基础上要承担相应质量管理责任，制订各级质量责任制，各司其职，共同配合，共同抓好质量工作。

（三）实现全企业的质量管理

企业内的质量管理职能分散在企业的各个部门，各部门的质量管理工作都是不可缺少的。因此，既要求企业各个部门都要参加质量管理，充分发挥各自的质量管理职能，又要相互协调一致、相互配合。企业各层次都有自己的质量管理活动，上层管理侧重于质量决策、组织协调和控制，保证实现企业的质量目标；中层管理要具体实施上层的质量决策，执行各自的质量管理职能，进行具体的业务管理；基层管理则要求职工按规范、按规章制度进行工作或操作，进行现场的管理工作，完成具体的工作任务。由此组成一个完整的质量管理体系，实现全企业的质量管理。同时，

流通环节的质量管理不仅适用于药品经营企业，同样也适用于有销售药品活动的药品生产企业，以及其他涉及药品储存、运输、捐赠等活动的单位。

（四）建立动态的质量管理循环程序

流通环节的质量管理是一个动态的过程，需要不断地通过对内外在各种因素的分析、判断，来适时做出调整、修改、补充。

1. 药品流通质量管理程序是一个“闭路循环”，环环相接、首尾相连，任何开口式管理，都是不完善的。当这个程序发生中断即“开口”时，就应立即查找原因，及时协调，恢复正常功能。

2. 药品流通质量管理程序运作的动力来自药品用户对质量不断提高的需求，而循环本身对用户不断提高的质量需求具有高的敏感性，并能及时调整自己的运作，以便尽可能地满足用户的要求。

3. 药品流通质量管理程序与经营活动密切联系，起着监督和保证的作用。

药品流通质量管理程序与经营活动密切联系，起着监督和保证的作用。药品流通过程中的质量监督不仅仅局限于药品在流通环节的质量问题，应合理地覆盖到药品生产、流通环节中所有涉及药品的销售、储存及运输的活动。对药品质量实施从生产出厂、运输到流通储存、配送直至销售及使用终端的全过程有效控制。应着力消灭现行 GSP 存在的生产与流通衔接、流通与流通衔接、流通与使用衔接、第三方物流储运等环节的质量控制盲点，实现真正有效的大流通过程质量控制的目标。

二、药品在流通过程中的主体和特点

药品是一种特殊商品，需要通过多个流通环节及主体才能到达消费者手里。药品流通从整体看是从生产企业转移到消费者手里的活动、体系和过程，包括了药品生产企业的销售、药品经营的全过程等，流通方式主要包括药品批发、药品零售两种方式。

（一）药品流通主体

1. **药品生产企业**　是指生产药品的企业，可以是专营药品生产，也可以是兼营药品生产。

2. **药品批发企业**　指组织药品供应、以药品批发为经营模式的药品经营企业，可以面向药品批发企业、药品生产企业、药品零售企业和医疗机构销售药品，但不能直接对消费者进行销售。

3. **药品零售企业**　指直接向消费者销售药品、以药品零售为经营模式的药品经营企业，包括药品零售连锁企业、药品零售商店，以及获得药品零售许可的药品零售兼营企业设置的药品零售专柜等。

4. **医疗机构**　指依法定程序按照《医疗机构管理条例》核准设立的从事疾病诊断、治疗活动的卫生机构的总称，既处于药品的流通环节，又处于药品的使用环节。目前医院是医疗机构的主要形式，其门诊药房也是一种特殊的零售主体。

5. **政府监管部门及机构**　包括卫生行政、药品监督管理、药品检验、工商管理、税务等各级政府部门及机构，共同对药品流通的各个环节进行有效的监督管理。

（二）药品流通环节的特点

1. **药品流通具有规范性**　国家明确规定了各项法律、法规、制度来规范药品的流通，以保证药品的质量安全。

2. **药品流通具有复杂性**　处于流通市场的药品的品种和规格众多，流通环节多而复杂，药品流通数量大、流动性大，多数企业“散、乱、小”，以及参与的机构和人员众多的特点，都决定了药品的流通较其他一般商品更具有复杂性。

3. **药品流通具有专业性**　药品的高质量要求、流通环节的复杂性，使得药品对流通各环节所涉及的企业和人员专业性要求更强，要求流通企业严格按照 GSP 标准来运营。

4. 药品定价和价格控制难度大 药品是一种特殊商品，受到许多因素的制约，使得药品价格不能完全按照市场经济规律由市场竞争来调节。

5. 药品广告及互联网服务要求高 药品广告及互联网交易审批都很严格，但业内参差不齐，有待加强监管力度。

三、药品在流通过程存在的主要问题及解决办法

药品流通是一个复杂的过程和体系，包括很多环节和主体，要有效地开展质量监督管理，就必须在药品流通环节全面推行 GSP，做到在药品的采购、入库验收、储存养护、销售运输及售后服务等各环节全面实行质量管理，建立包括企业组织结构、岗位职责制度、过程管理和设施设备等方面的质量保障体系，并使之有效运行。

（一）采购环节

问题：药品采购人员质量安全意识淡薄，责任心不强；对采购渠道的合法性、供货方资质的合法性及质量保证能力等没有尽到严格审查责任；对购进产品的合法性未尽到严格审查责任。

解决办法：质量是企业的生命，要把质量放在选择药品和供货单位的首要位置，建立完善的药品采购程序，严格把关，切实保证从合法的供货渠道购进合法的药品。要增强采购人员质量安全意识及责任心；要确定供货单位的合法资质及质量信誉，审核所购入药品的合法性，尤其要加强对首营企业、首营品种资质的审核；要严格核实供货单位销售人员的合法资质，建立质量管理档案并与供货单位签订质量保证协议。

（二）入库、验收环节

问题：不按照药品入库验收流程，质量控制力度薄弱，不经验收就直接销售；对冷链及特殊药品入库时的操作、验收标准不一；药品检验人员素质和业务能力低，更有一些企业只是为了应付 GSP 检查，挂名检验人员，并不实际配备药品检验人员，所以其检验结果不具有科学可靠性。

解决办法：药品到货时，要严格按规定的程序和要求对到货药品逐批进行收货验收；严格按照《关于规范药品购销活动中票据管理有关问题的通知》中的要求进行票据管理，做到票、账、货相符；要详细、仔细地做好每批药品的购进验收记录。

（三）储存、养护环节

问题：很多企业库房设施、配置条件差，有的库房甚至非常简陋，远远达不到规定的标准；保管、养护人员不能加强学习，对药品储存、养护的条件要求认识不够，不能按照规定的要求进行储存、养护；尤其是对冷链、特殊药品的储存、养护不当，都能使得药品的性能发生变化影响其质量；不能对在库药品严格进行效期管理。

解决办法：为了能够保证药品储存质量，要依据其质量特性、要求来进行合理储存、养护；按照药品包装所标示的温湿度等条件进行储存，并通过温湿度自动监测对仓储温湿度条件进行有效调控；根据仓库内外部环境、设施设备状况及药品质量特性对药品实施有效养护以保证在库药品的质量安全；对在库药品的质量状态实行色标管理：合格药品为绿色，待确定药品为黄色，不合格药品为红色；要把药品与非药品、外用药与其他药品分开存放，中药材和中药饮片与其他药品分库存放，特殊药品要单独专门存放，冷链药品要在冷库里存放；采用计算机对药品有效期进行自动跟踪控制管理，遵循近效期药品先出的原则，尽量防止药品过期失效。

（四）出库、运输环节

问题：由于药品运输设备、运输时间、运输能力的差异，药品在出库、运输过程中得不到良好的质量安全保障；对冷链药品的运输，疏于药品对温度的要求，不能做到根据季节温度变化和运输过程中的实际情况采取必要的保温或冷藏措施。

解决办法：药品出库时，发货及复核人员要按照出库单或销售凭证严格审核，确认发货品

名、规格、批次、数量、销售单位等信息，防止错发，同时要进行质量检查，以免不合格药品从本单位流出；药品运输时，要与承运方签订明确药品质量责任的运输协议，根据药品质量特性及温度选用适宜的运输工具，并应在运输过程中根据需要采取具体措施，以保证药品的质量及安全。

（五）销售、售后服务环节

问题：销售管理混乱，为了达成销售，对客户资质审核不严，致使药品流入非法渠道；没有明确的销售流向，一旦发生药品不良反应事件后无法及时查询，更谈不上进行质量追踪。

解决办法：销售时只能依照核准的经营方式、范围销售药品，同时对下游销售客户也要严格进行合法资质审核，以免药品流入不具备药品生产、经营或使用资格的单位或个人手里；要建立完善药品投诉机制及药品不良反应报告制度；对已售出的药品如发现质量问题或者存在安全隐患，应按照《药品召回管理办法》，及时报告并采取切实措施追回。

四、药品在流通过程中的质量监督管理措施

（一）积极开展相关培训

药品经营者要积极开展质量监督管理的各项培训，使各部门、各岗位人员都能清晰相应的岗位职责、质量管理权限及质量管理责任，熟悉程序和流程，建立并不断完善信息系统，健全企业档案及信息记录，从而满足经营全过程质量监督管理的有关要求。

（二）提高行业集中度、构建诚信系统

药品批发企业可以通过联合、兼并和重组等多种方式进行资源整合，药品零售企业可以实行连锁经营，扩大企业规模，进一步提高药品流通的行业集中度，鼓励代理配送模式，从而减少从药品生产到使用过程的中间环节；全社会参与对药品生产、经营企业划分诚信级别，安全生产，诚信经营，建立和完善诚信系统，实行分级管理。

（三）规范企业经营行为

充分发挥市场机制，促进公平竞争，推进经营方式改革。《药品流通监督管理办法》第十四条明确规定："药品生产、经营企业不得为他人以本企业的名义经营药品提供场所，或者资质证明文件，或者票据等便利条件。"建立健全药品企业资质材料、药品购销人员登记备案制度，将药品企业及购销员的信息建档，并可上网查询；建立工商、税务、药监、药检、邮政部门、银行系统和快递、物流公司等的联合协查；加大对违法违规行为的处罚力度。

（四）积极发展现代物流

2005 年，国家食品药品监督管理局在《关于加强药品监督管理促进药品现代物流发展的意见》中提出，允许有实力并具有现代物流基础设施及技术的企业为已持有许可证的药品企业开展第三方药品现代物流配送，在为行业和企业提供更多选择的同时，也通过提高物流效率和服务水平、规范管理来保证药品的质量安全。

（五）加强监督管理

完善药品监管体制，坚持整顿与规范相结合，加强对企业经营资质的审核，严格准入管理并及时查缺补漏，强化日常监管，采取有力措施整顿和规范药品流通市场秩序，打击违法犯罪，加强责任追究机制，推动行业自律，保证公众用药安全。

（六）建立药品追溯体系

2016 年 4 月 28 日，国家食品药品监督管理总局下发了《关于进一步完善食品药品追溯体系的意见（征求意见稿）》，意见指出："食品药品追溯体系是食品药品质量管理体系的重要组成部分。""企业建立追溯体系的目的是在发生产品质量问题时，及时召回产品，防控风险；便于经营

者和消费者确认产品的真实性，以利于消费者权益受到侵害时索赔。”

药品追溯码利用现代信息、网络、编码技术，对药品各级销售包装单元进行赋码监管，用于药品流向查询，是实现药品“一物一码、物码同追”的必要前提。到目前为止，国家药品监督管理局已发布 12 个药品追溯标准规范，药品追溯标准体系不断完善、具体、可行。

五、重点药品品种和重点单位药品在流通过程中的质量监督

（一）重点药品品种流通过程中的质量监督

1. 冷链药品　重点关注冷链药品在整个流通过程中对温度控制的特性要求。冷链药品的存储、养护都要在冷库里，而且对冷链药品的验收、装箱、封箱等工作也要在冷藏环境下完成；冷链药品的运输设施、设备要能保证在运输过程中符合温度要求，并可自动监测、调控温度；建立并不断完善冷链药品应急机制，冷链药品对温度要求极其严格，对验收、入库及运输等过程中可能发生的各种突发事件，应做好充分的思想动员及完备的行动预案，以保障质量。

2. 特殊药品　是指麻醉药品、精神药品、医疗用毒性药品、放射性药品等，此类药品一旦发生质量安全事件，危害极大。因此，特殊药品的购进、入库验收、储存养护、出库运输要严格按照国家有关管理规定进行。

3. 直调药品　药品直调是指购进药品的企业可以委托上游供货客户直接将药品发送到下游销售客户的行为。药品直调是一种正当的药品经营模式，对直调药品也要像直接入库药品一样建立完备的购进、入库验收及销售记录。

（二）重点单位药品在流通过程中的质量监督

1. 重点药品经营企业　通过对药品经营企业的经营规模、品种数量、经营总额、配送网络及市场占有率等进行分析，可以得到要加强药品监管的重点企业；同时也包括经营生物制品、血液制品、针剂及特殊药品的经营企业；对这些重点经营企业，要按照常态与非常态相结合、预防和应急并重的原则，实行重点质量监督管理。

2. 医疗机构　目前各地都在积极推行医疗机构药品集中招标采购、集中配送机制，选择优质企业的产品及有很强配送能力的药品经营企业；利用电子商务平台，开展医疗机构药品集中招标采购，鼓励药品生产企业直接参与招投标，并通过平台实现各项数据的采集和整合；同时医疗机构药房作为特殊的药品零售环节，也会涉及药品的陈列、储存与销售服务，应该严格按照 GSP 标准对药品进行质量监督管理。

3. 疾控中心　负责的生物制品、疫苗等药品采购、储存、运输和销售环节也要严格按照有关规定执行，进行质量监督管理。

4. 基层农村　要逐渐完善农村药品供应网络，加大对农村基层药品仓储设施、设备的投入。

第四节　临床应用过程中的质量监督管理

为加强药品在临床应用过程中的质量监督，安全、有效、合理使用药品，临床医疗机构应当建立健全药品质量管理体系，完善药品购进、验收、储存、养护、调配及使用等环节的质量管理制度，做好质量跟踪工作，并明确各环节中工作人员的岗位责任。同时，设立医院药事管理与药物治疗学委员会主管医院药品质量的监督管理工作；设立医院药品质量监督管理领导小组负责全院药品质量监督管理的日常工作。

一、药品在临床购进与储存过程中的质量监督

1. 临床医疗机构药学部门必须从具有相应药品生产、经营资格的合法企业购进药品。购进药品，应当先行验明、核实供货单位的药品生产许可证、药品经营许可证、营业执照、授权委托书，以及所购药品的批准文件等有效证明文件。对首次购进药品，应妥善保存加盖供货单位原印章的

上述材料的复印件。中药饮片应从合法的供应单位购进，严禁从中药材市场或其他集贸市场购进中药饮片。严格按照规定范围使用临床试验用药品，不得销售。

2. 购进药品时，应索取合法票据（税票及详细清单）并留存，并建立购进记录，做到票、账、货相符。清单上必须注明供货单位名称、药品通用名称、生产厂商、批号、数量、价格等内容。建立药品质量跟踪管理制度，以保证能快速、准确地进行质量跟踪。

3. 应当设置相应的专用储存场所和设施存放药品。急诊室、病区护士站等场所临时储存药品时，应当配备符合药品储存条件的专柜。有特殊储存要求的，应当配备相应设备。

4. 储存药品时应当按照药品属性和类别分库、分区、分垛存放，并实行管理。药品与非药品分开存放；中药材、中药饮片、化学药品、中成药分别储存、分类存放；过期、变质、被污染等药品应当存放在不合格库（区）；麻醉药品，精神药品，医疗用毒性药品，放射性药品，易制毒化学品，以及易燃、易爆、强腐蚀等危险性药品应按相关规定存放，并采取必要的安全措施。

5. 按照药品说明书标明的储存条件储存药品。药品说明书要求冷藏储存的药品应当使用冷藏设施设备储存，验收、养护时应当查验是否符合相应条件并做好记录。凡属冷藏储存的药品一经发出概不得退换。

6. 制订和执行药品保管、养护管理制度，并采取必要的控温、防潮、避光、通风、防火、防虫、防鼠、防污染等措施，保证药品质量。

7. 配备药品养护人员，定期对储存药品进行检查与养护，监测和记录储存区域的温湿度，维护储存设施设备，并建立相应的养护档案。建立效期药品管理制度。药品发放应当遵循“先进先出”和“近效期先出”的原则。

8. 麻醉药品、精神药品、医疗用毒性药品、放射性药品应当严格按照相关行政法规的规定存放，并具有相应的安全保障措施。

二、药品在临床调配和使用过程中的质量监督

1. 用于调配药品的工具、设施、包装用品及调配药品的区域，应当符合卫生要求及相应的调配要求。

2. 需要对原最小包装的药品拆零调配的，应当做好拆零记录。拆零药品的包装袋上必须注明“请在医嘱使用期限内服用”字样，并标明药品通用名称、规格、用法、用量、批号、医疗机构名称等内容。有其他特殊要求的，应当书面说明。

3. 应加强对使用药品的质量监测。不得使用假药、劣药。发现假药、劣药及存在安全隐患的药品时，应当立即停止使用，并及时向所在地药品监督管理部门报告。发现质量可疑的药品，应当暂停使用。在药品监督管理部门作出处理前，不得将上述药品销售、销毁、退回企业。

4. 疫苗、血液制品、麻醉药品、精神药品、医疗用毒性药品、放射性药品、药品类易制毒化学品等国家实行特殊管理的药品不得在网络上销售。

5. 药学部设立专门的机构或指定专人负责本单位药品质量管理，建立健全并执行药品质量管理制度，对其药品质量负责。

6. 每年组织直接接触药品人员进行健康检查，并建立健康档案。发现患有精神病、传染病及其他可能污染药品疾病的人员，应调离直接接触药品的岗位。

7. 应当定期组织从事药品购进、保管、养护、验收、调配、使用的人员参加药事法规和药学专业知识的培训，并建立培训档案。

三、药品在临床应用过程中的质量监督检查

1. 药品监督管理部门应当对医疗机构药品购进、储存、调配和使用质量情况进行监督检查，并建立医疗机构监督检查档案。监督检查情况和处理结果应当形成书面记录，由监督检查人员签字后反馈给被检查单位。对检查中发现的问题需要其他部门处理的，应当及时移送。

2. 应当积极配合药品监督管理部门依法对药品购进、储存、调配和使用质量情况进行监督检查，如实提供与被检查事项有关的物品和记录、凭证及医学文书等资料，不得拒绝和隐瞒。

3. 药品监督管理部门应当加强对医疗机构药品的监督抽验。国家或者省级药品监督管理部门应当定期发布公告，公布对医疗机构药品质量的抽查检验结果。

4. 药品监督管理部门应当根据实际情况建立医疗机构药品质量管理信用档案，记录日常监督检查结果、违法行为查处等情况。药品监督管理部门接到有关医疗机构药品质量方面的咨询、投诉、举报，应当及时受理，并进行核实、答复、处理。对不属于本部门职责的，应当书面通知并移交有关部门处理。

5. 药品监督管理部门可以根据医疗机构药品质量管理年度自查报告，日常监督检查情况，不良信用记录，以及人民群众的投诉、举报情况，确定若干重点监督检查单位，相应增加对其进行监督检查的频次，加大对其使用药品的质量抽验力度。

6. 发现严重的药品不良反应或药品质量安全事故时，应及时向医院药事管理和药物治疗学委员会下设的药品不良反应监测工作组汇报，由工作组上报省级或国家级药品不良反应监测中心，同时根据有关应急预案的规定，及时进行处置。

本章小结

药品质量的监督管理是指国家药品监督管理部门依据法律授予的职权，以及法定的药品标准、法律、行政法规、制度和政策，对药品研制、生产、经营、使用的药品质量（包括进出口药品质量），以及影响药品质量的工作质量、保证体系的质量进行的监督管理。国家药品监督管理局是国家级药品监管机构，负责对药品（包括中药、化学药、生物制品、放射性与毒麻和精神类药品、医疗器械及医药包装材料等）的研制、生产、流通、使用进行行政监督和技术监督，下设各省、直辖市、县药品监督管理局，负责各自辖区的药品质量检查与管理工作。中国食品药品检定研究院是国家药品监督管理局的直属单位，是国家检验药品生物制品质量的法定机构和最高技术仲裁机构，各省、自治区、直辖市药品检验院或所等，均承担辖区内的药品检验工作，隶属于国家药品监督管理局。药品的产品质量与药品研发、生产过程密切相关，要注重药品生产过程中的质量控制。QA、GMP、QC 都是以预防为主要手段的产品质量管理方式，三者“你中有我，我中有你”，互为因果，密不可分。为实现药品全种类、全环节的质量监督管理，化学原料药、药物制剂、中药及其制剂、生化药品与生物制品等均需要开展生产过程质量控制；药品的生产、流通、临床应用各环节也需按要求进行相应的药品质量监督管理。

（杨 雪）

思 考 题

1. 简述药品质量监督管理的原则。
2. 简述药品质量监督管理的意义。
3. 简述药品质量监督管理的机构。
4. 简述中国食品药品检定研究院的主要职责。
5. 简述 GMP、QA 和 QC 三者定义和关系。

第十八章 药物分析新技术与新方法

学习要求

1. 掌握 药物分析新技术与新方法的基本原理。

2. 熟悉 药物分析新技术与新方法的应用。

3. 了解 药物分析新技术与新方法的发展。

随着我国医药事业的不断进步和快速发展，药物分析新技术和新方法在药物的研发、生产、使用和监管中均得到了持续的发展和进步，为保障药品质量发挥了重要作用。近年，药物分析新技术与新方法主要包括超高效液相色谱技术、色谱质谱联用技术、金属元素形态分析技术和成像分析技术等。药物分析的新技术和新方法为现代药学的发展提供了适时而有效的动力。

第一节 超高效液相色谱技术

高效液相色谱技术是化学、医药学、工业和检验等学科领域中常用的重要工具，应用范围非常广泛。随着制造技术的不断精进，当今世界医药产业对液相色谱提出了更高的要求：大量的样品需要在短时间内完成分析；在生化样品及天然产物样品的分析中，样品的复杂性对分离能力提出更高的要求；在与质谱等检测技术联用时，对液相色谱也提出更高的要求。因此，液相色谱技术需要进一步改进，超高效液相色谱应运而生。

超高效液相色谱法是指一种采用小颗粒填料色谱柱（粒径＜2μm）、超高压系数（压力＞105kPa）和高检测速率检测器的新型液相色谱技术。超高效液相色谱技术的实现，主要依靠以下几个方面。

（1）小颗粒、高性能固定相：常用的高效液相色谱色谱柱填料粒径为 5μm，而超高效液相色谱的色谱柱填料粒径可降至 1.7μm，更小的粒径有利于物质的分离。

（2）超高压输液泵：超高效液相色谱超高压输液泵能提供大于 105kPa 压力，解决小颗粒固定相填料导致的高柱压问题。

（3）高采样速度的灵敏检测器：如超高效液相色谱配备的超高效二极管阵列检测器，其采用液芯波导流通池技术，实现光能量的无损传输，配合独有的杂散光技术，带来极高的灵敏度和信噪比，具有超高的检测速率，能够充分发挥超高效液相的性能。

超高效液相色谱与高效液相色谱相比的优点如下。

1. 分离效率高 速率理论的 van Deemter 方程见式（18.1），描述了塔板高度和涡流扩散系数、纵向扩散系数、传质阻抗系数及流动相速度的关系。如果仅考虑固定相的粒度的影响，van Deemter 方程可表达为式（18.2）。

$$H = A + \frac{B}{u} + Cu \tag{18.1}$$

$$H = a(d_p) + \frac{b}{u} + c(d_p)^2 u \tag{18.2}$$

式中，H 为理论塔板高度；A 为涡流扩散系数；B 为纵向扩散系数；C 为传质阻抗系数；u 为流动相流速；d_p 为填料颗粒粒度。

式（18.2）说明，颗粒度的大小直接影响分离质量，降低颗粒度不但可以增加柱效，还可以提高分离效果。

2. 分析速度快 依据 van Deemter 方程，不同颗粒度填料均有最佳柱效的流速，颗粒度越小，其达到最佳柱效的流速就越高。因此，降低颗粒度不但可以增加柱效，也可提高分离速度；小颗粒填料色谱柱在加快分析速度的同时分离度不受损失。在保持足够分离度的前提下，超高效液相色谱的分析速度可大幅提高。如图 18-1 所示，同一样品在使用高效液相色谱分析（色谱柱规格：5μm，4.6mm×150mm）时，其分析所用时长约为 6min，在保持相同分离度的前提下，使用超高效液相色谱分析（色谱柱规格：1.7μm，2.1mm×50mm），其分析所用时长可以减少至 0.6min。由此可见，在保持分离度不受影响的前提下，超高效液相色谱的分离速度可提高 10 倍左右。

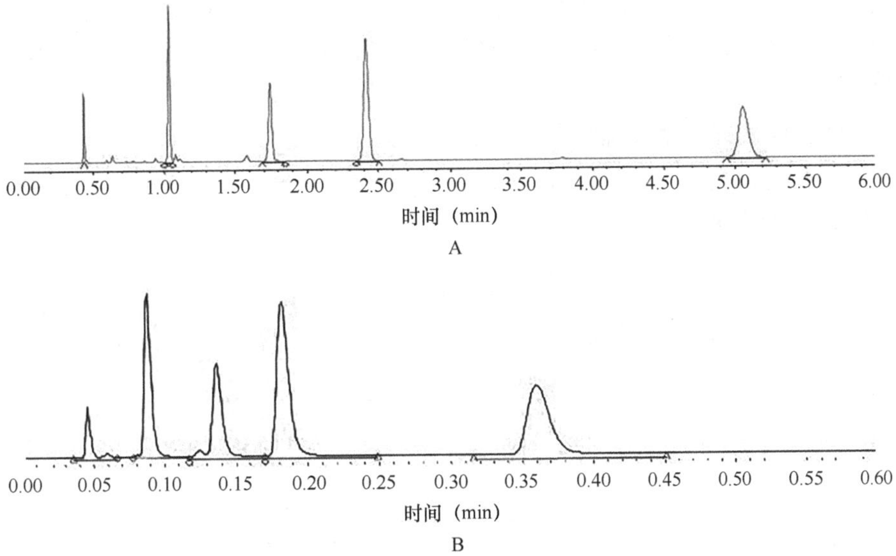

图 18-1　某样品高效液相色谱（A）和超高效液相色谱（B）色谱图

3. 灵敏度高　在满足分离度的要求后，随着分离速度的大幅提高，峰宽减小、峰高增大，灵敏度亦随之提高。

例 18-1　高效液相色谱和超高效液相色谱测定五种蒽醌类化合物

高效液相色谱色谱条件：ODS 柱（250mm×4.6mm，5μm）；流动相：甲醇-0.1% 磷酸溶液（85∶15，*v/v*）；流速：1ml/min；检测波长 254nm；进样量 10μl。

超高效液相色谱色谱条件：ODS 柱（50mm×2.1mm，1.7μm）；流动相：甲醇-0.1% 磷酸溶液（69∶31，*v/v*）；流速：0.75ml/min；检测波长 254nm；进样量 1μl。

结果：见图 18-2。高效液相色谱能在 25min 内实现 5 种蒽醌类化合物（芦荟大黄素、大黄

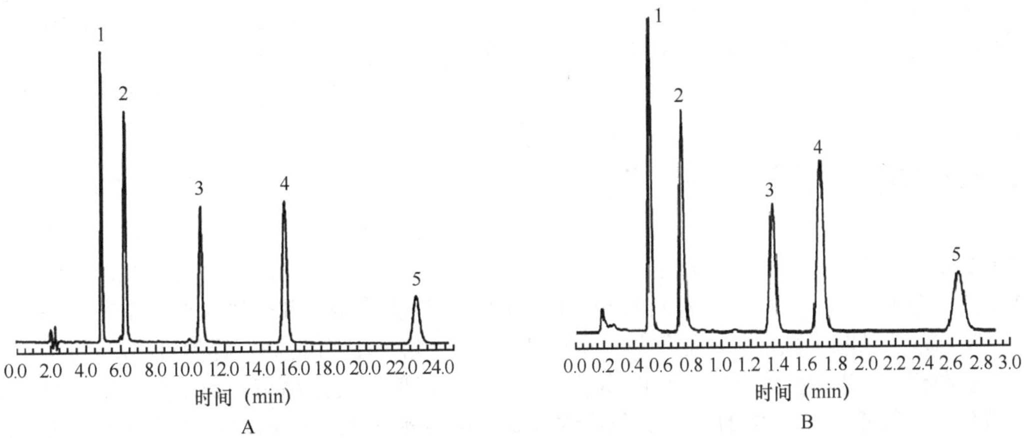

图 18-2　5 种蒽醌类化合物的高效液相色谱（A）和超高效液相色谱（B）色谱图

1. 芦荟大黄素；2. 大黄酸；3. 大黄素；4. 大黄酚；5. 大黄素甲醚

酸、大黄素、大黄酚、大黄素甲醚）的分离；而超高效液相色谱能在 3min 内完成分离，分离效果和速度远优于高效液相色谱。

第二节 气相色谱-质谱联用技术

气相色谱-质谱联用技术是分析仪器中较早实现联用的技术。自 1957 年霍姆斯（Holmes）和莫雷尔（Morrell）首次实现气相色谱和质谱联用以来，气相色谱-质谱联用技术得到长足的发展，已成为色谱联用技术中十分活跃的技术。气相色谱-质谱联用技术集气相色谱的高效分离能力和质谱的高选择性、高灵敏度及丰富的结构信息于一体，已成为一种强有力的分析技术，在药学领域广泛应用。

（一）气相色谱-质谱联用系统的组成及基本原理

气相色谱-质谱联用系统一般由气相色谱仪、接口、离子源、质量分析器、检测器、真空系统和工作站组成，见图 18-3。

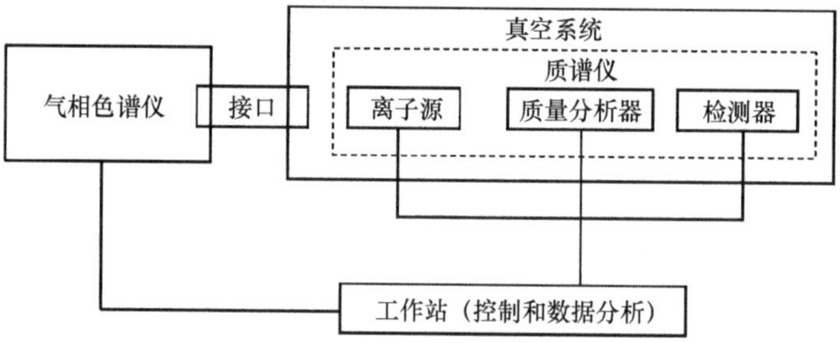

图 18-3 气相色谱-质谱联用系统的示意图

气相色谱-质谱联用系统中离子源主要是电子轰击电离源和化学电离源。质量分析器有扇形磁分析器、四极杆分析器、飞行时间质量分析器和离子阱质量分析器，目前最常用的是四极杆分析器。检测器的作用是将离子束转变成电信号，并将信号放大，常用检测器是电子倍增器。当离子撞击到检测器时引起倍增器电极表面喷射出电子，被喷射出的电子由于电位差被加速射向第二个倍增器电极，喷射出更多的电子，由此连续作用，每个电子碰撞下一个电极时能喷射出 2～3 个电子，通常电子倍增器有 14 级倍增器电极，可大大提高检测灵敏度。

气相色谱-质谱联用技术是利用气相色谱将复杂样品分离为一个个单一组分，单一组分按其不同的保留时间与载气流出气相色谱柱，经过接口，除去载气，保留组分进入离子源。由于此时载气和组分的量甚微，不至于严重破坏质谱仪的真空度，各组分分子进入离子源后被离子化，使样品分子转变为离子。对于有机化合物，在多数情况下，由于在离子化过程中接受了过多的能量，新生的分子离子会进一步裂解，生成各种碎片离子。带有样品信息的离子再经质量分析器和检测器，记录为质谱图。经计算机自动检索核对，即可迅速鉴别样品。通常，在规定条件下所得的质谱碎片图及其相应强度，犹如指纹图，易于辨识，方法专属灵敏。

（二）接口技术

要实现气相色谱仪与质谱仪的联用，首先要解决的是气压问题，因为气相色谱仪的色谱柱出口通常是常压（大气压力），而质谱仪是减压进样，其正常工作压力是 10^{-6}～10^{-4}Pa，故两者无法直接连接。必须采用一个接口装置将气相色谱仪的大气压工作条件和质谱仪的真空工作条件相连接和匹配，以达到除去载气、降低气相色谱仪柱后流出物的气压并富集试样的目的。

气相色谱-质谱联用对接口的一般要求：①接口应能使色谱分离后的各组分，尽可能多地进入质谱仪，一般不少于全样的 30%，并使载气尽可能少地进入质谱系统；②维持离子源的高真空，并不影响色谱仪的分离柱效和色谱分离结果；③组分在通过接口时应不发生化学变化；④接口对试样的有效传递应具有良好的重现性；⑤接口的控制操作应简单、方便、可靠；⑥接口应尽可能短，以使试样尽可能快速地通过接口。

气相色谱–质谱联用接口不但要解决联用技术中普遍存在的问题，还要满足特种色谱仪或特种质谱仪的要求。主要包括三种类型：直接导入型、开口分流型和喷射式分子分离器接口。目前一般商品仪器多用直接导入型接口。

1. 直接导入型接口 直接导入型接口是将内径为0.25～0.32mm的毛细管色谱柱的末端直接插入质谱仪的离子源内，在载气流速为1.0～2.0mL/min情况下，载气携带组分一起从气相色谱柱流出，并立即直接进入离子源的作用场。由于载气氦气是惰性气体而不发生电离，而待测组分却会形成带电荷离子，在电场的作用下加速向质量分析器运动。载气只能被维持负压的真空泵抽走。能用于这种接口的载气仅限于氦气和氢气。因为载气流速受质谱仪的真空泵流量的限制，故一般载气流速应控制在0.7～1.0mL/min。接口的最高工作温度和色谱仪的最高柱温相近。这种接口装置结构简单，容易维护，试样传输率达100%，但它无浓缩作用。

2. 开口分流型接口 开口分流型接口是仅将色谱柱后流出物的一部分送入质谱仪。将气相色谱仪的毛细管柱的出口端插入接口，使它的出口正对着限流毛细管的入口。限流毛细管承受0.1Pa的压降，与维持负压的真空泵的工作流量相匹配，它可以把色谱柱后流出物的一部分定量地引入质谱仪的离子源。限流毛细管依靠内套管，将其入口与毛细管柱的出口对准，而内套管置于一个充满氦气的外套管中。这里氦气起着一个“多则分流，少则补充”的作用。当色谱仪的流量大于质谱仪的工作流量时，过多的色谱柱后流出物会随氦气流出接口，当色谱仪的流量小于质谱仪的流量时，外套管里的氦气可以提供补充。这种接口结构简单，操作方便，但当色谱仪流量大时，传输产率较低，不适用于填充色谱柱。

3. 喷射式分子分离器接口 喷射式分子分离器接口是根据气体在喷射过程中不同质量的分子都以超声速的同样速度运动，不同质量的分子具有不同的动量。动量大的分子，易保持沿喷射方向运动，而动量小的分子易偏离喷射方向，被真空泵抽走。分子量较小的载气在喷射过程中偏离接受口而被除去，分子量较大的待测物进入接受口而得到浓缩。喷射式分子分离器的优点是体积小、试样在分离器内停留时间短。

（三）气相色谱–质谱联用质谱谱库和检索

1. 常用的质谱谱库 标准质谱谱库是在标准电离条件（电子轰击电离源，70eV电子束轰击）下得到的大量已知纯化合物的标准质谱图存储在一起形成的质谱谱库。目前最常用的质谱谱库有NIST库，美国国家标准与技术研究院（NIST）出版；NIST/EPA/NIH库，NIST、美国国家环境保护局（EPA）和美国国立卫生研究院（NIH）共同出版；Wiley库；标准农药库（Standard Pesticide Library）；药物库（Pfleger Drug Library）；挥发油库（Essential Oil Library）。其中前三个是通用质谱谱库，一般的气相色谱–质谱联用仪上均配有其中的一个或两个谱库。目前用得最广泛的是NIST/EPA/NIH库。

2. NIST/EPA/NIH库的检索 NIST/EPA/NIH库的检索方式有两种：在线检索和离线检索。

在线检索是将GC-MS分析时得到的、已扣除本底的质谱图，按选定的检索谱库和预先设定的库检索参数（library search parameters）、库检索过滤器（library search filters）与谱库中存有的质谱图进行比对，将得到的匹配度（相似度）最高的20个质谱图的有关数据（化合物的名称、分子量、分子式、可能的结构、匹配度等）列出来，供定性参考。

离线检索是根据得到的质谱图的有关信息，从质谱谱库中调出有关的质谱图与其进行比较。通过比较，可对该质谱图作出定性分析。离线的检索方式有以下几种：ID号检索（ID号是NIST/EPA/NIH库给每个化合物规定的识别号，即该化合物在质谱库中的顺序号）、CAS号检索、NIST库名称检索（是指该化合物在NIST库中的名称）、使用者库（user library）名称检索、分子量检索、峰检索。

3. 使用谱库检索时应注意的问题 为了使检索结果正确，在使用谱库检索时应注意以下几个问题。

（1）质谱库中的标准质谱图都是在电子轰击电离源中，用 70eV 电子束轰击得到的，所以被检索的质谱图也必须是在电子轰击电离源中，用 70eV 电子束轰击得到的，否则检索结果是不可靠的。

（2）质谱谱库中标准质谱图都是用纯化合物得到的，所以被检索的质谱图也应该是纯化合物的。本底的干扰往往使被检索的质谱图发生畸变，所以扣除本底的干扰对检索的正确与否十分重要。现在的质谱数据系统都带有本底扣除功能，重要的是如何确定（即选择）本底，这就要靠实践经验。在气相色谱–质谱分析中，有时要扣除色谱峰一侧的本底，有时要扣除峰两侧的本底。本底扣除时扣除的都是某一段本底的平均值，选择这一段的长短及位置也是凭经验决定。

（3）在总离子流图中选择哪次扫描的质谱图进行检索，对检索结果的影响也很重要。当总离子流的峰很强时，选择峰顶的扫描进行检索，可能由于峰顶时进入离子源的样品量太大，在离子源内发生分子–离子反应，使质谱图发生畸变，得不到正确的检索结果。

（4）要注意检索后给出的匹配度（相似度）最高的化合物并不一定就是要检索的化合物，还要根据被检索质谱图中的基峰，分子离子峰及其已知的其他信息（如是否含某些特殊元素 F、Cl、Br、I、S、N 等，该物质的稳定性、气味等），从检索后给出的一系列化合物中确定被检索的化合物。

（四）气相色谱–质谱的定性与定量方法

最常用的测定方法为总离子流法和选择性离子监测法。

1. 总离子流色谱图法 经色谱分离后的组分分子进入离子源后被电离成离子，同时，在离子源内的残余气体和一部分载气分子也被电离成离子，这部分离子构成本底，样品离子和本底离子被离子源的加速电压加速，并射向质量分析器。在离子源内设置一个总离子检测极，收集总离子流的一部分，经放大并扣除本底离子流后，在记录纸上得到该样品的总离子流色谱图。总离子流色谱图类似于气相色谱图谱，可以用于定量。

在总离子流色谱图中，总离子流色谱峰由底到峰顶再下降的过程，就是某些组分出现在离子源的过程。当接近峰顶时，扫描质谱仪的磁场得到该组分的质谱信号。经电子倍增器和放大器放大后，在记录纸上给出质谱图。因而气相色谱–质谱联用在获得色谱图的同时还可得到对应于每个色谱峰的质谱图。根据每个色谱峰的质谱图可定性分析每个组分的结构。

2. 选择性离子监测法 对选定的某个或数个特征质量峰进行单离子或多离子检测，获得这些离子流强度随时间的变化曲线。大多数质谱定量分析是基于比较样品中待测组分的离子流和内标物的离子流。选择性离子监测法是气相色谱–质谱定量测定中最重要的方法之一，此法可使检测灵敏度提高 2～3 个数量级，达到 pg 水平。

测定时选用的信号离子碎片应具有特征性并尽可能有强的高峰。制备成适当的衍生物往往会有利于碎片信号峰的产生。通过记录多个碎片及其相应的离子强度比，可大大提高其专一性。当采取四极杆质谱作为分析器时，由于它能进行快速的电场改变，因而可在分析全过程中任意选择几个碎片质量做成质量碎片图谱；而磁质量分析器仅能在峰的两侧的 20% 左右的质谱范围内选择其他信号峰。通过测量质量碎片图下的面积，即可进行定量分析。如果以供试物的稳定同位素标记物作为内标，可实现在人体上的直接分析，这是十分理想的定量方法。

（五）气相色谱–质谱的应用

气相色谱–质谱联用综合了气相色谱和质谱的优点，具有分离效果好、灵敏度高、分析速度快、鉴别能力强等特点，可同时完成待测组分的分离、鉴别和定量研究，尤其适用于小分子、易挥发、热稳定性好的化合物的分析。因此，气相色谱–质谱联用在分析检测和研究的许多领域中发挥越来越重要的作用，目前已成为有机化合物常规检测的必备工具，如药物研发、药品生产、药品质量控制等方面；药物的体内过程及药物体内代谢物的研究；中草药及其天然产物的成分研究；环境保护领域中诸多有机污染物的检测，如二噁英的检测；法医中对燃烧、爆炸现场的调查，对案件现场各种残留物的检验，如纤维、呕吐物、血迹等的检验和鉴定；工业生产如石油、化工等样品中目标物的分析；竞技体育运动中兴奋剂的检测等。

例 18-2　蛇床子中挥发性成分的定性鉴别和定量研究

（1）样品溶液的制备：精确称取 12.5mg 的超临界萃取产物置于 25ml 干燥量瓶中，加乙酸乙酯溶解，乙酸乙酯定容。所得溶液 10 000r/min 离心 5min，上清液作为供试品溶液。

（2）超临界萃取：取干燥的蛇床子药材，粉碎后过 60 目筛。取药材粗粉 1.5kg 投入萃取釜（5L），对萃取釜、分离釜Ⅰ和分离釜Ⅱ分别加热，并启动冷机制冷。当萃取釜温度达到 50℃、分离釜Ⅰ和分离釜Ⅱ温度适宜时，CO_2 经制冷机储罐冷凝后，通过高压泵打入萃取釜和两个分离釜，流速 20L/h。当萃取釜的压力 35MPa 时，开始循环萃取。并保持恒温恒压，萃取 1h 后，从分离釜Ⅰ出料口收集萃取液，并在 60℃下真空干燥。总萃取率为 6.41 %。

（3）气相色谱–质谱分析：DB-5MS（30m×0.32mm×0.25μm）毛细管气相色谱柱为分析柱（Agilent）；以高纯氦气为载气，流速 2.0ml/min；进样口温度为 280℃。程序升温：起始温度 60℃，保持 2min，以 10℃ /min 速率升温至 280℃，维持 6min；接口温度 200℃。进样方式：分流进样（全离子扫描，SCAN），分流比为 50∶1；不分流进样（选择离子扫描，SIM）。EI 源温度 200℃，电子轰击能量为 70eV。全扫描模式：扫描质量范围 50～500amu；选择离子监测模式：选择离子的 *m/z* 244 为蛇床子素；*m/z* 202 为欧前胡素；*m/z* 232 为白术内酯 1。

（4）挥发性成分定性鉴别结果：在选定的色谱质谱条件下得到的总离子流色谱图见图 18-4。采用标准质谱库 NIST147 和 27 进行检索及文献中各成分的保留时间、分子量、相对含量对色谱峰进行鉴别，在蛇床子超临界萃取物总离子流色谱图中，共鉴别 14 个峰，占总峰面积的 95%～98%（表 18-1）。

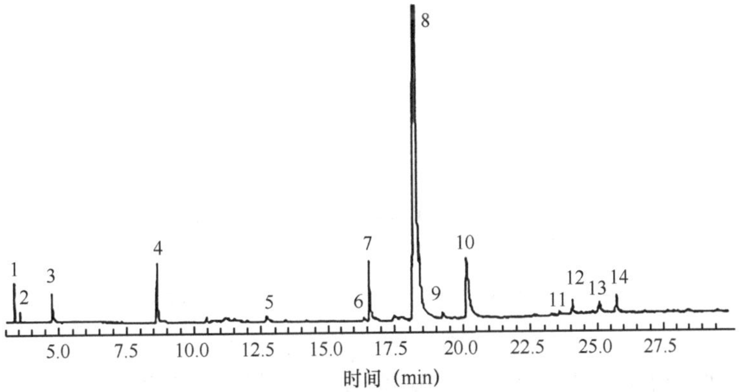

图 18-4　蛇床子挥发性成分的总离子流色谱图

表 18-1　蛇床子挥发性成分鉴定表

峰号 No.	保留时间（min）	化合物名称	分子式	分子量	相对百分含量（%）
1	3.33	*α*-pinene	$C_{10}H_{16}$	136	4.71
2	3.54	camphene	$C_{10}H_{16}$	136	0.87
3	4.76	limonene	$C_{10}H_{16}$	136	7.03
4	8.63	bornyl acetate	$C_{12}H_{20}O_2$	196	10.03
5	12.6	2-phenyl-2-(phenylmethyl)-1,3-dioxolane	$C_{16}H_{16}O_2$	240	0.51
6	16.58	hexadecanoic acid	$C_{16}H_{32}O_2$	256	1.99
7	16.83	cyclobutanol	C_4H_8O	72	0.15

续表

峰号 No.	保留时间（min）	化合物名称	分子式	分子量	相对百分含量（%）
8	18.23	osthole	$C_{15}H_{16}O_3$	244	69.52
9	18.76	pyruvic acid	$C_9H_{14}O_3$	170	0.12
10	20.22	imperatorin	$C_{16}H_{14}O_4$	270	2.42
11	24.08	8-hexyl-8-pentyl-hexadecane	$C_{27}H_{56}$	380	0.77
12	25.54	1,2,4-benzenetricarboxylic acid-1,2-dimethyl ester	$C_{11}H_{10}O_6$	238	0.19
13	25.10	2-[4-(1,1-dimethylethyl)phenoxy]-propanoic acid	$C_{13}H_{18}O_3$	222	0.58
14	25.72	2-methyl-docosane	$C_{23}H_{48}$	324	1.11

（5）定量分析结果：以白术内酯 1 为内标，采用选择离子监测模式对挥发性成分含量较高的蛇床子素和欧前胡素进行定量，见图 18-5。

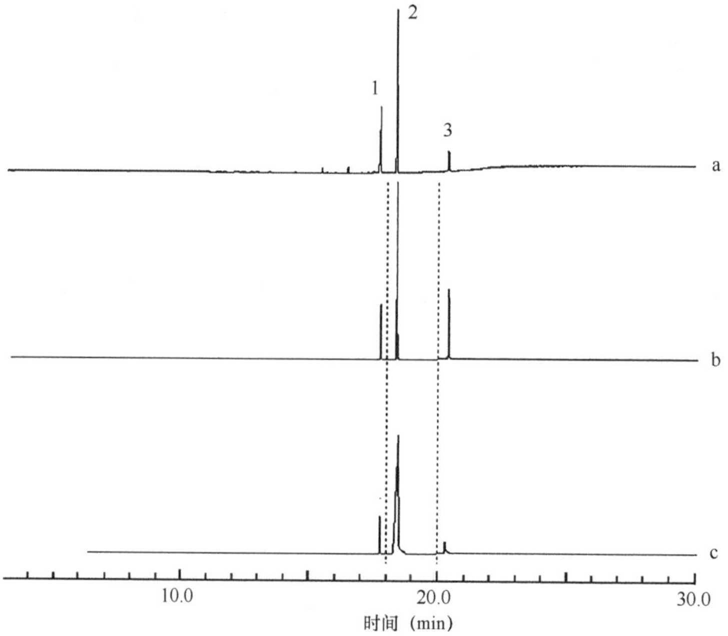

图 18-5　标准溶液的总离子流色谱图（a）及标准溶液（b）和样品（c）的选择离子色谱图

1. 白术内酯 1；2. 蛇床子素；3. 欧前胡素

蛇床子素和欧前胡素线性范围为 5～1000μg/ml，线性方程分别为 y=8.78x+0.43（r=0.9994）和 y=1.563x+0.04（r=0.9994），检测限分别为 1.0μg/ml 和 0.6μg/ml。蛇床子素和欧前胡素的高、中、低浓度的回收率均大于 90%，日间精密度在 2.10%～5.76% 内，日内精密度在 1.27%～5.31% 内。

对陕西省、山东省和安徽省三个产地的蛇床子药材进行检测，三个产地蛇床子药材中蛇床子素和欧前胡素的含量分别为 20.12mg/g 和 1.02mg/g，18.85mg/g 和 0.98mg/g，以及 19.63mg/g 和 0.79mg/g。

第三节　液相色谱–质谱联用技术

液相色谱–质谱（liquid chromatography-mass spectrometry，LC-MS）联用技术的研究开始于 20 世纪 70 年代，LC-MS 联用技术经历了一个相对较长的研究、实践过程，直到 90 年代才出现了被广泛接受的成套商品仪器，且其应用日益广泛。LC-MS 联用技术实际上是以质谱仪作为检测手段的色谱技术，因而它集液相色谱的高分离能力和质谱的高灵敏度、高专属性于一体，已成为目前中药成分分析、药物体内过程研究和残留药物成分研究等领域中最强有力的分析工具。

（一）液相色谱-质谱联用仪的组成

LC-MS 联用仪主要由液相色谱仪、接口、离子源、质量分析器、质谱检测器、真空系统和工作站系统组成。样品注入液相色谱仪后，经色谱柱得到分离。从液相色谱仪流出的组分依次通过接口进入质谱仪。在质谱仪中首先于离子源处被离子化，然后离子在加速电压作用下进入质量分析器进行质量分离。分离后的离子按质量的大小，先后由质谱检测器收集，并记录质谱图。根据质谱峰的位置和强度可对样品的结构和含量进行分析。

（二）液相色谱-质谱联用技术的特点

随着联用技术的日趋成熟，LC-MS 日益显现出优越的性能：①适应性广，可以用于难挥发性化合物、极性化合物、中等极性化合物、热不稳定化合物等的分析测定，弥补气相色谱-质谱只适宜分析小分子、易挥发、热稳定、能气化化合物的缺陷；②灵敏度高，它可以在 $<10^{-12}$g 水平下检测样品，通过选择离子检测方式，其检测能力还可以提高一个数量级以上，尤其是对没有紫外吸收的化合物而言；③分离能力强，即使在色谱上没有完全分开，也能依据特征离子质量色谱图得到各组分的色谱图来进行定性定量分析；④适合于大分子化合物（包括蛋白质多肽、核酸、多聚物等）的分析测定，因而可用于从分子水平上研究生命科学的领域。但是，LC-MS 联用分析时没有商品化的标准谱库可对比查询，只能自己建库或自己解析谱图。

（三）接口技术

由于液相洗脱剂的流量较气相色谱的载气要大得多，因此液相色谱和质谱联机关键装置是“接口”，其作用是将洗脱剂及样品分子气化；分离除去大量的洗脱剂分子；完成对样品分子的电离；在样品分子已电离的情况下，最好能进行碰撞诱导断裂。

LC-MS 接口技术有传送带式接口、直接导入法、热喷雾接口、粒子束接口、快原子轰击法和大气压离子化接口。大气压离子化接口（atmospheric pressure ionization，API）是目前商品化 LC-MS 联用仪采用最广的接口，包括大气压舱（雾化、去溶剂区域和离子化区域），其作用为雾化高效液相色谱流动相、去除溶剂和使待测物离子化；离子转移器，其作用为将待测物离子从大气压腔传送至真空区。API 有三种操作模式。

1. 电喷雾离子化（electrospray ionization，ESI） 溶液中样品流出毛细管喷口后，在雾化气（N_2）和强电场（3～6kV）作用下，溶液迅速雾化并产生高电荷液滴。随着液滴的挥发，电场增强，离子向液滴表面移动并从表面挥发，产生单电荷或多电荷离子。通常小分子得 $[M+H]^+$ 或 $[M-H]^-$ 单电荷离子，生物大分子产生多电荷离子。ESI 可直接测定热不稳定的极性化合物，多电荷形成可分析蛋白质和 DNA 等生物大分子，调节离子源电压可以控制离子的断裂，给出结构信息。

2. 气动辅助电喷雾离子化（penumatically assisted electrospray ionization） 同 ESI，但液滴的形成借助气流雾化的帮助。

3. 大气压化学离子化（atmospheric pressure chemical ionization，APCI） 样品溶液流出毛细管后由氮气流雾化，然后在加热管中挥发，在加热管端的 Corona 尖端放电电极（最初利用同位素 Ni 的电子放射）使溶剂分子形成反应气等离子体。样品分子与等离子体通过氢质子交换被电离，形成 $[M+H]^+$ 或 $[M-H]^-$，并进入质谱仪。APCI 只产生单电荷峰，适合测定弱极性的小分子化合物。另外，它适应高流量的梯度洗脱和水溶液梯度变换的流动相。通过调节离子源电压，可以得到具有不同碎片信息的质谱图。

（四）液相色谱-质谱分析条件的选择和优化

1. 正、负离子模式的选择 选择的一般原则为如下。

正离子模式：适合于碱性样品，可用甲酸对样品加以酸化。样品中含有仲氨或叔氨时可优先考虑使用正离子模式。

负离子模式：适合于酸性样品，可用氨水对样品进行碱化。样品中含有较多的强负电性基团，如含氯、含溴和多个羟基时可尝试使用负离子模式。

2. 质谱扫描模式 以三重四极杆质谱为例。

（1）全扫描（full scan）：样品进入离子源后被电离成离子，由Q1或Q3扫描，检测器得到是总离子谱图。该扫描方式可获得丰富的谱图信息，适合未知化合物的结构鉴定。

（2）选择离子监测（selected ion monitoring，SIM）：样品进入离子源后被电离成离子，由Q1或Q3对选定的某个或数个特征质量峰进行单离子或多离子检测，检测器得到被选定离子的质谱图。当全扫描无法满足灵敏度的要求时，可采用选择离子监测模式，适合于基质不是很复杂的样品的定量分析。

（3）多反应监控（multiple reaction monitoring，MRM）：样品进入离子源后被电离成离子，由MS1选择一个或几个特定离子，经碰撞碎裂之后，由其子离子中选出一特定离子，只有同时满足MS1和MS2选定的一对离子时才有信号产生。其特点：多组分同时分析；共流出物的分析；母离子–子离子关系明确；定性能力强；复杂基质样品的分析；选择性增加，可区分同分异构体；经常用于痕量成分的定量分析。

（4）母离子扫描（precursor ion scan，PC）：样品进入离子源后被电离成离子，由MS2选定一个子离子，MS1扫描，检测器得到的是能产生选定子离子的那些离子，即母离子谱。该扫描模式适合于含有相同局部结构的不同化合物的鉴定。

（5）子离子扫描（product ion scan，PI）：样品进入离子源后被电离成离子，由MS1选定一特定 *m/z* 的离子，CAD碎裂之后，由MS2扫描得子离子谱。该扫描模式适合于化合物官能团分析及化合物的结构解析。

（6）中性丢失扫描（neutral loss scan，NL）：样品进入离子源后被电离成离子，MS1和MS2同时扫描，只是二者始终保持一定固定的质量差（即中性丢失质量），只有满足相差–固定质量的离子才被检测。该扫描模式适合于含某一官能团的化合物鉴定（如含—OH，$—NH_2$）。

3. 流动相的选择 常用的流动相为甲醇、乙腈、水和它们不同比例的混合物及一些易挥发盐的缓冲液，如甲酸铵等，还可以加入易挥发酸碱如甲酸和氨水等调节pH。

LC-MS接口避免进入不挥发的缓冲液和表面活性剂，避免含磷和氯的缓冲液，含钠和钾的成分必须＜1mmol/L（不挥发性的盐会在离子源内析出结晶，而表面活性剂会抑制其他化合物电离）。一般情况下，含甲酸＜2%，含三氟乙酸≤0.5%，含三乙胺＜1%，含乙酸铵＜5～10mmol/L。

4. 流量和色谱柱的选择 ESI的最佳流速是1～50μl/min，应用4.6mm内径LC柱时要求柱后分流，目前大多采用1～2.1mm内径的微柱；TIS源最高允许1ml/min，建议使用200～400μl/min；APCI的最佳流速1ml/min，常规的直径4.6mm柱最合适，但要进行柱后分流。

为了提高分析效率，常采用＜100mm的短柱［此时紫外光谱图上并不能获得完全分离，由于质谱定量分析时采用串联质谱的多反应监测（MRM）技术，所以不要求各组分完全分离］。可以节省大批量定量分析的时间。

5. 辅助气体流量和温度的选择 雾化气对流出液形成的喷雾有影响，干燥气影响喷雾的去溶剂效果，碰撞气影响二级质谱的产生。操作中温度的选择和优化主要是指接口的干燥气体而言，一般情况下选择干燥气温度高于分析物的沸点20℃左右即可。对热不稳定性化合物，要选用更低的温度以避免显著的分解。选用干燥气温度和流量大小时还要考虑流动相的组成，有机溶剂比例高时可适当降低温度和减少辅助气体流量。

6. 系统背景消除 LC-MS分析过程中，流动相中大量的溶剂及其所含杂质会直接导入离子化室造成化学噪声或在高电场中产生电噪声，因而形成大的系统噪声，这些噪声常常会淹没信号，导致在总离子流图上无法看到峰的出现。消除系统噪声的方法：

（1）有机溶剂和水：甲醇、乙腈等采用色谱纯，水采用去离子水并保存在塑料容器中以减少钠离子的混入。

（2）样品的纯化：LC-MS 分析体液应进行样品前处理，一般不能直接进样，因为体液中含有大量生物学基质会产生较大的噪声。样品的前处理常用的方法有超滤、溶剂萃取/去盐、固相萃取、灌注、净化/去盐、色谱分离（反相色谱分离、亲和技术分离）、甲醇或乙腈沉淀蛋白、酸水解或酶解及衍生化等。

（3）系统清洗：一般来说，复杂样品会污染输液管路、喷口、毛细管等，因而仪器使用一段时间，应清洗系统。

7. 质谱条件　质谱条件的选择主要是为了改善雾化和电离状况，提高灵敏度。调节雾化气流量和干燥气流量可以达到最佳雾化条件，改变喷嘴电压和透镜电压等可以得到最佳灵敏度。对于多级质谱仪，还要调节碰撞气流量和碰撞电压及多级质谱的扫描条件等。

（五）液相色谱–质谱的定性与定量方法

1. 定性分析　LC-MS 通过全扫描数据方式采集质谱得到总离子色谱图，从色谱图中可以得到准分子离子，因而能提供未知化合物的分子量信息，但是不能提供结构信息。为了得到未知化合物的结构信息，必须使用串联质谱仪，将准分子离子通过碰撞活化得到其子离子谱，然后通过子离子谱来推断结构。如果只有单级质谱仪，也可以通过源内 CID 得到一定的结构信息。

2. 定量分析　用 LC-MS 进行定量分析，其基本方法与普通液相色谱法相同。但由于色谱分离方面的问题，一个色谱峰可能包含几种不同的组分，给定量分析造成误差。因此，对于 LC-MS 定量分析，不采用总离子色谱图，而是采用与待测组分相对应的特征离子得到的质量色谱图（选择性离子监测，SIM）或多离子监测色谱图（多反应监测，MRM），此时不相关的组分将不出峰，可以减少组分间的互相干扰。例如，LC-MS 分析血液、尿样等十分复杂的样品时，样品中有大量的保留时间相同、分子量也相同的干扰组分存在。为了消除其干扰，LC-MS 定量的最好办法是采用串联质谱的 MRM 模式。

（六）液相色谱–质谱的应用

LC-MS 技术具有高效液相色谱的高分辨能力与质谱的高灵敏、极强的定性专属特异性，而且可以用于难挥发性化合物、极性化合物、中等极性化合物、热不稳定化合物、大分子化合物（包括蛋白质、多肽、核酸、多聚物等）的分析测定，已成为药品质量控制和药物代谢研究中的常用工具。

例 18-3　液相色谱–串联质谱法同时测定血浆中白藜芦醇苷及其代谢产物

（1）色谱条件：Lichrospher ODS 色谱柱（150mm×2.1mm，5μm）。流动相：乙腈和水，梯度洗脱（表 18-2）。柱温为 30℃，进样量 10μl。

表 18-2　高效液相色谱流动相梯度表

时间（min）	A 相（乙腈，%）	B 相（水，%）	流速（ml/min）	梯度曲线
0	30	70	0.2	1
2	60	40	0.2	6
6	100	0	0.2	6
12	30	70	0.2	1

（2）质谱条件：毛细管电压 3.5kV，ESI 源源温度 110℃，去溶剂温度 300℃，锥孔气流 50L/h，去溶剂气流 650L/h，碰撞气体为氩气，碰撞气流速 0.18ml/min。电喷雾电离负离子方式，多反应监测方式检测。

（3）给药和采样：白藜芦醇苷按照 300mg/kg 剂量给大鼠灌胃，在 10min、20min、30min、60min、120min、240min、360min、480min、720min、960min 及 1440min 抽取大鼠腹主动脉血液，肝素抗凝，离心 10min（3000r/min），分离血浆，–80℃冻存待测。

（4）血浆样品的预处理方法：取血浆 0.25ml，加入内标溶液（400μg/L 染料木黄酮）100μl，混匀，加乙酸乙酯 2ml，涡流混合 1min，3000r/min 离心，提取 2 次，合并提取液于尖底试管中，在 50℃用 N_2 吹干，残留物加入 50μl 甲醇溶解，涡流混合 1min，取 10μl 进样。

（5）结果：白藜芦醇苷及白藜芦醇标准物质色谱图如图 18-6 所示。大鼠给药后的血浆样品经处理后，进样 10μl，进行全扫描，其色谱图如图 18-7 所示。提取 A、B 两峰的质谱图如图 18-8 所示，比较色谱保留时间及 A、B 两峰的特征性分子离子峰，可以确定血浆样品 A、B 两峰分别为白藜芦醇苷及白藜芦醇。

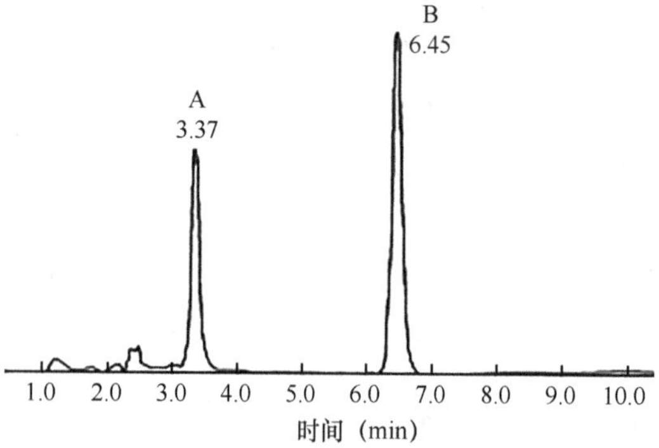

图 18-6 白藜芦醇苷（A）和白藜芦醇（B）色谱图

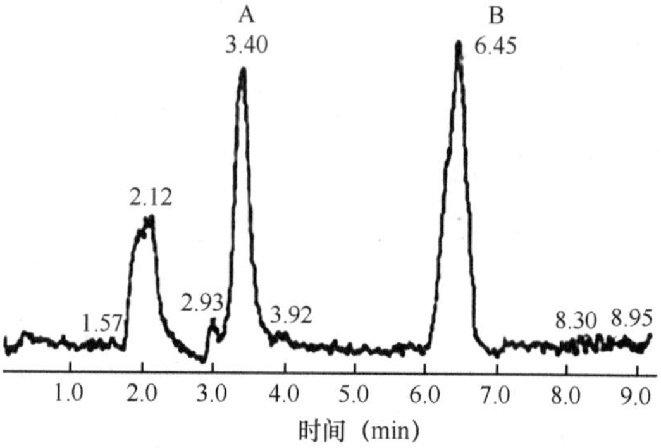

图 18-7 含药血浆全扫描总离子流色谱图

A. 白藜芦醇苷；B. 白藜芦醇

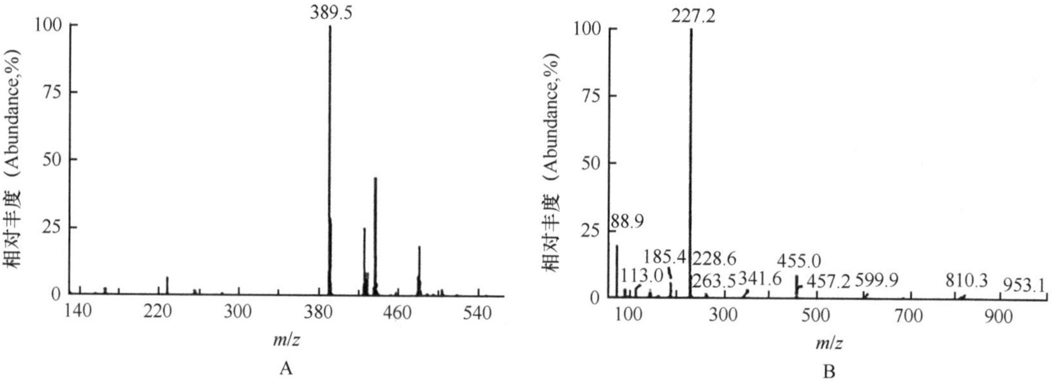

图 18-8 血浆中白藜芦醇苷（A）和白藜芦醇（B）的质谱图

质谱条件的优化结果见表 18-3。

表 18-3 电喷雾质谱分析条件

化合物	母离子	子离子	驻留时间（s）	毛细管电压（kV）	锥孔电压（V）	碰撞能（eV）
白藜芦醇苷	389	227	0.4	3.5	25	13
白藜芦醇	227	143	0.4	3.5	45	23
染料木黄酮	269	133	0.4	3.5	32	50

方法的专属性结果显示，空白血浆内源物质不干扰白藜芦醇苷、白藜芦醇和内标染料木黄酮的测定。以待测物浓度为横坐标，待测物与内标峰面积比值为纵坐标，求得的工作曲线回归方程：白藜芦醇苷，y=0.0543x–0.032，r=0.9999；白藜芦醇，y=0.0366x+0.1138，r=0.9999。二者的线性范围均为 0.4～200μg/L，检出限为 0.2μg/L。二者的高、中、低浓度日内和日间精密度 RSD 在 14.50%～3.94%，二者高、中、低浓度提取回收率和方法回收率均达到生物样品分析的要求。白藜芦醇苷的药动学过程结果表明白藜芦醇苷在大鼠体内的药时变化规律符合两室模型，白藜芦醇的血药浓度出现两个高峰。

第四节 电感耦合等离子体质谱及其联用技术

电感耦合等离子体质谱（inductively coupled plasma-mass spectrometry，ICP-MS）是以独特的接口技术将电感耦合等离子体的高温电离特性与质谱仪的灵敏快速扫描的优点相结合而形成的一种分析技术。

1. 基本原理 电感耦合等离子体（inductively coupled plasma，ICP）是一种通过随时间变化的磁场电磁感应产生电流作为能量来源的等离子体源。在 ICP-MS 中，ICP 起到离子源的作用，即利用在电感线圈上施加的强大功率的高频射频信号在线圈内部形成高温等离子体，样品由载气带入高温等离子体焰炬中，发生蒸发、分解、激发和电离，转化成带电荷的离子；经离子采集系统进入质谱仪，质谱仪根据质荷比进行分离，根据元素质谱峰强度则可测定样品中相应元素的含量。

2. 组成与结构 自 20 世纪 80 年代开发出第一台 ICP-MS 以来，人们不断地将新的技术应用于 ICP-MS 的设计中，形成了各类 ICP-MS，主要包括四极杆 ICP-MS，高分辨 ICP-MS，ICP-TOF-MS。下面以四极杆 ICP-MS 为例，介绍 ICP-MS 的结构。

ICP-MS 是由电感耦合等离子体光源、接口、光学系统、碰撞反应池、四极杆、检测器等组成。

（1）电感耦合等离子体光源由高频发生器和进样系统组成。进样系统：它是将溶液样品转换为气溶胶，使之进入 ICP 火焰。它包含雾化器、雾室、矩管、等离子气、辅助气、载气及各种气路装置系统。高频发生器：高频发生器通过工作线圈给等离子体输送能量，维持 ICP 光源稳定放电。

（2）接口一般由 2～3 个锥组成，分别为采样锥和截取锥。采样孔径一般为 0.75～1mm、经冷却的采样锥靠近等离子矩管，它的锥间孔对准矩管的中心管道，锥顶与矩管口距离为 1cm 左右。在采样锥的后面有一截取锥，外形比采样锥小，锥体比采样锥大。截取锥与采样锥一样，在尖顶部有一小孔，两锥之间的安装距离为 6～7mm，并在同一轴心线上。由 ICP 产生的离子经采样孔进入真空系统，在这里形成超声速射流，其中心部分流入截取孔。由于被提取的含有离子的气体是以超声速进入真空室的，且到达截取锥的时间仅需几个微秒，所以样品离子的成分及特性基本没变化。

（3）光学系统一般由离子透镜组成，主要作用是为了避免中性粒子的干扰，并达到传输离子、聚焦至四极杆的目的。

（4）碰撞反应池是利用样品产生的离子流与碰撞气体碰撞解离消除干扰。不同厂家的碰撞反应池的设计和理念不同，但其消除干扰的原理基本一致。

（5）四极杆是由四根截面为双曲面或圆形的棒状电极组成，两组电极间施加一定的直流电压和频率为射频范围内的交流电压。如果使交流电压的频率不变而连续地改变直流和交流电压的大小（但要保持它们的比例不变，电压扫描），或保持电压不变而连续地改变交流电压的频率（频率扫描），就可使不同质荷比的离子依次到达收集器（检测器）而得到质谱图。

四极杆的优点：分辨率较高；分析速度极快，最适合与 ICP、气相色谱仪和高效液相色谱仪联用，但是准确度和精密度低于磁质量分析器。

（6）检测器通常采用的是配置电子倍增管的脉冲计数检测器。

3. 特点 ICP-MS 具有如下特点。

（1）测定的元素面宽，包括金属、类金属、非金属元素。

（2）可以同时测定多个元素。

（3）灵敏度高，检出限低，可达到 ppb（ng/ml）甚至 ppt（为 10^{-12}，pg/ml）。

（4）特异性好，谱线干扰小。

（5）动态线性范围宽（最高可达 9 个数量级或更高），可以实现常量、痕量及超痕量元素同时检测，且对样本的需求量小。

（6）分析是在常压下进样，可以和多种分离平台（高效液相色谱、毛细管电泳等）及进样技术联用。

（7）如采用同位素稀释法制备样品可直接进样，可用于复杂基质（全血，尿样）样品检测。

4. ICP-MS联用技术 除了电感耦合等离子体质谱仪自身构造的发展，其联用技术取得了飞速发展。ICP-MS联用技术包括液相色谱–电感耦合等离子体质谱联用技术（LC-ICP-MS）、气相色谱–电感耦合等离子体质谱联用技术（GC-ICP-MS）、离子色谱–电感耦合等离子体质谱联用技术（IC-ICP-MS）、毛细管电泳–电感耦合等离子体质谱联用技术（CE-ICP-MS）、超临界流体色谱–电感耦合等离子体质谱联用技术（SFC-ICP-MS）等。

5. ICP-MS及其联用技术在金属元素分析中应用 金属元素与人类健康密切相关，虽然在生物体内的含量高低不同，但却具有重要的生物效应。

（1）金属元素的形态：金属元素在生物体内的作用取决于它们的元素形态而非总量。元素形态是指某一元素以特定的分子、电子和原子核结构存在的形式，包括同位素、不同价态、无机化合物、有机配位化合物、有机金属化合物、大分子配位化合物等。元素形态不同，其环境及生物有效性或毒性则显著不同，如六价铬Cr（Ⅵ）的毒性比三价铬Cr（Ⅲ）大100倍；汞毒性：烷基汞＞芳香基汞＞无机汞；砷毒性：无机砷As（Ⅲ）是毒性最强的形态，而有机砷的毒性远小于无机砷。因此，仅知道样品中元素的总量，并不能全面评价元素对环境和生态体系的影响，特定的元素只有在特定的浓度范围和存在形态下才能发挥作用。

（2）形态分析：形态分析是指鉴定、测量样品中元素的一种或多种独立的化学形态的分析过程。元素的化学形态包含元素所具有的同位素组成、电子态或氧化态、配位或分子的结构等。根据形态分析的程度，形态分析可分为初级形态分析、次级形态分析和高级形态分析。初级形态分析主要研究金属元素的溶解程度，区分金属元素是否溶解；次级形态分析是将金属元素划分到具体范围，如离子态与非离子态、络合态与非络合态等；高级形态分析是进一步研究物质的组成、电荷、价态等，掌握金属元素更深层次的性质。元素形态分析对于了解环境元素的毒性及其生态系统的影响意义重大，在生命科学、环境科学、临床医学、药学和营养学等学科中具有重要的研究价值。

（3）金属元素分析方法：金属元素的元素分析和形态分析常用方法有原子吸收分光光度法、原子荧光光谱法、电感耦合等离子体发射光谱法、电感耦合等离子体质谱法及其联用技术等。

例18-4 HPLC-ICP-MS法测定接骨七厘片中总砷含量及砷形态分析

（1）样品溶液的制备：取样品（去包衣），粉碎，混匀，取粉末0.50g，精密称定，置100ml具塞锥形瓶中，加入人工肠液20ml，超声15min，放置过夜。次日放入37.5℃烘箱中提取3h，每隔0.5h振摇锥形瓶1min。提取完毕，吸取中层滤液10ml，用微孔滤膜过滤，取续滤液5ml，再用0.02mol/l EDTA溶液稀释至50ml量瓶中即得砷形态溶液。

取样品（去包衣）0.25g，精密称定，置微波消解罐中，加入硝酸7ml，加盖密闭，在100℃下预消解15min，冷却，然后放入微波消解仪中消解。消解采用程序升温，20℃升至110℃，保持8min；110℃升至160℃，保持6min；160℃升至180℃，保持25min。待消解完全后，当冷却温度至低于45℃时，取出消解罐，继续放冷至室温，将消解后的溶液转移至50ml量瓶中，用少量超纯水润洗消解罐4次，合并至量瓶中，用超纯水定容，摇匀，放置，取上清液作为总砷测定的供试品溶液。依法制备空白溶液。

（2）HPLC-ICP-MS条件：质谱条件：等离子体功率为1550W，载气为高纯氩气；载气流速为1.0L/min；采样深度为5mm；冷却气流量为14L/min；辅助气流量为0.8L/min；载气流量为0.9L/min；数据重复采集次数为3次。

色谱条件：赛默飞AS7阴离子交换柱（250mm×4.6mm）；流动相为10mmol/L碳酸铵（A），100mmol/L碳酸铵（B），梯度洗脱，洗脱程序见表18-4；流速为0.8ml/min；进样量为20μl。记录离子流图（图18-9）。

表18-4 流动相梯度洗脱程序

时间（min）	流动相A（%）	流动相B（%）
0	100	0
3	50	50
5	50	50
8	100	0
10	100	0

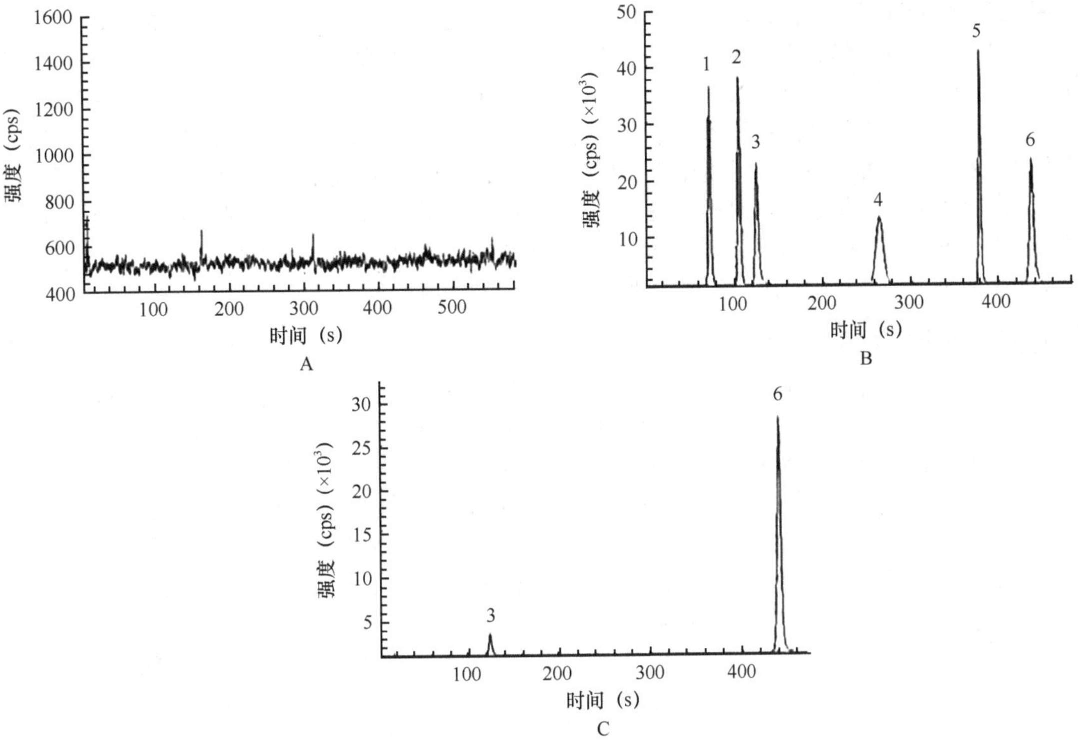

图 18-9　离子流图

A. 空白溶液；B. 6 种形态砷标准溶液；C. 供试品溶液；1. AsB；2. DMA；3. As(Ⅲ)；4. AsC；5. MMA；6. As(Ⅴ)

（3）结果：研究中建立了测定接骨七厘片中砷形态的 HPLC-ICP-MS 法，同时采用该法对接骨七厘片中的总砷进行了测定，结果准确、可靠。不同批次接骨七厘片中砷形态含量存在差异，其中 As(Ⅴ)含量最高，其次是 As(Ⅲ)，还含有少量的 MMA，而 DMA、AsB 和 AsC 均未检测到。由可溶性砷含量的测定结果可见，接骨七厘片中的砷主要是可溶性砷，以可溶性砷中的 As(Ⅴ)含量最高。

第五节　成像分析技术

成像分析技术是指通过记录研究目标灰度或彩色的图像，从形态上对样本进行分析的技术。目前，常用的成像分析技术按照成像原理可分为电子显微成像技术、光学显微成像技术、磁力显微成像技术及超声成像技术等。传统医学成像分析主要是显示生物组织病变的解剖变化，这些技术已经不能适应生命科学和病理学发展的新要求。如何从细胞水平甚至分子水平研究疾病发生发展机制并探讨诊断和治疗疾病的有效方法，已经成为生物学、临床医学、药学研究的热点，一系列无创可视化成像分析新技术和新方法随之产生。成像分析技术可在一定的处理分析算法支持下，真正实现对生物组织进行“在哪处、有什么、有多少”的综合分析，对检测目标进行定性、定量和定位的描述，从而实现对某些病理变化的早期诊断。随着仪器空间分辨率和光谱分辨率的提高，成像分析技术还可应用于药物的不良反应、疗效的定量评估，给药途径及药物剂量学和动物种类对药物疗效影响等方面的研究，从而加快药物的研发速度、缩短临床研究时间。这些都直接关系到患者的治疗与保健，对于提高人口健康水平及人民生活质量具有重要意义。

一、近红外成像技术

近红外成像技术是近年发展迅速的成像方法，它可以采集样品一定区域内不同空间点的光谱，并将光谱按照空间位置进行排列构成三维高光谱数据，通过数据降维，将三维数据转为二维数据，通过化学计量学方法，将光谱信息转化为物化信息，最后通过图像重构，生成组分空间分布图，可视化组分空间分布。由于近红外成像技术干扰小、无须切片、没有强的荧光干扰，可以适应鲜活组织原位测定，也可以对培养液中的组织或细胞进行直接测定，具有快速、无损、原位、在线分析的能力。近红外成像技术主要包括近红外多光谱成像和近红外显微光谱成像。近红外显微成像技术是在红外显微技术的基础上发展起来的微观成像分析技术，它将近红外显微镜和计算机控制的自动工作台相结合，对样品进行自动的线扫描和面扫描，从而得到三维近红外图像。通过该技术可得到总吸收图、等高图、瀑布图、单波数近红外吸收图等各种显微图像，使样品的化学成分在空间分布上一目了然。此处主要介绍近红外显微成像技术。

（一）基本原理

近红外谱区是指介于可见区和中红外区之间的电磁波，其波长范围在700～2500nm。近红外光谱（NIRS）为分子振动光谱的倍频和组合频谱带，主要指含氢基团（C—H，O—H，N—H，S—H）的吸收，包含了绝大多数类型有机物组成和分子结构的丰富信息。

近红外显微成像系统主要由近红外分光光度计和近红外显微镜组成，为高速获取光谱图像，通常采用傅里叶近红外分光光度计或步进扫描傅里叶近红外分光光度计，通过光路系统将近红外光引入近红外显微镜，并聚焦在被测样品上，通过样品平台自动移动进行样品扫描，以透射、反射、衰减全反射等方式测量，近红外光照射样品，装载样品的化学信息随后被检测器捕获，成像方式如图18-10所示。

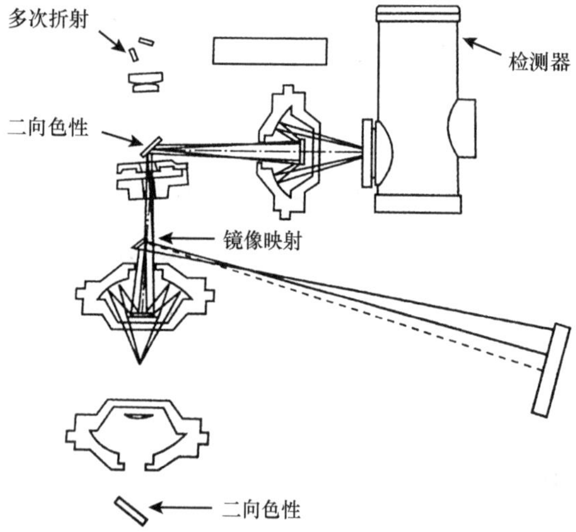

图18-10　近红外显微图像仪器光路原理

近红外显微镜的成像原理与一般光学显微镜相似，用可见光观察、确定测定区域以后，转换成近红外光进行测定。显微近红外镜把光束聚焦到几个微米的面积上，即可以将近红外光聚焦到几个细胞或膜体系上，提高信噪比，减少水吸收的影响，实现细胞原位观测。显微近红外图像技术还可以观测到位于样品表面上至少100μm深处的细胞，由于近红外光对玻璃和石英材料是透明的，因此即使使用普通的物镜，在近红外成像时，性能也不会受影响。近红外显微成像系统适合于小样品，如药片、药丸等非均匀介质进行微区定性和定量研究。

如图18-11所示，近红外显微光谱图像上的每一个像素点都是一条完整的NIRS，不仅可以提供样品的NIRS信息，还可以提供样品的空间分布信息，得到3D图像。

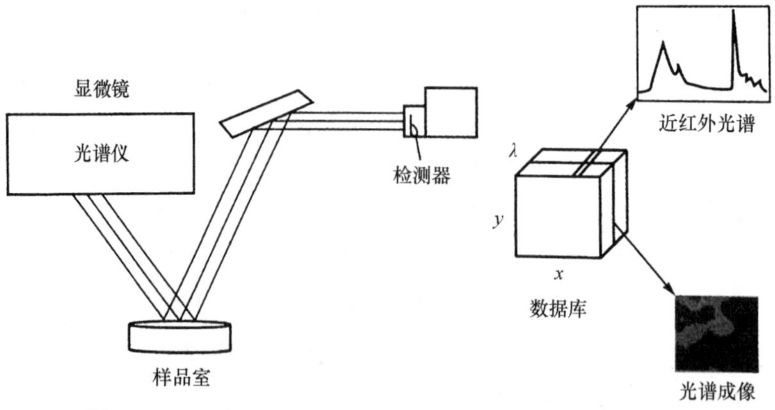

图18-11　显微近红外成像系统示意图和多维数据降解方式

（二）特点

1. 优点

（1）吸收系数相对较小，分析过程简单：作为分子振动能级跃迁产生的吸收光谱，近红外区域的倍频或合频吸收系数很小，一般较红外基频吸收低 1～3 个数量级，故样品无须用溶剂稀释即可以直接测定，便于生产过程的实时测定。所用样品池的光程不像中红外区常在 1mm 以下，近红外区域根据所使用的谱带和测试物含量的高低，光程可以是 1～100mm。虽然吸收系数小会妨碍样品中微量杂质的测定，但也保证了微量杂质或在近红外吸收弱的组分不至于干扰测定结果。

（2）适用于漫反射技术：近红外区内光散射效应大，且穿透深度大，使得 NIRS 技术可以用漫反射技术对样品直接测定。固体样品可以是任何形状，如水果、谷物或固体药丸等都可以直接测定，便于检查各部位或每一颗粒的质量。在短波近红外区域（700～1100nm），对固体样品的穿透深度可达几厘米，而被吸收的光强很小。大部分固体样品的在线检测都使用漫反射技术。

（3）近红外光可以在玻璃或石英介质中穿透：近红外区的波长比红外短，因而不被玻璃或石英介质所吸收。所用的样品池容器可以用常用的玻璃或石英制成，价格较低，使用方便。有时可以直接在玻璃容器中进行测定，而无须打开密封的容器，避免样品的转移操作及不必要的污染。近红外光的这一特性，更重要的是使一般玻璃或石英光纤可以用于 NIRS 技术。光导纤维的引进使传统的 NIRS 技术扩展到了过程分析及有毒材料或恶劣环境中样品的远程分析，同时也使光谱仪的设计得以更多用和更小型化。

（4）可以用于样品的定性，也可以得到精度很高的定量结果：采用多元校正方法及一组已知的同类样品所建立的定量模型，可以快速得到相对误差小于 0.5% 的测量结果。

（5）不破坏样品，不用溶剂，不污染环境：NIRS 分析中只是取得样品的光谱信号，有时甚至可以在原容器中进行测定，因此不需要其他试剂，样品测定后一般可以送回原生产地或容器，因此测试过程中不会产生任何污染。

（6）测定速度快：NIRS 的信息必须由计算机进行数据处理及统计分析，一般一个样品取得光谱数据后可以立刻得到定性或定量分析结果，整个过程可以在不到 2min 内完成。

2. 缺点

（1）灵敏度较差：由于测定的是倍频及合频吸收，故灵敏度较差，一般要求检测的含量大于 1%。

（2）建模难度大：定标样品的选择和制备、化学分析的准确性、基础数据的准确及选择计量学方法的合理性等都将直接影响最终的分析结果。尤其是其准确性不能比它所依赖的化学分析法更好，所以在推广应用该技术时，必须使用精确的化学分析值及适当的定标操作技术，即 NIRS 法必须实行系统的标准化操作，不适合于痕量分析和分散性样品的分析。如果面对的样品仅有几毫克或要分析的组合在样品中的含量仅有＜1%，近红外分析是很难进行定量分析。

（三）应用

近红外成像技术在农业中的应用最早，分析的项目种类很多。近年，随着 NIRS 技术的发展，其应用扩展到其他许多领域，如石油化工、食品工业、纺织工业、制药工业及临床医学等领域。

1. 生物医学中的应用　肿瘤是严重威胁人类健康和生命的疾病，尽管目前肿瘤诊断技术发展迅速，但最终还是依赖于形态学的诊断来确定肿瘤的性质、分化程度及预后等。由此导致对肿瘤诊断存在一定的主观性。有研究利用红外显微成像系统对 50 份鼻咽癌组织及相应的正常组织进行检测，结果显示，癌变组织和正常组织近红外谱图中蛋白质酰胺 Ⅰ 带、酰胺 Ⅱ 带、磷酸二酯基团、糖原等的吸收峰在位置上存在明显差别，癌变组织与正常组织相比，磷酸二酯基团的吸收峰在强度上增加，从侧面反映了细胞癌变过程中细胞无限增殖的特性。

2. 微生物学中的应用　微生物限度检查是《中国药典》中对于非规定灭菌制剂及其原料、辅料受微生物污染程度的检查。近红外成像技术具有快速、穿透性强、无破坏、无污染的优点，由于人类念珠菌病与念珠菌属多样性的不断增加，因此对其早期的识别和诊断是必不可少的，这样有利于降低与念珠菌感染相关的发病率和死亡率。通过近红外显微成像技术成功地将从临床分离出的念珠菌区分成白念珠菌、光滑念珠菌、近平滑念珠菌、热带念珠菌、克鲁斯念珠菌、乳酒念珠菌等六种类型。

3. 药物释放监控中的应用 口服药物由于其非侵入性的性质，能避免注射带来的疼痛和不适，且能减少污染，这些优势使它成为目前药物输送中最方便的途径。但是，多肽和蛋白质等大部分生物活性药物容易在胃肠道降解或失活，因此口服制剂在进行临床转化前，其活体药物释放动力学及药物载体本身的代谢情况评估极其重要。有研究利用近红外二区（1000～1700nm）荧光成像技术实现了口服给药微载体在动物活体内胃肠道药物释放的实时监测，这种新的分析技术有望应用于口服药物开发过程中药动学的精准监测，为药物从实验室走向临床提供了更好的分析检测手段。

二、拉曼成像技术

拉曼光谱技术是一种基于拉曼散射效应而发展起来的分子光谱技术。与常规检测技术相比，拉曼光谱技术具有样本预处理简单、无损和快速等优点；然而，由于分子的拉曼散射截面小，使得拉曼光谱信号非常微弱（约为荧光的万分之一），样品中的目标物信号易被荧光等背景噪声所掩盖，因此常规拉曼光谱检测的灵敏度很低。1974 年弗莱施曼（Fleischmann）等发现，当吡啶分子吸附在粗糙银表面上，其拉曼散射信号比溶液中吡啶分子的拉曼散射信号增强约 6 个数量级，这种增强效应被称为表面增强拉曼散射（surface-enhanced Raman scattering，SERS）。同时，贵金属纳米粒子还有猝灭荧光的作用，这是因为荧光分子与金属直接接触或键合导致分子与金属间发生非辐射能量转移，从而猝灭待测分子荧光。这种荧光猝灭的作用，大大降低了背景荧光的干扰，从而进一步提高 SERS 检测的灵敏度。目前 SERS 增强效应最高可达到 10^{14}～10^{15} 数量级，某种意义上可称为灵敏度最高的单分子检测。它可以快速、高效、无损地对样品进行分析和测试，在食品、药物检测及生物医学等生命科学领域有巨大的应用潜力，特别是在细胞成像和肿瘤组织识别等方面具有更大的研究和应用价值。

（一）基本原理

拉曼成像的原理是当激光照射到样品上时，样品中的分子会吸收激光的能量，分子的振动状态发生变化。这种振动会导致分子发出散射光，其中一部分光的频率会发生变化，即为拉曼散射光。通过分析拉曼散射光的频率和强度即可分析样品的表面形貌、化学成分、晶体结构等信息。

表面增强拉曼散射是指吸附在粗糙金属（如金、银、铜等）纳米结构表面的分子，在光照射下其拉曼光谱获得显著增强的异常表面光学现象。当外加电场作用于金属纳米颗粒表面时，可以激发局部表面等离子体共振，电磁场在金属表面上集中，从而导致表面增强效应的产生。当样品与这种表面增强效应相互作用时，可以产生强烈的拉曼散射信号，从而实现对样品的高灵敏检测。

（二）特点

SERS 技术保留了拉曼光谱简单、无损和快速等优点，同时具备了高灵敏度的独特优势，具体特点如下。

1. 与常规拉曼散射相比，SERS 对分子具有明显的增强效果，其散射强度比普通拉曼高 10^7 倍左右。

2. 用于 SERS 增强效应的金属具有选择性，不是所有金属都可以达到增强的效果，目前发现的增强效果比较好的为贵金属（金、银、铜），其中以银的增强效果最好。此外，碱金属中包括锂、钠、钾等也有一定的增强效果，也有关于过渡金属铂、铑、铱、钯等增强的研究。

3. SERS 效应要求金属表面要有一定程度的粗糙，且增强效果与粗糙程度相关。

4. 尽管 SERS 技术在生物分析研究中得到良好应用并展现出巨大潜力，但在实际使用过程中仍需考虑拉曼检测信号重复性和稳定性较低等因素给定量分析带来的困扰。

（三）应用

SERS成像技术可提供更直观有效的信息，如细胞表面或内部分子空间分布和表达水平、药物代谢及某些生理过程等。在生物成像方面，SERS成像在空间分辨率及重复多次成像方面具有优势。根据输出信号来源不同，拉曼成像分为无标记的直接拉曼成像和有标记的间接拉曼成像，如图18-12所示。直接拉曼成像是通过读取成像区域目标物特有的指纹峰信号而获取的，但本身的信号弱且不可控；而间接拉曼成像则是利用拉曼探针信号得到，对于细胞成像或者小鼠等活体动物的应用来说，自身的生物微环境相对比较复杂，更适合采用间接检测的方法，通过对引入的拉曼信号分子的检测来间接地反映生物体内的情况。因拉曼信号易被解读/归属而逐渐成为优先选择。对于间接拉曼成像，制备生物兼容性良好、稳定性高及信号强的拉曼探针是拉曼技术进行细胞和活体成像应考虑的重要因素之一。因此，这方面工作在拉曼成像研究中备受关注。

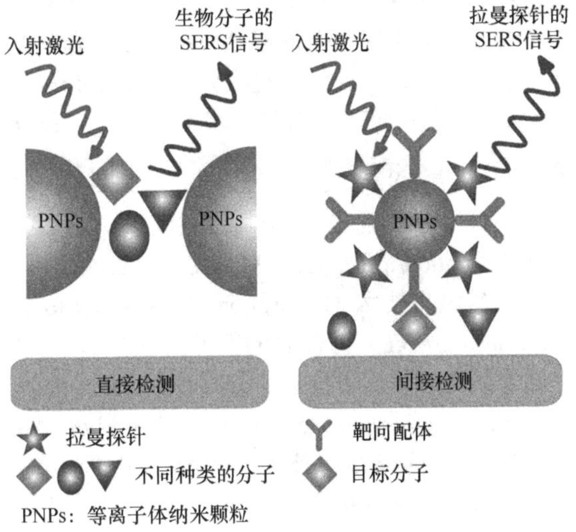

图18-12　表面增强拉曼技术直接检测和间接检测示意图

1. 在体外细胞成像分析中的应用　SERS成像技术灵敏度高、背景干扰小、特异性强等优势使其在细胞成像方面有诸多应用，目前主要用于细胞内特定物质的检测。例如，研究者设计了金纳米粒子为基底，表面修饰对pH敏感的4-巯基吡啶，并在外层利用牛血清白蛋白进行保护制得SERS探针，成功地将该SERS探针应用于监测细胞内pH的分布情况。

2. 在生物组织成像分析中的应用　随着分子影像技术与精准医学的发展，SERS成像技术在肿瘤成像方面的应用也逐渐被开拓。对于体内肿瘤的成像，通常需要先将SERS探针给到小鼠体内，然后等SERS探针在肿瘤组织内有一定的富集后进行SERS成像。例如，基尔舍（Kircher）等合成了一种具有MRI/PA/SERS性能的三模态成像探针，利用SERS成像的高度灵敏性和较高的分辨率，对脑胶质瘤边界进行成像，对手术切除过程进行辅助，弥补了磁共振成像和光声成像的不足。

3. 在生物标志物成像分析中的应用　生物标志物特异性成像探针能够对疾病标志物进行准确的成像分析，已成为疾病早期检测的重要工具。例如，列扎（Reza）等制备的电流体诱导SERS免疫芯片可用于乳腺癌和卵巢癌患者血清样品中4种生物标志物（人表皮生长因子受体2、表皮生长因子受体、MUC1和MUC16）的同时检测与拉曼成像分析，为癌症诊断提供快速评估依据。利用拉曼成像技术获取不同种类肿瘤细胞的分型对肿瘤的精准治疗有着重要的指导价值。

三、质谱成像技术

质谱成像技术（mass spectrometry imaging，MSI）是一种新型的成像技术，它将质谱的离子扫描过程与专业图像处理软件结合，对样本表面分子或离子的化学组成、相对丰度及空间分布情况进行全面、快速分析，目前，MSI技术已广泛用于蛋白质识别、生物标志物发现、医学诊断等研究。该技术可直观反映药物作用部位的内源性生物分子、原型药物及代谢物的种类和浓度等原位信息，因此正受到越来越多药学研究者的关注，在新药研发、药物评价和药物临床研究中显示出不可替代的优势。

（一）基本原理

MSI技术的工作原理：首先以适当的方式获取和制备待测样本，质谱仪按照预先设定的采集程序，利用激光或高能离子束等扫描样本，使其表面的分子或离子解吸离子化，再经质量分析器获得样本表面各像素点离子的质荷比和离子强度，借助质谱成像软件（如 FlexImaging、BioMap）在各像素点的质谱数据中搜寻任意指定质荷比离子的质谱峰，结合其对应离子的信号强度和其在样本表面的位置，绘制出对应分子或离子在样本表面的二维分布图；继而采用上述软件对样本连续切片的二维分布图进行进一步数据处理，获得待测物在样本中的三维空间分布。

（二）分类

根据离子化的原理不同，MSI 技术大致可分为基质辅助激光解吸电离质谱（matrix-assisted laser desorption/ionization，MADLI）、二次离子质谱（secondary ion mass spectrometry，SIMS）及以电喷雾电离技术（desorption electrospray ionization，DESI）和实时直接分析（direct analysis in real time，DART）为代表的新型常压敞开式 MSI 技术。除此之外，还有一些其他的 MSI 技术，如纳米结构启动质谱技术（nanostructure-initiator mass spectrometry，NIMS）和大气压固体分析探针（atmospheric pressure solid analysis probe，ASAP）等。

1. SIMS 质谱成像技术 SIMS 是在高真空环境下，利用高能初级离子束［氩离子（Ar^+）、金离子（Au^+）、碳簇离子（$C_{60}{}^+$）等］轰击样品表面，使得样品表面被分析的分子或原子被释放出来并离子化，产生的次级离子再进入质量分析器，进而被检测分析。SIMS 是目前 MSI 中具有最高空间分辨率的成像技术，纳米 SIMS 使横向空间分辨率在 50～100nm，而纵向深度剖析分辨率能达到约 5nm。由于其初级离子束能量较高，蛋白质、多肽等大分子易碎片化，分子量分析范围约在 2 000 000，主要用于脂类、小分子代谢物等化合物的质谱成像研究。近年来，研究发现金属辅助或基质增强等修饰方法可以大大增加 SIMS-MSI 的检测范围并且提高检测灵敏度，已用于多肽等的研究。

2. MALDI 质谱成像技术 MALDI 是将分析物与对激光波长范围具有吸收并能提供质子的基质混合溶解形成混合体，在真空条件下用激光束轰击混合体，基质吸收激光能量并传递给分析物，从而使分析物解吸电离的一种软电离技术。卡普廖利（Caprioli）等于 1997 年首次将该技术应用于生物大分子，成功表征了生物组织切片中蛋白质和多肽分子的空间分布信息。

3. DESI 质谱成像技术 DESI 技术是指溶剂在雾化气带动下经高压放电形成喷雾，以一定角度吹扫检材表面，将部分被分析物分子溶解，并形成次级带电液滴束以合适角度喷入质谱入口而进行检测和分析。最早是由库克斯（Cooks）等在 2004 年提出的一种原位、快速、高通量、无须基质的软电离分析技术。使用电喷雾发射器可以直接从冷冻组织切片样品中提取分子，而且具有组织染色相容性。收集到的组织样品快速冷冻后，储存在干燥环境中，可直接用于 DESI 质谱成像分析。DESI 成像的空间分辨率较差，一般为 100～200μm，低于 MALDI 和 SIMS 技术，但在溶剂组成和流速等条件优化后，空间分辨率可达 40μm 左右。此外，DESI 在图像采集前，需要对许多参数（如喷雾角度、样品距离）进行优化。表 18-5 比较了 SIMS、MALDI 和 DESI 质谱成像技术。

表 18-5 SIMS、MALDI 和 DESI 质谱成像技术比较

离子化技术	样品前处理	适用范围	缺点	成像分辨率
SIMS	一般制备组织切片和固定后仅需干燥；MetA-SIMS 须在样品表面沉积一层金属；ME-SIMS 则通常用电喷雾技术沉积一层基质	主要适用于脂类、小分子代谢物	分析小分子化合物时灵敏度低	100nm
MALDI	组织样品采集与储存、制备组织切片和固定、选择合适的基质和基质的沉淀	适合分析蛋白质等生物大分子，也可以分析脂类等小分子，对杂质耐受	易产生基质效应，样品前处理过程至关重要	≥10μm
DESI	除组织切片和固定样品外，几乎不需要任何样品制备	敞开式离子化技术；适合脂质和小分子化合物成像分析	空间分辨率较低；难电离蛋白质大分子和非极性化合物	≥40μm

（三）应用

MSI 技术集定性、定量、定位功能于一体。较之其他已广泛应用的分析技术，具有一次测定可获得数据多维、信息原位、空间分布直观全面的特点，非常有利于药物代谢过程研究、药效和毒理机制探讨、药物蛋白质组学发现、靶向药物筛选及固体制剂的评价，正逐步成为药学研究中不可或缺的分析技术手段。

1. 在药物代谢研究中的应用　MSI 技术在药物代谢研究中的应用优势在于：①以质谱为检测器，对原型药物和（或）代谢物进行同时、多部位分析，无须同位素标记；②提供药物在组织中的定量分布信息，便于药物 ADME 研究的深入开展。例如，哈提卜–沙希迪（Khatib-Shahidi）等采用经口给药方式给予小鼠奥氮平后，研究奥氮平在体内的分布及其代谢过程。小鼠体内质谱成像分析结果显示，给药 2h 后奥氮平在小鼠肺、脾、膀胱、肾、肝、胸腺、脑、脊髓及睾丸等部位都有出现。奥氮平的主要代谢产物主要分布于肺、肝、肾、膀胱等部位。

2. 在药效学研究中的应用　药效学主要研究药物对机体的作用及其机制，通常以实体动物、离体脏器考察药物对某一部位的作用，也可从细胞、分子水平开展分析研究。MSI 技术能显示药物作用前后组织内分子分布及变化，实现对药效的有效评价。例如，亚苏那伽（Yasunaga）等对荷瘤小鼠尾静脉注射紫杉醇，采用 MALDI-MSI 技术观察游离紫杉醇在实体瘤中的分布情况。

3. 在靶向药物筛选中的应用　与荧光示踪、磁性或放射性标记等其他靶向药物筛选方法比较，MSI 技术无须对药物进行修饰，可直接定性靶向药物，揭示药物是否进入靶组织及在靶组织内的具体分布，对评价药物靶向性及揭示靶向药物作用机制具有重要意义。例如，MSI 技术在靶向中枢神经系统药物研究方面显示出其不可或缺的优势。由于荧光标记或同位素标记分子不能透过血–脑脊液屏障或易产生检测假阳性、假阴性现象，药物的脑靶向研究需要采用新的研究思路和研究方法。研究者采用 MALDI-MSI 技术观察脑组织切片中血红素的存在状况，借以明确脑血管的空间分布，并进一步对小鼠灌胃给予药物埃罗替尼，MALDI-MSI 分析发现，药物已从脑血管渗透进入到脑实质，提示药物能够透过血–脑脊液屏障靶向脑肿瘤。

4. 在中药天然成分可视化分析中的应用　中药的物质基础复杂精妙，仅单味药材中也能含有众多不同结构的天然产物，这些化合物理化性质各异，为中药成分分析带来考验。质谱成像技术具有 HTA 的特点，将为揭示中药物质基础做出新贡献。例如，研究者采用 MALDI-MSI 揭示了经典中药板蓝根中不同天然产物的空间分布；采用 DESI-MSI 直观呈现了羟吲哚、松柏苷和香草醛等 8 种化合物在板蓝根中的空间分布信息。

5. 在生物检材检测中的应用　毛发用于滥用药物检测中具有独特的优势，毛发分段分析提供了滥用药物使用状态和使用信息。目前，MSI 技术已被用于监测滥用药物在整个毛发样品中的分布。例如，研究者运用 MALDI-傅里叶变换离子回旋共振（Fourier transform ion cyclotron resonance，FTICR）-MSI 技术对长期吸毒者单根毛发中的氯胺酮分布进行原位分析，MALDI-FTICR-MSI 以较高的空间分辨率显示了氯胺酮在整根头发上的分布。

四、荧光成像技术

荧光成像技术是以特定波长的入射光激发照射物质，物质受到高能量短波长光线照射后，物质中的电子吸收能量，从基态跃迁至高能级，由于电子处在高能级不稳定，受激发原子或分子会从高能级跃迁至低能级，再发射波长与激发辐射波长相同或不同的辐射，利用物质的荧光效应，结合空间成像技术，通过计算机荧光成像系统获取荧光图像数据，对被测物质进行定量及定性的分析。它利用样品的结构特性及样品表面的形态特征，可获得被测物的综合信息，满足研究需求。目前，荧光成像技术不仅在生命医学领域广泛应用，还在水体追踪、气体检测、药物检测、中药检测和活体检测等领域发挥了重要作用。此外，基于荧光探针的荧光成像技术因具有灵敏度高、操作简便、对样本损伤小和时空分辨率高等优势更是受到越来越多的关注。

（一）基本原理

荧光成像技术的基本原理是样品在被激发光源均匀激发得到发射光后，其光线会通过物镜进入荧光成像系统（图 18-13）中，原本混合各种波长的光会被可调滤波器过滤，仅有某一特定波长的光能够通过并成像在摄像头内。通过改变滤波的波长，就可以得到每一个波长下样品的图像。每一个波长下的图片相对应的亮度就代表该波长下样品发出光的强弱，通过程序对所有波长下的图片进行分析，可以在图像任意一点获得波长与强度的对应关系，从而获得任意点的光谱曲线。

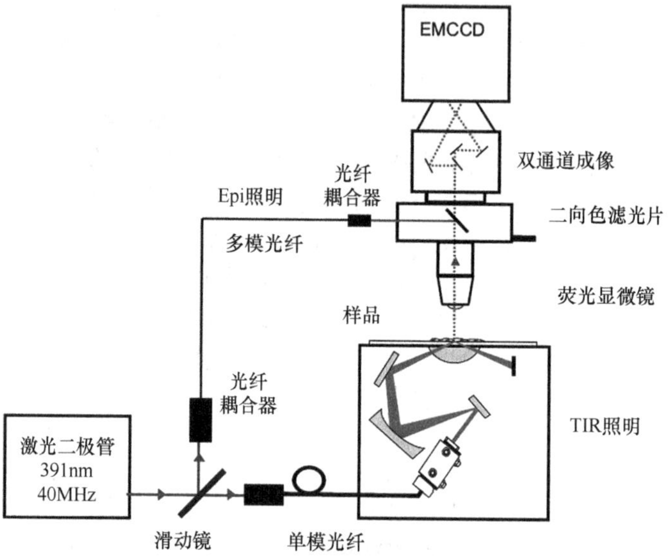

图 18-13　用于光谱成像或全内反射上的各向异性成像或者落射照明的荧光显微镜装置图

（二）荧光探针

1. 荧光探针简介　基于荧光探针的荧光成像技术的检测原理主要是通过探针与特定的检测物结合或发生反应引起光学信号的改变［如荧光信号的开启（turn-on）、关闭（turn-off）及不同荧光信号比率的变化等］，从而实现对分析物的定性或定量检测。

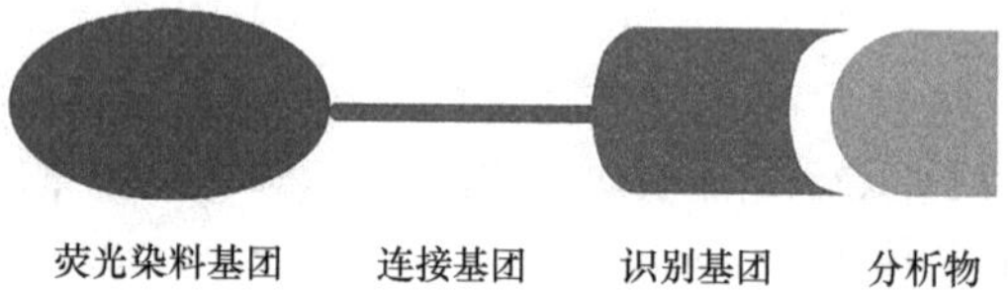

图 18-14　荧光探针的结构示意图

荧光探针通常由三部分组成（图 18-14），分别为信号输出的荧光染料基团（fluorophore）、发生特异性响应的识别基团（receptor）及衔接两部分的连接基团（linker）。

2. 荧光探针的响应机制　由于荧光探针三个组成部分的多样化，使得其具有多种荧光响应机制，主要包括光诱导电子转移（photoinduced electron transfer，PET）、分子内电荷转移（intramolecular charge transfer，ICT）、荧光共振能量转移（fluorescence resonance energy transfer，FRET）、激发态分子内质子转移（excited state intramolecular proton transfer，ESIPT）和聚集诱导发光（aggregation-induced emission，AIE）等。

PET 是分子内电子转移现象，基于 PET 的探针可分为还原型 PET 和氧化型 PET。还原型 PET 是指电子从供体（donor，D）转移到激发的荧光团上，引起荧光团还原及荧光猝灭；而氧化型 PET 是电子从激发的荧光团转移到电子不足的受体（acceptor，A）的过程。通常基于 PET 的探针以“on-off”为特征，从而有利于高信噪比的荧光成像。

基于 ICT 的探针是通过将“D”和“A”与荧光团直接结合而构建的，这种“D-π-A”结构导致荧光团内部产生强的“推拉”效应，能够使荧光强度增加和发射波长红移，理想的基于 ICT 的探针应具有明显的荧光强度变化和较大的发射波长位移，才能进行有效的比率检测。

FRET 是两个或多个发色团之间的能量传递机制，即荧光团（供体单元）的发射光谱与另一荧光团（受体单元）的吸收光谱出现部分重叠，如两荧光团间距离合适时，才能出现荧光团从供体向受体转移的现象。基于该机制的荧光探针常用于分析物的选择性应用成像及比率成像。

ESIPT 是指在激光激发下，荧光化合物中的氢原子（主要来自羟基或氨基）转移到附近的杂原子（主要包括 N、O 或 S）的机制。具有该特性的荧光团在激发下可以在酮和烯醇异构体之间建立快速的四能级光循环。由于互变异构体之间的能级结构不同，ESIPT 荧光团可以发射两个明显的发光带，且 Stokes 位移（荧光光谱较相应的吸收光谱红移）较大，这使其成为功能性荧光探针设计的另一种有吸引力的策略。

基于 AIE 机制的荧光探针在未聚集状态（或者自由状态）下是没有荧光的。当荧光探针在特定条件下，如环境中 pH、溶液黏度及金属离子的浓度等发生改变时，会诱发探针分子进行聚集，此时聚集体分子就会产生强烈的荧光发射。因此该类探针可以通过改变环境条件达到识别金属离子、小分子氨基酸的目的。

3. 荧光探针的分类　荧光探针的种类繁多，根据分类方式的不同可分为不同类型的荧光探针，具体如下。

根据前后荧光信号的变化，可以将荧光探针分为强度变化型荧光探针和比率型荧光探针。强度变化型荧光探针在识别目标分子后会出现荧光明显增强或者降低的现象。而比率型荧光探针则是利用识别前后吸收峰或发射峰之间的转换来达到特异性检测的目的。

根据探针结合模式的不同，可以将荧光探针分为配位型荧光探针和反应型荧光探针。配位型荧光探针依赖于与目标分子之间可逆的配位作用，而反应型荧光探针则是不可逆的化学结合。

根据荧光基团的不同，荧光探针可以分为菁染料探针、香豆素类探针、罗丹明类探针等。这些荧光探针的吸收范围在 400～1200nm，可以通过对这些荧光基团的合理修饰，实现对生物分子和细胞器的跟踪。

此外，还可以根据材料属性分为有机和无机探针，根据探针尺寸分为分子探针和纳米探针，根据激发光源分为单光子、双光子及多光子荧光探针，根据荧光区分为紫外–可见光荧光探针、近红外一区（NIR-Ⅰ）荧光探针、近红外二区（NIR-Ⅱ）荧光探针，根据待测物分为金属离子荧光探针和生物分子荧光探针等。

（三）应用

1. 在药物递送成像分析中的应用　实时在线精准示踪药物的递送过程、靶向释药过程及生物分布与代谢是药物递送领域研究的热点。在药物递送的过程中采用荧光成像技术直观监控该动态过程并观察递送系统在细胞内的分布情况，将为药物递送系统的应用提供重要依据。例如，安德森（Andersen）等开发了一种具有 NIR-Ⅱ 荧光性质的药物载体，实现了对抗炎药物甲氨蝶呤和能靶向关节炎基因的干扰 RNA 的高效负载，并产生优异的 NIR-Ⅱ 荧光成像效果，实现了药物递送过程的直观可控监测。

2. 在肿瘤诊疗中的应用　相比传统的临床诊疗影像学技术，NIR-Ⅱ 荧光成像作为一种低散射、深层组织与器官穿透、高成像分辨率及无电离辐射危险的活体成像技术，在肿瘤诊疗领域受到了广泛关注。在肿瘤成像方面，除了通过优化荧光探针等方法提高单模态 NIR-Ⅱ 成像的质量，许多研究致力于将 NIR-Ⅱ 荧光成像与其他成像模式相结合，实现整合多种优势的多模态成像。双模态 NIR-Ⅱ/光声成像具有强组织穿透能力、高时空分辨率和高信噪比，是脑血管结构成像和脑部微小肿瘤诊断的有力工具。例如，研究者报道了一种具有高生物相容性和高光稳定性的共轭聚合物纳米颗粒，能够在 NIR-Ⅱ 窗口对小鼠脑部同时进行荧光和光声成像（photoacoustic imaging，PAI），成功定位了高密度头骨下 2.4mm 处的微小脑瘤。NIR-Ⅱ/PAI 双模态成像结合了 NIR-Ⅱ 荧光成像高时空分辨率的优点与 PAI 高组织穿透深度的优势，极大提高了肿瘤成像的效果。

3. 在细胞微环境检测中的应用　细胞微环境起重要作用的相关参数包括内酸碱平衡、黏度、极性、温度、缺氧与环境等，这些因素在控制局部分子的物理或化学行为方面起着关键作用，微环境的稳定是保持细胞正常增殖、分化、代谢和功能活动的重要条件，微环境成分的异常变化会导致细胞功能障碍和严重疾病的发生，荧光成像技术可以实现对细胞微环境的有效监测。例如，研究者报道了一种新型近红外荧光探针（NI-VIS），其通过扭曲分子内电荷转移机制来对线粒体黏度进行检测。NI-VIS 对水环境中的黏度变化具有高灵敏的响应，被用于检测人体宫颈癌细胞线粒体的黏度。此外，该探针还用于对饥饿诱导的线粒体有丝分裂中黏度变化进行成像，是一种监测生物样品黏度变化的有力工具。

4. 在生物体内活性成分检测中的应用 生物体内的活性成分（包括酶、核酸、多糖、小分子化合物等）在许多生理、病理和药理过程中起着重要的作用，因此对于体内活性成分的有效监测对于监控生命健康具有重要意义。例如，生物体内酶的活性异常与癌症发生有直接关系，确定这些酶在活细胞中的位置和表达水平对于早期癌症诊断和检测治疗效果具有重要意义。传统的监测酶的生化方法主要是基于抗体的免疫分析方法，缺乏监测活细胞和活体中酶的时空分布，特别是酶的原位活性的能力，荧光成像由于具有较高的灵敏度、非破坏性的快速分析能力已成为研究体内酶的有力工具。例如，研究者报道了一种肾可清除的近红外荧光大分子探针 Cy-P1，用于活体小鼠体内膀胱癌的实时无创近红外成像分析。由于 Cy-P1 具有较高的肾脏清除率和肿瘤标志物（氨肽酶）的特异性，其可以有效地转运到膀胱，并特异性地开启近红外荧光信号来实现活体小鼠中膀胱癌的近红外荧光成像检测。

本章小结

超高效液相色谱法是指一种采用小颗粒填料色谱柱、超高压系数和高检测速率检测器的新型液相色谱技术。与高效液相色谱相比，超高效液相色谱分离效率增加、分析速度提高、灵敏度提高。色谱–质谱联用系统一般由色谱仪、接口、离子源、质量分析器、质谱检测器、真空系统和工作站系统组成。气相色谱–质谱适宜用于小分子、易挥发、热稳定性好的化合物的分析。液相色谱–质谱可用于难挥发性化合物、极性化合物、中等极性化合物、热不稳定化合物、大分子化合物（包括蛋白质、多肽、核酸、多聚物等）的分析测定。ICP-MS 是将电感耦合等离子体的高温电离特性与质谱仪的灵敏快速扫描的优点相结合而形成一种高灵敏度的分析技术。ICP-MS 可分析绝大多数金属元素和部分非金属元素，可用于金属元素的形态分析、多元素同时检测、复杂基体的同位素分析等。成像分析技术包括近红外成像技术、拉曼成像技术、质谱成像技术和荧光成像技术等。

（罗智敏　许妍妍）

思考题

1. 试比较超高效液相色谱与高效液相色谱在构造和功能上的差异。
2. 为什么要将色谱技术和质谱技术进行联用？
3. ICP-MS 的基本原理是什么？
4. 试述成像分析技术在药学研究领域的应用前景。

主要参考文献

陈英, 肖玉秀. 2008. 羟苯磺酸钙吸收系数的测定和应用. 今日药学, 18(4): 32-34

代雪平, 宋汉敏, 李振国. 2011. 伸筋活络丸质量标准修订研究. 中医研究, 24(2): 20-25

丁海樱, 金叶, 刘雪松, 等. 2013. 中药粉末混合过程近红外在线检测研究. 中国药学杂志, 48(14): 1151-1156

傅强. 2008. 药物分析实验方法学. 北京: 人民卫生出版社

宫旭, 冯有龙, 曹玲. 2019. 气相色谱法测定维生素EC咀嚼片中维生素E含量的不确定度. 中南药学, 17(10): 1681-1684

国家药典委员会. 2010. 中华人民共和国药典. 2010年版. 北京: 中国医药科技出版社

国家药典委员会. 2015. 中华人民共和国药典. 2015年版. 北京: 中国医药科技出版社

国家药典委员会. 2020. 中华人民共和国药典. 2020年版. 北京: 中国医药科技出版社

国家药典委员会. 2025. 中华人民共和国药典. 2025年版. 北京: 中国医药科技出版社

杭太俊. 2022. 药物分析. 9版. 北京: 人民卫生出版社

贺浪冲. 2018. 工业药物分析. 3版. 北京: 高等教育出版社

李臣贵, 胡育筑. 2011. 近红外光谱法无损快速鉴别头孢类原料药. 药学进展, 35(1): 36-39

李卫华, 吕国伟, 黄兰, 等. 2003. 阿司匹林合成过程的在线拉曼光谱研究. 物理化学学报, 19(2): 105-108

李悦, 吴彤, 陈述增, 等. 2010. 克林霉素磷酸酯原料药杂质的分离制备和结构鉴定. 药学学报, 45(11): 1415-1420

刘毅, 董历华, 黄海伟, 等. 2009. 青蒿琥酯、蒿甲醚的热特征分析. 药物分析杂志, 29(2): 250-252

宋粉云, 傅强. 2017. 药物分析. 2版. 北京: 科学出版社

孙秋实, 李悦, 王慧敏, 等. 2011. LC-MS法研究盐酸克林霉素中的有关物质. 药物分析杂志, 31(6): 1059-1063

韦凤时, 黎家华, 杨萍. 2023. 复方丹参川芎片优化工艺研究及显微、薄层鉴别. 临床合理用药, 16(10): 147-150

吴锐, 林兰, 严菁, 等. 2020. 差示扫描量热熔点分析法的应用性分析. 化学试剂, 42(3): 285-290

邢上海, 申林莉, 薛卫萍. 2004. HPLC法测定阿司匹林肠溶片含量. 中国药品标准, 5(1): 33-35

杨润涛, 周四元, 章翔, 等. 2007. 液相色谱–串联质谱法同时测定血浆中白藜芦醇苷及其代谢产物. 分析化学, 35(9): 1309-1313

于治国. 2019. 药物分析. 4版. 北京: 中国医药科技出版社

曾苏. 2022. 药物分析学. 3版. 北京: 高等教育出版社

张娜, 赵赢, 杨世颖. 2016. 不同来源普伐他汀钠原料药的晶型研究. 药物分析杂志, 36(12): 2139-2147

赵云丽. 2019. 体内药物分析. 4版. 北京: 中国医药科技出版社

朱琼, 方静, 蔡鹏, 等. 2020. 高效液相色谱–电感耦合等离子体质谱法测定接骨七厘片中总砷含量及砷形态分析. 中国药业, 29(15): 78-81

Aldrich C, Bertozzi C, Georg G I, et al. 2017. The ecstasy and agony of assay interference compounds. ACS Cent Sci, 3(3): 143-147

Atanasov A G, Zotchev S B, Dirsch V M, et al. 2021. Natural products in drug discovery: advances and opportunities. Nat Rev Drug Discov, 20(3): 200-216

Baell J B, Holloway G A. 2010. New substructure filters for removal of pan assay interference compounds (PAINS) from screening libraries and for their exclusion in bioassays. J Med Chem, 53(7): 2719-2740

Caprioli R M, Farmer T B, Gile J. 1997. Molecular imaging of biological samples: Localization of peptides and proteins using MALDI-TOF MS. Anal Chem, 69(23): 4751-4760

Chen Q, Li P, Yuan F, et al. 2009. Identification and quantification of the volatile constituents in Cnidium monnieri using supercritical fluid extraction followed by GC-MS. J Sep Sci, 32(2): 252-257

Fleischmann M, Hendra P J, McQuillan A J. 1974. Raman spectra of pyridine adsorbed at a silver electrode. Chem Phys Lett, 26(2): 163-166

Guo B, Feng Z, Hu D, et al. 2019. Precise deciphering of brain vasculatures and microscopic tumors with dual NIR-Ⅱ fluorescence and photoacoustic imaging. Adv Mater, 31(30): e1902504

Huang J, Jiang Y, Li J, et al. 2020. A renal-clearable macromolecular reporter for near-infrared fluorescence imaging of bladder cancer. Angew Chem Int Ed Engl, 59(11): 4415-4420

Khatib-Shahidi S, Andersson M, Herman J L, et al. 2006. Direct molecular analysis of whole-body animal tissue sections by imaging MALDI mass spectrometry. Anal Chem, 78(18): 6448-6456

Kircher M F, de la Zerda A, Jokerst J V, et al. 2012. A brain tumor molecular imaging strategy using a new triple-modality MRIphotoacoustic-Raman nanoparticle. Nat Med, 18(5): 829-834

Kofoed Andersen C, Khatri S, Hansen J, et al. 2021. Carbon nanotubes-potent carriers for targeted drug delivery in rheumatoid arthritis. Pharmaceutics, 13(4): 453

Liu X H, Ide J L, Norton I, et al. 2013. Molecular imaging of drug transit through the blood-brain barrier with MALDI mass spectrometry imaging. Sci Rep, 3: 2859

Nie L X, Dong J, Huang L Y, et al. 2021. Microscopic mass spectrometry imaging reveals the distribution of phytochemicals in the dried root of isatis tinctoria. Front Pharmacol, 12: 685575

Qu L L, Liu Y Y, He S H, et al. 2016. Highly selective and sensitive surface enhanced Raman scattering nanosensors for detection of hydrogen peroxide in living cells. Biosens Bioelectron, 77: 292-298

Reza K K, Wang J, Vaidyanathan R, et al. 2017. Electrohydrodynamic-induced SERS immunoassay for extensive multiplexed biomarker sensing. Small, 13(9): 1602902

Shen M, Xiang P, Shi Y, et al. 2014. Mass imaging of ketamine in a single scalp hair by MALDI-FTMS. Anal Bioanal Chem, 406(19): 4611-4616

Yasunaga M, Furuta M, Ogata K, et al. 2013. The significance of microscopic mass spectrometry with high resolution in the visualisation of drug distribution. Sci Rep, 3: 3050

Zhang Y, Li Z, Liu Z, et al. 2019. A mitochondrial-targeting near-infrared fluorescent probe for visualizing and monitoring viscosity in live cells and tissues. Anal Chem, 91(15): 10302-10309

Zheng X S, Hu P, Cui Y, et al. 2014. BSA-coated nanoparticles for improved SERS-based intracellular pH sensing. Anal Chem, 86(24): 12250-12257